K. Lewit

Manuelle Medizin
bei Funktionsstörungen des Bewegungsapparates

Meinen Schülern, von denen ich am meisten gelernt habe

Karel Lewit

Manuelle Medizin bei Funktionsstörungen des Bewegungsapparates

8. Auflage

ELSEVIER
URBAN & FISCHER

URBAN & FISCHER München

Zuschriften und Kritik an:
Elsevier GmbH, Urban & Fischer Verlag, Lektorat Komplementäre und Integrative Medizin,
Hackerbrücke 6, 80335 München

Titel der Originalausgabe:
Manipulační léčba v myoskeletální medicíně, 5. Auflage
Sdělovací technika, spol. s r. o. ve spolupráci
s Čzeskou lékařskou společností J. E. Purkyně, Prag

Wichtiger Hinweis für den Benutzer
Die Erkenntnisse in der Medizin unterliegen laufendem Wandel durch Forschung und praktische Erfahrungen. Der Autor dieses Werkes hat große Sorgfalt darauf verwendet, dass die in diesem Werk gemachten Angaben dem derzeitigen Wissensstand entsprechen. Das entbindet den Nutzer dieses Werkes aber nicht von der Verpflichtung, anhand weiterer schriftlicher Informationsquellen zu überprüfen, ob die dort gemachten Angaben von denen in diesem Buch abweichen und seine Verordnung in eigener Verantwortung zu treffen.

Bibliografische Information der Deutschen Nationalbibliothek
Die Deutsche Nationalbibliothek verzeichnet diese Publikation in der Deutschen Nationalbibliografie; detaillierte bibliografische Daten sind im Internet über http://dnb.d-nb.de abrufbar.

Planung und Lektorat: Lektorat Komplementäre und Integrative Medizin
Übersetzung: Karel Lewit, Dobřichovice
Redaktion: Dr. med. Stefanie Gräfin von Pfeil, Owen
Layout und Herstellung: Kadja Gericke, Arnstorf
Satz: Kösel, Krugzell
Druck und Bindung: L.E.G.O. S.p.A., Lavis (TN)/Italien
Zeichnungen: Gerda Istlerová, Prag, sowie Henriette Rintelen, Velbert
Fotos sowie Titelfotografie: Jitka Fabianová, Prag
Umschlaggestaltung: SpieszDesign, Büro für Gestaltung, Neu-Ulm

ISBN 978-3-437-57191-6

Aktuelle Informationen finden Sie im Internet unter www.elsevier.de und www.elsevier.com

Geleitwort zur 5. tschechischen Auflage

Im Jahr 1995 hatte ich die Ehre, das Geleitwort zur vierten tschechischen Ausgabe der Manuellen Therapie von Karel Lewit zu schreiben. Das Buch war bereits in Kürze gänzlich ausverkauft und so erfüllte sich die Erwartung, die auch schon im Vorwort zum Ausdruck kam, dass hier ein großer Bedarf für Ärzte und andere Gesundheitsberufe bestand. Für Professor Lewit war dieser Erfolg eine Herausforderung, bald eine neu bearbeitete, modernisierte fünfte Auflage vorzubereiten. Der tschechische Leser wird damit erneut auf einem Gebiet, von dessen Bedeutung er zwar weiß, in dem seine Kenntnisse jedoch lückenhaft sind, mit neuen Erkenntnissen bekannt gemacht. Die neuen Abschnitte des Buches zeigen vor allem die Möglichkeiten der manuellen Medizin bei der Behandlung funktioneller Störungen des muskuloskelettalen Systems. Insbesondere handelt es sich um die Einbeziehung von Funktionsstörungen, die mit der Entwicklungskinesiologie im Zusammenhang stehen. Die neuen Erkenntnisse bekräftigen uns in unserer Überzeugung, dass die Manipulationstherapie wissenschaftlich begründet ist und dass sie in steigendem Maße zur rationellen kausalen Therapie bei muskuloskelettalen Erkrankungen gehören wird. Um dies zu verwirklichen, muss man das Wesen ihrer Methoden, ihre Technik und ihre praktischen Möglichkeiten begreifen. Das Werk von Lewit ist diesbezüglich ein besonders bedeutender Beitrag. Es erfüllt somit seine wesentlichste Aufgabe, die darin besteht, den Therapeuten fortzubilden, damit er seinen Patienten mit einer fachgemäßen manuellen Therapie helfen kann.

Im vorliegenden Buch werden neue Methoden der Rehabilitation vorgeschlagen, die Therapie pathogener Narben und neue muskuläre Relaxationstechniken wurden ergänzt. Letztere sind von besonderem Nutzen bei Funktionsstörungen, die Folge von psychischer und physischer Spannung sind, also Folge bedeutender pathogener Faktoren unserer Epoche. In dieser Hinsicht spielt die manuelle Therapie eine wichtige Rolle bei der Prävention, weil sie es verhindern kann, dass eine bloße Funktionsstörung in eine organische übergeht. Wenn man sich nach den Prinzipien der manuellen Therapie richtet, wie es aus dem vorliegenden Werk hervorgeht, lernen die Patienten, den engen Kontakt mit dem Therapeuten zu schätzen. In einer Zeit, in der die Technik in der Medizin oft überschätzt wird und man bemüht ist, alle Symptome mit Hilfe von Pharmaka zu behandeln, was oft zur Polypragmasie führt, erweist sich die manuelle Therapie als unentbehrlich.

Die manuelle Medizin hat eine immer größere Anzahl von Anhängern unter Fachleuten und auch gebildeten Laien. Für die Tschechische Ärztegesellschaft J. E. Purkynje ist es eine Ehre, dass in ihr auch die Gesellschaft für muskuloskelettale Medizin vertreten ist. Ihre bisherige Tätigkeit ist bewundrungswert. Das vorliegende Werk von Lewit wird gewiss von den Kennern auf diesem Gebiet begrüßt werden. Es wird jedoch auch von praktischen Ärzten und Vertretern anderer Fachgebiete geschätzt werden.

Professor Karel Lewit ist der Begründer der manuellen Medizin bei uns und ihm verdanken wir die Entwicklung dieses Fachgebietes. Ihm gebührt der Dank nicht nur von Seiten der Ärzteschaft, sondern von allen, die mit der muskuloskelettalen Medizin in Berührung kommen. Auch die Ärztegesellschaft J. E. Purkynje empfindet es als eine Ehre, dass dieses Buch in ihrem Namen veröffentlicht wird.

Lewits widmet sein Buch „seinen Schülern, von denen er am meisten gelernt hat“. Ich möchte erwidern: „Ich danke meinem Lehrer.“

Professor Jaroslav Blahoš, DrSC.
Präsident der Tschechischen
Ärztegesellschaft J. E. Purkynje

Vorwort zur 8. deutschen Auflage

Die erste tschechische Ausgabe dieses Buches erschien 1967 aus der Notwendigkeit des Unterrichts. Es galt, zunächst Ärzten, später auch Physiotherapeuten ein neues Fachgebiet, die Diagnostik und Therapie von Funktionsstörungen des Bewegungssystems, beizubringen. Dabei muss man die Schüler sowohl Theorie als auch viele praktische Fertigkeiten lehren und darf dabei nicht zuviel Zeit mit Vorträgen verlieren. Ein umfassendes Lehrbuch, das die theoretischen Grundlagen, die funktionelle Anatomie, die Klinik der Funktionsstörungen des Bewegungssystems und die Indikationen einer dem Befund entsprechenden Therapie und Prävention beinhaltet, gab es nicht und existiert bis heute nicht, wenn man von einer immer größeren Anzahl von technischen Leitfäden der verschiedensten Schulen absieht. Das ist wohl auch der Grund, warum das Buch in zahlreichen Übersetzungen erschienen ist: auf schwedisch, holländisch, bulgarisch, polnisch, englisch, italienisch, spanisch, russisch und japanisch. In deutscher Sprache erschien es erstmals 1973 im J. A. Barth Verlag. Die 7. deutsche Auflage erschien 1997, die 3. englische Auflage 1999 und die 5. tschechische, die der Verfasser selbst nun ins Deutsche übersetzt hat, 2003.

Ausgangspunkt war zunächst die manuelle Therapie. Es zeigte sich jedoch bald, dass das eigentliche Objekt der „Manuellen Medizin" die Funktionsstörungen des Bewegungssystems sind und dass diese 90 % der unzähligen Patienten ausmachen, die an Schmerzzuständen des Bewegungssystems leiden. Diese werden jedoch als „unspezifisch" betrachtet, also ohne Diagnose, und deshalb inadäquat behandelt. Dabei handelt sich um ganz spezifische, mit klinischen Mitteln wohl diagnostizierbare Störungen der Funktion, die vor allem mit physiologischen Mitteln behandelt werden müssen.

Das Wissen um dieses, zum größten Teil unaufgeschlossene Gebiet, das wir mit Janda als „Funktionelle Pathologie des Bewegungssystems" bezeichneten, wuchs rasch, und so musste jede neue Auflage überarbeitet werden. Diese achte deutsche Auflage wird allerdings die letzte Auflage dieses Buches sein und schon deshalb ist sie Übersetzung und Überarbeitung zugleich.

Worin liegt nun der wesentlichste Fortschritt in dieser wahrhaft stürmischen Entwicklung der manuellen Therapie, die wir zum nicht geringen Teil selbst „verschuldet" haben?

Am Anfang standen das Gelenk und damit auch die manipulativen Techniken eindeutig im Vordergrund. Funktion und Physiologie des Bewegungssystems waren jedoch ohne Muskulatur, gesteuert vom Nervensystem, undenkbar. Da jedoch eine (passive) Manipulation ohne (aktive) Rehabilitation von vornherein als unhaltbar erschien, war das Interesse an der Muskulatur gegeben. Die osteopathische Schule von Mitchell sen. zeigte auf überzeugende Weise in ihrer „Muscle Energy Technique", dass die Muskulatur des Patienten auch bei der manipulativen Behandlung zur Geltung kommt. Damit war der Anstoß gegeben, möglichst einfache muskuläre Fazilitations- und Inhibitionstechniken zu entwickeln, bei denen die Eigenmuskulatur des Patienten zur Anwendung gebracht wird. Diese ist für den Patienten physiologischer als die Muskeln der Therapeuten. Dabei hat sich gezeigt, dass sich Gelenkblockierungen regelmäßig lösen, wenn es gelingt, die Muskulatur völlig zu entspannen. Daraus geht hervor, dass die verspannte Muskulatur, und an erster Stelle die Triggerpunkte, die entscheidenden Rolle bei den Gelenkblockierungen spielen, was der große Physiologe der Osteopathen, Irwin Korr, schon 1965 behauptet hat. Deshalb widmen wir uns heute in gleichem Maße der Diagnostik und Therapie von Triggerpunkten wie der der Blockierungen.

Ein weiterer wesentlicher Schritt war die Erkenntnis, dass Triggerpunkte und Blockierungen nicht einzeln und regellos, sondern gesetzmäßig in Ketten auftreten, und dass sich nach Behandlung des relevantesten Gliedes der Kette der gesamte klinische Befund normalisiert. Damit wird die Behandlung nicht nur ökonomischer, man weiß dann auch, worauf die weitere Behandlung abzuzielen hat.

Es galt nun die wesentlichsten Ursachen dieser Verkettungen zu erkennen. Diese standen in engem Zusammenhang mit der muskulären Absicherung der sehr labilen aufrechten menschlichen Haltung und ihrer Stabilisation. Wohl die meisten Ketten von Triggerpunkten und Blockierungen, die die Beweglichkeit einschränken, dienen eigentlich der gestörten Stabilisierung. Der letzte Schritt in dieser Entwicklung dient folglich der Wiederherstellung der gestörten Stabilität.

Da sich alle Weichteile und inneren Organe in Harmonie mit dem Bewegungssystem mitbewegen müssen, spielt die manipulative Diagnostik und Therapie der Weichteile, einschließlich der Viszera und Narben, eine oft dominante Rolle.

Um ein so vielseitiges und vielfach neues Gebiet bearbeiten zu können, war es notwendig, in einem Team zu arbeiten, in dem wir Lehrer und Schüler gleichzeitig waren; dies alles ermöglichte die Neurologische Klinik Professor Henners. So waren meine ersten Schüler Professor Jirout, mein Lehrer in der Neuroradiologie, Professor Janda, den ich in der Neurologie einlernte und der Bahn brechend Funktionsstörungen der Muskulatur bearbeitete, und der Anatom Professor Čihák, dem ich die funktionelle Radiologie erklärte und der mich immer bei Fragen der Anatomie beriet. Doz. Véle verdanke ich das Wenige, was ich von der EMG verstehe, und wie man Reflexe genau untersucht. Dr. Zbojan verdanke ich die Nutzung der Schwerkraft für die Relaxation zahlreicher Muskeln, Dr. Rosina die verlässliche Diagnostik der Iliosakralblockierung, Dr. Kubis die Diagnostik der Rippenblockierung und Dr. Sachse nicht nur die exakte Diagnostik der Hypermobilität, sondern auch die Mitgestaltung der ersten deutschen Auflage. Auf wissenschaftlichem Gebiet lernte ich besonders viel von Professor Berger und Professor Ivanitschev. Bei den Physiotherapeuten lernte ich von meinen Schülerinnen: von Frau Hermach die exterozeptive Stimulation, vieles auch von Frau Kafková, Steinová, Klierová und Verchozinová. Vom Dozenten Kolář erfuhr ich vieles über Entwicklungskinesiologie und Stabilisation. Gelernt habe ich von Professor Starý, Professor Macek, Doz. Středa, Dr. Gutmann, Biedermann, Wolff, Dr. Gaymans, Professor Greenman, Ward und letztlich wohl am meisten von Professor Simons. Viele von den Genannten leben nicht mehr.

Meinen Dank möchte ich dem Zentralinstitut des bahnärztlichen Dienstes aussprechen, wo ich von 1973 bis 1990 auf meinem Fachgebiet arbeiten durfte und Dr. Szereghi, der es mir ermöglichte, 1993 wieder an die neurologische Klinik, die ich 1972 verlassen musste, zurückzukehren. Nachdem Dr. Szereghi die Führung der Klinik aufgab, verdanke ich es Professor Bojar und Professor Kučera, dass ich an die Rehabilitationsklinik in Praha-Motol wechseln konnte, wo unter der Leitung von Doz. Kolář die zurzeit günstigsten Bedingungen für die weitere Entwicklung der muskuloskelettalen Medizin, und das nicht nur in unserem Land, bestehen.

Es war fernerhin eine besondere Ehre, dass die letzten zwei tschechischen Auflagen im Namen der tschechischen Ärztegesellschaft J. E. Purkynje erscheinen konnten, wofür ich Professor Blahoš meinen Dank aussprechen möchte.

Für die Qualität der Abbildungen gebührt mein Dank Frau Istlerová und Frau Fabianová.

Mein Dank gebührt auch dem Elsevier-Verlag, der mich angenehm überraschte, als er vor etwa zwei Jahren eine Neuauflage der

„Manuellen Medizin“ anforderte und nun mit größter Sorgfalt bearbeitet hat. Ganz besonders danken möchte ich auch den Lektorinnen Dr. med. Stefanie Gräfin v. Pfeil und Elisa Imbery für ihre sorgfältige und zügige Bearbeitung.

Am meisten verdanke ich allerdings meiner Frau Iris, die mich über 60 Jahre unterstützt und alles ausgehalten hat.

Dobřichovice, im August 2006
Karel Lewit

Abkürzungsverzeichnis

A.	Arteria
AGR	durch Gravitation induzierte Relaxation
Art(t).	Articulatio(nes)
BWS	Brustwirbelsäule
CT	Computertomographie
DC	Doctor of Chiropractic
DO	Doctor of Osteopathy
EMG	Elektromyographie
HAZ	hyperalgetische Hautzone
HWS	Halswirbelsäule
ISG	Iliosakralgelenk
Lig(g).	Ligamentum (Ligamenta)
LWS	Lendenwirbelsäule
MET	Muskel-Energie-Technik
MRT	Magnetische Resonanztomographie (= Kernspintomographie)
NMR	nuclear magnetic resonance (nukleare magnetische Resonanztomographie, Kernspintomographie)
PIR	postisometrische Relaxation
Proc.	Processus
RI	reziproke Inhibition
SIAS	Spina iliaca anterior superior
SIPS	Spina iliaca posterior superior
TeP	Tenderpoint
TrP(s)	Triggerpunkt(e)

Inhalt

1 Geschichte und Grundlagen

1.1 Geschichte der Manipulationstherapie

Ein Kapitel, das die Geschichte der Manipulationstherapie kurz umreißt, ist schon deshalb angebracht, weil sonst ihre eigenartige **Stellung in der Medizin** nur schwer verständlich ist und weil es gilt, Fehler zu vermeiden und die weitere Entwicklung richtig abzuschätzen.

Die manipulative Therapie ist wohl so alt wie die Geschichte der Menschheit. Immer schon gab es Heiler, die Gelenke einschließlich der Wirbelsäule „einzurenken" bzw. „einzurichten" verstanden. Bei verschiedenen Völkern war es z. B. auch üblich, dass Kinder barfuss über den Rücken der nach schwerer Arbeit ermüdeten Eltern liefen.

Historisch bedeutsam ist es, dass der Begründer der der europäischen Medizin, **Hippokrates**, im 5. Jahrhundert v. Chr. neben der Chirurgie und der Arzneitherapie in der Rachiotherapie einen weiteren Grundstein der Medizin sah. In seinem Werk über die Gelenke spricht er von „Parathremata", was einer geringen Dislokation oder dem Subluxationsbegriff der Chiropraktiker entspricht; mit den Worten von Waerland: „Die Wirbel sind nicht viel, sondern nur ganz wenig verschoben." Weiterhin betont Hippokrates, dass „es notwendig ist, die Wirbelsäule gut zu kennen, da viele Erkrankungen mit der Wirbelsäule im Zusammenhang stehen, und deshalb deren Kenntnis für das Heilen vieler Erkrankungen notwendig ist". Er beschreibt auch, wie die Wirbelsäule zu behandeln ist: „Das ist eine alte Kunst. Ich habe vor denen, die sie als erste entdeckten, größte Hochachtung, und auch vor denen, die ihnen folgen, und mit ihren Entdeckungen zur Weiterentwicklung der Kunst, auf natürliche Weise zu heilen, beitragen werden. Nichts darf dem Auge und den Händen des gewandten Arztes entgehen, damit er auf dem Behandlungstisch die verschobenen Wirbel ohne Schaden für den Patienten einrichten kann. Sofern die Behandlung kunstgerecht vorgenommen wird, kann es zu keinem Schaden kommen." Erkrankungen, die durch Wirbelverstellung verursacht werden, sind nach Hippokrates Pharyngitis, Laryngitis, Asthma bronchiale, Lungenschwindsucht, Nieren- und Harnblasenentzündung, ungenügende Entwicklung der Geschlechtsdrüsen, Obstipation, Enuresis u. a.

Zahlreiche Reliefs zeigen die Manipulationstherapie im **Altertum**. Der Patient lag in Bauchlage auf einem eigens dafür konstruierten Bett, während ein Längszug an Kopf und Beinen ausgeübt wurde. Der Arzt führte eine Manipulation an einem bestimmten Wirbel aus. Die Art der Therapie wurde offensichtlich das ganze Altertum hindurch betrieben. Galen wusste, dass die peripheren Nerven an der Wirbelsäule austreten und hier geschädigt werden können, wie er bei der Behandlung des Sophisten Pausanias beschreibt.

Während sich aus der primitiven Arznei-(Kräuter-)Therapie und der Chirurgie des Altertums insbesondere während der beiden letzten Jahrhunderte die moderne Pharmakotherapie und Chirurgie entwickelten, blieb die Manipulationstherapie in dem Zustand, wie sie das Altertum von den Naturvölkern übernommen hatte. Die Erfolge der modernen Medizin stellten demzufolge die primitive manipulative Therapie gänzlich in den Schatten, sodass sie weitgehend in **Vergessenheit** geriet. Dazu trug auch die von der pharmazeutischen Industrie reichlich unterstützte ärztliche Presse bei. So sind wir Zeugen einer ungleichen Entwicklung in der Medizin, die dazu führt, dass eine Disziplin, die mit dem Fortschritt in den übrigen Fachgebieten nicht Schritt hält, so gut wie vergessen wurde. Es bestand, soweit uns bekannt ist, nur eine einigermaßen fundierte Gruppe von behandelnden Laien, die „bone setters“, die sich mit der Manipulationstherapie befassten. So etwa war die Lage bis in die zweite Hälfte des 19. Jahrhunderts.

Es ist das Verdienst von Andrew Taylor **Still** (geb. 1828), der als Arzt im amerikanischen Bürgerkrieg diente, die Bedeutung der Manipulationen an der Wirbelsäule von neuem entdeckt zu haben. 1874 gründete er eine Schule mit 17 Schülern in Kirksville (USA) auf professioneller Basis. Dabei bildete er von Anfang an auch Laien aus. Zu Beginn dauerten die Kurse zwei Jahre, später jedoch vier Jahre. Heute dauert die universitäre Ausbildung eines DO (doctors of osteopathy) in den USA genau so lange wie die der Medizinstudenten und berechtigt sie nicht nur, sich in der Allgemeinpraxis zu betätigen, sondern sich auch als Fachärzte weiter zu spezialisieren.

Um 1895 begründete D. D. **Palmer** in Devenport die chiropraktische Schule. Bis dahin war er als Kolonialwarenhändler und Magnetiseur tätig. Eigenen Angaben zufolge sah er Manipulationen bei einem Arzt namens Atkinson. Anderen Quellen zufolge war er selbst bei Still in Behandlung. Am Anfang dauerten Kurse bei ihm nur etwa 14 Tage und kosteten 500 Dollar. Schon 1911 dauerten sie ein Jahr. Gegenwärtig handelt es sich um ein vierjähriges Hochschulstudium in den USA. Mit dem Titel DC (doctor of chiropractic) sind die Absolventen in den USA berechtigt, als Ärzte ersten Kontakts zu praktizieren.

Bis heute bestehen Unterschiede zwischen **Osteopathie** und **Chiropraktik**. Während bei der Ausbildung zum Osteopathen in den USA versucht wird, ein komplettes medizinisches Wissen zu vermitteln, lehnen es die chiropraktischen Schulen ab, Pharmakotherapie und Chirurgie zu unterrichten. Bei den Chiropraktikern besteht allerdings ein gewaltiger Unterschied zwischen der älteren und der jungen Generation. Während die ältere Generation an der veralteten theoretischen und technischen Tradition dogmatisch festhält, lehnt die junge Generation die überlieferten Dogmen ab und ist um rationell wissenschaftliches Vorgehen bestrebt sowie gewillt, fachlich mit der Ärzteschaft zusammenzuarbeiten.

In technischer Hinsicht beschränken sich die Chiropraktiker vorwiegend auf die Impuls-Manipulation mit Hilfe von Kontaktgriffen mit kurzem Hebel und interessieren sich kaum für Weichteiltechniken. Sie sind jedoch zunehmend auch an der Rehabilitation und an der Lebensführung (Diätetik) interessiert.

Die Osteopathen dagegen betonen weiche Mobilisationen, Weichteiltechniken und auch Manipulationen mit Impuls, benutzen jedoch eher Techniken mit langem Hebel, wobei sie Verriegelungstechniken anwenden, um gezielt zu arbeiten. Der Schule von Mitchell sen., Greenman und Mitchell jun. verdanken wir den ersten Anstoß zu den modernen neuromuskulären Techniken, der Muskel-Energie-Technik (MET).

Nachdem Ärzte in Europa erst nur geringe Kenntnisse der manipulativen Therapie hatten oder ihr gar in völliger Ablehnung gegenüberstanden, begannen sich aber auch dort nach und nach Ärzte für Manipulationen an der Wirbelsäule zu interessieren. Dazu trug auch die Entdeckung des Bandscheibenvorfalls, also einer mechanischen Störung, bei. Man versuchte, mit Hilfe von Traktion bei Wurzelkompression Abhilfe zu schaffen, ja sogar unter Narkose zu manipulieren.

Einerseits bezeichnete man Osteopathen und Chiropraktiker als Scharlatane, aber von ärztlicher Seite wurde bei Manipulationen gepfuscht. Immerhin begannen Ärzte in Europa, sich mit Handgriffen an der Wirbelsäule zu befassen. Der Schweizer Arzt O. Naegeli veröffentlichte schon 1903 sein Buch *„Nervenleiden und Nervenschmerzen. Ihre Behandlung und Heilung durch Handgriffe“*.

Der bedeutendste Verfechter der **Manipulationstherapie** in Europa war der englische Professor der Physiotherapie J. A.

Mennell. Er verhehlte nicht, bei Osteopathen in der Lehre gewesen zu sein. Seine zahlreichen Publikationen (darunter Lehrbücher) sind bis heute vorbildlich. Er bildete jedoch vor allem Physiotherapeuten aus. Sein Nachfolger J. Cyriax war ein leidenschaftlicher Verfechter der Manipulationstherapie und hervorragender Kliniker und Diagnostiker. Sein „*Textbook of Orthopaedic Medicine*" ist bis heute ein klassisches Lehrbuch des Bewegungssystems. Er beschreibt und unterrichtet aber Techniken, die einem Vergleich mit denen von Mennell nicht gewachsen sind.

Auch A. Stoddard muss hervorgehoben werden. Ursprünglich Osteopath, studierte er später Medizin. Sein „*Manual of Osteopathic Techniques*" kann als klassisches Lehrbuch manipulativer Techniken an der Wirbelsäule angesehen werden. Das Londoner *College of Osteopathic Medicine* war die erste Institution, an der Ärzte in osteopathischen Techniken unterwiesen wurden, die in der Weiterentwicklung in Europa eine Rolle spielten. So z.B. der französische Arzt R. Maigne, auch Schüler des Neurologen und Rheumatologen de Seze, der auf lange Zeit einflussreichste Verfechter und Lehrer der Manuellen Medizin in Frankreich. Er hielt systematisch Kurse für Ärzte an der Medizinischen Fakultät in Paris ab und verfasste Lehrbücher. Trotz der führenden Rolle von Maigne bestehen in Frankreich zahlreiche Splittergruppen. In England dagegen ist die *British Association of Manual Medicine* einheitlich (BAMM) organisiert, sie veranstaltet Kurse und gibt die wohl bedeutsamste ärztliche Zeitschrift, das „*Journal of Orthopaedic Medicine*" unter der Führung von R. Ellis heraus.

Von besonderem Interesse ist auch die Entwicklung im deutschsprachigen Raum. Eine Anzahl deutscher Ärzte begann, sich nach Kriegsende aus Not für die Manipulationstherapie zu interessieren. Bald gründeten sie wissenschaftlich-fachliche Gesellschaften, die sich nicht nur kritisch mit dem Gegenstand befassten, sondern Lehrkurse organisierten. In Deutschland waren es gleich zwei Gruppen, und zwar die *Forschungsgemeinschaft für Arthrologie und Chirotherapie* (FAC, führend in diesem Kreis waren G. Gutmann, F. Biedermann, A. Cramer und H.D. Wolff, mit Sitz in Hamm, später in Boppard), und die *Gesellschaft für manuelle Wirbelsäulen- und Extremitätengelenkstherapie* (MWE) unter K. Sell mit dem Sitz in Neutrauchburg.

Bis Anfang der sechziger Jahre nahmen auch Ärzte aus der ehemaligen DDR an diesen Kursen teil. Nach 1961 war dies nicht mehr möglich und so wurden in der Charité in Berlin unter Professor H. Krauss und K. Lewit aus Prag Schüler der FAC damit beauftragt, Kurse im Sinne der FAC in der DDR zu organisieren. Da diese Aufgabe nicht durch eine Person bewältigt werden konnte, mussten Instruktoren ausgebildet werden, die später auch die Führung der Gesellschaft übernehmen sollten. Die bedeutendsten waren E. Kubis, J. Sachse, K. Schildt-Rutlow und H. Tlustek. Nach der Wende hat sich diese Gruppe als *Ärzteseminar Berlin* (ÄMM) etabliert.

Die FAC, MWE und ÄMM bilden gegenwärtig die *Deutsche Gesellschaft für Manuelle Medizin* (DGMM).

Infolge grundverschiedener politischer Verhältnisse ist die Entwicklung in der ehemaligen Tschechoslowakei ebenfalls von großem Interesse, zumal sie auch als Modell für andere damalige sozialistische Länder eine wesentliche Rolle spielte (einschließlich der ehemaligen DDR). Ende 1951 beauftragte das Ministerium für Gesundheitswesen die Universitätskliniken, die von Laien und Heilpraktikern ausgeübten Methoden zu überprüfen. Eine in Prag tätige Chiropraktikerin wurde demgemäß an der Neurologischen Klinik (unter Professor Henner) beurteilt. Der Zeitpunkt war günstig: das Bandscheibenproblem stand im Mittelpunkt des Interesses, und auch die Möglichkeit einer Reflextherapie. Dazu kam die Stellung der Neurologie in der Tschechoslowakei zu Zeiten Professor Henners: Man interessierte sich für Probleme des Schmerzes und des Bewegungssystems, und die Neurologie spielte auch in der Entwicklung der Rehabilitation eine führende Rolle.

Somit war die Möglichkeit gegeben, dass die Technik der Manipulationstherapie auf klinischem Boden überprüft werden konnte. Später ging auch der Unterricht von einer namhaften Universitätsklinik, später auch vom Ärztefortbildungsinstitut (unter Professor Z. Macek) aus. Der Unterricht erfolgte in drei gestaffelten 14-tägigen Kursen. Später wurden auch Physiotherapeuten in steigendem Maße in neuromuskulären Mobilisationstechniken ausgebildet, was auch mit deren universitärer Ausbildung im Zusammenhang steht.

Dieses Modell wurde dann in der DDR, Polen, der ehemaligen Sowjetunion und zum Teil in Ungarn und Bulgarien übernommen.

Beginnend in der Schweiz, entstanden Ärztegesellschaften für Manuelle Medizin in den meisten Ländern Europas, außerdem in Australien und Neuseeland, und in Kooperation mit den Osteopathen auch in den USA. Die *Fédération Internationale de Médicine Manuelle* (FIMM) wurde 1995 in London ins Leben gerufen, ihr erster Präsident war der Schweizer Arzt J. C. Terrier, seit 2004 hat sein Sohn B. Terrier das Amt inne. Weltkongresse werden alle drei Jahre abgehalten. Somit ist die Manuelle Therapie auch zu einer ärztlichen Disziplin geworden.

Für Ärzte ist eine Gesellschaft, die dem Namen nach bloß einer Methode dient, allerdings nicht ganz befriedigend, denn es geht um das Bewegungssystem und zwar vor allem um dessen Funktionsstörungen. Deshalb beschlossen viele Gesellschaften, die Abkürzung FIMM als *Fédération Internationale de Médicine Musculoskéletale* umzudeuten.

Trotz reger wissenschaftlicher Arbeit wird die Manipulationstherapie von einem großen Teil der Ärzteschaft als Außenseitertherapie angesehen, Funktionsstörungen werden kaum verstanden und auf technischem Gebiet fällt es vielen Ärzten schwer, mit Physiotherapeuten, Osteopathen und manchen Chiropraktikern Schritt zu halten.

1.2 Grundlagen der Reflextherapie

Schmerz im Allgemeinen und Schmerz bei Erkrankungen des Bewegungssystems sind eine Plage, an der die Menschheit seit jeher leidet. Immer suchte man nach Abhilfe und dementsprechend gibt es eine Anzahl verschiedenster Heilverfahren. Dabei wird von herkömmlicher Seite lediglich Bettruhe und, mit einiger Zurückhaltung, etwas Pharmakotherapie als wirksam angesehen. Demgegenüber stehen zahlreiche Methoden, von denen die meisten, wenn auch nicht alle, zur Physiotherapie gehören und eifrige Verfechter haben, z. B. Massage, die verschiedensten Methoden der Elektrotherapie, Laser- und Magnettherapie, Akupunktur, Neuraltherapie, Manipulation, Wärme- und Kältetherapie, Schröpfen, Quaddelung, Krankengymnastik und Bewegungstherapie. Der gemeinsame Nenner aller dieser Methoden besteht in ihrer **reflektorischen Wirkung**.

Es stellt sich die Frage, warum bei im Wesentlichen derselben Erkrankung einmal der einen und einmal einer anderen Methode der Vorzug gegeben wird. Oft wird so der Eindruck erweckt, dass der Therapeut die Behandlungsmethode bevorzugt, die er am besten beherrscht – unabhängig davon, ob sie sinnvoll ist oder nicht.

Der **Pathomechanismus** der meisten dieser Methoden besteht in der reflektorischen Wirkung, indem auf sensible Rezeptoren ein Reiz ausgeübt wird und so dort, wo der Schmerz entsteht, eine Reflexbeantwortung ausgelöst wird. Man kann diese Methoden deshalb auch als Methoden der Reflextherapie bezeichnen. Die Frage ist nun, welche Rezeptoren dabei aktiviert werden und welche Strukturen von ihnen versorgt werden.

Angesichts der Steuerung durch das Nervensystem, die an erster Stelle reflektorisch abläuft, wäre es gewiss wünschenswert zu wissen, warum, wo und wie man die eine oder andere Methode zur Anwendung bringen sollte. Mit größerem Verständnis der einzelnen Methoden kann man nämlich auch wirksamer behandeln. Da diese Verfahren vor allem der Behandlung von Schmerzzuständen dienen, wird im Folgenden der Schmerzreiz oder die Nozizeption beschrieben.

Schmerzreiz

Jeder lokale **Schmerzreiz** löst zunächst einen **Reflex** in dem zu ihm gehörenden Segment aus. In diesem Segment beobachtet man eine hyperalgetische Hautzone (HAZ), einen muskulären Hartspann, muskuläre Triggerpunkte (TrPs), schmerzhafte Periostpunkte, eine Bewegungseinschränkung im entsprechenden Bewegungssegment der Wirbelsäule und (möglicherweise) eine Dysfunktion eines inneren Organs (☞ Abb. 1.1). Es besteht daher die Möglichkeit, die Veränderungen zu diagnostizieren und mit der entsprechenden Methode auf die Haut, die Weichteile, die Muskulatur, das Periost, das Bewegungssegment oder auf das innere Organ einzuwirken. Man kann so jeweils entscheiden, in welcher Struktur die Veränderungen am intensivsten sind und von welcher der Schmerz wahrscheinlich ausgeht.

Die reflektorischen Auswirkungen bleiben jedoch nicht auf ein einziges Bewegungssegment beschränkt. So beobachtet man bei viszeralen Störungen **viszeroviszerale Reflexe**: Schmerzen in der Gallengegend verursachen z. B. Brechreiz, Schmerzen in der Herzgegend Beklemmung u. a.

Noch auffälliger zeigt sich das im Bewegungssystem: eine akute Störung in einem Segment der Wirbelsäule löst einen Hartspann in beträchtlichen Abschnitten der Rückenstrecker aus. Jede lokale Bewegungseinschränkung wirkt sich auf entfernte Wirbelsäulenabschnitte im Sinne einer Kettenreaktion aus. Und jede ernsthafte Läsion in der Peripherie löst auch eine zentrale Reaktion aus. Es kommt zu einer Veränderung des Bewegungsmusters (Stereotypie), um die gestörte Struktur zu schonen. So entstehen veränderte Bewegungsschablonen, die auch nach Abklingen der sie verursachenden peripheren Läsion weiter bestehen können (☞ Abb. 1.2).

Reflektorische Beziehungen zwischen Peripherie und Zentralorgan

Ein **Schmerzreiz** löst auf allen Ebenen somatische und vegetative Reaktionen aus. Die somatische **Reizbeantwortung** äußert sich vor allem in muskulärem Hartspann oder im Gegenteil – in Erschlaffung (Hemmung). Dabei befinden sich Triggerpunkte als Ausdruck des Schmerzes sowohl in hypertonen als auch in (sonst) hypotonen Muskeln.

Vegetativ werden Reaktionen hervorgerufen in den hyperalgetischen Zonen (HAZ), in den Weichteilen und vasomotorisch (v. a. Vasokonstriktion) im Segment. Auf zentraler Ebene können sich diese Reaktionen als Stress auf Atmung, Kreislauf und auch Verdauung auswirken. Außerdem kommt es auf zentraler Ebene zur Veränderung muskulärer Stereotypien.

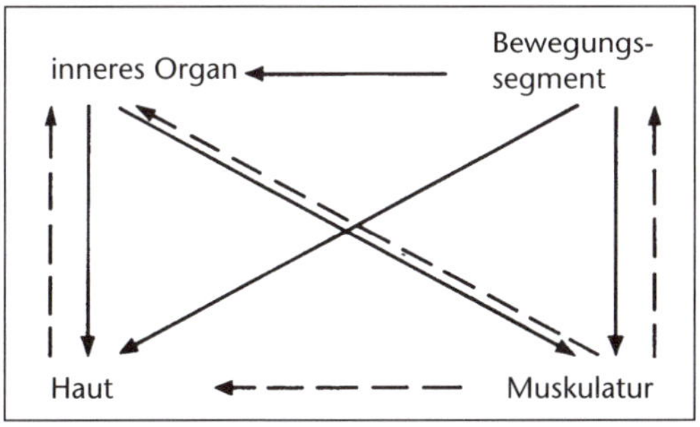

Abb. 1.1: Beziehungen innerhalb des Segments

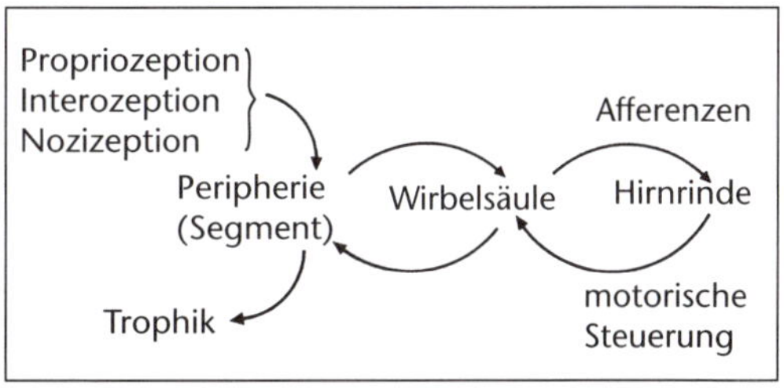

Abb. 1.2: Übersicht über die afferenten und efferenten Verbindungen zwischen Peripherie und Zentrum

Wenn man die **Ursache** der nozizeptiven Reizung im Segment erkannt hat, beispielsweise die Bewegungseinschränkung in einem Wirbelsäulensegment, und den Grad der Einschränkung abschätzen kann, kann einen die Intensität der reflektorischen Veränderungen über die Reaktionslage des Patienten und des entsprechenden Segments unterrichten. Die subjektive Beurteilung des Schmerzes ermöglicht es dann, den nozizeptiven Reiz, die reflektorische Reaktion und die zentrale (psychische) Empfindlichkeit des Patienten abzuschätzen.

Diese etwas schematischen Richtlinien zeigen, wie man bei schmerzhaften Störungen vorgehen sollte, wobei man sich im Wesentlichen so verhält, wie dies in der Neurologie bei Störungen der Beweglichkeit üblich ist. So ein Vorgehen ist unerlässlich, wenn man gezielt behandeln will, d. h. wenn man wissen will, warum, wann und wo man die eine oder die andere Methode der Reflextherapie anwenden soll. Deshalb ist es notwendig, zuerst die Schmerzursache und die reflektorischen Auswirkungen im Segment, suprasegmental und auf zentraler Ebene zu unterscheiden.

Ein Schmerzreiz löst regelmäßig somatische und vegetative (autonome) Veränderungen aus, deren Verständnis Voraussetzung einer rationellen, gezielten Behandlung ist.

Der Schlüssel zur Lösung dieser schwierigen Aufgabe liegt in der Funktion bzw. den Funktionsstörungen des **Bewegungssystems**. Weil dies jedoch Hauptthema dieses Buches ist, sei hier lediglich betont, dass das Bewegungssystem die weitaus häufigste Ursache für Schmerzen im Organismus darstellt. Das ist verständlich, denn es macht nicht nur drei Viertel unseres Körpergewichts aus, sondern unterliegt auch unserem Willen und daher auch Mutwillen. Das Bewegungssystem verfügt über kein anderes Mittel, um sich gegen Missbrauch zu schützen, als Schmerz zu verursachen. Der Schmerz warnt also an erster Stelle vor schädlicher Funktion oder Fehlfunktion. Deshalb ist eine **Funktionsstörung** wiederum die häufigste Ursache von Schmerzen, die im Bewegungssystem entstehen.

Eine Bewegungseinschränkung im Segment (Blockierung) und gestörte motorische Stereotypien sind typische Beispiele. Es ist kein Zufall, dass Schmerzen verschiedenster Ursache (z. B. viszeraler Schmerz) von Triggerpunkten begleitet sind und im Bewegungssystem wahrgenommen werden (z. B. verursacht das Herz Schmerzen im linken Arm, in der Schulter und der Brustwand; die Gallenblase im Schulterblatt usw.).

Funktionsstörungen des Bewegungssystems sind die häufigste Ursache von Schmerzen, und der Schmerz ist das häufigste Symptom einer Funktionsstörung des Bewegungssystems.

Die Kenntnis der Funktionsstörungen des Bewegungssystems ist also die wichtigste Voraussetzung einer wirksamen Therapie.

1.3 Reflextherapie

Indikationen und Methoden

Es liegt auf der Hand, dass die ausgewählte Therapie und ihre Methode von der **Struktur** abhängen, auf die man einwirken will. So kann man mit den verschiedensten Mitteln auf die Haut einwirken, da die Rezeptoren sehr leicht zu erreichen sind (z. B. Massage, Elektrotherapie, Quaddelung oder einfache Hautdehnung).

Muskulärer **Hartspann (TrP)** kann durch Massage und Wärme, wirksamer jedoch durch postisometrische Relaxation (PIR), reziproke Inhibition (RI), Druck und Nadelung behandelt werden.

Manipulation und Mobilisation dienen vor allem zur Behandlung von funktionell reversiblen **Bewegungseinschränkungen** von Gelenken und Bewegungssegmenten der Wirbelsäule.

Schmerzhafte Periostpunkte können mit Hilfe von Massage, Weichteiltechnik, Nadelung und, wenn es sich um Ansatzpunkte von Muskeln handelt, mit Hilfe der PIR und RI der betreffenden Muskeln behandelt werden.

Bei Störung **motorischer Stereotypien** ist Krankengymnastik die adäquate Behandlungsmethode.

Wahl der Methode

Es gilt nun ferner zu entscheiden, **welche** der veränderten **Strukturen wichtiger** und welche weniger wichtig sind, welche wahrscheinlich primär und welche sekundär verändert sind. Auch die Intensität der Störung hat Bedeutung. Schon auf segmentaler Ebene kann man eine Art von Hierarchie feststellen. Primär sind in der Regel viszerale Störungen und abnormale Bewegungsstereotypien. Nur aufgrund einer pathogenetischen Analyse kann man die Bedeutung von Störungen im Muskel, Gelenk und den Weichteilen bestimmen. Hier ist die ganz besondere Bedeutung von Faszien und aktiven Narben zu betonen.

Im Bewegungssystem und an der Wirbelsäule unterscheidet man ebenfalls Abschnitte von größerer und geringerer Bedeutung. Es gibt Abschnitte, in denen primäre Läsionen häufiger entstehen als in anderen. Dabei ist es unerlässlich, Fehlstereotypien zu erkennen, die, wenn sie nicht behandelt werden, regelmäßig Rezidive verursachen.

Hier spielt auch der **psychische Faktor** eine erhebliche Rolle, weil motorische Stereotypien auch Ausdruck des seelischen Zustands sind. Ängstlichkeit, Depression und die Unfähigkeit zu entspannen üben einen erheblichen Einfluss auf die Motorik aus. Nicht weniger wichtig ist, wie sich der Patient bei Schmerzen verhält, denn der Schmerz ist das häufigste Symptom unserer Patienten.

Neben pathogenetischen Gesichtspunkten nimmt man auch auf gewisse **praktisch-technische Gesichtspunkte** Rücksicht. Nicht alle Methoden sind gleich wirksam oder ökonomisch. So ist die Nadelung oder Weichteiltechnik von Periostpunkten meist ökonomischer als die Periostmassage, aber wir bevorzugen die PIR mit der RI des betreffenden Muskels, wenn es möglich ist (d.h. wenn es sich um einen Insertionspunkt handelt), weil sie nicht schmerzhaft ist und sich meist zur Selbsttherapie eignet. Der Vorteil der manipulativen Therapie ist ihre Wirksamkeit und rasche Ausführung.

Man kann also auf ein großes Angebot zurückgreifen, um eine adäquate Technik auszuwählen. Man entscheidet sich, indem man die einzelnen Veränderungen möglichst genau diagnostiziert und dann die pathogenetische **Aktualitätsdiagnose** nach Gutmann (1975) stellt, d.h. diejenige Veränderung festzustellen versucht, die zum gegebenen Zeitpunkt in der pathogenetischen Kette das wichtigste Glied darstellt.

Man sieht wiederholt, dass Methoden, die einen Reiz auf die Haut ausüben, angewandt werden, ohne dass eine HAZ festgestellt wurde, oder dass ein Muskel entspannt wird, ohne dass eine Verspannung (TrPs) diagnostiziert wurde, oder gar eine Manipulation ausgeführt wurde, ohne dass eine Blockierung bestand. Die größte Zeitvergeudung ist es natürlich, Krankengymnastik ohne diagnostizierte muskuläre Fehlsteuerung zu verordnen.

Eine korrekte pathogenetische Aktualitätsdiagnose kann natürlich nur gestellt werden, wenn die einzelnen Glieder der pathogenetischen Kette erkannt sind, und in ihrer Bedeutung analysiert wurden. Man muss also systematisch vorgehen, von der Peripherie zum Zentrum, und dann befundadäquat behandeln.

Die pathogenetische Aktualitätsdiagnose (Gutmann) ermöglicht es, jeweils das wichtigste Glied einer pathogenetischen Kette herauszufinden.

Dennoch kommt es vor, dass die Behandlungsergebnisse nicht den Erwartungen entsprechen. Ein Grund dafür ist eine Läsion, die einen erheblichen nozizeptiven Reiz setzt und das klinische Bild beherrscht, ohne dass der Patient dies ahnt. Man kann von einem **Störfeld** sprechen. Am häufigsten handelt es sich um eine „aktive" Narbe. Diese äußert sich durch eine HAZ, vermehrten Widerstand gegen Verschiebung, im Bauchraum durch eine schmerzhafte Resistenz. Bei Versagen der üblichen Therapie ist dann die Behandlung der Narbe unerlässlich. Eine weitere Ursache unerwarteter Fehlschläge ist eine larvierte Depression, an die man bei chronischen Schmerzpatienten denken sollte, die unbedingt behandelt werden muss.

> Die beschriebenen Funktionsstörungen des Bewegungssystems und die von ihnen verursachten reflektorischen Veränderungen können als „funktionelle Pathologie des Bewegungssystems" bezeichnet werden.

Strukturelle und funktionelle Störungen

In diesem Zusammenhang ist es sehr bedauerlich, dass das Wort „funktionell" oft als Euphemismus für psychogen benutzt wird. Es zeugt von bedenklicher Unterschätzung der Funktion in ihrer Rolle in der Pathogenese. In der Rehabilitation interessiert man sich an erster Stelle für die Funktion und versucht, sie auch dann zumindest zu verbessern, wenn der Krankheit eine pathomorphologische, strukturelle Veränderung zugrunde liegt. Das ist auch verständlich, denn jede relevante strukturelle Läsion äußert sich klinisch durch Funktionsstörungen. Die Unterscheidung von strukturellen und funktionellen Störungen ist dabei von grundlegender Bedeutung.

Auch ist es nicht korrekt, bei Funktionsstörungen ausschließlich von reflektorischen Veränderungen und reflektorischer Steuerung zu sprechen, da es sich nicht nur um „Reflexe", sondern um „Programme" mit Gedächtnis und Auslösbarkeit handelt. Diese betreffen das gesamte Bewegungssystem und dessen Störungen.

Die häufigsten Störungen, die auch das Objekt der Manipulationstherapie sind, betreffen die Wirbelsäule. Sie werden häufig als vertebragen bezeichnet, was nicht ganz zutreffend ist. Vertebragene Erkrankungen sind nämlich auch pathomorphologisch definierte Krankheiten, wie die ankylosierende Spondylitis, die Osteoporose, Neubildungen u. a. Uns dagegen interessieren vor allem Funktionsstörungen, die sich nicht nur auf die Wirbelsäule beschränken, sondern auch die Extremitäten, Weichteile und an erster Stelle die vom Nervensystem gesteuerte Muskulatur einschließen. Deswegen sollte man eher von Funktionsstörungen des Bewegungssystems als von vertebragenen Störungen sprechen.

Stellenwert der Reflextherapie

Es ist ungefähr so schwierig, den Stellenwert der Reflextherapie zu beantworten wie die Frage nach der Bedeutung der Pharmakotherapie. Während sich die Pharmakotherapie zu einer bedeutenden Wissenschaft entwickelt hat, blieben die Methoden der Reflextherapie lange empirisch, mit schlecht abgrenzbaren Indikationen.

Eine Behandlung ist nicht aufgrund einer gewissen Erkrankung (Diagnose), sondern aufgrund pathogenetisch wichtiger **Befunde** indiziert. Wenn beispielsweise Kopfschmerzen Folge einer muskulären Verspannung sind, ist eine Muskelrelaxation das Wichtigste. Wenn die muskuläre Verspannung mit einer Blockierung einhergeht, ist eine Manipulation (Mobilisation) indiziert. Ist dagegen eine Fehlhaltung die Ursache, muss man diese korrigieren.

Der **Vorteil** dieser Art von Therapie gegenüber der Pharmakotherapie ist die ausschließliche Verwendung von physiologischen Mitteln (meist) ohne Nebenwirkungen und die Tatsache, dass sich eine Wirkung meist unmittelbar (reflektorisch) feststellen lässt.

An dieser Stelle seien einige Worte über die Rolle der **Pharmakotherapie** bei Funktionsstörungen des Bewegungssystems gesagt. Es ist schwer, sich vorzustellen, dass man mit einem Arzneimittel eine spezifische Bewegungsfunktion wiederherstellen kann. Man kann jedoch Verspannungen lindern, Schmerzen stillen, reflektorische Auswirkungen mildern und dadurch die Wiederherstellung der Funktion erleichtern. Außerdem kann und muss man so Angstzustände und Depressionen behandeln.

Zusammenfassend lässt sich sagen, dass weder die Diagnose noch die einzelnen Befunde allein Grundlage einer adäquaten Therapie sein können. Erst die **pathogenetische Analyse** erlaubt es, die wichtigste Störung zum gegebenen Zeitpunkt zu bestimmen.

Nach der Behandlung muss **nachuntersucht** werden, damit man den Effekt beurteilen kann. Daraus lassen sich dann Rückschlüsse auf die Berechtigung des Vorgehens ziehen. War die Behandlung wirksam, dann ist bei der Kontrolluntersuchung eine Änderung des Zustands des Patienten zu sehen. Dann muss man von neuem ermitteln, welche Störung nun die wichtigste ist.

So wird die Behandlung nie zu einer monotonen Routine. Dabei ist der Therapieerfolg stets nachprüfbar, was ein rationell wissenschaftliches Handeln begünstigt.

2 Ätiologie und Pathogenese

2.1 Bedeutung morphologischer Veränderungen

In Kapitel 1 wurde bereits darauf hingewiesen, dass die manipulative Therapie und die meisten Methoden der Reflextherapie bei verschiedensten Schmerzen des Bewegungssystems ihre Anwendung finden. Dabei handelt es sich oft um Schmerzen, deren Ursache umstritten ist, weshalb auch die Therapie strittig ist. Lange glaubte man an eine entzündliche Ursache, einfach deshalb, weil damit der Schmerz am einfachsten erklärt war. Aus diesem Grund wird noch heute von rheumatischen Erkrankungen, beispielsweise von Weichteilrheumatismus gesprochen. Zeugnis davon sind zahlreiche Termini, die auf „-itis" enden: Spondylitis, Arthritis, Radikulitis, Neuritis, Fibrositis, Myositis, Pannikulitis etc. Da eine Entzündung jedoch ein definierter pathologischer Begriff ist, der entweder nachgewiesen oder widerlegt werden kann, machte dieser Umstand die Entzündungstheorie unhaltbar. Sie musste mangels Beweisen aufgegeben werden.

Die pathologische Anatomie und die Pathologie am lebenden Menschen, die Radiologie, taten das ihrige, indem sie **degenerative Veränderungen** aufzeigten. Anstatt von Bezeichnungen, die auf „-itis" enden, spricht man von Spondylosen, Arthrosen und auch von Diskopathie. Hier besteht auch die Möglichkeit, die Veränderungen in den zum Teil bradytrophen Geweben zu erklären. Die Vaskularisation der Bandscheibe nimmt schon im jugendlichen Alter ab und der Gallertkern trocknet aus: von einem Wassergehalt von 90 % in der ersten Dekade auf 70 % in der dritten. Nach Schmorl bestehen im Alter von 50 Jahren degenerative Veränderungen an der Wirbelsäule bei 60 % der Frauen und bei 80 % der Männer und im Alter von 70 Jahren bei 95 % aller Probanden.

Bei der großen Zahl degenerativer Veränderungen besteht die Schwierigkeit, deren jeweilige **pathogenetische Bedeutung** zu bestimmen. Diese nehmen im Alter zahlenmäßig zu, die Inzidenz von Rückenschmerzen kulminiert jedoch im Alter von 40 bis 60 Jahren und nimmt dann wieder ab. Personen mit erheblichen degenerativen Veränderungen können ohne klinische Symptome bleiben, sie können aber auch akut Schmerzen bekommen und nach einiger Zeit (mit denselben Veränderungen) wieder symptomlos werden. Sogar jugendliche Patienten ohne degenerative Veränderungen können unter intensiven Schmerzen leiden.

Am schwierigsten ist es, dass die Bezeichnung „degenerativ" so unzureichend definiert ist. Einerseits werden so destruktive Läsionen, wie man sie typisch nur an der Hüfte und dem Knie beobachtet, bezeichnet, anderseits klinisch wenig relevante Veränderungen, die als physiologische Abnutzungserscheinungen beurteilt werden sollten. Oft handelt es sich um Kompensations- oder Adaptationsvorgänge wie bei Skoliosen, einer Hypermobilität oder sogar Instabilität (beispielsweise bei der Spondylolisthesis), die stabilisiert werden können. Auch Veränderungen nach einem Trauma sind von degenerativen Veränderungen oft schwer zu unterscheiden. Findet man also degenerative Veränderungen, sollte man sich als erstes die Frage stellen, welche **klinische Bedeutung** diese haben. Man sollte deswegen bei bloßer Existenz nicht destruktiver degenerativer Veränderungen im Röntgenbild nicht ohne guten Grund klinische Schlussfolgerungen ziehen und von „degenerativen Erkrankungen" sprechen.

Es besteht gewiss eine Korrelation zwischen degenerativen Veränderungen und dem **Bandscheibenvorfall**. Bis auf einige Ausnahmen kommt es nämlich nur bei degenerierten Bandscheiben zum Diskusprolaps. Die Entdeckung des Bandscheibenvorfalls als Schmerzursache war von historischer Bedeutung. Die oft markanten Operationserfolge hatten allerdings zur Folge, dass die Bandscheibe für die meisten der unzähligen vertebragenen Schmerzen verantwortlich gemacht wurde. Was für Wurzelsyndrome vor allem in der Lumbosakralregion gilt, wurde unkritisch auf die verschiedensten Beschwerden in allen Abschnitten der Wirbelsäule übertragen. Man begann für die Bereiche, bei denen man heute von vertebragenen (spondylogenen) Störungen spricht, den Terminus „Diskopathie" vorzuziehen.

Die tagtägliche Praxis widerspricht diesem und korrigiert diese Ansicht. Während Operationen wegen eines Bandscheibenvorfalls bei **Wurzelsyndromen** an den unteren Extremitäten routinemäßig vorgenommen werden, werden sie relativ selten bei bloßen Kreuzschmerzen oder Wurzelsyndromen an den oberen Extremitäten durchgeführt und schon gar nicht bei reinen Nackenschmerzen oder vertebragenen Kopfschmerzen. Aber auch bei Wurzelsyndromen an den unteren Extremitäten ist die Diskushernie nicht die einzige Ursache der Schmerzen. Großen chirurgischen Statistiken zufolge werden in ungefähr 10 % der Fälle bei der Operation keine Bandscheibenvorfälle vorgefunden. Immer noch heilen viele Wurzelsyndrome ohne Operation ab, auch dann, wenn die bildgebenden Methoden einen Bandscheibenvorfall zeigten. Der Bandscheibenvorfall kann mitunter auch nach Abklingen der Symptome weiter bestehen. Oft wird er aber resorbiert. Bei Gesunden ist allerdings der Bandscheibenvorfall in der CT oder MRT ein häufiger und wenig relevanter Befund. Er ist also erst dann von Bedeutung, wenn er mit dem klinischen Befund korreliert.

Zusammenfassend kann gesagt werden, dass die morphologischen Veränderungen, von denen die Rede war, die überwiegende Mehrzahl von Rückenschmerzen und die klinische Symptomatik, die mit ihnen zusammenhängen, nicht erklärt werden können. Deshalb werden diese zahlreichen Schmerzzustände als „unspezifisch" (Jayson) oder „idiopathisch" (das heißt ohne morphologische Diagnose) bezeichnet.

> Da die überwiegende Mehrheit von Schmerzzuständen ohne nachweisbare morphologische Veränderungen des Bewegungssystems einhergeht, hat man es sozusagen mit „Patienten ohne Diagnose" zu tun.

2.2 Theoretische Aspekte manipulativer Therapie

Nach einer erfolgreichen Manipulation kommt es in der Regel zur Schmerzlinderung. Daraus kann gefolgert werden, dass man auch besser über die Schmerzursachen im Bewegungssystem Bescheid wissen sollte, wenn man versteht, was diese Therapie bewirkt. Und das insbesondere in den Fällen, in denen pathologische Veränderungen fehlen.

Ursprünglich erklärte man den **Effekt** von Manipulation als ein „Einrenken", also als Repositionseffekt. Deshalb glaubte man, es handle sich um eine Behandlung unvollkommener Verrenkungen, weshalb sich auch der Terminus „Subluxation" einbürgerte. Das glaubte nicht nur Hippokrates, sondern wahrscheinlich auch Still sowie die meisten, die manipulativ behandelten. Das ist kaum erstaunlich, wenn man erlebt, wie sich ein Patient mit akuter Lumbago oder Schiefhals krümmt und nach erfolgreicher Manipulation gerade aufrichtet. Der Grund, warum die Subluxationstheorie von ärztlicher Seite aufgegeben werden musste, liegt darin, dass sich der Röntgenbefund vor und nach Manipulation in den einzelnen Segmenten nicht verändert. Was sich ändert, ist lediglich die muskulär bedingte Fehlhaltung.

Berger (persönliche Mitteilung) konnte bei der Röntgenkinematographie feststellen, dass bei der Rückkehr nach maximaler Kopfdrehung die Halswirbelsäule nicht dieselbe Stellung einnimmt wie zuvor. Wir konnten uns im transoralen Röntgenbild davon überzeugen (☞ Abb. 2.1).

Einen analogen Effekt konnte Jirout bei Synkinesien der Halswirbelsäule in der sagittalen Ebene während der Seitneigung nachweisen: Wenn nach maximaler Seitneigung in der Neutralstellung Aufnahmen gemacht wurden, war die Stellung der Dornfortsätze in der Regel verändert.

Aus diesen Beobachtungen kann man schließen, dass es in einer so gegliederten Struktur wie der Wirbelsäule **keine** absolute, starre **Neutralstellung** gibt. Das gilt auch für mögliche Änderungen nach einer Manipulation. Wie noch im Weiteren gezeigt werden soll, wirken sich Manipulationen lediglich auf eine gestörte Funktion, d. h. die Beweglichkeit im betroffenen Bewegungssegment, aus. Wenn es also keine absolute Neutralstellung gibt, ermöglicht die Manipulation, dass die Bewegungssegmente der Wirbelsäule die Stellung einnehmen können, die für sie jeweils die günstigste ist.

Wenn die Bewegungssegmente der Wirbelsäule normal beweglich sind, weiß die Wirbelsäule viel besser, als jeder, der sie behandelt, welche Stellung sie in jeder Haltung oder Belastung einnehmen soll.

Literarischen Angaben zufolge meinen manche Autoren, dass Manipulationen irgendwie auf die **Bandscheiben** einwirken, so Cyriax, Maigne und Stoddard. Eine Reposition der Bandscheibe ist allerdings schwer vorstellbar, wenn man bedenkt, dass man die Lokalisation einer Diskushernie nie genau kennt. Außerdem wirken Manipulationen auch dort, wo es keine Bandscheiben gibt, an Extremitätengelenken, im Bereich der Kopfgelenke und des Beckens. Das entspricht auch der klinischen Erfahrung: Eine Manipulation ist am wirksamsten, wenn keine Diskushernie vorliegt, und versagt oft gerade dann, wenn es sich um einen Bandscheibenvorfall handelt.

Der genauen osteopathischen Untersuchungstechnik verdanken wir es, dass auch die Vorstellung von der **Wirkung** manipu-

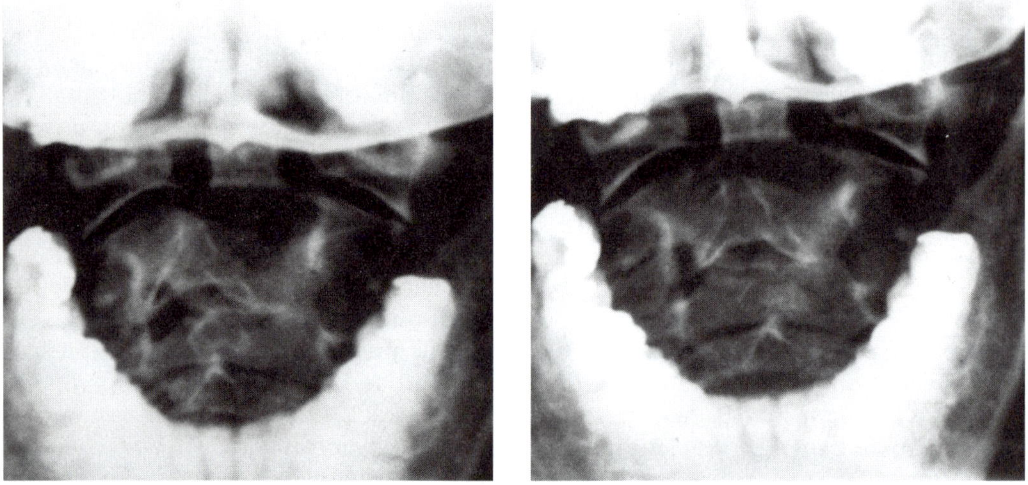

a b

Abb. 2.1: a) Nahezu symmetrische Stellung von C2 in Neutralstellung. b) Unmittelbar nach maximaler Kopfrotation nach links deutliche Linksrotation von C2 in derselben Stellung.

lativer Therapien klarer geworden ist. Sie sind indiziert, wenn man eine Bewegungseinschränkung im Gelenk oder im Bewegungssegment der Wirbelsäule festgestellt hat. Wenn die Manipulation erfolgreich ist, normalisiert sich die Beweglichkeit. Mit anderen Worten: Die Manipulation bewirkt nicht eine Veränderung der Struktur, wie Still annahm, sondern der **Beweglichkeit**, d.h. der Funktion.

Dies gilt auch für die akute Lumbago oder den akuten Schiefhals. Die Haltung des Patienten an sich ist nämlich nicht abnormal. Abnormal ist lediglich, dass sich der Patient aus der Flexions- beziehungsweise der Rotations-Inklinationsstellung nicht gerade aufrichten kann. Mit Hilfe der Manipulation (Mobilisation) wird lediglich die Beweglichkeit wieder hergestellt, die es dem Patienten ermöglicht, die Neutralstellung wieder einzunehmen. Dabei sind die akute Lumbago oder der Schiefhals ein Ausnahmefall. In der überwältigenden Mehrzahl der Fälle ist die Stellung unauffällig, und man stellt lediglich eine Bewegungseinschränkung im Gelenk (Bewegungssegment der Wirbelsäule) fest.

Mit Hilfe manipulativer Techniken diagnostiziert und behandelt man ausschließlich funktionelle Bewegungseinschränkungen im Gelenk oder Bewegungssegment der Wirbelsäule. Manipulationstechniken dienen also nur zur Normalisierung einer gestörten Funktion.

2.3 Bedeutung funktioneller Störungen

Wie aus Gesagtem hervorgeht, ist es vor allem die klinische Erfahrung mit manipulativer Diagnostik und Therapie, die bei unzähligen Patienten immer dasselbe bestätigt: Wenn die Behandlung technisch gelingt, normalisiert sich eine eingeschränkte Beweglichkeit im Gelenk oder Bewegungssegment. Die Normalisierung geht auch mit der Wiederherstellung der Funktion Hand in Hand (Rechts- bzw. Linksdrehung oder Neigung, bei Extremitäten symmetrische der Befunde an den rechten und linken Extremitäten). Ferner führt die Normalisierung der Funktion zur Schmerzlinderung.

Ähnliches gilt allerdings nicht nur für die passive Gelenkfunktion, sondern auch für die aktive Funktion von Muskeln. Vor allem Janda verdanken wir, dass er die Bedeutung muskulärer Stereotypien nachwies und zeigen konnte, dass **Stereotypiestörungen** zu abnormaler Belastung von passiven Strukturen, insbesondere von Gelenken führen.

In engem Zusammenhang mit den Bewegungsstereotypien steht die **Körperstatik**. Statische Überlastung und ihre Folgen sind in der heutigen technisch entwickelten, bewegungsarmen Gesellschaft von größter Bedeutung. Auch hier geht die Korrektur der statisch ungünstigen Haltung mit Schmerzlinderung einher. Diesbezüglich ist es ein besonderes Verdienst von Brügger, dass er sich besonders mit der krummen Sitzhaltung und ihrer Behandlung befasst hat.

Die manuelle Funktionsdiagnostik diente somit als Modell für viele andere Funktionsstörungen im Bewegungssystem. Den engen Zusammenhang mit dem Schmerz zeigt am augenfälligsten ein muskulärer **Triggerpunkt** (TrP). Dabei ist zu betonen, dass morphologische Läsionen auch mit funktionellen Störungen einhergehen. Dies ist am augenfälligsten bei der Diskushernie der Fall. So erklären sich am besten die spontanen Remissionen und auch der Erfolg einer konservativen Therapie einschließlich der Manipulation. Ähnliches gilt für die Rehabilitation nach einem Trauma, wo man ebenfalls bemüht ist, die Funktion wieder herzustellen, auch wenn strukturelle, irreversible Störungen bestehen, die man funktionell zu kompensieren bemüht ist.

Wie noch im Weiteren ausführlich beschrieben wird, beschränken sich die Funktion und die Funktionsstörungen in der Regel nicht auf ein Gebiet oder auf nur eine Struktur. Man muss daher die Diagnostik auf das Bewegungssystem als Ganzes richten. Deshalb ist die Bezeichnung „vertebragen" oder „spondylogen" nicht mehr adäquat. Schon bei den Rückenschmerzen spielt die vom Nervensystem gesteuerte Muskulatur eine entscheidende Rolle, und das gilt auch für das Becken und die unteren Gliedmaßen. Anderseits zählen zu den vertebragenen Erkrankungen auch pathologische Veränderungen, wie die ankylosierende Spondylitis und die Osteoporose. Somit ist das wesentlichste Kriterium für die Anwendung manipulativer Techniken und anderer Methoden, die zur Normalisierung der Funktion dienen, die Antwort darauf, ob es sich (vor allem oder gänzlich) um eine **Funktionsstörung** handelt oder um eine strukturell oder pathomorphologisch bedingte Erkrankung.

Die Antwort auf diese Frage ist nicht einfach. Das Problem besteht in einer Untersuchungsmethode, die niemand genau definiert hat. Bei wichtigen Behandlungsmethoden (z.B. Manipulation, Krankengymnastik und andere Methoden, die der Wiederherstellung der Funktion des Bewegungssystems dienen) ist man nämlich oftmals mehr an der Methode interessiert als an deren Objekt und diagnostischen Möglichkeiten.

Auf vielen Gebieten der Medizin ist man sich der Bedeutung vorwiegend funktioneller Befunde schon bewusst. Beim Bewegungssystem, bei dem die Funktion besonders augenscheinlich ist, ist dieser Gesichtspunkt jedoch am wenigsten akzeptiert. Die Funktion des Bewegungssystems ist sehr kompliziert, weshalb auch die Diagnostik ihrer Störungen schwierig ist. Außerdem gibt es keinen Facharzt, der hier zuständig ist. Die Funktionsstörungen „gehören" sozusagen allen und niemandem. Ein weiterer erschwerender Umstand ist der, dass die Funktionsstörungen des Bewegungssystems vorwiegend nur mittels Inspektion und Palpation erfasst werden können, was heute vielfach als zu „subjektiv" empfunden und auch beurteilt wird. Instrumentelle und Labormethoden werden hingegen als „objektiv" bewertet.

2.4 Funktionsstörungen von Bewegungssegmenten und Gelenken

Bei Funktionsstörungen von Gelenken und Bewegungssegmenten der Wirbelsäule (☞ Abb. 2.2) unterscheidet man eine gesteigerte und eine eingeschränkte Beweglichkeit. Gegenstand der manipulativen Therapie ist lediglich die **eingeschränkte Beweglichkeit**. Hier sind klinische Kriterien (sowohl qualitativ als auch quantitativ) entscheidend. Der verringerte Bewegungsausschlag ist an Gelenken gut erkennbar und messbar, wesentlich weniger deutlich jedoch im Bereich der Bewegungssegmente der Wirbelsäule. Deshalb sind im Bereich der Wirbelsäule qualitative Unterschiede von erheblichem diagnostischem Wert. Dies gilt für einen vermehrten Widerstand bei der

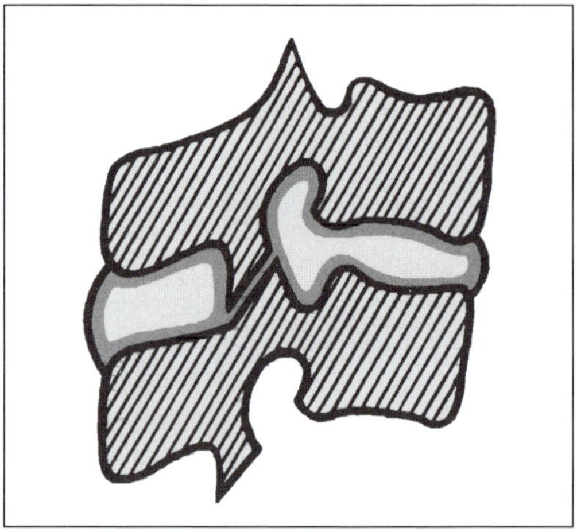

Abb. 2.2: Das Bewegungssegment nach Junghanns

Untersuchung, insbesondere für das Fehlen des **„Endfederns"**, und den jähen harten **Widerstand in Endstellung**. Während beim normalen Gelenk die Endstellung nie plötzlich erreicht wird und es stets möglich ist, mittels Drucksteigerung den Bewegungsausschlag zu vergrößern, stößt man bei einem funktionell eingeschränkten Gelenk auf eine harte Barriere in der Endstellung. Man spricht dann von einer **Blockierung** im Gelenk oder Bewegungssegment. Dieses Zeichen ist von größter diagnostischer Bedeutung.

2.4.1 Die Barriere

Aus der osteopathischen Literatur kennt man den Begriff der Barriere; man unterscheidet die

- **anatomische Barriere**, die durch die knöchernen Strukturen gegeben ist
- klinisch bedeutsame **physiologische Barriere**, die dort besteht, wo bei der Untersuchung der erste, minimale Widerstand verspürt wird; diese Barriere gibt leicht nach und federt
- **pathologische Barriere**, die die Bewegung einschränkt und kaum federt; man fühlt einen harten Anschlag. Oft ändert sich dabei auch der Neutralpunkt, z. B. bei Kopf- oder Rumpfrotation, sodass sie asymmetrisch wird (☞ Abb. 2.3).

Das **Barrierephänomen** wurde ursprünglich bei Gelenken beschrieben, es hat aber auch seine Bedeutung für die Dehnbarkeit und Verschiebbarkeit von Weichteilen einschließlich der Muskeln; es gilt also für alle **beweglichen Strukturen**. Es hat eine **Schutzfunktion**.

Die Definition der **physiologischen Barriere**, wie sie oben beschrieben wurde, ist nicht allgemein akzeptiert. In einer **osteopathischen** Publikation (Kuchera 1997) wird sie als Ende der aktiven Beweglichkeit definiert. Diese Definition halten wir für unbrauchbar, da wir passiv die Barriere bei Bewegungseinschränkung im Bewegungs-

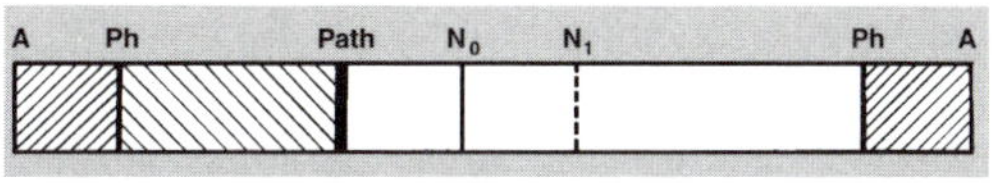

Abb. 2.3: Das Barrierephänomen. A–A: anatomische Barriere, Ph–Ph: physiologische Barriere, Path: pathologische Barriere, N_0: Neutralpunkt, N_1: verschobener Neutralpunkt bei bestehender pathologischer Barriere.

segment und beim Gelenksspiel untersuchen, was umso mehr für die Weichteildiagnostik gilt.

In der **Chiropraktik** wird die Barriere sogar als Ende der maximalen passiven Beweglichkeit definiert. Dabei wird betont, dass diese die aktive Beweglichkeit noch übertrifft. Wenn man Manipulationen von dieser so definierten Barriere ausführen würde, würde man einen intensiven Dehnungsreflex auslösen. Dies würde jegliche schonende Technik ausschließen, geschweige denn eine Entspannung des Patienten herbeiführen. Die harte Technik mancher Chiropraktiker ist damit wohl erklärt.

Deshalb bestehen wir auf unserer Definition der physiologischen Barriere, die nicht nur der Diagnostik dient, sondern von der auch unsere Therapie ausgeht, die zur Entspannung führt. Wir sind uns allerdings bewusst, dass dies eine subjektive Wertung beinhaltet. Den ersten minimalen Widerstand erkennt man mit Hilfe der Palpation, was natürlich von der Erfahrung des Therapeuten abhängig ist.

2.4.2 Gelenkspiel und Gelenkblockierung

Man unterscheidet zweierlei Bewegungen im Gelenk, die beide bei Bewegungseinschränkungen (Blockierung) verändert sind:

- **Funktionsbewegungen:** Bewegungen, die auch aktiv ausgeführt werden können.
- **Gelenkspiel** (joint play nach Mennell): Gelenkbewegungen, die lediglich passiv möglich sind. Es handelt sich hier um translatorische, mitunter auch Rotations-

bewegungen sowie auch um die Distraktion der Gelenkflächen.

So kann man zwar aktiv seine Finger beugen, strecken und zur Seite beugen, passiv können sie aber auch gegenüber den Metakarpalknochen in alle Richtungen verschoben, rotiert und auseinander gezogen werden. Diese Bewegungen kann man nicht nur palpieren, sie können auch im Röntgenbild veranschaulicht werden (☞ Abb. 2.4, 2.5).

Das Gelenkspiel ist nicht nur von theoretischem Interesse. Die **praktische Bedeutung** liegt darin, dass das Gelenkspiel schon eingeschränkt ist, wenn die Funktionsbewegung noch normal ist, und – wie aus Abb. 2.6 hervorgeht – die Translationsbewegungen und die Distraktion bei der Therapie wesentlich schonender sind als die (passive) Funktionsbewegung.

Das normale Gelenkspiel ist die Voraussetzung einer normalen Gelenkfunktion.

Das Gelenkspiel ist mit einer verklemmten Schublade vergleichbar: Wenn man diese mit Gewalt öffnen wollte, kann man Schaden anrichten, wenn man jedoch ein wenig seitlich hin- und herbewegt, kann man sie mühelos öffnen.

Das Kaltenborn-Schema veranschaulicht (☞ Abb. 2.7), in welcher Richtung das Gelenkspiel am freiesten ist.

2.4.3 Reflektorische Veränderungen bei Blockierung

Eine Blockierung im Gelenk und insbesondere im Bewegungssegment der Wirbelsäule ruft reflektorische Veränderungen, vor allem im betreffenden Segment, hervor. Diese betreffen Haut, Unterhaut und Muskeln. Korr spricht von „Fazilitation" im Segment.

Die Bewegungseinschränkung wiederum geht mit muskulärer **Verspannung** (TrP oder Spasmus) einher. Ähnliches gilt auch für den Lasègue-Test und bei der Schonhaltung bei Lumbago oder akutem Schiefhals. Korr, der sich als Physiologe mit dem Problem manipulativer Behandlung beschäftigte, äußert sich über die Rolle der Muskulatur folgendermaßen: „Obwohl es üblich ist, in den Muskeln den Motor unseres Kör-

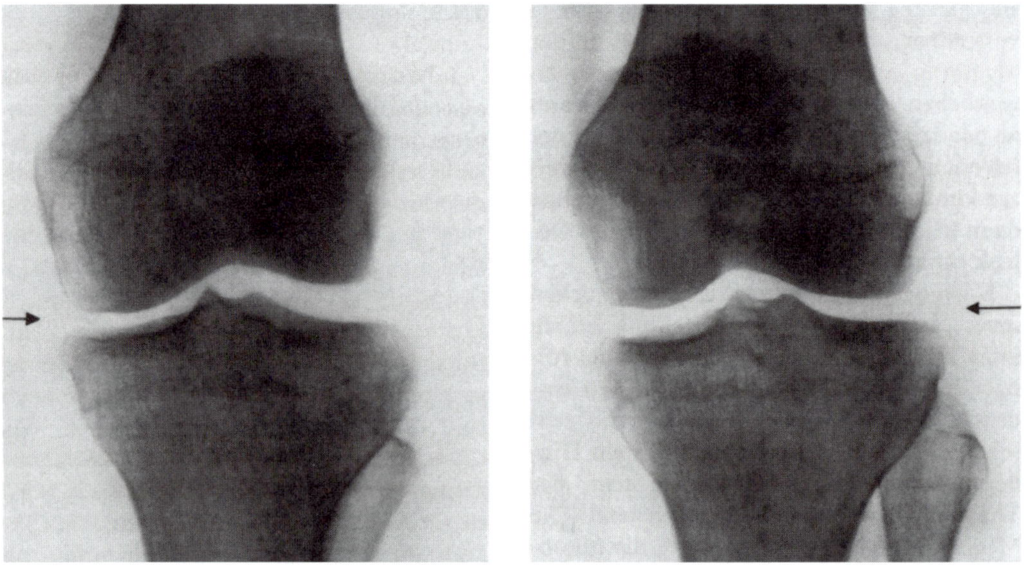

Abb. 2.4: Röntgenbild bei seitlichem Federn des Kniegelenks nach lateral und medial

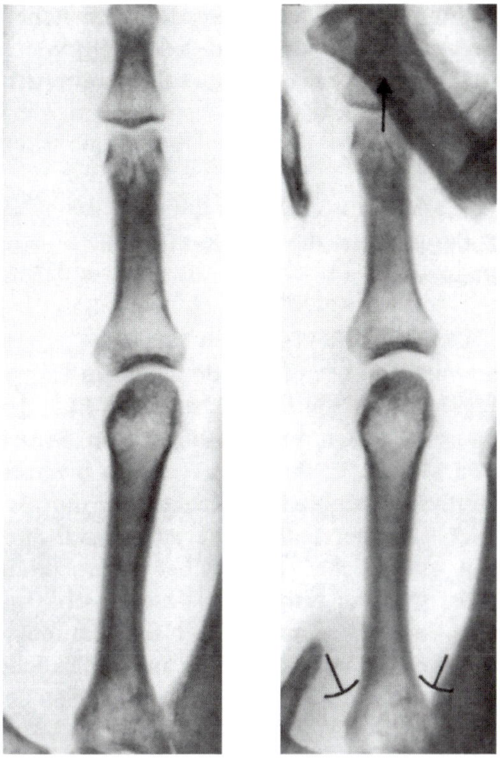

Abb. 2.5: Röntgenbild bei Distraktion im Metakarpophalangealgelenk

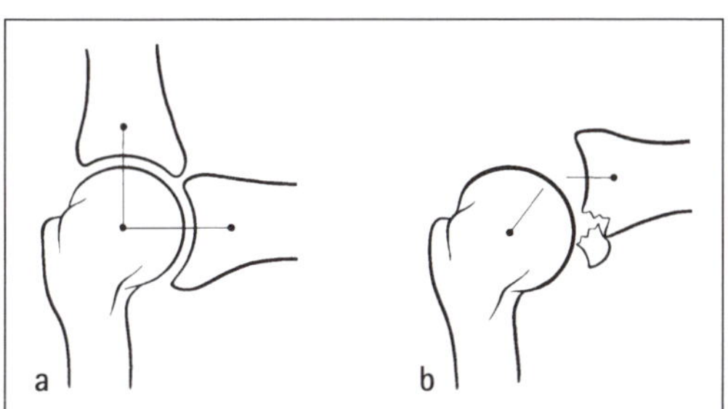

Abb. 2.6: Mennell-Schema. a) Normales Gleiten während einer Flexion im Gelenk. b) Bei gestörter Gleitbewegung wirkt die passive Funktionsbewegung traumatisierend.

pers zu erblicken, der durch seine Kontraktion Bewegung erzeugt, sollte nicht vergessen werden, dass dieselben kontraktilen Kräfte auch dazu dienen, der Bewegung entgegenzuwirken."

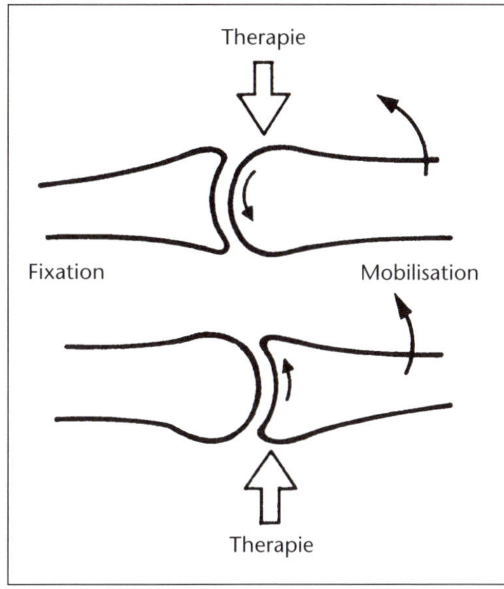

Abb. 2.7: Kaltenborn-Schema. Bei Fixation des konkaven Gelenkpartners wird in einer der Funktionsbewegung entgegen gesetzten Richtung mobilisiert. Bei Fixation des konvexen Gelenkpartners wird in derselben Richtung mobilisiert.

Es kann somit gefolgert werden, dass der **Muskel** in seiner Funktion als Bremse ein wesentliches und gleichzeitig höchst variables Hindernis der Beweglichkeit im gestörten Gelenk darstellt. „Die Hypothese einer steil ansteigenden Muskelaktivität ist gut vereinbar und im Einklang mit dem jähen Widerstand in einer Richtung und mit ihrer Abnahme in der Gegenrichtung. […] Die Muskeln müssten auch verstärkt auf die Reize aus den Muskelspindeln im Augenblick einer plötzlichen Dehnung, mit heftiger Kontraktion, reagieren." (Korr 1975)

Damit ist auch das harte Endfedern erklärt. Somit kann man alles, was man bei einer **Gelenkblockierung** feststellt, mit Hilfe der **Muskelaktivität** und nicht aufgrund einer Störung im Gelenk selbst erklären. Es ist verständlich, dass Osteopathen es vorziehen, von einer „somatischen Dysfunktion" (Greenman) zu sprechen, einem Begriff, der sowohl die Störung im Gelenk als auch in der Muskulatur und in den Weichteile beinhaltet.

Die Rolle **verkürzter Muskeln** bei Bewegungseinschränkung betont Janda. Techniken der Muskelrelaxation werden mit großem Erfolg bei der Gelenkmobilisation angewandt. Es ist somit angebracht, über die eigentliche Rolle des Gelenks bei der Blockierung zu sprechen.

2.4.4 Die Blockierung – ein Gelenkphänomen?

Es ist klar, dass die Ansicht, die passive Bewegung sei ausschließlich Ausdruck einer Gelenkfunktion, nicht aufrecht zu erhalten ist. Wie Korr zeigen konnte, können die meisten Befunde bei der Gelenkblockierung durch muskuläre, über das γ-System gesteuerte Aktivität, erklärt werden. Welche Rolle spielt somit das **Gelenk** selbst?

Wenn man von reflektorischem Geschehen spricht, stellt sich die Frage, woher der Reiz, der den Reflex auslöst, stammt. Es dürfte doch kein Zufall sein, dass Techniken, die sich bei der Manipulation rein empirisch bewähren, der Anatomie der Gelenke entsprechen. Dem entspricht auch die Bedeutung des Gelenkspiels. Auch der „Gelenkknacks", den man bei erfolgreicher Manipulation hört, kommt aus dem Gelenk. Der Hypotonus, den man nach derartiger Manipulation regelmäßig beobachtet, ist allerdings wieder der Muskulatur zuzuschreiben.

Es gibt auch Gelenke, wie das Iliosakralgelenk, das Akromioklavikulargelenk oder das Tibiofibulargelenk, die nicht durch eigenständige Muskeln bewegt werden, also scheinbar auch nicht gebremst werden könnten. Trotzdem kann man regelmäßig feststellen, dass man, außer beim Akromioklavikulargelenk, mit muskulärer Fixation rechnen muss: Beim Iliosakralgelenk z. B. durch den Beckenboden, durch die ischiokrurale Muskulatur oder den M. piriformis, beim Tibiofibulargelenk z. B. durch den M. biceps femoris.

Um der Rolle des Gelenks weiter nachzugehen, stellten wir folgende Versuche an: Bei Patienten, die unter Narkose mit künstlicher Beatmung operiert werden sollten, untersuchten wir die Halswirbelsäule kurz vor der Operation und stellten bei zehn Patienten Blockierungen, deren genaue Lokalisation und Richtung fest. Während der Narkose, vor allem mit Thiopental, Lachgas und 100 mg Succinylcholinjodid, das heißt unter völliger Ausschaltung der Muskulatur, wurde nachuntersucht. Dabei musste die Intubation für kurze Zeit unterbrochen werden. In allen Fällen bestand die Blockierung unter Narkose unverändert weiter.

2.4.5 Möglicher Mechanismus bei Blockierung und Manipulation

Die Bedeutung des eben beschriebenen Versuches besteht darin, dass er erstens darauf hinweist, dass das **Gelenk** bei einer **Blockierung** auch eine Rolle spielt, und zweitens, dass hier (auch) ein **mechanischer Widerstand** besteht. Emminger wies als erster darauf hin, dass es sich um eine Einklemmung von Meniskoiden handeln könnte, die schon früher von Töndury und anderen beschrieben worden sind. Kos zeigte fernerhin, dass derartige Meniskoide auch in Extremitätengelenken bestehen.

Die physiologische **Rolle der Meniskoide** besteht darin, bei einer Bewegung den sich verändernden Gelenkraum als sehr bewegliche Struktur auszufüllen, da die meisten Gelenke aus inkongruenten Gelenkflächen bestehen und während der Bewegung ansonsten auseinander klaffen würden. Der Meniskoid ist mit der Gelenkkapsel eng verbunden. Dass eine derartige, fast chaotisch anmutende Bewegung gestört werden kann, liegt auf der Hand. Čihák (1981) betont allerdings, dass die tiefen Schichten der Mm. multifidi mit der Gelenkkapsel in Verbindung stehen und somit diesen Mechanismus kontrollieren.

Kos und Wolf (1972) haben diese Theorie noch weiter entwickelt. Sie beschrei-

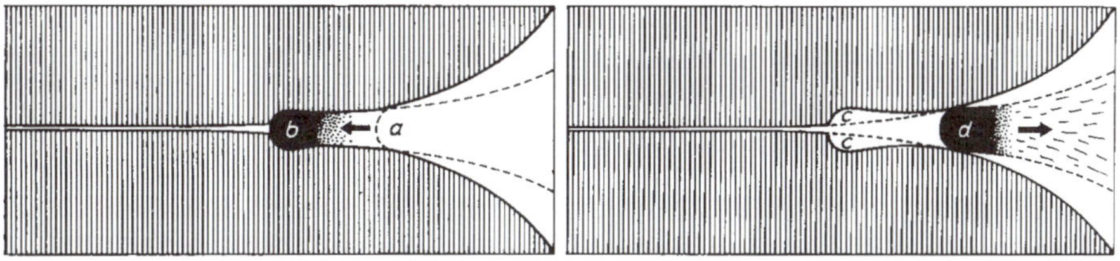

Abb. 2.8: Schematische Darstellung der Einklemmung und des Herausschlüpfens eines Meniskoids nach Wolf und Kos. Der Meniskoid gerät aus der Normalstellung (a) zwischen die Gelenkflächen (b); nach Therapie überwindet er den geringen Widerstand des Engpasses von „c" nach „d".

ben folgenden möglichen pathogenetischen Mechanismus:

- Der Meniskoid besteht aus einer weichen Basis, die mit der Gelenkkapsel zusamenhängt und einem harten, druckfesten freien Rand, der in den Gelenkspalt ragt.
- Der Gelenkknorpel ist nur dann hart und elastisch, wenn eine Kraft kurz auf ihn einwirkt. Bei lang anhaltendem Druck passt sich der Knorpel an, als wenn er flüssig wäre. Wenn es also zu einer Einklemmung kommt, passt sich der Knorpel dem harten Meniskoid an und bettet ihn förmlich ein (☞ Abb. 2.8).

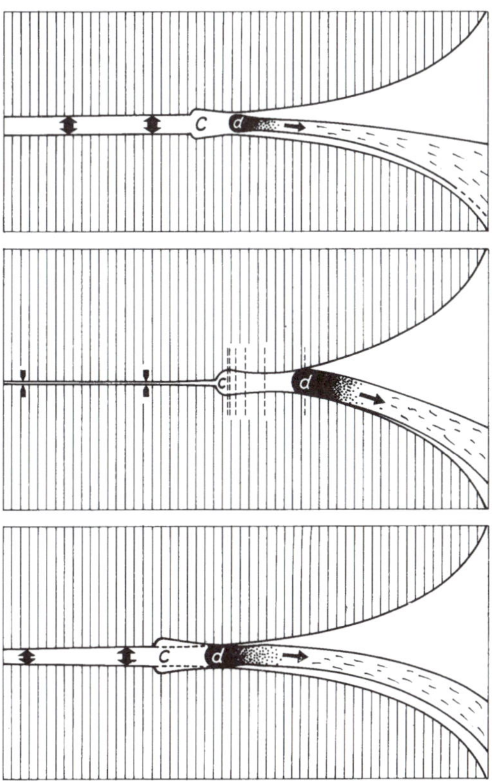

a

b

c

Abb. 2.9: Schematische Darstellung der Wirkung einer Manipulation mit Impuls (a), einer repetitiven Mobilisation (b) und einer Erweiterung des Gelenkspaltes durch Entspannung (c).

Mit diesem Schema kann der **Mechanismus manipulativer Techniken** gut veranschaulicht werden: Beim Klaffen des Gelenkspalts bei Impulsmanipulation muss der Meniskoid nur eine geringe Enge überwinden (☞ Abb. 2.9). Während einer repetitiven Mobilisation befreit sich das Meniskoid während der Hin- und Herbewegung der Gelenkflächen, und beim Abwarten während der Entspannung (release) genügt offenbar die muskuläre Entspannung, um den Gelenkspalt zu erweitern.

2.4.6 Wirkung der Manipulation

Nach erfolgreicher **Manipulation** können zwei **Wirkungen** festegestellt werden:

- Die **Wiederherstellung der Beweglichkeit** einschließlich des Gelenkspiels.
- Eine intensive **reflektorische Reaktion** in allen Geweben, in denen vor der Manipulation Veränderungen bestanden. Am intensivsten sind diese im Bereich der Muskeln, bei denen eine vermehrte Spannung bestand (TrPs, mitunter Spasmen) und in denen sich nach einer Manipu-

lation ein Hypotonus einstellt. Aber auch die Haut faltet und dehnt sich leichter und die Weichteile verschieben sich besser gegeneinander. Die Spannung nimmt somit in allen Geweben, vor allem im entsprechenden Segment, ab. Je nach Bedeutung des Bewegungssegmentes oder des Gelenks wirkt sich die Manipulation auch auf entfernte Segmente aus, wovon noch die Rede sein wird. Die hier besprochenen Effekte sind nicht nur klinisch erkennbar, sie können auch mit physiologischen Methoden objektiviert werden (☞ Abb. 2.10–2.13).

2.4.7 Pathogenese der Blockierungen

Überlastung und Fehlbelastung

Sofern es sich um die leichtesten Blockierungen handelt, können wir uns von ihrer Entstehung selbst überzeugen: Nach länge-

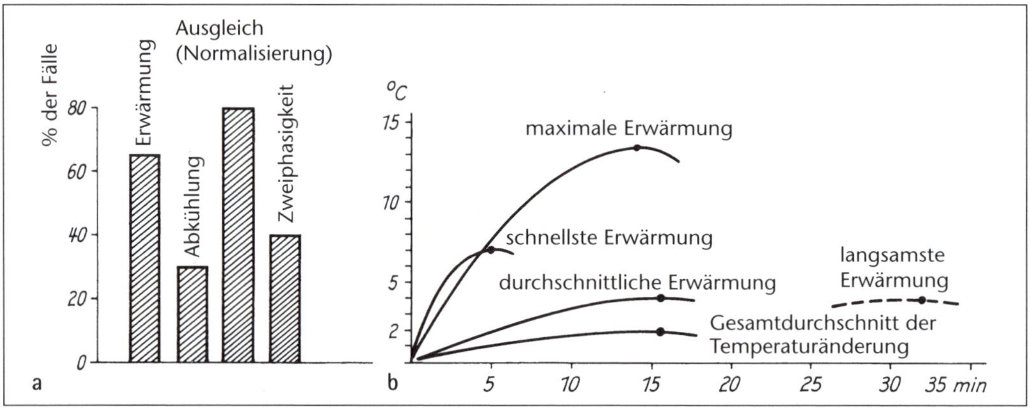

Abb. 2.10: Veränderung der Hauttemperatur nach Wurzelumspritzung bei Wurzelkompressionssyndrom. a) Temperaturreaktion. b) (Langsamer) Ablauf dieser Reaktion; die Kurve „Gesamtdurchschnitt" bezieht die Temperatursenkungen mit ein. Die Temperaturänderungen laufen viel langsamer als bei Traktionsbehandlung (☞ Abb. 2.11) ab.

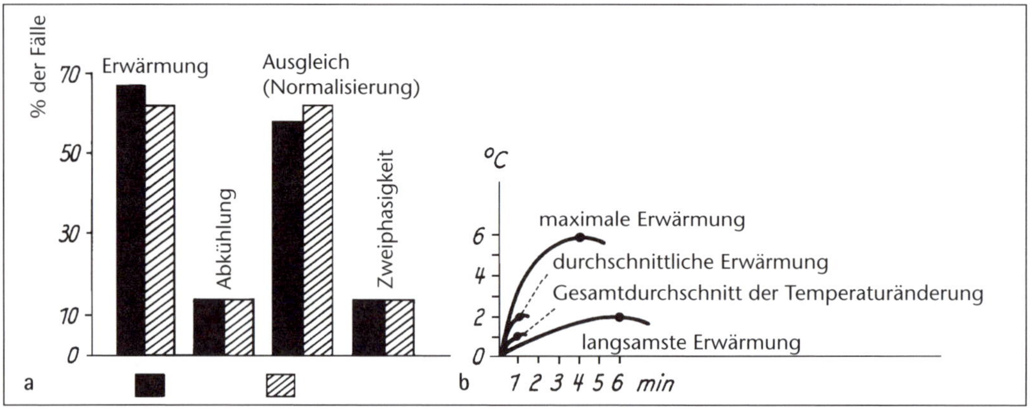

Abb. 2.11: Veränderung der Hauttemperatur nach Traktionsbehandlung der Wirbelsäule bei Wurzelkompressionssyndromen der oberen und unteren Extremitäten. a) Temperaturreaktion. b) (Schneller) Ablauf dieser Reaktion; die Kurve „Gesamtdurchschnitt" bezieht die Temperatursenkungen mit ein. Die Temperaturänderungen laufen viel rascher als bei Wurzelinfiltration (☞ Abb. 2.10) ab.

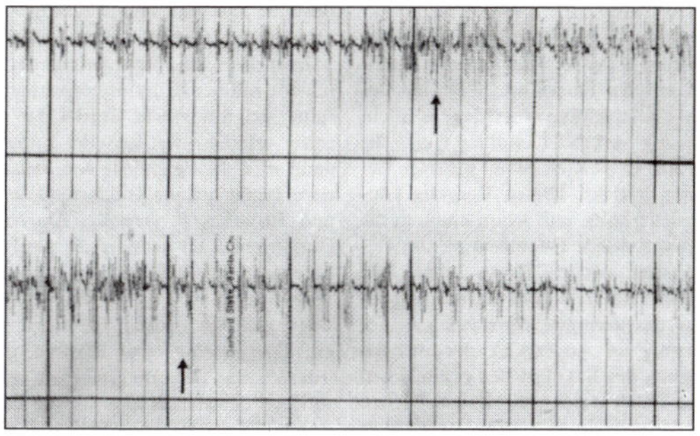

Abb. 2.12: Zunahme der Muskelaktivität (Kraft) des M. triceps brachii im Summations-EMG während Traktion der Halswirbelsäule.

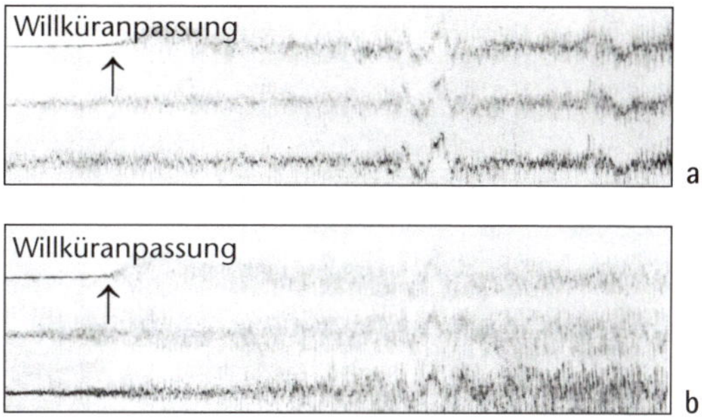

Abb. 2.13: Summations-EMG des M. triceps brachii von drei Ableitungen beim Wurzelkompressionssyndrom C8. Vor (a) und nach (b) Manipulation der Halswirbelsäule.

rem Sitzen oder Arbeiten in einer unbequemen und unphysiologischen Haltung fühlen wir das Bedürfnis, uns zu strecken und zu bewegen und die entstandenen leichten Bewegungshemmungen zu lösen. Deshalb strecken und recken wir uns morgens beim Aufstehen. Also auch unter noch physiologischen Bedingungen und bei Gesunden können geringe Blockierungen entstehen, die sich aber spontan lösen. Somit gibt es fließende Übergänge zwischen derartigen leichten Blockierungen nach physiologischen Belastungen und persistierenden Blockierungen nach pathogener, schädigender Belastung. Dabei spielt nicht nur die Belastung selbst, sondern auch das neuromuskuläre System des Patienten eine Rolle. Ein pathogenetischer Faktor ist also die **Überlastung**, noch häufiger ist eine **gestörte motorische Stereotypie** des Patienten, die in einer unausgewogenen Funktion der Muskulatur besteht und die Gelenke schädigt (Janda).

Die moderne Zivilisation geht Hand in Hand mit einer einseitigen, monotonen Haltung und Bewegung und hat auch eine unausgewogene Muskeltätigkeit zur Folge. Charakteristisch sind ein **Mangel an Bewegung** und gleichzeitig eine **statische Überlastung.** Die gestörte motorische Stereotypie und die statische Überlastung sind die wahrscheinlich häufigsten Ursachen von reversiblen Blockierungen und deren Rezidiven.

Trauma

Ein weiterer Faktor ist das **Trauma**. Dabei ist zu betonen, dass zwischen der ersten und dieser Patientengruppe fließende Übergänge bestehen können, weil nicht immer klar ist, was als Trauma aufgefasst werden sollte. Meist versteht man unter einem Trauma eine auf unseren Körper einwirkende Gewalt, die dessen Funktion oder Struktur schädigen kann. Aber auch unter normalen Umständen können erhebliche Kräfte auf die Wirbelsäule einwirken. Wenn sich diese Kräfte infolge einer plötzlichen, unvorhergesehenen Bewegung jäh steigern, insbesondere durch Kontraktion der kräftigen Rückenmuskulatur, wird es nicht leicht, zwischen Überlastung und Trauma zu unterscheiden. Es wird dann etwas vage von „Mikrotrauma“ gesprochen.

Reflektorische Vorgänge

Ein weiterer Ursachenkomplex hängt mit **reflektorischen Vorgängen im Segment** zusammen. Deshalb wurde bereits anfangs betont, dass die Wirbelsäule regelmäßig an den Krankheitsvorgängen des Organismus beteiligt ist. Wirbelblockierungen können also in zeitlicher und ursächlicher Folge von außerhalb der Wirbelsäule liegenden Erkrankungen entstehen. Die Primärstörung führt zu einer Reizung im Segment, die dann einen Spasmus (TrP) im entsprechenden Bereich des M. erector spinae, besonders in seiner tiefen Schicht, hervorruft. Das Bewegungssegment wird muskulär fixiert, mit anderen Worten, blockiert. Derselbe Mechanismus führt nach Hansen und Schliack bei inneren Erkrankungen zu Skoliosen.

Man kann heute eine Anzahl von charakteristischen **„viszeralen Mustern“** bei inneren Erkrankungen unterscheiden (☞ Kapitel 7), was für eine pathogenetische Gesetzmäßigkeit spricht. Charakteristisch für diese Blockierungen ist auch, dass sie rezidivieren, sobald die innere Erkrankung rezidiviert oder sich verschlechtert. Man weiß allerdings mehr vom Einfluss innerer Organe auf die Wirbelsäule als vom Einfluss der Wirbelsäule auf innere Organe.

2.5 Die Wirbelsäule als funktionelle Einheit

Die wichtigsten **Funktionen** der **Wirbelsäule** sind:

- Stützfunktion und Schutz der nervalen Strukturen
- Bewegungsachse des Körpers
- Anteil an der Aufrechterhaltung des Gleichgewichts.

Aus den ersten beiden Funktionen ist ersichtlich, wie gegensätzlich die Aufgaben der Wirbelsäule sind. Sehr prägnant hat es Gutmann formuliert: „Die Wirbelsäule sollte so beweglich wie möglich und so fest wie nötig sein.“ Man muss sich nur das große Bewegungsausmaß der Kopfgelenke vergegenwärtigen und dabei bedenken, dass in dieser Höhe vitale Zentren des verlängerten Marks liegen, um sich der Tragweite dieses Gegensatzes bewusst zu werden. Deshalb gehen Störungen dieser beiden Grundfunktionen Hand in Hand. Kommt es bei einer Funktionsstörung zu einem Schmerzreiz, sperrt die muskuläre „Abwehr“ die schädigende Bewegung. Außerdem übt die in ihrer Beweglichkeit eingeschränkte Wirbelsäule auch ihre Schutzfunktion nicht richtig aus. Die Strukturen des Nervensystems bleiben nicht verschont, und wirken sich auch auf die sie schädigende Wirbelsäule aus. Sobotka (1956) konnte zeigen, dass eine Wurzelschädigung trophische Veränderungen der Bandscheiben verursacht. Die Funktion des Achsenorgans wirkt sich allerdings nicht nur auf den Inhalt des Wirbelkanals aus, sondern auch auf das gesamte Bewegungssystem einschließlich der Extremitäten und wahrscheinlich auch auf innere Organe. Wegen aller dieser funktionellen Zusammenhänge ist es notwendig, die Wirbelsäule immer auch im Hinblick auf das Becken, die Extremitäten und vor allem die zentral gesteuerte Muskulatur zu betrachten.

2.5.1 Wirbelsäule und Gleichgewicht

Die Bedeutung der Wirbelsäule für die **Gleichgewichtserhaltung** wird meist unterschätzt. Dies gilt an erster Stelle für den **kraniozervikalen Übergang**. Man vergisst oft, dass für die Aufrechterhaltung des Gleichgewichts und der Körperhaltung das Labyrinth nicht unbedingt notwendig ist, unabdingbar jedoch ist die Propriozeption, insbesondere im Bereich der Wirbelsäule. Dem entsprechen auch die klinischen Erfahrungen (☞ Kapitel 7). Besonders wertvoll sind diesbezüglich die Versuche von Norré und Mitarbeitern mit Hilfe des Greiner-Pendelstuhls. Dabei wird der Kopf des Untersuchten festgehalten, während der Rumpf „pendelnd“ von einer zur anderen Seite gedreht wird. Es gelang auf diese Weise, lediglich durch Reizung der zervikalen Propriozeptoren, einen Nystagmus zu registrieren (Greiner et al. 1967, Moser 1974, Norré et al. 1976, Simon et al. 1976, Hülse 1983).

Man sollte sich jedoch nicht auf die Halswirbelsäule beschränken. Komendantow (1945, 1948) konnte an Kaninchen zeigen, dass **tonische Reflexe** nicht nur vom Nacken, sondern auch von der Lendenwirbelsäule ihren Ausgang nehmen können. Er spricht dann von Kreuz-Augen- und Kreuz-Kopf-Reflexen. Bei einer Seitneigung des Kaninchenrumpfes um eine dorsoventrale Achse in der Lendengegend bei gleichzeitiger Fixation des Oberkörpers und des Kopfes bewegen sich die Augen in die entgegen gesetzte Richtung. Wird der Kopf nicht fixiert, kommt es zusätzlich zu einer leichten Kopfwendung, ebenfalls in entgegen gesetzte Richtung. Ableitungen von den Muskeln der Nickhaut und den Mm. recti (der Augen) zeigten, dass es sich dabei um einen tonischen Reflex handelt. Bei einer bestimmten Versuchsandordnung konnte Komendantow die Wirkung der Kreuz- und Nackenreflexe konkurrieren lassen. Dabei erwies sich der Nackenreflex meist als stärker. Allerdings besteht eine Abhängigkeit vom Ausmaß der Seitenabweichung: Je größer die Seitneigung, desto stärker ist der Effekt. Im zeitlichen Ablauf ist erwähnenswert, dass sich im Anschluss an die Einwirkung eines Nackenreflexes auch ein relativ schwacher Kreuzreflex durchsetzen kann. Durch diesen Mechanismus wir das Tier offenbar in die Lage versetzt, trotz der Rumpf- und Kopfbewegungen während des Laufes ein konstantes Blickfeld zu behalten. Dementsprechend haben diese Reflexe nur sehr kurze Übertragungszeiten, und noch bei einer Frequenz von 200 Seitenbewegungen pro Minute waren Aktivitätsänderungen an den untersuchten Muskeln zu registrieren.

Diese Versuche zeigen, dass die Wirbelsäule eine **reflektorisch gesteuerte Funktionseinheit** ist; kommt es zu bestimmten Änderungen der Stellung oder Funktion an einem Ende der Wirbelsäule, wirken sich diese reflektorisch und augenblicklich entlang des gesamten Achsenorgans aus. Dabei ist zu betonen, dass beim Menschen beide Wirbelsäulenenden in ihrer Stellung weitgehend konstant gehalten werden. Das Becken durch die Beinlänge und der Kopf infolge reflektorischer Fixierung der Augen-Labyrinth-Ebene im Raum. Die letztere wird als motorische Stereotypie streng aufrechterhalten. Eine ungünstige Wirkung des Kreuzschmerzes auf Schwindel und eine günstige Wirkung einer Immobilisation der Lendenwirbelsäule bei Lumbago konnte Ushio (1973) nachweisen.

2.5.2 Schlüsselregionen der Wirbelsäule für Funktionsstörungen

Bisher wurden die Blockierung und ihre Entstehung ohne Berücksichtigung ihrer Auswirkungen auf die übrige Wirbelsäule besprochen. Damit wurde aber eine der häufigsten Ursachen von Blockierungen noch verschwiegen: die Blockierung bzw. ein Triggerpunkt an einem anderen Wirbelsäulenabschnitt. Diese verursachen eine kompensatorisch erhöhte Beweglichkeit im Nachbarsegment, die zu Überlastung und letzten Endes dann wieder zu einer Blockierung führt. Es finden also **Verkettungen** statt, weshalb vertebragene Störungen mit der Zeit das gesamte Bewegungssystem in Mitleidenschaft ziehen. Daher muss man immer, zumindest orientierend, die gesamte Wirbelsäule untersuchen. Schon deshalb ist es wichtig zu wissen, dass nicht alle Wirbelsäulenabschnitte für die Gesamtfunktion die gleiche Bedeutung haben, und bei der schnellen Untersuchung die Aufmerksamkeit auf die **Schlüsselregionen** zu richten. Es sind dies vor allem **Übergangsbereiche** von einem Bewegungstyp zu einem anderen:

- **Kraniozervikaler Übergang:** Die zart gebauten obersten Halswirbel tragen die Masse des menschlichen Kopfes und ermöglichen dabei große Bewegungsexkursionen in allen Richtungen. Funktionsstörungen wirken sich auf den Tonus der Haltungsmuskulatur aus und rufen Gleichgewichtsstörungen hervor. Blockierungen der Kopfgelenke beeinträchtigen die Beweglichkeit der übrigen Halswirbelsäule.

Die wichtigste Bewegung zwischen Atlas und Axis ist die Rotation, für die die übrige Halswirbelsäule weniger geeignet ist; muss diese eine Rotationseinschränkung im kraniozervikalen Übergang kompensieren, leidet sie darunter. Die Kopfgelenke beherbergen auch die A. vertebralis, weshalb sich Funktionsstörungen in ihrem Bereich auf diese Arterie ungünstig auswirken.

- Im **zervikothorakalen Übergang** grenzt der beweglichste Abschnitt der Wirbelsäule an die relativ starre obere Brustwirbelsäule. Hier liegen auch die Ansätze der mächtigen Schultergürtelmuskulatur, die die wesentlichste Verbindung mit den oberen Extremitäten darstellt. So erklärt sich ihre erhebliche Störanfälligkeit.
- Die **mittlere Brustwirbelsäule** ist gewissermaßen der „schwache Punkt" der Rückenmuskulatur. Hier enden nämlich die lumbalen und zervikalen Rückenstrecker und gipfelt meist die Kyphose.
- Die große Belastung des **thoralumbalen Übergangs** besteht u. a. darin, dass hier auf kleinem Raum (Th12) der Bewegungsmechanismus der Brustwirbelsäule in den der Lendenwirbelsäule umschlägt, was aus der Form seiner oberen und unteren Gelenkfortsätze hervorgeht. Wenn sich beim Gehen das Becken von einer zur anderen Seite neigt, kommt es zur Skoliose der Lendenwirbelsäule mit dem Gipfel bei L3, wobei der thorakolumbale Übergang lotrecht oberhalb des Kreuzbeins steht und die Brustwirbelsäule dann in der entgegengesetzten Richtung eine Skoliose bildet. Er stellt also eine Art Knotenpunkt dar.
- Die **lumbo-ilio-sakrale Verbindung** stellt die Basis der Wirbelsäule dar und ist deshalb für die Wirbelsäulenstatik von größter Bedeutung. Gleichzeitig übertragen die Iliosakralgelenke wie Stoßfänger die Bewegung der unteren Extremitäten auf die Wirbelsäule.
- Die **Füße** sind die eigentliche Basis des menschlichen Körpers und sind mit der größten Dichte von propriozeptiven, exterozeptiven und auch nozizeptiven Rezeptoren ausgestattet, weshalb sich Funktionsstörungen in diesem Bereich auf das gesamte Bewegungssystem auswirken und deshalb einem nicht entgehen sollten.

2.5.3 Bedeutung der Steuerung durch das Nervensystem

Die Wirbelsäule könnte nicht wie eine funktionelle Einheit bestehen, wenn sie nicht koordiniert, d.h. vom Nervensystem gesteuert würde. Dabei spielen bestimmte Formen der Haltung und der Bewegungsabläufe, die – wie von Janda vorgeschlagen – als **motorische Stereotypien** oder „motor patterns" bezeichnet werden, die größte Rolle. Diese sind bei jedem Einzelnen so charakteristisch, dass man ihn an seinen Bewegungen erkennt. Die Qualität dieser Stereotypien ist sehr unterschiedlich. Davon hängt auch die Störanfälligkeit des Bewegungssystems im Einzelfall ab. Eine Störung in einem Abschnitt wirkt sich auf das gesamte Achsenorgan aus und muss kompensiert werden. Hier spielt das Nervensystem die entscheidende Rolle. Das gilt auch für den Schmerz. Das Nervensystem steuert nämlich die Intensität der Reaktion im Segment und auch die Schmerschwelle. Mit anderen Worten: Das Nervensystem entscheidet, ob die Funktionsstörung sich überhaupt klinisch äußert. Falls die Reaktion auf den nozizeptiven Reiz intensiv ist, ruft die Funktionsstörung im Segment eine analgetische Reaktion hervor, die auch die normalen motorischen Stereotypien ändern kann, und damit die Funktionsstörung fixiert, wodurch sich die Erkrankung chronifiziert.

Es ist deshalb auch kein Zufall, dass Funktionsstörungen des Bewegungssystems häufiger bei **nervösen labilen Personen** auftreten, was sich auch in ihrer Psyche äußert. Das Betonte schon Gutzeit (1951) und betrachtete die psychische Mitbeteiligung als charakteristisch für vertebragene Störungen. Kunc, Starý und Šetlík (1955) konnten zeigen, dass der psychische Zustand bei Patienten nach Bandscheibenoperation eine große Rolle spielt. Sie konnten bei diesen Patienten experimentell feststellen, dass sie besonders leicht bedingte Reflexe auf andere nozizeptive Reize bilden und dass diese viel schwieriger zum Erlöschen gebracht werden als bei gesunden Kontrollpersonen. Šráček und Škrabal (1975) beobachteten zwei Gruppen psychiatrischer Patienten: 50 litten an einer ängstlich-depressiven Symptomatik und 25 an einer Schizophrenie mit Affektivitätsminderung. Blockierungen, am häufigsten im Bereich der Halswirbelsäule, fehlten nur bei 5 Neurotikern, dagegen bei 16 schizophren Kranken. Dieser Unterschied war hoch signifikant ($p < 0,01$). Buran und Novák (1984) unterschieden bei einer Gruppe von 105 chronischen Patienten konstitutionelle Neurotiker und Psychopathen von psychisch Normalen. Sie konnten feststellen, dass bei den Neurotikern die Ermüdungsreaktion im EMG vorherrschte und eine positive F-Welle häufiger auftrat. Die psychische Labilität entsprach somit der Labilität der nervösen Steuerung. Ähnliche Ergebnisse veröffentlichte Lisý (1983) bei EMG-Untersuchungen von Kranken mit Zervikalsyndrom.

Bemerkenswert sind auch Befunde von Janda (1978) bei 100 Patienten mit motorischen Stereotypien von sehr schlechter Qualität. Klinisch fand er

- geringfügige neurologische Zeichen einer „Mikrospastik“ mit leicht gestörter Koordination, die sich in Ungeschicklichkeit manifestierte
- leichte Sensibilitätsstörungen, vor allem der Propriozeption
- schlechte Adaptation auf Stress und inadäquates, „unkoordiniertes“ Benehmen.

Alle genannten klinischen Zeichen entsprechen einem „minimalen Gehirnschaden“, der bei 10 – 15 % aller Kinder besteht, wobei allgemein stillschweigend angenommen wird, dass dieser spurlos im Erwachsenenalter verschwindet. Die Befunde Jandas sprechen jedoch dafür, dass sich dieser Gehirnschaden bei Erwachsenen in Form von vertebragenen Störungen, motorischen Stereotypien von schlechter Qualität sowie einer erheblichen Labilität der nervösen Steuerung und Emotionalität manifestiert.

Wenn auch die muskuläre Dysbalance und die nervösen Fehlsteuerungen ihre Rolle spielen, sollte man diese nicht mit der Funktionsstörung im Gelenk oder der Wirbelblockierung gleichsetzen. Auch Personen mit guten Stereotypien können gelegentlich Funktionsstörungen im Gelenk oder Wirbelsegment aufweisen. Andererseits können diese auch bei neurologischen Erkrankungen fehlen. So fand Schaltenbrand (1938) bei 1420 Patienten mit Multipler Sklerose 22,3 % und Tilscher (1979) bei 27 Spastikern nur 18,5 %, die über Rückenschmerzen klagten. Unserer Erfahrung nach klagen die meisten Parkinsonpatienten über Rückenschmerzen, was offensichtlich mit der Rigidität, die auch die Wirbelsäule betrifft, zusammenhängt.

Neurogene und psychische Fehlsteuerungen gehören zur Pathogenese und Klinik von Funktionsstörungen des Bewegungssystems, sind mit ihnen jedoch nicht identisch.

Bedeutung der Entwicklungskinesiologie

Es ist gewiss kein Zufall, dass Janda Stereotypiestörungen bei Erwachsenen mit Störungen des zentralen Nervensystems bei Säuglingen in Zusammenhang bringt. Mit Hilfe der Entwicklungskinesiologie kann man tatsächlich die Pathogenese von Funktionsstörungen und insbesondere die Auswirkungen einer Struktur des Bewegungssystems auf weit entfernte Bereiche, mit anderen Worten, auf das gesamte System, viel besser verstehen. Wir wollen versuchen, in diesem Rahmen die wesentlichen Gedankengänge von Vojta und Kolář zu unserer Thematik darzustellen.

Die heutige Neurophysiologie kann die gegenseitige Wirkung von einander weit entfernten Abschnitten des Bewegungssystems nicht erklären, die man täglich bei der manipulativen Therapie beobachten kann, und auch nicht die Verkettungen von Triggerpunkten. Ihre Gesetzmäßigkeiten können jedoch mittels der Entwicklungskinesiologie gedeutet werden.

Die **ersten Reflexe** beim **Neugeborenen** (Schreitreaktion, gekreuzter Streckreflex) sind Rückenmarksreflexe, die keine Stabilität bieten und die keinerlei Haltung ermöglichen. Die ersten Haltungsreaktionen entstehen, wenn der Säugling beginnt, seine Umgebung zu betrachten, wobei er den Kopf anhebt und ihn so hält. In diesem Augenblick wird die Flexionshaltung des Neugeborenen (☞ Abb. 2.14) mit den sich entwickelnden Extensoren ins Gleichgewicht gebracht. Diese Entwicklung ist grob am Ende des dritten Monates abgeschlossen (☞ Abb. 2.15).

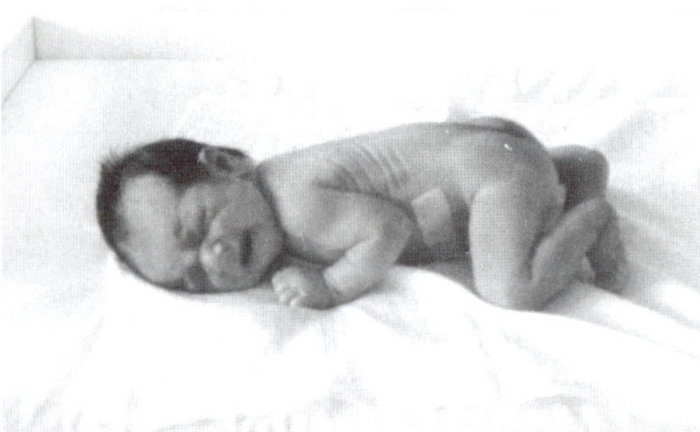

Abb. 2.14: Die Haltung des Neugeborenen in Bauchlage

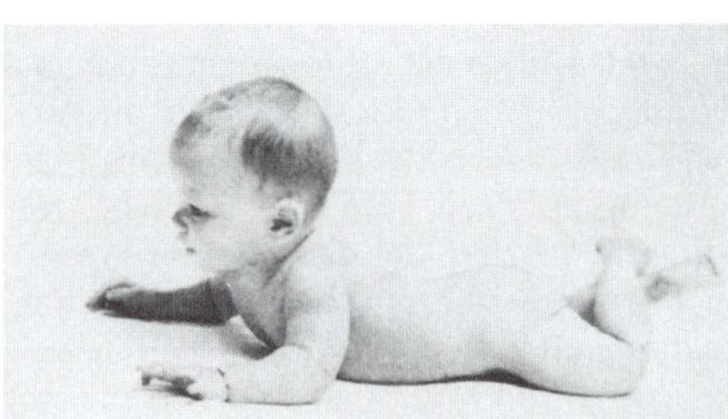

Abb. 2.15: Die Haltung des Säuglings am Ende des dritten Lebensmonats in Bauchlage, der sich auf den Unterarmen, der Symphyse und den Knien abstützt.

An den Extremitäten kann man beobachten, dass die **Flexionsstellung** einer ausgewogenen **Neutralhaltung** in leichter Abduktion, Außenrotation und Extension weicht. Es ist zu betonen, dass diese Haltung schon kurz nach der Geburt mittels Stimulation nach Vojta von Punkten, die reich mit Propriozeptoren versehen sind, erreicht werden kann. Diese Punkte sind Strukturen, auf die wir uns stützen: Sobald wir uns auf so einen Punkt stützen (Unterarm, Ellenbogen oder Knie), ändert sich automatisch unsere Haltung, die jedes Mal ausgewogen ist. Dabei ist auch die günstigste Gelenkstellung (deren Zentrierung) erreicht.

Das System der **Extensoren** ist also entwicklungsgeschichtlich gesehen das **jüngere** und deshalb mehr **störanfällig** als das „tonische" System der Flexoren. Deshalb überwiegt bei pathologischen Zuständen, bei Schmerz und sogar bei der bloßen Ermüdung stets das tonische System. An der aufrechten Haltung sind beide Systeme beteiligt, weshalb die Bezeichnung „Haltungsmuskulatur" für das tonische System allein nicht zutreffend ist. Entscheidend ist, welches System entwicklungsgeschichtlich das ältere oder jüngere ist.

Aus dieser Entwicklung ergibt sich die **Koaktivität von Antagonisten**, die eine ausgewogene, **aufrechte Haltung** ermöglicht. Diese Koaktivität zeigt sich auf zweierlei Ebenen: So entspricht beispielsweise dem M. pectoralis major als Antagonist der Rückenstrecker. Dieses Verhältnis ist jedoch so spezifisch, dass gewissen Bündeln des M. pectoralis major nur gewisse Bündel des Rückenstreckers entsprechen. Ähnliches gilt für Adduktoren und Abduktoren u. a. an den Extremitäten. Klinisch äußert sich das in der Lokalisation von Triggerpunkten. Von größter Bedeutung ist jedoch, dass sich dieser Antagonismus nicht auf einzelne Muskeln beschränkt, sondern das gesamte System betrifft. Wenn man einen Muskel, der zum System der Extensoren gehört, stimuliert, wird das gesamte System der Flexoren gehemmt. Dieser Effekt ist am deutlichsten, wenn dort simuliert wird, wo sich die meisten Rezeptoren befinden; das ist an den Fingern und Zehen. So kann man durch Stimulation der Fingerextensoren beispielsweise das Lasègue-Zeichen hemmen.

Das **Koaktivitätsmuster** bezieht sich auf die gesamte aufrechte Haltung. Muskeln, die den Kopf über den Schultern fixieren, haben ihr Punctum fixum im Bereich des Schultergürtels, die Muskeln des Thorax mit dem Schulterblatt im Bereich des Beckens und die Beckenmuskulatur im Bereich der unteren Extremitäten bis zu den Füßen hinunter. Sobald sich die Stellung eines dieser übereinander liegenden Abschnitts ändert, muss das gesamte System reagieren. Die Steuerung dieser reflektorischen Vorgänge, die mit der menschlichen aufrechten Haltung zusammenhängen, liegt oberhalb des Stammhirns und ist experimentell unerforscht.

Nur beim Menschen entwickelt sich außerdem das System der **„tiefen Stabilisatoren“**, das der aufrechten Haltung der Wirbelsäule dient. Es besteht aus den tiefen Schichten der **Rückenstrecker**, dem **M. transversus abdominis**, dem **Zwerchfell** und dem **Beckenboden**. Die drei letzteren festigen die Bauchwand. Die Bauchhöhle und deren Innendruck bilden die vordere Stütze der Lendenwirbelsäule. Die Rolle des Zwerchfells als Haltungsmuskel beim Menschen ist von prinzipieller Bedeutung: Nur beim Menschen ist die Atmung mit der Haltung aufs engste verbunden und das Zwerchfell steht horizontal ausgerichtet.

Eine weitere Funktion, die sich relativ spät beim Säugling entwickelt (nach dem 6. Monat) und die deshalb auch störanfällig ist, ist die (aktive) **Rumpfrotation**. Sie spielt beim Menschen eine besonders wichtige Rolle: Die kraftvollsten Bewegungen, wie der Wurf eines Diskus oder das Boxen, gehen von einer Drehbewegung des Rumpfes aus. Bei jedem Schritt rotiert der Schultergürtel in einer dem Becken entgegen gesetzten Richtung. Die Bedeutung dieser Bewegung zeigt sich in der Rehabilitation von Beinamputierten und Patienten mit Paraplegie, die dank dieses Mechanismus' das Gehen lernen. Allerdings ist die Wirbelsäule mit ihren Bauteilen laut Farfan (1996) an die Rotationsbewegungen weniger angepasst, was insbesondere für die Bandscheibe gilt.

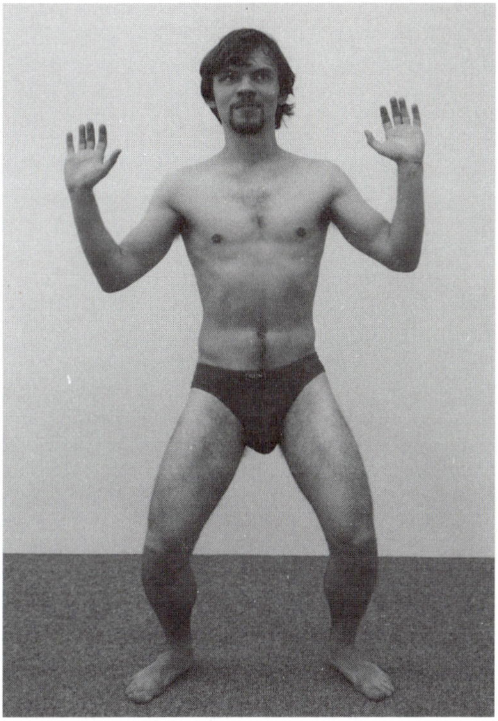

Abb. 2.16: Die Stellung des Gewichtshebers

Praktisch sollte man sich die der Entwicklung am besten entsprechende Haltung zur Fazilitation der Muskelaktivität und auch bei der Mobilisation zu Nutze machen. Das Modell des drei Monate alten Säuglings bringt die Gelenke in eine optimale (zentrierte) Stellung und aktiviert die Muskeln. Dies entspricht auch der Haltung des Gewichtshebers (☞ Abb. 2.16).

Die physiologischen Gesetzmäßigkeiten der aufrechten Haltung des Menschen können mit Hilfe der Entwicklungskinesiologie nach Vojta erklärt werden.

2.6 Funktionsstörungen der Wirbelsäule im Kindesalter

Aus dem Vorhergehenden ist ersichtlich, dass die Funktionsstörungen als primäre Erscheinung in der Pathogenese vertebragener Erkrankungen angesehen werden. Deshalb ist man bestrebt, sie in reiner Form, d. h. **ohne degenerative Veränderungen**, zu erfassen. Das ist bei **Kindern und Jugendlichen** der Fall. Bereits Schön (1956) und später Wolf und Gutmann (1959) zeigten, dass die ersten Beschwerden durchschnittlich in einem wesentlich jüngeren Alter auftreten, als die ersten degenerativen Veränderungen im Röntgenbild sichtbar werden. Funktionsstörungen treten aber gleichzeitig mit klinischen Symptomen auf.

Die typische klinische Störung bei Kindern ist die akute zervikale Myalgie (**akuter Schiefhals**). Obwohl diese Störung meist spontan zurückgeht, bringen Traktions- und schonende Mobilisationstechniken, wenn richtig ausgeführt, augenblickliche Besserung. Dies trifft vor allem für die neuromuskulären Techniken zu.

Bei Kindern mit **Kopfschmerzen** spielt die Halswirbelsäule eine erhebliche Rolle, wobei es sich um verschiedene Typen des Kopfschmerzes, einschließlich der **Migräne**, handeln kann. Von 30 Kindern mit vasomotorischem Kopfschmerz besserten sich bei 28 Kindern die Beschwerden nach Manipulation. Ähnliche Erfolge publizierte Janda nach Traktion der Halswirbelsäule (1959). Bei 27 Kindern mit Migräne sprachen nur drei nicht auf Manipulation an (Lewit 1959). Ähnliche Ergebnisse veröffentlichten Kabatníková und Kabatník (1965). Eine sehr wichtige Form des Kopfschmerzes im Kindesalter wird als „Schulkopfschmerz“ bezeichnet und wird meist als psychogen gedeutet. Gutmann (1968) konnte jedoch zeigen, dass seine Ursache in der Anteflexionshaltung des Kopfes beim Lesen und Schreiben auf horizontalen Tischen liegt. Dies konnten Kuncová und Lewit 1971 bestätigen.

Bei Funktionsstörungen im Bereich der Lendenwirbelsäule und des Beckens leiden Mädchen häufig an **Dysmenorrhö** bei negativem gynäkologischem Befund. Die Beschwerden können dabei schon zur Zeit der Menarche auftreten. Die Patientinnen klagen dabei nicht nur über Unterleibsschmerzen, sondern auch über Kreuzschmerzen. In diesen Fällen ist die manuelle Therapie die Therapie der Wahl. Wir möchten an dieser Stelle betonen, dass bei Frauen die Dysmenorrhö im Jugendalter oft das erste Symptom einer Funktionsstörung der Wirbelsäule ist.

Die eigentliche **Lumbago** (Hexenschuss) ist bei Kindern relativ selten, es gibt jedoch vereinzelt auch echte Bandscheibenvorfälle bei Kindern in der Pubertät. Mit Ausnahme des akuten Schiefhalses wirken sich also Funktionsstörungen der Wirbelsäule bei Kindern eher in Form eines Übertragungsschmerzes aus, und zwar als Kopfschmerz und bei Mädchen als Dysmenorrhö.

Es interessierte uns, wie oft Funktionsstörungen bei gesunden Kindern verschiedener Altersgruppen auftreten. Bei Kindern fällt am stärksten die **Beckenverwringung** auf, die in späteren Kapiteln ausführlich beschrieben wird. Bei Reihenuntersuchungen fanden wir in Kinderkrippen im Alter von 14–41 Monaten bei 80 Kindern 11 Beckenverwringungen. Bei Kindergartenkindern im Alter von 3–6 Jahren waren es 81 bei 181 Kindern und bei Schulkindern im Alter von 9–15 Jahren 199 bei 459 Kindern. Zwischen Knaben und Mädchen waren die Unterschiede nicht signifikant.

Eine **Bewegungseinschränkung im Zervikalbereich**, insbesondere der Kopfgelenke, konnten wir bei Kinderkrippenkindern nicht feststellen, bei Kindergartenkindern nur bei 8 von den 181 Untersuchten und bei den Schulkindern bei 73 von 459. Diese Untersuchungen wurden vor mehr also 40 Jahren durchgeführt. Damals war die

Untersuchungstechnik an der oberen Halswirbelsäule noch nicht so ausgefeilt wie heute. Es hat sich nämlich herausgestellt, dass die Beckenverwringung im Kindesalter in der Regel mit einer Kopfgelenksblockierung einhergeht, vor allem im Segment C0/C1, und dass sich nach Behandlung von C0/C1 der Befund am Becken normalisiert. Deswegen untersuchten wir 1982 eine Gruppe von 75 Kindergartenkindern im Alter von 3–6 Jahren. Wir fanden nun bei 24 Kindern Beckenverwringungen, wovon 23 eine Blockierung von C0/C1 aufwiesen. Bei 12 Kindern wurde eine Manipulation der Kopfgelenke vorgenommen, woraufhin sich das Becken in allen Fällen normalisierte. Es ist demnach anzunehmen, dass auch bei den Kindern, die wir vor mehr als 40 Jahren untersuchten und bei denen wir eine Beckenverwringung feststellten, auch eine Kopfgelenkblockierung bestand. Außerdem fanden wir leichte Skoliosen bei 175 von den 459 Schulkindern und bei 15 von 181 Kindergartenkindern, in den Kinderkrippen jedoch nur bei einem von 80.

Die überragende Bedeutung der **Kopfgelenke** bei Säuglingen betonten Kubis und Seifert (1974). Bei unauffälligen Kindern schwingt bei Kopfdrehung das Becken zur Gegenseite. Diese Reaktion fehlte bei 298 von 1093 Säuglingen. Bei 58 % dieser Kinder wurden im Verlauf von 4–9 Monaten Kopfgelenksblockierungen festgestellt. Biedermann (1991) beschrieb sein „KISS-Syndrom“ mit typischer Zwangshaltung des Kopfes in Seitenneigung, oft verbunden mit erheblichen somatischen und vegetativen Störungen, die er manipulativ behandelt. Bei einer Gruppe von 76 Kindern stellten Lewit und Abrahamovič (1976) bei 70 (92 %) Kopfgelenksblockierungen, vor allem im Segment C0/C1, fest.

Für die kritische Einschätzung dieser Ergebnisse war zu klären, ob es sich um Zufallsbefunde oder um konstant weiter bestehende Störungen handelte. Wir führten deshalb mit Janda regelmäßige Untersuchungen in einjährigen Abständen an einer Gruppe von 72 Schulkindern (Einschulung 1960) über einen Zeitraum von 8 Jahren durch. Von den Kindern mit Funktionsstörungen der Wirbelsäule wurde die eine Hälfte behandelt, die andere nicht. Außer der Wirbelsäule wurde auch das übrige Bewegungssystem, insbesondere jedoch die Muskulatur, untersucht. Die Ergebnisse sind in Abb. 2.17 zusammengefasst. Für unsere Feststellung ist besonders bedeutend, dass

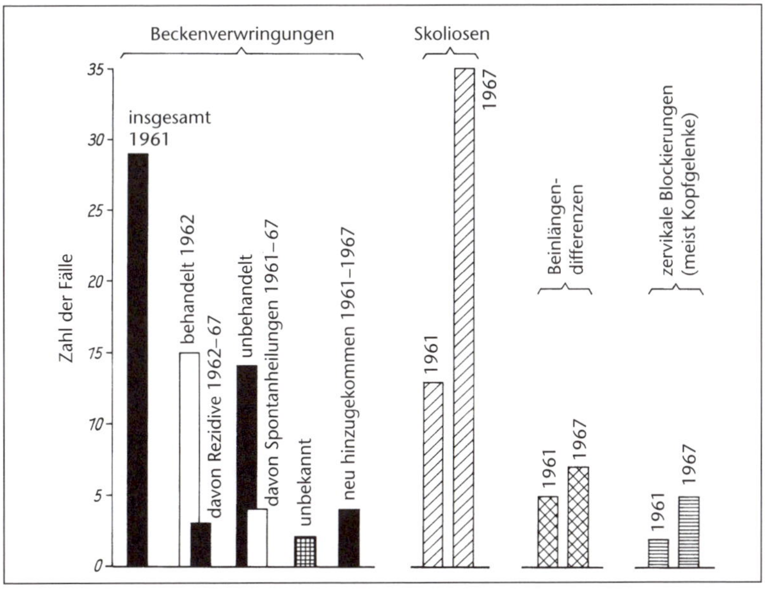

Abb. 2.17: Verlaufbeobachtung über einen Zeitraum von 8 Jahren an 72 Kindern mehrerer Schulklassen hinsichtlich der Häufigkeit von Beckenverwringungen, Skoliosen, Beinlängendifferenzen und zervikalen Blockierungen.

sich die Funktionsstörungen im Bereich des Beckens und der Halswirbelsäule als konstant erwiesen und sich nur selten spontan besserten. Sie sind sogar beständiger als Skoliosen und Beinlängendifferenzen. Nach Manipulationsbehandlung rezidivierten sie nur selten.

Funktionsstörungen der Wirbelsäule können schon vom frühesten Alter auch bei klinisch Gesunden festgestellt werden. Sie können sich allerdings auch klinisch manifestieren, am häufigsten als akuter Schiefhals, Kopfschmerzen und bei jungen Mädchen als Dysmenorrhö, ohne jegliche degenerative Veränderungen.

2.7 Blockierungen und ihre Folgen

Wenn es in einem noch intakten Terrain, z. B. einer jugendlichen Wirbelsäule, zu Blockierungen kommt, sind die **Folgen** auf den ersten Blick geringfügig. Es können vorübergehend Schmerzen auftreten, die wie beim akuten Schiefhals meist rasch abklingen. Die Bewegungsstörung wird kompensiert. Im übrigen Bewegungssystem, besonders an den Extremitäten, muss sich natürlich eine Bewegungseinschränkung eines Gelenks unmittelbar klinisch bemerkbar machen. An der gegliederten Wirbelsäule (54 Intervertebralgelenke, Kopf- und Iliosakralgelenke eingeschlossen) kann der Bewegungsausfall eines Gelenkes oder Bewegungssegmentes unbemerkt bleiben. Der Preis für dieses Kompensationsvermögen ist die Überlastung oder Fehlbelastung der kompensierenden Abschnitte. Das wird besonders deutlich bei Blockierungen in Schlüsselregionen (☞ 2.5.2), deren Funktion von Nachbarbereichen nicht ohne Schwierigkeiten übernommen werden kann. Wie erwähnt, muss bei Rotationsblockierung des Atlas gegenüber der Axis die übrige Halswirbelsäule diese Rolle übernehmen, für die sie viel weniger geeignet ist. Vielleicht liegt hier eine Ursache für die Entstehung der so häufigen Osteochondrose der unteren Halswirbelsäule.

Allgemein kann gesagt werden, dass eine Bewegungseinschränkung in einem Segment eine **Hypermobilität** im Nachbarsegment hervorruft, was sich am deutlichsten bei Blockierungen in Schlüsselregionen auswirkt. Die häufigsten Folgen einer chronischen Überlastung sind Osteophyten, die das Bewegungssegment stabilisieren. Im blockierten Segment kommt es infolge des Bewegungsmangels zu Störungen der **Trophik**, worunter besonders die bradytrophen Gewebe, wie Bänder und Bandscheiben, leiden. Röntgenbefunde bestätigen dies und zeigen, wie sich in vorübergehend hypermobilen Segmenten (oberhalb von Blockwirbeln) Osteophyten bilden. In blockierten Segmenten beobachtet man meist eine Blockstellung mit erniedrigter, degenerierter Bandscheibe. Jirout und Müller (1960) zeigten, wie sich ein hypermobiles Segment, das zunächst ein hypomobiles kompensiert, ebenfalls durch Osteophyten versteift und die Osteochondrose sich so von Wirbelsegment zu Wirbelsegment ausbreitet. Die stabilisierende Rolle von tellerförmigen Osteophyten ist am besten bei der chronischen Spondylolisthesis ersichtlich.

Degenerative Veränderungen können klinisch symptomlos sein, oft gehen sie allerdings mit größerer Störanfälligkeit einher, was auch die Funktionsstörungen betrifft. Solange jedoch die Funktion kompensiert bleibt, bleibt auch der Patient mit degenerativen Veränderungen symptomlos. Er ist jedoch von einer Dekompensation bedroht. Deshalb sind Traumafolgen bei bestehenden degenerativen Veränderungen schwerwiegender. Das, was wir als „degenerativ“ bezeichnen, ist häufig eher adaptiv oder Ausdruck einer Kompensation von Funktionsstörungen.

Eine wichtige Folgeerscheinung degenerativer Veränderungen ist der **Bandscheibenvorfall**, bei dem wieder eine enge Beziehung zwischen Morphologie und Dysfunktion besteht. Dank der modernen bildgebenden Methoden weiß man, dass der im CT oder NMR dargestellte Diskusprolaps völlig symptomlos sein kann, ja dass eine klinisch schmerzhafte Diskushernie symptomlos werden kann, im CT bzw. NMR jedoch weiter bestehen kann. Hier sind also die Korrelationen von Funktion und struktureller Pathologie besonders kompliziert. Die Möglichkeit besteht jedenfalls, bei einem Diskusprolaps Funktionsstörungen an Gelenken, Triggerpunkten, Weichteilen und beim Stabilisationssystem zu behandeln und eine klinische Kompensation zu erreichen.

Die Verquickung von strukturellen und funktionellen Veränderungen ist besonders gut am Beispiel des **Karpaltunnelsyndroms** ersichtlich, bei dem es sich um eine Kompression des N. medianus handelt. Bei genauer Untersuchung kann man einen vermehrten Widerstand bei der translatorischen Verschiebung benachbarter Handwurzelknochen feststellen. Wenn man im Anfangsstadium die Beweglichkeit wiederherstellt, sistieren die Parästhesien. Das bedeutet: Nur wenn die Handwurzelknochen voll beweglich sind, können sie sich während aller Bewegungen des Handgelenks dem Inhalt des „Tunnels", dessen Wände sie bilden, anpassen. Dabei ist zu bemerken, dass eine Wand dieses Tunnels das Lig. transversum carpi bildet.

Im Wechselspiel von Funktionsstörung und morphologischer Veränderung spielt die Funktion die dynamische und in der Regel primäre Rolle.

2.8 Bedeutung von Stereotypiestörungen der Motorik

Stereotypiestörungen der Motorik sind wohl der wesentlichste Faktor in der Ätiologie funktionell reversibler **Blockierungen**. Dementsprechend wäre Krankengymnastik die Therapie der Wahl, insbesondere hinsichtlich der Prävention. Weniger klar ist allerdings, welchen konkreten Inhalt die Krankengymnastik bei meist schmerzhaften Funktionsstörungen des Bewegungssystems haben soll. Hier besteht nämlich nicht, wie beispielsweise bei einer Parese, eine klar umrissene Störung, die Krankengymnastik erfordert.

Janda verdanken wir, dass er sich erstmalig mit diesem Problem befasst hat. Der eigentliche Gegenstand der Krankengymnastik bei Funktionsstörungen des Bewegungssystems sind Stereotypiestörungen oder gestörte Bewegungsmuster. Dabei handelt es sich um Koordinationsstörungen bei zentral gestörter Steuerung der Motorik. Hier besteht allerdings die Frage einer Norm, weil sich gerade motorische Stereotypien beim Einzelnen weitgehend unterscheiden und für jeden charakteristisch sind, weil sie während der Ontogenese durch Verkettungen von unbedingten und bedingten Reflexen entstehen, die Programme bilden. Deswegen ist auch die Art und Weise, wie sich jeder bewegt, so charakteristisch, dass wir ihn an seinem Gang, seinen Gesten oder seiner Schrift erkennen. Im Idealfall sollte eine motorische Stereotypie eine möglichst ökonomische Bewegung ermöglichen, die am wenigsten Energie verbraucht.

Für unsere Zwecke ist es, wie auch auf anderen Gebieten, zweckmäßiger, von einer Störung, in unserem Fall von einer **Funktionsstörung**, auszugehen. Auch der Laie erkennt eine Ungeschicklichkeit, die in der Regel mit mangelhafter Ökonomie der Bewegung einhergeht. Deswegen kann er auch das korrigieren, was am augenfälligsten ist (ein Sporttrainer korrigiert z. B. alltäglich die Bewegungen von Sportlern).

Bei Patienten mit vertebragenen Beschwerden untersuchte Janda systematisch die Funktion derjenigen Muskeln, die sich an einer definierten Bewegung beteiligten, mit dem **Muskeltest**, und konnte dabei Folgendes feststellen: Auch bei den einfachen Bewegungen der Muskelfunktionsproben des Muskeltests wird nicht nur ein bestimmter Muskel untersucht, sondern ein (relativ einfaches) Bewegungsmuster, an dem mehrere Muskeln beteiligt sind. Wenn er z. B. die Extension im Hüftgelenk polyelektromyographisch untersuchte, stellte er fest, dass sich nicht nur der M. gluteus maximus kontrahiert, wie man bis dahin annahm, sondern als erstes die ischiokrurale Muskulatur und gleich danach die Rückenstrecker. Die typische Stereotypiestörung bei der Hüftextension ist die verspätete und ungenügende Kontraktion des M. gluteus maximus (☞ Abb. 2.18). Mit der Zeit lernten wir bei der klinischen Untersuchung mit Hilfe der Palpation festzustellen, welche Muskeln sich an einer bestimmten Bewegung des Muskeltestes tatsächlich beteiligen. Somit wird nicht nur die Kraft, sondern auch die Qualität der Bewegung bestimmt. Die Kraft kann nämlich auch bei veränderter Qualität normal bleiben. So kann die Kraft der Hüftextension normal sein, auch wenn diese lediglich durch Kontraktion der ischiokruralen Muskulatur und der Rückenstrecker erfolgt. Die motorische Stereotypie ist in diesem Falle jedoch wesentlich gestört, was schwerwiegende Folgen für die Gesamtfunktion hat, wie im Weiteren noch erklärt werden soll.

Bei regelmäßiger Untersuchung einfacher Bewegungen mit Hilfe des Muskeltestes konnte eine überraschende **Gesetzmäßigkeit** festgestellt werden: Während gewisse Muskelgruppen regelmäßig abgeschwächt und schlaff waren, waren andere ebenso regelmäßig hyperaktiv und verspannt. Demzufolge kommt es zu **charakteristischen Dysbalancen**, die dermaßen konstant und typisch sind, dass man von Syndromen sprechen kann, die auch ihre klinische Bedeutung haben. Sie sind für gewisse Krankheitsbilder sogar charakteristisch. Bei einigen Patienten überwiegt nämlich eine Schlaffheit mit Hypermobilität, bei anderen dagegen eine vermehrte Spannung und Steifigkeit. Tab. 2.1 führt Muskeln mit einer Tendenz zur vermehrten Aktivität und

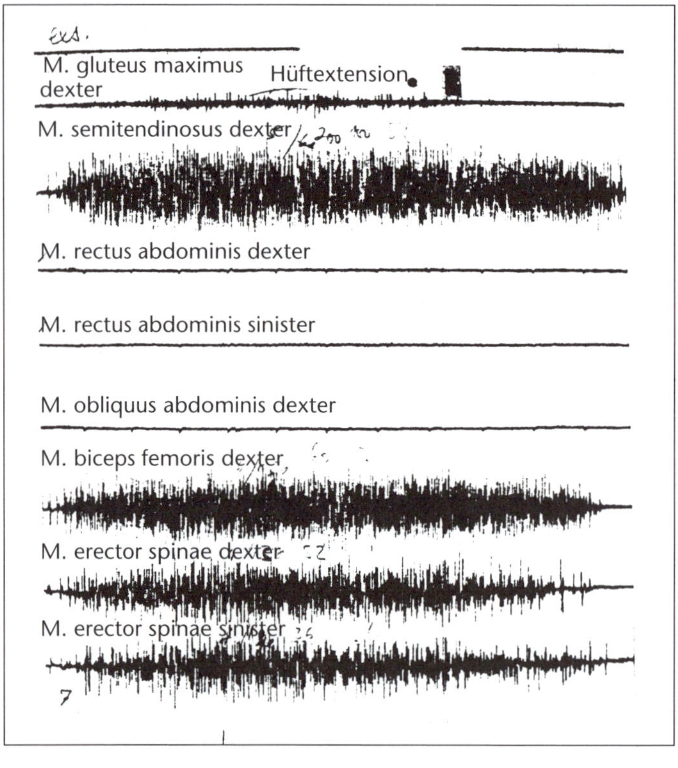

Abb. 2.18: EMG-Untersuchung während der Hüftgelenksextension rechts: Der rechte M. gluteus maximus kontrahiert sich wenig und spät. Dagegen besteht eine vermehrte Aktivität der ischiokruralen Muskeln und der Rückenstrecker auf beiden Seiten. [Mit freundlicher Genehmigung von Janda]

Tab. 2.1: Muskeln mit Tendenz zur Hyper- und Hypoaktivität

Muskeln mit Tendenz zu Hyperaktivität	Muskel mit Tendenz zur Hypoaktivität
Dorsal	
M. triceps surae	Gesäßmuskulatur
Ischiokrurale Muskulatur	Unterer Anteil des M. trapezius
Lumbale Rückenstrecker	M. serratus anterior
M. quadratus lumborum	M. supraspinatus
Oberer Anteil des M. trapezius	M. infraspinatus
Zervikale Extensoren	M. deltoideus
Ventral	
Oberschenkeladduktoren	M. tibialis anterior
M. rectus femoris	Zehenextensoren
M. tensor fasciae latae	Mm. peronei
M. iliopsoas	Mm. vasti
Schräge Bauchmuskeln	M. rectus abdominis
M. pectoralis major et minor	Tiefe Halsbeuger
M. subscapularis	M. digastricus
Mm. scaleni	
M. sternocleidomastoideus	
Kaumuskulatur	
Obere Extremitäten	
Flexoren	Extensoren

Muskeln mit einer Tendenz zur Hypoaktivität auf.

Das unterschiedliche **Verhalten beider Muskelgruppen** kann unter den verschiedensten klinischen Bedingungen festgestellt werden. Man findet es regelmäßig bei schmerzhaften Erkrankungen, z. B. der Koxarthrose: Immer sind die Flexoren und Adduktoren verspannt, die Gesäßmuskulatur dagegen abgeschwächt. Bei Schulterschmerzen sind die Mm. pectorales, M. subscapularis und der obere Anteil des M. trapezius verspannt, der M. supraspinatus, M. infraspinatus und M. deltoideus sind abgeschwächt. Beim chronischen Knieschmerzen sind die Mm. vasti atrophisch, der M. rectus femoris verspannt wie ein Band.

Ähnliche Befunde findet man auch bei Ermüdung; dabei sind es dieselben Muskeln, die erschlaffen, und oft wird ihre Tätigkeit durch die hyperaktiven Muskeln sogar substituiert. Dieses Verhalten besteht auch bei zentralen Paresen. Wieder sind es die Muskeln, die eine Neigung zu Hyperaktivität haben, die spastisch reagieren, und die, die zur Hypoaktivität neigen, erschlaffen. Neurologen könnten diese Art von muskulärer Dysbalance auch als Mikrospastik bezeichnen.

Janda bezeichnete die Muskeln mit einer Neigung zur **Hypoaktivität** als vorwiegend **„phasisch"** und die mit einer Neigung zur **Hyperaktivität** als vorwiegend **„postural"**. Der Entwicklungskinesiologie zufolge (☞ 2.5.3) sind die ersteren das jüngere und die letzteren das ältere System. Es ist zu betonen, dass sich diese Muskelgruppen durch die Beschaffenheit ihrer Fasern oder ihre biochemische Beschaffenheit nicht wesentlich unterscheiden. Es ist die **Entwicklungskinesiologie**, die hier eine physiologisch begründete Erklärung liefert. Es ist auch offensichtlich, dass beide Systeme eine Haltungsfunktion besitzen. Der Muskeltest ist lediglich der erste Schritt bei der Muskelfunktionsuntersuchung. Unsere Bewegungen entsprechen nämlich unseren individuell erworbenen Stereotypien.

Die Bedeutung dieser Konzeption kann man gut am Begriff dessen, was als **Antagonisten** bezeichnet wird, illustrieren. So sind die ischiokrurale Muskulatur und der M. quadriceps femoris Antagonisten, wenn es um die Flexion und Extension des Knies geht. Beim Gehen jedoch sind beide Muskelgruppen vor allem an der Stabilisierung der Beine beteiligt. Ähnliches gilt bei der Bauch- und Rückenmuskulatur und den Extensoren und Flexoren der Halswirbelsäule. Während der Aufrichtung aus dem Vorbeugen müssen vor allem die tiefen Bauchmuskeln für Stabilität sorgen, was bei der Krankengymnastik beachtet werden muss. An dieser Stelle ist zu betonen, dass bei einer muskulären Dysbalance, bei der regelmäßig die zur Hyperaktivität neigenden Muskeln überwiegen, die Kräftigung des abgeschwächten (hypoaktiven) Muskels nicht nur eine Wirkung auf das bestimmte Segment hat, sondern auf das gesamte Gleichgewicht zwischen „phasischen" und „dynamischen" Muskeln. Diese Tatsache ist dort besonders bedeutend, wo sich die Afferenz wegen der Dichte der Rezeptoren am stärksten auswirkt. Das ist an den Fingern und Zehen, wie es Brügger zeigen konnte, der Fall: Nach Stimulation der Finger- und Zehenextensoren richtet sich der Patient leichter auf und bessert sich u. a. auch das Lasègue-Zeichen.

Beim Einüben verschiedener **Stereotypien** handelt es sich um das **Zusammenspiel zahlreicher Muskeln**, die verkettet reagieren und deren Reaktion auf spezifische Reize ausgelöst werden kann. An den Extremitäten ist die Stimulation an der mit zahlreichen Rezeptoren ausgestatten Peripherie besonders wirksam. Um den Mechanismus des Gehens zu erleichtern, ist es sehr günstig, wenn der Patient die große Zehe anhebt. Damit wird die Dorsalflexion des Fußes erleichtert, die ihrerseits die Flexion des Knies und der Hüfte erleichtert. Eine Flexion der Finger erleichtert die Ellbogen- und Schulteranteversion. Was für die Funktion der Extremitäten die Finger und Zehen sind, sind für den Rumpf die Augen: Der Blick nach oben erleichtert die Aufrichtung, nach unten die Rumpfvorbeugung, zur Seite die Rotation. Außerdem geht die Aufrichtung mit der Einatmung, die Rumpfvorbeugung mit der Ausatmung Hand in Hand. Infolgedessen genügt meist schon der Blick nach oben zur Fazilitation der Einatmung (wie beim Seufzen) und der Blick nach unten zur Auslösung der Ausatmung.

Wenn man die beschriebene Dysbalance zwischen den entwicklungsgeschichtlich älteren und jüngeren Muskelgruppen bedenkt, handelt es sich um eine Form von mangelnder Koordination. Dies gilt insbesondere für das Verhältnis von Antagonisten, wobei in der Regel der hyperaktive Muskel seinen Antagonisten hemmt. So hemmen der hyperaktive lumbale Rückenstrecker die Bauchmuskeln und die hyperaktiven Adduktoren die Gesäßmuskeln. Dadurch aber wird die Zentrierung dieser Gelenke gestört, wodurch diese überfordert werden.

2.9 Folgen der Stereotypiestörungen

Nachdem wir uns mit dem Wesen der Stereotypiestörungen näher befasst haben, wollen wir zeigen, auf welche Weise sich diese auf das Bewegungssystem schädlich auswirken.

2.9.1 Stehen und Gehen

Hier beobachtet man am häufigsten eine **Dysbalance** zwischen den abgeschwächten Gesäßmuskeln und den hyperaktiven Hüftbeugern, den hyperaktiven lumbalen Rückenstreckern und den abgeschwächten Bauchmuskeln und schließlich zwischen den hyperaktiven Hüftadduktoren und den abgeschwächten Hüftabduktoren. Im Stand beobachtet man eine vermehrte Beckenkippung und eine Vorwölbung des Bauches sowie eine lumbale Hyperlordose.

Der eigentliche Pathomechanismus beim Stehen besteht in einer **Überlastung** infolge der vermehrten Spannung der Rückenstrecker. Beim Gehen kommt es zu Überlastung vor allem dadurch, dass infolge der Beckenkippung die Hüftgelenke in einer Extensionsstellung sind und außerdem der M. gluteus maximus abgeschwächt ist. Infolgedessen streckt der Patient seine Beine während des Gehens vor allem, indem er die Lendenwirbelsäule noch mehr extendiert. Daraus ergibt sich eine Hypermobilität der Lendenwirbelsäule in der sagittalen Ebene. Die Hyperaktivität der Adduktoren und vor allem die Schwäche des M. gluteus medius haben eine Instabilität in der frontalen Ebene zufolge, vor allem während des Stehens auf einem Bein. Es kommt somit zu einem vermehrten Schwanken zu beiden Seiten beim Gehen, d.h. zur Hypermobilität und Überlastung der Lendenwirbelsäule in der frontalen Ebene.

2.9.2 Aufrichtung aus der Vorbeuge

Wenn man sich den Rumpf als geraden Hebel vorstellt mit dem Fulkrum in Höhe der Bandscheibe L5/S1, wurden für das Heben von Lasten Werte von 1000 kg und mehr errechnet (Matthiasch 1956, Morris 1973). Eine derartige Belastung würde die Bandscheibe nicht aushalten. Nachemson (1959) maß den Druck innerhalb der Bandscheibe. Im Sitzen erreichte der Druck beim Heben einer Last nur 250 % des Druckes, der beim Heben im aufrechten Stand erreicht wurde. Das begründet Gracovetski (1988) mit der Rolle der lumbodorsalen Faszie, in die sowohl die Rückenstrecker als auch die Gesäßmuskeln und die ischiokruralen Muskeln einstrahlen. Die Wirbelsäule hängt sich auf diese Weise durch die Zugwirkung der ischiokruralen Muskulatur über die lumbodorsale Faszie sozusagen ein, wodurch die Hebelwirkung ausbleibt. Dieser Mechanismus wird außerdem noch von den Bauchmuskeln unterstützt, die ebenfalls in die lumbodorsale Faszie einstrahlen und außerdem den Brustkorb an das Becken annähern. Die korrekte Stereotypie fördert somit diesen „Abrollmechanismus“ und vermeidet die Hebelwirkung.

2.9.3 Heben der Arme

Hierbei ist die richtige Fixation des Schultergürtels entscheidend. Dafür sind die Pars descendens des M. trapezius und der M. levator scapulae von oben und der untere Anteil des M. trapezius und der M. serratus anterior vor allem verantwortlich. Die ersten zwei Muskeln inserieren an der Halswirbelsäule, die letzteren an der Brustwirbelsäule. Die typische Stereotypiestörung besteht in einer Verspannung der oberen Fixatoren und in der Abschwächung der unteren Stabilisatoren, wobei die Schulterblätter hochgezogen werden und die Halswirbelsäule überlastet wird.

2.9.4 Tragen von Lasten

Hier ist von der Biomechanik her die Stellung der Schulter, die die Last trägt, entscheidend: Steht diese hinter der Schwerkraftlinie des Körpers, erfolgt die Fixation des Schulterblatts mit Hilfe des M. serratus anterior, der Pars ascendens des M. trapezius und des M. rhomboideus major et minor an den Thorax. Bei vor- und hochgezogener Schulter erfolgt die Fixation über die Pars descendens des M. trapezius und den M. levator scapulae, was zu einer Überlastung der Halswirbelsäule führt. Voraussetzung zur richtigen Stellung der Schulter ist allerdings die aufrechte Kopfhaltung.

Die muskuläre Dysbalance, die hier im Spiel ist, betrifft die Hyperaktivität des M. pectoralis major, insbesondere des klavikulären Anteils, und die Hyperaktivität der abgeschwächten Mm. rhomboidei, serrati und des unteren Anteils des M. trapezius sowie die vermehrte Aktivität der Pars descendens des M. trapezius und M. levator scapulae. Infolge der Hyperaktivität des M. pectoralis major kommt es zu einer Kyphosierung in dem unteren und einer Hyperlordosierung des oberen Abschnitts der Halswirbelsäule.

Die hier beschriebenen Beispiele illustrieren die schädigende Wirkung von motorischen Stereotypiestörungen auf das Bewegungssystem und die Wirbelsäule. Von allen Stereotypien ist jedoch eine Störung der Atmung die schwerwiegendste.

2.9.5 Einfluss der Atmung auf das Bewegungssystem

Wenn man an Atmung denkt, lenkt man seine Aufmerksamkeit fast ausschließlich auf die Atemorgane und vergisst dabei, dass die Funktion der Lunge durch den Thorax und das Zwerchfells ermöglicht wird. Das Bewegungssystem muss allerdings seine Funktion mit der spezifischen Funktion der Atmung koordinieren. Diese Aufgabe ist sehr anspruchsvoll. Es wäre deshalb ein Wunder, wenn es hier nicht zu Störungen kommen könnte. Das Wichtigste ist dabei die enge Beziehung der Atmung zur Haltungsfunktion.

Skládal (1970) bemerkte auf dem Röntgenbild, dass sich der Rippen-Zwerchfellwinkel abflachte und das Zwerchfell kontrahierte, wenn sich der Patient während der Durchleuchtung auf die Fußspitzen stellte. Er schloss daraus, dass es sich dabei um eine posturale Reaktion handelte und folgerte weiterhin: „Das Zwerchfell ist ein Atemmuskel mit Haltungsfunktion und die Bauchmuskeln sind Haltungsmuskeln mit Atemfunktion.“

Heute ist die Vorstellung folgende: Das **Zwerchfell** inseriert dorsal an der Wirbelsäule und seitlich am unteren Rippenbogen, ventral bildet sein Punctum fixum die Bauchwand. Hier ist die Kokontraktion der tiefen Bauchmuskeln entscheidend. Kolař konnte bei der Durchleuchtung feststellen, dass sich bei abgeschwächten Bauchmuskeln das Zwerchfell von ventral nach dorsal abschrägte. Bei richtiger Funktion der Bauchmuskeln kommt es bei der Kontraktion des Zwerchfells während der Einatmung zu einer exzentrischen Kontraktion der tiefen Bauchmuskeln, die lateral oberhalb des Beckenkamms gut zu tasten ist. Das ermöglicht nicht nur die optimale Funktion des Zwerchfells und nach Kapandji (1974) auch die Erweiterung des Thorax, sondern auch die Fixation des Thorax am Becken, d. h. die Stabilisierung der Lendenwirbelsäule. Die Aktivierung der Bauchmuskeln während der Einatmung beschrieben auch Campbell (1974) und Basmajian (1978).

Diese Haltungsfunktion wird noch durch Atemanhalten (Valsalva-Manöver) verstärkt. Morris et al. (1961) zeigten, dass sich die Wirbelsäule während der Vorbeuge auf das Zwerchfell stützt (☞ Abb. 2.19). In der Tat: Wenn man mit maximaler Kraft ein Gewicht heben will oder einen kräftigen Schlag oder Wurf ausführt, hält man den Atem an. Dieser Mechanismus ist so wichtig, dass bei einer anspruchsvollen Leistung wie einem kurzen Sprint der Sportler den Atem anhält, also die Atemfunktion der Haltungsfunktion opfert.

Die vom Standpunkt des Bewegungssystems wesentlichste Störung der Atmungsstereotypie ist die **Hochatmung** (Parow 1954). Bei dieser Störung wird der Thorax mit Hilfe der Mm. scaleni, des M. sternocleidomastoideus und den oberen Fixatoren des Schultergürtels nach kranial gezogen, ohne dass er sich erweitert. Der eigentliche Atemmechanismus wird dabei umgekehrt: Die Mm. scaleni, die normalerweise nur den Thorax fixieren, heben die Lunge und das Zwerchfell leistet Widerstand. Das ist nicht nur für die Respiration ungünstig, weil der Thorax sein Volumen dabei nur wenig ver-

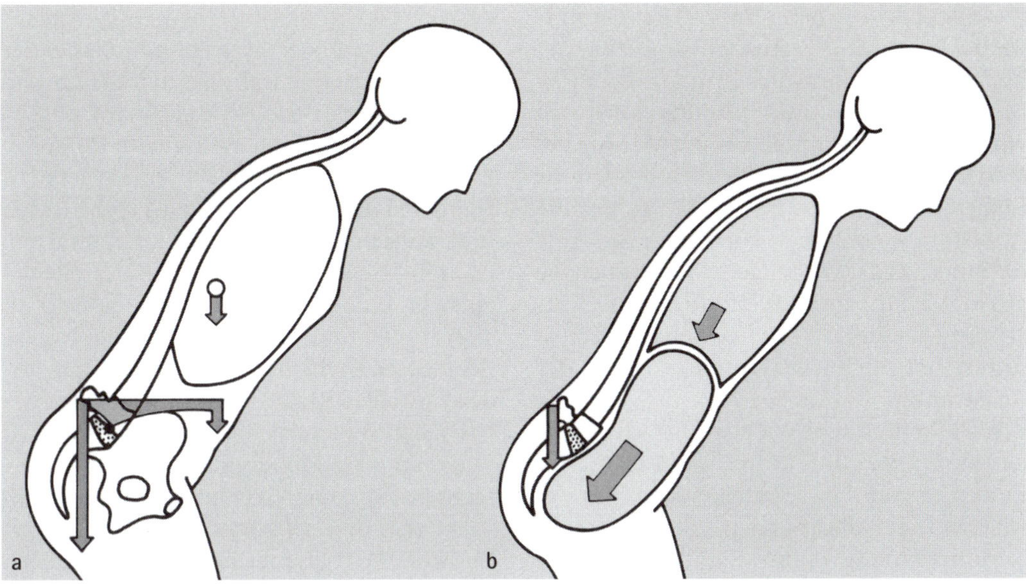

Abb. 2.19: Die Belastung des lumbosakralen Übergangs ohne (a) und mit (b) gleichzeitiger Kontraktion der Bauchwand (Schemazeichnung nach Kapandji)

größert, sondern auch für das Bewegungssystem: Es kommt zur chronischen Überlastung der Halswirbelsäule. Gleichzeitig entfällt die Fixation des Thorax ans Becken, was zur Instabilität der Lendenwirbelsäule führt. Es kommt vor, dass die Hochatmung asymmetrisch ist. Dabei hebt sich die Schulter auf einer Seite mehr. Auf dieser Seite ist dann die Überlastung der Halswirbelsäule größer. Die Hochatmung ist die typische Störung bei der krummen Sitzhaltung, weil sich bei dieser Haltung der Thorax nur schlecht erweitern kann.

Eine extreme Form der Hochatmung ist die **paradoxe Atmung**, bei der der Patient seinen Bauch während der Einatmung einzieht.

Die **„passive" Ausatmung** kommt vor allem durch die Elastizität der Lunge zustande. Die aktive Ausatmung, auch gegen Widerstand, bewirken vor allem die Bauchmuskeln, aber auch die Rückenstrecker, die sich bei tiefer Ausatmung in Lordosestellung stark kontrahieren (Lewit, Janda, Veverkova 2000). Auch hier spielt die Fazilitation der Haltungsaktivität eine wesentliche Rolle. Nicht zufällig schreien die Soldaten während des Angriffes „hurra" und der Lastenheber „hau ruck".

Der Einfluss der Atmung ist vor allem für die Wirbelsäule bedeutsam, sodass diese mit hervorragenden Effekten bei den neuromuskulären Techniken zur Anwendung gebracht wird. Im Allgemeinen wird die Muskeltätigkeit während der Einatmung fazilitiert und es kommt während der Ausatmung zur Relaxation. So einfach ist dies jedoch nicht. So wird die Bauchmuskulatur während der aktiven Ausatmung, besonders gegen Widerstand, fazilitiert. Es wurde bereits betont, dass der Blick nach oben mit der Einatmung, der Blick nach unten mit der Ausatmung einhergeht.

An dieser Stelle soll der Begriff **„Atmungssynkinesie"** erklärt werden. Man spricht davon, wenn eine Bewegung in einer Richtung mit der Einatmung und in der entgegengesetzten Richtung mit der Ausatmung einhergeht. Wenn dies der Fall ist, ist es schwierig, während der Bewegung in entgegen gesetzter Richtung ein- oder auszuatmen. So eine typische Atmungssynkinesie beobachtet man während der Rumpfvorbeuge und der Aufrichtung aus der Vorbeuge. Da die Aufrichtung mit einem Blick nach oben, die Vorbeuge meist mit einem Blick nach unten verknüpft ist, ist es klar, warum schon der Blick nach oben die Einatmung und der Blick nach unten die Ausatmung fazilitiert. Nicht nur die Aufrichtung aus der Vorbeuge, sondern auch die aus der Seitneigung wird durch die Einatmung fazilitiert, die Seitneigung selbst durch den Blick nach unten während der Ausatmung.

Eine weitere sehr wichtige Atmungssynkinesie ist die Mundöffnung während der Einatmung und das Schließen des Mundes während der Ausatmung, bei der einmal die Kaumuskeln und dann vor allem der M. digastricus fazilitiert werden. Die Einatmung fazilitiert die Kyphosierung der Brustwirbelsäule und die aktive Ausatmung die Lordosierung der thorakolumbalen Wirbelsäule, insbesondere in einer lordotischen Stellung (Lewit, Janda, Veverkova 2000). Während der Einatmung nimmt der Widerstand gegen eine Traktion der Halswirbelsäule und auch während einer Distraktion der Hüfte zu und verringert sich während der Ausatmung. Umgekehrt vergrößert sich der Widerstand bei Traktion in Bauchlage in der Lendenwirbelsäule und verringert sich während der Einatmung. Es ist nahe liegend, dass diese Atemsynkinesien bei Mobilisations- und Relaxationstechniken an der Wirbelsäule außerordentlich wirksam sind.

Ganz besonders bemerkenswert ist die von Gaymans (1980) beschriebene **Synkinesie** während der Seitneigung in der **Hals- und Brustwirbelsäule**. Gemäß dieser Synkinesie nimmt in den geraden Segmenten der Halswirbelsäule C0, C2, C4 und C6 sowie in der Brustwirbelsäule Th2, Th4, Th6, Th8 und Th10 der Widerstand während der Einatmung zu und verschwindet während der Ausatmung. Umgekehrt nimmt in den ungeraden Segmenten C1, C3, C5 sowie Th3, Th5, Th7 und Th9 der Widerstand während der Ausatmung zu und verschwindet während der Einatmung. Nur im Bereich des zervikothorakalen Übergangs, von C6 bis Th2, nimmt der Widerstand stets bei der Einatmung zu und während der Ausatmung ab. Diese Synkinesie ist so wirksam, dass es genügt, bei der Seitneigung eine Vorspannung zu erreichen, dann (bei einem geraden Segment) den Patienten einatmen zu lassen und während der Ausatmung abzuwarten, während sich die Mobilisation automatisch einstellt. Eine gewisse Ausnahme besteht im atlantookzipitalen Segment, in dem diese Synkinesie nicht nur in Seitneigung, sondern in allen Richtungen besteht. Das beschriebene Phänomen ist so verlässlich, dass man damit die Höhendiagnose des Wirbelsegments korrigieren kann. Am intensivsten wirkt sich dieses Phänomen am kranialen Ende der Wirbelsäule aus und nimmt nach kaudal etwas ab. Das gilt besonders für die entspannende Wirkung der Ausatmung in der unteren Brustwirbelsäule. Das mag damit zusammenhängen, dass sich der Thorax während der Einatmung stabilisiert und sich das Zwerchfell und der M. quadratus lumborum mit den tiefen Bauchmuskeln kontrahieren. Man spricht also von Ein-Ausatmungssegmenten und Aus-Einatmungssegmenten.

Sogar bei der **Rumpfrotation** besteht eine deutliche Atmungssynkinesie: Bei aufrechter Haltung nimmt die Rumpfrotation (auch aktiv) in der Einatmung zu, während sich bei der Ausatmung ein erheblicher Widerstand einstellt. In kyphotischer Haltung im Sitzen hingegen vergrößert sich der Widerstand während der Einatmung, weshalb während der Ausatmung mobilisiert wird.

Die Wirkung der Atmung auf das Bewegungssystem und auch umgekehrt wird viel zu wenig beachtet. Die Atmungssynkinesien sind kaum bekannt und werden von Manualtherapeuten viel zu wenig genützt, obwohl sie zu den physiologischen Mitteln gehören. Auf empirischem Gebiet macht sich vor allem Yoga viele dieser Wirkungen zu Nutze, nicht nur die Wirkung auf die Motorik, sondern auch auf vegetative Funktionen. Dies ist verständlich, da die Atmung die einzige „vegetative“ Funktion ist, die wir einigermaßen willkürlich, d.h. mit Hilfe der Willkürmuskulatur, direkt beeinflussen können.

In diesem Abschnitt wurde versucht, die Bedeutung der motorischen Stereotypiestörungen in der Pathogenese der Funktionsstörungen hervorzuheben und zu erklären. Dies erscheint umso wichtiger, als die moderne Zivilisation nicht nur die Umwelt chemisch verschmutzt, sondern auch unser Bewegungssystem weitgehend verändert hat. Einerseits leiden wir unter Bewegungsarmut, andererseits unter statischer Überlastung, also gerade unter den Bedingungen, die eine muskuläre Dysbalance hervorrufen, einschließlich der Fehlatmung im krummen Sitzen.

Die Stereotypiestörungen sind vor allem Gegenstand der Rehabilitation und werden in den entsprechenden Abschnitten diagnostisch und therapeutisch näher erörtert. Ihr Verständnis macht klar, dass die vornehmlich passiven Techniken der manuellen Medizin ohne die Rehabilitation, d.h. ohne aktive Mitbeteiligung des Patienten, meist keine anhaltende Wirkung haben.

Die zentral bedingten Muskelfehlsteuerungen spielen in der Pathogenese der Funktionsstörungen des Bewegungssystems eine wesentliche Rolle. Sie sind aber häufig auch Folge chronischer schmerzhafter Störungen und können dann ihrerseits die Grundstörung aufrechterhalten und verstärken.

2.10 Bedeutung der konstitutionellen Hypermobilität

Im vorangegangenen Kapitel war die Rede von Bewegungseinschränkungen (Blockierungen), die auch der eigentliche Gegenstand der manipulativen Therapie sind. Der erfahrene Kliniker weiß jedoch, dass eine vermehrte Beweglichkeit oft ein noch größeres Problem sein kann. Die wesentlichen Beiträge zu dieser Problematik verdanken wir Sachse (1969, 1979, 1983, 2004). Man unterscheidet:

- Die **pathologische lokalisierte Hypermobilität**: Sie kann primär oder sekundär sein (am häufigsten als Kompensation einer Blockierung im Nachbarsegment), wie man es am häufigsten an der Wirbelsäule beobachtet.
- Die **pathologische allgemeine Hypermobilität**: Sie kommt am häufigsten bei kongenitalen neurologischen Erkrankungen vor.
- Die **konstitutionelle Hypermobilität**, die uns am meisten interessiert. Hier handelt es sich grundsätzlich um eine normale Variante, die jedoch unter gewissen Bedingungen pathogenetisch bedeutsam ist. Im Allgemeinen ist die Beweglichkeit in der Kindheit größer als im Erwachsenenalter, bei Frauen größer als bei Männern und im Bereich der Extremitäten größer auf der nicht dominanten Seite (Sachse 2004).

Unter gewissen Umständen kann eine Hypermobilität vorteilhaft sein, so z.B. bei einigen Sportdisziplinen und Arbeiten, die Beweglichkeit erfordern. Die **Gefahr** ist allerdings immer die geringe Stabilität. Bei der Mehrzahl von Arbeiten überwiegt heute die statische Belastung und Überlastung, für die eine Hypermobilität wenig geeignet ist. Besonders leiden Menschen mit einer konstitutionellen Hypermobilität bei der Arbeit am Computer, als Fahrer und in den meisten sitzenden Berufen. Dies ist besonders ungünstig, wenn die Hypermobilität mit schlaffen Ligamenten und einer schwachen Muskulatur einhergeht. Noch ungünstiger ist es, wenn eine Hypermobilität mit einer schlechten Koordination und qualitativ ungünstigen motorischen Stereotypien einhergeht (Sachse 1983). Es bestehen hier offensichtlich sogar **Übergänge** zu den **minimalen Hirnschäden** wie sie Janda beschreibt. Aufgrund von 100 derartigen schwer rehabilitierbaren Fällen unterscheidet Janda (1978) drei Haupttypen:

- Den ersten bezeichnet er als **„Mikrospastik"** mit geringfügigen Zeichen einer Läsion des ersten Motoneurons, oft asymmetrisch vorkommend
- Der zweite Typ ist **hypoton** mit asymmetrischen Sehnen- und Periostreflexen, mit Zeichen von Instabilität und auch motorischer Unruhe, und im Einklang mit Sachse mit erheblicher Hypermobilität.
- Beim dritten Typ bestehen **Propriozeptionsstörungen**, die besonders bei geschlossenen Augen auftreten und sich durch eine erhebliche „Ungeschicklichkeit" kundtun und mit einer schlechten psychischen Adaptabilität einhergehen, was die Rehabilitation erheblich erschwert.

Eine Hypermobilität an sich ist lediglich ein konstitutionelles Merkmal, neigt jedoch zur Instabilität, die pathologisch ist. Hier spielt das tiefe Stabilisationssystem die größte Rolle.

Wir haben uns bis jetzt vorwiegend mit dem Bewegungssystem und dessen Funktionsstörungen befasst, und zwar mehr mit seinen mechanischen Störungen (☞ Abb. 2.20).

Im Wechselspiel von Funktionsstörung und morphologischer Veränderung spielt die Funktion die dynamische und in der Regel primäre Rolle.

2.11 Reflektorische Vorgänge bei vertebragenen Störungen

Trotz der Bedeutung des mechanischen Faktors für die Pathogenese ist er nicht mit einer klinischen Erkrankung gleichzusetzen. Der Patient selbst klagt meist gar nicht über Störungen der Beweglichkeit, sondern über **Schmerzen**, sei es im Rücken, in den Extremitäten, Kopfschmerzen oder Eingeweideschmerzen. Es können sogar beträchtliche Bewegungseinschränkungen bestehen, die gar nicht wahrgenommen werden. Man kann mitunter sogar Zeichen einer nozizeptiven Reizung (latente Triggerpunkte, hyperalgetische Hautzonen) feststellen, ohne

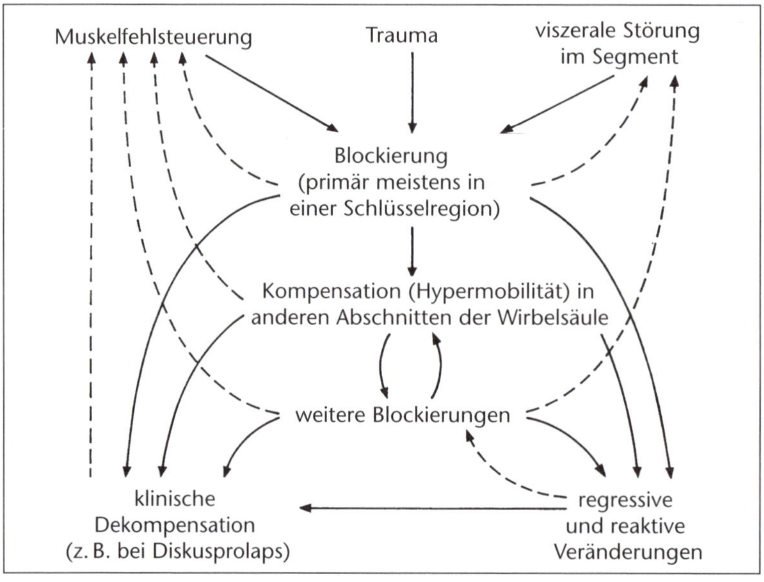

Abb. 2.20: Ursachen und Folgen von Blockierungen (Funktionsstörungen) der Wirbelsäule

dass der Patient Schmerzen empfindet. Dies liegt an der Reaktionsfähigkeit des Nervensystems. Es ist allerdings auch notwendig zu erklären, wie Schmerzen bei Funktionsstörungen überhaupt entstehen. Ehe wir uns diesem zuwenden, soll betont werden, dass rein theoretische Aspekte der Pathogenese des Schmerzes nicht Gegenstand dieses Buches sind. Man muss jedoch die theoretischen Folgen betrachten, die sich direkt aus der klinischen Diagnostik und Therapie ergeben. Die Untersuchung vor und nach einer Therapie ermöglicht es, wie bei einem Experiment theoretische Schlüsse zu ziehen. Man kann nach einem therapeutischen Eingriff nicht nur die Normalisierung der Beweglichkeit feststellen, sondern gleichzeitig die Abnahme der Tension (Spannung) nicht nur in den entsprechenden Muskeln, sondern auch von den Weichteilen, ob es sich nun um Manipulation, Lokalanästhesie, Nadelung, Relaxation von Triggerpunkten oder Massage handelt. Auch der Schmerz nimmt jeweils ab. Wenn der Schmerz während ungünstiger Zwangshaltung auftritt, mag es sogar genügen, wenn man diese Haltung korrigiert. Ähnliches gilt für anstrengende Arbeit, die unsere Kräfte überfordert. Zunächst merkt man es kaum, aber dann macht einen der Schmerz aufmerksam und zwingt einen, eine Pause zu machen, und nach kurzer Zeit nimmt er wieder ab.

Der gemeinsame Nenner dieser Erfahrungen ist der enge **Zusammenhang** von **Spannung** und **Schmerz** im Bewegungssystem. Täglich kann man sich davon bei der postisometrischen Relaxation verspannter Muskeln überzeugen, wenn man erlebt, wie beim Nachlassen der Spannung der Schmerz nachlässt – sowohl im Muskel als auch an seinem Ansatzpunkt (☞ Kapitel 6).

Diese Erfahrung hat allgemeine Gültigkeit: Jede **Funktionsstörung** muss sich in **vermehrter Spannung** kundtun. Wenn eine Blockierung besteht, findet man eine vermehrte Spannung in der eingeschränkten Richtung, die Hypermobilität ruft eine Spannung infolge des zu großen Bewegungsausmaßes in Endstellung hervor. Bei statischer Überlastung oder anstrengenden Bewegungen sowie bei jeglicher Stereotypiestörung muss letzten Endes eine vermehrte Spannung entstehen. Direkter Zeuge der vermehrten Spannung sind dann die muskulären Triggerpunkte, bei denen auch die enge Beziehung von Spannung und Schmerz besteht. Darin liegt auch der biologische Sinn des Schmerzes: Eine vermehrte Spannung ist eine Bedrohung, vor der der Schmerz einen warnt. Der nozizeptive Reiz in Form von Überlastung warnt einen schon im Stadium der funktionell reversiblen Störung. Sobald man nämlich in diesem Stadium die Schmerz auslösende Haltung oder Tätigkeit unterbricht oder eine Blockierung bzw. einen muskulären Triggerpunkt behandelt, löst sich die Spannung und der Schmerz lässt nach. Wenn der Schmerz erst dann eintreten würde, wenn schon morphlogische (pathologische) Veränderung bestehen würden, würde er seine biologische Rolle nicht erfüllen.

Da das Bewegungssystem unserem Willen und auch Mutwillen unterstellt ist, hat es keine andere Möglichkeit sich zu wehren, als Schmerzen zu verursachen. Auf diese Weise werden unsere Willkürbewegungen in gewissen tragbaren Schranken gehalten. Deshalb ist auch das **Bewegungssystem** die **häufigste Ursache des Schmerzes** beim menschlichen Organismus. Es ist kein Zufall, dass sich der Übertragungsschmerz aus anderen Organsystemen im Bewegungssystem kundtut. Nicht umsonst finden sich Schmerzrezeptoren dort, wo sich Spannung im Bewegungssystem manifestiert: im Muskel selbst, in den Gelenkskapseln, in den Sehnen- und Bänderansätzen, in den Wurzelscheiden und dem Anulus fibrosus der Bandscheiben.

Schmerz ist das häufigste Symptom einer Funktionsstörung und Funktionsstörungen des Bewegungssystems sind die häufigste Schmerzursache.

Die enge Beziehung von somatischen und **psychischen Faktoren** bei der Schmerzentstehung ist gut zu verstehen. Schon der Schmerz ist sowohl ein physisches als auch psychisches Phänomen. Dasselbe gilt für die Spannung und insbesondere die Relaxation. Es fällt gewiss schwer, psychisch zu entspannen ohne Muskeln zu entspannen, oder umgekehrt, Muskeln zu entspannen ohne psychisch zu entspannen. Diese enge Beziehung gilt für das Bewegungssystem ganz allgemein, weil die Bewegung der Effekt der von der Psyche ausgehenden Willkürbewegung ist.

Da die Bewegung Effekt unserer psychischen Aktivität ist, ist diese ein Faktor der Motorik.

Der nozizeptive Reiz löst eine **Reaktion** im Segment aus, deren Intensität jedoch sehr unterschiedlich sein kann. Das ist klinisch bedeutend, weil man dadurch die Reaktionsfähigkeit im Einzelfall abschätzen kann. Das gilt nicht nur für vegetative Reaktionen, sondern auch für die Muskulatur, die mit Triggerpunkten bzw. Spasmus reagieren kann. Der Begriff der **„Segmentfazilitation“** (Korr) ist deshalb sehr zutreffend. Verschiedene Patienten reagieren nämlich sehr unterschiedlich und derselbe Patient reagiert unter verschiedenen Umständen anders. Wenn beispielsweise ein akuter Schmerz durch Zugluft ausgelöst wird, ist das keineswegs lediglich dem Kältereiz allein zuzuschreiben. Man findet dabei Blockierungen in mehreren Segmenten begleitet von mächtigen Spasmen. Diese Blockierungen sind latent, aber von einer hyperalgetischen Hautzone (HAZ) begleitet. Die Zugluft übt nun einen Reiz auf seine HAZ aus und dieser zusätzliche Reiz führt zu einer vermehrten Reizbeantwortung: Es entstehen Spasmen und die klinisch latenten Störungen können sich manifestieren.

Man sollte den Schmerz nicht mit der mechanischen „Irritation“ von Nervenfasern erklären, wie man es immer wieder zu hören bekommt. Es wäre dies eine merkwürdige Vorstellung vom Nervensystem, einem informationsverarbeitenden System, wenn es vor allem auf Schädigung seiner selbst reagieren würde, und nicht auf Reize, die auf seine Rezeptoren einwirken. Das typische Modell ist der Übertragungsschmerz aus inneren Organen oder der experimentelle Übertragungsschmerz infolge von Injektionen von hypertoner Kochsalzlösung in supraspinale Bänder (nach Kellgren 1939, später Feinstein 1954, Hockaday und Witty 1967) und in Gelenke (Pitha und Drobný 1972).

So wie in diesen Modellversuchen überträgt sich der Schmerz aus den tiefen Strukturen (Gelenken, Muskeln, Bändern, inneren Organen) vor allem in das entsprechende Segment und ruft auch entsprechende hyperalgetische Hautzonen, sogar Parästhesien hervor, sodass er einem Wurzelschmerz ähnlich ist, weshalb er auch von Brügger (1962) als „pseudoradikulär“ bezeichnet wurde. Bei gleichzeitig schmerzhaften Muskeln, Bändern und ihren Ansatzpunkten wird oft von „Myotendinose“ (Brügger) oder auch vom „myofaszialem Schmerz“ (Travell und Simons 1999) gesprochen.

Die Veränderungen an den **Weichteilen**, wie hyperalgetische Hautzonen an Haut und Unterhaut, wurden meist als reflektorisch oder auch sekundär bezeichnet. Dies ist bei akuten Fällen ohne längere Anamnese meist zutreffend, und man sieht, dass diese Veränderungen zurückgehen, wenn man Gelenke und Wirbelsäule behandelt. Im späten, chronischen Stadium hingegen können sich die Veränderungen, besonders an den Faszien und auch Muskeln chronifizieren. Die Faszien verschieben sich zu wenig, Muskeln verkürzen sich und es bilden sich chronische Triggerpunkte. Manche Autoren sprechen von einem „dystrophen Stadium“ (Veselovski und Popeljanski 1982, Popeljanski 1984). Doch auch in diesen Fällen bestehen pathologische Barrieren und es ist möglich, hier ein Release zu erreichen, bei chronischen Triggerpunkten mit Hilfe der Nadelung. Dann zeigt es sich, dass auch diese Veränderungen funktionell und reversibel sind. Wichtig ist es allerdings, dass „klebende“ Faszien, verkürzte Muskeln und chronische Triggerpunkte nicht nach einer manipulativen Behandlung von Blockierungen zurückgehen, sondern umgekehrt, wenn nicht spezifisch behandelt, chronisch rezidivierende Blockierungen verursachen.

Als Modell wurden charakteristische schmerzhafte Störungen im Segment beschrieben. Man sollte jedoch nicht vergessen, dass die zentral gesteuerte **Schmerzschwelle** nur überschritten wird, wenn der nozizeptive Reiz eine gewisse Intensität erreicht hat. Erst dann kommt es zur Wahrnehmung des Schmerzes. Es kommt deshalb nicht selten vor, dass man bei genauer Untersuchung klinische Veränderungen findet, der Patient jedoch keinerlei Schmerz empfindet.

Wir sehen also, dass Funktionsstörungen des Bewegungssystems **nozizeptive Reize** auslösen, die sich sowohl im Segment als auch suprasegmental und auf zentraler Ebene auswirken. Der gesamte Komplex funktionsbedingter Störungen soll als „funktionelle Pathologie des Bewegungssystems" bezeichnet werden.

Der Komplex von vorwiegend mechanischen Funktionsstörungen und reflektorischen Veränderungen kann als funktionelle Pathologie des Bewegungssystems bezeichnet werden.

Leider ist die Unkenntnis, oft gemischt mit skeptischer Ablehnung von Funktionsstörungen so verbreitet, dass der Begriff der „funktionellen Pathologie" als eine Art Ausrede für die Unkenntnis der wahren Ursachen oder Pathologie der meisten Schmerzzustände des Bewegungssystems und der Wirbelsäule dient. Wie aber kann man sonst erklären, dass nach manipulativen Eingriffen oft nicht nur der Schmerz sistiert, sondern sich auch die Beweglichkeit normalisiert sowie muskuläre Triggerpunkte und hyperalgetische Hautzonen augenblicklich verschwinden? Dabei handelt es sich nicht um Zufälle; bei genauer klinischer Untersuchung kann man den rasch eintretenden Effekt voraussagen. Wären es pathomorphologische Veränderungen, müssten diese abheilen, und das braucht Zeit.

Zum besseren Verständnis ein einfacher Vergleich: Ein Auto kann versagen, weil ein Zylinder geborsten oder ein Kugellager zerbrochen ist (pathomorphologische Veränderung). Es kann jedoch auch fahrunfähig sein, weil die Zündung oder der Vergaser verstellt sind. In diesem Fall ist das Material intakt, die Störung ist nur funktionell-reversibel und nach Adjustierung augenblicklich behoben.

Ein Grund nicht anzuerkennen, dass Funktionsstörungen im Bewegungssystem die häufigste Schmerzursache sind, besteht darin, dass hier lediglich klinische Beweise bestehen, die sich vielfach auf die **Palpation** stützen, weshalb sie als subjektiv abgelehnt werden. In diesem Zusammenhang wird die Diagnostik als wissenschaftliche Disziplin systematisch unterschätzt und praktisch vernachlässigt. Ähnliches gilt für die Lösung des Rätsels des Schmerzes bei Funktionsstörungen des Bewegungssystems: Spannung geht mit Schmerzen, Entspannung mit Nachlassen des Schmerzes einher. Der Schlüssel zu dieser Erkenntnis liegt in der Palpation.

Die grundlegende Differenzialdiagnostik beim Bewegungssystem umfasst deshalb die Unterscheidung zwischen (vorwiegend) pathomorphologischen und funktionellen Störungen. Aber auch dort, wo eine pathomorphologische Läsion besteht, spielen funktionelle Störungen eine erhebliche Rolle und müssen als solche behandelt werden, einschließlich der Rehabilitation.

2.12 Der Wurzelschmerz

Nachdem ausdrücklich betont wurde, dass Schmerzen im Bewegungssystem das Ergebnis einer nozizeptiven Stimulation von Schmerzrezeptoren sind, ist es notwendig zu zeigen, wie und warum der **Schmerz** bei einer **Wurzelkompression** eigentlich entsteht. Die mechanische Kompression eines Nervs führt selbst zu keinem Schmerz, sondern zur Anästhesie, Parästhesie und zu Paresen. Man vergisst dabei, dass die komprimierende Bandscheibe, bevor es zur eigentlichen Kompression der Nervenfasern kommt, die Dura mater und die Wurzelnervenscheiden trifft, die reichlich mit Rezeptoren versehen sind (Wyke 1980), und es bei der Bewegung des Körpers und der Beine zum Reiben der Dura mater am Diskus kommt. Man sollte nicht vergessen, dass das Lasègue-Zeichen auch beim Wurzelkompressionssyndrom ein meningeales Zeichen ist. Dies entspricht auch dem klinischen Verlauf: Meist kommt es zuerst zu heftigen Schmerzen, während die neurologischen Ausfallserscheinungen erst später folgen. Weitere klinische Beobachtungen gehen in dieselbe Richtung. Černý (1948) konnte mit seiner Autodermographie bei Wurzelschmerzen zeigen, dass diese das Segment des Bandscheibenvorfalls verlässlicher lokalisierte als die neurologischen Ausfallserscheinungen. Das ist bei genauer Kenntnis der anatomischen Verhältnisse erklärlich. Denn in den Spinalnerven verlaufen reichlich Übergangsfasern aus den Nachbarsegmenten, weshalb es beim Ausfall nur eines Spinalnervs meist zu keinen Ausfallserscheinungen kommt. Die Wurzelareale überlappen sich.

Henraets (1959) konnte allerdings zeigen, dass dies nicht immer der Fall ist. Bei neurochirurgischen Eingriffen stellte er nämlich fest, dass die Spinalnerven von sehr unterschiedlicher Dicke sind. Wenn einer sehr dick ist, dann ist in der Regel der Nachbarnerv dünn. Die Erklärung liegt in der Menge der Übergangsfasern in den einzelnen Spinalnerven. Wenn ein dünner Spinalnerv komprimiert oder gar durchtrennt wird, kommt es zu keinerlei Ausfallserscheinungen, weil die Übergangsfasern in den Nachbarwurzeln ausreichend kompensieren. Anders ist es jedoch, wenn eine dicke Faser durchtrennt wird. In den meist dünnen Nachbarfasern sind nur wenig Übergansfasern, die den Ausfall kompensieren können. Wenn Henraets einen solchen Spinalnerv perioperativ stimulierte (er operierte damals noch in Lokalanästhesie), empfand der Patient Parästhesien auch in den Nachbarsegmenten.

Damit sind auch unsere Befunde mit Starý (1958) im Einklang. Wir machten Nachuntersuchungen bei Patienten nach Bandscheibenoperationen. Damals durchtrennte der Neurochirurg den sensiblen Spinalnerv, wenn er keinen Bandscheibenvorfall finden konnte. Meist merkten das die Patienten kaum. Es fanden sich jedoch Patienten, die nach solch einem Eingriff permanent über Taubheitsgefühle und vor allem auch Propriozeptionsstörungen klagten. In diesen Fällen handelte es sich offensichtlich um die Durchtrennung einer dicken Nervenwurzel nach Hanraets.

Der Schmerz infolge der Durarezeptorreizung ist ein **Übertragungsschmerz**, der genau dem Segment entspricht, und gerade diesen Projektionsschmerz zeigt die Autodermographie nach Černý. Der Wurzelschmerz ist also ein Gemisch aus Übertragungsschmerzen von Durarezeptoren und **neurologischen Ausfallserscheinungen**. Damit lässt sich erklären, dass die Autodermographie, bei der der Patient seinen Projektionsschmerz selbst zeichnet, am genauesten den Bandscheibenprolaps klinisch lokalisiert.

Noch eine weitere Beobachtung deutet auf einen funktionellen Faktor beim Wurzelkompressionssyndrom hin. Es kommt nicht selten vor, dass sich ummittelbar nach einer Manipulation, ja sogar nach Traktion, die Kraft abgeschwächter Muskeln bessert, seltener sogar der Sehnenreflex. Dies konnte sogar elektromyographisch nachgewiesen werden (☞ Abb. 2.12, 2.13). Das geht auch aus Arbeiten von Drechsler et al. (1967) und Hanák (1970) hervor. Sie konnten zeigen, dass auch bei echten Wurzelkompressionssyndromen mit abgeschwächten Muskeln die Nervenleitgeschwindigkeit normal sein kann. Sie deuteten dann die Abschwächung als reflektorische Hemmung. Drechsler folgerte zusätzlich, dass eine verringerte Nervenleitgeschwindigkeit ein ungünstiges prognostisches Zeichen ist.

Beim Wurzelkompressionssyndrom handelt es sich um eine Mischung von Wurzelkompression und reflektorischen Erscheinungen, wobei der vor allem durch Rezeptorreizung hervorgerufene Übertragungsschmerz für die Lokalisation der Schmerzursache entscheidend ist.

2.13 Der Begriff „vertebragen"

Nachdem die Bezeichnungen „degenerative Erkrankung" und „Diskopathie" als unzutreffend abgelehnt wurden, hat sich der Begriff **„vertebragen"** eingebürgert. Auch diese Bezeichnung ist nicht ganz zutreffend; sie bezieht sich auch auf pathologische Zustände, wie die ankylosierende Spondylitis, und ignoriert Funktionsstörungen, die nicht im Bereich der Wirbelsäule liegen. Die Bezeichnung „vertebragen" ist also nur dann akzeptabel, wenn man sie als **pars pro toto** anwendet. Wenn man sie auf Rückenschmerzen und mit diesen im engsten Zusammenhang stehenden Störungen beschränkt, ist kaum etwas dagegen einzuwenden. Strittig wird es, wenn man mit diesem Begriff auch Eingeweideschmerzen bezeichnen wollte, was insbesondere dann der Fall wäre, wenn diese erfolgreich behandelt würden.

Diese Streitfrage wird meist dann gegenstandslos, wenn man den Übertragungsschmerz, bzw. weniger genau gesagt den Ausstrahlungsschmerz, richtig versteht. Aus den Veröffentlichungen von Melzack und Wall (1965), Bonica und Albefessard (1976), Milne, Foreman et al. (1981) geht hervor, dass nozizeptive Reize aus allen Strukturen desselben Segments in Rückenmarkszellen in der Lamina V des Hinterhorns konvergieren. Das gilt ebenso für Reize, die von den Rezeptoren der Gelenkskapseln der kleinen Wirbelgelenke, des Anulus fibrosus oder jedes inneren Organs ausgehen. Schon daraus ist es verständlich, wie leicht das Bewegungssystem (Wirbelsäule) einen Eingeweideschmerz, oder umgekehrt, ein Schmerzreiz aus einem inneren Organ einen Schmerz im Bewegungssystem nachahmen kann. Wir müssen deshalb dieses differentialdiagnostische Problem immer wieder vor Augen haben. Die therapeutischen Konsequenzen gehen daraus klar hervor. Dabei ist zu betonen, dass viele Beschwerden, die als „funktionell" bezeichnet werden, ihren Ursprung im Bewegungssystem haben.

Wie noch in weiteren Abschnitten dieses Buches erklärt werden soll, sind die vertebroviszeralen Beziehungen recht komplex, weshalb man mit der Bezeichnung „vertebragen" nur mit Vorsicht umgehen sollte. Oft gibt es nämlich mehrere pathogenetische Faktoren. In solchen Fällen ist es dann zutreffender, von einer Erkrankung mit einem **„vertebragenen Faktor"** zu sprechen. Ein gutes Beispiel ist die Migräne, deren eigentliche Ursache unbekannt ist, bei der jedoch wichtige Schmerz auslösende Befunde im Bewegungssystem die Regel sind. Die Bezeichnung „vertebragen" sollte daher auf diejenigen Fälle beschränkt werden, bei denen die Wirbelsäule (das Bewegungssystem) die entscheidende Rolle spielt, z. B. wenn man einen Schwindel als vertebragen bezeichnet.

Wie Junghanns (1957) betonte, kann sich die Rolle des vertebragenen Faktors auch im Laufe der Zeit ändern. Er kann einen Krankheitszustand auslösen, dieser kann sich jedoch später verselbstständigen. Gutzeit (1953) bezeichnet die Rolle der Wirbelsäule sehr treffend manchmal als „Initiator", dann wieder als „Provokator" und letztlich auch als „Multiplikator" eines Krankheitszustandes.

Von vertebragener Störung sollte nur dann gesprochen werden, wenn damit ausgedrückt werden soll, dass im vorliegenden Krankheitsfall die Wirbelsäule den primären und entscheidenden Faktor in der Pathogenese darstellt.

2.14 Schlussfolgerungen

- Es ist nicht möglich, nur mit morphologischen Veränderungen die Pathogenese der Mehrzahl schmerzhafter Erkrankungen des Bewegungssystems zu erklären. Diese spielen vielfach die Rolle eines Locus minoris resistentiae.
- Die häufigste Ursache von Schmerzen im Bewegungssystem ist eine Funktionsstörung, sei es im Gelenk, im Muskel, in den Weichteilen, in der Statik oder Dynamik (den motorischen Stereotypien).
- Die häufigste Ursache von Funktionsstörungen ist eine Überlastung, die durch Überanstrengung, ungünstige motorische Stereotypien, Störungen der Statik, ein Trauma oder viszerale Erkrankungen verursacht wird. Es gehören hierher auch Gelenkblockierungen, muskuläre Triggerpunkte und Weichteilläsionen, insbesondere von Faszien und aktiven Narben. In allen diesen Fällen kommt es zur vermehrten Spannung.
- Lang anhaltende Funktionsstörungen im Segment führen letztlich zu degenerativen (adaptiven) Veränderungen und bleiben nicht auf das betroffene Segment beschränkt, sondern wirken sich auf das gesamte System aus.
- Das Bewegungssystem mit der Wirbelsäule bildet eine Funktionseinheit, die jegliche Störung kompensieren muss, um das Gleichgewicht aufrechtzuerhalten. Mit anderen Worten: Das Bewegungsprogramm wird umprogrammiert. So entstehen kompensatorische, oft Schmerz lindernde motorische Stereotypien, die weiter bestehen können, auch wenn die primäre Ursache nicht mehr vorhanden ist.
- Die mechanische Störung der Funktion allein genügt nicht, um einen Schmerz zu verursachen. Sie stellt jedoch einen nozizeptiven Reiz dar, der Veränderungen vor allem im Segment hervorruft, die bei genügender Intensität die Schmerzschwelle überschreiten und als Schmerz empfunden werden. Es ist anzunehmen, dass der spezifische Schmerzreiz bei Funktionsstörungen die vermehrte Spannung ist.
- Der Schmerz ist bei Funktionsstörungen vor allem ein warnendes Signal, das uns dazu bewegen sollte, die Fehlfunktion zu korrigieren, bevor es zu einem morphologischen Dauerschaden kommt. Er ist der häufigste Schmerz im menschlichen Organismus.
- Kann der Patient seinen Schmerz beschreiben und lokalisieren und man findet bei der klinischen Untersuchung die entsprechenden, vor allem reflektorischen Zeichen, muss nach Ausschluss grob pathologischer Befunde die relevante Funktionsstörung diagnostiziert werden. Nicht erkannte Funktionsstörungen sind die häufigste Ursache von Schmerzen im Bewegungssystem, und die Therapie, die nur auf das Symptom Schmerz abzielt ohne Kenntnis und Analyse der sie verursachenden Funktionsstörung, ist wirkungslos und frustrierend.
- Den Komplex funktioneller Veränderungen des Bewegungssystems mit seinen reflektorischen Auswirkungen kann man als „funktionelle Pathologie des Bewegungssystems“ bezeichnen.

3 Funktionelle Anatomie und Radiologie der Wirbelsäule

Genaue anatomische Vorstellungen sind die Voraussetzung für manuelle Techniken, besonders bei der Behandlung der Wirbelsäule. Die Lehrbücher der Radiologie sind vor allem an der Morphologie interessiert. Uns geht es jedoch vor allem um die Funktion, was auch in diesem Lehrbuch konsequent zum Ausdruck kommt. Mit Hilfe radiologischer Funktionsuntersuchungen kann man vieles bei der manuellen Diagnostik besser verstehen. Um jedoch Röntgenbilder vom funktionellen Standpunkt aus interpretieren zu können, ist die genaue Kenntnis der Röntgenanatomie, wie sie hier wiedergegeben wird, Voraussetzung und bedarf es gewisser technischer Voraussetzungen.

3.1 Allgemeine Prinzipien

Für unsere Zwecke sollen drei grundsätzliche **Aufgaben** der **Röntgendiagnostik** unterschieden werden:

- Strukturdiagnostik
- Funktionsdiagnostik der Wirbelsäulenbeweglichkeit (Kinematik)
- Funktionsdiagnostik der Statik (Interpretation der Wirbelsäulenkrümmungen).

3.1.1 Strukturelle Diagnostik

Die strukturelle Diagnostik informiert über die **Morphologie der knöchernen Strukturen**. Das ist der wesentliche Aspekt der herkömmlichen, hauptsächlich morphologisch orientierten Röntgendiagnostik, die die Grundlage unseres Wissens bildet. Für die manuelle Therapie ist sie insofern von großer Bedeutung, weil sie vor schwer wiegenden diagnostischen Irrtümern und vor einer manuellen Behandlung bei Entzündungen, Tumoren, Frakturen u. a. warnt. Sie zeigt ferner Anomalien und Formveränderungen, wie z. B. Asymmetrien, die für die Funktion eine Bedeutung haben. Die strukturelle Diagnostik wird in den Lehrbüchern der Radiologie abgehandelt, und deshalb sollen hier nur die morphologischen Veränderungen aufgeführt werden, die für das Verständnis der Funktionsstörungen von Bedeutung sind.

3.1.2 Funktionsdiagnostik der Wirbelsäulenbeweglichkeit (Kinematik)

Die Funktionsdiagnostik im engeren Sinn umfasst die **Bewegungsstudien** der Wirbelsäule. Es handelt sich um Aufnahmen in **Extremstellungen**, in Vorbeuge, Rückbeuge, Seitneigung und seltener Rotation. Nur diese Art der Untersuchung gibt unmittelbare Auskunft über Funktionsstörungen im Bewegungssegment, auch vor und nach einer Behandlung. Sie hat ihren Wert für die Dokumentation und Begutachtung. Als Routineverfahren ist sie zu umständlich, kostspielig und die Strahlenbelastung ist zu hoch. Da einen die manualtherapeutische Untersuchung über die Beweglichkeit und ihre Störungen gut unterrichtet, kann man in der Regel auf Bewegungsstudien verzichten. Sie haben jedoch große Bedeutung für die Forschung und das Verständnis der Biomechanik der Bewegungsabläufe.

3.1.3 Funktionsdiagnostik der Statik

Obwohl beim Wort Funktionsdiagnostik vor allem an Bewegungsstudien gedacht wird, ist die Diagnostik statischer Störungen nicht weniger bedeutend. Für diesen Zweck ist es allerdings unerlässlich, dass die Bilder unter **statischer Belastung** im Stand, bei der Halswirbelsäule im Sitzen, unter Standardbedingungen aufgenommen werden. Wie im Weiteren erklärt wird, sollte man die **Wirbelsäulenkrümmungen** vor allem vom Gesichtspunkt der statischen Funktion her beurteilen. Dies gilt sowohl für die sagittale als auch für die frontale Ebene, in der jede schiefe Ebene (beispielsweise des Beckens während des Ganges) eine entsprechende Skoliosierung und auch Rotation zur Folge hat. Die Krümmung kann regelmäßig oder unregelmäßig verlaufen, sodass man dann in einem Segment eine Abwinklung beobachtet – sei es im Sinne einer Skoliose, vermehrten Lordose oder Kyphose, Rotation oder Lateralverschiebung („Offset").

Die Bedeutung von Unregelmäßigkeiten in der **Stellung von Nachbarwirbeln** (Relationsdiagnostik) ist eine große Streitfrage und mit der diskreditierten Subluxationstheorie eng verbunden. Sie hat allerdings enge Beziehungen auch zum Problem der Asymmetrie. Dabei ist zu bedenken, dass ein gewisser Grad einer Asymmetrie die Regel ist. Jirout (1978) konnte zeigen, dass der Atlas bei einer Mehrzahl von Erwachsenen asymmetrisch im Verhältnis zum Axis steht. Bei einem Vergleich von Kindern verschiedenen Alters konnte bewiesen werden, dass die Zahl von Asymmetrien im Alter zunimmt, was besonders leicht an der Stellung der Dornfortsätze festzustellen ist. Jirout folgerte daraus, dass diese Asymmetrien während der Ontogenese infolge des asymmetrischen Muskelzuges bei Dominanz einer Hemisphäre zustande kommen.

Daraus geht hervor, dass Asymmetrien und andere Unregelmäßigkeiten an und für sich nicht pathologisch sind, jedoch Ausdruck funktioneller Asymmetrien sein können. Man weiß beispielsweise, dass bei asymmetrischer Rotationsstellung des Axis in Neutralstellung die gesamte Halswirbelsäule bei der Seitneigung asymmetrisch rotiert. Im Allgemeinen sollte man jedoch bei der Beurteilung von Asymmetrien im Röntgenbild zurückhaltend sein und diese im Hinblick auf die Klinik beurteilen.

Ein **Vorteil** der statischen Funktionsdiagnostik ist ihr geringer Aufwand. Es genügen zwei zueinander senkrecht stehende Projektionen, allerdings unter der Einhaltung einer gewissen standardisierten statischen Belastung. Da die Haltung für jeden weitgehend charakteristisch ist, ist sie auch weitgehend konstant. Gutmann (1978) drückte sich über die Statik folgendermaßen aus: „Die dominierende Funktion der Wirbelsäule ist die Statik. Alle übrigen Funktionen sind den Anforderungen der aufrechten Haltung auf zwei Beinen untergeordnet. Der menschliche Organismus nimmt eher den Verlust an Beweglichkeit oder den Wurzelschmerz in Kauf, als den Verlust der aufrechten Haltung."

3.2 Technische Voraussetzungen der Funktionsdiagnostik

In technischer Hinsicht ist die Funktionsdiagnostik der Wirbelsäule anspruchsvoll und sollte folgende **Kriterien** erfüllen:

- Die Aufnahmen sollten, soweit es möglich ist, in einer für den Patienten natürlichen Haltung angefertigt werden, meistens im Stehen oder Sitzen, mit Ausnahme der antero-posterioren Aufnahme (a.p.-Aufnahme) der Halswirbelsäule, die im Liegen eingestellt wird. Deshalb sollten eigentlich geringe Neigungen oder Rotationen nicht korrigiert werden. Diesen Grundsatz kann man aber nur dann respektieren, wenn er

mit den folgenden beiden Bedingungen vereinbar ist:
- Beurteilbarkeit der Aufnahmen
- Reproduzierbarkeit und Vergleichbarkeit.

Man muss deshalb verlässliche Kriterien für die Vergleichbarkeit haben. Da die **Beurteilbarkeit** eine Vorbedingung für die Auswertung ist, müssen Verzerrungen durch Projektionsfehler vermieden werden. Deswegen ist man oft gezwungen, eine Seitneigung (im Seitenbild) und Rotationen (in beiden Ebenen) zu korrigieren. Das Format muss groß genug sein, um Anhaltspunkte für Vergleiche liefern zu können. Bei der Seitenprojektion der Halswirbelsäule im Sitzen muss der harte Gaumen zur Beurteilung der Kopfhaltung und der Unterkiefer als Anzeichen einer möglichen Seitneigung oder Verdrehung sichtbar sein. Die lumbale a.p.-Aufnahme muss u.a. das Steißbein und die Symphyse zeigen, um die korrekte Einstellung beurteilen zu können. Wenn nur geringfügige Zentrierungsfehler bestehen, kann man unter diesen Voraussetzungen die Aufnahmen doch beurteilen und vergleichen.

Da die Wirbelsäule eine funktionelle Einheit ist, ist die adäquate Form der Röntgenuntersuchung die Röntgenganzaufnahme. Alles, was dazu erforderlich ist, sind ein a.p.- und seitliches Bild im Stehen und eine standardisierenden Stellung der Füße. Wenn das nicht möglich ist, muss man die abgebildeten Wirbelsäulenabschnitte im Hinblick auf den klinischen Befund beurteilen, der das, was im Röntgenbild fehlt, ergänzen muss.

3.3 Lendenwirbelsäule und Becken

3.3.1 Aufnahmetechnik

Um die statische Funktion und gleichzeitig auch die morphologischen Veränderungen zur Darstellung zu bringen, genügen für die Routineuntersuchung eine a.p.- und eine seitliche Aufnahme im Stehen. Dabei macht man vom verschiebbaren **Kopflot nach Gutmann** (1978) Gebrauch (☞ Abb. 3.1a–d).

Technisch geht man dabei folgendermaßen vor: Vor der Mitte des Blendenstativs wird auf dem Fußboden, der Kassettenmitte entsprechend, eine Linie gezeichnet. Der Patient stellt für die **a.p.-Aufnahme** beide Füße symmetrisch neben diese Linie, belastet sie symmetrisch und hält die Knie gestreckt. Seine Basis entspricht dann der Kassettenmitte, umgekehrt trifft das von der Kassettenmitte zur Basis gefällte Lot die Mitte zwischen den Fersen (Basislot). Auf der Kassette wird ein verschiebbares Lot mit einem Kontrast gebenden Metallfaden angebracht. Man hebt die Kassette bis zum Hinterhaupt des Patienten an und verschiebt dieses Lot genau unter die Mitte der Hinterhauptschuppe, wo man den Hinterhauptsporn tastet. Damit ist das Kopflot eingestellt. Danach wird die Kassette ohne Seitenverschiebung auf die Lendenregion und das Becken eingestellt. Die Kassettenmitte und der Zentralstrahl liegen jetzt ungefähr auf Nabelhöhe. Die so angefertigte a.p.-Aufnahme zeigt am Schatten des Metallfadens die Kopfstellung (Kopflot) und in der Bildmitte die Lage des Basislots.

In analoger Weise geht man auch bei der **Seitenaufnahme** der Lendenwirbelsäule vor. Der Patient stellt sich quer auf die Linie am Fußboden, die der Kassettenmitte entspricht. Seine Knöchel müssen einen Fingerbreit hinter dieser stehen. Das Kopflot wird nach dem äußeren Gehörgang eingestellt. Dem Vorgehen an der Halswirbelsäule entsprechend bewährt sich hier eine exzentrische Einstellung des Zentralstrahls: Man zielt mit dem Zentralstrahl nicht auf die Kassettenmitte, sondern tiefer, ungefähr auf den lumbosakralen Übergang, d.h. in die Mitte zwischen Beckenkamm und Trochanter major. Das hat zwei große Vorteile:
- Der Strahlenabsorption des (vom Becken überlagerten) lumbosakralen Überganges ist wesentlich höher als in der Lenden-

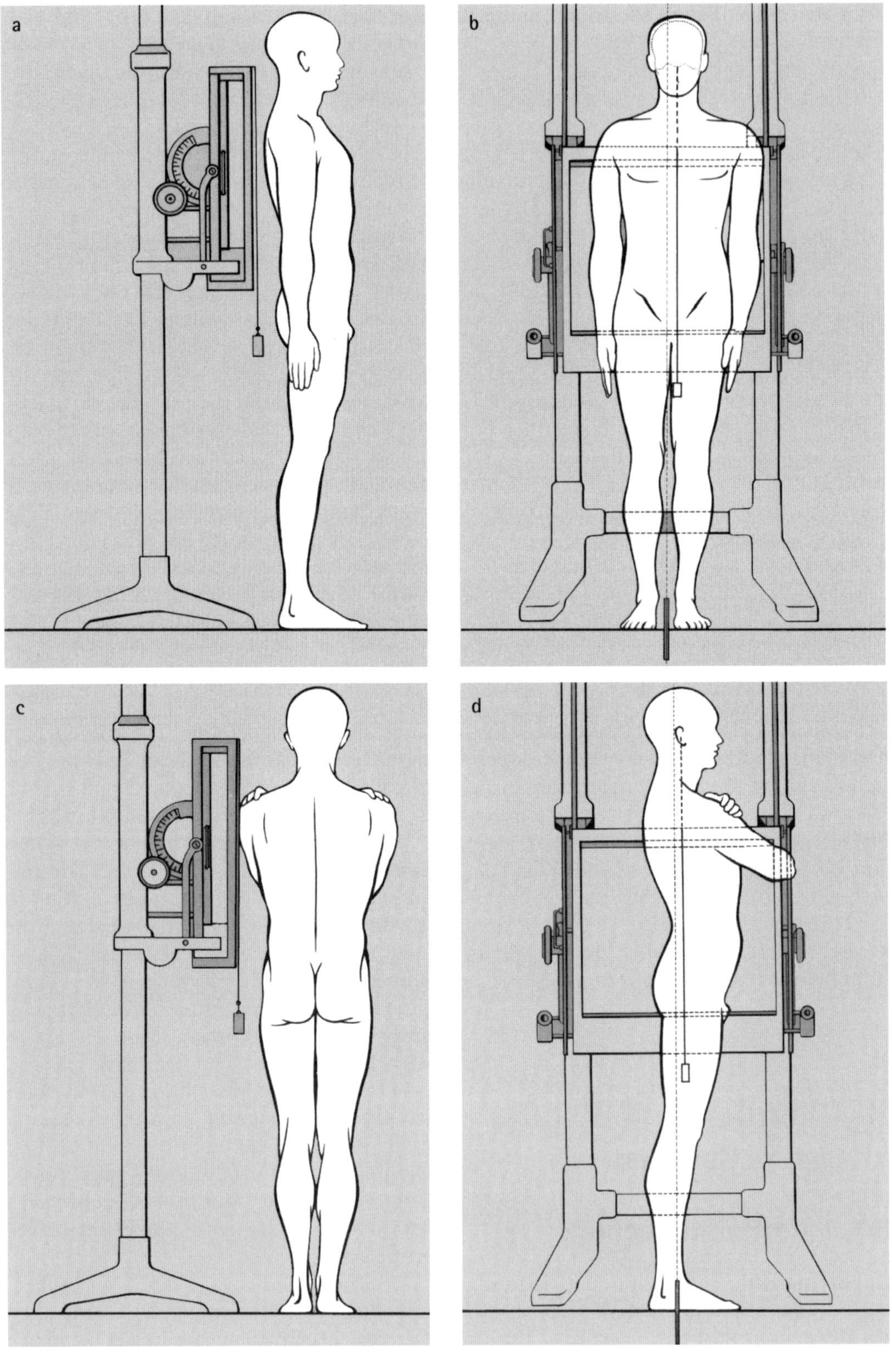
a
b
c
d

◄ **Abb. 3.1:** Aufnahmetechnik der Lendenwirbelsäule nach Gutmann. Einstellung des Kopflots (a) und Stellung während der Aufnahme (b) für die a.p.-Aufnahme. Einstellung des Kopflots (c) und Stellung während der Aufnahme (d) für die seitliche Aufnahme.

wirbelsäule. Wenn man wie üblich den Zentralstrahl auf die mittlere Lendenwirbelsäule einstellt, erhält man entweder einen unterbelichteten lumbosakralen Übergang bei richtiger Exposition der übrigen Lendenwirbelsäule oder eine überbelichtete Lendenwirbelsäule bei gut belichtetem lumbosakralen Übergang. Durch die Einstellung auf den lumbosakralen Übergang erreicht man einen Belichtungsausgleich und bildet sogar die Hüftgelenke gut ab (☞ Abb. 3.2).

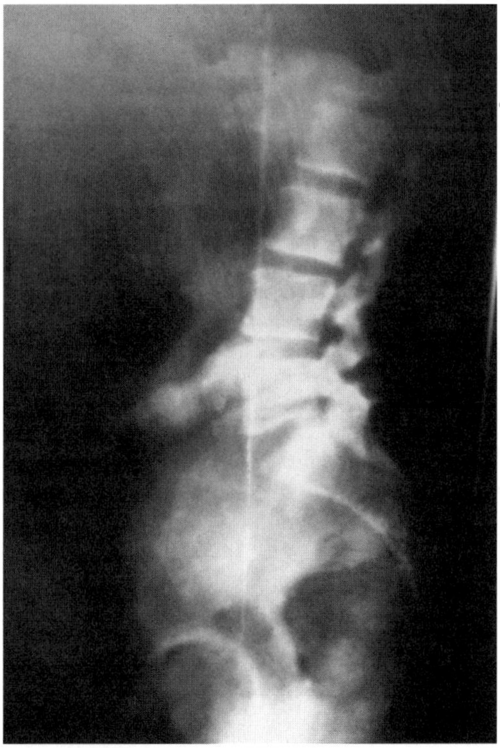

Abb. 3.2: Seitliche Aufnahme der Lendenwirbelsäule mit tadelloser Darstellung des gesamten Beckens einschließlich der Beckenkämme und Hüftköpfe.

▸ Bei der Einstellung des Zentralstrahl auf die Kassettenmitte (mittlere Lendenwirbelsäule) werden die weit auseinander liegenden Beckenkämme und besonders die Hüftegelenkköpfe, deren Stellung für die Beurteilung der Statik von großer Bedeutung ist, auseinander projiziert, während der Projektionsfehler an der viel schmaleren Lendenwirbelsäule nur gering ist.

In beiden Projektionen sollte der Fokus-Filmabstand so groß wie möglich sein, d.h. wie es die Apparatur bzw. die Korpulenz des Patienten erlauben. Erstrebenswert wäre ein Abstand von zwei Metern oder mehr. Aus technischen Gründen muss der Patient seine Arme vor seiner Brust verschränkt haben (☞ Abb. 3.1d). Ist alles fertig eingestellt, sollte man den Faden mit dem Kopflot an der Kassette ankleben, um zu verhindern, dass ihn der Patient verschiebt, und diesen auffordern, sich an die Kassette anzulehnen. Sonst verwackelt er während der langen Exposition die Aufnahme.

3.3.2 Röntgenstatik der Lendenwirbelsäule

Die Aufnahmen im Stehen dienen vor allem zur Beurteilung der Statik. Klinisch können in der **frontalen Ebene** lediglich Hinterhaupthöcker, Dornfortsätze, Beckenkämme, Analfalte, Steißbein, Knie und die Mitte zwischen den Fersen beurteilt werden. In der **sagittalen Ebene** erkennt man die Kopfhaltung, die Stellung der Schultern, der Trochanter und der Knöchel im Verhältnis zum Lot, das vom äußeren Gehörgang ausgeht. Klinisch ist es jedoch unmöglich, die Stellung und Neigung des Kreuzbeins und der kaudalsten Wirbel, die die eigentliche Basis der Wirbelsäule darstellen, zu beurteilen. Ohne diese Kenntnis ist es jedoch nicht möglich, die Statik der Wirbelsäule restlos zu verstehen und zu beurteilen.

Dies kann ein Grund sein, warum Kliniker eher das Gleichgewicht des gesamten Körpers beispielsweise mit Hilfe der Statovektographie untersuchen. Rash und Burke (1971) dagegen wiesen darauf hin, dass bei statischer Belastung jeder Körperabschnitt senkrecht oberhalb der Mitte des Abschnitts, auf den er sich stützt, liegen sollte. Es verstößt gegen dieses Prinzip, wenn das Gleichgewicht mittels ligamentärer Spannung oder intensiver Muskeltätigkeit aufrechterhalten werden muss. Das unter statischen Bedingungen angefertigte Röntgenbild gibt Auskunft gerade über solche Störungen.

An dieser Stelle ist zu betonen, dass sich die Statik in der frontalen Ebene von der Statik in der sagittalen Ebene in ihrem Mechanismus erheblich unterscheidet. Dies geht u. a. aus der Wirkung einer Unterlage unter einen Fuß hervor: Schon der Unterschied von einem Zentimeter wird von einer gesunden Versuchsperson als unangenehm empfunden. Erhöht man jedoch beide Absätze um 1 cm, wird das kaum empfunden. Das ist deshalb der Fall, weil sich in der frontalen Ebene der Körperschwerpunkt oberhalb beider Füße in einem (relativ) stabilen Gleichgewicht befindet, weshalb sich jede mechanische Veränderung (Unterlage) prompt auswirkt; in der sagittalen Ebene dagegen ist der Körper in einem labilen Gleichgewicht oberhalb der kugelförmigen Hüftköpfe. Hier kann sich eine geringfügige mechanische Veränderung kaum auswirken, weil die dynamische Muskelfunktion entscheidet. Diese sollte jedoch möglichst wenig Kraft beanspruchen.

Lendenwirbelsäulenstatik in der Frontalebene

Im **„Idealfall"** verläuft das Becken mit der Wirbelsäule in der a. p.-Projektion gerade und symmetrisch. Protuberantia occipitalis externa, Dornfortsätze, Symphyse und Steißbein stehen in der Mittellinie. In Wirklichkeit ist eine solche Wirbelsäule eine Seltenheit. Man belastet nämlich nicht beide Beine symmetrisch, sondern nimmt eine Ruhestellung ein, wobei man vor allem das Standbein belastet. Beim Gehen schwankt die Wirbelsäule von Seite zu Seite. Dabei bilden sich ständig schiefe Ebenen. Bei der Beurteilung interessiert es deshalb vor allem, wie die Wirbelsäule auf schiefe Ebenen in der frontalen Ebene reagiert.

Die physiologische **Reaktion auf eine schiefe Ebene** kann man an gesunden Versuchspersonen erkennen: Nach Unterlage eines Brettchens unter einen Fuß (sobald die Versuchsperson entspannt ist, beide Beine streckt und belastet) weicht das Becken zur höheren Seite ab (☞ Abb. 3.3).

Im Röntgenbild sieht man nicht nur, dass sich das Becken zur höheren Seite verschoben hat, sondern auch eine Skoliose und Rotation zur tieferen Seite. Der Scheitelpunkt der Skoliose liegt in der mittleren Lendenwirbelsäule und der thorakolumbale Übergang steht senkrecht oberhalb des Kreuzbeins. Der Grad der Rotation hängt vom Grad der Lordose der Lendenwirbelsäule ab. Fehlt die Lordose, wie oft bei einer akuten Lumbago, fehlt auch die Rotation. In kyphotischer Stellung kann die Wirbelsäule sogar in Richtung der Konkavität rotieren.

Die Reaktion der Wirbelsäule auf eine schiefe Ebene ist normal, wenn

- es zu Skoliose zur tieferen Seite kommt
- eine Rotation bei bestehender Lordose zur selben Seite besteht
- der thorakolumbale Übergang sich senkrecht oberhalb des Kreuzbeins befindet
- das Becken zur höheren Seite abweicht (☞ Abb. 3.4).

Die Brustwirbelsäule ist dann in entgegengesetzter Richtung leicht skoliosiert.

Dies entspricht der normalen Statik der Wirbelsäule und steht in enger Beziehung zum Problem der **Beinlängendifferenz**. Von der Statik her ist eine Beinlängendifferenz nur dann von Bedeutung, wenn auch die Basis der Wirbelsäule schief steht (☞ Abb. 3.5).

Dies ist auch der Grund, warum die alte Streitfrage, wie man eine Beinlängendifferenz messen sollte, eigentlich gegenstandslos ist. Man kann zwar klinisch einen Beckenschiefstand feststellen, nicht jedoch die Stellung des Kreuzbeins zum Promontorium und den letzen Wirbeln, d. h. der eigenta

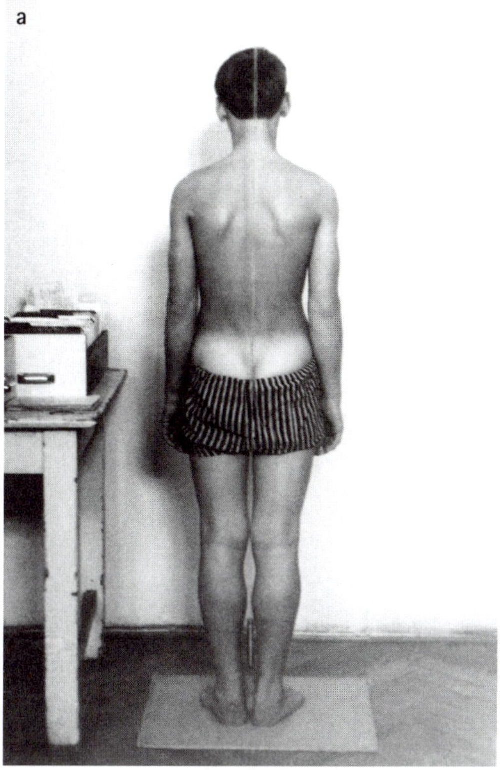

b

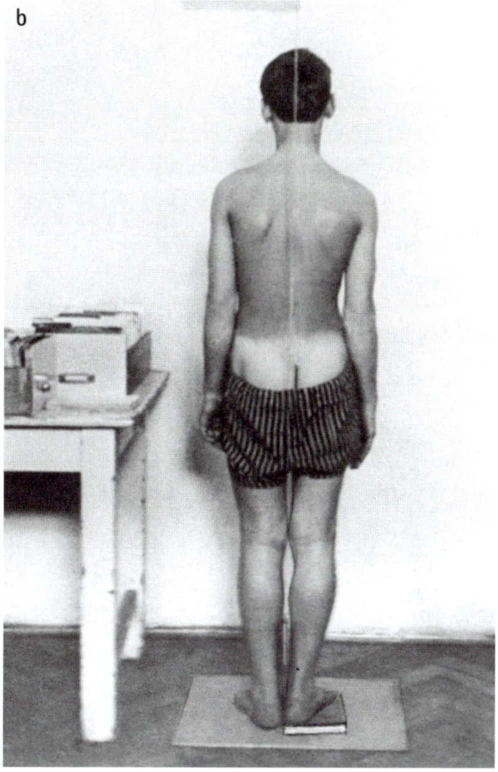

c

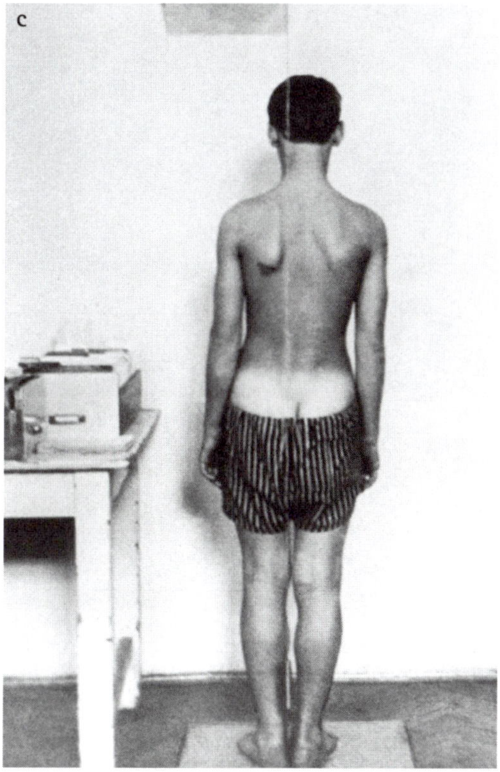

Abb. 3.3: Normale Statik einer Versuchsperson bei symmetrischer Belastung beider Beine (a), mit einem Brettchen unter dem rechten Fuß (b), bei Gewichtsverlagerung auf das rechte Bein (c).

lichen Basis der Wirbelsäule. Diese kann schief stehen bei geradem Becken oder auch umgekehrt gerade verlaufen trotz Beckenschiefstands. Für die Wirbelsäulen- und Körperstatik ist jedoch die Wirbelsäulenbasis ausschlaggebend. Die Stellung dieser kann allerdings nur mit Hilfe eines Röntgenbildes im Stehen festgestellt werden, wie auch die Reaktion der Wirbelsäule auf eine schiefe Basis (☞ Abb. 3.6).

Die wichtigsten **Befunde bei Störung der Statik** sind:

- Schiefe Wirbelsäulenbasis ohne Skoliose oder sogar nicht ausreichende Skoliose. Dies ist dann der Fall, wenn der thorakolumbale Übergang nicht senkrecht oberhalb des lumbosakralen Übergangs steht.

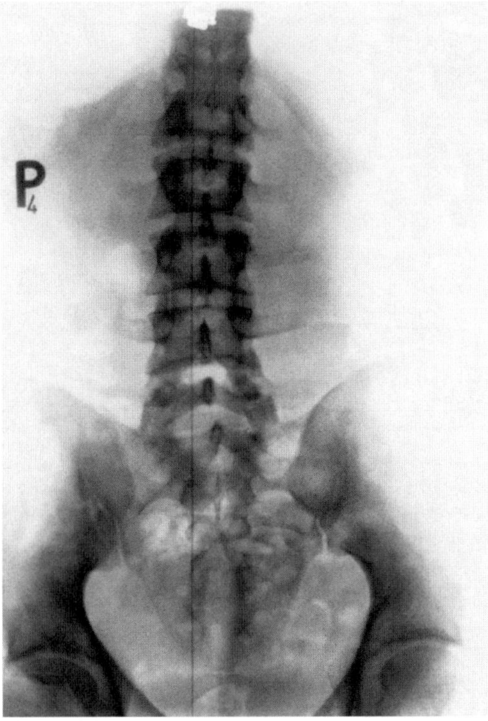

Abb. 3.4: Normale Reaktion der Lendenwirbelsäule und des Beckens auf eine schiefe Ebene

- Fehlende Seitenabweichung des Beckens zur höheren Seite
- Fehlen einer Rotation bei bestehender Skoliose und lordotischer Haltung der Lendenwirbelsäule oder sogar Rotation in Richtung der Konkavität.

Praktisch geht es darum, ob man eine **Absatzerhöhung** verordnen soll. Auch diese Entscheidung ist an erster Stelle eine klinische, der Röntgenbefund kann hier jedoch wertvolle Hinweise geben. Folgende radiologische Kriterien sprechen für eine Absatzerhöhung bei einer schiefen Basis der Wirbelsäule:

- Ist die Skoliose ungenügend, sodass der thorakolumbale Übergang nicht senkrecht oberhalb des lumbosakralen Übergangs steht, oder die Skoliose bleibt aus, soll nach Absatzerhöhung der thorakolumbale Übergang die Senkrechte erreichen oder sich ihr zumindest annähern.

a

b

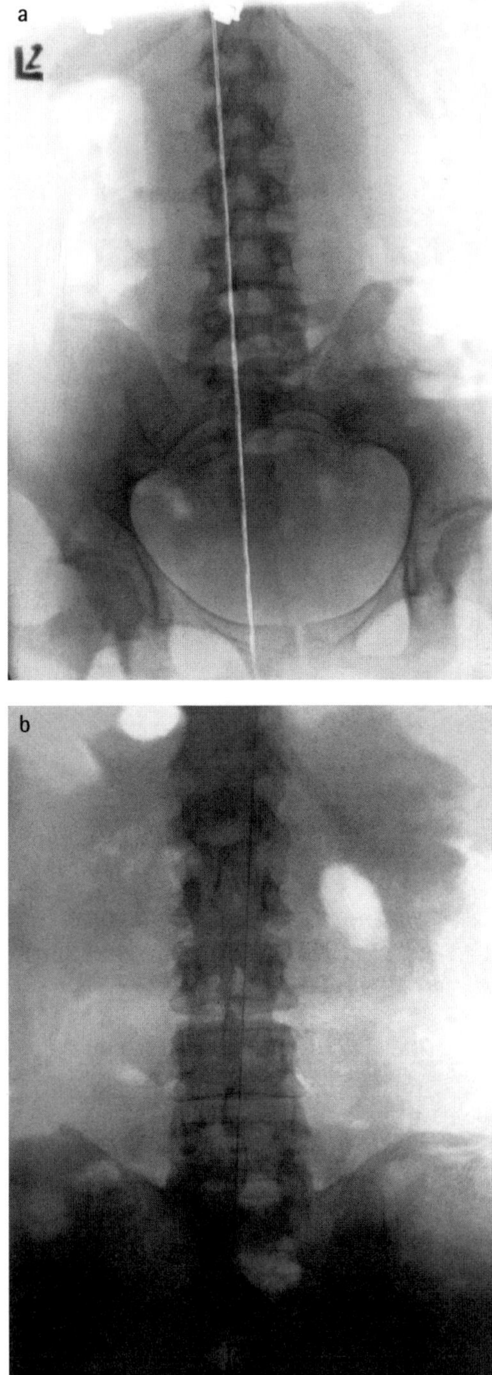

Abb. 3.5: a) Schiefes Becken, aber gerades Promontorium und gerade Wirbelsäule. b) Nach Unterlegen eines Brettchens unter den Fuß Geraderichtung des Beckens, aber schiefes Promontorium und Abweichung der Lendenwirbelsäule vom Lot.

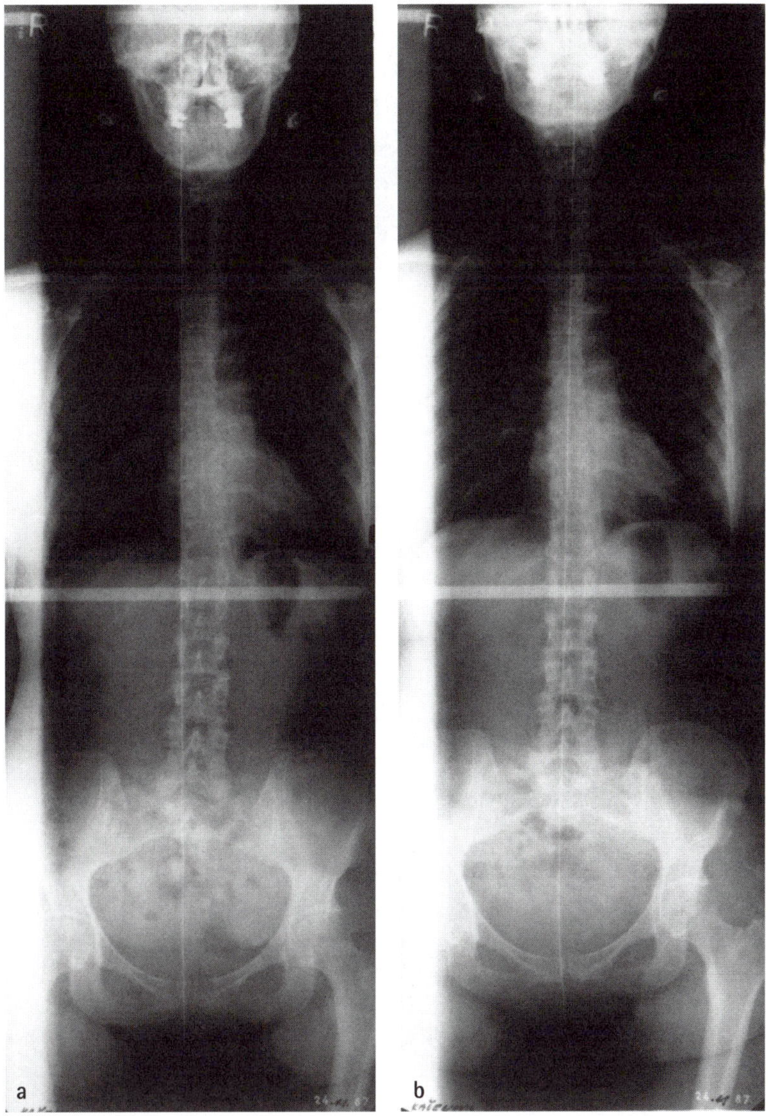

Abb. 3.6: a) Beckenschiefstand mit Schiefstand des Kreuzbeins, das links tiefer steht, mit Skoliose nach links sowie Kopf- und Halsdeviation nach links. b) Nach Unterlage eines Brettchens unter den rechten Fuß Geraderichtung der Lendenwirbelsäule und des Kopfes.

- Ist das Becken zur höheren Seite verschoben, sollte es sich nun in Mittelstellung befinden.
- War die Skoliose im statischen Gleichgewicht, sollte sie sich verringern.

Von all dem sollte man sich im Röntgenbild überzeugen. Es ist nämlich immer möglich, dass die Wirbelsäule auf die Unterlage „positiv" oder „negativ reagiert, d.h. sie kann die Korrektur annehmen oder auch nicht. Wenn die Wirbelsäule sich negativ verhält, wäre es ein Fehler, ihr die Korrektur aufzuzwingen, weil sich damit die Verhältnisse an der Basis nur verschlechtern können (☞ Abb. 3.7).

Die typische Reaktion bei schiefen Ebenen im Röntgenbild während des **Tretens im Stand** wurde von Illi (1954) und von Edinger (1957) beschrieben. Dabei traten bei jedem Schritt schiefe Ebenen mit einer entsprechenden Skoliose zur betreffenden Seite auf, die bei L3 gipfelte. Der thorakolumbale Übergang blieb stets senkrecht oberhalb des Kreuzbeins. Oberhalb von

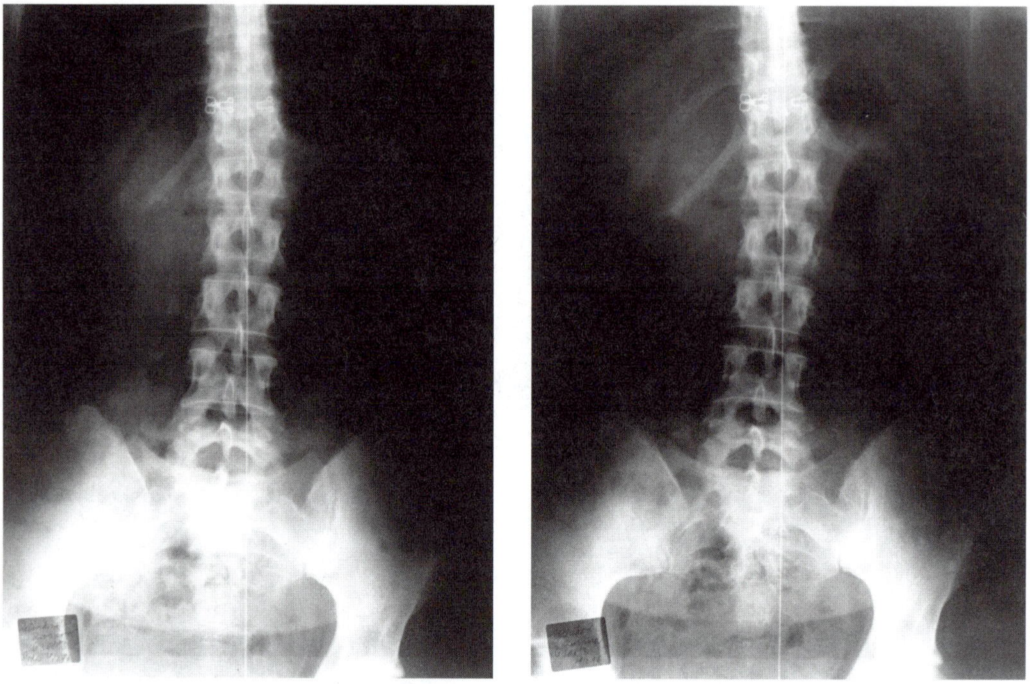

a b

Abb. 3.7: a) Beckenschiefstand mit schiefem Kreuzbein, das links tiefer steht, mit nicht ausgewogener Linksskoliose. b) Nach Unterlage eines Brettchens unter den linken Fuß steht das Becken mit dem Kreuzbein horizontaler, nicht jedoch L5. An der übrigen Wirbelsäule hat sich nichts verändert. Die Linksverlagerung des Beckens und des Kopflots bedeutet, dass der Patient das linke Bein mehr belastet. Verschlechterung der Stellung von L5 zu S1.

Th12 bestand eine Skoliose der Brustwirbelsäule in der entgegengesetzten Richtung. Diese war jedoch abgeflacht. Nach Biedermann und Edinger ist somit der thorakolumbale Übergang eine Art Knotenpunkt, der sich nicht mehr als 4 cm von Seite zu Seite bewegen sollte.

Das Verhältnis von der **Skoliose** zur Rotation in Abhängigkeit von der Krümmung in der sagittalen Ebene wurde von Lovett (1907) beschrieben, wonach die Lendenwirbelsäule im Sinne der Skoliose dann rotiert, wenn diese lordotisch ist, nicht jedoch in Kyphose. Das ist durch die gute Beweglichkeit der Wirbelkörper in Seitneigung und die hemmende Wirkung der Bogengelenke, die in lordotischer Haltung ineinander geschoben sind, gut erklärbar. In kyphotischer Haltung dagegen sind die Bogengelenke viel weniger in Kontakt, die Wirbelkörper stehen dagegen mehr unter Druck und sind daher bei der Seitneigung weniger beweglich. Hier kommt es also nicht zur Rotation bzw. sogar zur Rotation in der entgegengesetzten Richtung. Dies ist bei akuter Lumbago oder beim Wurzelkompressionssyndrom manchmal der Fall (☞ Abb. 3.8). Diese Tatsache kann man sogar klinisch an Gesunden feststellen. Wenn man eine Versuchsperson in Lordose zur Seite beugt, bleiben die Dornfortsätze in Mittellinie: Die Wirbel rotieren im Sinne einer Skoliose. Wenn man sie hingegen in Kyphose zur Seite neigt, beschreiben die Dornfortsätze einen skoliotischen Bogen, sie bewegen sich also parallel mit den Wirbelkörpern.

Lendenwirbelsäulenstatik in der Sagittalebene

In der sagittalen Ebene ist oft von „normalen“ **Krümmungen** die Rede. Gemeint da-

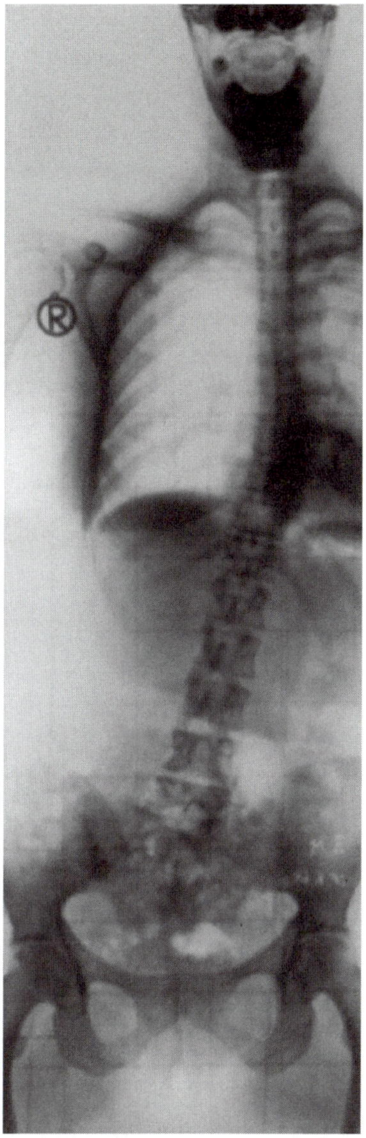

Abb. 3.8: Typische Schonhaltung bei Lumbago bzw. Wurzelkompressionssyndrom („paradoxe Skoliose"): Gerades Becken, unausgewogene Skoliose nach rechts mit Linksrotation und Abweichung des Thorax und des Kopfes nach links bei fehlender Lendenlordose.

mit sind die zervikale Lordose, die thorakale Kyphose, die lumbale Lordose und die kyphotische Krümmung des Kreuzbeins. Sollmann und Breitenbach (1961) haben aufgrund von 1000 Röntgenganzaufnahmen in der Sagittalebene gezeigt, dass eine derartige Norm nicht existiert und dass es bestenfalls möglich ist, von einer „individuellen Norm" zu sprechen. Sie geben jedoch keine Kriterien für eine derartige Norm an.

Cramer (1958) konnte aufgrund von 150 Messungen der Lendenwirbelsäule im Stehen zeigen, dass ein konstantes Verhältnis zwischen der Neigung von L5 und Th12 besteht, und, was noch wichtiger ist, dass Th12 im Durchschnitt 4 cm dorsal von L5 steht. Wir konnten die Befunde von Cramer (Lewit 1973) vollends bestätigen und weiterhin feststellen, dass das Kopflot vom äußeren Gehörgang genau zum Os naviculare hinzielt. Das Promontorium lag durchschnittlich 4 mm vor dem Kopflot und die Hüftgelenksquerachse 12 mm vor dem Kopflot.

Abweichungen von dieser Norm deuten auf **Störungen der Statik** infolge fehlender muskulärer Koordination hin. Am auffälligsten ist dies bei Muskelspasmen, wie bei der akuten Lumbago oder Wurzelschmerzen, bei denen eine Vorhaltung besteht (☞ Abb. 3.9), wobei der thorakolumbale Übergang genau oberhalb oder noch weiter ventral als der lumbosakrale Übergang steht. Umgekehrt ist das bei der schlaffen Haltung, bei der das Promontorium weit vor dem Kopflot und Th12 weit hinter L5 steht (☞ Abb. 3.10).

Die **schlaffe Haltung** ist Ausdruck einer muskulären Dysbalance im Beckengürtel und kann Folge einer Abschwächung der Bauch- und Gesäßmuskeln, aber auch einer Hyperaktivität der Hüftflexoren sein.

Die Krümmung der Lendenwirbelsäule hängt natürlich auch von der Beckenneigung ab, die wiederum vom Beckentyp abhängt, wie noch im Weiteren erklärt werden soll.

Es wäre noch hinzuzufügen, dass eine geringe Krümmung („flacher Rücken") mit großer Beweglichkeit und wenig Stabilität einhergeht, eine erhebliche Krümmung (auch in der Frontalebene) mit mehr Stabilität und weniger Beweglichkeit.

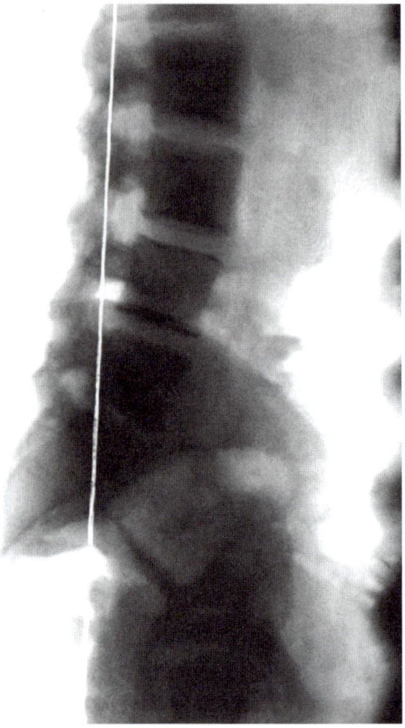

Abb. 3.9: Seitliche Aufnahme der Lendenwirbelsäule mit Vorhaltung des thorakolumbalen Übergangs

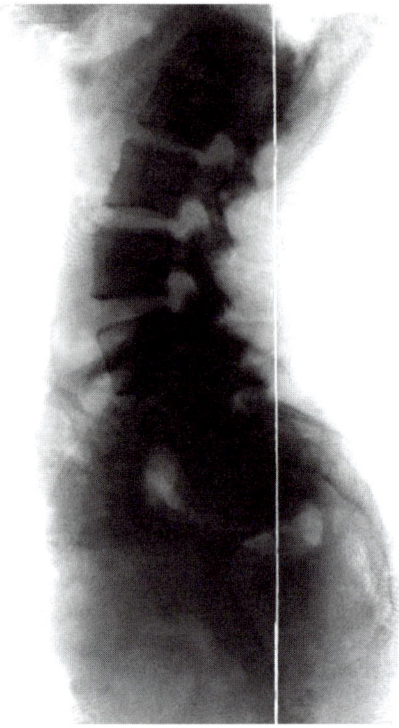

Abb. 3.10: Seitliche Aufnahme der Lendenwirbelsäule mit Anteposition dieser bei schlaffer Haltung

Die Wirbelsäulenkrümmungen sind Ausdruck der statischen Funktion; sie sollten deshalb vor allem in dem Sinne beurteilt werden, ob sie diese Funktion erfüllen oder nicht. In der Frontalebene besteht ein (relativ) stabiles Gleichgewicht, in der sagittalen Ebene hängt alles von der Muskelaktivität ab. Die Krümmung der Lendenwirbelsäule in der sagittalen Ebene ist dann normal, wenn der thorakolumbale Übergang hinter dem lumbosakralen steht, wenn keine übertriebene Vorwärtsverschiebung des Promontoriums besteht (nur 8 mm vor Kassettenmitte, was dem doppelten Durchschnitt entspricht). Auch in der Frontalebene ist das wichtigste Kriterium die Stellung des thorakolumbalen Übergangs senkrecht oberhalb des lumbosakralen. Bei Basisschiefstand reagiert die Wirbelsäule mit Skoliose und Rotation zur tiefer stehenden Seite (bei Lendenlordose) und Abweichung des Beckens zur höher stehenden Seite.

3.3.3 Becken

Das Becken bildet mit der Wirbelsäule eine funktionelle Einheit. Es ist die Basis und gleichzeitig die Verbindung zu den unteren Extremitäten. Es überträgt die Bewegungen von den unteren Extremitäten und federt sie gleichzeitig ab. Auf dem Becken als fester Basis ist die Wirbelsäule wie ein Mast verspannt (Benninghoff). Die Iliosakralgelenke und die Symphyse gewährleisten eine gewisse Beweglichkeit und damit Pufferfunktion des Beckens, gleichzeitig aber auch eine genügende Festigkeit.

Beckentypen

Die Beckenfunktion und ihr **Einfluss auf die Körperstatik** hängen weitgehend vom Beckentyp ab. Diese Kenntnis verdanken wir vor allem Erdmann und Gutmann (1965). Die große Variabilität des Beckens zeugt von der phylogenetischen Instabilität dieser Region. Zeugnis dieser Variabilität ist die Bezeichnung des letzten Lendenwirbels als „Übergangswirbel", weshalb es schwer fällt, hier von einer „Norm" zu sprechen. Sind die Varianten seitenasymmetrisch, entstehen schiefe Ebenen an der Wirbelsäulenbasis mit erheblichen Auswirkungen auf die Wirbelsäulenstatik. Handelt es sich jedoch um symmetrische Varianten, wirken sich diese auf die Länge des Kreuzbeins aus, mit der dessen Stellung und Neigung aufs Engste zusammenhängen.

Erdmann und Gutmann unterscheiden folgende **Beckentypen** hinsichtlich ihres unterschiedlichen Pathomechanismus (☞ Abb. 3.11, Tab. 3.1):

- **hohes Assimilationsbecken:** Typ mit einem langen Kreuzbein und hoch liegenden Promontorium, Neigung zur Hypermobilität („Lockerungstyp") (☞ Abb. 3.17)
- **Normalbecken:** Typ mit durchschnittlicher Länge, Neigung zu Blockierungen („Blockierungstyp")
- **Überlastungsbecken:** Typ mit tief liegendem Promontorium und stark geneigtem Kreuzbein.

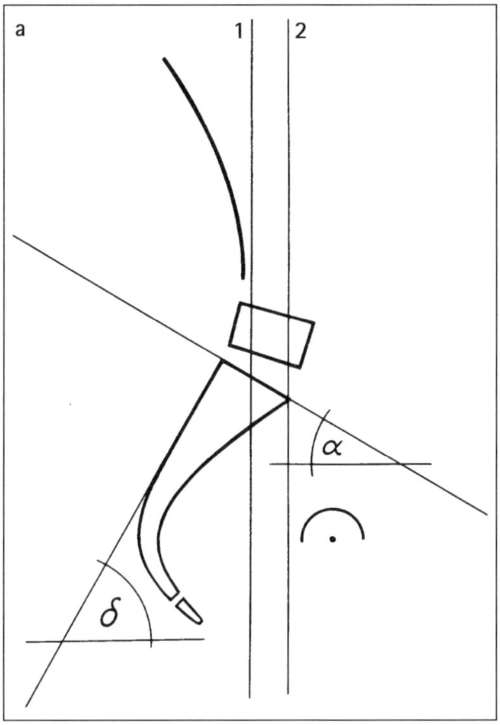

Abb. 3.11: Schematische Darstellung der Beckentypen; Winkel α = Neigungswinkel des Promontoriums, Winkel δ = Neigungswinkel des Kreuzbeins, 1 = Kopf- und Basislot, 2 = Promontoriumslot. a) Hohes Assimilationsbecken. b) Normalbecken. c) Überlastungsbecken.

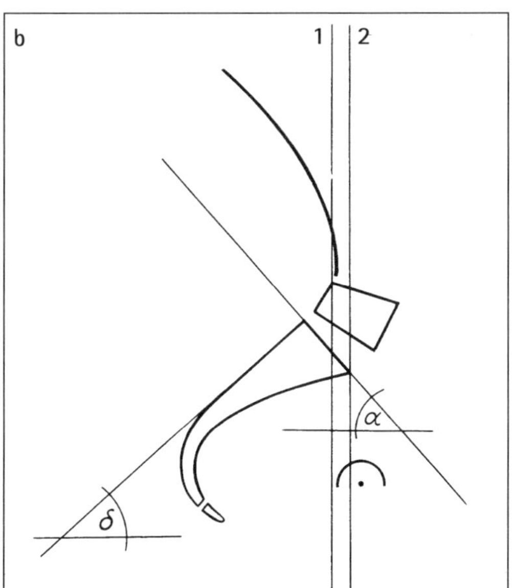

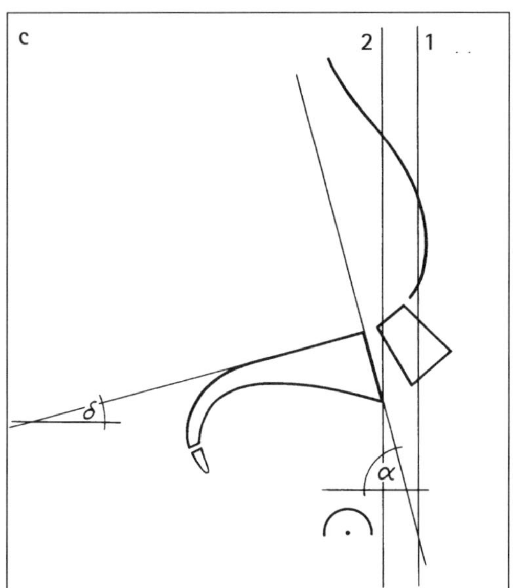

Tab. 3.1: Beckentypen

	Assimilationsbecken	Normales Becken	Überlastungsbecken
Kreuzbeinneigung	50° – 70°	35° – 50°	15° – 30°
Neigung der Deckplatte S1	15° – 30°	30° – 50°	50° – 70°
Lage der Bandscheibe L4	Oberhalb der Beckenkämme	In Höhe der Beckenkämme	Unterhalb der Beckenkämme
Stellung des Promontoriums im Beckenring	Exzentrisch dorsal	In der Mitte	In der Mitte oder ventral
Form von L5	Rechteckig	Trapezförmig	Trapezförmig
Form der Bandscheibe L5	Rechteckig und höher als L4	Keilförmig und niedriger als L4	Keilförmig und niedriger als L4
Beweglichstes Segment	L5/L1	L4/L5	L4/L5
Wirkung des Lig. iliolumbale	Geringe Fixation von L5	Gute Fixation von L5	Gute Fixation von L4 und L5
Gewicht tragende Struktur	Deckplatte von S1	Deckplatte von S1	Gelenke L5/S1 und Iliosakralgelenk
Wirbelsäulenkrümmung	Flach	Durchschnittlich	Erheblich
Röntgenstatik	Promontorium und Hüftgelenke vor dem Kopflot	Promontorium und Hüftgelenke beinahe im Kopflot	Promontorium und Hüftgelenke hinter dem Kopflot
Klinik	Hypermobil, Diskopathie L5, Bänderschmerz	Blockierungen, Diskopathie L4	Arthrosen L5/S1, Iliosakralgelenk und Hüfte

Alles, was in Tab. 3.1 aufgeführt ist, sollte man bei der Interpretation von Röntgenbildern beachten. Der Beckentyp hat, wie ersichtlich ist, Einfluss auf die Wirbelsäulenkrümmungen, auf die Höhe der letzten Bandscheibe und Form der Wirbelkörper und daher auch auf die Beweglichkeit der kaudalsten Bewegungssegmente. So muss man bei einem hohen Assimilationsbecken eine Hyperlordose anders bewerten als bei einem Überlastungsbecken. Ähnliches gilt für die Bedeutung einer niedrigen Bandscheibe L5/S1.

Die Kenntnis der Beckentypen (☞ Abb. 3.11, Tab. 3.1) ist für die Beurteilung von Funktionsstörungen insbesondere in der Lenden- und Beckenregion von großer Bedeutung.

Die Iliosakralgelenke

Dank der Iliosakralgelenke und der Symphyse ist der Beckenring nicht ganz unbeweglich, wobei die wesentliche Rolle die Iliosakralgelenke spielen.

Das **Kreuzbein** hat die Form eines Doppelkeils; es verengert sich nach kaudal. In der a. p.-Projektion sieht man meist eine Doppelkontur. Diese zeugt von einer Keilform auch in einer ventrodorsalen Richtung, wobei das Kreuzbein, zumindest in seinem kranialen Anteil, ventral etwas breiter ist. Auch hier ist die Variabilität erheblich. Es ist gut zu wissen, dass, je weiter die zwei Konturen voneinander entfernt sind, die Gelenkspalten desto schmäler erscheinen. Fehlt jedoch die Doppelkontur, erscheint der Gelenkspalt breit und deutlich. Dies ist oft beim hohen Assimilationsbecken der Fall und ein weiteres Zeichen der Hypermobilität.

Es ist zu betonen, dass die **Iliosakralgelenke** trotz ihrer ungewöhnlichen Form, ihrer geringen Beweglichkeit und fehlender eigener Muskulatur, die das Kreuzbein gegen das Os ilium bewegen könnte, doch **echte Synovialgelenke** sind (Mennell 1952, Weisl 1954, Collachis 1963, Duckworth 1970). Nach Duckworth rotiert das Kreuzbein gegenüber den Ossa ilia um eine Achse, die den kürzesten iliosakralen Bändern in Höhe von S2 entspricht. Es handelt sich um eine Nutation. Das Körpergewicht bewirkt dann bei jedem Schritt, dass das Kreuzbein sich mit dem Promontorium nach vorne neigt und wie ein Stoßfänger wirkt. Die Beweglichkeit des Kreuzbeins im Beckenring ist gut zu palpieren und auch den Gynäkologen während der Entbindung wohl bekannt. Senkrecht zu dieser „Funktionsbewegung“ besteht das Gelenksspiel in einer federnden Flügelbewegung um eine kraniokaudale Achse, wobei es zu einer Distraktion im Gelenk kommt.

Die Iliosakralgelenke sollten so wenig wie möglich beweglich sein, jedoch nie blockieren, so ähnlich wie ein Stoßdämpfer, der zwar fest, aber nicht unbeweglich sein darf.

An dieser Stelle muss man sich mit einem Phänomen befassen, das als **Beckenverwringung** bezeichnet wird und eine funktionell anatomische Deutung erfordert. Bei der Palpation findet man, dass die SIPS auf einer Seite tiefer steht als auf der anderen. Gleichsinnig ist auch der Befund am paravertebral tastbaren Hinterrand der Beckenkämme. Ventral besteht ein gegensinniges Verhalten: Auf der Seite der tiefer liegenden SIPS steht die SIAS höher als auf der Gegenseite und umgekehrt. Wie die vorderen Darmbeinstacheln verhalten sich auch die ventralen Abschnitte der Beckenkämme. Der mittlere Anteil der Beckenkämme kann, muss aber nicht, symmetrisch sein. Auf den ersten Blick sieht es so aus, als ob ein Os ilium gegenüber dem anderen um eine frontale Querachse verdreht sei. Dies ist jedoch bei intakter Symphyse nicht möglich.

Im Sinne der funktionellen Anatomie scheint das **Cramer-Schema** (1965, ☞ Abb. 3.12) die Verhältnisse am besten zu illustrieren. Die einseitige Nutation des Kreuzbeins bewirkt dessen Rotation zwischen den Ossa ilia um seine Längsachse. Die Folge ist eine Rotation des einen Os ilium um eine horizontale, des anderen um eine vertikale Achse.

Alle Versuche, diese Veränderungen im Röntgenbild zu veranschaulichen, sind, soweit wir es wissen, erfolglos geblieben. Es ist uns allerdings gelungen, eine statische Störung bei bestehender Beckenverwringung im Röntgenbild festzustellen (☞ Abb. 3.13). Es bestand dabei eine Abweichung des Beckens zur höheren Seite und eine Abwinklung zwischen dem Kreuzbein und der Lendenwirbelsäule, die nach Behandlung der Kopfgelenke verschwand. Es gelang Lewit

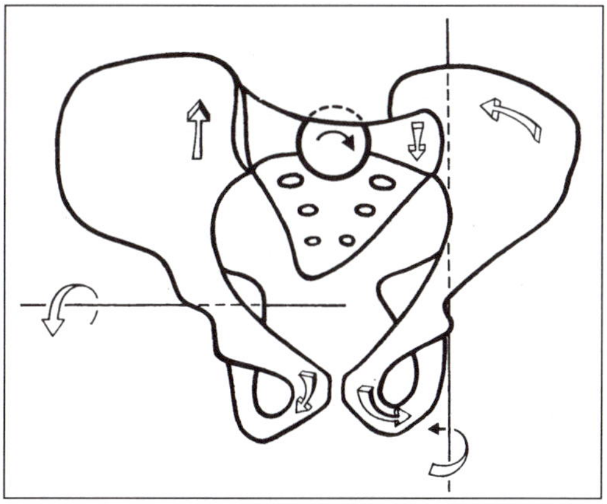

Abb. 3.12: Darstellung des Mechanismus der Beckenverwringung nach Cramer

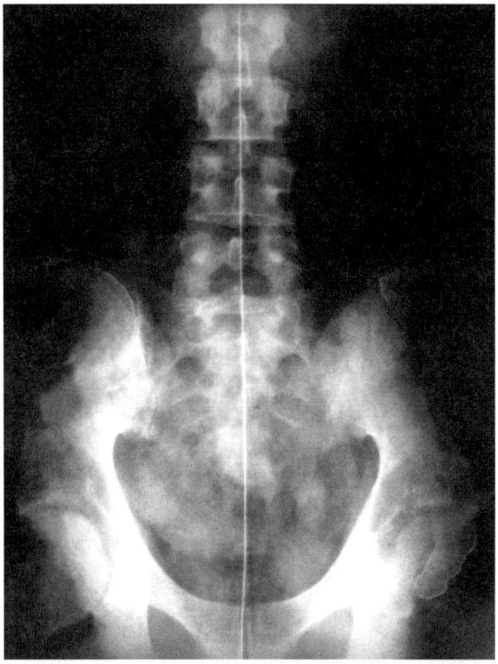

a

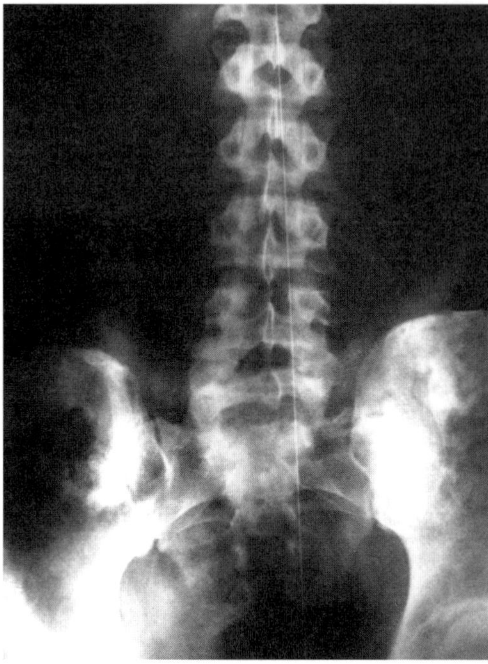

b

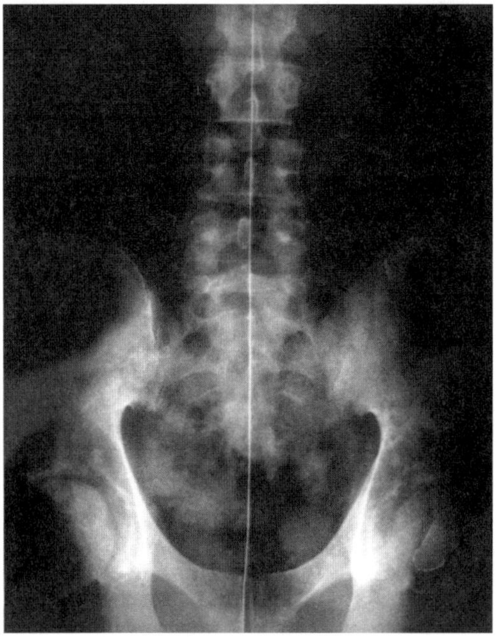

c

Abb. 3.13: a) Statische Störung bei Beckenverwringung mit Abwinklung zwischen LWS und Kreuzbein. b) Nach Unterlegen eines Brettchens unter den linken Fuß keine Besserung. c) Nach Behandlung der Kopfgelenke Normalbefund.

und Rosina (1999) mit Hilfe der Kopfrotation zu einer und dann zur anderen Seite eine Beckenverwringung hervorzurufen. Bei der Röntgenkontrolle zeigte sich jedoch, dass es sich um eine palpatorische Illusion handelte.

3.3.4 Lendenwirbelsäule

Obwohl sie nur wenig kürzer ist als die Brustwirbelsäule, besteht die Lendenwirbelsäule aus nur fünf Wirbeln. Die entsprechenden Bewegungssegmente ermöglichen jedoch bei Vor- und Rückbeuge sowie Seitneigung in entscheidender Weise die Beweglichkeit des Rumpfes. Dabei tragen die unteren Lendenwirbel das Gewicht des Rumpfes. Deshalb sind auch die Wirbelkörper und Gelenkfortsätze der LWS die massivsten.

Die **Bogengelenke** bilden hier kräftige Schienen, die gleichzeitig beträchtliche Exkursionen und Stabilität gewährleisten. Der größere Anteil der Gelenkfläche verläuft vertikal, annähernd in der Sagittalebene. Ventral biegt dann sein kürzerer Anteil beinahe rechtwinklig in die Frontalebene nach medial um. Nicht selten verlaufen die Gelenkflächen jedoch bogenförmig mit ihrer Konkavität nach dorsal. Stehen die beiden Anteile rechtwinklig zueinander, sind die Gelenkspalten im Röntgenbild gut zu sehen. Bei mehr bogenförmigem Verlauf ist dies nicht der Fall. Da sich die endgültige Form der Bogengelenke erst nach der Geburt während der ersten Lebensjahre ausbildet, besteht hier eine erhebliche Variabilität.

Die Form der Gelenke ist für die Funktion bestimmend, die hauptsächlich eine Vor- und Rückbeuge ermöglichen. Die Gelenke behindern jedoch etwas die Seitneigung, wobei diese mit einer Rotation einhergeht. Die Gelenke verhindern eine Rotation um eine sagittale Achse. Sowie die Seitneigung mit einer Rotation einhergeht, bewirkt eine Rumpfrotation auch eine Seitneigung.

Wie die Bogengelenke die Qualität der Bewegungen der Lendenwirbelsäule bestimmen, so ist ihre große Beweglichkeit von der Höhe der lumbalen Bandscheiben abhängig. Meist nimmt die Höhe der Bandscheibe von L1 bis L4 zu, weshalb auch meist das Segment L4/L5 das beweglichste ist. Nur beim hohen Assimilationsbecken ist die Bandscheibe L5/S1 die höchste und auch die beweglichste. Allerdings ist die Rückbeuge in der Regel am ausgiebigsten im Segment L5/S1 möglich.

Röntgenanatomie der Lendenwirbelsäule

In der **a. p.-Projektion** der LWS (☞ Abb. 3.14, 3.15) ist der ovale Schatten der Bogenwurzel (Pediculus arcus vertebrae) am auffälligsten. Nur die letzten Bogenwurzeln projizieren sich auf den lateralen Rand des 5. Lendenwirbels und sind auch weniger deutlich sichtbar, was zum Teil mit der Dreiecksform des Wirbelkanals in der unteren Lendenwirbelsäule zusammenhängt. Von den Bogenwurzeln ausgehend lassen sich die Wirbelbögen (Laminae arcus vertebrae) unterscheiden, die man bis zum Dornfortsatz (Proc. spinosus) verfolgen kann. Lateral und oberhalb der Bogenwurzel verlaufen die oberen Gelenkfortsätze (Proc. articularis superior). Vom Wirbelbogen nach kaudal, unterhalb der Bogenwurzel, verlaufen die unteren Ge-

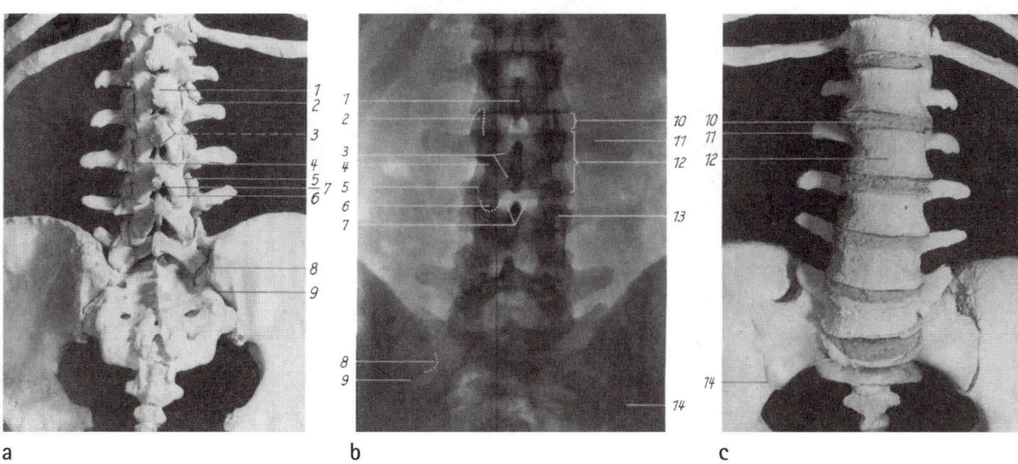

Abb. 3.14: Anatomische Strukturen der Lendenwirbelsäule. a) Dorsalansicht von LWS und Os sacrum. b) Röntgenbild in der a. p.-Aufnahme. c) Ventralansicht von LWS und Os sacrum. 1 Proc. spinosus, 2 Proc. articularis superior, 3 Lamina arcus vertebrae, 4 Interartikularregion, 5 Gelenkspalt, 6 Proc. articularis inferior, 7 Einblick in den Wirbelkanal, 8 Spina iliaca posterior superior, 9 dorsaler Anteil der Art. sacroiliaca, 10 Discus intervertebralis, 11 Proc. transversus, 12 Corpus vertebrae, 13 Pediculus arcus vertebrae, 14 ventraler Anteil der Art. sacroiliaca.

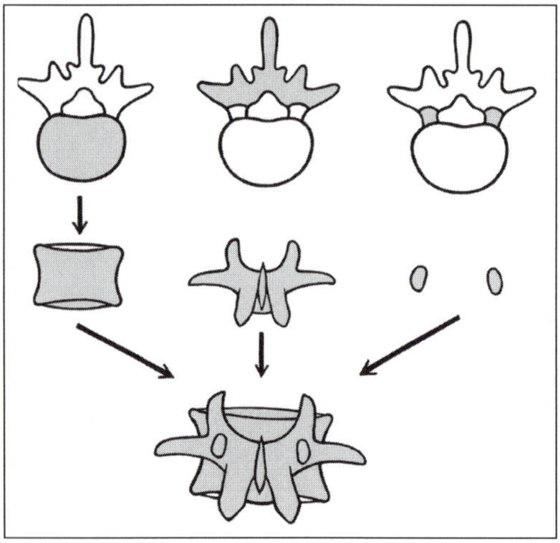

Abb. 3.15: Schematische Darstellung der a.p.-Röntgenaufnahme nach de Sèze (1969)

lenkfortsätze (Proc. articularis inferior) nach unten und lateral zu den oberen Gelenkfortsätzen des kaudalen Nachbarwirbels. Beide untere Gelenkfortsätze bilden einen Bogen, der mit dem Wirbelbogen und dem Dornfortsatz des kaudalen Nachbarwirbels eine Aufhellung umrandet, die einen Einblick in den Wirbelkanal gestattet. An dieser Stelle ist der Wirbelkanal nicht knöchern überdeckt und ermöglicht so die Lumbalpunktion. Dort, wo sich beide Gelenkfortsätze begegnen, liegt der Gelenkspalt. Dieser ist einsichtig, wenn er in der Sagittalebene verläuft.

Das **seitliche Röntgenbild** (☞ Abb. 3.16) zeigt dicht hinter den Wirbelkörpern (Corpus vertebrae) die breiten Bogenwurzeln (Pediculus arcus vertebrae), von denen nach oben und unten die Gelenkfortsätze ausgehen. Oft kann man auch den Gelenkspalt erkennen, wenn sein medialer Anteil in der frontalen Ebene verläuft. Zwischen dem oberen und unteren Gelenkfortsatz erkennt man die Pars isthmica, die Prädilektionsstelle für die Spondylolyse bei der echten Spondylolisthesis. Zwischen den Bogenwurzeln zweier Nachbarwirbel sieht man das Foramen intervertebrale, ventral von den Wir-

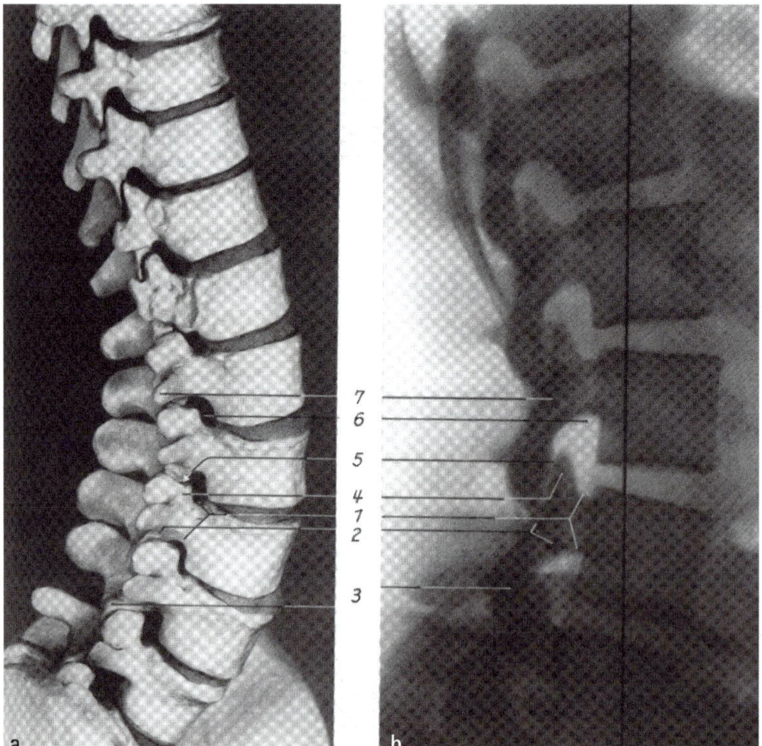

Abb. 3.16: Anatomische Strukturen der Lendenwirbelsäule. a) Laterale Ansicht. b) Seitliches Röntgenbild. 1 Pediculus arcus vertebrae, 2 Pars interarticularis, 3 Proc. articularis inferior, 4 Proc. articularis superior, 5 Gelenkspalt, 6 Foramen intervertebrale, 7 Proc. transversus.

belkörpern und der Bandscheibe (Discus intervertebralis), dorsal von den Gelenkfortsätzen umgrenzt. Es verläuft fast genau in der frontalen Ebene und seine Breite entspricht beinahe der Breite des Wirbelkanals. Die Lamina arcus vertebrae ist von den Gelenkfortsätzen überdeckt. Dorsal erkennt man die mächtigen Dornfortsätze. Die Querfortsätze (Proc. transversus) projizieren sich auf die Gelenkfortsätze als dichter Schatten.

Eine Sonderstellung nimmt der **fünfte (letzte) Lendenwirbel** ein. Er hat eine Übergangsfunktion zwischen der beweglichen Lendenwirbelsäule und dem starren Becken und ist daher in seiner Form schon dem kranialen Ende des Kreuzbeins angepasst. Der Wirbelkörper von L5 hat im seitlichen Bild eine Trapezform. Wichtig ist, dass die mächtigen Querfortsätze von L5, die oft an die Massa lateralis des Kreuzbeins erinnern, Ansatzpunkte der Ligg. iliolumbalia sind, die den letzten Lendenwirbel im Becken fixieren. Daher nimmt L5 auch an der Pufferfunktion des Beckens teil. Das Foramen intervertebrale von L5 ist meist enger als die übrigen Zwischenwirbelkanäle der Lendenwirbelsäule trotz der meist mächtigen Wurzel L5. Wegen der beträchtlichen Neigung dieses Wirbels stehen die Gelenke L5/S1 in der Regel in der Frontalebene, um ein Vorwärtsgleiten zu verhindern.

Die wichtigsten Anomalien des **lumbosakralen Übergangs** wurden schon bei der Behandlung der Beckentypen beschrieben (☞ 3.3.3). Es kann manchmal schwierig sein, im Röntgenbild zu erkennen, ob es sich bei einem Übergangswirbel um einen sakralisierten L5 oder einen lumbalisierten S1 handelt. Das ist besonders dann der Fall, wenn man sechs lumbal gestaltete Wirbel vor sich hat und entscheiden will, ob der letzte Wirbel tatsächlich ein Lendenwirbel oder ein lumbalisierter Kreuzbeinwirbel ist. Vor einem neurochirurgischen Eingriff kann dies durchaus wichtig sein. Das verlässlichste Kriterium ist die Verbindungslinie zwischen den Beckenkämmen, die in der Regel der Höhe der vierten Bandscheibe entspricht (☞ Abb. 3.17). Wenn sich jedoch diese Verbindungslinie über die Mitte eines Wirbelkörpers projiziert, kann dies praktisch unmöglich sein, es sei denn, man hat auch ein Röntgenbild der Brustwirbelsäule. Statt eines mächtigen Querfortsatzes von L5 beobachtet man manchmal schon eine Massa lateralis L5, die mit der Massa lateralis von S1 eine Pseudarthrose bildet, die mitunter klinische Symptome machen kann.

Die klinisch schwerwiegendste Anomalie ist wohl die **Spinalkanalstenose**. Im seitlichen Bild sieht man meist massive Wirbelkörper mit kurzen plumpen Bogenwurzeln und auffallend enge Foramina intervertebralia. Der Verlauf der unteren Gelenkfortsätze ist auffallend steil. Im a. p.-Bild sind die Gelenkfortsätze auffallend massiv, der Gelenkspalt sehr deutlich einsichtbar und die Aufhellung zwischen den unteren Gelenkfortsätzen unterhalb des Dornfortsatzes auffallend schmal. Dadurch gewinnt der Wirbelkanal die Form eines Kleeblattes. Den besten Einblick in die anatomischen Verhältnisse im Wirbelkanal bringt die Computertomographie; hier erkennt man auch

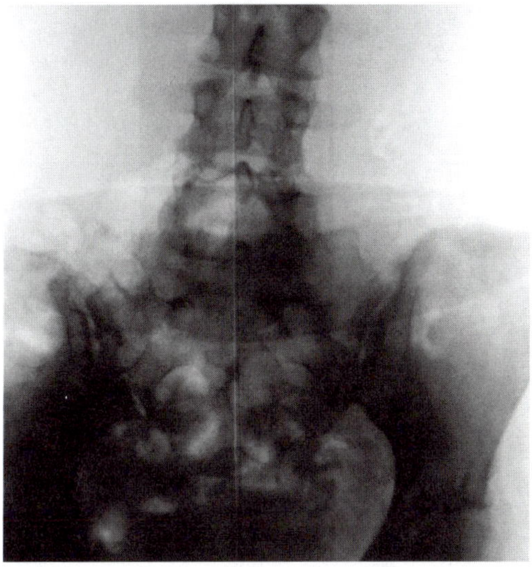

Abb. 3.17: Hohes Assimilationsbecken mit Schiefebene bei L4 und Linksskoliose mit Rotation. Hier befindet sich die Verbindungslinie beider Beckenkämme in Höhe der Bandscheibe L5/S1.

die engen Recessus laterales und den kleeblattförmig verengten Wirbelkanal. Ein enger Wirbelkanal wirkt sich sehr ungünstig auf Wurzelkompression aus und geht oft mit einer Wurzelklaudikatio einher.

Natürlich ist es wichtig, die **Höhe der Bandscheiben** richtig beurteilen zu können. Dabei ist eine bloße Hypoplasie der Bandscheibe keine Seltenheit, die man nicht mit einer Degeneration verwechseln sollte. Dies gilt insbesondere für einen Übergangswirbel L5. Wenn hier keinerlei degenerative Veränderungen zu bemerken sind und auch keine Verschiebung, die für eine Laxität spricht, besteht, hüte man sich, eine dünne Bandscheibe als „degeneriert" zu beurteilen. Ein wertvolles Zeichen einer **Diskushypoplasie** sind verkürzte Deckplatten zweier Nachbarwirbel mit einer dünnen Bandscheibe dazwischen. Obwohl man meist die Höhe der Bandscheibe im seitlichen Bild beurteilt, kann eine erhebliche Asymmetrie im a.p.-Bild wertvoll sein. Dies trifft insbesondere für die Bandscheibe L5/S1 zu, weil hier oft anomale Verhältnisse bestehen (asymmetrische Bandscheibe bei L5/S1 ☞ Abb. 3.18).

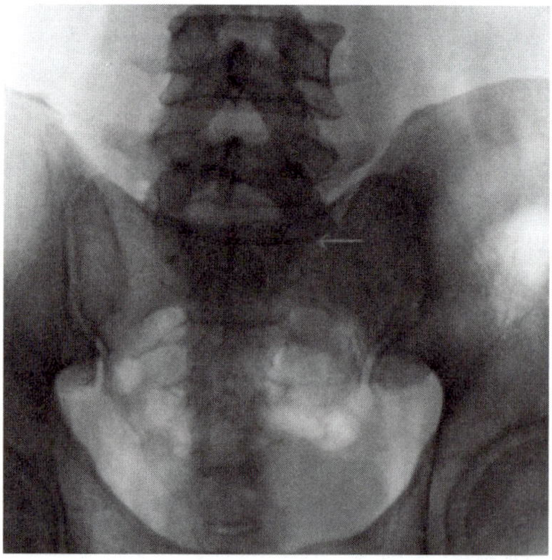

Abb. 3.18: Der vordere untere Rand des Wirbelkörpers L5 steht im Vergleich zum Os sacrum links tiefer (Pfeil) als rechts. Die Bandscheibe L5/S1 ist folglich links erniedrigt. Ausgleichsskoliose der Lendenwirbelsäule mit deutlicher Rotation.

Funktionelle Auswertung der Röntgenbilder

Um Röntgenbilder der Lendenwirbelsäule vom funktionellen Standpunkt her auswerten zu können, müssen einige **Grundbedingungen** erfüllt sein: Die Aufnahmen müssen im Stehen angefertigt sein, wenn möglich nach der unter 3.3.1. beschriebenen Technik. Die funktionelle Beurteilung der Lendenwirbelsäule ist nur möglich, wenn auch das Becken mit den Hüftgelenken und der Symphyse zur Darstellung gelangt ist. Deshalb ist in beiden Projektionen das Format 30 × 40 zu empfehlen, sodass auch in der seitlichen Projektion das gesamte Kreuzbein und die Hüftgelenke zu sehen sind. Um die Verzerrung möglichst gering zu halten, ist ein Fokus-Film-Abstand von zumindest 1,5 m erforderlich.

Es kann wichtig sein, eine **Rotation** genau abzuschätzen, weil diese in einem gewissen Verhältnis zur Skoliose und dem Grad der Lordose steht. Ein Missverhältnis kann für eine Funktionsstörung sprechen. Man erkennt die Rotation eines Wirbels an der Abweichung des Dornfortsatzes und der Bogenwurzel in der der Rotation entgegengesetzten Richtung. Auf der Rotationsseite erscheint die Bogenwurzel breiter, der Gelenkspalt ist besser einsehbar, der Querfortsatz ist kürzer und etwas dünner (weil näher zur Kassette). Niemals sollte man eine alleinige Dornfortsatzabweichung als Kriterium einer Rotation betrachten. Fehlen die übrigen Zeichen einer Rotation, vor allem die entsprechende Asymmetrie der Bogenwurzel, der Reihe der Querfortsätze usw., handelt es sich lediglich um eine Asymmetrie und keineswegs um eine Rotation. Eine Skoliose sollte man immer nach den Grundsätzen der Statik beurteilen.

In der seitlichen Ansicht beurteilt man **Lordose**, **Kyphose** und auch **Verschiebungen** nach ventral oder dorsal. Auch eine **Blockstellung** kann bedeutend sein. Geringe Verschiebungen nach dorsal oder ventral sind Zeichen einer Instabilität, die sich in Vorbeuge oder Rückbeuge verdeutlichen. Geringfügige proportionale Verschiebungen während der Vor- und Rückbeuge können, besonders in der Jugend, ein Normalbefund sein. Man sollte jedoch vor zwei möglichen Irrtümern warnen:

- Die Inkongruenz zweier benachbarter Deckplatten, die am häufigsten zwischen L5 und S1 im Seitenbild beobachtet wird. Die obere Deckplatte von S1 ist dabei ein wenig länger als die untere von L5. In solchen Fällen beobachtet man eine Verschiebung entweder nur an der dorsalen oder ventralen Kante der Nachbarwirbel.
- Eine leichte Verdrehung: Hier verdoppelt sich der Schatten des Vorder- und Hinterrandes, was leicht eine Verschiebung vortäuscht.

Leichte Verschiebungen bei Hypermobilität oder leichter Instabilität sollten von echten Spondylolisthesen (mit Spondylolyse) und von degenerativen „Pseudospondylolisthesen“ nach Junghanns (1930) unterschieden werden. Bei letzteren ist der obere Gelenkfortsatz des unteren Nachbarwirbels (meist L5) nach ventral gekrümmt, sodass der darüber liegende Wirbel (meist L4) über diesen nach ventral gleitet.

Bewegungsstudien

Manchmal ist im Röntgenbild in aufrechter Haltung kein Anzeichen einer Funktionsstörung zu finden und erst die eigentliche Bewegungsstudie macht sie erkennbar. Es handelt sich dabei um die Untersuchung in **Vor- und Rückbeuge** sowie in **Seitneigung**. Im Normalfall ist die Bewegung fließend und alle Segmente der Lendenwirbelsäule nehmen an ihr teil. Bei gestörter Funktion kann man Segmente mit verringerter und mit gesteigerter Beweglichkeit unterscheiden. Zeichen einer verringerten Beweglichkeit ist die Blockwirbelstellung. Das betreffende Segment beteiligt sich nicht an der Bewegung. Bei gesteigerter Beweglichkeit beobachtet man in Vor- und Rückbeuge lokale Verschiebungen nach ventral bzw. dorsal. Allerdings sind bei jungen Menschen und Hypermobilen eine stufenförmige Wirbelverschiebung von geringem Grad und eine in den einzelnen Segmenten gleichmäßige Wirbelverschiebung als normal anzusehen (Jirout 1956). Auch eine übertriebene Knickbildung ist ein Zeichen einer lokalen Hypermobilität. Ein Zeichen einer Bandscheibenläsion ist es allerdings, wenn die Knickbildung mit einer Verengung der Bandscheibe ventral in Vorbeuge, ohne entsprechende Erweiterung dorsal, oder in Rückbeuge mit einer Verengerung der Bandscheibe dorsal, ohne entsprechende Erweiterung ventral einhergeht (Jirout 1965).

Im Lumbosakralsegment beobachtet man statt der in den übrigen Segmenten üblichen Ventralverschiebung in Vorbeuge und der Dorsalverschiebung in Rückbeuge mitunter ein paradoxes Verhalten, d. h. eine Ventralverschiebung bei Rückbeuge und eine Dorsalverschiebung in Vorbeuge (Jirout 1957), vermutlich infolge eines Hebelungsmechanismus.

Bewegungsstudien sind vor allem indiziert, wenn es dazu einen klinischen Grund gibt, meist wenn gewisse Bewegungen Symptome hervorrufen. Besonders wichtig sind sie, wenn man z. B. wissen will, ob eine Spondylolisthesis schon fixiert ist oder nicht. In Seitneigung interessiert vor allem neben einer Asymmetrie das Verhältnis von Seitneigung und Rotation.

3.4 Brustwirbelsäule

3.4.1 Funktionelle Anatomie

Die Brustwirbelsäule ist der längste und gleichzeitig **am wenigsten bewegliche** Wirbelsäulenabschnitt. Die Hauptursache dafür liegt in der festen, wenn auch gelenkigen Verbindung mit dem relativ starren Brustkorb. Die geringe Höhe der Bandscheiben ist morphologischer Ausdruck dieser relativ geringen Beweglichkeit. Die Gelenkspalten stehen beinahe vertikal in der Frontalebene.

Sie sind jedoch nach außen vorne abgeschrägt, sodass sie wie auf der Peripherie eines Kreises (Zylinders) mit dem Mittelpunkt ventral vor dem Wirbelkörper stehen. Diese Anordnung würde eine erhebliche Rotation im Thorakalbereich ermöglichen, wäre sie nicht durch Rippen und Bandscheiben eingeschränkt.

Die Seitneigung und zum Teil auch die Vorbeuge sind ebenfalls durch den Brustkorb behindert. Die Vorbeuge wird auch durch die Anspannung der Ligg. interspinalia und supraspinalia begrenzt. Die Rückbeuge findet ihre Begrenzung durch das Aufeinanderstoßen der dachziegelartig übereinander liegenden Gelenk- und Dornfortsätze.

Übergangsregionen

Die Bedeutung des **thorakolumbalen Übergangs** ergibt sich schon daraus, dass sich im Bereich eines Wirbels (Th12) die Gelenkstruktur sprunghaft verändert: Während die oberen Gelenkfortsätze den Gelenken der Brustwirbelsäule entsprechen, haben die unteren Gelenkfortsätze die Form und Mechanik lumbaler Gelenke. Beim Treten im Stand verhält sich der thorakolumbale Übergang wie ein fixer Punkt, in dem die Lumbalskoliose zu einer Seite in eine Thorakalskoliose zur entgegengesetzten Seite umschlägt.

Die von Anatomen vertretene Ansicht, dass sich die **Rumpfrotation** vor allem im thorakolumbalen Übergang abspielt, wurde von Singer und Giles (1990) widerlegt. Sie konnten nämlich mittels Computertomographie während der Rumpfrotation direkt demonstrieren, dass die Rotation in diesem Segment kaum größer war als in den benachbarten thorakalen und lumbalen Bewegungssegmenten. Wir konnten ihre Befunde mittels a.p.-Aufnahmen bei der Rumpfrotation im Sitzen mit fixiertem Becken bestätigen und stellten dabei fest, dass es zu einer Skoliose mit Rotation in der gesamten Lendenwirbelsäule kommt (☞ Abb. 3.19).

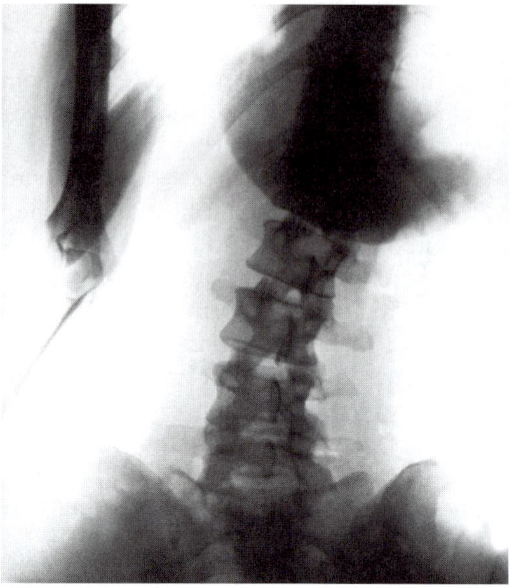

Abb. 3.19: Rechtsrotation mit lumbaler Dextroskoliose bei Rumpfrotation nach rechts im Sitzen bei fixiertem Becken

> So wie die Rumpfseitneigung (Skoliose) mit einer Rotation einhergeht, geht auch die Rumpfrotation mit einer Skoliose einher. Grundsätzlich bewegt sich die Wirbelsäule gekoppelt in allen drei Ebenen.

Eine weitere Übergangsregion mit häufigen Funktionsstörungen ist der **zervikothorakale Übergang** bis zu Th3/Th4, wo die Bewegungen von Kopf und Hals enden, was sich am deutlichsten während der Vor- und Rückbeuge zeigt. Dies gilt auch für die Seitneigung und Rotation, hier zeigt es sich jedoch nur in aufrechter Haltung. Ein Grund für sehr häufige Funktionsstörungen in diesem Bereich mag darin liegen, dass hier der beweglichste Wirbelsäulenabschnitt in den am wenigsten beweglichen Abschnitt übergeht. Eine weitere Ursache ist, dass hier die mächtigen Muskeln und Sehnen der oberen Extremitäten ihren Ursprung haben.

Eine wichtige Übergangsregion ist die **mittlere Brustwirbelsäule**, weil hier der zervikale M. erector spinae endet und der lumbale beginnt und somit ungefähr bei

Th5, wo meist die thorakale Kyphose gipfelt, die Rückenmuskulatur ihren schwächsten Punkt hat.

Die Übergansregionen sind der Sitz zahlreicher Anomalien: Rudimentäre Rippen bei Th12 oder Lendenrippen bei L1, noch häufiger sind Halsrippen bei C7 oder Megaquerfortsätze bei C7. Demgegenüber ist eine fehlende erste Rippe bei Th1 eine Seltenheit. Manchmal fehlt der Proc. uncinatus bei C7 auf einer oder beiden Seiten.

Rippen

Die Wirbel sind mit den Rippen über die Kostovertebral- (Art. capitis costae) und die Kostotransversalgelenke (Art. costotransversaria) verbunden. Dabei artikuliert das Rippenköpfchen mit dem Oberrand des zugehörigen und dem Unterrand des nächst höheren Wirbelkörpers. Die Spitze des Rippenköpfchens ist ligamentär mit der Bandscheibe verbunden. Die dritte Rippe artikuliert also mit den Wirbelkörpern Th2 und Th3 und ist mit der Bandscheibe Th2 verbunden. Eine Ausnahme bilden die 1. Rippe, die lediglich mit dem ersten Brustwirbel artikuliert und die letzten zwei freien Rippen, die nur durch eine Syndesmose mit den rudimentären Querfortsätzen der entsprechenden letzen Brustwirbel in Verbindung stehen.

Die **Bewegung der Rippen** erfolgt durch eine Achse, die vom Rippenköpfchen durch den Rippenhals zum Kostotransversalgelenk verläuft. Sie liegt in der oberen Brustwirbelsäule horizontal in der Frontalebene, und deshalb kommt es hier zu einer Art „Henkelbewegung“, die ein Heben und Senken des Thorax und eine Pumpbewegung des Brustbeins zur Folge hat. In der unteren Brustwirbelsäule verläuft diese Achse schräg nach lateral, dorsal und kaudal und führt zu einer Flügelbewegung. Bei den letzen „freien“ Rippen besteht kein Gelenk und daher gibt es hier keine Blockierung; bei Schmerzen handelt es sich um Insertionsschmerzen vor allem des M. quadratus lumborum. Die Verbindung der Rippen mit dem Brustbein ist häufig schmerzhaft, auch hier handelt es sich meist um Insertionsschmerzen bei Triggerpunkten in den Mm. pectorales und auch Mm. scaleni.

3.4.2 Röntgenanatomie der Brustwirbelsäule

Das Röntgenbild der Brustwirbelsäule ist nicht so übersichtlich wie das der Lendenwirbelsäule. In der **a.p.-Projektion** (☞ Abb. 3.20) erkennt man die Wirbelkörper (Corpus vertebrae), Bogenwurzeln (Pediculus arcus vertebrae) und Dornfortsätze (Proc. spinosus) immer deutlich. Die Gelenkspalten sind nicht zu sehen, weil sie in der Frontalebene stehen. Aber auch die Laminae arcus vertebrae und Gelenkfortsätze (Proc. articularis superior et inferior) sind nicht zu erkennen. Wegen des schräg abwärts gerichteten Verlaufs der Dornfortsätze projizieren sich die Dornfortsatzspitzen von etwa Th4 bis Th10 jeweils auf den nächst tiefer liegenden Wirbelkörper.

Charakteristisch für die Brustwirbelsäule ist die **kostovertebrale Verbindung**. Man sieht die Rippenköpfchen in enger Berührung mit der Bandscheibe und lateral davon die Überlagerung des Querfortsatzes (Proc. transversus) durch den Rippenhals und das Tuberculum costae. Da der kostotransversale Gelenkspalt meist steil von dorsokranial mach ventrokaudal verläuft, ist er nur wenig oder überhaupt nicht einsehbar. Manchmal, vor allem in der unteren Thorakalregion, verläuft er mehr dorsoventral und horizontal und ist dann gut zu erkennen. Die Rippe liegt dann gewissermaßen auf dem Querfortsatz.

Die erste Rippe artikuliert lediglich mit dem ersten Brustwirbel. Die zwei letzten Rippen stehen nur mit den rudimentären Querfortsätzen der letzen Brustwirbel in Berührung. Das Brustbein ist bei der üblichen Aufnahmetechnik kaum sichtbar ebenso wie die Sternokostalgelenke (Art. sternocostalis).

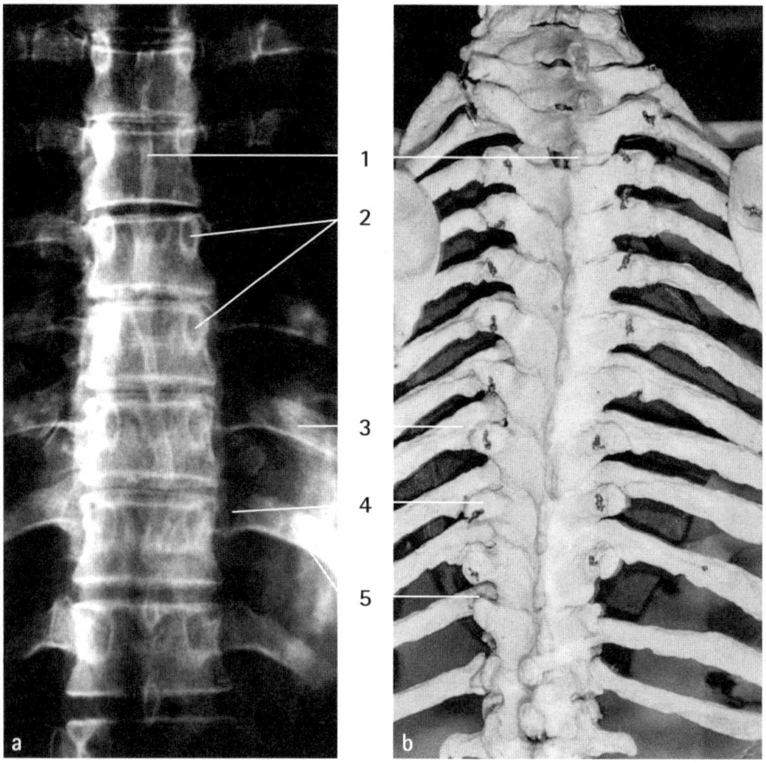

Abb. 3.20: Anatomische Strukturen der Brustwirbelsäule.
a) a. p.-Röntgenbild.
b) Dorsalansicht der Brustwirbelsäule. 1 Proc. spinosus, 2 Pediculus arcus vertebrae, 3 Costa, 4 Proc. transversus, 5 Art. costotransversaria.

In der **seitlichen Röntgenaufnahme** (☞ Abb. 3.21) sind Wirbelkörper und Bandscheiben von Rippen und Lungenstrukturen überlagert. Diese Verdeckung ist noch störender im Bereich des Wirbelbogens. Trotzdem kann man bei technisch gelungenen Aufnahmen die Bogenwurzel und das Foramen intervertebrale gut erkennen. Dieses öffnet sich zwar in einem Winkel von ungefähr 15° ventralwärts zur Frontalebene, wird aber bei genau eingestellter Seitenprojektion kaum verzerrt. Auch den Gelenkspalt und die Gelenkfortsätze kann man gut erkennen. Die Laminae (arcus vertebrae) und der größte Anteil der Dornfortsätze sind durch die Rippenbögen überdeckt, auf guten Bildern sind die Dornfortsatzspitzen zu sehen. Der oberste Abschnitt der Brustwirbelsäule (etwa oberhalb Th3) ist in der Seitenprojektion völlig überdeckt und kann nur durch Schrägprojektion oder Tomographie zur Darstellung gebracht werden.

Es ist im Seitenbild mitunter schwierig zu erkennen, um welchen Brustwirbel es sich handelt. Der erste Brustwirbel ist nicht zu sehen, der zwölfte lässt sich, selbst wenn er dargestellt ist, nicht klar als solcher erkennen, weil die letzte Rippe rudimentär sein kann. Deshalb kann man sich durch Aufsuchen des unteren Schulterblattwinkels (meist in Höhe von Th7), der Lungengabelung (etwa bei Th5), des Aortenbogens (in Höhe von Th4) und der Zwerchfellkuppel (meist in Höhe von Th10) helfen.

3.4.3 Beurteilung nach funktionellen Gesichtspunkten

Wie in allen Wirbelsäulenabschnitten sind die **Krümmungen** der Wirbelsäule von Bedeutung. Am häufigsten beobachtet man hier Skoliosen und eine vermehrte Kyphose.

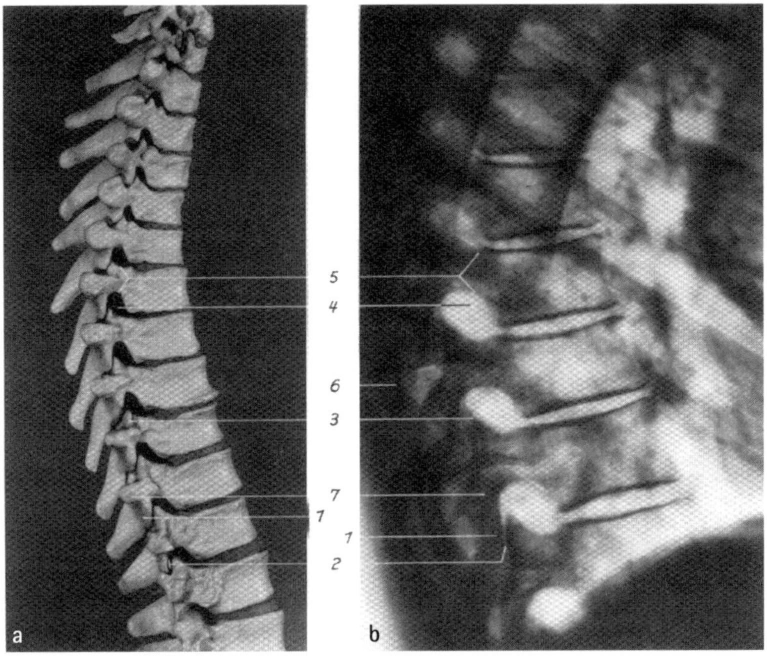

Abb. 3.21: Anatomische Strukturen der Brustwirbelsäule. a) Seitliche Ansicht der Brustwirbelsäule. b) Seitliche Röntgenaufnahme. 1 Proc. articularis inferior, 2 Gelenkspalt, 3 Proc. articularis superior, 4 Foramen intervertebrale, 5 Pediculus arcus vertebrae, 6 Costa, 7 Proc. transversus.

Es ist immer von Interesse, ob sich die Krümmungen im statischen Gleichgewicht befinden oder nicht. Die Aufnahmen müssen allerdings unter statischen Bedingungen erfolgen. Es soll auch an dieser Stelle betont werden: Größere Krümmung bedeuten eine geringere Beweglichkeit und mehr Stabilität, flache Krümmungen dagegen eine Hypermobilität mit Neigung zur Instabilität.

Funktionsstörungen können mit einer **Rotation** einhergehen, wobei man mitunter einen Achsensprung der Dornfortsatzreihe beobachten kann (☞ Abb. 3.20). Um eine Rotation diagnostizieren zu können, genügt allerdings die asymmetrische Stellung des Dornfortsatzes nicht, es müssen auch die Bogenwurzeln in dieselbe Richtung abweichen (☞ Abb. 3.22).

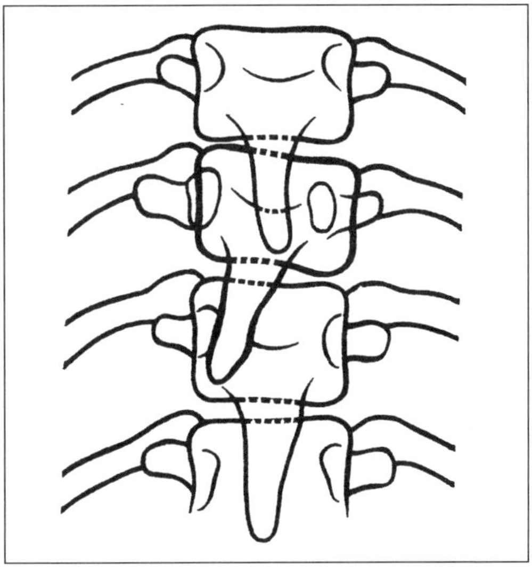

Abb. 3.22: Schematische Darstellung einer Wirbelrotation

In der Seitenaufnahme der Brustwirbelsäule findet man kaum gegenseitige Verschiebungen und auch keine lordotische oder kyphotische Abwinkelung zweier Nachbarwirbel bei bloßen Funktionsstörungen. Dagegen besteht häufig eine morphologisch bedingte kyphotische Deformität im Rahmen der juvenilen Osteochondrose (Morbus Scheuermann), nach traumatischer Kompressionsfraktur oder als Folge einer Osteoporose.

Für Funktionsstörungen der Rippen sprechen Änderungen ihrer Zwischenräume.

3.5 Halswirbelsäule

Die Halswirbelsäule ist der beweglichste und gleichzeitig anfälligste Wirbelsäulenabschnitt. Sie ist der Sitz der intensivsten propriozeptiven Afferenz mit Auswirkung auf das gesamte Bewegungssystem. Funktionsstörungen hier sind deshalb von großer Bedeutung und umso wichtiger und dankbarer ist auch die Therapie.

3.5.1 Aufnahmetechnik

Um Abbildungen zu erhalten, die vom Gesichtspunkt der Funktion her auswertbar sind, ist eine adäquate Aufnahmetechnik unabdingbar. Es ist besonders zu betonen, dass die übliche Technik, die den obersten Abschnitt der Halswirbelsäle im seitlichen Bild meist ungenau und bei der a.p.-Aufnahme überhaupt nicht zur Darstellung bringt, schon vom Gesichtspunkt der morphologischen Diagnostik mangelhaft, aber vom Gesichtspunkt der funktionellen Diagnostik völlig untauglich ist.

Den Anforderungen nach einer optimalen **a.p.-Aufnahme** wird am besten die **Technik nach Sandberg-Gutmann** (1955) (☞ Abb. 3.23a) gerecht. Das Röntgenbild wird im Liegen angefertigt. Um den Patienten seiner Haltung entsprechend zu lagern, setzt er sich so auf den Röntgentisch, dass die Analfalte genau auf der Mittellinie des Tisches und die Beine symmetrisch nebeneinander liegen. Erst jetzt wird der Patient aufgefordert, sich ohne Hilfe der Arme, den Blick geradeaus in natürlicher Weise hinzulegen. Dies kann man wiederholen, um sich zu überzeugen, dass es sich nicht um einen Zufallsbefund handelt. Weicht der Kopf regelmäßig zu einer Seite ab, soll man dies nicht korrigieren, sondern die Kassette und die Röntgenröhre dementsprechend verschieben. Andernfalls besteht die Gefahr, dass man eine zervikale Skoliose korrigiert oder im Gegenteil artifiziell herstellt und damit gleichzeitig eine Rotation des Axis und eine Seitenverschiebung des Atlas bewirkt.

Als Filmformat wird 18 × 24 oder auch 15 × 40 verwendet. Es ist nämlich vorteilhaft, auch die obere Brustwirbelsäule abzubilden. Die Kassette wird so eingelegt, dass man den Vorderrand des Foramen occipitale magnum, die vorderen Schneidezähne und am kaudalen Ende zumindest Th1 noch beurteilen kann. Dies ist meist dann der Fall, wenn der Oberrand der Kassette die Ohrmuschel des Patienten etwas nach kranial überragt.

Der Patient öffnet nun den Mund so weit er kann und man legt zwischen die Schneidezähne einen Flaschenkorken. Dann zieht er das Kinn so weit an, dass Stirn (Glabella) und Oberlippe (Filtrum) auf einer Horizontale liegen. Außer bei Kindern muss man das Hinterhaupt oft mit einem Kopfpolster anheben.

Jetzt erst kann die Röntgenröhre zentriert werden. Der Zentralstrahl verläuft einen Finger breit unterhalb der oberen Prämolaren zu einem Punkt einen Finger breit oberhalb des tastbaren Unterrandes des Hinterhaupts (Foramen occipitale magnum) in der Mittellinie. Zu diesem Zweck benutzt man ein Lichtvisier oder einen Bindfaden, der vom Röhrenfokus ausgeht und den man am Gesicht des Patienten an den genannten Punkt entlangführt. Die Röntgenröhre wird dann so eingestellt, dass der Zentralstrahl in Verlängerung des schon eingestellten Bindfadens (Lichtstrahls) verläuft (☞ Abb. 3.23a). Bei zahnlosen Patienten führt man den Zentralstrahl einen Querfinger unterhalb des Oberkiefers zum Rand der Hinterhauptschuppe und bei zahnlosen Säuglingen vom Unterrand des Oberkiefers zum Rand der Hinterhauptschuppe. Zum Schluss korrigiert man eine mögliche Kopfdrehung des Patienten, da sonst die Bilder schwer zu beurteilen sind.

Es ist allerdings auch möglich, auf analoge Weise auch im Sitzen vorzugehen. Es ist ein wenig schwieriger, hat jedoch den Vorteil, statischen Verhältnissen gerecht zu werden. Es kann allerdings vorteilhaft sein,

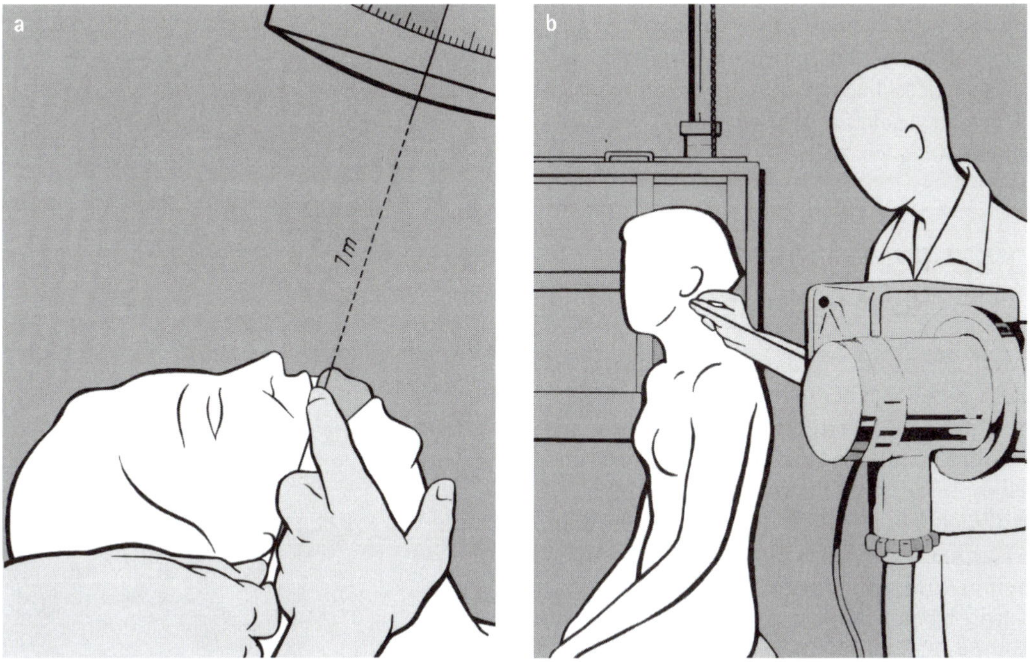

Abb. 3.23: Aufnahmetechnik nach Sandberg-Gutmann. a) Einstellung des Zentralstrahls für die a.p.-Projektion mit Hilfe eines Bindfadens. b) Einstellung der seitlichen Projektion der Halswirbelsäule.

die a.p.-Projektion im Liegen und die Seitenprojektion im Sitzen gemacht zu haben, wenn die Befunde unterschiedliche Verhältnisse aufzeigen. Man kann dann immer noch eine a.p.-Aufnahme im Sitzen anfertigen.

Es besteht auch der Einwand, dass bei der beschriebenen Aufnahmetechnik die mittlere Halswirbelsäule vom Unterkiefer überdeckt wird. Dies kann vermieden werden, wenn der Patient während der Aufnahme den Mund rasch öffnet und schließt, wodurch sich der Unterkieferschatten verwischt. Dabei besteht allerdings das Risiko, dass es zu einer geringen Mitbewegung des Kopfes kommt, wodurch das Bild im Kopfgelenksbereich weniger scharf sein kann.

Für das **seitliche Röntgenbild** sitzt der Patient in entspannter Haltung seitlich vor der Stehblende (☞ Abb. 3.23b). Man verwendet eine Kassette von 18 × 24 oder 24 × 30 und befestigt sie so, dass die Schädelbasis bis zur Sella turcica und die Halswirbelsäule bis zum zervikothorakalen Übergang zur Darstellung kommt. Bei sehr abschüssigen Schultern gelingt es sogar, noch den ersten Brustwirbel zu erfassen. Der Patient blickt auf einen entfernten Gegenstand in Augenhöhe, wodurch der harte Gaumen in die Horizontalebene gerichtet wird. Es muss darauf geachtet werden, dass der Kopf weder geneigt noch verdreht ist. Die Bilder zeigen dann beide Unterkiefer in Deckung. Sonst ist es nicht möglich, die Aufnahmen verlässlich zu beurteilen.

Der Zentralstrahl wird nicht wie üblich auf die mittlere Halswirbelsäule, sondern auf die Spitze des Warzenfortsatzes (Proc. mastoideus) eingestellt, wozu man das Lichtvisier benutzen kann. Ein Fokus-Filmabstand von 1,5 m oder mehr ist empfehlenswert. So erhält man ein unverzerrtes Bild der Schädelbasis und der gesamten Halswirbelsäule sowie einen Expositionsausgleich, weil die massive Schädelbasis mehr Belichtung beansprucht als die Halswirbelsäule.

Aufnahmen der Halswirbelsäule ohne gute Darstellung der Kopfgelenke und der Schädelbasis einschließlich des zervikothorakalen Übergangs sind für die Beurteilung der Funktion untauglich.

3.5.2 Beurteilung der Röntgenbilder

Auch wenn alle Strukturen asymmetrisch sind, gibt es bei der hier beschriebenen Technik genügend **Kriterien**, um die Bilder auszuwerten und bei Wiederholung zu vergleichen. In der **a.p.-Projektion** (☞ Abb. 3.24) überzeugt man sich zunächst, ob beide Okzipitalkondylen (Condylus occipitalis) zu sehen und Atlas und Axis gut dargestellt sind, ob beide Foramina transversaria (durch die die A. vertebralis zieht) einsehbar sind. Am unteren Ende sieht man, ob zumindest der erste Brustwirbel erfasst ist. Dann überzeugt man sich von der Zentrierung, ob das Bild nicht verdreht ist. Bei richtiger Einstellung liegen die Mitten der Schneidezähne, des Dens axis und der Hinterhauptschuppe auf einer Geraden untereinander. Die Kinnspitze projiziert sich auf die Mitte der Halswirbelsäule und diese verläuft symmetrisch zwischen den Unterkieferästen.

Auch die Procc. mastoidei stehen symmetrisch. Um die untere Halswirbelsäule beurteilen zu können, muss man sich davon überzeugen, dass die obere Brustwirbelsäule nicht verdreht ist.

Bei der **seitlichen Projektion** (☞ Abb. 3.25) muss man sich zunächst vergewissern, ob die Schädelbasis einschließlich der Sella turcica und des harten Gaumens zu sehen sind. Es ist wünschenswert, die Halswirbelsäule womöglich bis C7 darzustellen. Bei Schulterhochstand und Fettleibigkeit ist dies jedoch oft nicht möglich. Nun überzeugt man sich, ob die Einstellung fehlerlos ist, und erst dann sollte man die Befunde interpretieren. Besonders wichtig ist der horizontale Verlauf des harten Gaumens. Fineman (1963) konnte nachweisen, dass sich bei einer Abweichung von nur 10° eine lordotische Haltung begradigt oder sogar in eine kyphotische umschlägt. Ein weiteres wichtiges Kriterium ist die Überdeckung beider Unterkieferäste. Wenn sich der aufsteigende Ast nebeneinander projiziert, ist der Kopf verdreht, wenn sich der horizontale Ast übereinander projiziert, ist der Kopf zur Seite geneigt. Ein weiteres Zeichen der Verdrehung ist, dass sich die Schultern auseinander projizieren.

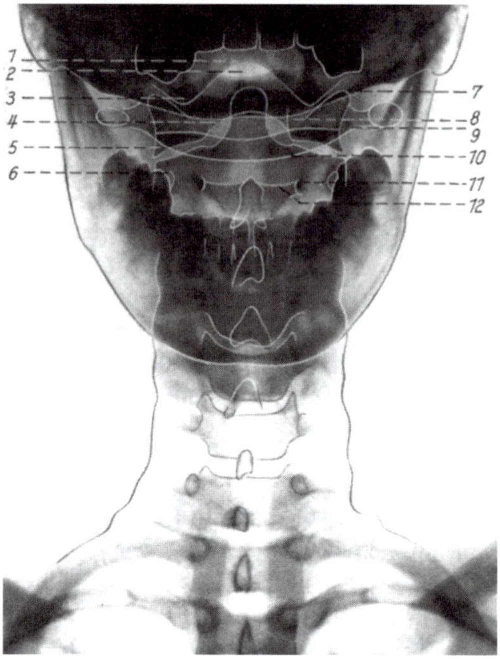

Abb. 3.24: Anatomische Strukturen der Kopfgelenke im a.p.-Röntgenbild. 1 Unterrand des Klivus, 2 Foramen occipitale magnum, 3 Condylus occipitalis, 4 Unterrand des Arcus anterior atlantis, 5 Laterales Dreieck, 6 Foramen transversarium axis, 7 untere Kontur der Squama occipitalis, 8 mediale Aufhellung des Atlas, 9 Proc. transversus atlantis, 10 Unterrand des Arcus posterior atlantis, 11 Pediculus arcus axis, 12 Lamina arcus axis (Oberrand).

Die **Schrägprojektion** (bei Drehung des Patienten um 45°) bringt die Foramina intervertebralia am genauesten zu Darstellung. Diese Projektion ist insbesondere bei Wurzelsyndromen und beim A. vertebralis-Syndrom indiziert. Nach Gutmann ist zu empfehlen, diese Projektion bei Kopfrückbeuge vorzunehmen, weil sich da-

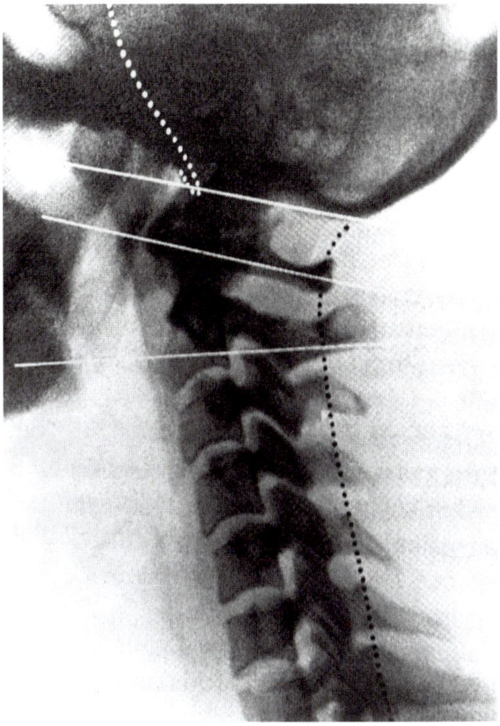

Abb. 3.25: Seitliches Röntgenbild der Halswirbelsäule mit eingezeichneter Ebene von Foramen occipitale magnum, Atlas und Axis. Durch gestrichelte Linien sind der Klivus mit dem Basion (weiß) und der Hinterrand des Spinalkanals (schwarz) hervorgehoben.

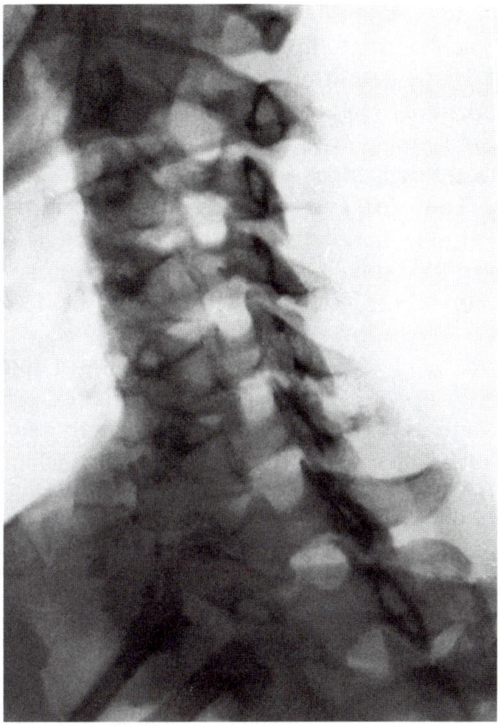

Abb. 3.26: Schrägaufnahme der Halswirbelsäule, um eine Verengung des Foramen intervertebrale C3/4 zu erkennen.

durch eine Verengerung des Zwischenwirbelloches noch verdeutlicht. Er empfiehlt auch, den Patienten nicht mit dem Rücken, sondern mit der Stirn zur Kassette zu wenden (☞ Abb. 3.26).

3.5.3 Funktionelle Anatomie der Halswirbelsäule

Bei der Halswirbelsäule unterscheidet man zwei verschiedene Abschnitte: die Kopfgelenke und die übrige Halswirbelsäule von C3 bis C7. Dennoch handelt es sich um eine funktionelle Einheit, weil alle Bewegungen von den Kopfgelenken ausgehen. Allerdings gehen diesen Bewegungen die Augenbewegungen voraus. Deshalb muss man sich mit der Anatomie jeder dieser zwei Abschnitte getrennt befassen, dann aber die Funktion als ganze betrachten.

Funktionelle Anatomie von C3 bis C7

Wie in den übrigen Abschnitten der Wirbelsäule entspricht die Beweglichkeit der **Höhe der Bandscheiben**. Diese ist am größten in den Segmenten C3/C4 und C4/C5. Charakteristisch sind für die Halswirbelsäule die Randleisten, die Procc. uncinati. Das bedeutet, dass sich die Bandscheibe seitlich verengt. Das hat zur Folge, dass es bei Verengung der Bandscheibe seitlich zum Kontakt kommt, wo sich frühzeitig degenerative Veränderungen, die unkovertebralen Neoarthrosen, bilden. Diese sind in engster Nachbarschaft mit dem Intervertebralkanal. Für die Funktion bedeutet das, dass die Form der Halswirbel mit ihren Randleisten die Seitneigung einschränken und die Vor- und Rückbeuge fördern.

Die **Intervertebralgelenke** verlaufen beinahe parallel, mit einer Neigung von ventrokranial nach dorsokaudal von ungefähr 45°- mit der größten Neigung bei C2/C3. In diesem Segment stehen die Gelenke oft nicht parallel und liegen wie auf der Zirkumferenz eines Zylinders mit seinem Zentrum hinter dem Wirbel. Deshalb handelt es sich nicht um einen pathologischen Befund, wenn sich der Gelenkspalt C2/C3 im Seitenbild nicht so scharf darstellt wie in den übrigen Segmenten der Halswirbelsäule. Im Prinzip sind im lordotischen Abschnitt der Halswirbelsäule die Gelenke leicht seitlich nach hinten und im kyphotischen Abschnitt etwas nach vorne geneigt. Nach Janda (2004) liegt dieser Übergang meist bei C3/C4. Die Neigung der Wirbelgelenke in der Sagittalebene hat zur Folge, dass es bei der Seitneigung zu einer Rotation kommt und dass diese Bewegungen gekoppelt sind, dass eine Rotation auch eine Seitneigung bewirkt und zwar immer zur selben Seite (☞ Abb. 3.30a, b).

Bei der **Vorbeuge** beobachtet man häufig eine geringgradige Verschiebung des kranialen Partnerwirbels gegenüber dem kaudalen Nachbarwirbel nach ventral und bei der Rückbeuge nach kaudal. Auch das hängt mit der Neigung der Gelenke zusammen. Penning (1968) beschreibt diese Bewegung als eine Rotation des oberen gegenüber dem unteren Partnerwirbel um eine frontale Achse im dorsalen Anteil des Wirbelkörpers. Die Erfahrung zeigt, dass diese Bewegung physiologisch ist, wenn sie gleichmäßig in den Bewegungssegmenten der Halswirbelsäule verläuft. Man sieht sie regelmäßig bei jugendlichen, beweglichen Probanden. Wenn sie jedoch bei weniger beweglichen, älteren Patienten fehlt, ist es nicht pathologisch. Die Verschiebung ist meist am deutlichsten zwischen C2/C3 (☞ Abb. 3.32), wo im erwachsenen Alter das Bewegungsausmaß am geringsten ist.

Wesentlich ist auch, dass sich der Spinalkanal während der Vorbeuge wesentlich verlängert und bei der Rückbeuge verkürzt. Das verursacht eine erhebliche gegenseitige Bewegung der Meningen mit den Wurzelscheiden gegenüber dem Rückenmark, das sich während der Vorbeuge verlängert und dünner wird, sich bei der Rückbeuge jedoch verkürzt und verbreitert.

Eine wichtige Rolle spielt auch der Verlauf der **A. vertebralis**. Sie hat ihre Einrittsstelle in ihren knöchernen Kanal bei C6, verläuft nach kranial und kreuzt die Foramina intervertebralia in engem Kontakt mit den Wirbelgelenken und den Procc. uncinati beinahe im rechten Winkel zum Verlauf der Nervenwurzel. Wenn deshalb die Rückbeuge eine Verengung des Intervertebralkanals zur Folge hat, betrifft das nicht nur die Nervenwurzel, sondern auch die A. vertebralis.

Funktionelle Anatomie des Kopfgelenksbereichs

Um die Funktion zu verstehen, muss man sich zunächst die Anatomie der einzelnen gelenkigen Strukturen und Ligamente ansehen. Die oberen Gelenkflächen des Atlas verlaufen schräg von dorsolateral nach ventromedial. Ihre Form ist oval und sie konvergieren nach vorne, wie der Kalottenabschnitt einer Kugel, deren Mittelpunkt oberhalb beider Gelenkflächen liegt. Die wichtigste Bewegung im **Atlantookzipitalgelenk** (Art. atlantooccipitalis) ist die Ante- und Retroflexion von ca. 16° (☞ Abb. 3.27). Während der Anteflexion gleiten die Okzipitalkondylen nach dorsal und während der Retroflexion nach ventral. Auch eine geringfügige Rotation ist möglich, die Jirout (1981) als Synkinesie während der Kopfseitneigung nachweisen konnte. Auch eine geringe Seitneigung ist möglich, gekoppelt mit einer Rotation in entgegen gesetzter Richtung.

Die gelenkige **Verbindung zwischen Atlas und Axis** besteht aus der Verbindung zwischen dem vorderen Atlasbogen (Arcus

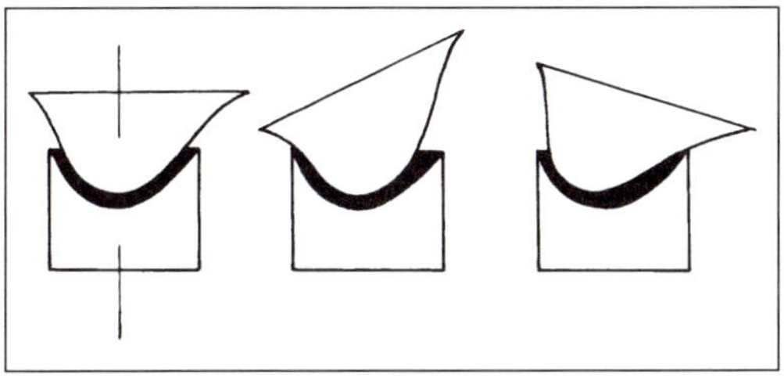

Abb. 3.27: Schema der Ante- und Retroflexion zwischen Hinterhauptkondylen und Atlas

anterior atlantis) und dem Axiszahn (Dens axis), zwischen dem Axiszahn und dem Lig. transversum atlantis mit eigenem Gelenkknorpel sowie den Gelenken zwischen der Massa lateralis des Atlas und dem Axiskörper. Hauptfunktion ist die Rotation, weitere Funktionen sind die Ante- und Retroflexion. An der Rotation sind alle Gelenke beteiligt. Dabei gleitet die Massa lateralis atlantis auf einer Seite auf dem Axiskörper nach ventral und hebt sich und auf der entgegengesetzten Seite nach dorsal und senkt sich. Die Rotation wird durch die Gelenkkapseln und die mächtigen Ligg. alaria, die an den Rändern des Hinterhauptloches inserieren, begrenzt. Das Bewegungsausmaß dieser Rotation beträgt durchschnittlich 25° zu jeder Seite, kann jedoch (in unserem Material) bis zu 40° betragen (☞ Abb. 3.28). Dvořák gibt bei Messungen mit Hilfe der CT sogar Durchschnittswerte von 41,1° nach rechts und 44° nach links an. Die Messungen von Hugenin mittels CT entsprechen jedoch unseren Messwerten.

Die Ante- und Retroflexion zwischen Atlas und Axis ist erheblich. Sie beträgt im Durchschnitt 15°. Dabei rutscht der vordere Atlasbogen auf dem Axiszahn auf und ab, wobei der Atlas eine Kippbewegung ausführt (☞ Abb. 3.29).

Kinematik der Halswirbelsäule

Rotation

Die Rotation beginnt zwischen Atlas und Axis und spielt sich vorwiegend hier ab, bis das Bewegungsausmaß in diesem Bewegungssegment erschöpft ist; das ist bei ungefähr 25° zu jeder Seite. Bis zu diesem Punkt dreht sich der Kopf um eine vertikale Achse in der horizontalen Ebene. Danach nehmen die Segmente C2/C3 fortlaufend bis

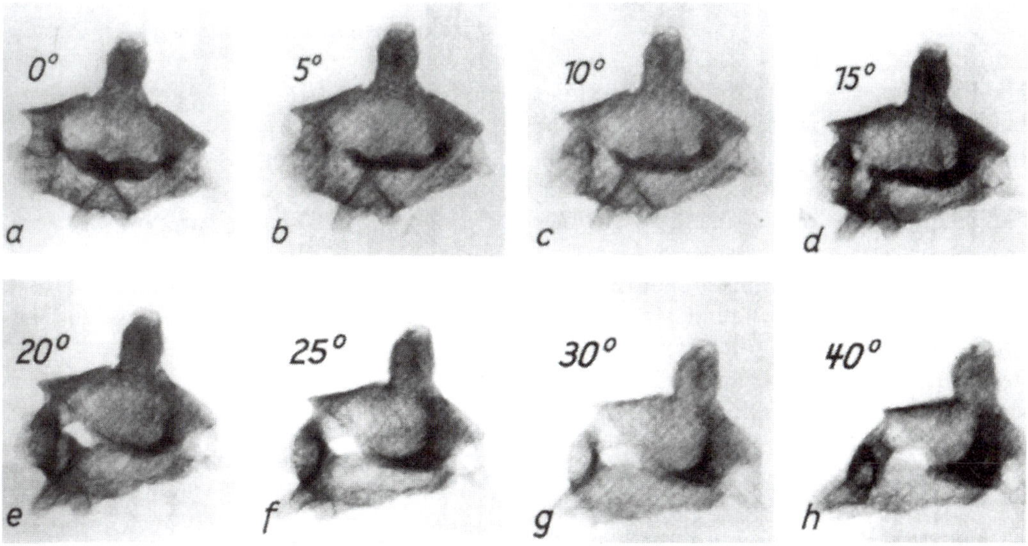

Abb. 3.28: a. p.-Röntgenaufnahmen eines isolierten Axis in Neutralstellung (a) und in verschiedenen Drehstellungen (b – h), die als Eichung für die Auswertung von Röntgenbildern geeignet sind.

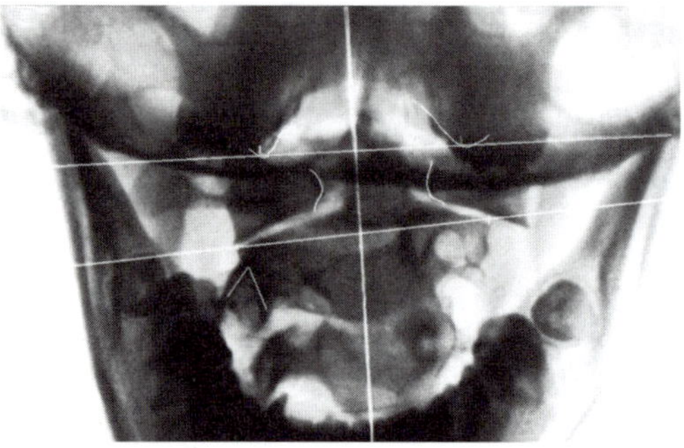

Abb. 3.29: Rotationsaufnahme zwischen Atlas und Axis. Bei fixiertem Kopf wurde der Körper bei maximaler Rotation in aufrechter Haltung gegen den sagittalen Strahlengang gedreht (hier Rotation des Axis von 40°).

C6/C7 an der Drehbewegung teil, solange die Halswirbelsäule sich in einer leicht kyphotischen Haltung befindet. Bei völlig aufrechter Haltung rotiert auch der zervikothorakale Übergang bis einschließlich Th3. Bei passiver Bewegung besteht noch eine geringfügige Rotation zwischen Atlas und Hinterhaupt. Sobald die Rotation unterhalb von C2 anfängt, kommt es infolge des schrägen Verlaufs der Zwischenwirbelgelenke gleichzeitig auch zu einer Lateralflexion zur selben Seite, sofern man sich nicht bewusst dieser Synkinesie widersetzt.

Seitneigung

Die Seitneigung kann nur im Röntgenbild beurteilt werden, weshalb wir uns mit ihr bei den Röntgenfunktionsstudien befassen wollen (☞ Abb. 3.30). Auch sie nimmt ihren Ausgang von den Kopfgelenken, wovon man sich am besten bei der passiven Seitneigung im Bereich der Kopfgelenke („Seitnicken") überzeugen kann. Man stellt dabei fest, dass die Seitneigung mit einer Rotation des Atlas gegenüber dem Axis beginnt. Gleichzeitig stellen wir eine Synkinesie fest, bei der sich der Atlas gegenüber den Kondylen und auch C2 in Neigungsrichtung verschiebt (☞ Abb. 3.30c).

Während der Seitneigung rotiert die Halswirbelsäule, maximal bei C2. Jirout (1968) wies nach, dass diese **Rotation** in der untersten Halswirbelsäule bei Rechtsneigung ausbleibt, bei Linksneigung bis in die obere Brustwirbelsäule weitergeht. Jirout erklärt dies mit dem stärkeren Zug der Muskulatur des Schultergürtels auf der rechten Seite, die an den Dornfortsätzen inseriert, einen Zug nach rechts ausübt und so eine Linksrotation bewirkt. Die Kombination von Seitneigung und Rotation entspricht der Stellung der Wirbelgelenke. Diese ist allerdings nicht die wirkliche Ursache, wie allgemein angenommen wird, weil die Seitneigung vom Axis ausgeht. Schon bei geringer Kopfseitneigung rotiert der Axis und erst dann folgen die übrigen Segmente. Wenn jedoch der Axis nicht rotiert, bleibt die Rotation auch in den übrigen Segmenten aus (☞ Abb. 3.47).

Die Kräfte, die nach Jirout die **Axisrotation** bewirken, sind Folge der Kopfseitneigung (☞ Abb. 3.31). Bei der Kopfseitneigung handelt es sich um eine Rotation des Kopfes um eine sagittale Achse in Höhe der Nasenwurzel. Dadurch kommt es zu einem Zug am Axisdorn, der eine Rotation des Axis und gleichzeitig eine Kippung in der sagittalen Richtung zufolge hat. Diese Kippbewegungen in der sagittalen Ebene, die sowohl bei der Seitneigung als auch bei der Rotation stattfinden, stellen nach Jirout das Gelenkspiel der Halswirbelsäule dar. Die Abweichung des Dornfortsatzes zur Seite ist gut zu palpieren und sie erfolgt, sobald die Versuchsperson den Kopf nur ganz wenig zur Seite neigt. Interessanterweise konnte Gaymans demonstrieren, dass es zur Abweichung des Axisdorns (Rotation des Axis) durch bloßes Anlehnen des Kopfes in Neutralstellung schon bei minimalem Druck kommt, also lediglich durch Muskelzug, was wir röntgenologisch belegen konnten.

Die Axisrotation bei der Seitneigung der HWS ist nicht Folge einer Summation von Rotationen der einzelnen Wirbel infolge der schrägen Gelenkstellung von C7, sondern im Gegenteil eine Folge der Kopfseitneigung selbst, bei der der Kopf um eine sagittale Achse

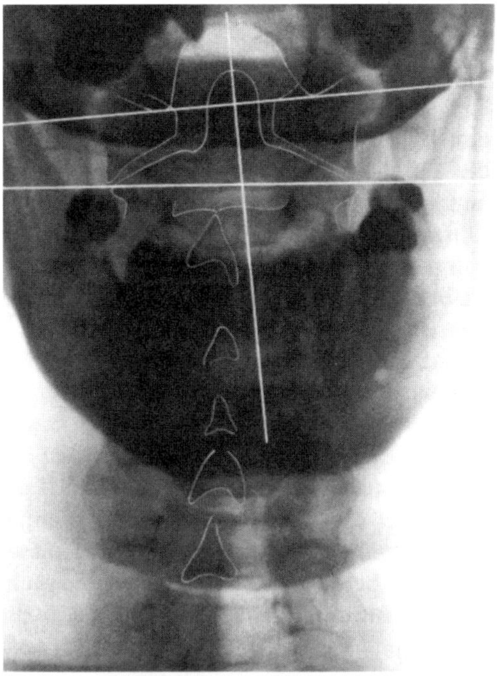
a

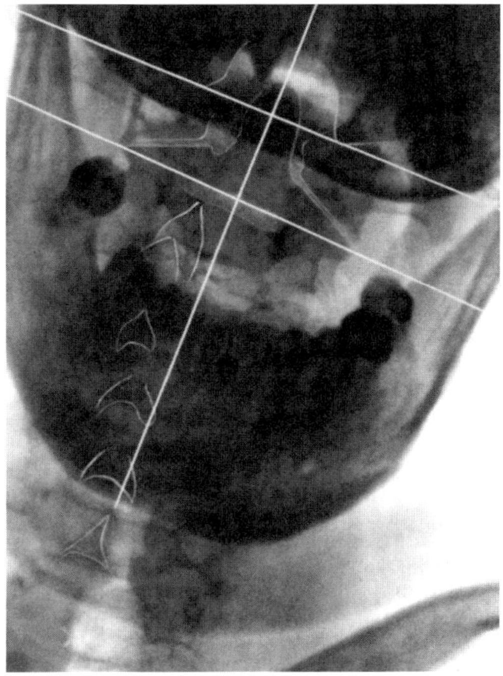
b

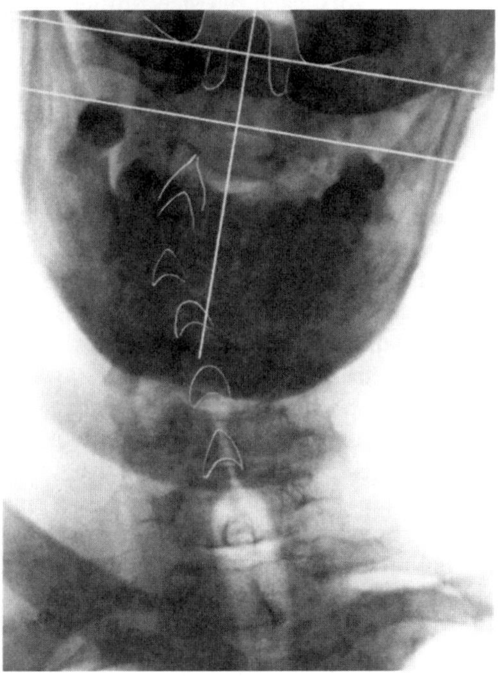
c

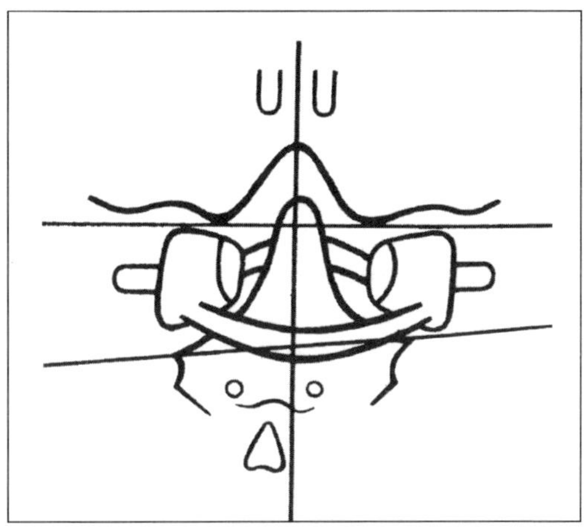

d

Abb. 3.30: a. p.-Aufnahme der Halswirbelsäule einer gesunden Versuchsperson zum Vergleich zwischen Neutralhaltung (asymmetrisch), aktiver Seitneigung und passivem Seitnicken. a) In Neutralstellung steht der Atlas gegenüber den Kondylen und dem Axis auf der rechten Seite und dementsprechend konvergieren die Kondylen- und die Axisebene auf der rechten Seite, der Axis ist etwa 5° nach links rotiert. b) Bei aktiver Seitneigung nach links steht der Atlas gegenüber den Kondylen immer noch ein wenig rechts, die Kondylen- und die Axisebene konvergieren auch immer noch ein wenig auf der rechten Seite, der Axis ist jetzt stärker (ungefähr 10°) nach links rotiert. c) Beim passiven Seitnicken nach links steht der Atlas deutlich links gegenüber den Kondylen, Kondylen- und Atlasebene verlaufen parallel, der Axis ist etwa 10° nach links rotiert. Es ist deutlich zu sehen, wie sich die Axisrotation auf die nächst tiefer liegenden Wirbel überträgt. d) Schema der Rotation von C2.

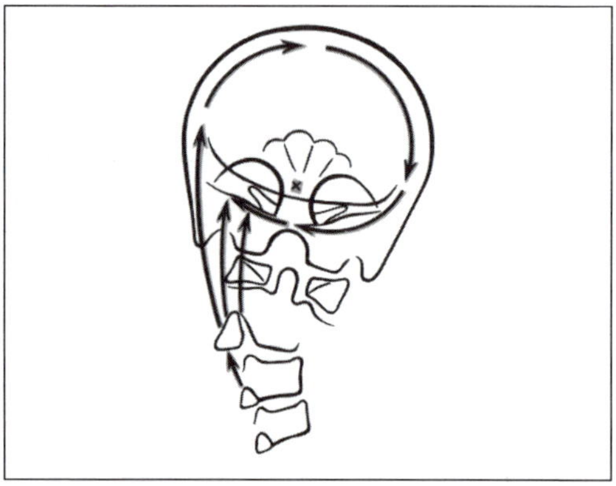

Abb. 3.31: Mechanismus der Seitneigung der Halswirbelsäule nach Jirout. Bei Seitneigung führt der Kopf eine Neigung um eine sagittale Achse (x) aus, die durch die vordere Schädelgrube verläuft. Das Schema zeigt, wie sich die Schädelbasis mit den Hinterhauptkondylen gegenüber dem Atlas in der zur Neigung entgegengesetzten Richtung verschiebt und wie der Axis und mit ihm die tieferen Halswirbel in Richtung der Seitneigung rotieren und durch Kranialzug am Dornfortsatz nach ventral gekippt werden.

rotiert und einen Zug auf C2 ausübt. Bei fehlender Axisrotation bleibt auch die Rotation der übrigen Halswirbel während der Seitneigung aus. Gleichzeitig kommt es zu einer Kippbewegung in der sagittalen Ebene, sodass die Bewegung in allen drei Ebenen gekoppelt vor sich geht.

Vor- und Rückbeuge

Bei der Anteflexion sollte man zwischen einer Nickbewegung, die sich auf die Kopfgelenke beschränkt, und einer Vorbeuge, die die gesamte Halswirbelsäule einbezieht, unterscheiden. Dasselbe gilt nicht für die Rückbeuge. Beide Arten der Kopfvorbeugung schließen einander bis zu einem gewissen Grad aus. Wenn man das Kinn an die Brust anzieht (Vornicken), behindert man meist die tiefe Vorbeuge. Bei tiefer Vorbeuge erschwert man die Nickbewegung, sofern es sich nicht um hypermobile Probanden handelt. Die Erklärung liegt im Kippmechanismus des Atlas.

Im Röntgenbild beobachtet man während der Vor- und Rückbeuge der Halswirbelsäule (☞ Abb. 3.32):

- Schon in **aufrechter Haltung** (☞ Abb. 3.32a) befindet sich der Atlas in einer leichten Retroflexion, durchschnittlich um 5°.
- Während des **Vornickens** (☞ Abb. 3.32b) nimmt die Anteflexion des Atlas nur um eine geringe Gradzahl zu. Der Kopf (die Foramen-magnum-Ebene), der sich in aufrechter Haltung gegenüber dem Atlas in einer Anteflexionsstellung befand, ist nun anteflektiert. In dieser Stellung sind die Kopfgelenke in maximaler Anteflexion.
- In **maximaler Vorbeuge** (☞ Abb. 3.32c) verläuft die Halswirbelsäule beinahe horizontal. Man beobachtet eine proportional leichte Ventralverschiebung der einzelnen Halswirbel bis zu C2. Die Anteflexion von C1 zu C2 hat nun ihr Maximum erreicht. Im Unterschied zur aufrechten Haltung und dem Vornicken hat sich nun eine erhebliche Retroflexion des Kopfes gegenüber dem Atlas eingestellt, die sogar größer sein kann als während der Rückbeuge im Sitzen. Die Anteflexion in den Kopfgelenken hat sich somit gegenüber dem Vornicken verringert und nähert sich dem Ausmaß bei der aufrechten Haltung. Deshalb ist auch der Klivus-Dens-Winkel meist derselbe während der aufrechten Haltung wie bei maximaler Vorbeuge. Es kommt auch zu einer Vorwärtsverschiebung des Klivus (Basion) mit dem Atlas gegenüber der Densspitze des Axis.
- In **maximaler Rückbeuge im Sitzen** (☞ Abb. 3.32d) befindet sich der Atlas (gegenüber dem Axis) in maximaler Retroflexion. Die Retroflexion des Schädels erreicht dagegen oft nicht den Maximalwert (sie ist meist kaum größer als während der Kopfvorbeuge). Auch hier beobachtet man eine gleichmäßige Dorsalverschiebung der einzelnen Wirbel von C7 bis zu C2. Ferner kommt es zu einer leichten Verschiebung des Klivus und Atlas gegenüber der Densspitze nach dorsal.
- Bei der **passiven Rückbeuge in Seitenlage** und damit ohne Einwirkung der Schwer-

kraft (☞ Abb. 3.32e) ist die Retroflexion zwischen Kopf und Axis maximal, die Retroflexion des Atlas gegenüber C2 jedoch sogar geringer als in aufrechter Haltung. Auch das Basion mit dem Atlas ist nicht nach rückwärts verschoben.

Der Mechanismus, der diesen auf den ersten Blick paradox anmutenden Vorgängen zugrunde liegt, wurde als **Kippen des Atlas** bezeichnet und beruht auf folgendem Umstand (☞ Abb. 3.33): Sobald sich bei der Anteflexion im Sitzen der Schwerpunkt des

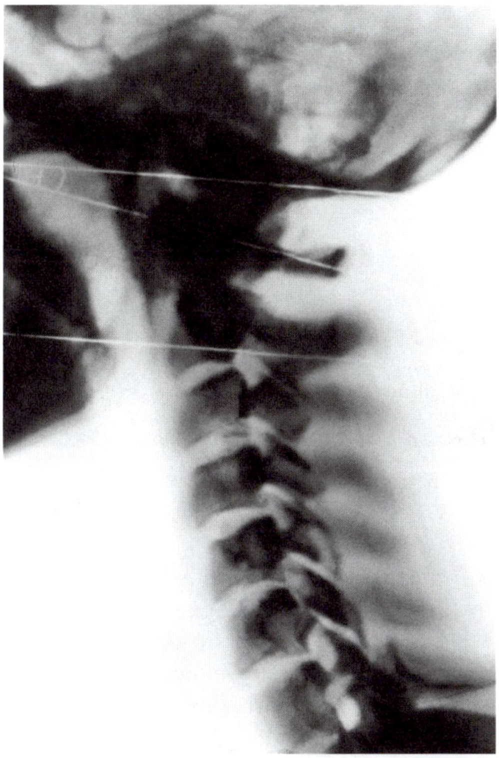

a

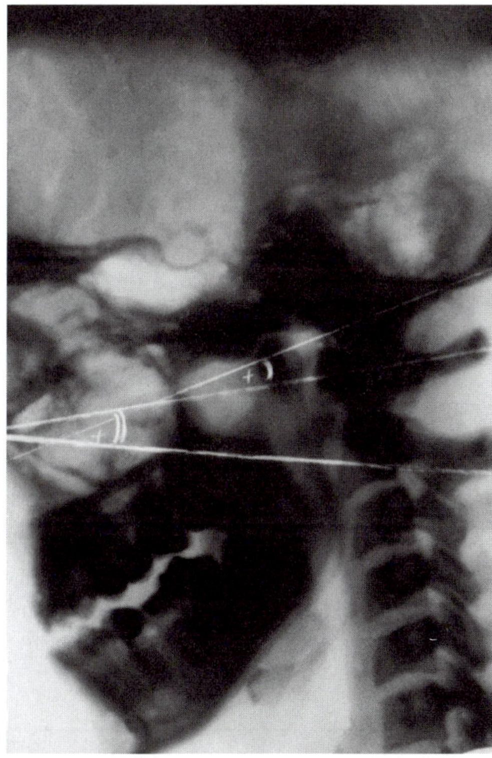

b

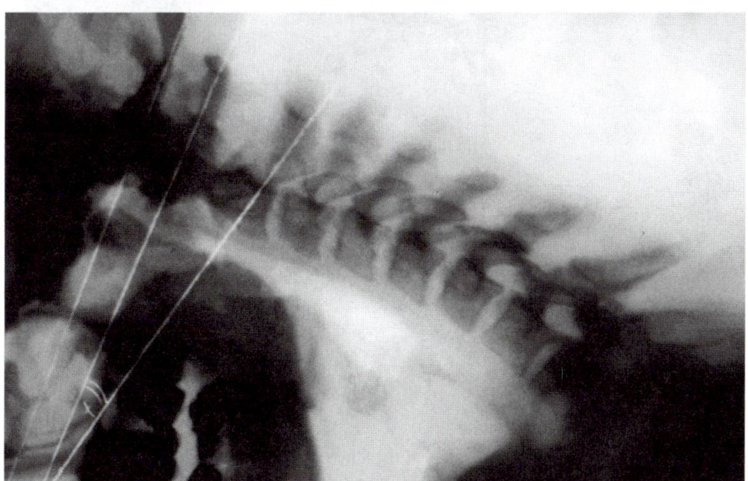

c

Abb. 3.32: Ante- und Retroflexion der Halswirbelsäule. a) Aufrechte Haltung. b) Vornicken. c) Maximale Vorbeuge.
Fortsetzung

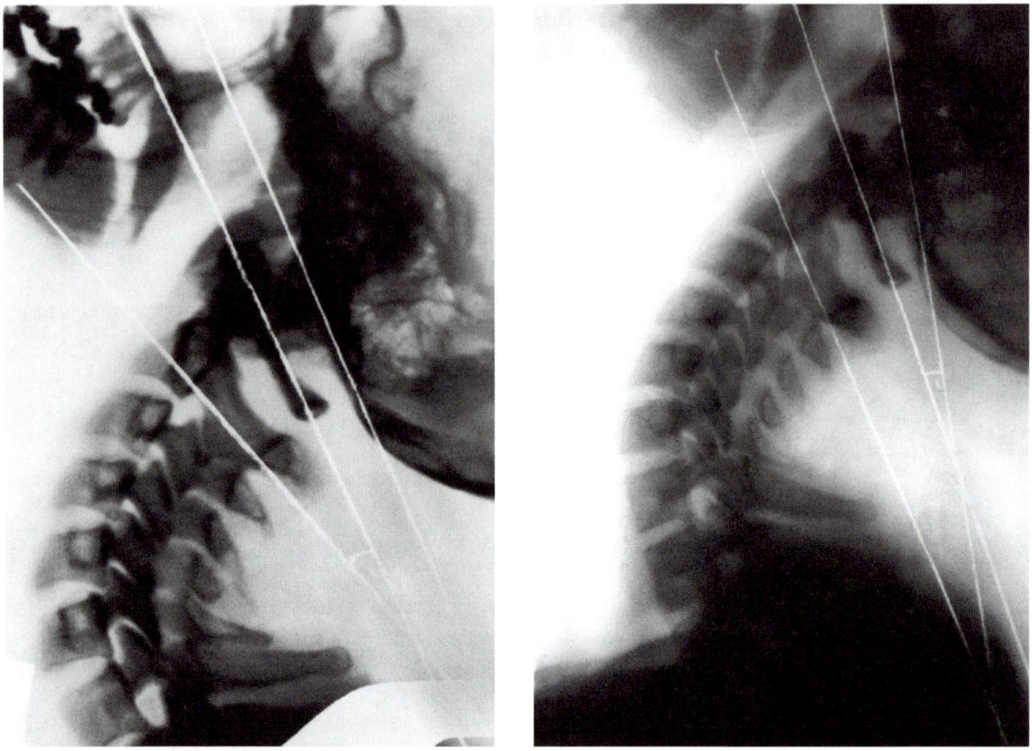

Abb. 3.32: *Fortsetzung.* d) Maximale Retroflexion. e) Passive Retroflexion.

Kopfes nach ventral verlagert, üben die Hinterhauptkondylen einen Druck auf den vorderen, aufsteigenden Teil der Atlasgelenkpfanne aus , wodurch der Atlas nach vorne abwärts kippt. Auf analoge Weise kippt der Atlas bei der Retroflexion im Sitzen nach hinten, nicht jedoch in Seitenlage im Liegen, weshalb hier die Retroflexion des Hinterhauptes gegenüber dem Atlas ihr Maximum erreicht.

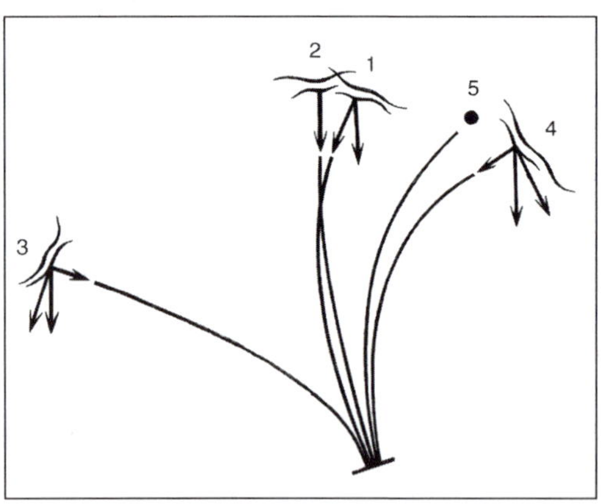

Abb. 3.33: Schematische Darstellung des Atlaskippens. 1 Bei aufrechter Haltung, 2 beim Vornicken, 3 bei maximaler Vorbeuge, 4 bei maximaler Retroflexion, 5 bei passiver Retroflexion.

3.5.4 Röntgenanatomie der Halswirbelsäule

a. p.-Aufnahme

In der a. p.-Aufnahme (☞ Abb. 3.34, 3.35) sieht man am kranialen Ende den bogenförmigen Vorderrand des Hinterhauptloches (Foramen occipitale magnum), dessen oberster Rand vom Klivus und dessen lateraler Anteil von den Kondylen gebildet wird. Unterhalb der Kondylen liegen die atlantookzipitalen Gelenke (Artt. atlantooccipitales), die miteinander einen Winkel von 125 – 130° einschließen. Unterhalb der Kondylen befindet sich zu beiden Seiten des Axiszahns (Dens axis) die Massa lateralis atlantis, die sich keilförmig nach medial verschmälert. Dicht vor dem Medialrand der Massa lateralis sieht man oft eine mediale Aufhellung, die als Normalbefund beurteilt werden muss. Lateral von der Massa lateralis erkennt man die Atlasquerfortsätze (Proc. transversus), wo manchmal das Foramen transversarium, durch das die A. vertebralis zieht, einsichtbar ist. Von einem zum anderen Querfortsatz kann man den spindelförmigen hinteren Atlasbogen (Arcus posterior atlantis) verfolgen, der in seinem medialem Anteil am breitesten ist, und der von der Massa lateralis das „laterale Dreieck" abschneidet. Manchmal ist auch der vordere Atlasbogen (Arcus anterior atlantis) zu sehen, der sich über die Densspitze projiziert.

Die untere Kontur der Massa lateralis bildet die obere Gelenkfläche des Gelenks zwischen C1 und C2. Am Medialrand der Gelenkfläche des Axis befindet sich eine kleine Einkerbung, die den Axiszahn begrenzt. Die Spitze des Axiszahns liegt normalerweise tief unterhalb des Oberrandes des Foramen magnum. Dicht unterhalb des lateralen Endes der oberen Gelenkfläche des Axis liegt das Foramen transversarium. Medial von diesem Foramen sieht man die punktförmige Projektion der Bogenwurzel des Axis, von der der Schatten des Axisbogens auf beiden Seiten zum Dornfortsatz (Proc. spinosus) verläuft. Bei Hyperlordose ist gelegentlich der Wirbelkanal oberhalb des Axisbogens einsehbar.

Unterhalb des Axis liegen die typischen Halswirbel mit den charakteristischen Procc. uncinati zu beiden Seiten. Demzufolge ist die Bandscheibe in der Mitte wesentlich höher als seitlich. Unterhalb der Procc. un-

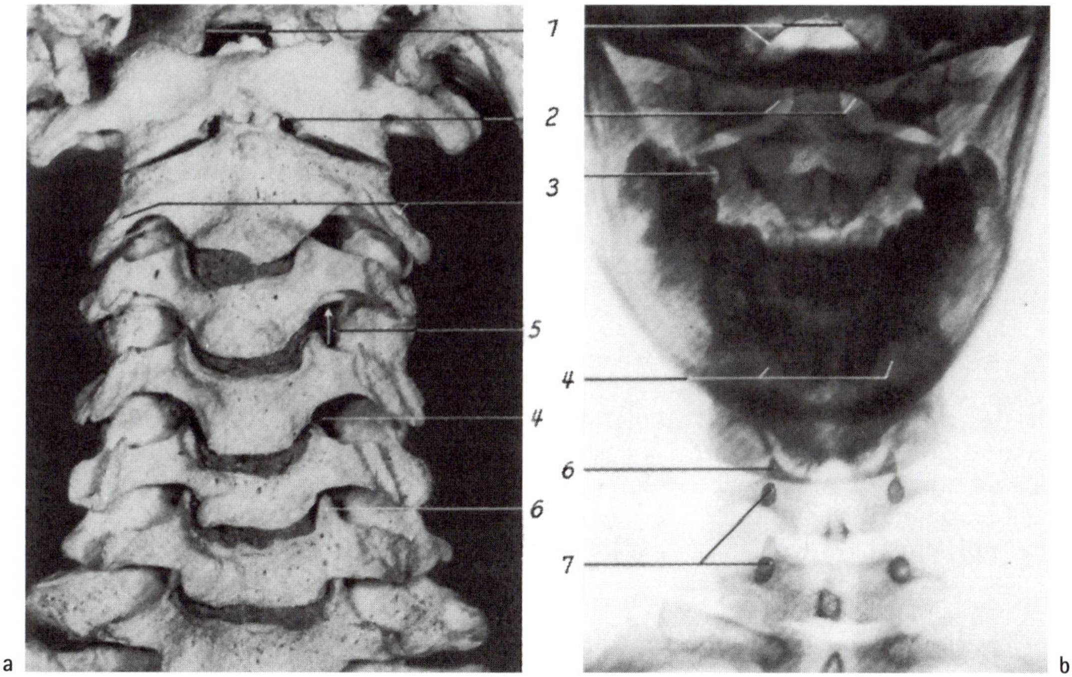

Abb. 3.34: Halswirbelsäule in der Ventralansicht als Skelett (a) und auf dem a. p.-Röntgenbild (b) zum Vergleich der anatomischen Strukturen. 1 Vorderrand des Foramen occipitale magnum, 2 Unterrand des Arcus anterior atlantis, 3 Foramen transversarium, 4 Foramen intervertebrale, 5 Verlauf der A. vertebralis, 6 Proc. uncinatus, 7 Pediculus arcus vertebrae.

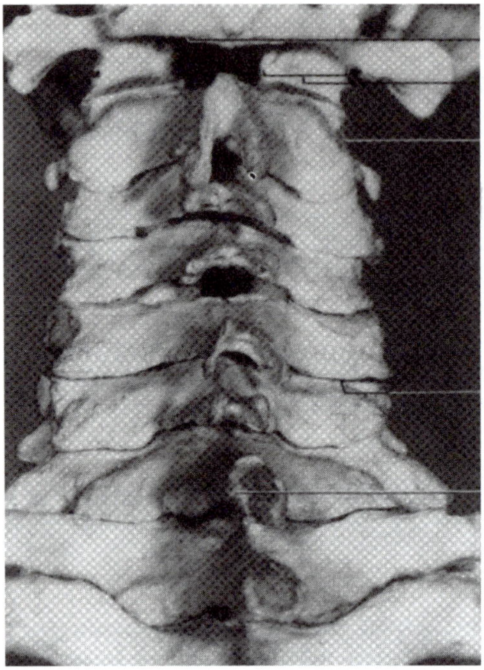

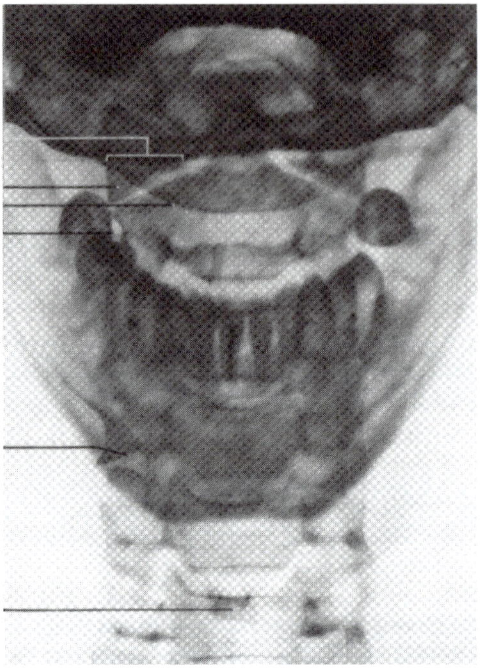

Abb. 3.35: Halswirbelsäule in der Dorsalansicht als Skelett (a) und auf dem a. p.-Röntgenbild (b) zum Vergleich der anatomischen Strukturen. 1 Foramen transversarium, 2 Unterrand des Arcus posterius atlantis, 3 Massa lateralis atlantis mit lateralem Dreieck (4), 5 Gelenkspalt, 6 Proc. spinosus.

cinati liegt der Schatten der punktförmigen Bogenwurzel. In der Mittellinie erkennt man die Dornfortsätze. Die Procc. transversarii bilden die laterale Kontur. Weniger deutlich ist das Foramen intervertebrale zu sehen. Nur selten ist der intervertebrale Gelenkspalt zu sehen.

Seitliche Aufnahme

In der seitlichen Ansicht (☞ Abb. 3.36) kommt die Schädelbasis mit den Kopfgelenken unverzerrt zur Abbildung. So kann man den gesamten Klivus von der Sella turcica bis zum Vorderrand des Foramen occipitale magnum (Basion) verfolgen. Dieses liegt dicht oberhalb der Densspitze. Der Hinterrand des Foramen occipitale magnum (Opisthion) ist nicht immer klar von der Hinterhauptschuppe zu unterscheiden. Man kann sich helfen, indem man den Hinterrand des Zervikalkanals von kaudal nach kranial verfolgt. Wo seine bogenförmige Verlängerung das Hinterhaupt trifft, liegt das Opisthion.

Der Warzenfortsatz (Proc. mastoideus) überdeckt oft die Kondylen und das Atlantookzipitalgelenk (Art. atlantooccipitalis), weshalb dieses Gelenk in der Seitenansicht oft nicht zur Darstellung kommt; nicht selten ist es jedoch gut zu sehen (☞ Abb. 3.37).

Um die **Foramen-magnum-Ebene** zu bestimmen, zieht man eine Linie, die das Basion mit dem Opisthion verbindet. Die Atlasebene entspricht einer Geraden, die durch die Mitte des vorderen und hinteren Atlasbogens hindurchgeht. Die Axisebene liegt auf einer Geraden, die den Unterrand der Querfortsätze mit dem Unterrand des Axisdorns verbindet. Mit Hilfe dieser Linien bestimmt man die Ante- oder Retroflexion von Hinterhaupt, Atlas und Axis (☞ Abb. 3.25 und 3.38).

Der Axiszahn projiziert sich dicht hinter den vorderen Atlasbogen. Die Densspitze ist

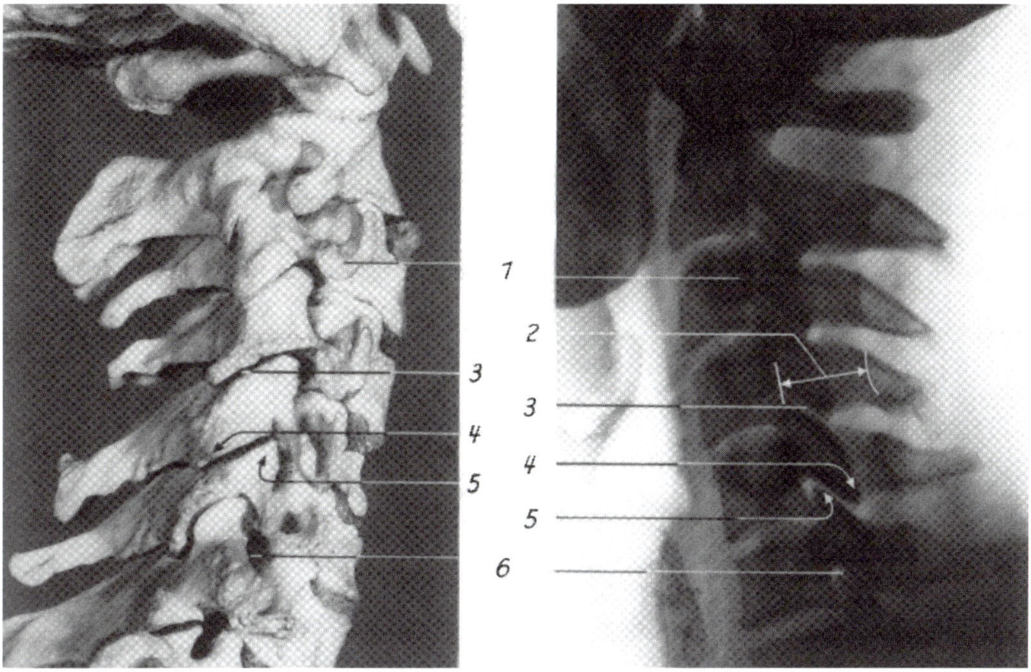

a b

Abb. 3.36: Halswirbelsäule in der seitlichen Ansicht als Skelett (a) und auf dem seitlichen Röntgenbild (b) zum Vergleich der anatomischen Strukturen. 1 Proc. transversus, 2 Breite des Spinalkanals, 3 Gelenkspalt, 4 unterer Gelenkfortsatz, 5 Foramen intervertebrale, 6 oberer Gelenkfortsatz.

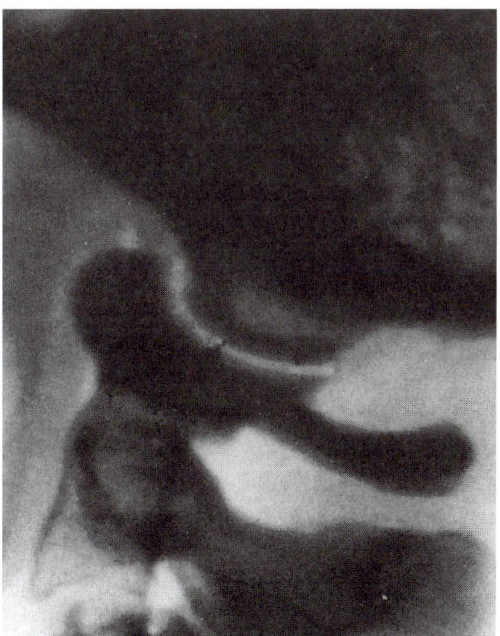

Abb. 3.37: Das Atlantookzipitalgelenk in der seitlichen Ansicht

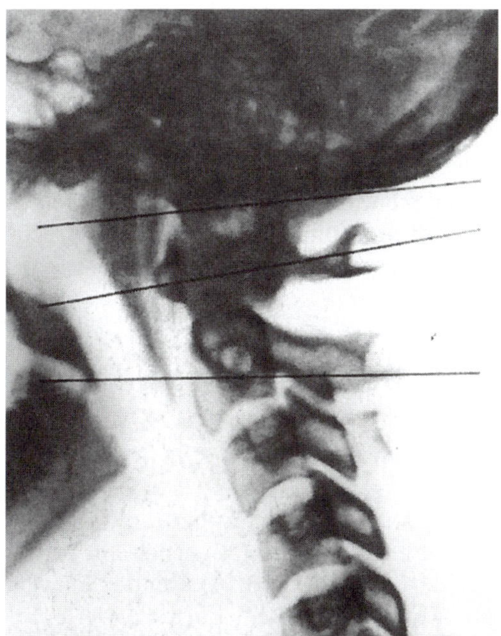

Abb. 3.38: Anteflexionsstellung des Atlas (in Relation zum Axis)

meist in derselben Höhe wie der Oberrand des vorderen Atlasbogens. Sie soll die palatookzipitale Verbindungslinie nicht überragen, wie das bei der basilären Impression der Fall ist.

Im Unterschied zu den übrigen Wirbelsäulenabschnitten projiziert sich die Bogenwurzel mit dem Querfortsatz im seitlichen Bild auf die Wirbelkörper und nicht im a.p.-Bild, weil hier der Wirbelkanal breiter ist als der Wirbelkörper. Der Oberrand der Querfortsätze liegt ein wenig oberhalb der oberen Deckplatte der Wirbelkörper, weshalb diese etwas unscharf erscheinen können. Der Schatten der Querfortsätze liegt in der unteren Halswirbelsäule mehr dorsal und in der oberen Halswirbelsäule mehr ventral, bis er sich bei C2 mit seinem Vorderrand mit dem Vorderrand des Axiskörpers deckt.

Die Schatten der Gelenkfortsätze mit dem Gelenkspalt projizieren sich hinter die Wirbelkörper. Bei guter Projektion ist nur eine Aufhellung zu sehen, was der weitgehenden Parallelstellung der Gelenke entspricht. Dies muss jedoch nicht bei C2/C3 der Fall sein, wo man auch im Normalfall eine Unschärfe beobachten kann. Der Hinterrand des Spinalkanals entspricht einer Linie, die die Basis der Dornfortsätze (Hinterrand des Wirbelbogens) verbindet. Dies gilt deshalb auch für den Atlas ohne Dornfortsatz. Wenn jedoch dieser Schatten beim Atlas fehlt, handelt es sich um eine Spina bifida atlantis, eine recht häufige Anomalie.

3.5.5 Beurteilung nach funktionellen Gesichtspunkten

Die bedeutsamste statische Funktionsstörung im Bereich der Halswirbelsäule ist die **Vorhaltung** (☞ Abb. 3.39). Der der Schwerpunkt des Kopfes liegt normalerweise vor dessen Stützpunkt, weshalb schon bei normaler aufrechter Haltung elektromyographisch eine geringe Aktivität in der Nackenmuskulatur nachweisbar ist. Sobald man den gesamten Körper oder nur den Hals ein wenig nach vorwärts neigt (nicht beugt!), kann man die Anspannung der Nackenmuskulatur augenblicklich palpieren. Es kommt daher bei der Vorhaltung zur Überlastung der Halswirbelsäule und gleichzeitig zu einer kompensatorischen Hyperlordose in den Kopfgelenken mit Verspannung der kurzen Halsextensoren.

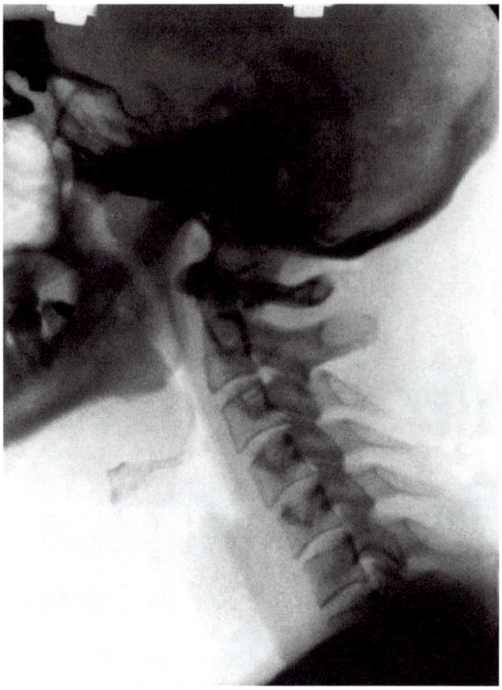

Abb. 3.39: Typische Vorhaltung des Kopfes

Wenn man die **natürliche Haltung** des Patienten röntgenologisch erfassen will, sollte man nach Gaizler (1973) Seitenaufnahmen in entspannter Haltung ohne Sessellehne erhalten. Man sollte darauf achten, dass der Patient entspannt sitzt und dabei auf einen Gegenstand in Augenhöhe schaut, sodass es trotz natürlicher Haltung nicht zur Kopfvorbeuge kommt. Tatsächlich machten wir bei einer Gruppe von 50 Patienten Aufnahmen im Stand (kniend), bei aufrechtem und entspanntem Sitz. Während im aufrechten Sitz der äußere Gehörgang im Durchschnitt fast genau oberhalb der Vorderkante von C7 lag, projizierte er sich im Stand 7 mm vor C7 und im entspannten Sitz um 16 mm, in einzelnen Fällen sogar um 5 cm. Das war vor allem dann der Fall, wenn der Patient im entspannten Sitz die Lendenwirbelsäule kyphosierte.

Neben Störungen der Statik beobachtet man lokalisierte Ungleichmäßigkeiten, wie geringfügige relative Verschiebungen von Nachbarwirbeln sowie **kyphotische** oder **lordotische Abknickungen.** Im Kopfgelenksbereich kann der Atlas gegenüber dem Axis in einer Ante- oder Retroflexion stehen. Der ältere, von Chiropraktikern übernommene Ausdruck „Atlas superior oder inferior" ist weniger zutreffend, weil er die Position des Atlas nicht zum Axis, sondern zum Okziput ausdrückt, während in der übrigen Wirbelsäule immer die Stellung des oberen zum unteren Partnerwirbel beurteilt wird. Infolge des Atlaskippens befindet sich der Atlas bei lordotischer Halswirbelsäule meist in Retroflexion und das Hinterhaupt in Anteflexion, bei kyphotischer Haltung in Anteflexion und das Hinterhaupt in Retroflexion (☞ Abb. 3.33, 3.39, 3.40).

Nicht selten beobachtet man eine **Rotation mehrerer Wirbel** (☞ Abb. 3.46), im Bereich der Kopfgelenke auch seitliche Verschiebungen, eine asymmetrische Stellung der Kondylen gegenüber dem Atlas und des Atlas gegenüber dem Axis. Das wird oft als Verschiebung des Atlas gegenüber den Kondylen *und* dem Axis zu einer Seite beschrieben, was eigentlich nicht ganz zutrifft: Man sollte nämlich stets den oberen gegenüber dem unteren Partner nennen, also nicht Atlas gegenüber den Kondylen und dem Axis rechts, sondern Atlas gegenüber dem Axis rechts, die Kondylen gegenüber dem Atlas links (☞ Abb. 3.41, 3.42, 3.43).

Die **isolierte Rotation des Atlas** gegenüber dem Hinterhaupt und dem Axis ist relativ selten. Auf der Rotationsseite ist der Gelenkspalt zwischen Atlas und Axis enger, das laterale Dreieck der Massa lateralis vergrößert sich, die Mitte der Bogenspindel verlagert sich in einer der Rotation entgegengesetzten Richtung und die Massa lateralis vergrößert sich auf der der Rotation entgegensetzten Seite.

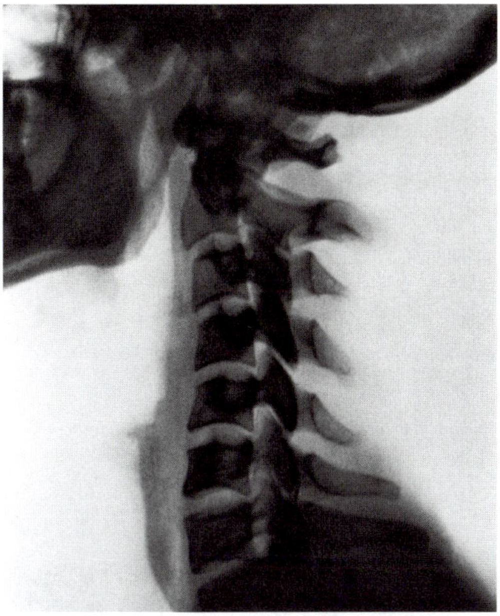

Abb. 3.40: Kyphotische Haltung der mittleren Halswirbelsäule im statischen Gleichgewicht: Der äußere Gehörgang und der Axiszahn projizieren sich nicht vor die Vorderkante von C7; die Stellung von C7 entspricht einer flachen Brustwirbelsäule.

Wesentlich häufiger als die Atlasrotation ist die **Rotation des Axis in Neutralhaltung** (☞ Abb. 3.44). Befunde einer Axisrotation

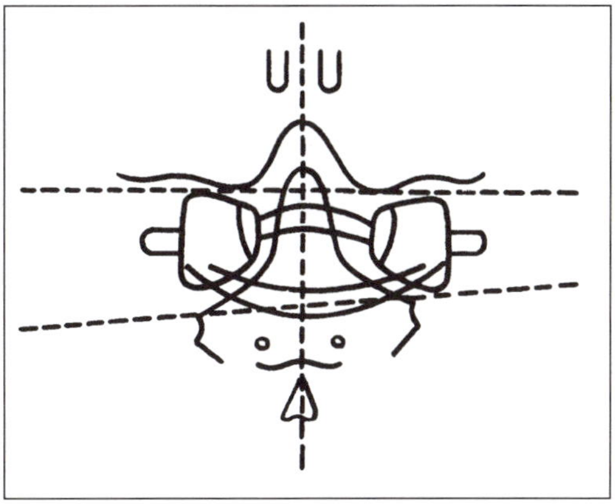

Abb. 3.41: Schematische Darstellung einer asymmetrischen Stellung des Atlas gegenüber den Kondylen des Okziputs und dem Axis

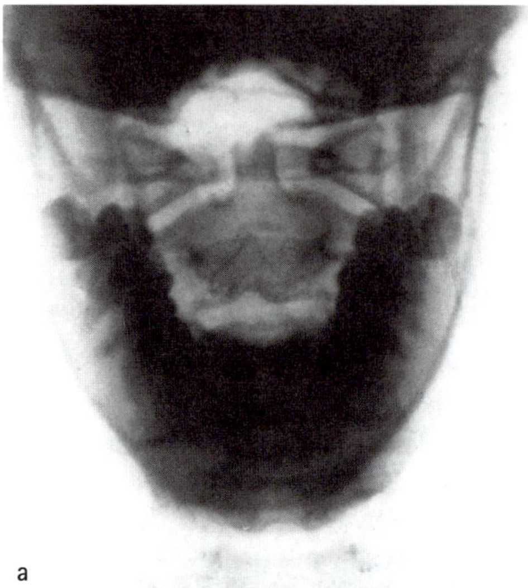

a

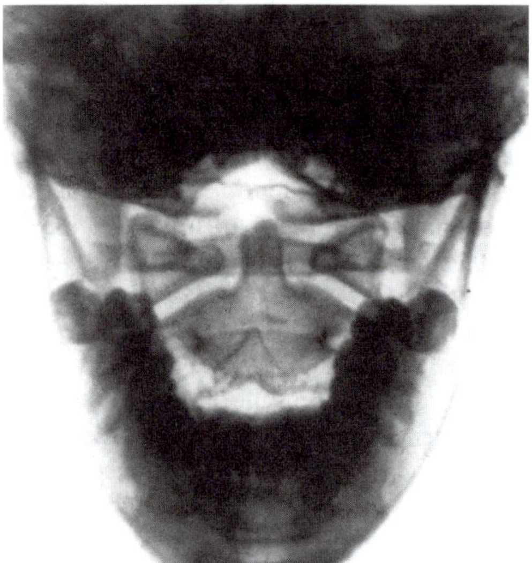

b

Abb. 3.42: a) Asymmetrische Stellung des Atlas zwischen Hinterhauptkondylen und Axis. b) Symmetrische Stellung nach manueller Behandlung.

von 5°, mitunter sogar 10°, sind keineswegs eine Seltenheit. Interessanterweise überträgt sich die Axisrotation (ja sogar die bloße Seitenabweichung des Dornfortsatzes) auf die übrige Halswirbelsäule nach kaudal, oft bis in den zervikothorakalen Übergang, besonders wenn eine Sinistrorotation vorliegt. Es handelt sich dabei offenbar um den

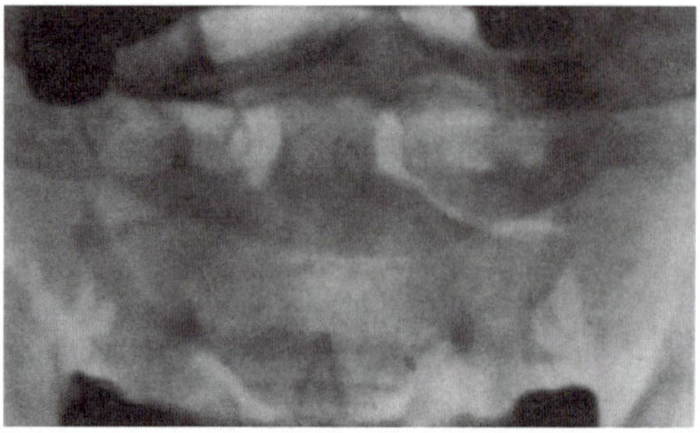

a

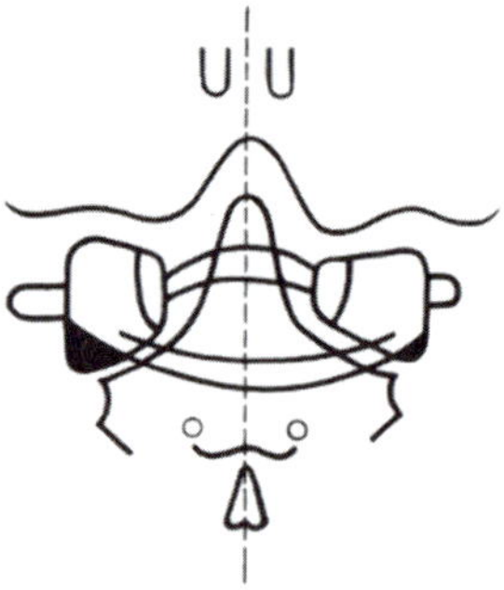

b

Abb. 3.43: Dextrorotation des Atlas in der Röntgenaufnahme (a) und als schematische Darstellung (b).

gleichen Mechanismus, der schon bei der Seitneigung besprochen wurde und der eine Sinistrorotation der unteren HWS und des zervikothorakalen Übergangs bedingt.

Die Rotation des Axis ist in der a. p.-Aufnahme gut erkennbar an der Deviation und der Lage der Bogenwurzeln in einer der Rotation entgegengesetzten Richtung. Auf der Rotationsseite erweitert sich das Foramen transversarium und auf der entgegengesetzten Seite verschmälert sich der Gelenkspalt.

Die **Rotation der übrigen Halswirbel** ist nicht nur an der Deviation des Dornfortsatzes und der Rotation der Bogenwurzeln zur Gegenseite erkennbar, sondern auch durch die Verzerrung der Procc. uncinati (☞ Abb. 3.45). In der seitlichen Projektion sind die Strukturen, die sich normalerweise decken, auseinander projiziert, vor allem die Gelenkspalten und mit ihnen die Gelenkfortsätze sowie die Querfortsätze. Bei C2

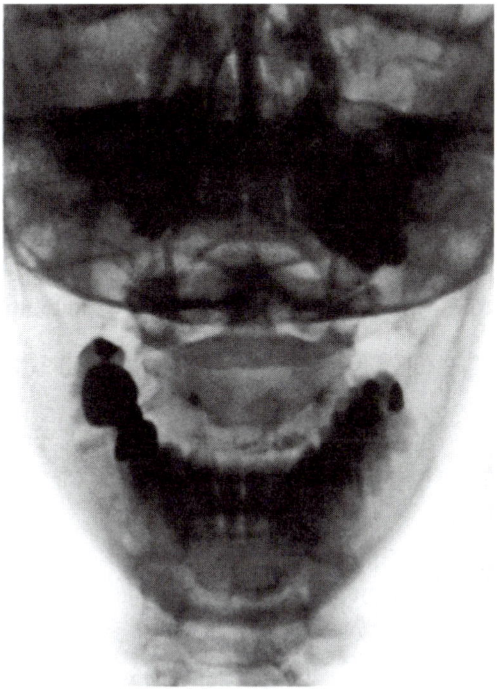

a

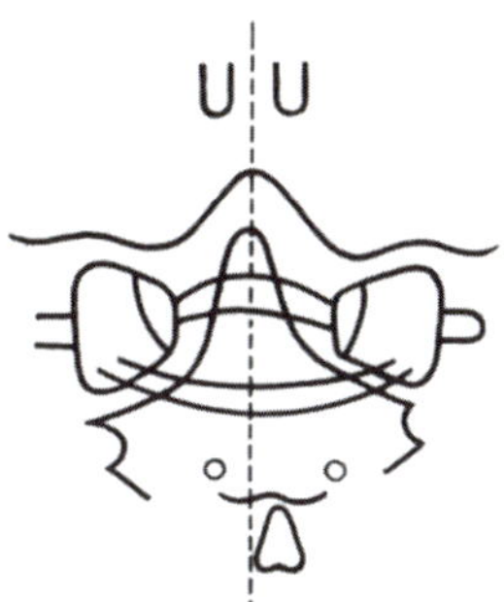

b

Abb. 3.44: Dextrorotation des Axis in der Röntgenaufnahme (a) und als schematische Darstellung (b).

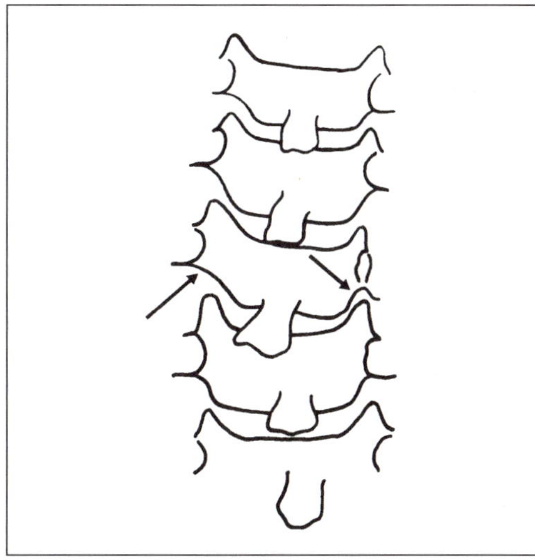

Abb. 3.45: Schematische Darstellung der Rotation eines Halswirbels in der a. p.-Projektion

projiziert sich dann ein Querfortsatz vor den Wirbelkörper (☞ Abb. 3.46).

Ein wichtiges **Zeichen einer statischen Störung** ist die Diskrepanz zwischen dem Befund in der a. p.-Aufnahme im Liegen und der Seitenaufnahme im Sitzen. Dies ist insbesondere der Fall, wenn in der Seitenaufnahme im Sitzen eine Rotation erkennbar ist, aber nicht in der a. p.-Aufnahme im Liegen. Dies kann durch eine schräge Ebene unterhalb der Halswirbelsäule verursacht sein.

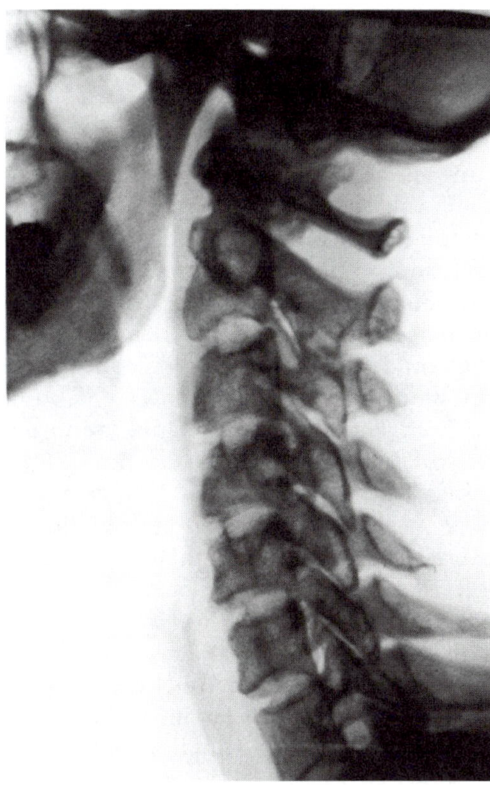

Abb. 3.46: Rotation der Halswirbelsäule im seitlichen Röntgenbild. Die Gelenkspalten, Gelenkfortsätze und Querfortsätze sind auseinander projiziert.

3.5.6 Bewegungsstudien

Um **Bewegungseinschränkungen** oder eine **Hypermobilität** im Röntgenbild zu veranschaulichen, kommen Bewegungsstudien zum Einsatz. Es handelt sich dabei um Aufnahmen in Vor- und Rückbeuge, Seitneigung, aber weniger in Rotation, da sich hier die Interpretation schwierig gestaltet.

Die physiologische Reaktion der Halswirbelsäule während der Seitneigung wurde im Kapitel 3.5.3 beschrieben. Sie eignet sich zur Diagnostik von Bewegungseinschränkungen. Hier zeigt es sich, dass bei **fehlender Rotation des Axis** die Rotation der übrigen Halswirbelsäule ausbleibt (☞ Abb. 3.47). Es genügt sogar, dass der abweichende Dornfortsatz des Axis bei der Seitneigung lediglich die Mittellinie erreicht, dass die Rotation der übrigen Halswirbel fehlt. Daraus ist ersichtlich, dass sich die Rotation über die Dornfortsätze nach kaudal überträgt. Wenn jedoch keine Rotation in der unteren Halswirbelsäule stattfindet, beeinträchtigt das keineswegs die Rotation oberhalb der Bewegungseinschränkung (Jirout 1970, ☞ Abb. 3.48).

Obwohl sich der Atlas während der Seitneigung zur Seite verschiebt, kann die Verschiebung ausbleiben, ohne dass es sich dabei um eine Bewegungseinschränkung handelt. Dies ist bei erheblichen Asymmetrien oft der Fall. Wichtiger ist jedoch, dass bei Blockierung eine Seitenverschiebung im Röntgenbild bestehen kann. Wenn die Axisrotation blockiert ist, kommt es zu keiner Seitneigung in den Kopfgelenken (☞ Abb. 3.49). Das stimmt mit der Tatsache überein, dass bei Atlasassimilation die Lateroflexion im kraniozervikalen Übergang normal verläuft.

Es stellt sich nun die Frage, ob es überhaupt möglich ist, eine **Blockierung zwischen Okziput und Atlas** im Röntgenbild nachzuweisen. Dies gelingt (Lewit, Krausova, 1967) bei zur Seite gedrehtem Kopf, bei Verriegelung des Bewegungssegmentes C1/C2. Dies ist für die exakte Diagnostik notwendig.

Es ist meist nicht schwierig, eine Bewegungseinschränkung der Lateroflexion zwischen Atlas und Axis festzustellen. Dabei erkennt man, dass hier (auch) die Rotation blockiert ist (☞ Abb. 3.47, 3.49). In den übrigen Bewegungssegmenten ist der röntgenologische Nachweis einer Blockierung wesentlich schwieriger. Nach Jirout (1970) kommt es bei der Seitneigung zu geringen Synkinesien in der sagittalen Ebene im Sinne einer Ante- und Retroflexion, die man an der Stellung der Dornfortsätze in Relation zu den Wirbelkörpern erkennt. Beim Vergleich der Röntgenbilder vor und nach Manipulation zeigte es sich, dass diese Synkinesien bei Funktionsstörungen deutlicher reagieren als die eigentliche Seitneigung im Röntgenbild.

Zusammenfassend kann festgestellt werden:

- Die Lateroflexion des Kopfes gegenüber der Halswirbelsäule (das Seitnicken) wird vor allem durch die Rotation des Atlas gegenüber dem Axis ermöglicht. Wenn man die Seitneigung in den Kopfgelenken normalisiert, kommt es auch zur Normalisierung der Rotation.

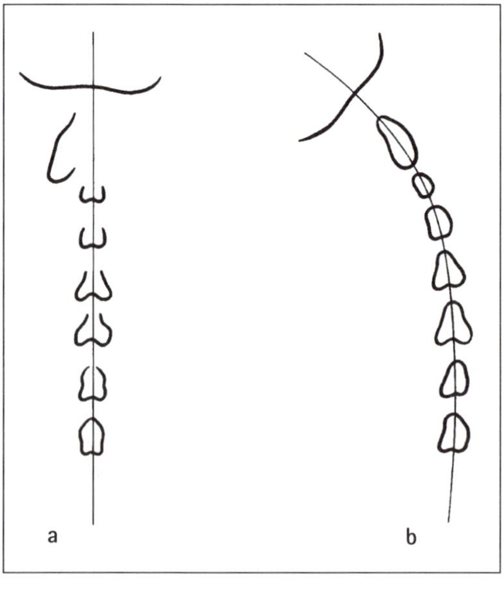

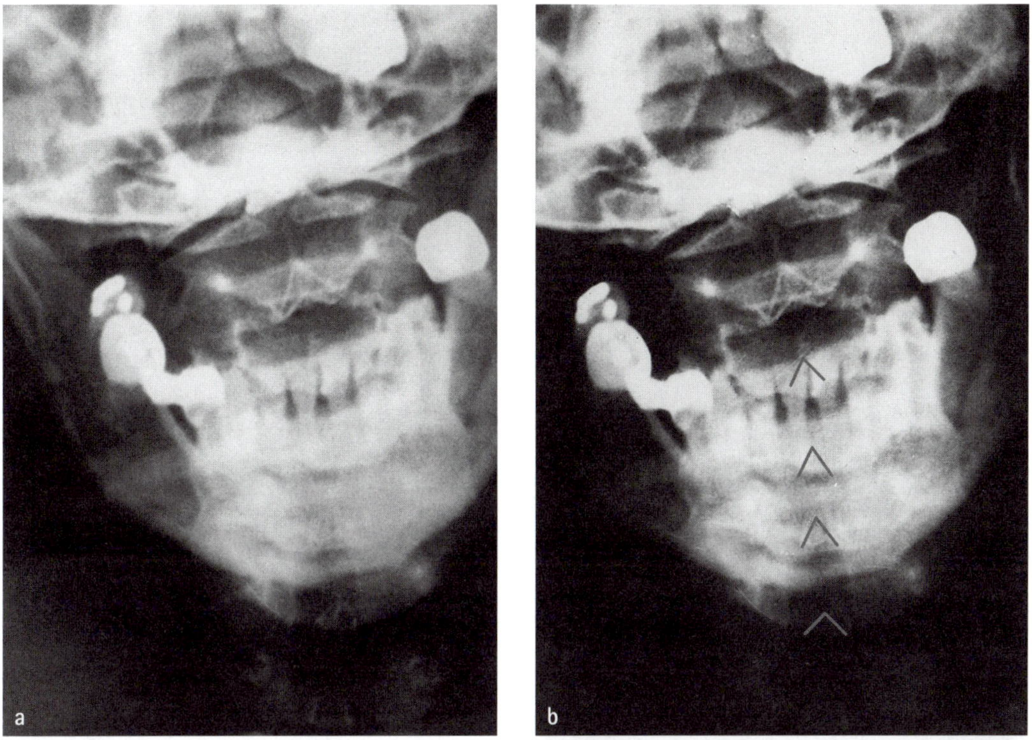

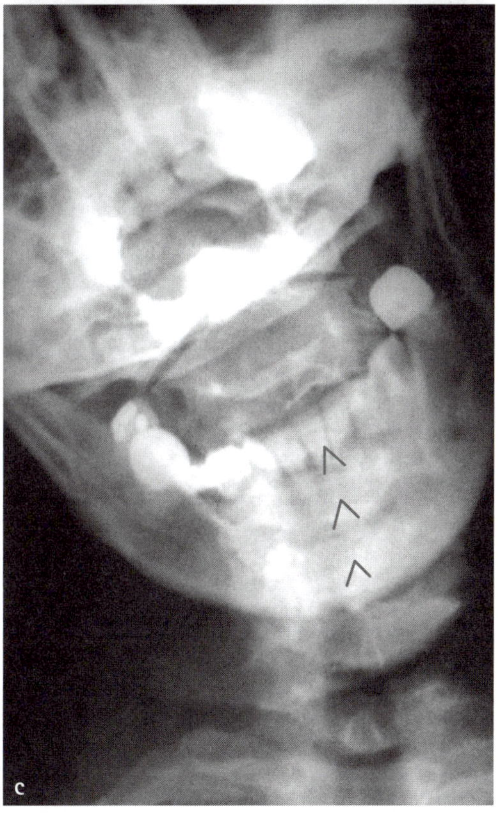

Abb. 3.47: a) Neutralstellung. b) Seitneigung mit fehlender Axisrotation. Auch die Rotation der übrigen Bewegungssegmente bleibt aus. c) Nach Behandlung rotiert der Axis und somit rotieren auch die übrigen Bewegungssegmente. Der Umfang der Seitneigung hat ebenfalls zugenommen.

◀ **Abb. 3.48:** Schematische Darstellung der Einwirkung einer Dornfortsatzasymmetrie von C2 auf die Rotation der kaudal davon liegenden Wirbel während der Seitneigung. a) Neutralhaltung mit Axisdorn rechts von der Mittellinie. b) Bei der Rechtsneigung rotiert der Axis normal nach rechts, sein abweichender Dornfortsatz gelangt jedoch nur zur Mittellinie. Die darunter liegenden Wirbel bleiben daher in Mittelstellung und rotieren nicht.

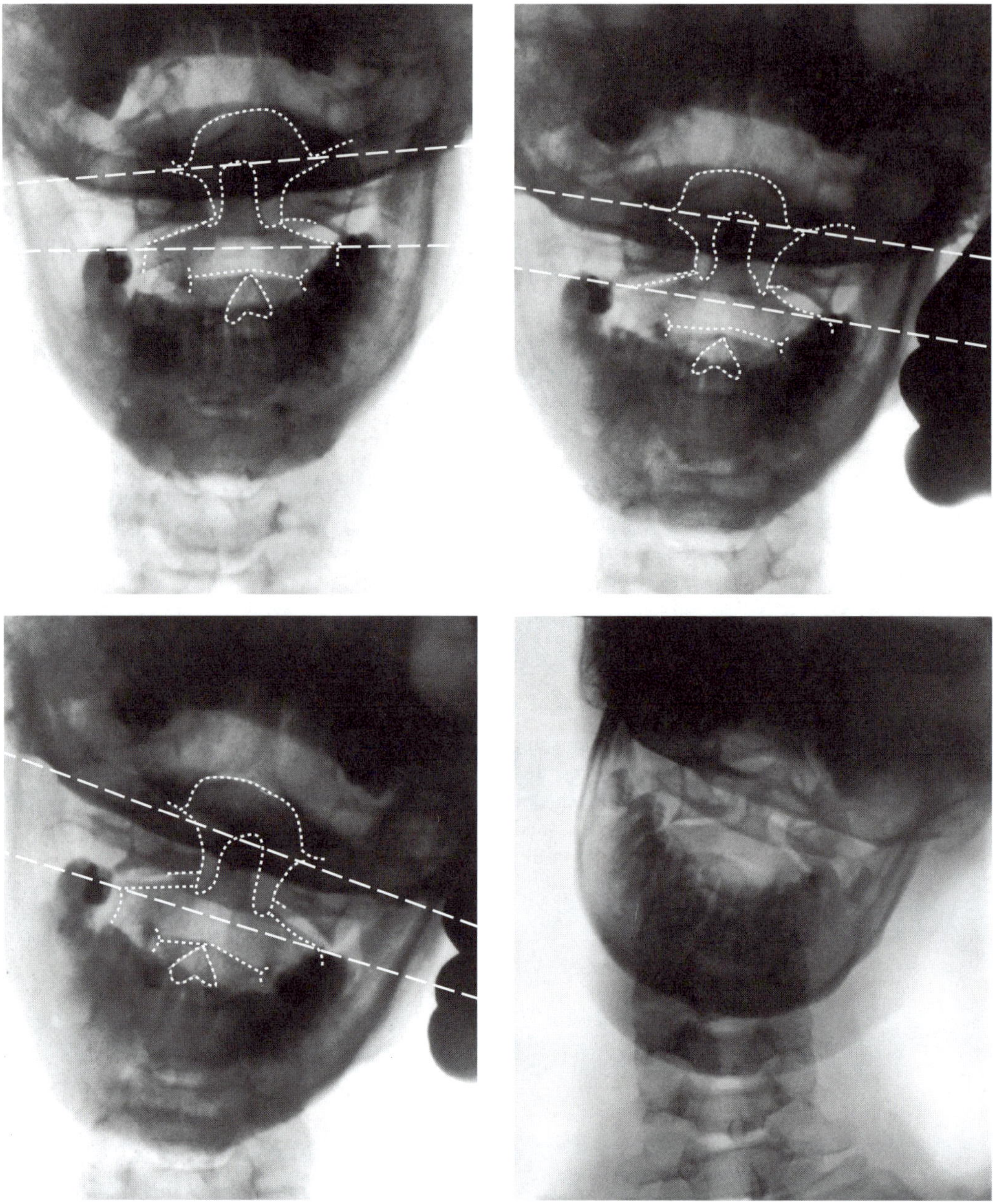

a b c d

Abb. 3.49: Blockierung der Seitneigung zwischen Atlas und Axis. a) In Neutralhaltung leicht asymmetrische Stellung des Atlas gegenüber den Kondylen links. b) Beim Versuch einer Lateroflexion nach links fehlt fast jegliche Seitneigung (Seitnicken) im Kopfgelenkbereich, obwohl sich der Atlas deutlich nach links verschoben hat. c) Nach Manipulation normale Lateroflexion bei (geringer) Axisrotation. d) Spontanes Seitnicken nach links; analoge Stellung wie bei „c" bei akuter zervikaler Myalgie.

- Die Lateroflexion zwischen dem Hinterhaupt und dem Atlas kann röntgenologisch und auch klinisch nur dann erkannt werden, wenn das beweglichere Segment C1/C2 verriegelt ist, d.h. wenn der Kopf mit dem Atlas um mindestens 45° gedreht ist. Die Bewegungseinschränkung zwischen Hinterhaupt und Atlas hat keinen Einfluss auf die Seitneigung in der Frontalebene, auch nicht die Synkinesie zwischen Okziput und Atlas während der Seitneigung im Sinne einer Verschiebung zur Seite bei gleichzeitiger Axisrotation.
- Die Ante- und Retroflexion ist die am häufigsten röntgenologisch untersuchte Bewegung. Im Sinne der manipulativen Therapie hat diese Untersuchung den Nachteil, dass es sich hier um die am meisten bevorzugte Bewegungsrichtung handelt, weshalb sie am wenigsten störanfällig ist. Umso eher zeigt sich bei dieser Prüfung die Hypermobilität. Man kann dabei größere Verschiebungen zwischen Nachbarwirbeln feststellen, eine vermehrte Lordose oder Kyphose zwischen Nachbarwirbeln und im Bereich der Kopfgelenke folgende Zeichen einer Hypermobilität:
  - Laxität des Lig. transversum atlantis mit Erweiterung des Gelenkspaltes zwischen dem vorderen Atlasbogen und dem Axiszahn, insbesondere in seinem oberen Anteil (☞ Abb. 3.50). Dadurch verlagert sich auch das Basion nach vorne. Während der Vorbeuge vergrößert sich der Abstand zwischen dem vorderen Atlasbogen und dem Axiszahn und der Klivus-Dens-Winkel verkleinert sich nicht nur beim Vorwärtsnicken, sondern auch bei der Vorbeuge (☞ Abb. 3.51).
  - Vergrößerte Verschieblichkeit zwischen den Hinterhauptkondylen und dem Atlas ohne bestehende Insuffizienz des Lig. transversum atlantis ist erkennbar durch die Verschiebung des Basion und Opisthion gegenüber dem Axiszahn (☞ Abb. 3.52).

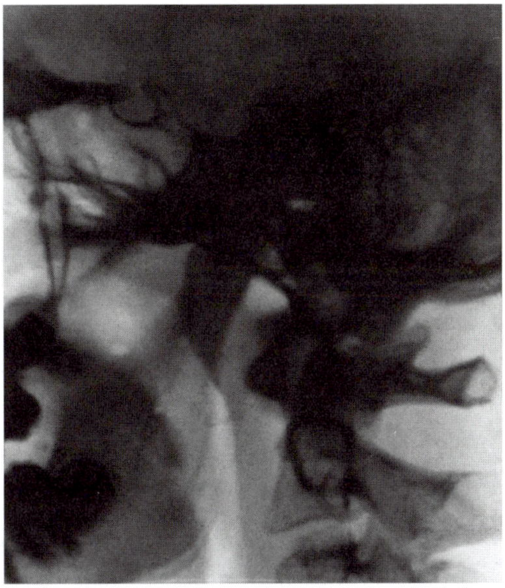

Abb. 3.50: Erweiterter Abstand des vorderen Atlasbogens vom Axiszahn, besonders im oberen Anteil, mit Vorwärtsverlagerung des Basion.

3.5.7 Morphologische Veränderungen

Es ist nicht die Aufgabe dieses Buches, sich im Detail mit morphologisch-strukturellen Veränderungen zu beschäftigen. Es wäre auch überflüssig, weil dies Gegenstand der Lehrbücher für Radiologie und Orthopädie ist. Deswegen sollen nur einige wenige, die von unserem Standpunkt aus besonders wichtig sind, erwähnt werden.

Anomalien

Blockwirbel

Blockwirbel haben eine kompensatorische Hypermobilität in den Nachbarsegmenten zur Folge. Es kann sich dabei um einen kompletten oder nur partiellen Blockwirbel handeln, mitunter lediglich um eine hypoplastische Bandscheibe, wobei die Wirbelkörper in der Nachbarschaft der hypoplastischen Bandscheibe verengt sind (☞ Abb. 3.53). Das ist deshalb so, weil die Deckplatten, zwischen denen die hypoplastische Band-

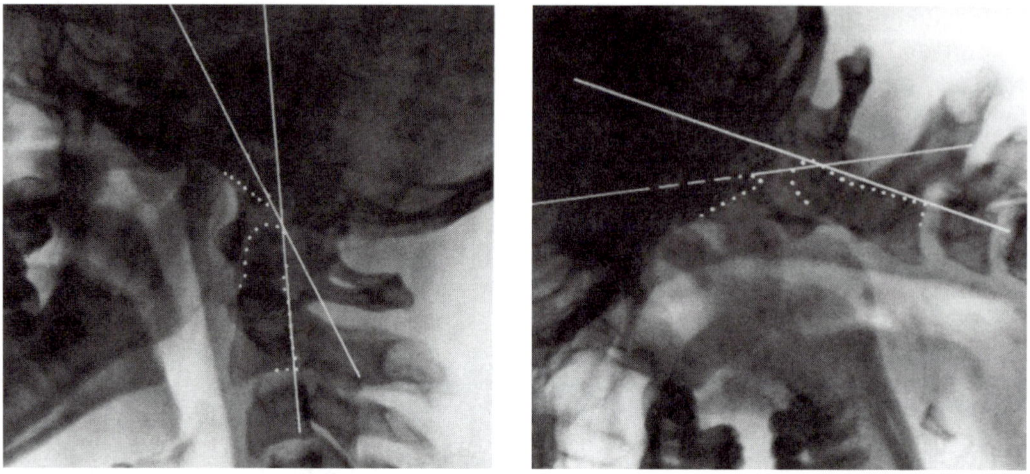

a b

Abb. 3.51: Hypermobilität des Atlas bei Kopfvorbeuge mit Lockerung des Lig. transversum atlantis. a) Neutralhaltung, die Gelenkfläche des vorderen Atlasbogens liegt parallel am Dens axis. b) Bei maximaler Vorbeuge bildet der vordere Atlasbogen mit dem Axiszahn einen nach kranial offenen Spalt, das Basion verschiebt sich nach vorne und der Klivus-Dens-Winkel (stumpf) ist bei maximaler Vorbeuge deutlich kleiner als in Neutralhaltung.

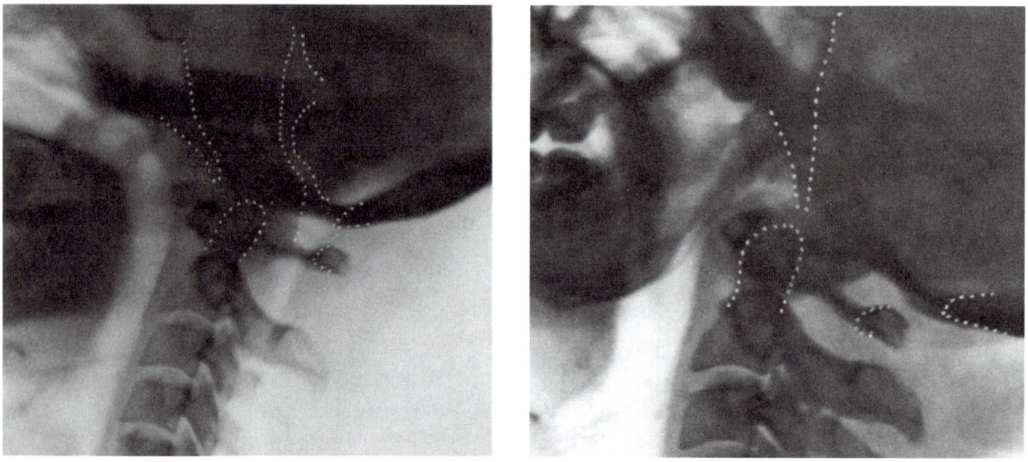

a b

Abb. 3.52: Hypermobilität zwischen Hinterhaupt und Atlas während der Vor- und Rückbeuge. a) Während der Kopfvorbeuge liegen das Basion oberhalb des vorderen Atlasbogens und das Opisthion oberhalb des hinteren Atlasbogens. b) Bei der Rückbeuge Rückwärtsverschiebung des Hinterhaupts um etwa 2 cm.

scheibe liegt, gleichzeitig auch die Wachstumszone sind. Man könnte diese Anomalie leicht mit den Folgen der kindlichen rheumatoiden Arthritis (Morbus Still) verwechseln. Der Unterschied liegt in der Obliteration der Gelenke, die Wirbelbögen und die Dornfortsätze sind jedoch normal entwickelt.

Zervikothorakaler Übergangswirbel

Eine weitere häufige Anomalie ist ein zervikothorakaler Übergangswirbel C7 mit einem Proc. megatransversus oder einer Halsrippe. Auch der Proc. uncinatus kann auf einer oder beiden Seiten fehlen. Ein Überganswirbel Th1 ist dagegen seltsamerweise eine Seltenheit.

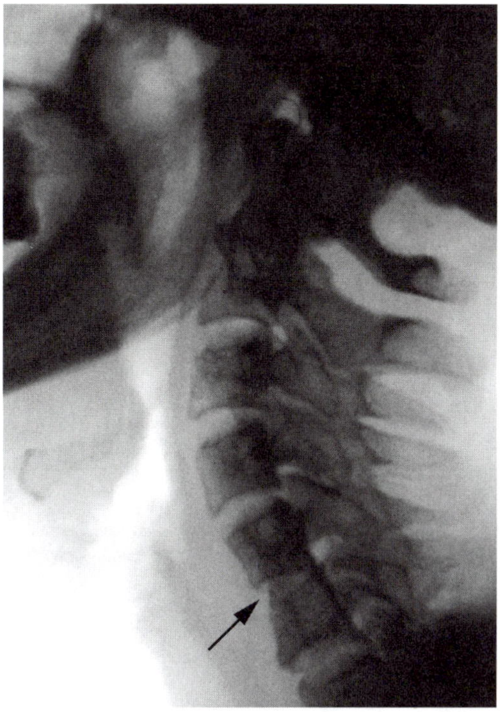

Abb. 3.53: Unvollständiger Blockwirbel C5/C6 mit hypoplastischer Bandscheibe und einer Verengung der Wirbelkörper in der Nachbarschaft der verengten Bandscheibe. Die Gelenkfortsätze und die Wirbelbögen sind normal entwickelt.

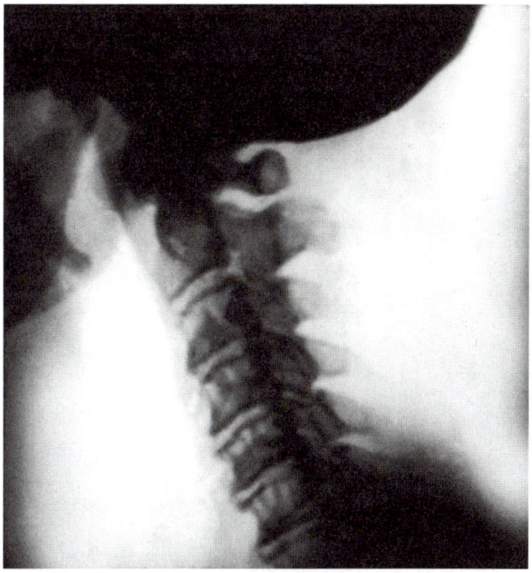

Abb. 3.54: Spinalkanalstenose. Der Wirbelkanal ist deutlich enger als die Wirbelkörper und in seiner Breite von den Gelenkfortsätzen überdeckt.

Spinalkanalstenose

Klinisch besonders bedeutend ist ein enger Spinalkanal, die wichtigste Ursache der zervikalen Myelopathie. Praktisch vorteilhafter als die Messung des sagittalen Durchmessers des Spinalkanals ist für die Diagnose die Veränderung der Proportionen der einzelnen anatomischen Strukturen, die auf den ersten Blick erkenntlich ist. Normalerweise ist der Wirbelkanal der Halswirbelsäule breiter als die Wirbelkörper, nicht so bei der Spinalkanalstenose. Außerdem überdecken hier (im unverdrehten Röntgenbild) die Gelenkfortsätze die gesamte Breite des Wirbelkanals (☞ Abb. 3.54).

Basiläre Impression

Als Übergangsregion ist die kraniozervikale Verbindung, der Kopfgelenksbereich, der Sitz zahlreicher Anomalien. Die bedeutendste ist wohl die basiläre Impression (☞ Abb. 3.55) infolge einer Hypoplasie des Basiokziputs, wobei der okzipitale Anteil des Klivus verkürzt ist. Dadurch hat es den Anschein, als ob der Axiszahn in das Foramen magnum verlagert wäre. Dabei überragt er die palatookzipitale Linie (☞ Abb. 3.55a). In der a. p.-Projektion kann der Dens axis oberhalb der Hinterhauptkondylen stehen und befindet sich dann hoch oberhalb der Linie zwischen den Procc. mastoidei und den Mm. digastrici (☞ Abb. 3.55b). Dabei kann auch das Hinterhauptloch verengt sein, wenn es sich nicht gleichzeitig um ein Arnold-Chiari-Syndrom handelt, bei dem durch die Verdrängung der Kleinhirntonsillen unterhalb des Foramen magnum dieses erweitert ist. Diese Veränderungen können Kompressionssyndrome im Bereich des verlängerten Marks zufolge haben, ähnlich wie eine Spinalkanalstenose im Zervikalbereich.

Häufig besteht gleichzeitig mit der basilären Impression auch eine Hypoplasie oder eine Assimilation des Atlas an das Hinterhaupt und dessen Kondylen. Seltener kann

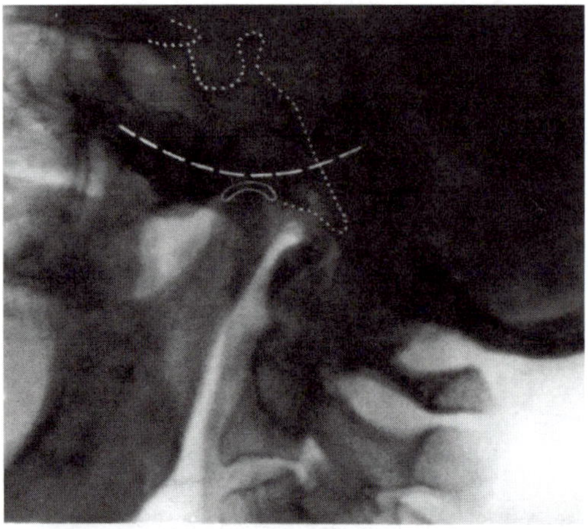

a

Abb. 3.55: Basiläre Impression. a) Im Seitenbild erkennt man die Hypoplasie des Klivus, der Axiszahn steht hoch im Foramen magnum. b) In der a.p.-Aufnahme ebenfalls Hochstand des Dens axis. c) Schematische Darstellung; a: sphenoidaler Anteil des Klivus, b: okzipitaler Anteil des Klivus, c: Palatookzipitallinie, d: Klaus-Linie = Abstand des Dens axis von einer Linie vom Tuberculum sellae zur Protuberantia occipitalis interna, e: Ebene des Hinterhauptlochs.

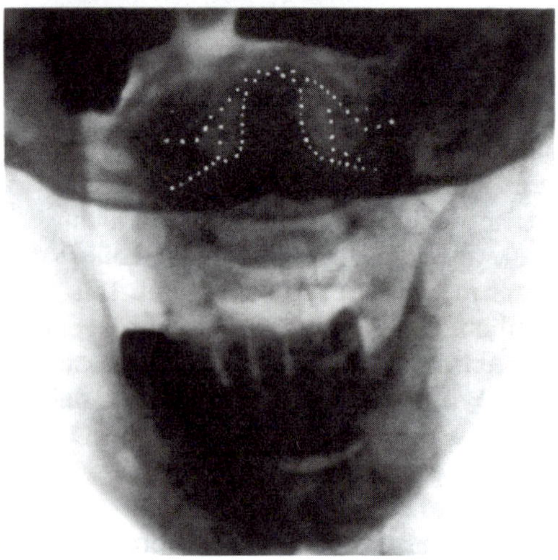

b

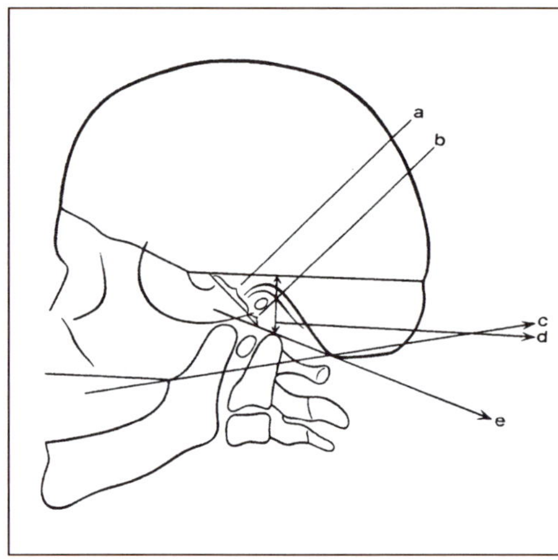

c

es auch zu einem Blockwirbel zwischen Axis und einer Massa lateralis des Atlas kommen.

Alle aufgezählten Anomalien sind häufig asymmetrisch, sodass seitliche Verlagerungen des Atlas und auch Rotationsstellungen des Axis häufig gleichzeitig auftreten. Ferner besteht oft auch eine Hyperlordose. Es kann deshalb nicht verwundern, dass es bei diesen Anomalien oft auch zu Funktionsstörungen kommt, die Schmerzen verursachen.

Hypoplasie des Axiszahns

Die Hypoplasie des Axiszahns und insbesondere das Os odontoideum führt zu einer pathologischen Instabilität (☞ Abb. 3.56). Erwähnenswert ist noch die Reklination des Axiszahns (Gutmann 1981), die eine Retroflexion des Atlas zufolge hat, wobei es bei der Kopfvorbeuge zu einer Überlastung des Atlasquerbandes kommt.

Degenerative Veränderungen

Degenerative Veränderungen können **Bedeutung** haben, insbesondere wenn sie das Foramen intervertebrale betreffen, in enger Beziehung zur Nervenwurzel und zur A. vertebralis stehen oder wenn sie einen engen Spinalkanal zusätzlich verengen. Sie bilden sich insbesondere im Bereich der Procc. uncinati, wenn sich die Bandscheibe erniedrigt, wodurch es zu einem engen Kontakt zwischen den Procc. uncinati mit dem Körper

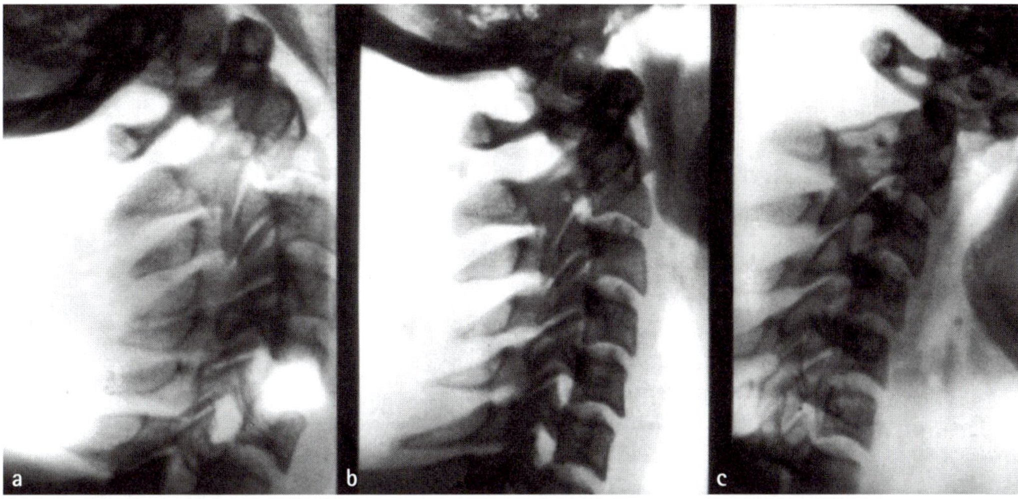

Abb. 3.56: Os odontoideum in der Seitenansicht in Neutralstellung (b). Pathologische Verschiebung des Atlas gegenüber dem Axis während der Rückbeuge (a) und Vorbeuge (c).

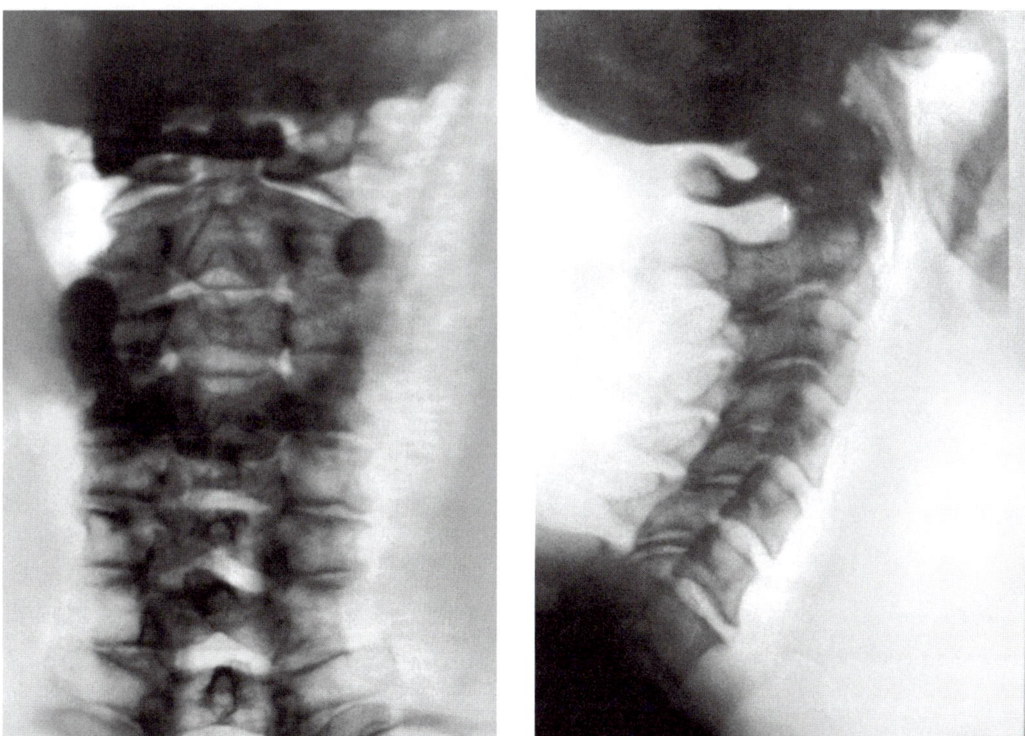

a b

Abb. 3.57: Spondylarthrose bei horizontalem Verlauf der Gelenkflächen. a) a. p.-Aufnahme mit guter Abbildung der Gelenkspalten infolge des horizontalen Strahlengangs und der Kondensation. b) Im Seitenbild ist der horizontale Verlauf dokumentiert; die Kondensation und Verlängerung der Gelenkfortsätze sind gut erkennbar.

des kranialen Nachbarwirbels kommt, wo sich dann die unkovertebralen Neoarthrosen und Osteophyten bilden.

Auch die Degeneration der Gelenkfortsätze wirkt sich auf die Foramina intervertebralia aus. Die **Arthrose der kleinen Wirbelgelenke** der Halswirbelsäule ist oft Folge ihrer horizontalen Stellung, sei es als Anomalie oder bei Hyperlordose. Dies hat zur Folge, dass die Gelenkflächen und nicht die Deckplatten der Wirbelkörper die Funktion von Tragflächen übernehmen. Sie müssen sich daher verbreitern und kondensieren. Dann sind sie nicht nur im seitlichen Bild, sondern auch im der a.p.-Aufnahme deutlich zu sehen (☞ Abb. 3.57).

Zum Schluss soll auf die Bedeutung des **divergenten Verlaufs der paarigen Gelenke** der Halswirbelsäule hingewiesen werden. Diese Veränderung ist auf einer gut zentrierten Seitenaufnahme gut zu erkennen. Sie hat nämlich eine Rotation des oberen gegenüber dem unteren Nachbarwirbel in der Retroflexion zur Folge und dadurch auch eine Verengung des Intervertebralkanals auf der Rotationsseite (☞ Abb. 3.58).

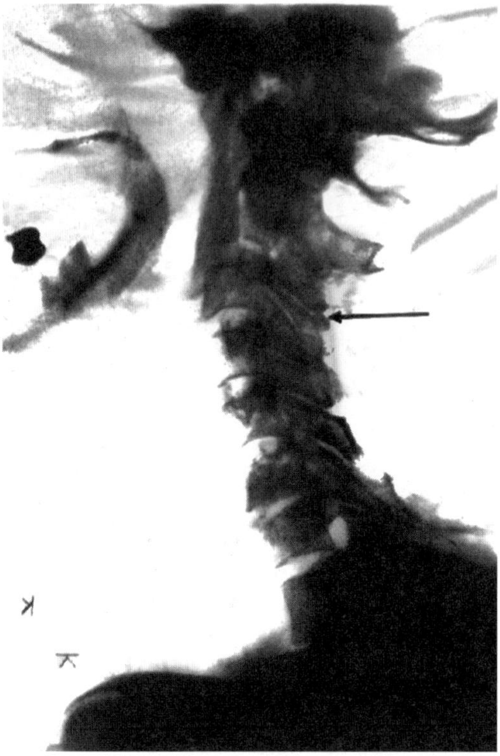

Abb. 3.58: Unterschiedliche Neigung der Gelenkflächen im Segment C3/C4

4 Diagnostik von Funktionsstörungen des Bewegungssystems

Wie in allen Fachgebieten beginnt die Untersuchung mit der Anamnese. Da vertebragene Störungen zu den zahlreichsten Funktionsstörungen gehören, sollen sie als Modell dienen. Es ist zu betonen, dass man Funktionsstörungen nicht lediglich per exclusionem, d. h. nach Ausschluss aller übrigen, vor allem pathomorphologischer Läsionen diagnostiziert, sondern vor allem aufgrund charakteristischer Symptome. Die anamnestischen Kriterien hat Gutzeit (1951) genauestens formuliert.

Nach der Anamnese folgt die somatische Untersuchung. Es gibt unserer Erfahrung nach heute kein klinisches Gebiet, in dem die rein klinische Untersuchung eine so entscheidende Rolle spielt und auch so anspruchsvoll ist, wie die Untersuchung der Motorik. Die Untersuchung beginnt in dem Augenblick, in dem der Patient in der Praxis erscheint – seine ersten Schritte, wie er sich hinsetzt, auch wie er sich entkleidet. Bei der Erstuntersuchung sollte der Patient immer entkleidet sein, die Unterwäsche kann der Patient anbehalten, weil sich die meisten Patienten so wohler fühlen und deshalb natürlicher bewegen. Bei der heutigen Kenntnis der funktionellen Zusammenhänge ist das Erfassen des gesamten Bewegungssystems bei der Erstuntersuchung eine unabdingbare Notwendigkeit.

4.1 Anamnese

4.1.1 Verlauf

Wenn es sich nicht um Jugendliche handelt, bestehen die Beschwerden meist schon seit Jahren und Jahrzehnten, manchmal allerdings in leichter Form und möglicherweise von Perioden völliger Schmerzfreiheit unterbrochen. Dabei sind Frequenz, Dauer und Intensität der einzelnen Attacken von Interesse. Oft lassen sich diese Umstände nur durch gezieltes Befragen aufdecken. So erinnern sich Frauen unbefragt nicht an Kreuzschmerzen während der Menstruation, weil sie diese für belanglos halten. Im Gegensatz dazu sollte ein relativ kurzer, progredienter Verlauf beunruhigen, besonders im höheren Alter.

4.1.2 Lokalisation

Im Verlauf der Jahre zeigen sich Beschwerden in verschiedenen Abschnitten der Wirbelsäule und des Bewegungssystems. Nur in Ausnahmefällen bleiben Funktionsstörungen immer auf einen Bereich beschränkt. Auch hier sind meistens gezielte Fragen notwendig, denn ein Patient mit Kopfschmerzen ahnt ebenso wenig einen Zusammenhang mit seinen Kreuzschmerzen wie der Lumbagokranke die Kreuzschmerzen mit einem vertebragenen Schwindel verbindet.

Man hört von den Patienten die verschiedensten Beschwerden, die – einzeln gesehen – zwar alle unterschiedliche Ursachen haben können, deren gemeinsamer Nenner aber die Wirbelsäule bzw. das Bewegungssystem ist. Je zahlreicher die einzelnen Leiden sind, die bei aller Unterschiedlichkeit auch vertebragen sein können, desto begründeter kann man vermuten, dass es sich tatsächlich um vertebragene Funktionsstörungen handelt. Man kann somit mit Gutzeit sagen, dass die Wirbelsäule die verschiedenartigsten Störungen wie ein roter Faden verbindet.

Vertebragene Schmerzen sind in der Regel seitenasymmetrisch und oft einseitig. Dies gilt sowohl für den radikulären Schmerz als auch für den reflektorisch übertragenen Schmerz, wie z.B. Kopfschmerzen oder pseudoviszerale Schmerzen. Die Asymmetrie nimmt meist zu, wenn sich der Zustand verschlechtert, und eine Besserung geht mit Symmetrisierung einher. Wenn ein einseitiger Schmerz beginnt, sich auf beide Seiten auszubreiten, bedeutet dies meist keine Verschlechterung (bei Funktionsstörungen).

4.1.3 Traumata

Wie schon bei der Pathogenese hervorgehoben wurde, ist ein Trauma ein wesentlicher ätiologischer Faktor vertebragener Störungen. Ein Unfall in der Vorgeschichte erhöht die Wahrscheinlichkeit, dass es sich um eine vertebragene Funktionsstörung handelt. Beinahe jedes Trauma, auch wenn es „nur" die Extremitäten betrifft, ganz besonders jedoch ein Schädeltrauma, zieht das Achsenorgan in Mitleidenschaft. Dabei ist bekannt, dass viele Patienten „kleinere", aber oft folgenschwere Verletzungen vergessen. Ein „Verknacksen" der Halswirbelsäule bei einem Purzelbaum während der Turnstunde oder ein harter Fall auf das Gesäß verursachen bei Jugendlichen oft kaum Beschwerden und wenn, werden sie rasch kompensiert. Die Folgen treten jedoch oft viel später in Erscheinung. Deshalb sollte man sich nicht sofort mit der Angabe des Patienten abfinden, er könne sich an keinen Unfall erinnern, und ihn auf jeden Fall routinemäßig nach seiner sportlichen Tätigkeit befragen. Als Beispiel sei der Patient erwähnt, der sich bei direkter Befragung an kein Trauma erinnerte, aber bei der Frage, welchen Sport er betrieben habe, berichtete, er sei Boxer gewesen.

4.1.4 Belastung, Haltung und Lage

Die Funktion des Bewegungssystems und seine Störungen sind abhängig von Bewegung, Belastung, Haltung und Lage, besonders wenn letztere anstrengend ist. Deshalb ist es Aufgabe der Anamnese festzustellen, unter welchen Bedingungen Schmerzen auftreten. Dies ist nicht nur von diagnostischem Interesse, sondern auch vom Standpunkt der Prävention gesehen wichtig.

Es handelt sich hier um ein wesentliches anamnestisches Details, das jedoch oft nur sehr schwierig vom Patienten zu erfahren ist. Der größte Fehler ist zu fragen, *wonach* die Beschwerden auftraten. Man erhält dann nämlich als Antwort alle möglichen Theorien, von denen der Patient gehört oder die er sich selbst zurechtgelegt hat. Man will jedoch erfahren, *unter welchen Umständen* seine Schmerzen erstmalig auftraten und sich regelmäßig wiederholen. Dem Patienten selbst fällt es oft schwer, sich dies zu vergegenwärtigen. Er meint, es wäre bedeutungslos, Beispiele wie „als ich mich vom Sessel erhob", „beim Rasieren, als ich näher in den Spiegel schauen wollte", „morgens beim Aufstehen" oder „als ich ein Heft vom Boden heben wollte" zu nennen. Diese Informationen sind jedoch entscheidend.

Man sollte auch erfragen, welche Haltung und Bewegung dem Patienten Erleichterung bringt. Man muss wissen, ob Schmerzen durch plötzliche Bewegungen oder durch lang dauernde Anstrengung oder eine Zwangshaltung ausgelöst werden. Auch ein scheinbar unwesentliches Detail kann bedeutungsvoll sein. Man sollte unterscheiden, ob ein Schmerz bei geringer Vorbeuge, wie vor dem Arbeitstisch, oder während der maximalen Vorbeuge, wie beim Fußboden Wischen, oder bei der Aufrichtung aus der Vorbeuge auftritt, weil der Pathomechanismus jeweils sehr unterschiedlich ist.

Hierzu gehört natürlich auch, die Arbeits- und Sportanamnese zu erheben.

4.1.5 Störfaktoren

Bei Funktionsstörungen des Bewegungssystems handelt es sich nicht um ein lediglich mechanisches Problem. Alles, was die Reaktionsfähigkeit des Organismus betrifft, spielt ein Rolle, insbesondere das Nervensystem. Das zeigt sich u. a. in der Abhängigkeit vom Wetter und auch von einer Erkältung, außerdem von Infektionskrankheiten, insbesondere wenn diese mit Fieber einhergehen. Auch hormonelle Einflüsse, die sich am deutlichsten bei Frauen während der Menstruation auswirken, können von Bedeutung sein. Ähnliches gilt für allergische Reaktionen.

4.1.6 Psychische Faktoren

Man weiß, dass das Bewegungssystem dem Willen untergeordnet ist und der Schmerz das häufigste Symptom von Funktionsstörungen ist. Deswegen sollte man sich nicht wundern, dass der psychische Faktor eine bedeutende Rolle spielt. Eine psychische Mitbeteiligung kann keineswegs eine vertebragene Störung ausschließen, sie sollte diese eher bestätigen. Es ist allerdings zu betonen, dass eine kunstgerechte Therapie der Funktionsstörungen der beste Weg ist, die Schmerzen zu lindern, und das gibt dem Therapeuten die beste Möglichkeit, auch die psychischen Probleme zu beherrschen. Es ist der Verlauf der Erkrankung, der letzten Endes zeigt, wie schwerwiegend der psychische Faktor im Einzelfall ist. So kann die psychische Störung mit Besserung der Schmerzen abklingen, sie kann jedoch weiter bestehen und dann sogar Rezidive, infolge vermehrter Muskelspannung und der Unfähigkeit zu entspannen, auslösen. Dies ist ganz besonders bei einer larvierten Depression der Fall.

Es soll allerdings betont werden: Solange der Patient seinen Schmerz genau lokalisiert und seine Angaben nicht ändert, sollte man sich hüten, diesen Schmerz als rein psychogen einzustufen. Wenn man keine pathomorphologische Läsion feststellt, sollte man auf eine Funktionsstörung des Bewegungssystems schließen. Für eine rein psychogene Störung spricht, wenn der Patient nicht in der Lage ist, den Schmerz zu lokalisieren, seine Angaben ständig ändert oder den Schmerz auch nicht beschreiben kann. Oft verwechselt er sein psychisches Leiden mit dem Schmerz.

4.1.7 Paroxysmaler Charakter

Zu Recht betont Gutzeit den paroxysmalen Charakter vertebragener Beschwerden, insbesondere dann, wenn diese von vegetativ-vasomotorischer Natur sind, wie Kopfschmerzen, Schwindel, pseudostenokardische und andere pseudoviszerale Beschwerden. Die anhaltend gleiche Stärke des Schmerzes spricht deshalb, z. B. bei Kopfschmerzen, eher gegen ihre vertebragene Genese. Es ist jedoch zu betonen, dass Patienten oft von „stetigen“ Schmerzen sprechen, wenn sie nie gänzlich schmerzfrei sind, der Schmerz sich jedoch mit einer gewissen Frequenz paroxysmal steigert und nachlässt.

4.1.8 Bedeutung des Alters

Hinsichtlich der Differenzialdiagnostik spielt das Alter eine erhebliche Rolle. Bei Jugendlichen wird man neben „banalen“ Blockierungen an eine juvenile Osteochondrose denken, bei etwas älteren Patienten an eine ankylosierende Spondylitis. In der mittleren Altersgruppe sind Bandscheibenvorfälle neben banalen Funktionsstörungen die häufigsten ernsthaften Erkrankungen. In höherem Alter spielt die Osteoporose besondern bei Frauen die größte Rolle, ebenso die Arthrose der Hüft- und Kniegelenke. Besonders ist in dieser Altersgruppe auch an maligne Erkrankungen zu denken, und zwar besonders dann, wenn die Patienten über 50 Jahre alt sind und die Beschwerden einen progredienten Verlauf haben. So wie die eigentlichen vertebragenen Beschwerden ab einem Alter von 60 Jahren abnehmen, so nehmen die Arthrosen der Extremitätengelenke zu.

4.2 Inspektion: Untersuchung der Haltung

Meist beginnt man mit der Inspektion von dorsal. Das Lot fällt zwischen die Fersen. Es folgt die Inspektion von der Seite und dann von ventral. Wenn möglich, sollte man den Patienten auch im Sitzen von allen Seiten begutachten.

> Die Inspektion ist die schnellste Methode, einen Überblick zu gewinnen, um dann gezielt und ökonomisch manuell weiterarbeiten zu können.

4.2.1 Inspektion von dorsal

Bei der Untersuchung von dorsal gilt der erste Blick der Gesamthaltung, nach Abweichungen vom Lot und Seitenasymmetrien. Es folgt die systematische Inspektion. Von unten nach oben betrachtet man:

- Wölbung der Fersen und ihre Stellung
- Fußwölbung
- Form und Breite der Achillessehnen und der Waden sowie ihre mediale und laterale Kontur
- Stellung der Knie
- Form der Oberschenkel
- Höhe der Gluteallinien
- Tonus der Gesäßmuskeln
- Verlauf der Analfalte
- Form der Hüften: symmetrisch oder zu einer Seite ausladend
- Taille
- Abstand der herabhängenden Arme vom Rumpf auf beiden Seiten.

Des Weiteren werden inspiziert:

- Michaelis-Raute mit den Grübchen im Bereich der SIPS und weiter kranial die Vorwölbung der Rückenstrecker: zwischen diesen liegen die Dornfortsätze wie in einer Rinne, die gerade vertikal verlaufen kann oder von der Vertikalen abweicht
- Gipfel der Lordose und Übergang in die Kyphose
- Stand der Schulterblätter: wie hoch stehen sie, stehen sie ab, wie ist die Symmetrie
- Höhe und Form der Schultern
- M. quadratus lumborum und M. latissimus dorsi: bilden die seitliche Kontur des Rumpfes bis zur Axilla; der obere Rand der Schultern ist vom M. deltoideus und dem oberen Anteil des M. trapezius gebildet, medial davon noch vom M. levator scapulae; es ist zu beachten, ob diese Kontur nach oben konkav oder konvex (= hyperton) verläuft und ob symmetrische Verhältnisse vorliegen
- Hals: Abweichung zu einer Seite, lang, schmal, gedrungen
- Haaransatz: hoch oberhalb der Schultern gelegen oder sehr tief wie bei der basilären Impression
- Kopf: Abweichung zur selben Seite wie der Hals oder zur entgegengesetzten Seite.

4.2.2 Inspektion von lateral

Bei der seitlichen Betrachtung beginnt man ebenfalls mit der Gesamthaltung. Normalerweise liegt der Schwerpunkt des Kopfes oberhalb des Schultergürtels, genauer gesagt der äußere Gehörgang vertikal oberhalb des Schlüsselbeins, der Schultergürtel oberhalb des Beckengürtels und dieser oberhalb der Füße, sodass ein Lot vom äußeren Gehörgang ungefähr 2 cm vor dem äußeren Knöchel das Os scaphoideum trifft. Der Patient sollte dabei auf einen Gegenstand in Augenhöhe blicken.

Eine Vorhaltung darf einem nicht entgehen, bei der der Kopf vor dem Schultergürtel, dieser vor dem Beckengürtel und das Becken sich auf den Vorfuß projiziert.

Für die Diagnose ist es entscheidend, dass man eine Verspannung der Rücken- und vor allem Nackenmuskeln feststellt, die im Sitzen sistiert.

Bei der systematischen Inspektion wird wieder bei den Füßen begonnen. Es werden beurteilt:

- Form der Unterschenkel und vor allem der Knie: ein Genu recurvatum ist ein wichtiges Zeichen einer Laxität
- Form des Gesäßes
- Krümmung der Lendenwirbelsäule: wo gipfelt die lordotische Krümmung (im lumbosakralen Übergang oder höher); bei Hyperlordose mit schlaffer Haltung sieht man, wie sich der Bauch vorwölbt, was durchaus nicht immer ein Zeichen von Fettleibigkeit sein muss; die Vorwölbung des Bauches kann in Höhe des Nabels gipfeln, beim Hängebauch jedoch wesentlich tiefer
- Höhe des Übergangs der Lendenlordose in die thorakale Kyphose: Rundrücken oder Flachrücken; bei flacher Brustwirbelsäule beobachtet man oft eine vermehrte Kyphose im zervikothorakalen Übergang
- Wirbelsäulenform
- Schulterstellung: vorgezogene oder abstehende Schultern.

Die Halslordose hängt weitgehend mit der Form der Brustwirbelsäule zusammen. Bei flacher Brustwirbelsäule kann die zervikale Lordose gänzlich fehlen. Dies ist insbesondere beim athletischen Typ mit breiten Schultern und flachem Brustkorb der Fall sowie bei Balletttänzerinnen. Dagegen sieht man beim Rundrücken oft, dass die Brustkyphose noch in die untere Halswirbelsäule übergeht und lediglich die obere Halswirbelsäule lordotisch ist.

Bei schlaffer Haltung sieht man gelegentlich eine übertriebene Halslordose mit Vorwölbung des Kehlkopfes (mit der Trachea), die den Eindruck einer vergrößerten Schilddrüse macht, allerdings im Liegen sofort verschwindet.

Bei der Vorhaltung kommt es zu einer Hyperlordose im Bereich der Kopfgelenke.

4.2.3 Inspektion von ventral

Bei der Inspektion von ventral sind Seitenasymmetrien am auffälligsten, insbesondere das, was als Hemihypertrophie bezeichnet wird. Bei der Inspektion von kaudal nach kranial ist zu achten auf:

- Stellung der Füße, ihre Quer- und Längswölbung
- Knie: Varus- oder Valgusstellung
- Oberschenkel
- Unterbauch und dessen Vorwölbung mit dem Nabel: die Stellung des Nabels ist wichtig; es gilt, darauf zu achten, ob er in Mittelstellung, oberflächlich oder in der Tiefe liegt; wenn sich bei vergrößertem Bauchumfang der Nabel in der Tiefe befindet, handelt es sich um Fettleibigkeit, wenn er jedoch bei vergrößertem Bauch oberflächlich sozusagen „schwimmt“, spricht dies für eine muskuläre Insuffizienz; die seitlichen Konturen der Bauchwand sind in der Norm nach außen konkav, bei Insuffizienz der Bauchmuskulatur jedoch konvex
- epigastrischen Winkel: kann stumpf oder spitz sein
- Verlauf des Sternums und der Mm. pectorales: sind v. a. bei Männern gut zu sehen
- Schlüsselbeine: wie beteiligen sie sich bei der Ein- und Ausatmung an den Atembewegungen (stark oder wenig); auch die Tiefe der oberen Schlüsselbeingruben ist wichtig; diese sind tiefer, wenn der Brustkorb in einer Inspirationsstellung verharrt, wie beispielsweise beim Emphysem oder bei der funktionellen Fehlatmung; dabei besteht auch ein Hypertonus aller übrigen oberen Fixatoren des Schultergürtels, der sich als „gotische Schultern“ manifestiert
- Stellung der Schultern: eine Asymmetrie ist beinahe die Regel
- Fossa jugularis im Halsbereich zwischen den medialen Enden der Schlüsselbeine und das Sternoklavikulargelenk: nicht selten wölbt sich ein Gelenk mehr vor, ohne dass dieser Umstand eine klinische Bedeutung haben muss; an beiden Seiten der Fossa jugularis sieht man die Mm. sternocleidomastoidei, deren lateraler Ursprung am Schlüsselbein meist weniger deutlich zu sehen ist; zwischen den Mm. sternocleidomastoidei und dem M. trapezius kann man bei schlanken Patienten Fasern der Mm. scaleni erblicken

- Schildknorpel: deutlicher bei Männern zu sehen; Seitenabweichung hat große klinische Bedeutung; die Ursache liegt dann in einer Verspannung eines M. digastricus, der das Zungenbein zur Seite zieht und mit ihm die Schildknorpel; man beobachtet dann auch die Verzerrung und Asymmetrie des Mundbodens, der sich auf einer Seite abflacht und auf der anderen vertieft
- vermehrte Aktivität der Kaumuskulatur: sie ist oft auch in Ruhe zu beobachten; sie manifestiert sich auch darin, dass der Patient beim Sprechen den Mund kaum öffnet
- Gesicht: sehr häufig bestehen Gesichtsasymmetrien, Asymmetrien des Gebisses, ja sogar „Gesichtsskoliosen", die dann auch mit Wirbelsäulenskoliosen und Hemiatrophie einhergehen.

Zusammenfassend erkennt man bei der Inspektion von dorsal und ventral Seitenasymmetrien im Sinne einer Hemihypogenese oder auch nur einer erheblichen Dominanz, die sich deutlich an der kräftigeren oberen Extremität erkennbar macht. An der unteren Extremität ist das Standbein das kräftigere, mehr säulenförmige; das dominante ist allerdings das Spielbein.

4.2.4 Inspektion im Sitzen

Die Inspektion im entspannten Sitz kann im Vergleich zum Stand sehr unterschiedliche Ergebnisse bringen. Das ist insbesondere bei hypermobilen Patienten der Fall. Man sieht dann im Stehen eine lumbale Hyperlordose, die im Sitzen in eine kyphotische Haltung umschlägt, was mit einer Vorhaltung des Halses und einer Hyperlordose der Kopfgelenke einhergeht. Das ist besonders bei Sitzberufen bedeutend.

Bei der Inspektion von oben wäre eine Rotation des Schultergürtels gegenüber dem Beckengürtel und den Füßen festzustellen.

4.3 Palpation (Weichteilbefund)

Die Palpation ist von größter Bedeutung bei der Diagnostik von schmerzhaften Strukturen im Bewegungssystem und ist bei allen manipulativen Techniken unabdingbar. Deshalb folgt sie unmittelbar nach der Inspektion.

Der erste Schritt besteht darin, dass man die Hand (den Finger) auf die Körperoberfläche des Patienten legt und dann seine Aufmerksamkeit darauf lenkt, was man prüfen will: Wärme, Feuchtigkeit, Konsistenz (rau oder glatt), mechanische Eigenschaften (Widerstand, Verschiebbarkeit, Dehnbarkeit) und ob der Patient dabei Schmerz empfindet.

Da Palpation mit Berührung und diese mit Druck einhergeht, ist es nahe liegend, zu glauben, dass ein einfacher Druckmesser die Palpation objektivieren könnte. Dies ist leider ein Trugschluss. Bei der Palpation handelt es sich niemals um bloßen (statischen) Druck. Während der Palpation bewegt man seine Hände (Finger).

Ob man von der Oberfläche in tiefere Schichten eindringen oder etwas im Gewebe abtasten will, immer schiebt man Gewebe zur Seite oder zieht es auseinander. Mit anderen Worten: Immer handelt es sich um eine Kombination von wechselndem Druck und Bewegung, was man nicht nur mit den Druckrezeptoren, sondern gleichzeitig auch mit Hilfe der Propriozeptoren registrieren kann.

Außerdem ruft man durch die Berührung immer eine Reaktion des Patienten hervor, die man registrieren muss. Dadurch kommt es zwischen dem Untersucher und dem Patienten zu einer Rückkoppelung, die von größter diagnostischer Bedeutung ist: zu einer Rückkoppelung zweier Systeme, die jedoch nicht reproduzierbar ist.

Bei der Palpation handelt es sich um eine Methode, die dem Geübten eine Fülle von Information vermittelt, die ein technisches

Gerät nie vermitteln kann. Da sie jedoch nicht reproduzierbar ist, wird sie oft als zu subjektiv abgelehnt. Das ist nicht nur aus praktischen Gründen absurd, sondern auch theoretisch unhaltbar: Computer, die Informationen verarbeiten, sind ihrem Ursprung nach nur unvollkommene Kopien des Nervensystems. Den Informationen, die wir von ihnen erhalten, wird kritiklos und „objektiv" Glauben geschenkt. Das Original, das menschliche Hirn mit seinen Fühlern (Händen), wird jedoch als subjektiv und unglaubwürdig abgelehnt. Dabei kann man heute schon palpatorische Illusionen (☞ Abb. 4.11) radiologisch belegen.

Die palpierende Hand verfügt über Wärme- und Kälterezeptoren, sie unterscheidet Druck, Bewegung, Stellung und Qualität der Gewebe, was kein technisches Instrument gleichzeitig schafft und auch integriert. Ferner führt sie zu einer Rückkoppelung zwischen Therapeut und Patient bei Diagnostik und Therapie.

4.3.1 Hyperalgetische Zonen (HAZ)

Die schnellste und eleganteste Methode, eine oberflächliche HAZ zu erkennen, ist, die Finger ganz leicht über die Hautoberfläche gleiten zu lassen: In den HAZ merkt man eine vermehrte Reibung infolge der gesteigerten Schweißproduktion. Je geringer der Druck der Finger, desto besser ist dies zu erkennen. In allen Geweben des Bewegungssystems – mit Ausnahme der Knochen – bedient man sich des Barrierephänomens bei der Untersuchung (☞ Abb. 2.3). Dabei muss man erkennen:

- wann der erste Widerstand aus der Neutralstellung auftritt: bei der Hautdehnung oder Faltung, der Dehnung einer Unterhautfalte oder der Verschiebung von Muskeln gegenüber den Knochen
- wann die Barriere eines Gelenks erreicht ist
- ob die Barriere normal oder pathologisch ist.

So kann man ein kleines Hautareal zwischen den Fingerspitzen durch Dehnung untersuchen (wie die Interdigitalfalten) oder ein größeres zwischen den Daumen oder den Handflächen – immer bis zur Vorspannung (= zur Barriere) und im Seitenvergleich (☞ Abb. 6.56).

4.3.2 Unterhaut und Faszien

Um das **Unterhautbindegewebe**, auch in Narben und in verkürzten Muskeln, zu untersuchen und auch zu behandeln, bildet man eine Falte (☞ Abb. 6.57), die man dehnt (und nie quetscht), bis die Barriere ereicht ist. Wenn keine Faltung möglich ist, genügt der bloße leichte Druck zur Barriere.

Bei **Faszien** interessiert vor allem deren Verschieblichkeit gegenüber ihrer „Unterlage", d.h. der Unterhaut gegenüber dem Muskel, und vor allem des Muskels gegenüber dem Knochen. So untersucht man die Verschieblichkeit:

- der Rückenmuskulatur in Bauchlage nach kranial oder kaudal
- der Gesäßmuskeln nach kranial
- der Muskulatur rund um den Thorax in dorsoventraler Richtung
- des Halses
- der Extremitäten rund um ihre Längsachse (☞ Abb. 6.59–6.62).

Auch die Kopfschwarte verhält sich wie eine Faszie gegenüber dem Schädel.

Bei **schmerzhaften Periostpunkten** erkennt man oft Widerstände (pathologische Barrieren), wenn man das subperiostale Gewebe in verschiedenen Richtungen verschieben will, und erreichet eine Schmerzlinderung, wenn man die Verschieblichkeit wiederherstellt, insbesondere an Insertionsstellen von Sehnen und Bändern.

Auch bewegen sich **Knochen** gegeneinander, die nicht durch Gelenke, sondern durch Bindegewebe verbunden sind, wie die Metakarpal- und Metatarsalknochen sowie die Fibula gegenüber der Tibia. Bei der Prüfung ihrer gegenseitigen Beweglichkeit erkennt man pathologische Barrieren, die man auf analoge Weise auch behandelt.

Die Weichteile umgeben überall die muskulären und gelenkigen Strukturen und müssen sich mit diesen harmonisch mitbewegen. Dies gilt auch für die inneren Organe. Deswegen können auch in den Weichteilen Funktionsstörungen diagnostiziert werden, die im engen Zusammenhang mit der Funktion von Gelenken und Muskeln stehen. Ihre Verschieblichkeit und Dehnbarkeit ermöglichen überhaupt deren Bewegung, mit der sie harmonisch zusammenspielen. Ist diese nur wenig erforschte Beweglichkeit gestört, kann das neuro-muskulo-skelettale System nicht normal funktionieren.

4.3.3 Triggerpunkte (TrP)

Die höchst charakteristische Veränderung, der muskuläre Triggerpunkt (TrP), wird mit Hilfe der Palpation diagnostiziert. Für dieses Phänomen existieren sehr unterschiedliche Bezeichnungen in der Literatur, wie z. B. Myogelosen, Fibrositis, lokaler Hypertonus. Wir wollen uns jedoch an die Terminologie und Definition von Travell und Simons (1993) halten: Bei einem Triggerpunkt handelt es sich um einen „Reizpunkt in einem verhärteten Muskelbündel, der druckschmerzhaft ist und bei dem durch schnappende Palpation eine Zuckung hervorgerufen wird, die elektromyographisch registrierbar ist, wobei der Patient einen typischen Schmerz angibt, der von vegetativen Reizerscheinungen begleitet ist" (☞ Abb. 4.1, 4.2).

Im Muskelbündel, das Triggerpunkte beherbergt, befinden sich kontrahierte (verspannte) Muskelfasern neben nicht kontrahierten (entspannten). Wenn es gelingt, die kontrahierten Fasern zu entspannen, sei es mit Hilfe der postisometrischen Relaxation, der reziproken Inhibition, von „spray and stretch" oder durch bloßen Druck, normalisiert sich der Befund augenblicklich; es handelt sich somit um eine funktionell reversible Störung.

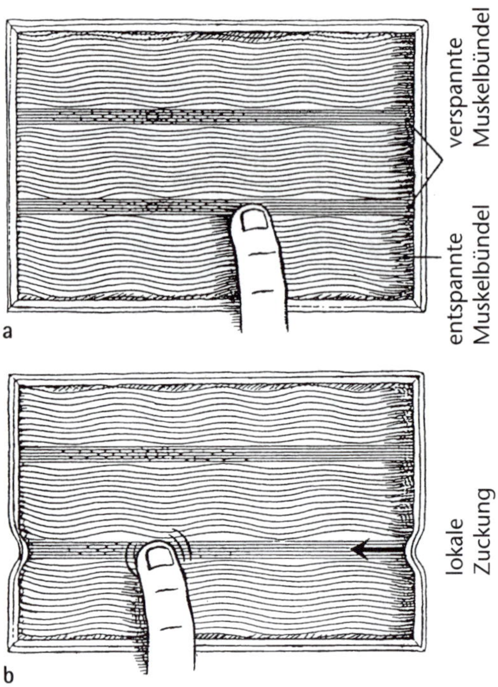

Abb. 4.1: Oberflächliche Palpation von Triggerpunkten. a) Verspannte (palpable) Muskelbündel. b) Lokale Zuckungsreaktion.

Neuere Arbeiten zeigen, dass die Verhärtung von dem Anteil der Muskelfaser herrührt, der gedehnt ist, und der eigentlich kontrahierte Knoten dem entspricht, was als Myogelose bezeichnet wird. Diese Veränderungen wurden auch histologisch verifiziert (Windisch et al. 2001), was allerdings dafür spricht, dass es auch irreversible, chronische Triggerpunkte gibt, also solche, die auf die angeführten reflektorischen Methoden nur wenig ansprechen und eine aggressivere Therapie, wie Nadelung u. a. benötigen (☞ Kapitel 6, S. 277).

Eine weitere Objektivierung muskulärer Triggerpunkte stellt die Elektromyographie (EMG) mit monopolaren Nadeln dar, mit der es gelang (Hubbard, Hong et al. 1993; Simons 2006) zu zeigen, dass es sich um Endplattenpotenziale handelt, die in den Triggerpunkten ihren Ursprung haben.

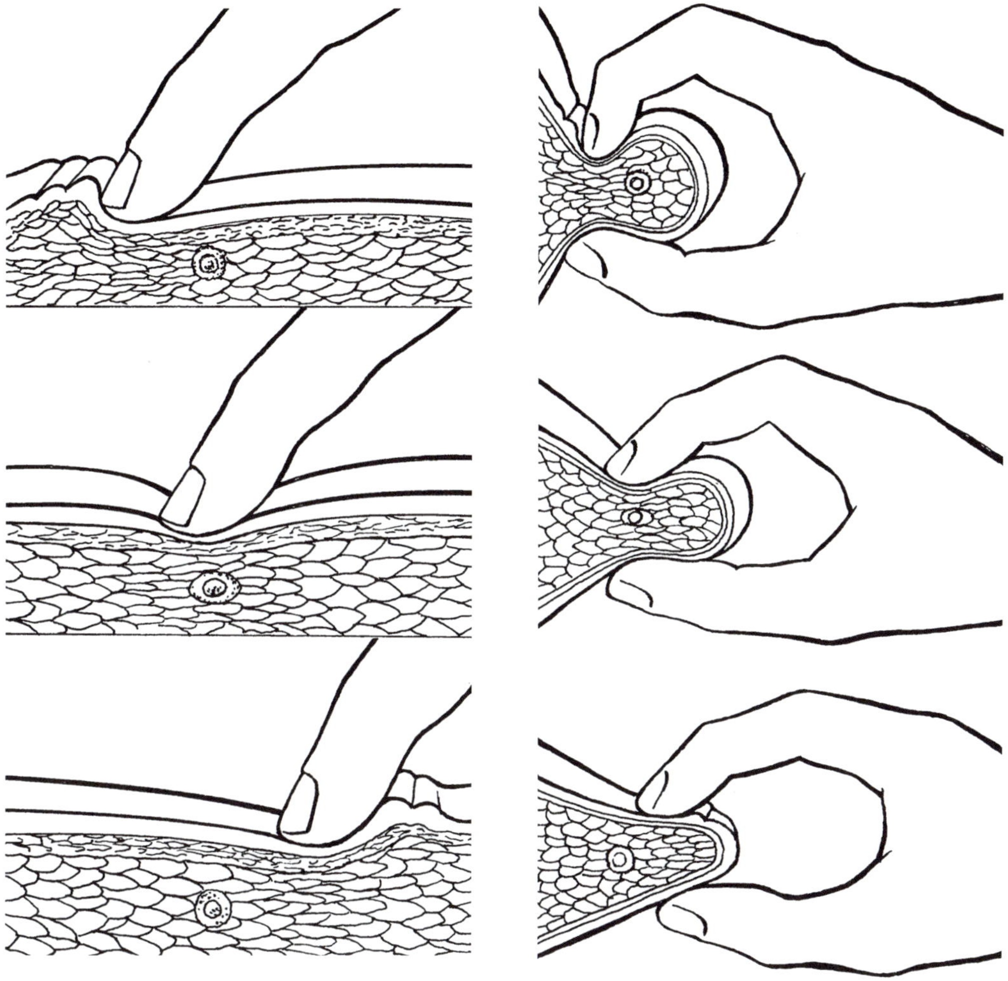

Abb. 4.2: Untersuchung muskulärer Triggerpunkte. a) Oberflächliche schnappende Palpation. b) Palpation mit Hilfe des Zangengriffs.

Man unterscheidet aktive und latente Triggerpunkte. **Aktive** Triggerpunkte sind diejenigen, die Schmerzen, und zwar vor allem den Übertragungsschmerzen, verursachen. **Latente** Triggerpunkte rufen keinen Spontanschmerz hervor, sind jedoch bei Palpation schmerzhaft und beteiligen sich, mitunter sogar auf entscheidende Weise, an Verkettungsreaktionen.

Myofasziale Triggerpunkte sind nicht die einzigen Schmerzpunkte, die man palpieren kann. Schmerzpunkte befinden sich auch am Periost, in den Gelenkkapseln, an Ansatzpunkten von Sehnen und Bändern und in Muskeln, allerdings ohne die typische Verhärtung, die wir als Triggerpunkt definiert haben, weshalb sich nicht als Triggerpunkte bezeichnet werden sollten. Als Bezeichnung dient am besten **Tenderpoint** (TeP). Von diesem können ebenfalls Übertragungsschmerzen ausgehen. Handelt es sich um einen Sehnenansatzpunkt, steht dieser in engster Beziehung zum Triggerpunkt des entsprechenden Muskels, der tatsächlich die Schmerzhaftigkeit des Sehnenansatzpunktes verursacht.

Bei Systemerkrankungen, wie beim Fibromyalgie-Syndrom, bestehen charakteristische muskuläre Schmerzpunkte mit, aber vor allem ohne Verhärtungen, bei denen auch keine Zuckungsreaktion bestehen und die auf keinerlei reflektorische Relaxation ansprechen.

In Tab. 4.1 werden wegen ihrer diagnostischen Bedeutung wichtige Triggerpunkte aufgelistet.

4.3.4 Schmerzhafte Periostpunkte

Bei Funktionsstörungen des Bewegungssystems findet man in der Regel auch zahlreiche Schmerzpunkte am Periost. Ihr Auftreten und Abklingen sowie ihre Behandlung spielen im Krankheitsverlauf eine wichtige Rolle.

Oft handelt es sich um Insertionspunkte von Sehnen und Bändern, die in engster Beziehung zu Triggerpunkten in der Muskulatur stehen und dort vermehrte Spannung hervorrufen. Man spricht dann auch von Enthesopathien. Bei der Untersuchung findet man einen charakteristischen Widerstand in einer oder mehreren Richtungen, wenn man die Beweglichkeit des subperiostalen Gewebes gegenüber dem darunter liegenden Knochen prüft und mit der gesunden Seite vergleicht.

Außerdem findet man Schmerzpunkte im Bereich der Wirbel- und Extremitätengelenke dort, wo diese der Palpation zugänglich sind. An der Wirbelsäule ist das vor allem im Bereich der Halswirbelsäule, an den Sternokostalgelenken und am Temporomandibulargelenk der Fall.

In Tabelle 4.2 sind die wichtigsten Periostpunkte und deren klinische Bedeutung angeführt.

4.3.5 Wurzelsyndrome

An anderer Stelle wurde schon hervorgehoben, dass **Ausstrahlungsschmerzen** allein, und nicht die bloße Parästhesie, zur Diagnose eines Wurzelsyndroms ausreichen. Mit Sicherheit ist es dann möglich, von einem radikulären Syndrom zu sprechen, wenn **neurologische Ausfallserscheinungen** nachweisbar sind. Diese sind an erster Stelle:

- Hypästhesie
- lokalisierte Hypotonie und/oder Muskelatrophie
- Muskelschwäche
- verminderte Sehnen- und Periostreflexe
- vermehrte idiomuskuläre Reizbarkeit.

Solange keines dieser Zeichen besteht, kann man zwar einen Verdacht haben, ohne es jedoch beweisen zu können.

Es gibt allerdings auch **Zeichen**, die zwar nicht beweisend sind, die Diagnose jedoch nahe liegend machen. Wenn die Schmerzen und Parästhesien bis in die Finger (Zehen) ausstrahlen, insbesondere wenn dabei auch objektiv ein vermehrter Dehnungswiderstand an der Interdigitalfalte besteht und die gegenseitige Beweglichkeit der Metakarpalia (Metatarsalia) im entsprechenden Segment erschwert ist. Auch ein Lasègue-Zeichen unterhalb von 45° ist sehr suspekt. Auch die Aussage des Patienten, die „Extremität beherrsche er nicht, wie er es gewohnt sei", gehört dazu.

Die einzelnen Wurzelsyndrome werden an anderer Stelle (☞ 7.8.2) behandelt. Wie bekannt, sind die **Wurzelareale** strittig und man muss gewiss auch mit einer individuellen Variabilität rechnen. Wir halten uns besonders im Rumpfbereich (☞ Abb. 4.3a–c, e) an das Schema von Hansen und Schliack (1962), sowie an das von Keegan (☞ Abb. 4.3d) für die unteren Extremitäten. Die Autoren gehen von Befunden bei Head-Zonen (Übertragungsschmerz), bei Wurzelsyndromen und beim Herpes zoster aus. Sehr glaubhaft werden der zervikothorakale und lumbosakrale „Hiatus" belegt, wonach die Segmente C5–Th1 ausschließlich an der oberen Extremitäten und die Segmente L3–S1 an den unteren Extremitäten zu finden sind. Im Rumpfbereich folgt demnach dem Segment C4 unmittelbar das Segment Th2 und dem

Tab. 4.1: Muskuläre Triggerpunkte

Muskel	Klinische Bedeutung
M. soleus	Achillodynie
M. quadriceps femoris	Störung im Segment L4, Schmerzen am oberen Patellarand, „Pseudohüftschmerz"
M. tensor fasciae latae	Schmerzen an der Hüfte und am oberen Patellarand
Oberschenkeladduktoren	Hüftgelenkstörung, TrP im Beckenbereich
M. iliacus	Störung im Segment S1, Steißbein, pseudoviszerale Schmerzen
M. piriformis	Störung im Segment L5, „Hüftschmerzen"
Ischiokrurale Muskulatur	Läsion der Segmente L5, S1 (Lasègue-Test positiv), Schmerzen am Tuber ossis ischii und Fibulaköpfchen
M. levator ani	Steißbeinschmerzen
M. coccygeus	Kreuzschmerzen, zahlreiche Verkettungen im Beckenboden
M. erector spinae	Rückenschmerzen im entsprechenden Segment
M. psoas major	Pseudoviszerale Schmerzen, eingeschränkte Rumpfrotation
M. quadratus lumborum	Akute Lumbago, eingeschränkte Rumpfrotation
M. rectus abdominis	Schmerzen am Proc. xiphoideus, an der Symphyse, pseudoviszerale Schmerzen
M. pectoralis major	Schmerzen im Bereich der Brustwand, pseudokardiale Schmerzen
M. pectoralis minor	Schmerzen am Proc. coracoideus, an den Sternokostalgelenken und der oberen Thoraxapertur
Zwerchfell	Thoraxschmerzen, Zervikalsyndrom
M. trapezius, Pars horizontalis	Zervikobrachiale und radikuläre Syndrome
M. subscapularis	Schulter- und Armschmerzen, Schmerzen am Tuberculum minus, pseudokardiale Schmerzen
M. supra- und infraspinatus	Schulter- und Armschmerzen, Schmerzen am Tuberculum majus
M. supinator, M. biceps brachii und Unterarmextensoren	Radiale Epikonylopathie
M. triceps brachii	Schmerzen in der Axilla, Epikondylopathie
Fingerflexoren	Ulnare Epikondylopathie
M. trapezius, Pars descendens	Zervikalschmerzen
M. levator scapulae	Schulter- und Kopfschmerzen
Mm. scaleni	Schmerzen am Erb-Punkt, an der oberen Thoraxapertur
Kopfgelenksextensoren	Oberes Zervikalsyndrom
M. sternocleidomastoideus	Alle Zervikalsyndrome
Kaumuskulatur	Ohrenschmerzen, oberes Zervikalsyndrom

Tab. 4.2: Klinisch wichtige Periostpunkte

Periostpunkt	Klinische Bedeutung
Metatarsaleköpfchen	Metatarsalgie bei Spreizfuß, auch bei Blockierung tarso-metatarsal
Fersensporn	TrP der tiefen plantaren Flexoren
Fibulaköpfchen	TrP im M. biceps femoris, Blockierung des Fibulaköpfchens, Vorhaltung
Pes anserinus tibiae	TrP in Hüftadduktoren, Hüftgelenksarthrose
Insertion des Lig. collaterale	Läsion eines Meniskus im Knie
Oberrand der Patella	TrP im M. quadriceps femoris und M. tensor fasciae latae
Tuber ossis ischii	TrP in der ischiokruralen Muskulatur
SIPS	Häufig, aber nicht spezifisch
Symphysenseitenrand	TrP in den Hüftadduktoren, Hüfte
Symphysenoberrand	TrP im M. rectus abdominis, Vorhaltung
Steißbein	TrP im M. levator ani, Verspannung des M. gluteus maximus
Beckenkamm	TrP im M. gluteus medius und M. quadratus lumborum
Dornfortsatzschmerz	Hypermobilität mit TrP im M. erector spinae
Dornfortsatz Th4 – Th6	Schwächste Region des M. erector spinae mit TrP
Dornfortsatz C2	Störung im Segment C2 – C4, TrP im M. levator scapulae
Proc. xiphoideus	TrP im M. rectus abdominis
Rippen in der Medioklavikularlinie	TrP im M. pectoralis minor
Rippen in der Axillarlinie	TrP im M. serratus anterior
Sternoklavikulargelenk	TrP in Mm. scaleni, Mm. pectorales partes superiores
Sternum dicht unter 1. Rippe	Sternokostalgelenk der 1. Rippe
Rippenwinkel	TrP im M. subscapularis, Rippenblockierung
Medialrand der Klavikula	TrP im M. sternocleidomastoideus
Erb-Punkt	TrP in Mm. scaleni, Wurzelsyndrome
Atlasquerfortsätze	TrP im M. sternocleidomastoideus
Hinterrand des Foramen magnum	Retroflexionsblockierung C0/C1, Kopfschmerzen, Migräne
Linea nuchae	Übertragungsschmerzen aus den kurzen Kopfgelenks-extensoren, Ansatzpunkt der Mm. splenii capitis
Proc. condylaris mandibulae	TrP in Kaumuskulatur
Os hyoideum	TrP M. digastricus und M. mylohyoideus
Proc. styloideus radii	Funktionsstörung am Ellbogen
Epicondylus radialis	TrP im M. biceps, M. supinator, Fingerextensoren
Epicondylus ulnaris	TrP in den Fingerflexoren
Deltoidansatzpunkt	TrP im M. deltoideus, frozen shoulder

Segment L2 das Segment S2. An diesen Schemata sieht man in den einzelnen Dermatomen am Rumpf regelmäßig eine Stufe, ungefähr in der Axillarlinie, die der Grenze des Versorgungsgebietes des Ramus dorsalis und Ramus ventralis des Spinalnerven entspricht und beim Herpes zoster meist klar zu sehen ist (☞ Abb. 4.3).

4.3.6 Zusammenfassung

Es besteht eine große Anzahl funktioneller und reflektorischer Veränderungen, die einer nozizeptiven Reizung der Haut, der Unterhaut, von Muskeln, am Periost sowie der Insertionsstellen von Sehen und Bändern entsprechen, die man klinisch und auch in-

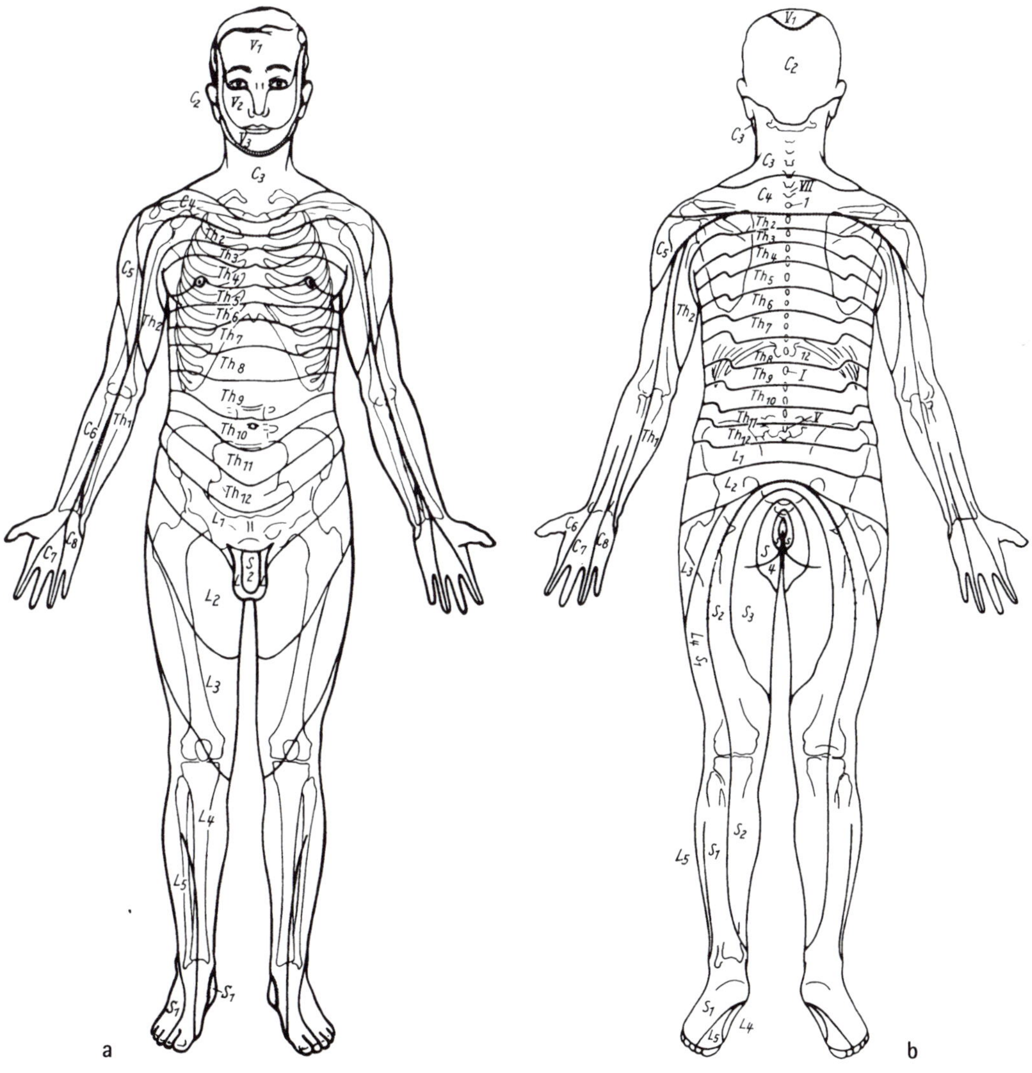

Abb. 4.3: Dermatome. a) Ansicht von ventral. b) Ansicht von dorsal.

Fortsetzung

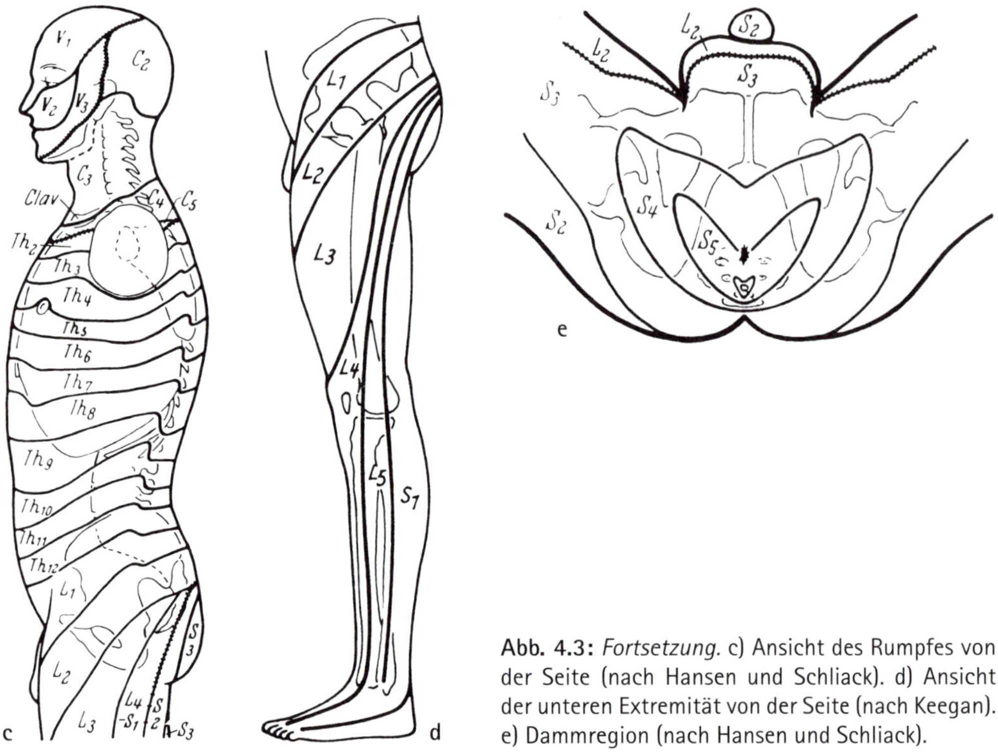

Abb. 4.3: *Fortsetzung.* c) Ansicht des Rumpfes von der Seite (nach Hansen und Schliack). d) Ansicht der unteren Extremität von der Seite (nach Keegan). e) Dammregion (nach Hansen und Schliack).

strumentell mit Hilfe von Thermographie, Hautwiderstandsmessung und EMG verifizieren kann. Sie ermöglichen es, mit einfachen Mitteln eine exakte Diagnose für eine gezielte Therapie zu stellen.

4.4 Beweglichkeitsprüfung

Nur Grundsätzliches soll hier besprochen werden. Regelmäßig sollten aktive, passive und die Bewegung gegen Widerstand untersucht werden.

4.4.1 Aktive Beweglichkeitsprüfung

Die aktive Bewegung beinhaltet die Muskeltätigkeit und Beweglichkeit der Gelenke, die nicht vom Untersucher beeinflusst sind. Sie entspricht der Willkürbewegung.

4.4.2 Bewegung gegen Widerstand

Bei Bewegungen gegen Widerstand kann die Kraft des Untersuchers kleiner, gleich groß oder größer sein als die des Patienten. Man spricht dann von einer konzentrischen, isometrischen oder exzentrischen Muskelkontraktion. Wenn nicht isometrisch geprüft wird, kann die Bewegung gegen Widerstand isotonisch, d.h. bei gleich bleibender Kraft, oder isokinetisch, d. h. bei konstanter Geschwindigkeit erfolgen. Nicht nur die Muskelkraft, sondern auch die Schmerzprovokation und die Koordination werden geprüft.

4.4.3 Passive Beweglichkeitsprüfung

Bei der passiven Bewegung wird auf den ersten Blick vor allem die Gelenkfunktion geprüft, sie kann jedoch infolge einer Muskelverspannung erheblich verändert sein. Man unterscheidet normale Beweglichkeit, Bewegungseinschränkung und Hypermobilität. Das betrifft sowohl die Funktionsbewegung als auch das Gelenkspiel (☞ Kapitel 2).

Bei der Untersuchung interessieren vor allem folgende **Veränderungen**:
- Bewegungseinschränkung eines Gelenks im Vergleich zur anderen Seite oder zum Nachbarsegment der Wirbelsäule
- vermehrter Widerstand während der Bewegung, insbesondere des Gelenkspiels
- Federungswiderstand in Extremstellung, d. h. an der Barriere (Vorspannung), und ob dieser physiologisch oder pathologisch ist oder ob er während der Funktionsbewegung oder bei der Prüfung des Gelenkspiels festgestellt wird.

Figar und Krausova (1975) gelang es, den Federungswiderstand mit Hilfe der Elektrokapazität an einem blockierten Segment der Halswirbelsäule vor der Therapie, während der Manipulation mit Impuls und danach zu messen (☞ Abb. 4.4).

Dort, wo eine Bewegungseinschränkung festgestellt wird, interessiert die Richtung, weil man die Mobilisation dementsprechend ausführt.

Wirbelsäule

Bei der Wirbelsäule ist es wichtig, welches von zwei Nachbarsegmenten in seiner Beweglichkeit eingeschränkt ist. Es liegt nicht soviel daran, welches der paarigen Gelenke blockiert ist, weil die Richtung, in die man behandelt, entscheidend ist.

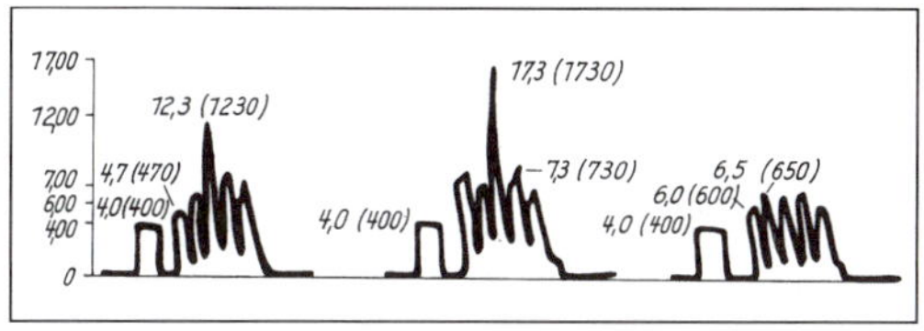

Abb. 4.4: Kraftmessung während der Untersuchung der Seitneigung der Halswirbelsäule: höherer Widerstand im blockierten Segment (links), Widerstand während der Manipulation des blockierten Segments (Mitte), Ausgleich des Widerstands nach Manipulation (rechts). Die Eichzacke (400 g) findet sich vor jeder Kurve (nach Figar und Krausova).

Lendenwirbelsäule

Die blockierte Seite ist am leichtesten bei der Lendenwirbelsäule festzustellen. Weil hier die Rotation um eine vertikale Achse fehlt, kann man durch Kombination eingeschränkter Vor- und Rückbeuge sowie Seitneigung auf die Blockierungsseite schließen. Dabei muss man sich vorstellen, dass die Gelenkfacetten bei der Rückbeuge einander überdecken, in der Vorbeuge sich jedoch in Endstellung befinden.

Ist ein Gelenk in Retroflexion blockiert, weicht die Lendenwirbelsäule während der Vorbeuge zur blockierten Seite ab. Bei Blockierung in Anteflexion weicht die Wirbelsäule während der Rückbeuge zur entgegengesetzten Seite ab (☞ Abb. 4.5). Häufig sind jedoch die Seitenabweichungen Folge von einer reflektorischen Schmerz lindernden Schonhaltung, z. B. bei Wurzelsyndromen.

Hals- und Brustwirbelsäule

Bei der Hals- und Brustwirbelsäule ist es (theoretisch) möglich, die Seite des blockierten Gelenks dadurch zu erkennen, dass man die Seitneigung einmal in Rück- und dann in Vorbeuge untersucht.

Ist die Seitneigung mehr in Rückbeuge eingeschränkt, ist das Gelenk auf der Neigungsseite blockiert, ist diese mehr zur entgegengesetzten Seite eingeschränkt, ist das Gelenk auf der entgegengesetzten Seite blockiert.

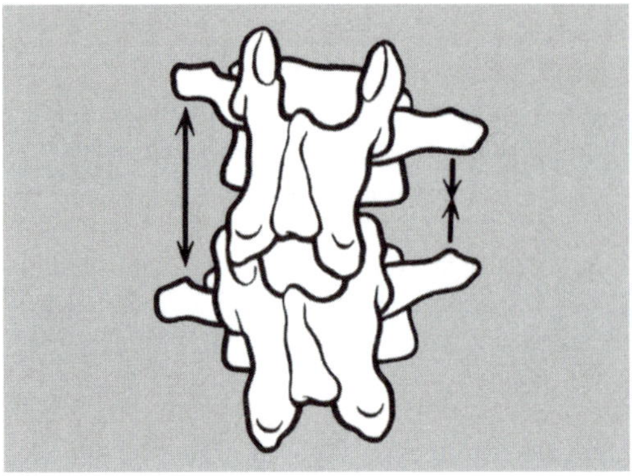

Abb. 4.5: Schematische Darstellung der Seitneigung der Lendenwirbelsäule mit Blockierung

4.5 Untersuchung des Beckens

Der Untersuchung des Beckens geht meist eine orientierende Untersuchung der unteren Extremitäten voraus, schon deshalb, weil dort die Ursachen eines Beckenschiefstands liegen kann.

4.5.1 Orientierende Untersuchung

Inspektion

Bei der Inspektion achtet man auf:
- Seitenabweichung
- einseitige Prominenz
- Höhe des Gesäßes
- Unregelmäßigkeiten der Michaelis-Raute, die von den Grübchen oberhalb der hinteren Darmbeinstacheln, dem Dornfortsatz von L5 und dem höchsten Punkt der Gesäßfurche gebildet wird.

Eine Seitenabweichung des oberen Endes der Gesäßfurche ist Folge einer asymmetrischen Stellung des unteren Kreuzbeinendes und des Steißbeins.

Palpation

Mit der Palpation beginnt man am Beckenkamm, den man mit der Zeigefingerkante von den Rippen abwärts rutschend erreicht. Das ist deshalb so wichtig, weil der Beckenkamm oft wesentlich höher liegt, als es der Lokalisation der Gesäßkonturen entspricht (oft schon dicht unter dem unteren Rippenbogen). Dabei kann man sich von der waagrechten Stellung des Beckens mit Hilfe einer Wasserwaage überzeugen (☞ Abb. 4.6).

Wenn das Becken seitlich abweicht, erweckt es den Anschein, als stünde es auf der Seite höher, zu der es abweicht. Das hat damit zu tun, dass auf der Seite, zu der das Becken abweicht, der Untersucher mühelos seine Hand auf die Höhe des Beckenkamms legt, aber auf der Seite, von der das Becken abweicht, sich der Oberrand des Beckenkamms unter dem Rippenbogen versteckt, und man muss ihm „nachgehen", um dessen höchsten Punkt zu erreichen. Hier gelangt man in Richtung medio-paravertebral zu den hinteren Darmbeinstacheln.

Die eigentliche Palpation der hinteren (oberen) Darmbeinstachel ist am verlässlichsten von seitlich und unten, weil das der Form der Stacheln entspricht; Ähnliches gilt auch für die vorderen Darmbeinstacheln. Stehen die vorderen und hinteren Darmbeinstacheln in derselben Höhe auf beiden

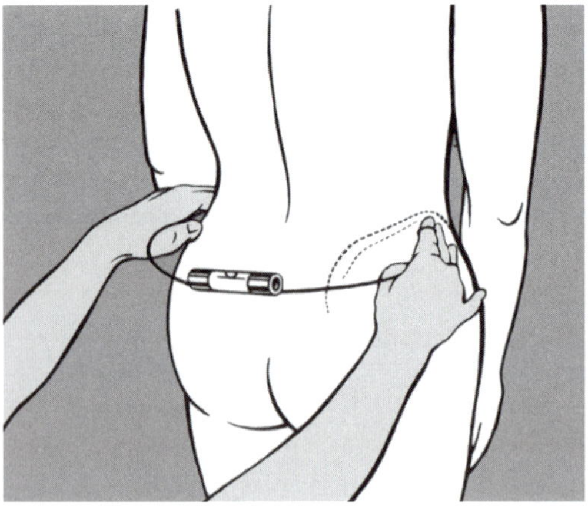

Abb. 4.6: Höhenvergleich der Beckenkämme mit Hilfe einer Wasserwaage

Seiten, steht das Becken horizontal in Neutralstellung. Es ist allerdings notwendig hinzuzufügen, dass angesichts der steigenden Anzahl fettleibiger Menschen die Palpation besonders der hinteren Darmbeinstacheln oft problematisch ist.

Die Seitenabweichung des Beckens kann Folge einer Beinlängendifferenz sein (Abweichung zur höheren Seite), häufiger ist sie jedoch Folge skoliotischer (meist auch nur geringer) Krümmungen bei horizontalem Becken. Beim echten Beckenschiefstand stehen allerdings die Darmbeinkämme mit den vorderen und hinteren Darmbeinstacheln auf einer Seite tiefer.

4.5.2 Beckenschiefstand

Die Messung der Länge der unteren Extremitäten ist schwieriger, als es den Anschein hat, weil die Hüftköpfe und auch die Schenkelhälse von außen nicht sichtbar sind. Deshalb ist ein Beckenschiefstand vom praktischen Standpunkt aus das maßgeblichste Kriterium einer Beinlängendifferenz, außer es besteht ein messbarer Unterschied in der Länge der Unterschenkel. Dieser kann jedoch durch größere Länge der Oberschenkel kompensiert sein.

Bei einer **Beinlängendifferenz** sieht man bei gestreckten Beinen regelmäßig eine Abweichung des Beckens zur höheren Seite, wenn der Patient beide Beine gleich belastet. Die Schulter ist dann auf der Seite des höheren Beckens tiefer. Man kann sich dann mittels einer Unterlage unter das kürzere Bein klinisch davon überzeugen. Das Becken steht dann horizontal, es weicht nicht mehr zu einer Seite ab und die Höhe der Schultern gleicht sich aus. Dieser Effekt stellt sich allerdings nur dann ein, wenn zuvor wesentliche Blockierungen beseitigt wurden.

Gleichzeitig sollte man zur Überprüfung jeden Fuß des Patienten getrennt auf je eine Waage stellen und unter das kürzere Bein zum Längenausgleich Brettchen legen. Hier bestehen folgende Möglichkeiten: der Unterschied

- bleibt unverändert bestehen
- kann sich ausgleichen
- kann größer werden.

Dabei wird der Patient jedes Mal befragt, ob ihm die Unterlage behagt oder ob sie ihn stört. Es spricht dabei für einen günstigen Effekt, wenn die angebotene (ungewohnte!) Unterlage zumindest nicht als störend empfunden wird. Wenn es sich nicht um einen einseitigen Plattfuß handelt, kann man einen Längenausgleich empfehlen. Es ist allerdings günstig, sich auch im Röntgenbild im Stehen von der Beinlängendifferenz zu überzeugen.

4.5.3 Beckenverwringung

Die Beckenverwringung ist ein eigenartiges Phänomen, das vom Beckenschiefstand unterschieden werden muss. Bei der Inspektion von dorsal weicht das Becken meist zur rechten Seite ab, wobei das Becken leicht nach links rotiert erscheint.

Bei der **Palpation** der Beckenkämme kann deren Höhe seitlich symmetrisch sein, wenn man sich jedoch mit den Fingern (der Zeigefingerkante) nach medial dem hinteren Darmbeinstachel nähert, treffen sich die tastenden Finger nicht, weil einer der Darmbeinstacheln (meist der rechte) höher liegt als der andere. Das kann man auch direkt durch Abtasten der SIPS (von unten) feststellen.

An den vorderen Darmbeinstacheln ist es umgekehrt: der rechte ist dann tiefer als der linke. Es ruft den Anschein hervor, eine der Beckenschaufeln wäre gegenüber der anderen verdreht. Es besteht dabei immer eine Diskrepanz, wenn man die Stellung der vorderen und hinteren Darmbeinstacheln und der Beckenkämme vergleicht. Dabei kann der Unterschied an den vorderen oder an den hinteren Spinae iliacae und auch an den Beckenkämmen verschieden sein. Deshalb kann es mitunter nicht leicht sein, eine Beckenverwringung von einem Beckenschiefstand zu unterscheiden, insbesondere dann, wenn diese beiden Veränderungen gleichzeitig auftreten. In solchen Fällen ist anzuraten, zuerst die Beckenverwringung zu behandeln und dann nachzumessen.

Ein weiteres Zeichen der Beckenverwringung ist das **Vorlaufphänomen**: Während der Vorbeuge „überholt" der niedriger gelegene hintere Darmbeinstachel (meist der linke) den rechten – allerdings nur vorübergehend. Nach 10–20 Sekunden ist der Befund wie zuvor. Am ehesten entspricht unseren Vorstellungen das Cramer-Schema (☞ Abb. 3.12), das u.a. auch eine Außenrotation des Beines auf der Seite des nach hinten unten gekippten Os ilium erwarten lässt.

Wichtiger erscheinen uns heute muskuläre Funktionsstörungen, die mit der Beckenverwringung verbunden sind und mit einer asymmetrischen Muskelfunktion einhergehen. Die Beckenverwringung ist immer sekundär und meist liegt die Ursache in den Kopfgelenken (☞ Kapitel 2) und der Befund an den Muskeln ist wenig konstant.

4.5.4 Beckenneigung

Neben dem Beckenschiefstand und der Beckenverwringung unterscheidet man noch die Beckenneigung. Zu diesem Zweck palpiert man die vorderen und hinteren oberen Darmbeinstacheln. Normalerweise verläuft die Verbindungslinie horizontal. Beim Hängebauch ist das Becken vorwärts gekippt, bei Verspannung der Gesäß- und Ischiokruralmuskulatur nach hinten.

4.5.5 Blockierung des Iliosakralgelenks

Die Blockierung des Iliosakralgelenks (ISG) wurde und wird auch heute noch vielfach in ihrer Bedeutung überschätzt. Ein Grund dafür ist u.a. die Tatsache, dass sich zwischen Kreuz- und Darmbein keine Muskeln befinden. Wenn man dennoch relativ häufig Blockierungen feststellte, war man der Meinung, hier handle es sich um eine „echte Gelenksblockierung" ohne Muskelspasmus oder Triggerpunkte. Diese Ansicht hat sich als unhaltbar erwiesen, weil es oft gelingt, „indirekte Fixationen" zu lösen bei Triggerpunkten im M. biceps femoris (Fibulaköpfchen), Beckenboden, M. piriformis u.a., wonach sich in der Regel auch die ISG-Blockierung löst. So zeigen die Verkettungsreaktionen, dass die meisten ISG-Blockierungen sekundär sind.

Außerdem spielt hier auch ein technisches Problem eine beträchtliche Rolle: Meist beruht die Diagnose auf der Beweglichkeitspalpation knöcherner Strukturen, die oft unter einer mächtigen Fett- und Bindegewebsschicht liegen, was die Verlässlichkeit bei Vergleichsuntersuchungen erheblich herabsetzt.

Vorlauftest

Auch der Vorlauftest, der bereits bei der Beckenverwringung beschrieben wurde (☞ 4.5.3), ist bei adipösen Patienten schwieriger zu beurteilen. Im Unterschied zur Beckenverwringung sind die beobachteten Veränderungen hier nicht vorübergehend, sondern bleiben bei der Vorbeuge bestehen. Man sollte sich allerdings darüber im Klaren sein, dass man sich nicht an den hinteren Darmbeinstachel festhalten kann, da dieser während der Vorbeuge unter der Haut abrollt, in der Vorbeuge nicht dieselbe Oberfläche bietet und natürlich bei beidseitiger Blockierung versagt.

Spine sign-Test

Etwas günstiger bei nicht Adipösen ist der Spine sign-Test nach Dejung (☞ Abb. 4.7). Dabei sitzt der Therapeut hinter dem stehenden Patienten und legt einen Daumen auf den unteren hinteren Darmbeinstachel und den anderen Daumen seitlich auf den Dornfortsatz L5. Der Patient wird nun gebeten, das Knie auf der untersuchten Seite zu beugen und die Hüfte zu senken. Im Normalfall vergrößert sich der Abstand beider

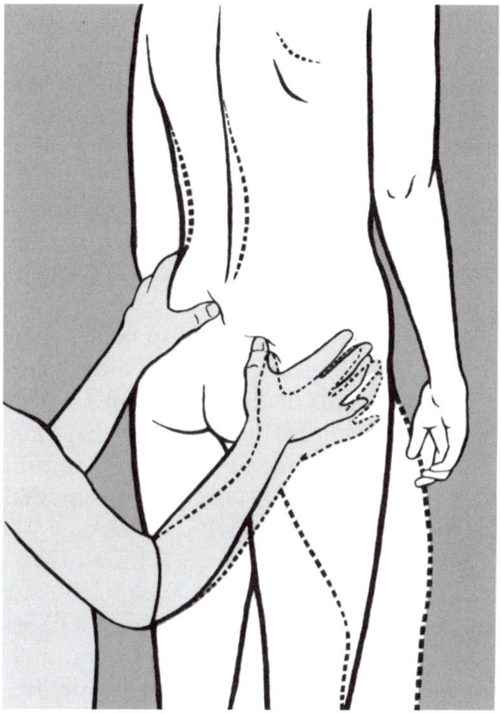

Abb. 4.7: Spine sign

Daumen, der Daumen am Darmbeinstachel wandert nach kaudal und lateral, der Daumen am Dornfortsatz von L5 bleibt in Ruhe. Bei Blockierung vergrößert sich der Abstand nicht und der Therapeut spürt den seitlichen Druck des Dornfortsatzes L5.

Federungstest in Rückenlage

Die weiteren Untersuchungstechniken sind Federungstests. Sehr beliebt ist der Federungstest in Rückenlage (☞ Abb. 4.8). Der Therapeut fasst das gebeugte Bein der gegenüberliegenden Seite (das andere Bein bleibt gestreckt) und adduziert es so weit, bis das Becken des Patienten gerade zu folgen beginnt (Vorspannung). Von dieser Stellung geht der Federungstest aus. Mit der Hand, die das Knie führt, wird ein Druck in der Längsachse des Oberschenkels zum hinteren Darmbeinstachel ausgeführt bis zur Vorspannung, um dann einen federnden Schub auszuführen. Mit der anderen Hand

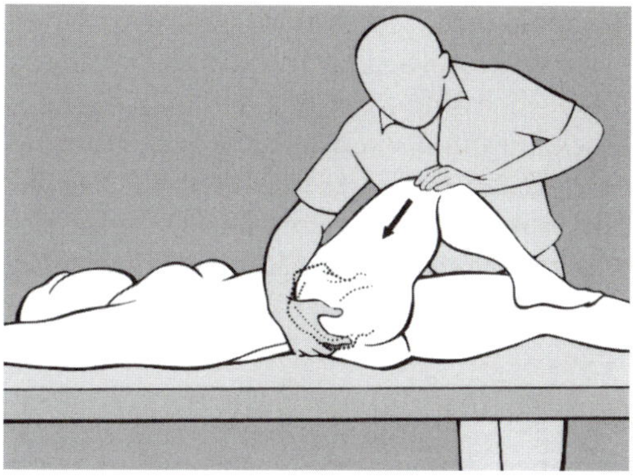

Abb. 4.8: Federungstest des Os ilium gegenüber dem Os sacrum in Rückenlage bei gebeugtem Bein

unter dem hinteren Darmbeinstachel wird die Federung mitgetastet. Die Adduktion (zur Vorspannung) auf der blockierten Seite ist meist messbar eingeschränkt ist, was als Orientierungsprüfung geeignet und einfach ist.

Federungstest in Seitenlage

Der Federungstest in Seitenlage bewirkt ein federndes Klaffen (Distraktion), weshalb diese Technik auch für die Behandlung geeignet ist (☞ Abb. 4.9). Der Patient hat in Seitenlage das obere, gebeugte Bein mit dem Knie auf der Liege abgestützt. Der Therapeut legt den fußwärts gerichteten Unterarm weich auf die Gegend der SIAS auf den

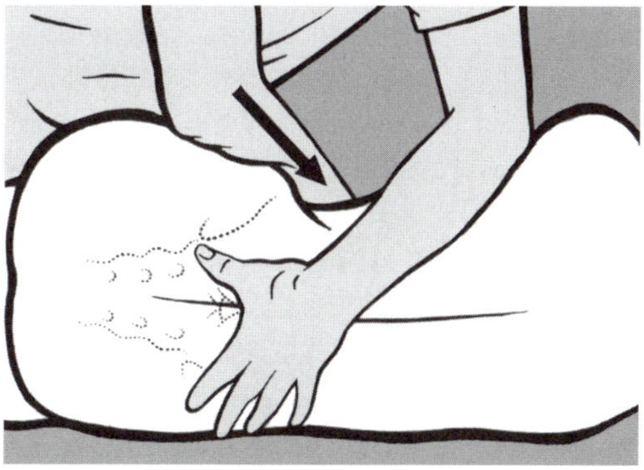

Abb. 4.9: Federungstest des Os ilium gegenüber dem Os sacrum in Seitenlage

Beckenkamm, sodass der Unterarm schräg nach ventral, medial und kranial weist. In dieser Richtung wird ein gleitend federnder Duck auf die Beckenschaufel ausgeübt und bewirkt ein dorsales Aufklappen (Distraktion) im Iliosakralgelenk. Der Daumen der anderen Hand tastet die federnde Bewegung zwischen SIPS und dem Kreuzbein.

Federungstest in Bauchlage

Der obere Anteil des ISG wird in Bauchlage untersucht. Der Therapeut greift mit den gebeugten Fingern einer Hand um die SIAS des Patienten von ventral und hebt sie ein wenig in Vorspannung an, um sie federnd nach oben zu schütteln. Mit dem Daumen der anderen Hand tastet er am Kreuzbein, ob sich dieses mitbewegt, was nur bei einer Blockierung der Fall ist (☞ Abb. 4.10).

Der untere Anteil des ISG wird durch federnden Druck gegen die untere Kreuzbeinspitze geprüft. Auch Mobilisationstechniken, die im Kapitel 6 beschrieben werden, können zur Untersuchung dienen.

Test nach Rosina

Alle bisher angeführten „traditionellen" Techniken sind bei der großen Zahl adipöser Patienten nicht in ausreichendem Maß verlässlich. Wir verdanken Rosina eine Technik, die auch bei Adipösen verlässlich ist.

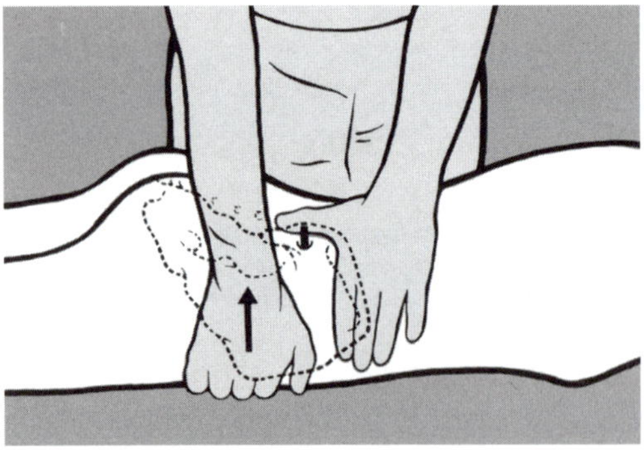

Abb. 4.10: Federungstest in Bauchlage zur Untersuchung des oberen Anteils des ISG

Rosina machte die Beobachtung, dass sich die SIAS bei Kopfdrehung auf der Drehungsseite nach kaudal verschiebt. Wir konnten daraufhin feststellen, dass an den hinteren Darmbeinstacheln das Gegenteil vor sich geht, also eine Beckenverwringung entsteht. Dabei hebt sich auf der Drehungsseite nicht nur der hintere Darmbeinstachel, sondern auch der Hinterrand des Beckenkamms.

Der Therapeut legt beim stehenden Patienten die Zeigefingerkanten dorsal von oben kommend auf die Beckenkämme, stellt beidseitig deren Höhe fest, bittet den Patienten, den Kopf zur Seite zu drehen, und schiebt die Zeigefingerkanten nach medial bis dicht oberhalb der SIPS.

Nach kurzer Zeit hebt sich im Normalfall der Zeigefinger im Vergleich zur anderen Seite deutlich. Man sollte dabei nur einen leichten Druck von oben ausüben. Hier spielt die Fettschicht am Beckenkamm keine Rolle (Lewit und Rosina 1999). Bei Blockierung des ISG bleibt dieser Effekt aus.

Der Mechanismus dieser Prüfung ist uns unbekannt. Obwohl der Höhenunterschied der Beckenkämme sehr deutlich ist, kann ein Stellungsunterschied von diesen radiologisch nicht festgestellt werden. Es handelt sich offensichtlich um eine Weichteilverschiebung, die eine **palpatorische Illusion** hervorruft (☞ Abb. 4.11).

Bei der Vorbeuge mit gedrehtem Kopf kann auf der tiefer liegenden Seite sogar ein Vorlaufphänomen vorübergehend festgestellt werden. Bei ISG-Blockierung stellt sich keinerlei Bewegung ein (wofür keine Erklärung besteht).

Schmerzpunkte

Schmerzpunkte können am Oberrand und dem unteren Ende des ISG bestehen, seltener auch im M. iliacus, am Adduktorenansatzpunkt an der Symphyse (leicht positives Patrick-Zeichen) und oberhalb des hinteren Darmbeinstachels, sind jedoch nicht obligat.

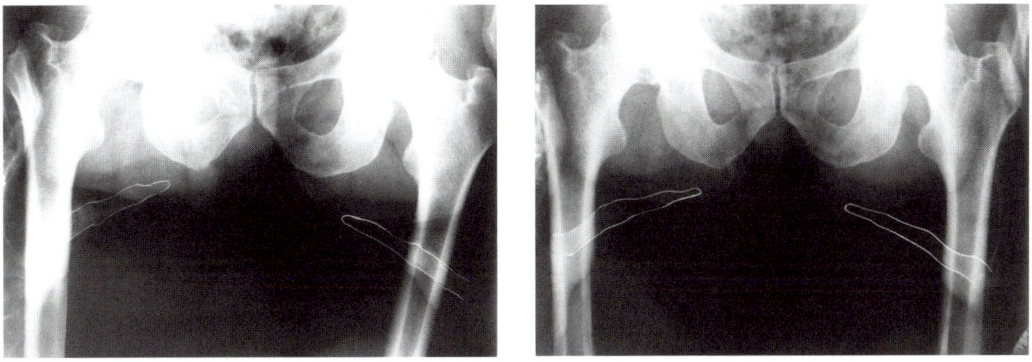

Abb. 4.11: Palpatorische Illusion. a) Die Sitzbeine und Sitzhöcker stehen symmetrisch, die palpierenden Finger jedoch erheblich asymmetrisch. b) An den Beckenknochen hat sich nichts verändert, was sich verändert hat, ist die Stellung der Daumen.

Bei Blockierung des ISG ist die Stellung des Beckens in der Regel normal. Lediglich die Bewegungseinschränkung, die sich im mangelhaften Federn manifestiert, ist relevant.

4.5.6 Shear dysfunction (Greenman) bzw. Upslip and Downslip

Bei **Schmerzhaftigkeit am Symphysenoberrand** und **druckempfindlichen Sitzbeinhöckern** tastet man meist, dass das mediale Schambeinende auf der schmerzhaften Seite höher steht und der Sitzbeinhöcker auf der Seite des verspannten M. gluteus maximus tiefer liegt. Klinisch hat sich gezeigt, dass es sich um Zeichen eines Syndroms handelt, das mit Verspannung (TrPs) der geraden Bauchmuskeln, Vorhaltung, Verspannung der Nacken- und Rückenstrecker, der Mm. glutei und des M. biceps femoris einhergeht.

Die ISG spielen unserer Erfahrung nach keine wesentliche Rolle. Eigenartiger Weise erscheint die Stellung der Symphyse und der Sitzbeinhöcker im Stehen symmetrisch. Noch erstaunlicher erschien es, dass sich nach Behandlung, nach der sich der Tastbefund normalisierte, nichts am Röntgenbild änderte, obwohl man mit den tastenden Fingern Unterschiede bis zu 2 cm an den Sitzbeinhöckern feststellen konnte.

Um dies zu klären, wurden Röntgenbilder mit den tastenden Daumen vor und nach Behandlung angefertigt. Das Ergebnis war eindeutig: Was sich änderte, war nicht die Stellung der Knochen, sondern der tastenden Daumen des Untersuchers (☞ Abb. 4.11). Somit gelang es, eine „palpatorische Illusion" zu dokumentieren.

Man muss bedenken, dass Knochen von einer oft mächtigen Schicht von Weichteilen einschließlich Muskeln bedeckt sind. Wenn sich bei schmerzhaften Erkrankungen die Spannung dieser Gewebe ändert, muss sich dies auf die Stellung der tastenden Finger auswirken. Das gilt in unserem Fall für die Ansatzpunkte der Mm. recti abdominis an der Symphyse und des M. biceps femoris am Tuber ossis ischii.

Es gilt jedoch ganz allgemein: Wenn eine Asymmetrie der Spannung von Weichteilen besteht, palpiert man beispielsweise Deviationen der Dornfortsätze, die dann bei Spannungsausgleich „reponiert" erscheinen. Man kann sich von diesem Phänomen ohne weiteres an einer Zündholzschachtel überzeugen: Man befestigt an den Ecken Watte oder Schaumgummi von unterschiedlicher Dicke und tastet mit geschlossenen Augen; die Form der Schachtel erscheint verzerrt.

4.5.7 Outflare und Inflare

Greenman und Tait (1986) beschrieben eine scheinbar diskrete Veränderung der Stellung an den **vorderen oberen Darmbeinstacheln**, wodurch es auch zu einer Verzerrung des Dreieckes kam, das von diesen Darmbeinstacheln und dem Nabel gebildet wird (☞ Abb. 4.11). Diese Veränderung ist unserer Erfahrung nach klinisch wichtig, weshalb sie im Kapitel 7 (☞ 7.1.8) noch näher besprochen werden soll. Meist sieht man, dass eine Spina (meist die rechte) abgeflacht ist und ihre Entfernung vom Nabel größer ist (Outflare) als die der anderen (meist der linken) Seite, die mehr hervorsteht und näher am Nabel ist (Inflare). Gleichzeitig tastet man einen (relativ) geringeren Tonus im Unterbauch auf der abgeflachten im Vergleich zur anderen Seite.

Hier handelt es sich gewiss um keine palpatorische Illusion, weil die Gewebsschicht an der vorderen Spina sehr dünn ist und bei mageren Patienten diese Fehlstellung gut zu sehen ist. Bei adipösen Patienten muss man sie jedoch palpieren, weil einem sonst eine klinisch bedeutsame und gut behandelbare Läsion entgehen würde.

Lange blieb die klinische Bedeutung, mit anderen Worten der Behandlungseffekt, ein Rätsel. Wir konnten jedoch neuerdings feststellen (Lewit und Oltanska 2005), dass mit dieser Veränderung jedesmal eine asymmetrische Innenrotation im Hüftgelenk einhergeht; sie ist auf der Seite des Inflare eingeschränkt und nach Behandlung augenblicklich normal.

4.5.8 Beckenboden und M. coccygeus

Zur Untersuchung des Beckens gehört auch die Palpation des Beckenbodens, des M. coccygeus.

Silverstolpe beschrieb 1989 ein Syndrom, das er als „Beckendysfunktion“ bezeichnete, bei dem er neben dem Steißbein in Richtung des Lig. sacrotuberale einen Druck ausübte und dabei einen intensiven Schmerz auslöste. Die Patienten klagten meist über die verschiedensten Schmerzzustände, auch viszeraler Art. Dabei fand er bei diesen Patienten intensiv schmerzhafte Triggerpunkte im Bereich der thorakolumbalen Rückenstrecker, wo er durch schnappende Palpation in Bauchlage eine Dorsalflexion der Lendenwirbelsäule und des Beckens auslöste. Mit Hilfe eines gehaltenen (schmerzhaften) Drucks in Richtung des Lig. sacrotuberale konnte er die meisten Beschwerden dieser Patienten beheben (☞ Abb. 4.12).

Wenn diese Palpation Schmerzen verursacht, fühlt man einen deutlichen Widerstand, der bei länger anhaltendem Druck nachgibt; es handelt sich dabei um einen Triggerpunkt im M. coccygeus, dem Beckenboden. Die große Bedeutung dieses Befundes liegt darin, dass der Beckenboden zum tiefen Stabilisationssystem gehört, das Auswirkungen in Form von Kettenreaktionen im gesamten Bewegungssystem zu Folge hat (☞ 4.20). Deswegen ist auch das Erfassen dieses Triggerpunktes so wichtig.

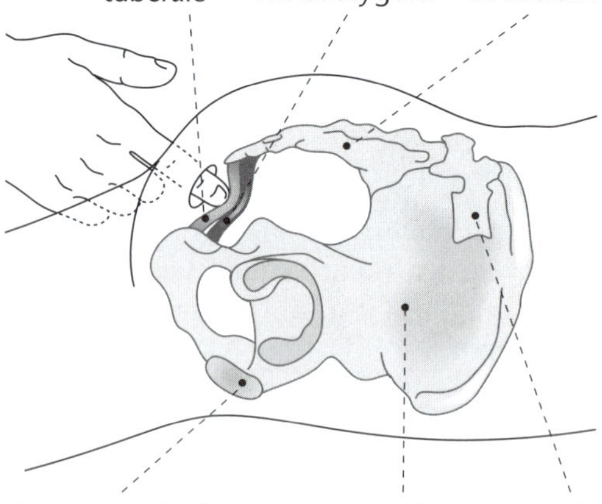

Abb. 4.12: Palpation des M. coccygeus parakokzygeal in Richtung des Lig. sacrotuberale

4.5.9 Das schmerzhafte Steißbein

Nie sollte man ein druckschmerzhaftes Steißbein übersehen, weil es wesentlich häufiger **Kreuzschmerzen** mit verursacht als die eigentliche Kokzygodynie, weshalb die Palpation des Steißbeins zur Diagnostik bei Kreuzschmerzen gehört.

Die Palpation eines schmerzhaften Steißbeins kann schwieriger sein, als man meinen würde. Hier handelt es sich um eine Myotendinose (Insertionstendopathie) infolge einer Verspannung des M. gluteus maximus und eines Triggerpunktes im M. levator ani, den man gut über das Rektum tasten kann.

Außerdem ist ein schmerzhaftes Steißbein immer nach ventral gekrümmt. Der typische Schmerzpunkt befindet sich an der ventralen Oberfläche der Steißbeinspitze, man muss deshalb um das nach ventral gekrümmte Steißbein herumtasten, wobei sich der verspannte M. gluteus maximus dagegen wehrt. Dabei genügt die bloße Berührung, um den Schmerz hervorzurufen. Ein kraftvoller Druck ist hier nämlich immer schmerzhaft und deshalb irreführend. Nur der Schmerz an der Steißbeinspitze ist diagnostisch zu verwerten. Patienten geben nämlich nicht selten einen Steißbeinschmerz an, der ein Übertragungsschmerz aus anderen Strukturen des Beckens ist, bei dem auch die Schmerzpunkte lateral liegen (Beckenboden, unteres ISG u.a.).

Oft findet man außerdem eine HAZ in der Kreuzbeingegend, die wie ein Fettpölsterchen aussieht. Der Lasègue-Test, der Patrick-Test und auch ein Triggerpunkt im M. iliacus sind nicht seltene Nebenbefunde. In der Anamnese geben die Patienten Schmerzen beim Sitzen an.

4.5.10 Der ligamentäre Schmerz

Bei länger dauernder statischer Belastung, auch im Zusammenhang mit einer ISG-Blockierung, insbesondere bei Hypermobilität, findet man den so genannten ligamentären Schmerz (Hackett 1956, Barbor 1964). Dabei handelt es sich vor allem um das Lig. iliolumbale und die Ligg. sacroiliaca.

Diagnostisch ist der provozierbare Schmerz. Der Patient befindet sich in Rückenlage. Der Therapeut steht neben der Liege und erfasst das in der Hüfte und im Knie gebeugte Bein am Knie, adduziert den Oberschenkel und übt gleichzeitig einen Druck in Richtung der Oberschenkelachse aus, um eine Vorspannung zu erreichen (☞ Abb. 4.13).

Bei rechtwinklig gebeugtem Hüftgelenk wird vor allem das **Lig. iliolumbale** durch gehaltene Adduktion gereizt, wobei der Patient einen Schmerz in der Leiste empfindet. Bei einer Hüftflexion von 60–70° werden vor allem die **Ligg. sacroiliaca** gereizt. Die gehaltene Adduktion wird dann als Ausstrahlungsschmerz ins Bein im Segment S1 empfunden. Dabei ist zu betonen, dass man sich immer überzeugen muss, dass keine ISG- oder lumbosakrale Blockierung besteht. Diagnostisch ist vor allem die Lokalisation des provozierten Schmerzes wichtig.

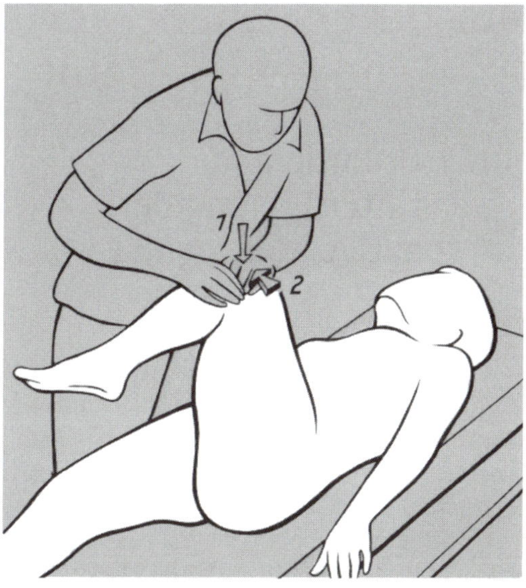

Abb. 4.13: Untersuchung des ligamentären Schmerzes

Bei genauer Untersuchung stellt man fest, dass bei diesen Patienten die Adduktion auf der schmerzhaften Seite eingeschränkt ist, was am Abstand des Knies zur Unterlage während der Adduktion gut zu messen ist. Ein derartig erhöhter Widerstand kann nicht ausschließlich ligamentärer Herkunft sein. Man löst ihn regelmäßig mit der postisometrischen Relaxation, was für eine muskuläre Ursache spricht. Die zitierten Autoren behandeln den ligamentären Schmerz mittels Injektion hypertonischer Lösungen an die Insertionsstellen der Ligamente, wir haben sie auch mit bloßer Nadelung behandelt. Im Anschluss wenden wir die postisometrische Relaxation und die reziproke Inhibition an, die sich auch zur Selbstbehandlung eignet.

Besteht bei Testung des Lig. iliolumbale oder Ligg. sacroiliaca eine Bewegungseinschränkung, liegt die Ursache in einer Muskelverspannung, die durch eine postisometrische Relaxation und reziproke Inhibition behandelt werden kann.

4.6 Untersuchung der Lendenwirbelsäule

4.6.1 Orientierende Untersuchung der aktiven Bewegung

Rückbeuge

Die Untersuchung der Lendenwirbelsäule fängt eigentlich schon bei der Beckenuntersuchung an. Man beginnt die Untersuchung im Stehen am besten in Rückbeuge. Dabei betrachtet man nicht nur das Gesamtausmaß, sondern auch, ob sie bis zum lumbosakralen Segment durchläuft. Dies ist bei normalen Verhältnissen gut zu erkennen, weil die Dorsalflexion im Lumbosakralsegment am größten ist, während die übrigen Bewegungsrichtungen im Segment L4/L5 die größten Exkursionen haben. Man erkennt nicht nur eine Bewegungseinschränkung, sondern auch eine lokale Hypermobilität, die bei der Rückbeuge als lordotischer Knick, oft in der untersten Lendenwirbelsäule oder auch am thorakolumbalen Übergang beobachtet wird. Eine schmerzhaft gehemmte Rückbeuge ohne Blockierung spricht für Triggerpunkte im M. rectus abdominis mit einer druckschmerzhaften Symphyse oder für einen Dornfortsatzschmerz.

Seitneigung

Bei der Seitneigung achtet man darauf, dass der Patient weder nach vorne noch nach hinten ausweicht. Dann vergleicht man auf beiden Seiten, wie weit er sich mit ausgestreckten Armen und Fingern an den eigenen Beinen hinunterbewegt (bis oberhalb oder – häufiger – meist unterhalb der Knie). Dabei achtet man auch darauf, ob sich die Wirbelsäule in einem regelmäßigen Bogen krümmt oder an irgendeiner Stelle abknickt oder starr bleibt.

Außerdem achtet man auf eine rotatorische Synkinesie, bei der das Becken in einer der Seitneigung entgegengesetzten Richtung rotiert, sobald die Seitneigung den thorakolumbalen Übergang erreicht. Das beruht offensichtlich auf der Rotation der Lendenwirbelsäule während der Seitneigung.

Vorbeuge

Bei der Vorbeuge prüft man den Finger-Boden-Abstand bei durchgestreckten Knien und die bogenförmige Wölbung der Lendenwirbelsäule. Gleichzeitig beachtet man die Stellung des Beckens, um zu unterscheiden, ob die Vorbeuge vor allem im Becken mit geringer Lendenkyphose stattfindet oder ob sich vor allem die Lendenwirbelsäule bei verkürzter ischiokruraler Muskulatur flektiert. Gewisse Abflachungen der Krümmung während der Vorbeuge sind häufig und können Normvariationen sein; das ist am thorakolumbalen und am lumbosakralen Übergang der Fall.

Man vergleicht auch die Prominenz der Querfortsätze und des darüber gespannten M. erector spinae als Zeichen einer Rotation bei Skoliosen und eventuelle Seitenabweichungen, die besonders bei Wurzelsyndromen bestehen.

Man sollte nicht nur einen vergrößerten Finger-Boden-Abstand messen, sondern auch einen negativen als Zeichen einer Hypermobilität registrieren, wenn der Patient mit dem flachen Handteller den Boden erreicht.

Man sollte ferner auch die Körperproportionen des Patienten beachten, was die Länge von Rumpf, Beinen und Arme anbelangt.

Die Vorbeuge kann schmerzhaft sein, auch wenn sie nicht eingeschränkt ist. Eine Ursache dafür ist der „painful arc" (Schmerzbogen) nach Cyriax. Dabei verspürt der Patient im Verlauf der Vorbeuge, oft schon bald nach Beginn, einen heftigen Schmerz. Man sieht dann eine Ausweichbewegung der Wirbelsäule wie um ein Hindernis herum, wonach die weitere Vorbeuge normal verläuft. Beim Aufrichten meldet sich der Schmerz wieder und in der gleichen Stellung kommt es erneut zur Ausweichbewegung. Hier handelt es sich um ein Zeichen, das für einen Bandscheibenvorfall spricht. Die Vorbeuge kann auch vollkommen frei sein, und dennoch empfindet der Patient einen Schmerz beim Aufrichten. Das spricht für eine Blockierung der Rückbeuge.

Bei einem vergrößerten Finger-Boden-Abstand kann das nicht nur Folge einer Bewegungseinschränkung der Lendenwirbelsäule sein, sondern auch eines positiven Lasègue-Zeichens. Deswegen untersucht man bei vergrößertem Finger-Boden-Abstand immer auch die Vorbeuge im Sitzen mit gebeugten Knien. Wenn allerdings die Vorbeuge auch im Sitzen eingeschränkt ist, handelt es sich bei frei beweglichen Hüftgelenken um eine Störung der Lendenwirbelsäule.

Bevor man die Beweglichkeit der einzelnen Bewegungssegmente der Lendenwirbelsäule prüft, empfiehlt es sich, diejenigen Muskeln zu untersuchen, deren Triggerpunkte für eine Störung eines bestimmten Bewegungssegmentes charakteristisch sind (☞ Tab. 4.1).

4.6.2 Untersuchung der einzelnen Bewegungssegmente

Palpation

Man kann mit der Palpation beginnen. Mit den Fingerspitzen provoziert man den Dornfortsatzschmerz. Der Dornfortsatz liegt zwar in der Mitte, bei genauer Palpation ist er jedoch nur auf einer Seite wirklich druckdolent.

Federungstest

Dann folgt der Federungstest. Dabei prüft man den Widerstand und provoziert gleichzeitig einen Schmerz in den tiefer liegenden Strukturen, vor allem in Gelenken und Bandscheiben. Deshalb muss man es vermeiden, gleichzeitig auch die Dornfortsätze zu testen. Man legt Thenar und Hypothenar auf die Querfortsätze und „überbrückt" so den Dornfortsatz. Durch leichten Druck des gestreckten Arms erreicht man die Vorspannung, gefolgt von einem federnden Impuls (☞ Abb. 4.14).

Man kann auch die Fingerkuppen des 2. und 3. Fingers von kaudal her über die Querfortsätze legen, mit der Ulnarkante der anderen Hand Kontakt aufnehmen und dann nach Vorspannung den federnden Impuls ausüben (☞ Abb. 4.15).

Der Federungstest ist nicht ganz segmentspezifisch. Wenn eine Blockierung vorliegt, fühlt man nach Vorspannung einen erhöhten Widerstand (kein Federn) und der Patient kann auch Schmerzen empfinden. Empfindet er jedoch Schmerzen und das

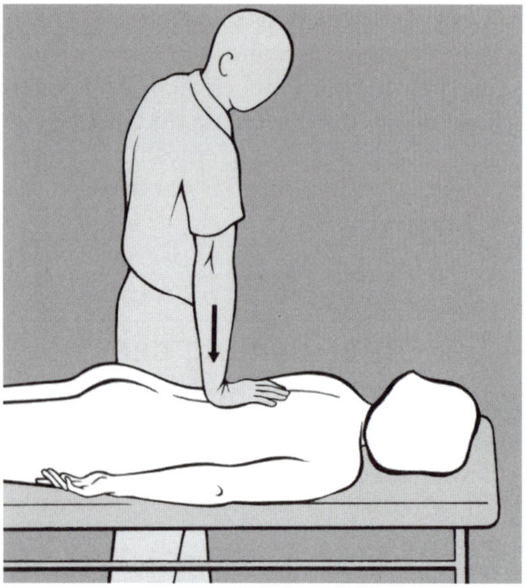

Abb. 4.14: Federungstest mit gestrecktem Arm mit Thenar und Hypothenar

Segment federt normal, handelt es sich um einen Bandscheibenschmerz.

Löst der Federungstest in der Lendenwirbelsäule Schmerzen aus, ohne dass eine Blockierung besteht oder auch nach Lösung einer Blockierung, spricht dies für eine Bandscheibenläsion.

Palpation der Beweglichkeit

Zur genaueren Lokalisation eines hypomobilen oder hypermobilen Bewegungssegments dient die gezielte Palpation der Beweglichkeit.

Rückbeuge

Um eine eingeschränkte Retroflexion segmentspezifisch zu diagnostizieren, liegt der Patient seitlich auf der Liege, seine Hüft- und Kniegelenke sind ungefähr um 100° gebeugt. Der Therapeut steht vor dem Patienten und legt je einen Finger beider Hände auf den Dornfortsatz des kranialen Partnerwirbels zur Fixation übereinander. Er übt mit seinen Oberschenkeln einen Druck auf die gebeugten Knie des Patienten nach dor-

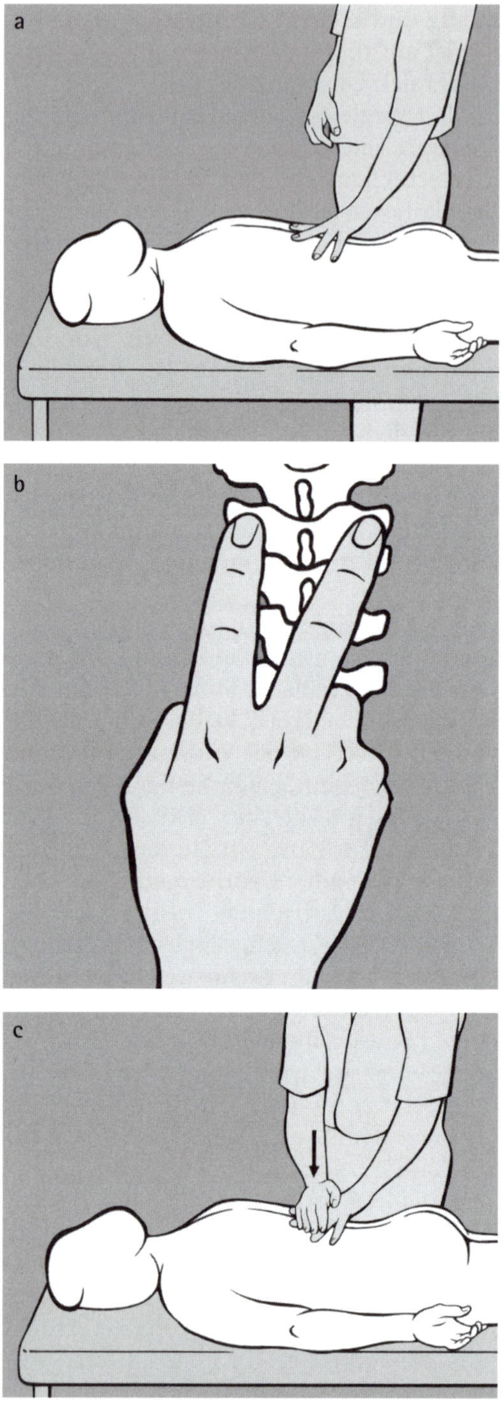

Abb. 4.15: Federungstest mit den Fingerkuppen des 2. und 3. Fingers. a) Lage der Fingerkuppen. b) Schematische Darstellung der Lage der Fingerkuppen am Skelett. c) Der federnde Arm übt einen Druck über die ulnare Handkante auf die Fingerkuppen aus.

sal in Richtung seiner fixierenden Finger aus (☞ Abb. 4.16). Nach erreichter Vorspannung erfolgt der federnde Impuls gegen die Knie und wird von den Fingern aufgefangen.

Dabei fühlt man im Normalfall eine leichte Verschiebung des unteren gegenüber dem oberen (fixierten) Partnerwirbel nach dorsal. Diese fehlt, wenn eine Blockierung vorliegt und nicht gewaltsam untersucht wird. Radiologisch wurde jedoch festgestellt, dass es sich in Wirklichkeit nicht um eine Verschiebung, sondern um eine lokalisierte geringe Dorsalflexion handelt.

Technisch ist es ungemein wichtig, dass der Impuls, der von den Knien ausgeht, absolut synchron von den Fingern aufgefangen wird. Das gelingt, indem man seinen Rumpf aufrichtet; damit stößt man seine Oberschenkel gegen die Knie des Patienten und zieht gleichzeitig seine Arme rückwärts.

Die Rückbeuge kann auch untersucht werden, wenn sich der Patient in Seitenlage befindet und man seine Unterschenkel dicht oberhalb der Knöchel umfasst, aus der Neutralstellung nach dorsal schiebt und so die Lendenwirbelsäule nach dorsal flektieren. Mit den Fingern der anderen Hand tastet man zwischen den Dornfortsätzen, die sich einander annähern, und stellt bei Blockierung einen Widerstand fest (☞ Abb. 4.17). Technisch ist es dabei wichtig, die Knöchel

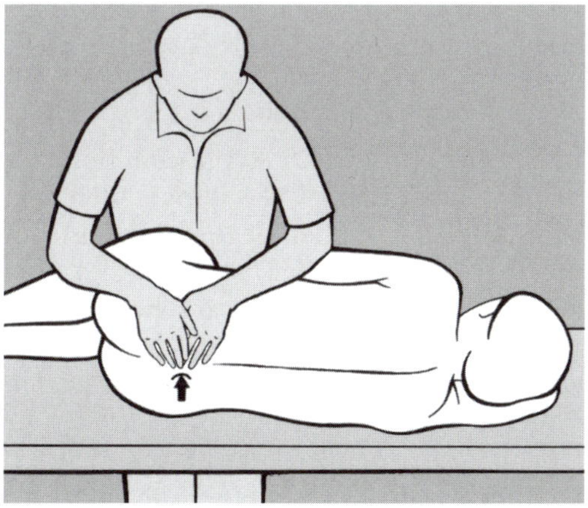

Abb. 4.16: Palpation der Retroflexion der einzelnen LWS-Segmente durch federnden Druck

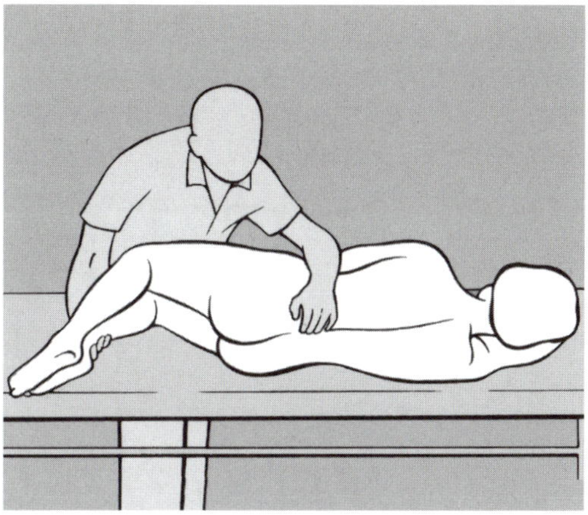

Abb. 4.17: Palpation der Rückbeuge der einzelnen LWS-Segmente

des Patienten an der Oberfläche der Liege nach dorsal zu schieben und sie nicht anzuheben.

Vorbeuge

Bei der Untersuchung der Vorbeuge der LWS befindet sich der Patient in Seitenlage mit flektierten, an den Bauch angezogenen Knien, die nahe am Tischrand liegen.

Der Therapeut steht vor dem Patienten und fixiert mit einem Ellenbogen den Thorax von oben und übt mit seinen Oberschenkeln Druck auf die Knie des Patienten aus und kyphosiert so die Lendenwirbelsäule in Vorspannung. Mit der Hand, die auf dem Gesäß des Patienten liegt, gibt man nun einen federnden Impuls im Sinne einer zusätzlichen Kyphosierung, während man mit den Fingern der anderen Hand die Beweglichkeit, d.h. das Auseinanderweichen der Dornfortsätze, bzw. die Blockierung (Widerstand) zweier benachbarter Wirbel (Dornfortsätze) tastet (☞ Abb. 4.18).

Technisch wichtig ist es, immer mit der Hand, die die Wirbelsäule von oben fixiert, die Impulse vom Oberschenkel und der anderen Hand aufzufangen.

Wenn der Patient sehr groß und der Therapeut klein ist, kann er nicht mit seiner Hand in der Schultergegend gleichzeitig die Dornfortsätze der unteren Lendenwirbel-

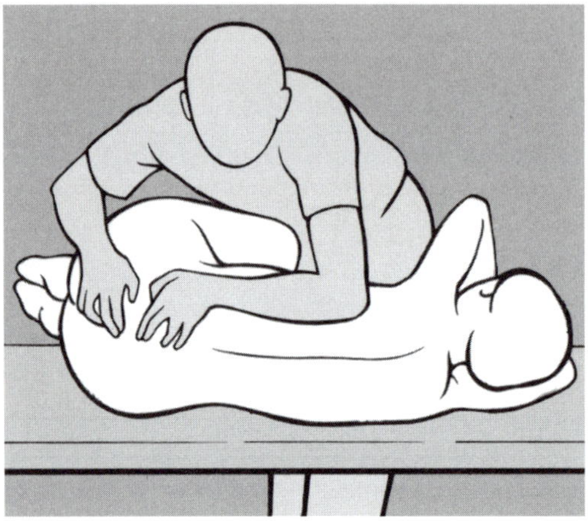

Abb. 4.18: Palpation der Vorbeuge der einzelnen LWS-Segmente

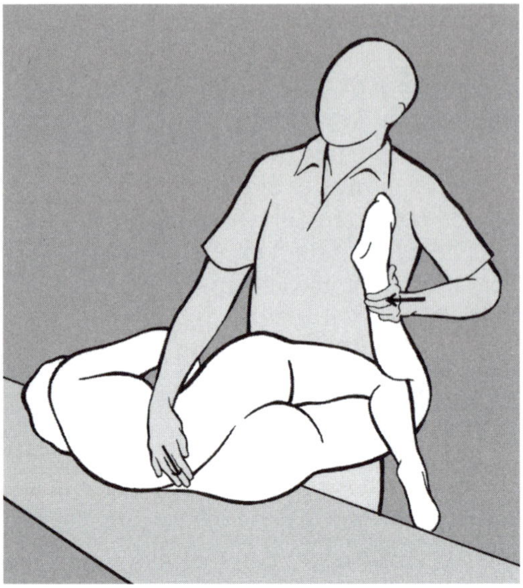

Abb. 4.19: Palpation der Seitneigung der Lendenwirbelsäule

säule erreichen. Er muss dann mit den Fingern der Hand, die am Gesäß liegt und den Impuls ausführt, auch tasten.

Seitneigung

Bei der Untersuchung der Seitneigung befindet sich der Patient in Seitenlage, sein unten liegendes Bein ist im Knie und in der Hüfte rechtwinklig flektiert, sodass seine Unterschenkel parallel mit seinem Rumpf verlaufen. Seine Knie ragen über den Tischrand.

Der Therapeut steht vor dem Patienten und erfasst seinen unten liegenden Unterschenkel dicht oberhalb der Knöchel, wobei das andere Bein noch mehr flektiert ist, sodass dessen Fuß hinter dem Oberschenkel des unten liegenden Beines liegt. Mit dem Daumen der anderen Hand fixiert man den kranialen Partnerwirbel des untersuchten Segments von oben und hebt den Unterschenkel des unten liegenden Beins wie einen Hebel, der an seinen Oberschenkeln abgestützt ist und mit dessen Hilfe man die Lendenwirbelsäule nach lateral flektiert (☞ Abb. 4.19).

Mit dem Daumen am Dornfortsatz des oberen Partnerwirbels tastet man eine Beweglichkeit beziehungsweise einen Widerstand.

4.7 Untersuchung der Brustwirbelsäule

4.7.1 Orientierende Untersuchung der aktiven Bewegung

Die Untersuchung wird mit einer **aktiven Bewegung** eingeleitet. Der Patient sitzt rittlings am Ende der Liege, beugt sich rückwärts und dann vorwärts, indem er sich „ausbuckelt", beugt sich zu beiden Seiten und rotiert in leichter Kyphosestellung zu beiden Seiten, wobei der Winkel, den sein Schultergürtel mit der Liege einschließt, gut messbar ist und auch Unregelmäßigkeiten der Dornfortsatzreihe gut zu sehen sind.

Wie bei der Untersuchung der Lendenwirbelsäule führt man den **Federungstest** in Bauchlage aus (☞ Abb. 4.14, 4.15). Die Dornfortsätze palpiert man besser im Sitzen in einer Kyphosestellung (☞ Abb. 4.20).

Die Beweglichkeit der einzelnen Segmente kann man mit Hilfe der tiefen Ein-

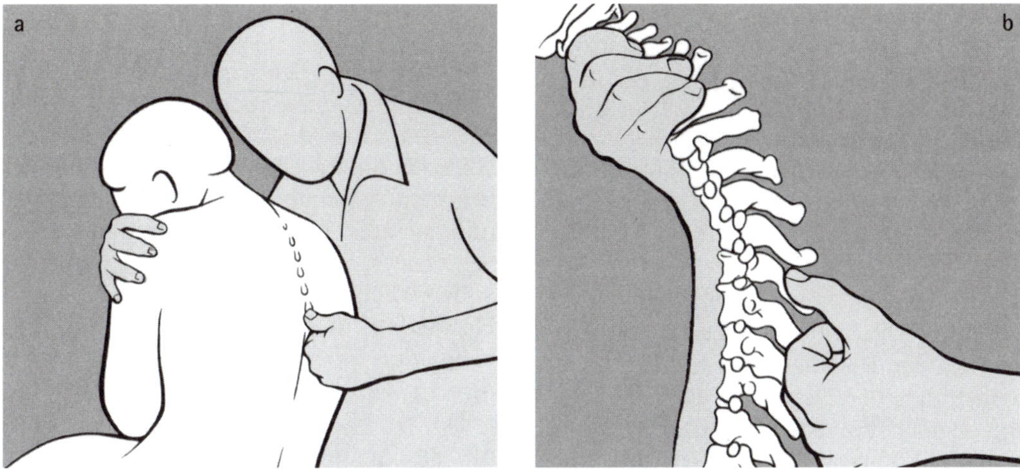

Abb. 4.20: a) Palpation der Dornfortsätze im kyphotischen Sitz. b) Schematische Darstellung.

und Ausatmung nach Tesařová (1969) in Bauchlage von der Seite betrachten. Dabei ist es vorteilhaft, den Patienten aufzufordern, zuerst in den Bauch und dann erst in den Thorax einzuatmen. Man beobachtet dann, wie sich der Rücken nicht nur hebt und senkt, sondern wie sich die Dornfortsätze fächerförmig zuerst in der Lenden- und dann in der Brustregion während der Inspiration auseinander und während der Exspiration zueinander bewegen. Wo diese Bewegung ausbleibt, handelt es sich um eine Blockierung. Bei ausgeprägter Hochatmung ist allerdings dieser Test untauglich, weil der Patient seinen Thorax nicht erweitert.

4.7.2 Palpation der Beweglichkeit

Bei der eigentlichen spezifischen Palpation der Beweglichkeit steht man seitlich hinter dem Patienten, der auf dem Untersuchungstisch sitzt und die Arme hinter seinem Nacken verschränkt hat.

Rückbeuge

Bei Untersuchung der Rückbeuge erfasst man die nach vorwärts gerichteten Ellenbogen des Patienten von unten mit einer Hand und mit der anderen tastet man mit einem Finger zwischen zwei Dornfortsätzen (☞ Abb. 4.21). Man bringt nun den Thorax in Rückbeuge bis zur Vorspannung, gefolgt von einem federnden Impuls.

Wo die Bewegung der Dornfortsätze zueinander ausbleibt, stößt man gleichzeitig

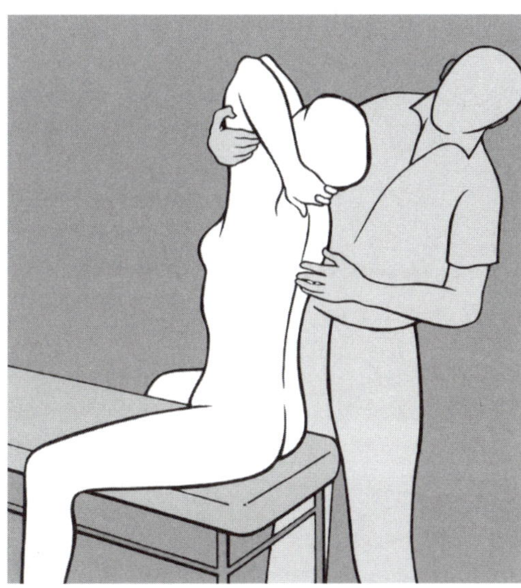

Abb. 4.21: Palpation der Rückbeuge der einzelnen BWS-Segmente

auf Widerstand, wenn eine Blockierung besteht. Technisch wichtig ist es, den Rumpf des Patienten so zu führen, dass die Rückwärtsbewegung dort gipfelt, wo die andere Hand palpiert. Deshalb drückt man den Patienten an sich und bewegt sich mit ihm.

Vorbeuge

Bei der Untersuchung der Vorbeuge ist die Stellung des Patienten und des Therapeuten wie bei der Rückbeuge, mit dem Unterschied, dass der Therapeut die Ellenbogen von oben fasst und den Patienten in Kyphose bis zur Vorspannung führt und einen federnden Impuls ausführt (☞ Abb. 4.22). Mit den Fingern der anderen Hand zwischen zwei Dornfortsätzen fühlt man, wie die Spannung während des federnden Impulses zunimmt, während bei bestehender Blockierung das Federn nicht zu tasten ist.

Auch hier muss man den Rumpf des Patienten so führen, dass die Kyphose dort gipfelt, wo die andere Hand tastet.

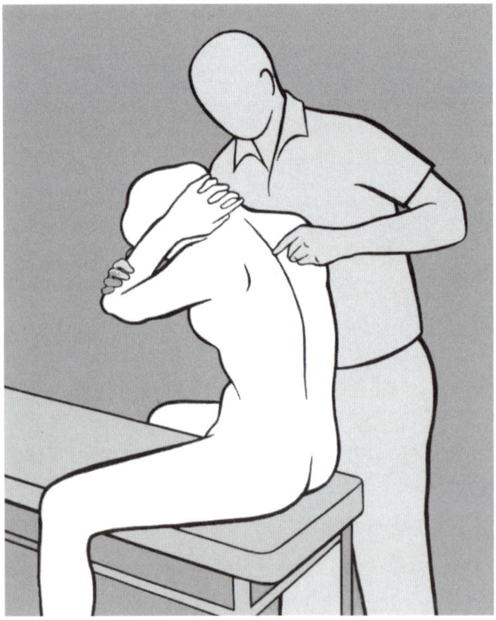

Abb. 4.22: Palpation der Vorbeuge der einzelnen BWS-Segmente

Seitneigung

Zur Prüfung der Seitneigung steht man hinter dem sitzenden Patienten und legt dorsal eine Hand um die Rippen des Patienten in Höhe des untersuchten Segments, sodass der Daumen zwischen den Dornfortsätzen des untersuchten Bewegungssegments von der Seite tastet. Die andere Hand liegt auf der anderen Seite etwa in Schulterhöhe (je nach Höhe des untersuchten Segments) und beugt den Oberkörper des Patienten zur Seite in Vorspannung (☞ Abb. 4.23).

Die tastende Hand stabilisiert den Thorax und palpiert mit dem Daumen den Widerstand gegen den federnden Impuls der anderen Hand, der bei Blockierung erhöht ist.

Vom technischen Standpunkt aus ist zu betonen, dass man mit den Fingern an den Rippen, den Patient abstützend, ein Hypomochlion bildet, wobei man dann scheinbar Schwierigkeiten hat, mit dem Daumen die Dornfortsätze zu erreichen. Während der Seitneigung kommt es jedoch zur Rotation der Brustwirbelsäule und dadurch kommen die Dornfortsätze dem palpierenden Daumen entgegen.

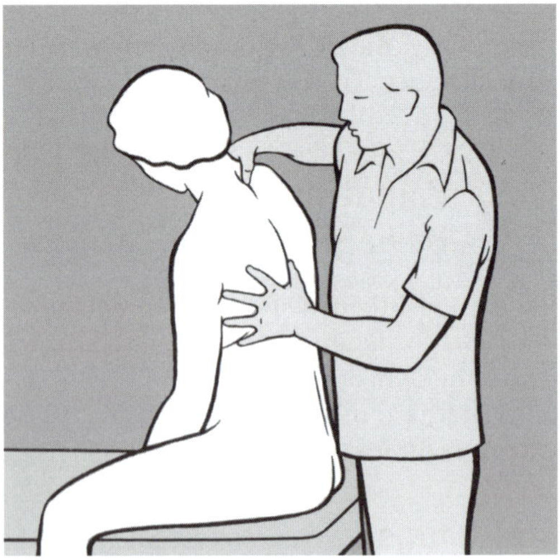

Abb. 4.23: Palpation der Seitneigung der einzelnen BWS-Segmente

Bei sehr breit gebauten Patienten (und kleinen Händen des Therapeuten) hilft man sich, indem man seitlich vom Patienten steht und seinen erhobenen Ellbogen auf der von sich entfernten Seite erfasst, ihn zu sich beugt und mit dem Daumen der anderen Hand den Dornfortsatz des unteren Partnerwirbels des untersuchten Bewegungssegments von lateral fixiert (☞ Abb. 4.24).

Rotation

Bei der Untersuchung der Rotation sitzt der Patient rittlings am Ende des Tisches mit dem Rücken zum Therapeuten gewendet. Er dreht aktiv seinen Rumpf von einer zur anderen Seite. Man vergleicht das Rotationsausmaß und achtet auf Asymmetrie.

Aufgrund des Palpationsbefundes und manchmal sogar bei der Inspektion in leichter Kyphose stellt man oft fest, dass sich die Dornfortsätze im Bereich des thorakolumbalen Übergangs nicht regelmäßig nach beiden Seiten bewegen, was als Blockierungszeichen interpretiert wurde. Diese Auffassung wurde von Singer und Giles (1990) während der Rotation computertomographisch widerlegt. Es zeigte sich dann auch klinisch, dass die Rotationseinschränkung zu einer Seite muskulären Ursprungs ist als Folge von Triggerpunkten im thorakolumbalen Rückenstrecker, dem M. psoas major und M. quadratus lumborum, vor allem auf der der Rotationseinschränkung entgegengesetzten Seite. Deshalb behandeln wir unsere Patienten jetzt fast ausschließlich durch Relaxation dieser Muskeln auf der entgegengesetzten Seite. Da diese Muskel verkettet sind, genügt es, einen dieser drei Muskeln zu entspannen, um die Rotation zu normalisieren (☞ Kapitel 6).

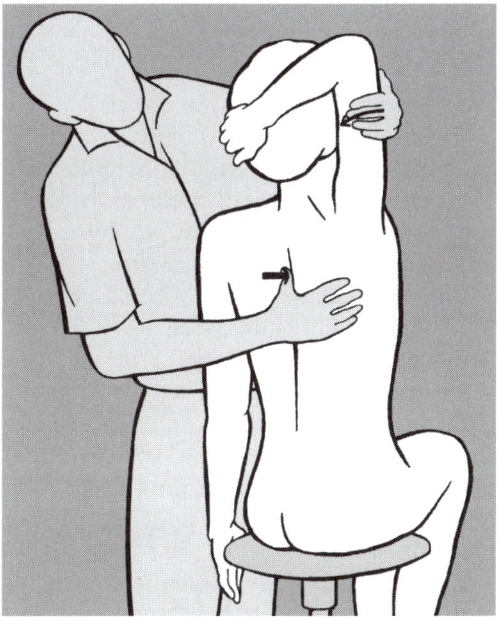

Abb. 4.24: Palpation der Brustwirbelsäule in Seitneigung im Sitzen bei breitschultrigen Patienten

4.8 Untersuchung der Rippen

4.8.1 Orientierende Untersuchung

Die weitere Untersuchung gilt dem Thorax mit den Rippen. Wie bei der Brustwirbelsäule die Dornfortsätze auf Schmerzhaftigkeit palpiert werden, so werden bei den Rippen die Schmerzpunkte vor allem am Rippenwinkel untersucht (Tilscher 1974). Der Rippenwinkel ist der Gipfel der dorsalen Prominenz, lateral vom Rückenstrecker. Um diesen Punkt zu erreichen, muss man das Schulterblatt des Patienten abduzieren, indem man seinen Ellbogen auf derselben Seite an den Brustkorb herandrückt.

Von den **Schmerzpunkten** am Rippenwinkel muss man jedoch einen häufigen **Triggerpunkt** in der Pars horizontalis des M. trapezius unterscheiden, der sich bei maximaler Adduktion des Schulterblatts wie eine Sehne medial vom Ansatzpunkt am Schulterblatt anspannt und ebenfalls druckdolent ist.

Den Schmerzpunkten am Rippenwinkel entspricht in der Regel ein Schmerzpunkt am Sternokostalgelenk (Ansatzpunkt des M. pectoralis minor).

Zur Prüfung der **Atemexkursionen** vergleicht man während der Atembewegung im Liegen beide Seiten, sowohl durch Inspektion als auch durch Palpation in den Zwischenrippenräumen. Dabei lässt man den Patienten tief ein- und ausatmen. Es ist nämlich am leichtesten festzustellen, dass bei maximalen Atemexkursionen die Einatmung, oder in anderen Fällen die Ausatmung, auf der betroffenen Seite früher aufhört als auf der gesunden Seite.

Häufig beobachtet man in Rückenlage an den oberen Rippen ein **Vorlaufphänomen**. Dabei findet man, dass eine Rippe ein wenig tiefer steht als die gegenüberliegende. Während der Einatmung „überholt" die tiefer liegende die Rippe auf der Gegenseite. Dieses Phänomen spricht für eine Bewegungseinschränkung auf der „überholten" Seite.

Im Bereich der oberen und mittleren Rippen bewährt sich am besten die **Widerstandspalpation während der Rückbeuge nach Kubis**. Der Patient sitzt wie bei der Untersuchung der Rückbeuge der Brustwirbelsäule, mit dem Unterschied, dass er nur auf der Seite der untersuchten Rippe die Hand an den Hinterkopf legt und den Ellenbogen maximal anhebt. Der Therapeut steht auf der nicht untersuchten Seite, fasst den Ellenbogen des Patienten von vorne und beugt damit den Rumpf zurück. Die flach aufgelegten Fingerkuppen der anderen Hand leisten über dem geprüften Angulus costae Widerstand (☞ Abb. 4.25).

Durch Druck auf den Ellenbogen nach dorsal gegen die Fingerkuppen der anderen Hand erreicht man die Vorspannung und durch federnden Impuls erkennt man, ob das Endfedern normal ist.

Technisch wichtig ist es, den Patienten so abzustützen und den Ellenbogen des Patienten so zu führen, dass die Bewegung nur in der sagittalen Ebene stattfindet und eine Rotation des Patienten vermieden wird.

Im Bereich der **2.–5. Rippe** palpiert man durch das Schulterblatt, das keineswegs die Palpation beeinträchtigt.

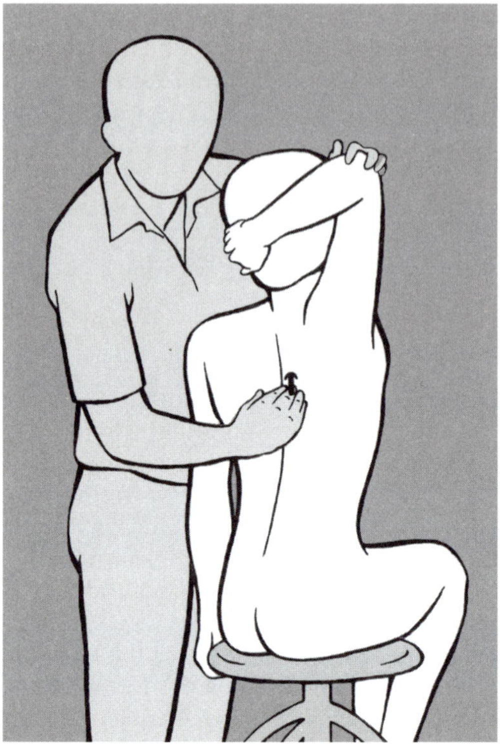

Abb. 4.25: Palpation des Widerstandes an den oberen Rippen während der Rückbeuge nach Kubis

4.8.2 Die erste Rippe

Eine Sonderstellung nimmt die erste Rippe ein. Man findet bei einer Funktionsstörung Schmerzen am Oberrand der Schulter und dicht unterhalb des Schlüsselbeins in Richtung des Manubrium sterni, wo die 1. Rippe mit dem Brustbein artikuliert.

Eine **Blockierung** der 1. Rippe ist häufig. Man prüft sie am einfachsten durch federnden Druck von oben: Dabei steht man hinter dem Patienten, legt die radiale Zeigefingerkante auf die 1. Rippe von oben, erreicht durch leichten Druck die Vorspannung, nach der ein federnder Impuls folgt. Man erkennt dabei, ob die 1. Rippe federt oder nicht.

Zur **Palpation der Beweglichkeit** lehnt man den sitzenden Patienten an sich und legt die radiale Zeigefingerkante auf das Schlüsselbein seitlich vom Hals. Über dieses

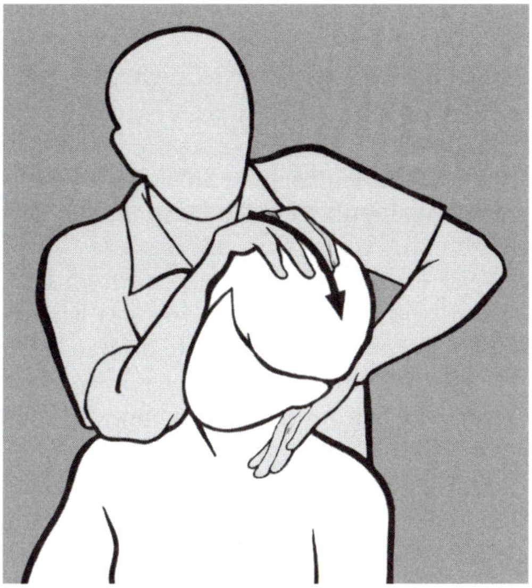

Abb. 4.26: Untersuchung der Blockierung der 1. Rippe

Hypomochlion beugt man den Hals bei zur Gegenseite rotiertem Kopf schräg vorwärts, bis man Widerstand fühlt (☞ Abb. 4.26). Bei blockierter 1. Rippe ist diese schräge Vorbeuge deutlich eingeschränkt im Vergleich zur normalen Seite.

Blockierungen der 1. Rippe stehen im engsten Zusammenhang mit Dysfunktionen des zervikothorakalen Übergangs.

4.9 Untersuchung der Halswirbelsäule

4.9.1 Orientierende Untersuchung

Nach **Inspektion** vor allem der Kopfhaltung und Symmetrie folgt die **Palpation** der Weichteile und Triggerpunkte, dann die aktive Bewegung mit Vorbeuge, Rückbeuge, Seitneigung (Ohr an die Schulter!) und Rotation zu beiden Seiten. Auch die Untersuchung gegen (isometrischen) Widerstand ist wichtig, um eine muskuläre Läsion, insbesondere nach einem Unfall, zu diagnostizieren.

Für die Palpation befindet sich der Patient in Rückenlage und der Kopf hängt über die Liege hinaus. Der Therapeut stützt den leicht angehobenen Kopf an seinen Oberschenkeln ab (☞ Abb. 4.27). In dieser Stellung sind alle Muskeln entspannt, er tastet nicht nur die Dornfortsätze, sondern auch die Quer- und Gelenkfortsätze.

Nur bei angehobenem Kopf in Rückenlage ist es möglich, die kurzen Extensoren der Kopfgelenke, den hinteren Atlasbogen und auch den Hinterrand des Foramen magnum mit wichtigen Schmerzpunkten abzutasten. Die Schmerzpunkte an der Linea nuchae sind sekundär.

Um die wichtigen **Schmerzpunkte** seitlich am Dornfortsatz von C2 zu palpieren, neigt man den Kopf zur Gegenseite, wobei dieser dem seitlich palpierenden Finger entgegenrotiert (im Liegen oder Sitzen).

Den Atlasquerfortsatz palpiert man besser im Sitzen, zwischen dem Proc. mastoideus und dem aufsteigenden Ast des Unterkiefers von unten seitlich: er überragt seitlich die übrigen Querfortsätze. Dann folgt die Palpation von Triggerpunkten in beiden Mm. sternocleidomastoidei zwischen Daumen und Zeigefinger.

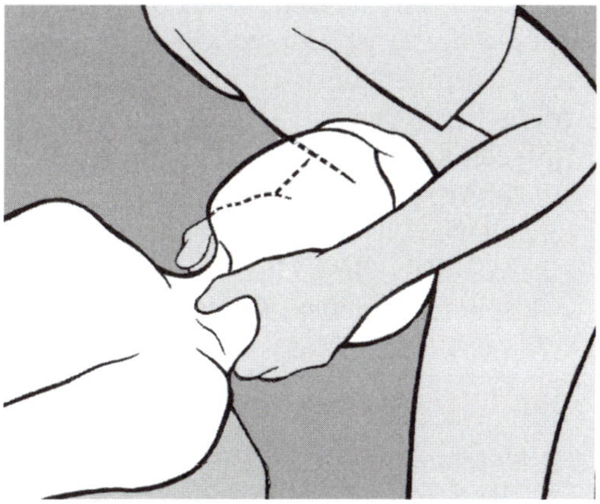

Abb. 4.27: Palpation der Halswirbelsäulenstrukturen in Rückenlage mit angehobenem Kopf

Um sich möglichst genau zu orientieren, kann es mitunter wichtig sein, den Dornfortsatz von C7 genau zu lokalisieren; es muss sich nämlich nicht um die Vertebra prominens handeln. Man erkennt ihn am besten während der Rückbeuge: Man legt zwei Finger auf benachbarte Dornfortsätze im zervikothorakalen Übergang. Während der Rückbeuge rutscht der Dornfortsatz von C6 in die Tiefe, der Dornfortsatz von C7 bleibt an seinem Ort.

4.9.2 Passive Beweglichkeitsprüfung

Die Untersuchung der passiven Beweglichkeit beginnt mit der orientierenden Prüfung der gesamten Halswirbelsäule. Der Patient sitzt, wobei man den zervikothorakalen Übergang fixiert, um Widerstand, eventuell auch Schmerzhaftigkeit festzustellen.

Rückbeuge und Vorbeuge

Um die **Rückbeuge** zu untersuchen, steht man neben dem Patienten, führt seinen Kopf nach rückwärts und federt dabei den zervikothorakalen Übergang.

Bei passiver **Vorbeuge** führt man das Kinn an die Brust, fixiert die oberste Brustwirbelsäule von hinten und merkt die Spannung.

Die häufigste Ursache einer Bewegungseinschränkung ist eine verkürzte Nackenmuskulatur. Meldet sich der Schmerz am Anfang der Vorbeuge, kann es sich um eine Kopfgelenksblockierung handeln, im Verlauf der Vorbeuge meldet sich ein meningealer der auch Wurzelschmerz, nach Latenz an der Barriere der ligamentäre Schmerz (☞ Kapitel 7, Anteflexionskopfschmerz).

Seitneigung

Zur Untersuchung der Seitneigung fixiert man die Schulter von der Seite, führt das Ohr gegen die Schulter und vergleicht beide Seiten.

Rotation

Sie ist diagnostisch am wichtigsten.

Im Sitzen

In aufrechter Haltung im Sitzen fixiert man mit dem Ellenbogen die Schulter des Patienten von vorne, von der man den Kopf des Patienten dreht. Dabei kann man feststellen, wie weit man das Kinn des Patienten zur Schulter zu jeder Seite drehen kann (☞ Abb. 4.28a). Dabei achtet man darauf, dass sich der Kopf genau um eine vertikale Achse dreht.

Man kann auch mit überkreuzten Händen prüfen. Wenn man den Kopf des Patienten nach links drehen will, übt man mit der rechten Hand einen Druck seitlich auf das Kinn des Patienten aus und mit der linken Hand bewegt man den Hinterkopf nach rechts. Mit dem Unterarm hinter der rechten Schulter wird diese fixiert (☞ Abb. 4.28b).

In maximaler Vorbeuge

Zur Rotationsprüfung in maximaler Vorbeuge steht man hinter dem sitzenden Patienten. Mit einer Hand am Hinterkopf bringt man den Kopf in maximale Vorbeuge und mit den Fingern der anderen Hand fixiert man das Kinn.

In dieser Stellung findet die Rotation fast ausschließlich zwischen Atlas und Axis statt. Hier ist es besonders wichtig, dass die Rotation um die Längsachse der jetzt fast horizontal verlaufenden Halswirbelsäule erfolgt. Das ist nur dann der Fall, wenn man vor allem das Hinterhaupt von Seite zu Seite bewegt und mit den Fingern das Kinn des Patienten fixiert (nur eine minimale Bewegung zulassen).

Weil der Therapeut das Hinterhaupt des Patienten vor Augen hat, sieht er vor allem dort die Bewegung und hat dann die Tendenz, das Kinn zu bewegen. Wenn bei Rotation in maximaler Vorbeuge 45° zu einer Seite überschritten werden, macht der Therapeut einen Fehler!

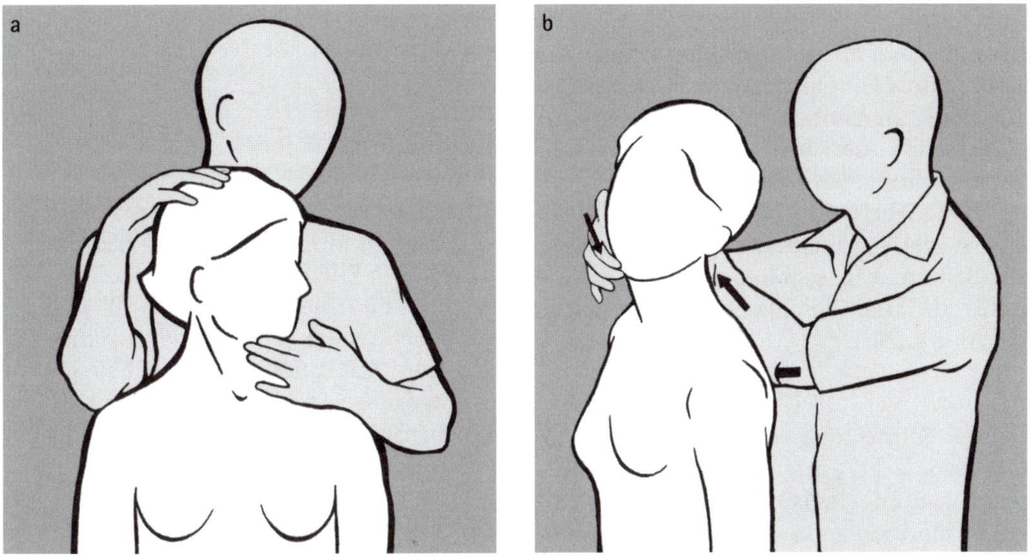

Abb. 4.28: Prüfung der Gesamtrotation der Halswirbelsäule. a) Bei Schulterfixation mit Hilfe des Ellbogens von vorne. b) Bei Fixation mit Hilfe des Unterarmes von hinten bei überkreuzten Händen.

In maximaler Vornickstellung

Zur Rotationsprüfung in maximaler Vornickstellung steht man hinter dem Patienten, nähert sein Kinn an den Hals an und rotiert unter leichter Traktion maximal zu einer und dann zur anderen Seite. Nach Jirout (1979) findet dann die Rotation fast ausschließlich im Bewegungssegment C2/C3 statt.

Auch hier muss man, um achsengerecht zu rotieren, vor allem den Hinterkopf des Patienten bewegen und nur kaum eine Bewegung am Kinn zulassen.

In Rückbeuge

In der Rückbeuge sperren die Kopfgelenke und man untersucht kaudal von C2/C3. Je mehr man die Halswirbelsäule nach rückwärts beugt, desto mehr spielt sich die Rotation in den unteren und zervikothorakalen Abschnitten ab. Auch jetzt muss man darauf achten, dass die Rotation um die Längsachse der Halswirbelsäule verläuft.

Hier bewährt sich der Kreuzgriff (☞ Abb. 4.28b), wobei man mit der einen Hand das Kinn nicht nur zur Seite dreht, sondern auch anhebt. Auch hier soll sich das Kinn nur wenig bewegen, und man bewegt vor allem den Hinterkopf. Man muss dabei aufpassen, keine Lateralflexion zuzulassen.

Nach diesen eher orientierenden Untersuchungen folgt die Prüfung der einzelnen Bewegungssegmente.

4.9.3 Untersuchung der Bewegungssegmente

Seitneigung

Man kann im Sitzen oder im Liegen untersuchen. Jedes Mal neigt man mit einer Hand den Kopf des Patienten zur Seite, während man mit der Zeigefingerkante der anderen Hand ein Hypomochlion am unteren Partnerwirbel des untersuchten Bewegungssegments bildet, über das die Halswirbelsäule zur Seite kippt. Mit der Hand, die den Kopf bewegt, erreicht man mit minimalem Druck die Barriere (Vorspannung) und mit einem federnden Impuls prüft man das Endfedern (Widerstand) und auch das Bewegungsausmaß. Man kann es dann mit der anderen Seite und auch den Nachbarsegmenten vergleichen.

In Rückenlage

Bei der Untersuchung im Liegen liegt der Kopf in der Hand hinter dem Tischrand, ist ein wenig angehoben und ganz leicht zur Gegenseite rotiert (☞ Abb. 4.29a). Bei der Untersuchung vom Segment C1/C2 soll die Halswirbelsäule bis zu C2 möglichst in Neutralstellung bleiben und nur der Kopf zur Seite nicken, genauer gesagt, um eine Achse in Höhe der Nasenwurzel rotieren (☞ Abb. 4.29b).

Im Sitzen

Bei der Seitneigung im zervikothorakalen Übergang achtet man zuerst auf eine aufrechte Haltung des Patienten im Sitzen. Mit einer Hand beugt man mit den ulnaren Fingern im Bereich des Jochbeins den Kopf des Patienten nach hinten und zur Seite und rotieret ihn gleichzeitig in einer der Lateroflexion entgegengesetzten Richtung. Während dieser Rotation erreicht man mit dem Thenar den Dornfortsatz des oberen Partnerwirbels im geprüften Bewegungssegment und fixiert ihn. Mit dem Daumen der anderen Hand übt man einen federnden Druck seitlich auf den Dornfortsatz des unteren Partnerwirbels aus und fühlt den Widerstand (☞ Abb. 4.30).

In Seitenlage

Technisch etwas leichter ist die Untersuchung in Seitenlage. Der Therapeut steht vor dem Patienten und legt den Kopf auf seinen Unterarm und seine Hand um das Hinterhaupt. Sein Ellenbogen ist auf der Liege abgestützt. Er schiebt nun seinen Ellenbogen vorwärts, wobei seine Hand automatisch den Kopf des Patienten zur Seite neigt und in entgegengesetzter Richtung dreht, bis die Vorspannung erreicht ist; danach erfolgt ein federnder Impuls in derselben Richtung. Der Daumen der anderen Hand fixiert den Dornfortsatz des kaudalen Partnerwirbels (☞ Abb. 4.31).

Für den Therapeuten ist es empfehlenswert, sich mit seinem Knie auf der Liege abzustützen.

Rotation

Der Patient sitzt, man steht hinter ihm und fixiert zwischen Daumen und Zeigefinger den Wirbelbogen des unteren Partnerwirbels

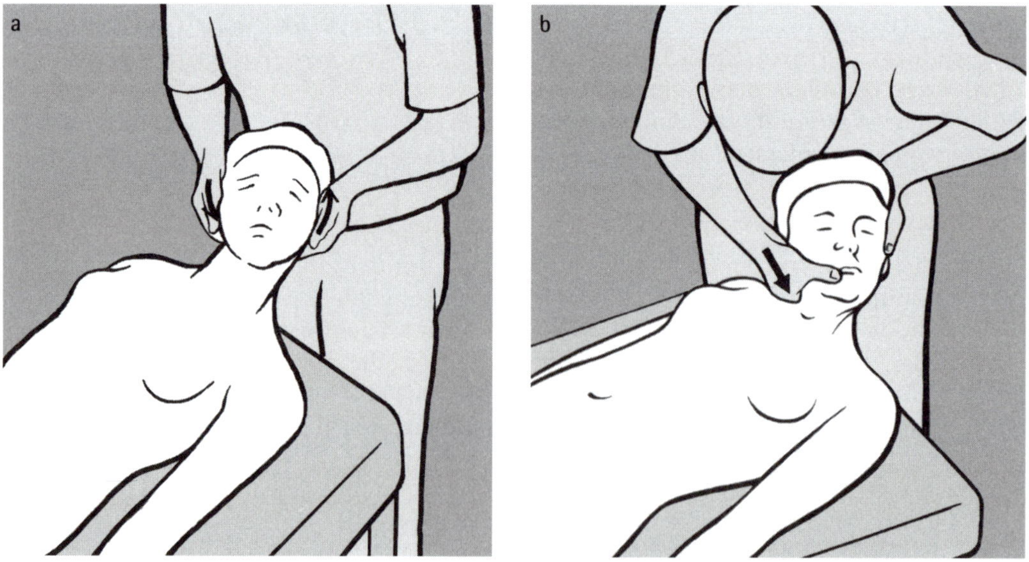

Abb. 4.29: Untersuchung der Seitneigung der einzelnen Bewegungssegmente der Halswirbelsäule in Rückenlage. a) Zwischen Atlas und Axis. b) Zwischen C3 bis C7.

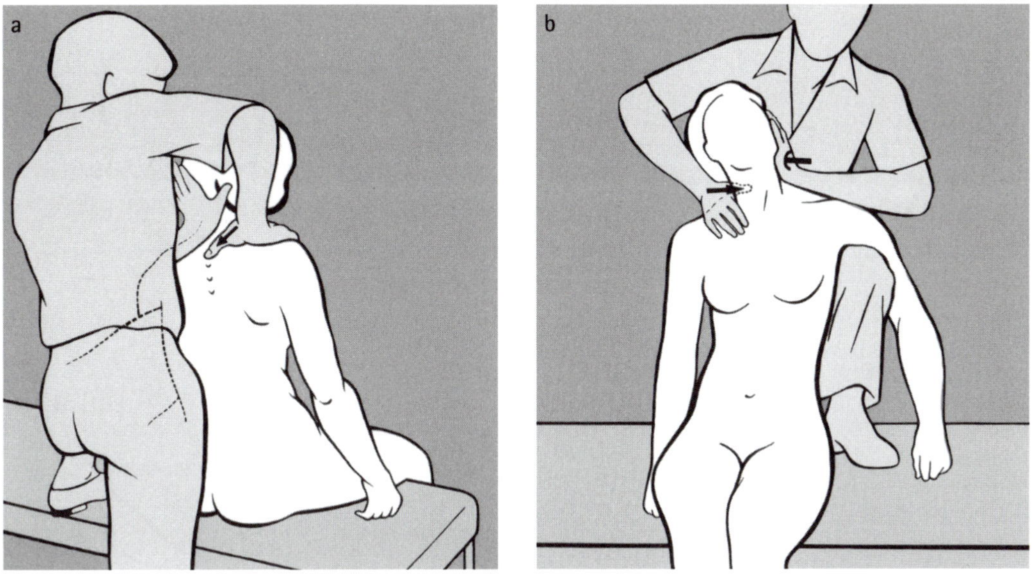

Abb. 4.30: Untersuchung der Seitneigung des zervikothorakalen Übergangs im Sitzen. a) Ansicht von hinten. b) Ansicht von vorne.

von einem Gelenkfortsatz zum anderen. Mit der anderen Hand dreht man den Kopf zur Seite (meist führt man ihn am Kinn), bis man fühlt, dass der Daumen (Zeigefinger) der fixierenden Hand Widerstand fühlt, und kann dann leicht federn (☞ Abb. 4.32).

Man beginnt mit der Fixation des Axis und bestimmt so das Bewegungsausmaß zwischen Atlas und Axis; danach folgen C2/C3 bis C5/C6, wobei sich der Bewegungsausschlag stufenförmig vergrößert. Bei Blockierung in einem Segment bleibt diese Stufe auf einer oder beiden Seiten aus. Diese Technik eignet sich zur Registrierung, was Berger (1983) mit Hilfe der Zervikomotographie gelang (☞ Abb. 4.33).

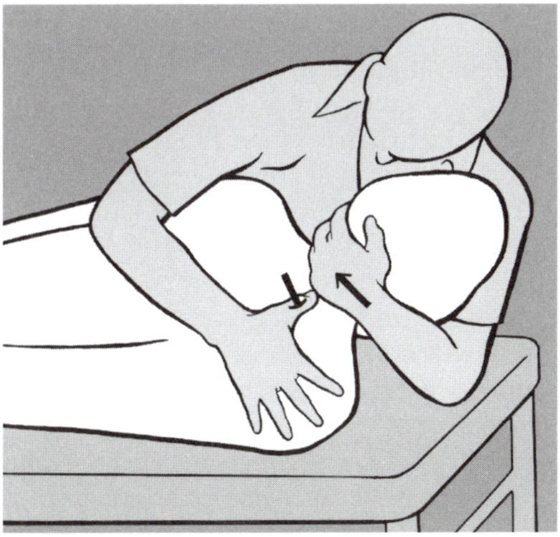

Abb. 4.31: Untersuchung der Seitneigung des zervikothorakalen Übergangs in Seitenlage

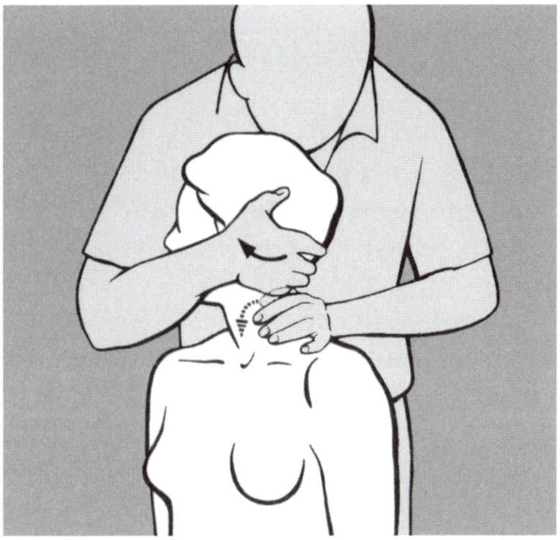

Abb. 4.32: Untersuchung der Rotation der einzelnen Bewegungssegmente der Halswirbelsäule

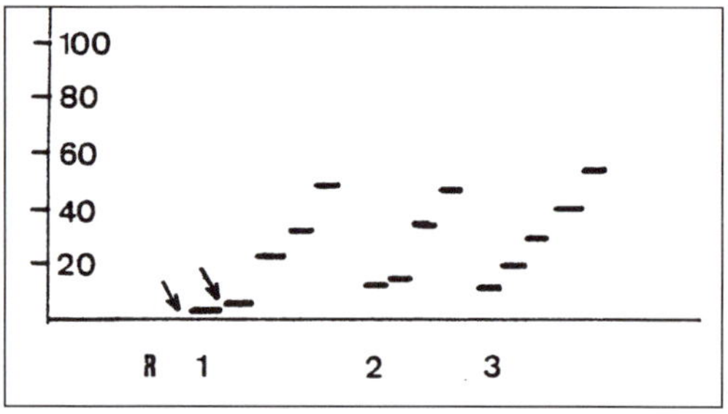

Abb. 4.33: Stufendiagramm mit Hilfe der Zervikomotographie nach Berger. 1: Bewegungseinschränkung zwischen C1/C2 und C2/C3 (Pfeile) und Hypermobilität zwischen C3/C4. 2: Nach Mobilisation Bewegungseinschränkung zwischen C2/C3 und Hypermobilität zwischen C3/C4. 3: Normale Verhältnisse nach weiterer Therapie.

Um diese Technik möglichst präzise auszuführen, muss man

- den fixierten Wirbel während der Untersuchung genau in Neutralstellung festhalten
- nur mit geringer Kraft fixieren, weil in dem Augenblick, in dem der fixierende (tastende) Finger den Gelenksfortsatz erreicht, der Patient einen reflektorisch stoppt, womit auch das Bewegungsausmaß bestimmt ist.

Man kann dann immer noch aus dieser Vorspannung die Federungsprobe ausführen. Dieses Phänomen tritt nur bei sehr geringer Kraft auf.

Die Rotation kann auch gut im zervikothorakalen Übergang untersucht werden. Dabei steht man hinter dem Patienten, der auf einem niedrigen Stuhl aufrecht sitzt, und ergreift seinen Kopf zwischen Ober- und Unterarm, sodass seine Stirn in der Ellenbeuge ruht. Mit dem kleinen Finger derselben Hand umspannt man den Bogen des oberen Partnerwirbels im untersuchten Segment. Mit dem Daumen der anderen Hand fixiert man den Dornfortsatz des unteren Partnerwirbels von der entgegengesetzten Seite (☞ Abb. 4.34). Man dreht nun den Kopf des Patienten bis zur Vorspannung und federt leicht.

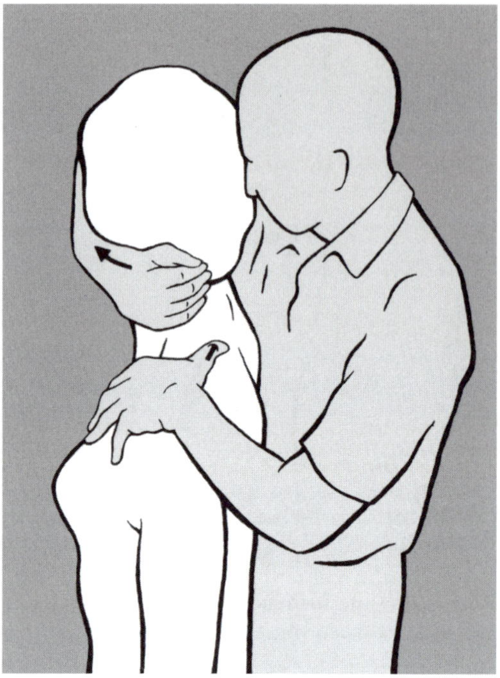

Abb. 4.34: Untersuchung der Rotation des zervikothorakalen Übergangs

Verschiebetechniken

Mit Hilfe dieser Techniken untersucht man das **Gelenkspiel** der Halswirbelsäule in der ventrodorsalen und laterolateralen Richtung.

Dazu steht man seitlich des aufrecht sitzenden Patienten und erfasst seinen Kopf zwischen Unter- und Oberarm und umspannt mit dem kleinen Finger derselben Hand den Bogen des oberen Partnerwirbels im untersuchten Segment. Man kann nun

- den Kopf des Patienten nach rückwärts bis zur Vorspannung verschieben und dann einen federnden Impuls geben. In diesem Fall fixiert man den unteren Partnerwirbel am Bogen zwischen Daumen und Zeigefinger
- den Kopf einschließlich bis zum oberen Partnerwirbel zur Seite verschieben und den unteren Partnerwirbel entweder (zu sich) mit dem Daumen oder von sich weg mit dem Zeigefinger fixieren und erreicht

jedes Mal eine Vorspannung und federt mit leichtem Impuls (☞ Abb. 4.35).

Mit dieser Technik kann man von C2/C3 bis C5/C6 nach rückwärts und zur Seite untersuchen; sehr gut eignet sich diese Technik allerdings auch, aber nur nach rückwärts, für das Segment Okziput – Atlas. In diesem Fall ist es empfehlenswert, den Kopf ein wenig zu anteflektieren. Die fixierende Hand umfasst den Axisbogen, aber eine Verschiebung ist lediglich zwischen Atlas und den Hinterhauptkondylen möglich, nicht jedoch zwischen Atlas und Axis.

Von C6 bis Th3 kann man sehr gut mit der Verschiebetechnik nach rückwärts diagnostizieren. Der Patient sitzt aufrecht auf einem niedrigen Stuhl, man erfasst den Kopf zwischen Ober- und Unterarm, wobei die Stirne des Patienten in der Ellenbeuge ruht. Mit der Hand derselben Seite übt man einen Druck auf den M. trapezius nach dorsal aus. Mit dem Finger oder Daumen der anderen Hand fixiert man den unteren Partnerwirbel (☞ Abb. 4.36).

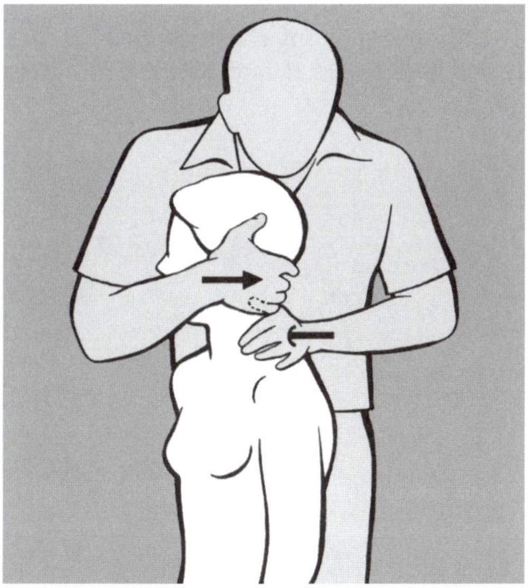

Abb. 4.35: Untersuchung der Verschieblichkeit nach dorsal (Federn) in den Bewegungssegmenten der Halswirbelsäule mit Ausnahme von C1/C2, aber einschließlich Okziput – Atlas

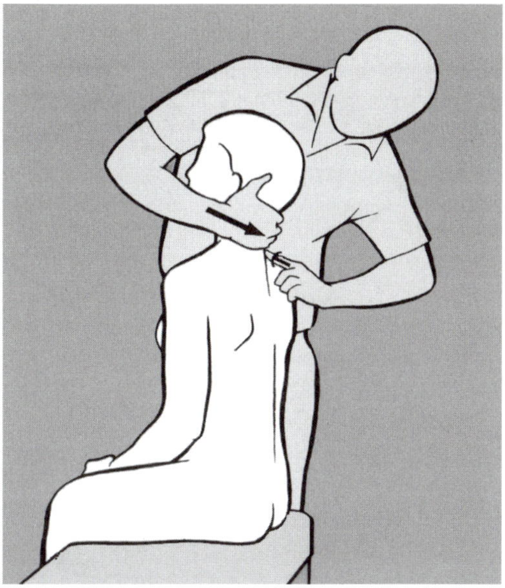

Abb. 4.36: Untersuchung der Dorsalverschiebung (Federn) im zervikothorakalen Übergang

Durch Druck auf die Schultermuskeln nach hinten bewirkt man einen Schub der Wirbelsäule nach dorsal und lokalisiert ihn mit Hilfe der Fixation des unteren Partnerwirbels in das untersuchte Bewegungssegment.

4.9.4 Prüfung der Beweglichkeit zwischen Okziput und Atlas

Vorbeuge

Der Patient befindet sich in Rückenlage. Man legt seine Hand völlig entspannt auf die Liege, sodass das Hinterhaupt auf dem Handteller ruht. Daumen und Zeigefinger stützt man an der oberen hinteren Kante des Atlasquerfortsatzes ab, um diesen von kranial her zu fixieren. Mit der anderen Hand auf der Stirn fordert man den Patienten auf, zu seinem Kinn hinunter zu blicken und erreicht so die Vorspannung (☞ Abb. 4.37).

In dieser Stellung setzt man noch einen federnden Impuls. Um sich von der Wirk-

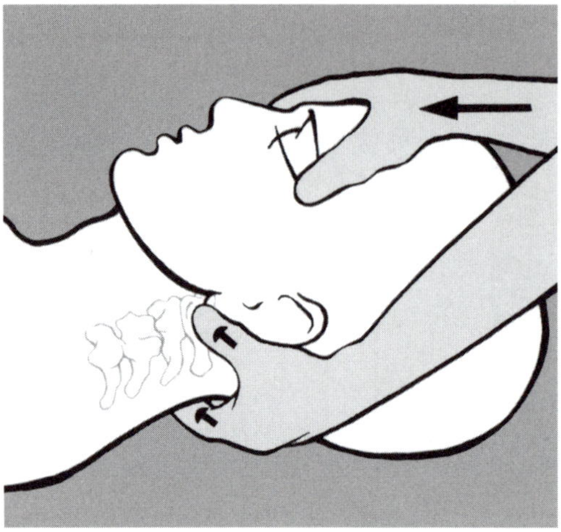

Abb. 4.37: Untersuchung der Anteflexion zwischen Okziput und Atlas

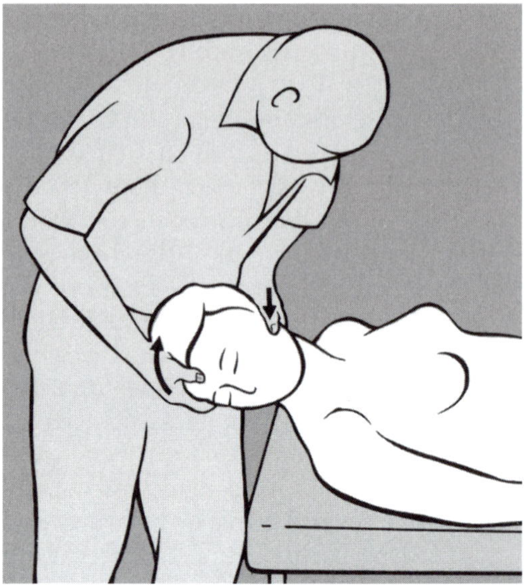

Abb. 4.38: Untersuchung der passiven Seitneigung zwischen Okziput und Atlas

samkeit der Fixation zu überzeugen, führt man den federnden Impuls mit den Fingern an den Atlasquerfortsätzen aus, wenn die Finger diese loslassen. In diesem Augenblick muss die Anteflexion zunehmen.

Seitneigung

Der Patient befindet sich in Rückenlage, der Kopf ragt über den Tischrand. Man erfasst seinen Kopf und dreht ihn zur Gegenseite, um das Segment Atlas/Axis zu verriegeln, führt dann eine Seitneigung zwischen Okziput und Atlas ganz leicht bis zur Vorspannung aus und setzt dann einen federnden Impuls (☞ Abb. 4.38). Bei älteren Patienten genügt es, wenn man nicht mehr als 50–60° dreht.

Rückbeuge

Der Patient befindet sich in Rückenlage, der Kopf ragt weit über den Tischrand. Man erfasst seinen Kopf am Kinn und recht hoch am Hinterhaupt, hebt ihn ein wenig an und dreht ihn, um die übrige Halswirbelsäule zu verriegeln. In dieser Stellung beugt man den Kopf nach rückwärts, bis die Vorspannung erreicht ist, und setzt einen federnden Impuls (☞ Abb. 4.39). Man muss die Hand recht hoch aufs Hinterhaupt legen, damit sie nicht (auch während der Mobilisation) die Rückbeuge behindert.

Die Untersuchung erfolgt einmal bei nach rechts und einmal bei nach links gedrehtem Kopf.

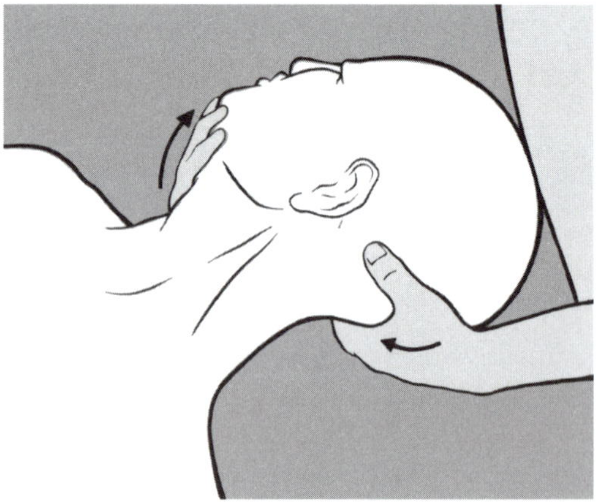

Abb. 4.39: Untersuchung der passiven Rückbeuge zwischen Okziput und Atlas

Rotation

Der Patient sitzt und man steht hinter ihm. Mit der Hand an der Wange des Patienten dreht man seinen Kopf zur Seite, stabilisiert ihn gegen den Rumpf und achtet darauf, dass sich der Kopf um eine vertikale Achse dreht. Mit minimaler Kraft erreicht man die Vorspannung und auch der federnde Impuls wird mit minimaler Kraft ausgeführt. Mit dem Finger der anderen Hand am Atlasquerfortsatz tastet man ein Federn. Bei Blockierung fehlt das Federn sowohl am Kinn als auch am Atlasquerfortsatz.

4.10 Untersuchung der Extremitätengelenke

Die Funktionsstörungen des Bewegungssystems betreffen die Extremitäten nicht weniger als die Wirbelsäule und stehen untereinander im engen Zusammenhang, wobei jeweils die Frage besteht, wo die primäre oder auch schwerwiegendste Störung liegt. Diagnostik und Therapie dieser Störungen sind deshalb eine wesentliche Aufgabe der täglichen Praxis.

Man beginnt stets mit der aktiven Bewegung, dann folgen die passive Bewegung und die Bewegung gegen Widerstand, um zwischen einer Störung im Gelenk oder im Muskel unterscheiden zu können. Die Abschwächung eines Muskels kann allerdings nicht nur Folge einer Parese, sondern auch von Schmerz sein.

Bei der Untersuchung der passiven Bewegung unterscheidet man die Funktionsbewegung von dem Gelenkspiel. Bei Störungen der **Funktionsbewegung** unterscheidet man, ob die Bewegung im Gelenk selbst gestört ist oder ein Hindernis von außen die Gelenkfunktion beeinflusst (z. B. eine Störung der Bursa subdeltoidea am Schultergelenk). Im ersten Fall ist die Beweglichkeit im Gelenk nur in der Richtung eingeschränkt, in der sich das Hindernis auswirkt, z. B. die Abduktion der Schulter bei Störung im Bereich der Bursa subdeltoidea. Im anderen Fall sind alle Bewegungen im Gelenk eingeschränkt, jedoch nicht in allen Richtungen gleich stark, aber stets in einem festen Verhältnis, das von Cyriax (1977) als „Kapselmuster" bezeichnet wurde. Jedes Gelenk hat sein charakteristisches **Kapselmuster**, woraus sich die diagnostische Bedeutung ergibt.

Bei Bewegungseinschränkung des Gelenks selbst ist auch das Gelenkspiel in der Regel eingeschränkt. Es soll deshalb stets untersucht werden, weil das Gelenkspiel und seine Wiederherstellung der eigentliche Gegenstand der Therapie ist. Die Technik der Untersuchung des Gelenkspiels, die mit der therapeutischen Mobilisation identisch ist, soll deshalb im Zusammenhang mit der Therapie im Kapitel 6 behandelt werden.

4.10.1 Schulter

Aktive Bewegung

Die aktive Bewegung lässt sich in Abduktion, Adduktion, Außen-, Innenrotation, Ante- und Retroflexion gliedern.

Am häufigsten gestört und schmerzhaft ist die Abduktion. Dabei beobachtet man nicht selten einen umschriebenen, überwindbaren Bewegungsschmerz (painful arc): Der Patient empfindet bei einem bestimmten Abduktionswinkel unterhalb von 90° Schmerzen, und wenn er sie überwinden kann, lässt sich der Arm dann frei komplett abduzieren. Die Ursache dieses Phänomens liegt darin, dass der Schultergelenkkopf mit der Rotatorenmanschette während der Abduktion unter das Lig. acromioclaviculare schlüpft, was durch die Bursa subdeltoidea ermöglicht wird. Bei einer Störung der Bursa oder in der Rotatorenmanschette kommt es zunächst zu einer vorübergehenden Hemmung, bei fortgeschritteneren Veränderungen jedoch zur schmerzhaften absoluten isolierten Abduktionssperre.

Die häufigsten schmerzhaften Veränderungen der Muskelansätze im Bereich der Rotatorenmanschette untersucht man durch isometrische Anspannung gegen Widerstand in der Ausgangslage.

Eine schmerzhafte Abduktionsspannung bei völlig adduziertem Arm (☞ Abb. 4.40a) bedeutet eine Läsion des M. supraspinatus, eine schmerzhafte Außenrotationsspannung (☞ Abb. 4.40b) zeigt eine Störung des M. infraspinatus.

Die lange Bizepssehne kann direkt getastet werden, wenn der Patient dabei jedoch Schmerzen angibt, stammt dieser von den Muskelansätzen an der Crista tuberculi majoris oder minoris. Deshalb ist es verlässlicher, den Schmerz durch Anteversion des im Ellenbogen gebeugten und supinierten Arms gegen Widerstand auszulösen (☞ Abb. 4.40c). Der M. subscapularis, der wichtigste Innenrotator, muss allerdings tief in der Axilla palpiert werden.

Passive Bewegung

Für die passive Bewegung gilt bei Störungen im eigentlichen (skapulohumeralen) Schultergelenk folgendes **Kapselmuster** (nach Sachse 1995): Am häufigsten und als erstes ist die Abduktion eingeschränkt, dann folgt die Außenrotation und dann die Innenrotation, wobei als Ausgangsstellung der adduzierte Arm mit nach ventral gerichteter Ellenbeuge gilt. Dabei ist es allerdings notwendig, das Schulterblatt zu fixieren, entweder von oben (☞ Abb. 4.68) oder seitlich am unteren Schulterblattwinkel.

Außenrotation

Bei der Untersuchung der Außenrotation ist darauf zu achten, dass der Oberarm adduziert bleibt und der Ellbogen um 90° flektiert ist. Meist untersucht man die Außenrotation gleichzeitig auf beiden Seiten (☞ Abb. 4.41).

Innenrotation

Auch die Innenrotation untersucht man meist gleichzeitig auf beiden Seiten, indem man die Daumen des Patienten hinter seinem Rücken vergleichend aufwärts zieht. Hier kommt es allerdings auch ein wenig zu einer Rückwärtsbeuge in Adduktion.

Abduktion

Wenn lediglich die Abduktion eingeschränkt ist oder ein painful arc besteht, die Rotation jedoch frei ist, liegt die Störung im Bereich

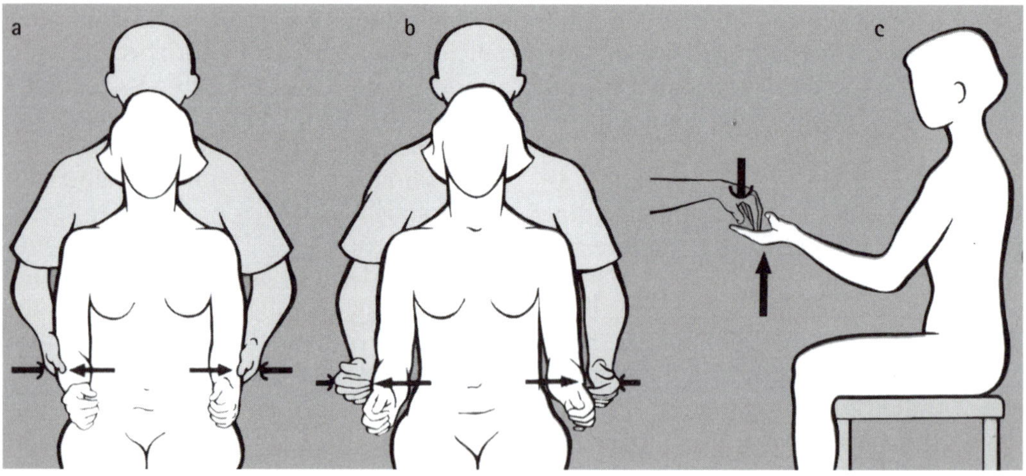

Abb. 4.40: Provozierter Schmerz durch isometrische Spannung der Ansatzpunkte gegen isometrische Abduktion des M. supraspinatus (a), isometrische Außenrotation des M. infraspinatus (b) und isometrische Anteversion langen Bizepssehne (c).

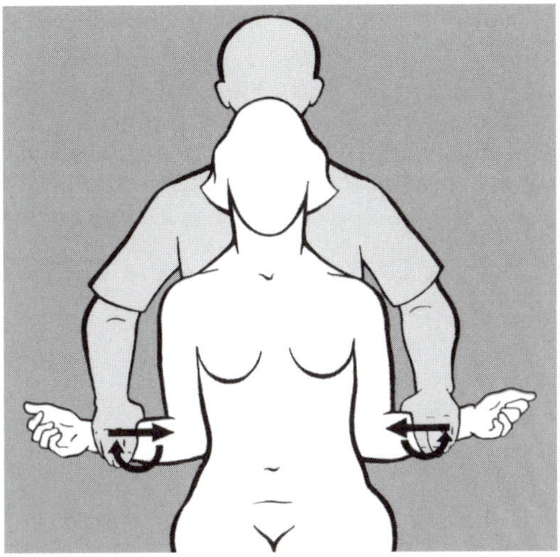

Abb. 4.41: Untersuchung der Außenrotation bei adduziertem Oberarm und rechtwinklig gebeugtem Ellenbogen

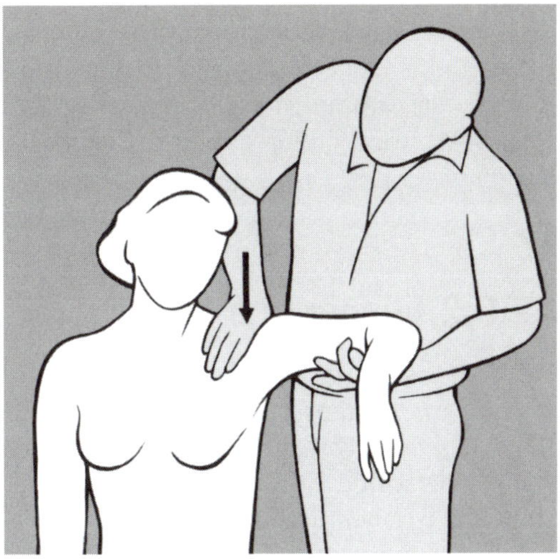

Abb. 4.42: Prüfung des Gelenkspiels im Schultergelenk durch federnden Druck von oben auf den Oberarmkopf bei rechtwinklig abduziertem Oberarm

der Bursa subdeltoidea oder der Rotatorenmanschette, was meist als **Impingement-Syndrom** bezeichnet wird. Wenn das der Fall ist, findet man regelmäßig eine charakteristische Störung des Gelenkspiels: Bei im rechten Winkel abduziertem Oberarm übt man einen leichten Druck auf den Oberarmkopf von oben aus, bis die Vorspannung erreicht ist, gefolgt von einem federnden Impuls (☞ Abb. 4.42). Wenn hingegen ein echtes Kapselmuster besteht und der Patient seinen Arm noch bis zu etwa 90° abduzieren kann, ist das Gelenkspiel normal, was dafür spricht, dass es sich bei der **frozen shoulder** nicht um eine Blockierung, sondern um eine reaktive Kapsulitis handelt.

Wenn nur die Abduktion eingeschränkt ist, findet man regelmäßig auch ein gestörtes **Gelenkspiel**, wobei offensichtlich der Oberarmkopf nicht aus dem oberen, engen Anteil der Fossa glenoidalis herunterschlüpfen kann, wie es für die Abduktion notwendig ist. Technisch ist dabei zu beachten, dass man den Druck tatsächlich auf den Oberarmkopf ausführt; dieser liegt lateral vom Gipfel des M. deltoideus (!) (☞ Abb. 4.42).

Art. acromioclavicularis

Noch zwei weitere Gelenke verursachen häufig Schulterschmerzen: das Akromioklavikular- und Sternoklavikulargelenk. Das erstere ist sehr häufig gestört und wird nur wenig als Ursache erkannt, obwohl die Diagnose ganz einfach ist: Schmerzen werden durch Adduktion des Armes vor den Thorax, also durch passive Annäherung des Ellenbogens zur gegenseitigen Schulter ausgelöst. Auch die Palpation des Gelenkes selbst ist schmerzhaft.

Art. sternoclavicularis

Ein funktionsgestörtes Sternoklavikulargelenk ist dagegen relativ selten. Der Patient klagt über Schmerzen bei Bewegungen des Schulterblatts und größeren Exkursionen der Schulter, wobei das Gelenk bei Palpation druckdolent ist. Dabei muss Folgendes beachtet werden: Das mediale Ende des Schlüsselbeins ist auch schmerzhaft bei Myotendinosen des M. sternocleidomastoideus, und seitlich unterhalb des Schlüsselbeins liegt das Gelenk zwischen der 1. Rippe und dem Manubrium sterni, das bei Blockierungen der 1. Rippe druckschmerzhaft ist.

Der immer noch häufig benützte Terminus „Periarthritis humeroscapularis" ist inhaltslos und bei der „frozen shoulder" fehl am Platz. Man muss die Störung spezifisch diagnostizieren.

4.10.2 Ellenbogen

Bei Störungen im Ellenbogengelenk sind Flexion und Extension eingeschränkt, wobei nach dem **Kapselmuster** die Flexion stärker betroffen ist. Das **Gelenkspiel** besteht hier in einer radialen bzw. ulnaren Seitneigungsfederung des Unterarms (vor allem der Ulna) gegenüber dem Oberarm. Außerdem befindet sich hier das Radioulnargelenk, in dem Pronation und Supination stattfinden.

Die häufigste klinische Störung, der man hier begegnet, ist die **Epikondylopathie**. Schmerzen löst die Druckpalpation aus, bei radialer Epikondylopathie auch Händedruck oder das Heben eines Sessels in Pronation, bei ulnarer Epikondylopathie in Supination.

Zu Triggerpunkten bei Epikondylopathie ☞ Kapitel 6.

4.10.3 Handwurzel

Es handelt sich hier um ein komplexes Gelenk, bestehend aus Radius, Ulna, Handwurzelknochen und deren Verbindung mit den Metakarpalknochen.

Um sich anatomisch zu orientieren, ist es wichtig zu wissen, dass die Hautfalte am Handrücken bei der Dorsalflexion dem Radiokarpalgelenk und die, die sich bei Palmarflexion palmar bildet, der karpometakarpalen Verbindung entspricht.

Das **Radiokarpalgelenk** (Art. radiocarpalis) erinnert auf den ersten Blick an ein Ei, das sich in der flachen Gelenkpfanne des Radius in allen Ebenen des Raumes bewegen kann. Im Zusammenspiel mit dem **Mediokarpalgelenk** (Art. mediocarpalis) beschränken sich die Funktionsbewegungen auf die Dorsalextension und Palmarflexion und die Radial- und Ulnarabduktion. Eine Rotation ist als Gelenkspiel durchaus möglich, für die Funktionsbewegung fehlen Muskeln, die eine aktive Rotation ausführen könnten.

Bei der **Dorsalextension** und **Palmarflexion** sollte man zwischen dem Radiokarpalgelenk und dem Mediokarpalgelenk unterscheiden. Die Palmarflexion findet vor allem im Radiokarpalgelenk statt, wobei sich die proximale Reihe der Karpalknöchelchen gegenüber dem Radius nach dorsal verschiebt. Die Dorsalextension spielt sich vor allem im Mediokarpalglenk ab, wobei sich die distale Reihe der Handwurzelknochen gegenüber der proximalen nach palmar verschiebt.

Bei der **Ulnarabduktion** verschiebt sich die proximale Reihe gegenüber dem Radius nach radial.

Den kompliziertesten Mechanismus weist die **Radialabduktion** auf. Sie besteht in einer Annäherung des Os scaphoideum an den Radius, indem das Os scaphoideum mit seinem radialen Ende nach palmar ausweicht (kippt). Ähnlich wie bei der Dorsalextension wandern auch Os trapezium und Os trapezoideum nach palmar. Deshalb lässt sich eine radiale Abduktion bei gleichzeitiger Dorsalextension ausführen, nicht jedoch bei Palmarflexion. Die Ulnarabduktion hingegen ist bei Dorsalextension gesperrt.

Außerdem sind die ulnare und noch mehr die radiale Abduktion von der ungestörten **Beweglichkeit der Ulna gegen den Radius** abhängig. Wenn man eine Radialabduktion ausführt, kommt es dabei zu einer synkinetischen Pronation des Unterarms, wenn die Hand in der Ebene bleibt, und während der Ulnarabduktion zu einer entsprechenden leichten Supination. Außerdem bewegt sich der Radius relativ zur Ulna während der Radialabduktion nach proximal und während der Ulnarabduktion nach distal. Folglich sind die lateralen Bewegungen im Handgelenk von der Beweglichkeit des Radius gegenüber der Ulna abhängig. Hierin liegt die Hauptursache sehr häufiger Schmerzzustände, wie Schmerzen am Proc. styloideus radii, seltener am Proc. styloideus ulnae, von Tendovaginitiden und anhaltenden Schmerzen nach Radiusfraktur.

Bei eingeschränkter Radial- (und auch) Ulnarabduktion liegt die Ursache meist in den Radioulnargelenken, insbesondere im Ellenbogen.

Die **Metakarpophalangealgelenke** (Artt. metacarpophalangeales) sind eigentlich Kugelgelenke, die Bewegungen in allen Ebenen zulassen; weil jedoch Rotatoren fehlen, sind nur Flexion, Extension und laterolaterale Bewegungen aktiv möglich. Eine Ausnahme bildet das Sattelgelenk zwischen dem Os trapezium und dem ersten Os metacarpi. Dieses Gelenk ermöglicht Bewegungen in allen drei Ebenen; das erste Metakarpophalangealgelenk ermöglicht jedoch nur die Flexion und Extension.

Die **Interphalangealgelenke** (Artt. interphalangeales) sind Scharniergelenke, die nur Flexion und Extension gestatten. Das Gelenkspiel in den Fingergelenken wird im Kapitel 6.2.1 besprochen.

4.10.4 Hüfte

Obwohl es sich hier um ein Extremitätengelenk handelt, gehört das Hüftgelenk klinisch zum Becken, was sich auch darin zeigt, dass die Patienten bei Störungen des Hüftgelenks meist auch über Kreuzschmerzen klagen.

Bei Erkrankungen des Hüftgelenks kommt es zu einer Flexionsstellung der Hüfte und daher auch im Knie sowie zu einer Außenrotation, weshalb sich oft die Lendenlordose vertieft. Dadurch unterscheidet sich der Hüftschmerz von der akuten Lumbago auf den ersten Blick. Bei der Rückbeuge wird das noch deutlicher.

Das konstanteste Zeichen, mit dem man die eigentliche Untersuchung beginnt, ist das Patrick-Zeichen (☞ Abb. 4.43). Dabei ist die Abduktion des in der Hüfte und Knie

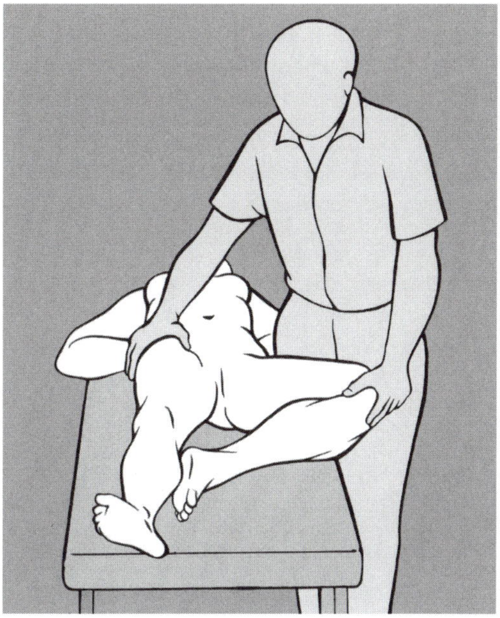

Abb. 4.43: Das Patrick-Zeichen, die „Froschstellung"

gebeugten Beins („Froschstellung") eingeschränkt.

Das typische **Gelenkmuster** besteht darin, dass bei einer Störung zuerst und am stärksten die Innenrotation eingeschränkt ist. Sie wird in Rückenlage bei gebeugtem Knie und Hüfte geprüft (☞ Abb. 4.44) oder bei gestreckter Hüfte in Bauchlage (gleichzeitig auf beiden Seiten). Dann folgt die Prüfung der Extension (in Bauchlage), der maximalen Flexion in Rückenlage und zuletzt die Außenrotation. Außerdem ist die aktive Abduktion der unteren Extremität in Seitenlage schmerzhaft. Am Anfang kann das Bewegungsausmaß noch normal sein, aber das Federn in Extremstellung ist schon schmerzhaft.

Die wichtigsten **Schmerzpunkte** sind der Hüftkopf in der Leiste, der Trochanter major und der Ansatzpunkt der Adduktoren am Pes anserinus tibiae, der von den Patienten als Knieschmerz empfunden wird. Da hier Gelenkkopf und Gelenkpfanne weitgehend kongruent sind, ist das einzige Gelenkspiel die Distraktion.

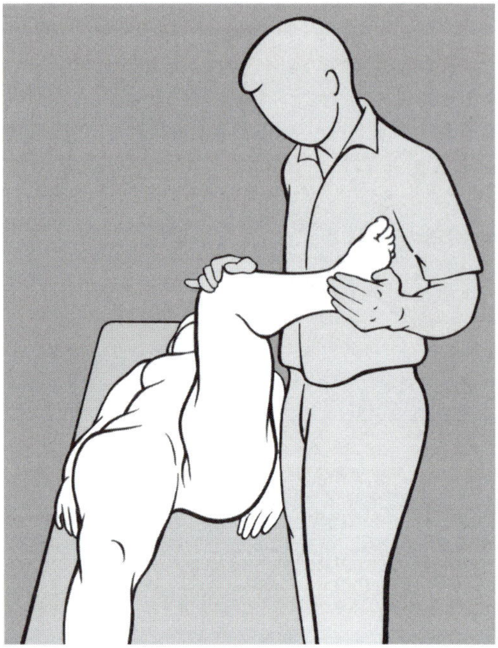

Abb. 4.44: Untersuchung der Innenrotation des Hüftgelenks in Rückenlage bei rechtwinklig gebeugtem Hüft- und Kniegelenk

4.10.5 Knie

Bei der Inspektion achtet man auf:
- Valgus- bzw. Varusstellung
- Genu recurvatum
- Vergröberung der Strukturen im Sinne einer Arthrose
- Höhe der Kniekehlen.

Auch hier kann eine Asymmetrie einen Beckenschiefstand verursachen.

Ähnlich wie der Ellenbogen besteht das Kniegelenk aus 2 Gelenken und zwar dem eigentlichen Kniegelenk zwischen Femur und Tibia und dem Gelenk zwischen Fibula und Tibia (Art. tibiofibularis). Die Bewegung des Kniegelenks umfasst Flexion, Extension und bei flektiertem Knie auch Rotation.

Angesichts der Inkongruenz der Gelenkflächen und auch der gelenkigen Verbindung mit der Patella ist das **Gelenkspiel** groß: In ventrodorsaler Richtung bei gebeugtem Knie (das Schubladenphänomen), die Distraktion, die laterolaterale Verschiebbarkeit und Federung bei gestrecktem Knie sowie die kraniokaudale und laterolaterale Verschiebbarkeit der Patella.

Das **Gelenkmuster** des Kniegelenks besagt, dass zuerst und auch am meisten die Flexion eingeschränkt ist. Deswegen wird sie als erste untersucht durch maximale Annäherung der Ferse and das Gesäß. Wegen des mächtigen Muskelbauchs der Waden und Ischiokruralmuskulatur gelingt dies nur, wenn man mit der Ferse ein wenig nach medial oder lateral abweicht. Bei gebeugten Knien kann auch die Rotation zwischen Ober- und Unterschenkel geprüft werden.

Die wichtigsten **Schmerzpunkte** sind am Lig. collaterale mediale, in der Kniekehle, am Oberrand der Kniescheibe und am Ansatzpunkt des Lig. patellae („House-maids-knee").

Das **Tibiofibulargelenk** nimmt an der Rotation des Unterschenkels gegenüber dem Oberschenkel teil. Passiv kann man das am genauesten in Bauchlage mit gebeugten Knien prüfen, indem man die Füße vergleichend nach innen und außen rotiert. Das Gelenkspiel besteht in einer Rotation des Fibulaköpfchens in einer dorsomedialen und ventrolateralen Richtung, die am besten in Rückenlage mit gebeugtem Knie untersucht wird.

Die **Blockierung des Fibulaköpfchens** ist von großer klinischer Bedeutung. Das Fibulaköpfchen ist der Ansatzpunk des M. biceps femoris und die Blockierung des Fibulaköpfchens geht regelmäßig mit einem Triggerpunkt in diesem Muskel einher. Dadurch ist die Fixation des Beckens gestört, was sich auf die Bauch- und Gesäßmuskulatur und damit auf die Gesamthaltung (Vorhaltung!) auswirkt.

4.10.6 Fuß

Einiges wurde bereits bei der Inspektion beschrieben. Um einen **Plattfuß** möglichst genau und seitengleich zu beurteilen, ist es empfehlenswert, eine Fingerspitze von medial unter die Längswölbung zu schieben und zu vergleichen. Auf der abgeflachten Seite stößt der Finger früher auf Widerstand. Wenn man eine Asymmetrie feststellt, ist das eine häufige Ursache eines Beckenschiefstands. Es genügt dann, den Patienten aufzufordern, sich auf die lateralen Fußkanten zu stellen und die Beckenkämme stehen horizontal.

Es genügt allerdings nicht, lediglich die Form des Fußes festzustellen. Zur **Funktionsdiagnostik** muss man die **Fußwölbung** während des Gehens von der medialen Seite beobachten. Entscheidend ist nämlich, ob die Fußwölbung während des Gehens anhält oder nachgibt, ungeachtet dessen, ob der Fuß mehr oder weniger abgeflacht ist oder nicht. Im Normalfall berührt zuerst die Ferse den Boden, wonach der Fuß vor allem an der Außenkante abrollt, um sich dann in Pronation auch mit Hilfe der Zehen abzustoßen. Oft genügt es, wenn der Patient nur an den Außenrand denkt, um diesen während des Ganges zu empfinden, um die Funktion wiederherzustellen.

Besonders häufig ist die **Funktion der Zehen**, das Abstoßen, gehemmt. Diese Insuffizienz der Zehenbeuger steht in enger Beziehung zum **Spreizfuß**. Um dies festzustellen, dient der Test nach Véle (persönliche Mitteilung). Wenn der Patient barfuss sein Gewicht nach vorne verlagert, ohne sich auf die Spitzen zu stellen, kommt es automatisch (reflektorisch) zur Beugung der Zehen, offensichtlich als Schutz vor dem Fall. Dieser Reflex bleibt häufig aus, besonders wenn beim Spreizfuß oder auch beim Wurzelsyndrom S1 die kurzen Fußflexoren abgeschwächt sind. Deswegen übt man diese Synkinesie beim Spreizfuß, indem sich der Patient rhythmisch vorwärts und rückwärts schaukelt.

Sehr häufig besteht durch das Tragen von zu engen Schuhen ein **Hallux valgus**. Diesem entspricht eine Schwäche des M. abductor hallucis brevis. Dieser Muskel unterstützt auch die Längswölbung des Fußes. Deshalb muss der Patient (mühselig!) lernen, diesen Muskel zu trainieren. Schuhe sind natürlich nicht nur für den Hallux valgus, sondern auch für die ungenügende Funktion der Zehen und somit auch für den Spreizfuß mitverantwortlich.

Als orientierende Untersuchung aller gelenkigen Strukturen des Fußes dient am besten die **Rotationsprüfung** um die Längsachse des Fußes. Der Patient liegt auf dem Rücken, sein Bein ist gebeugt und mit der Ferse auf der Liege abgestützt. Man ergreift den Fuß mit einer Hand am Ende des ersten und mit der anderen am Ende des fünften Metatarsus und dreht ihn um seine Längsachse, die durch den Talus verläuft. Wenn in irgendeinem der Fußgelenke eine Funktionsstörung besteht, ist diese Rotation gestört: Entweder weicht der Fuß von der Achse ab, bevor die Rotation ihr Ende erreicht hat, oder man merkt einen vorzeitigen Widerstand, eine Rotationseinschränkung.

Das **Talokruralgelenk** (Art. talocruralis, oberen Sprunggelenk) ist ein Scharniergelenk, das lediglich Dorsal- und Plantarflexion zulässt. Das Gelenkmuster des Talokruralgelenks besagt, dass zuerst und am meisten die Dorsalflexion eingeschränkt ist. Man untersucht regelmäßig die Dorsalflexion bei gebeugten Knien, weil bei gestrecktem Knie ein verkürzter M. gastrocnemius die Dorsalflexion behindert. Das **Gelenkspiel** besteht in einer ventrodorsalen Verschieblichkeit der Unterschenkelknochen gegenüber dem Talus und in einer Distraktion. Es ist bemerkenswert, dass bei Störung dieses Gelenks das Gelenkspiel die Störung immer deutlich zeigt, die Funktionsbewegung jedoch oft ein normales Ausmaß aufweist.

Zu den **Fußgelenken** gehören weiterhin das untere Sprunggelenk zwischen Talus, Kalkaneus und Os naviculare (Art. talocalcaneonavicularis und Art. subtalaris), weiterhin das Chopart-Gelenklinie (Art. tarsi transversa) und die gelenkige Verbindung zwischen den Tarsalknochen und den Metatarsalia (Artt. tarsometatarsales), die Lisfranc-Gelenklinie. Diese Gelenke ermöglichen eine aktive Pronation und Supination kombiniert mit Eversion und Inversion. Vor allem untersucht man das Gelenkspiel und nutzt es zur Mobilisation (☞ 6.2.2).

Für die **Zehengelenke** ist die Untersuchung identisch wie die der Fingergelenke. Obwohl zwischen den Metatarsalköpfchen keine gelenkige Verbindung besteht, ist deren freie Verschieblichkeit gegeneinander am Fuß besonders wichtig, und nicht selten beim schmerzhaften Spreizfuß und bei Wurzelsyndromen gestört. Es handelt sich dabei eigentlich um eine Läsion der Weichteile zwischen den Metatarsalknochen.

4.11 Untersuchung des Temporomandibulargelenks

Das Temporomandibulargelenk (Art. temporomandibularis) bildet mit der Kau- und Mundbodenmuskulatur eine Funktionseinheit. Ausdruck der großen Bedeutung dieser Funktionseinheit ist die Bezeichnung „mandibulokraniales Syndrom". Tatsächlich kann das mandibulokraniale Syndrom Beschwerden hervorrufen, die nicht leicht vom zervikokranialen zu unterscheiden sind und mit Kopfschmerzen und sogar Schwindel einhergehen. Wenn der Gesichtsschmerz im Vordergrund steht, muss eine Trigeminusneuralgie differenzialdiagnostisch ausgeschlossen werden. Typisch sind auch eine Otalgie und Dysphagie, mitunter auch ein Tinnitus.

Diagnostisch wichtig sind die Druckschmerzhaftigkeit des Gelenkköpfchens vor dem Tragus bei Palpation vom äußeren Gehörgang her, die sich bei Mundöffnen und -schließen verdeutlicht, und Triggerpunkte in der Kaumuskulatur.

Die **Funktionsbewegungen** sind das Öffnen und Schließen des Mundes, Verschiebungen von vorne nach hinten und auch Lateralverschiebungen. Bei Funktionsstörungen ist die Mundöffnung eingeschränkt. Normalerweise soll es möglich sein, drei Fingerknöchel zwischen die Schneidezähne legen zu können. Das Gelenkspiel besteht in Distraktion und einer lateralen Wackelbewegung.

Triggerpunkte sind zu finden in der Schläfengegend im M. temporalis, durch die Wangen oder auch vom Mund her im M. masseter, hinter dem Unterkieferwinkel im M. pterygoideus medialis und am häufigsten und intensivsten im M. pterygoideus lateralis im Mund oberhalb der Weisheitszähne. Ebenfalls wichtig ist die Verspannung des Mundbodens durch Triggerpunkte im M. digastricus und M. mylohyoideus. Diese diagnostiziert man am besten durch Widerstandspalpation an den Schildknorpeln oder am Os hyoideum, was technisch etwas schwieriger ist. Oft ist die einseitige Verspannung so bedeutend, dass man eine Seitenabweichung der Schildknorpel zur verspannten Seite sieht, wobei auch der Mundboden verzerrt ist. Die typische muskuläre Dysbalance besteht in einer Verkürzung der Kaumuskulatur und Abschwächung der Mundöffner. Hauptursachen sind ein defektes Gebiss, nicht passende Prothesen, ein Trauma sowie funktionsbedingt durch Stress und Zähneknirschen (Bruxismus). Regelmäßig kommt es zu funktionellen Verkettungen vor allem mit dem Kopfgelenksbereich.

4.12 Untersuchung von Gleichgewichtsstörungen

Wie schon früher betont (☞ Kapitel 2.5), spielt die Wirbelsäule eine erhebliche Rolle bei der Erhaltung bzw. Störung des Gleichgewichts. Es ist deshalb wichtig, die Funktionsstörungen der Wirbelsäule bei Gleichgewichtsstörungen mit Hilfe einfacher klinischer Mittel feststellen zu können.

Dafür scheint die **Hautant-Probe** am besten geeignet. Der Patient sitzt angelehnt und bequem mit geschlossenen Augen, die Armen sind nach vorne gestreckt. Man steht vor dem Patienten und hält seine Daumen vor die Fingerspitzen (☞ Abb. 4.45). So kann man eine möglicherweise auftretende Seitenabweichung der Arme (Rumpfdrehung) ablesen, um dann die Rolle der Halswirbelsäule zu testen. Man wiederholt diese Prüfung mit verschiedenen Kopfhaltungen relativ zum Rumpf. Man erkennt somit „pathogene", aber auch „Entlastungsstellungen" – je nachdem, ob sich die Abweichung zeigt, verdeutlicht oder auch verschwindet. Zwischen zwei verschiedenen Kopfstellungen muss man die vorgestreckten Arme des Patienten in Neutralstellung festhalten, um eine Mitbewegung bei Änderung der Kopfhaltung zu vermeiden. In jeder Stellung wartet man etwa 5 – 10 Sekunden ab, ob sich eine Deviation einstellt oder spontan korrigiert.

Dieser Test ist sehr **vorteilhaft**: Weil der Patient angelehnt sitzt, fühlt er sich trotz eines eventuellen Schwindels in Sicherheit. Wenn sich Seitenabweichungen zeigen, sind sie nicht Ausdruck von Angstgefühlen, wie das beim Romberg-Versuch oder beim Unterberger-Tretversuch oft der Fall ist. Der weitere Vorteil liegt darin, dass bei fixiertem (angelehntem) Rücken nur Seitenabweichungen möglich sind, nicht jedoch ein Schwanken nach vorne oder hinten im Sinne einer Labyrinthstörung. Bei Kopfdrehung im Sitzen kommt deshalb vor allem die Rotation der Halswirbelsäule zur Geltung. Die Reaktion ist dabei dermaßen charakteristisch, dass man von einem „zervikalen Störungsmuster" sprechen kann (☞ Kapitel 7.6.2). Diese Untersuchung ist also indiziert, wenn der Patient über Gleichgewichtsstörungen klagt, aber auch, wenn er beim Zwei-Waagen-Test einen Unterschied von mehr als 4 kg aufweist.

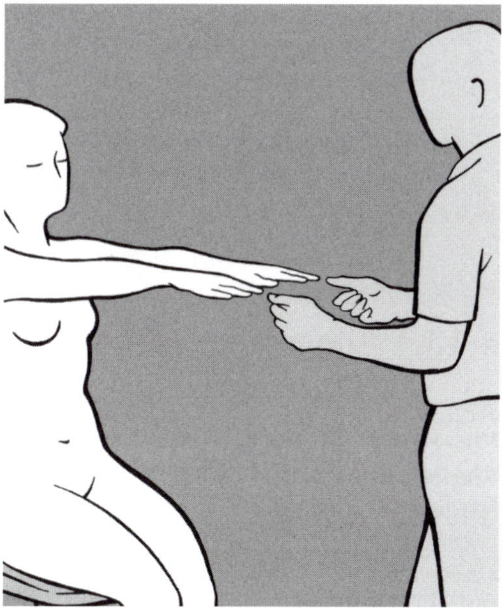

Abb. 4.45: Hautant-Probe zur Beurteilung der Seitenabweichung der vorgestreckten Arme

Berger schlug eine einfache Methode der **Registrierung** vor: Der Patient sitzt mit geschlossenen Augen; in einer vorwärts gestreckten Hand hält er einen Kugelschreiber und bewegt ihn rhythmisch nach rechts und links etwa um jeweils einen Zentimeter und schreibt so auf ein Papier, das sich mit konstanter Geschwindigkeit vorwärts bewegt. Damit können Abweichungen auch bei verschiedenen Kopfstellungen registriert werden (☞ Abb. 4.46). Man kann dann immer vor und nach Behandlung vergleichen.

Beim **Zwei-Waagen-Test** muss man den Patienten anweisen, beide gestreckten Beine gleich zu belasten, weil sonst vor allem das Standbein belastet wird, was unserer Gewohnheit entspricht. Man prüft also seine Fähigkeit, eine symmetrische Belastung beider Beine richtig abzuschätzen.

Es ist natürlich unbedingt notwendig, zwischen der Stellung vom Kopf zum Hals und der Stellung vom Kopf mit dem Rumpf im Raum und dessen Änderung zu unterscheiden, d.h. den Lagerungsschwindel zu diagnostizieren. Um dies zu tun, muss man die Änderung der Stellung von Kopf und Rumpf gleichzeitig ausführen, z.B. beim Aufsetzen und Hinlegen mit oder ohne Kopfdrehung oder beim Wenden des Pati-

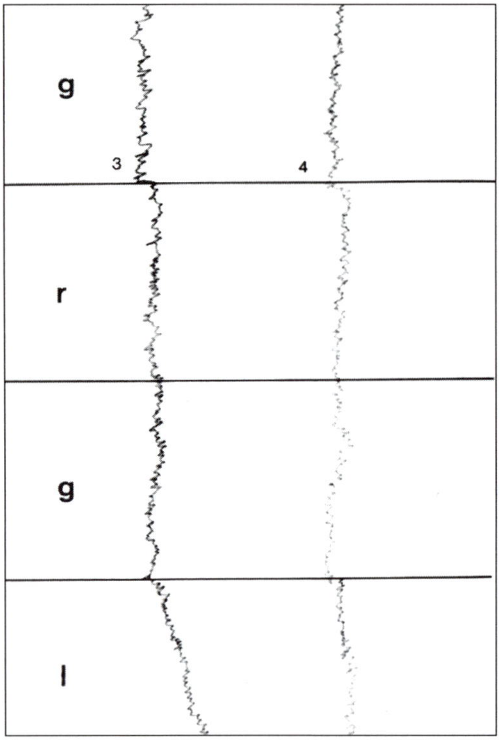

Abb. 4.46: Registrierung von Seitenabweichung mit Hilfe des Berger-Apparats: In den Abschnitten „g" ist der Kopf in Neutralhaltung, im Abschnitt „r" ist er nach rechts und im Abschnitt „l" nach links gedreht. Im letzteren Abschnitt beobachtet man eine Deviation der linken Linie „3" nach rechts. Die rechte Linie „4" zeigt nach Behandlung keine Seitenabweichung.

enten im Liegen zu einer oder der anderen Seite. Der so provozierte Lagerungsschwindel ist ein echter labyrinthärer Drehschwindel, der allerdings nur wenige Sekunden anhält, aber von großer Intensität ist, was man dem Patienten ansieht. Der Patient schließt dabei seine Augen, sodass man kaum den kurz dauernden Nystagmus sehen kann.

Um den Anteil der **A. vertebralis** bei Schwindelpatienten zu erkennen, untersucht man in Stellungen, von denen angenommen wird, dass sie das Gefäß auf der, der Rotation entgegengesetzten Seite, drosseln. Dafür eignet sich der **de Kleyn-Test**. Der Patient befindet sich in Rückenlage, der Kopf ragt über den Tischrand und man untersucht die Rotation in Retroflexion. Man muss abwarten, ob sich ein Schwindelgefühl einstellt, wobei man bei offenen Augen einen Nystagmus feststellt. Dieser Test ist insbesondere dann signifikant, wenn in der geprüften Richtung *keine* Blockierung besteht, also lediglich eine Durchblutungsstörung. Wenn man gleichzeitig auch eine Blockierung findet, sollte man diese behandeln und dann nachtesten. Wenn der Test dann wieder positiv ausfällt, liegt das an der A. vertebralis.

Es kann nun passieren, dass man beim de Kleyn-Test einen Lagerungsschwindel provoziert. Auch das sollten man erkennen, entweder indem man den Test in kurzen Intervallen wiederholt, was beim Lagerungsschwindel schnell zur Adaptation führt, keineswegs jedoch bei Insuffizienz der A. vertebralis. Oder man kann beim Test einfach abwarten: Der Lagerungsschwindel hält nie länger als wenige Sekunden an, während sich die Beschwerden bei Insuffizienz der A. vertebralis steigern, worin sogar ein gewisses Risiko besteht.

Auch die Differentialdiagnostik des Schwindels wird mit Hilfe manueller Techniken wesentlich verfeinert.

4.13 Untersuchung der Muskelfunktion

4.13.1 Allgemeine Grundlagen

Eine grundlegende Schwierigkeit für die Befunderhebung besteht zweifellos darin, dass festgelegte Normen fehlen. Außerdem kann man sich fast ausschließlich auf die klinische Untersuchung stützen. Die elektromyographische Untersuchung ist dermaßen umständlich und zeitraubend, dass sie praktisch kaum in Frage kommt.

Klinisch-kinesiologische Untersuchung

Sie sollte neben der orientierenden neurologischen Untersuchung die Untersuchung umfassen

- der Muskelkraft (= den Muskeltest)
- von verkürzten Muskeln
- der Hypermobilität
- des Gesamttonus der Weichteile einschließlich der Faszien, ihrer Verschieblichkeit und Dehnbarkeit
- der Körperhaltung im Stehen und Sitzen
- der Wahrnehmungsfähigkeit, besonders im Bereich der Hände und Füße
- einfacher Bewegungen
- des Gehens, einschließlich Zehen- und Fersengang mit hängenden oder erhobenen Armen, d.h. in ungewohnter Haltung.

Bei der neurologischen Untersuchung interessieren Zeichen eines minimalen Hirnschadens, wie Asymmetrien, insbesondere im Gesicht und den Extremitäten, motorische Unruhe, Ungeschicklichkeit, Unruhe und auch leichte Ausfallserscheinungen, wie diskrete paretische Zeichen, Hypästhesien und Parästhesien.

Untersuchung der Muskelfunktion

Der **Muskeltest** diente ursprünglich der Untersuchung einzelner Muskeln oder Muskelgruppen bei Paresen, wie bei der Poliomyelitis. Er bestand im Wesentlichen in der Untersuchung einer einfachen koordinierten Bewegung, mit deren Hilfe man die Kraft eines bestimmten Muskels oder einer Muskelgruppe beurteilen kann. Um vergleichbare Werte zu gewinnen, ist es notwendig, bestimmte Standardbedingungen einzuhalten. Das Ergebnis ist folgende Skala:

- Grad 0: keine Muskeltätigkeit
- Grad 1: Muskelzuckung ohne motorischen Effekt
- Grad 2: Muskelkontraktion, die eine Bewegung ohne Widerstand, also in der horizontalen Ebene, ermöglicht
- Grad 3: Bewegung gegen Schwerkraft
- Grad 4: Bewegung gegen mäßigen Widerstand
- Grad 5: Bewegung gegen maximalen Widerstand.

Da es sich bei unseren Patienten, die vorwiegend Schmerzpatienten sind, mit Ausnahme von Patienten mit Wurzelsyndromen um keine echten Paresen handelt, bewegen sich die Werte zwischen Grad 4 und 5. Nur im Bereich der Bauchmuskeln und tiefen Nackenbeuger sieht man mitunter eine Abschwächung bis auf Grad 3. In dieser Hinsicht ist die Stufe 4 und 5 bei unseren Patienten nicht genügend fein abgestuft.

Ohne auf Details einzugehen, soll an folgende **Prinzipien beim Muskeltest** erinnert werden:

- konstante Lagerung des Patienten
- während der Bewegung muss der Widerstand konstant bleiben
- Richtung und Geschwindigkeit der Bewegung sollen (möglichst) konstant bleiben
- die Bewegung ist vor allem isotonisch
- ein isometrischer Widerstand ermöglicht es ebenfalls, die Kraft zu beurteilen, nicht jedoch die Koordination.

Deshalb ist es vorteilhaft, bei unseren nicht paretischen Patienten die Muskelfunktionsprüfung etwas zu modifizieren. Die wichtigsten Techniken sollen im Weiteren vorgestellt werden. Wenn von muskulären Stereotypien berichtet wird (☞ 2.9 und 4.8.5), unterscheidet man nach Janda zwischen Muskeln mit einer Tendenz zur Abschwächung und Erschlaffung sowie zwischen Muskeln mit einer Tendenz zu Hyperaktivität und Verkürzung.

4.13.2 Muskeln mit Tendenz zur Abschwächung

M. gluteus maximus

Ehe man den eigentlichen Muskeltest ausführt, untersucht man zuerst die aktive Rückbeuge (Hyperextension) im Hüftgelenk in Bauchlage, um so die angewöhnte Stereotypie des Patienten zu erkennen (☞ Abb. 4.47). Aufgrund elektromyographischer Untersuchungen weiß man, dass die Rückbeuge im Hüftgelenk durchaus nicht nur eine Funktion des M. gluteus maximus ist, sondern durch das Zusammenspiel der Ischiokruralmuskulatur (Knieflexoren), des M. gluteus maximus und der Rückenstrecker zustande kommt. Als Hauptmuskel ist dabei nicht der M. gluteus maximus, sondern die ischiokrurale Muskulatur anzusehen. Gleichzeitig kontrahieren sich also die ischiokruralen Muskeln, der M. gluteus maximus, dann folgen der Rückenstrecker auf der entgegengesetzten Seite und schließlich auf der gleichen Seite. Deswegen palpiert man mit einer Hand den M. gluteus maximus und die ischiokruralen Muskulatur und mit den Fingern der anderen Hand die Rückenstrecker auf beiden Seiten. Bei der häufigen Hemmung des M. gluteus maximus beobachtet man, dass sich seine Kontraktion verspätet, sodass er förmlich übersprungen wird, und nach der Ischiokruralmuskulatur sofort eine übertriebene Kontraktion am M. erector spinae der gleichen Seite erfolgt. Bei den schwersten Stereotypiestörungen kann sich sogar als erstes die Pars descendens des M. trapezius kontrahieren.

Der eigentliche Muskeltest wird in Bauchlage bei gebeugtem Knie durchgeführt. Dabei leistet man Widerstand gegen die Hüftextension oberhalb des Knies (☞ Abb. 4.47b).

Zur Fazilitation des M. gluteus maximus ist am besten die Rückbeuge mit nach außen rotiertem Bein geeignet (☞ Abb. 4.47c).

Wenn man jedoch das gestreckte Bein über den Tischrand herabhängen lässt, sodass die Hüftextension von dieser Stellung ausgeht, kann man feststellen, dass sich der M. gluteus maximus erst oberhalb der Horizontalen kontrahiert, während die ischiokrurale Muskulatur von Anfang an aktiv ist. Dasselbe gilt auch für den aufrechten Gang. Dagegen kontrahiert sich der M. gluteus maximus augenblicklich, wenn man sich von einem Stuhl erhebt oder auf Stufen steigt.

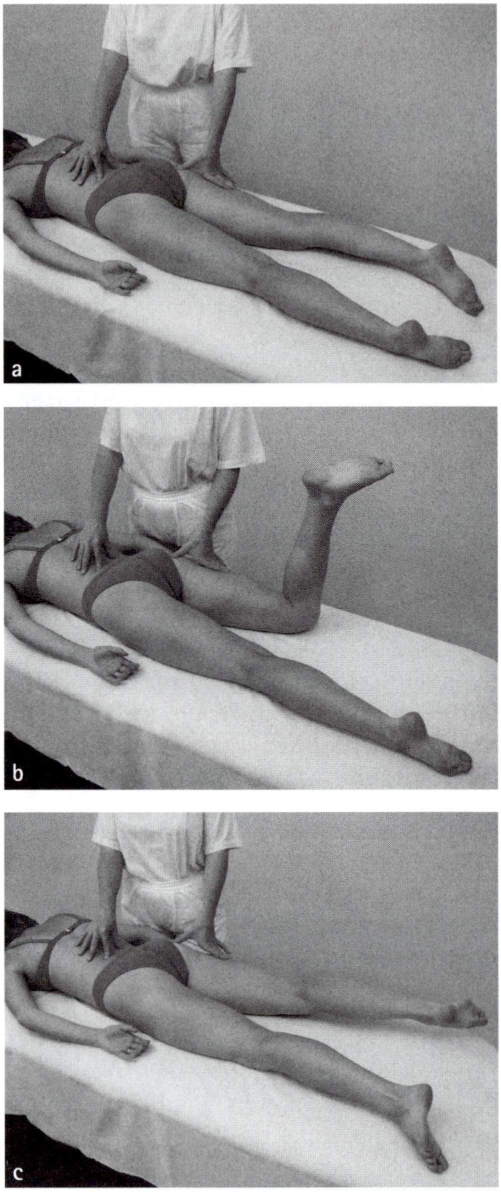

Abb. 4.47: Untersuchung des M. gluteus maximus mit Palpation des M. gluteus maximus, der ischiokruralen Muskulatur und der Rückenstrecker. a) Bei gestreckter unterer Extremität. b) Bei gebeugtem Knie. c) Bei nach außen rotierter unterer Extremität.

M. gluteus medius

Den M. gluteus medius testet man in Seitenlage des Patienten. Das unten liegende Bein wird leicht gebeugt und man bittet den

Patienten, das Bein seitwärts (nach oben) abzuspreizen. Man beeinflusst die Bewegung zunächst nicht und beobachtet entweder eine reine Abduktion (☞ Abb. 4.48a) oder eine gleichzeitige Hüftflexion, bei der das Bein nach außen rotiert wird (☞ Abb. 4.48b). Nur im ersten Fall handelt es sich um eine echte Abduktion mit Hilfe der eigentlichen Abduktoren (des M. gluteus medius und minimus) bei gleichzeitiger Anspannung des M. tensor fasciae latae. Im zweiten Fall besteht eine Inkoordination mit Substitution durch den M. tensor fasciae latae. Deshalb empfiehlt es sich, während der Untersuchung den M. gluteus medius und den M. tensor fasciae latae zu palpieren. Außerdem kommt es zu einer vorzeitigen Kontraktion des M. quadratus lumborum, also einer Rumpfseitneigung anstatt einer Hüftabduktion.

Der eigentlichen Test wird dann so ausgeführt, dass am unteren Drittel des Oberschenkels von oben lateral Widerstand geleistet und gleichzeitig das Becken so fixiert wird, dass eine Substitution möglichst vermieden wird (☞ Abb. 4.48c). Dabei werden mit Daumen und Zeigefinger der freien Hand der M. gluteus medius und der M. tensor fasciae latae palpiert.

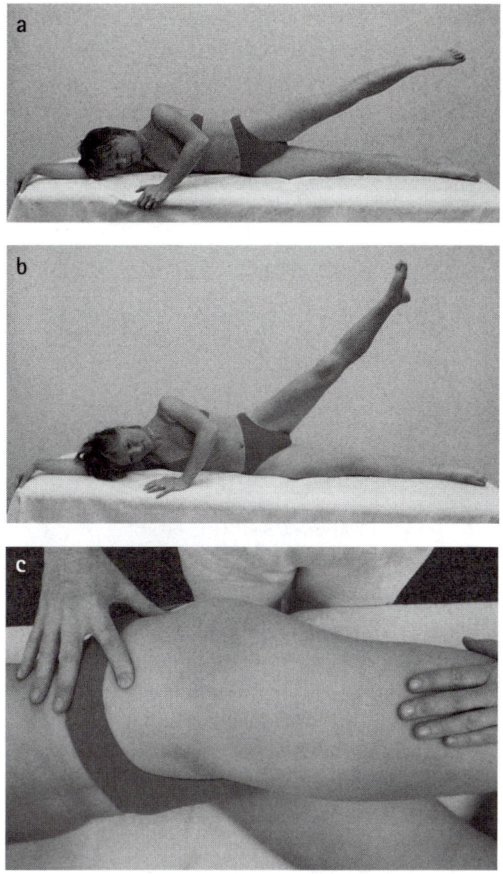

Abb. 4.48: Untersuchung der Hüftabduktion bzw. des M. gluteus medius in Seitenlage. a) Reine Abduktion bei korrekter Ausführung. b) Falsche Abduktion (= Inkoordination) durch Substitution der Hüftbeuger, vor allem des M. tensor fasciae latae. c) Der eigentliche „klassische" Abduktorentest.

M. rectus abdominis

Der eigentliche Muskeltest wird im Liegen mit angestellten Knien und mit hinter dem Nacken verschränkten Armen ausgeführt, wobei man die unteren Extremitäten und das Becken fixiert. Der Patient wird aufgefordert, sich so aufzusetzen, dass er zuerst den Kopf, dann den Brustkorb hebt und sich förmlich „abrollt".

Für unsere Zwecke ist es günstiger, wenn sich der Patient selbstständig bei vorgehaltenen Armen aufsetzt (☞ Abb. 4.49). Das gelingt nur, wenn die Bauchmuskeln genügend stark sind. Bei außergewöhnlich kräftigen Patienten ist dies allerdings auch mit im Nacken verschränkten Armen möglich. Auch wenn bei gebeugten Knien die Hüftbeuger gehemmt sind, ist ein Aufsetzen aus dem Liegen immer das Ergebnis koordinierter Zusammenarbeit mit den Hüftbeugern. Wenn man also die Bauchmuskeln unter Ausschluss der Hüftbeuger prüfen will, legt man seine Hände unter und hinter die Fersen des Patienten und fordert ihn auf, einen Druck auf die Hände mit den Fersen auszuüben. Dann fordert man ihn auf, den Kopf und anschließend den Thorax zu heben. Wenn er seine Hüftbeuger zu kontrahieren beginnt, hört der Patient auf, einen Druck auf die Hände auszuüben. Je kräftiger seine Bauchmuskeln sind, desto höher kann

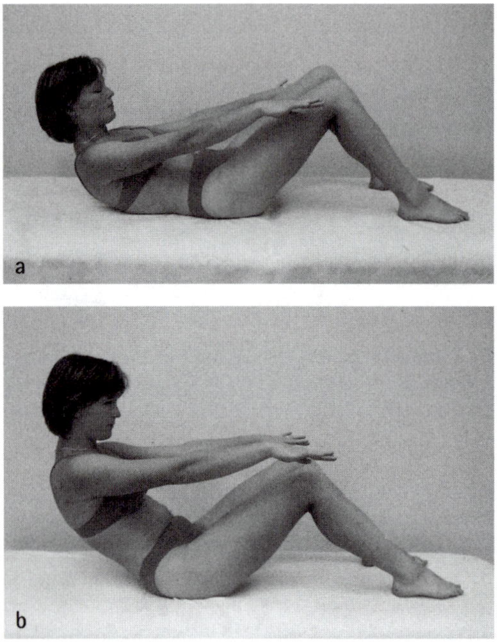

Abb. 4.49: Untersuchung des M. rectus abdominis (☞ auch Abb. 6.139 a)

der Patient seinen Kopf und Rumpf heben, ohne den Druck auf die Hände nachzulassen.

M. transversus abdominis

Der M. transversus abdominis kann nicht durch eine bestimmte Bewegung geprüft werden. Man kann lediglich darauf achten, ob der Patient während des Aufsetzens und der Rumpfrotation seine Flanken einzieht. Die Ausbuchtung der Flanken ist ein untrügliches Zeichen einer Insuffizienz. Auch beim Heben eines Gegenstands aus der Vorbeuge wölbt sich bei Insuffizienz der Bauch vor.

Pars ascendens des M. trapezius

Beim Muskeltest befindet sich der Patient in Bauchlage. Man ergreift mit einer Hand den vorgestreckten Arm und mit der anderen Hand den unteren Schulterblattwinkel und fordert den Patienten auf, den Arm und sein Schulterblatt nach kaudal zu ziehen (☞ Abb. 4.50).

Für unsere Zwecke ist es oft am besten, durch Inspektion eine Inkoordination zu erkennen. Man fordert dazu den Patienten in Bauchlage mit an den Körper angelegtem Arm auf, seine Schulter nach kaudal, d. h. in der Faserrichtung des Muskels zu bewegen. Ist der M. trapezius abgeschwächt, bewegt sich der untere Schulterblattwinkel hakenförmig nach medial und wölbt sich ein wenig vor, wie bei einer Scapula alata. In diesem Fall kann man auch diese Bewegung, die normalerweise sehr kräftig ist, mit der Hand zwischen Daumen und Zeigefinger stoppen. Der Patient bewegt so sein Schulterblatt nach kaudal gegen Widerstand.

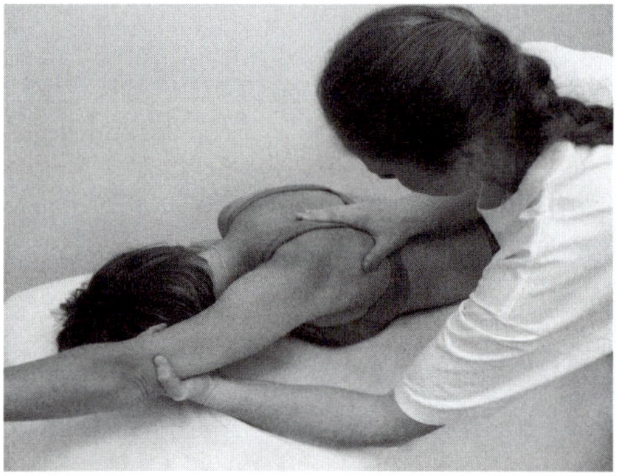

Abb. 4.50: Untersuchung der Pars ascendens des M. trapezius

M. serratus anterior

Der M. serratus anterior wird am besten im Vierfüßlerstand geprüft. Dabei muss der Patient sein Gewicht von den Knien vor auf die Arme verlagern und seine Schulterblätter abduzieren. Dabei kann er die Ellenbogen ein wenig beugen (☞ Abb. 4.51). In dieser Stellung muss man abwarten: Bei Abschwächung des Muskels hebt sich nach einer gewissen Latenz der mediale Rand des Schulterblatts ab und man beobachtet eine leicht ausgeprägte Scapula alata.

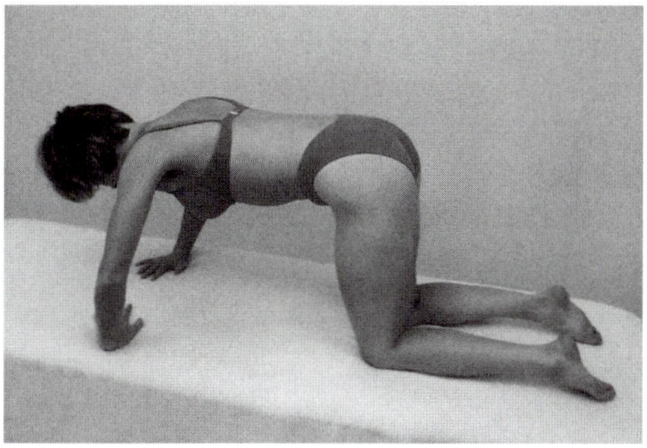

Abb. 4.51: Prüfung des M. serratus anterior im Vierfüßlerstand

Tiefe Halsbeuger

Der Patient befindet sich in Rückenlage und man fordert ihn auf, seinen Kopf bogenförmig zu heben, sodass sein Kinn gegen die Fossa jugularis gezogen wird. Dabei fixiert man mit einer Hand den Thorax von oben und leistet mit der anderen Hand auf der Stirn Widerstand (☞ Abb. 4.52). Bei Abschwächung der tiefen Halsbeuger kommt es zu einer Ventralverschiebung des Kopfes (Inkoordination) – zu einem Überwiegen der Mm. sternocleidomastoidei.

Zur „quantitativen" Prüfung fordert man den Patienten auf, seinen Kopf, wie beim Lesen zu heben, ohne gleichzeitig den Thorax zu heben. Bei normaler Kraft hält der Patient das minimal eine halbe Minute aus. Bei Abschwächung sinkt sein Kopf nach wenigen Sekunden Richtung Liege.

Bei Prüfung der Mm. sternocleidomastoidei leistet man Widerstand gegen das Anheben des Kopfes nach ventral.

4.13.3 Muskeln mit Tendenz zur Verkürzung

Bei den Muskeln mit einer Tendenz zu Hyperaktivität und Verkürzung, der „vorwiegend posturalen Muskulatur" nach Janda (☞ Tab. 2.1), handelt es sich im Wesentlichen darum, wieweit sich ein Muskel ohne Gewalt dehnen lässt. Da es sich um dieselbe Technik handelt, mit deren Hilfe bei der PIR die Vorspannung erreicht wird, werden hier nur diejenigen Muskeln aufgeführt, bei denen die Technik unterschiedlich ist.

M. soleus

Bei Verkürzung des M. soleus ist die Dorsalflexion im Talokruralgelenk eingeschränkt. Das kann man leicht im Hocken feststellen, wobei der Patient die Ferse nicht vom Fußboden heben soll. Muss er die Ferse vom Fußboden heben, ist vor allem der M. soleus verkürzt (☞ Abb. 4.53).

Wenn, wie das häufig der Fall ist, ledig-

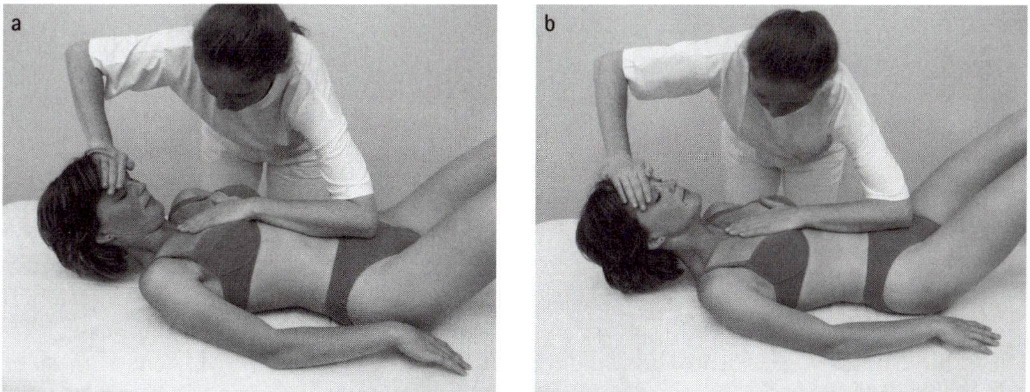

Abb. 4.52: Untersuchung der tiefen Halsbeuger. a) Bogenförmiges Anheben des Kopfes bei guter Funktion. b) Vertikales Heben des Kopfes bei Insuffizienz und Überwiegen der Mm. sternocleidomastoidei.

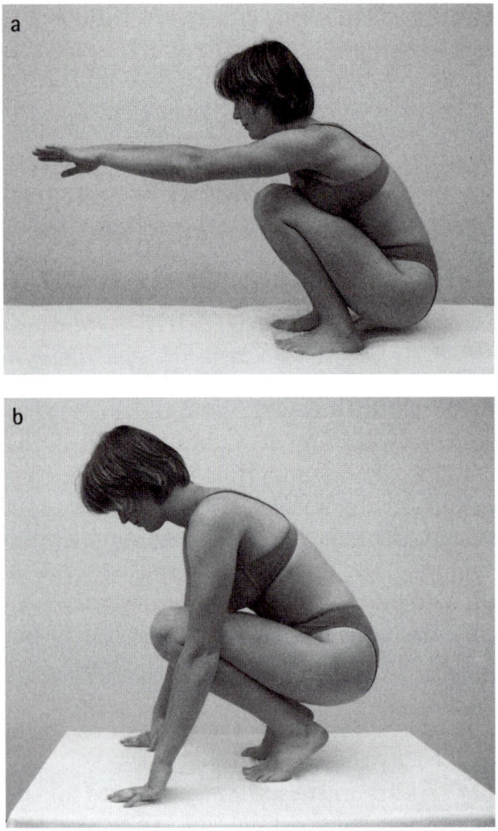

Abb. 4.53: Prüfung des M. soleus auf Verkürzung. a) Normal dehnbarer Muskel. b) Anheben der Ferse beim Hocken als Zeichen der Verkürzung.

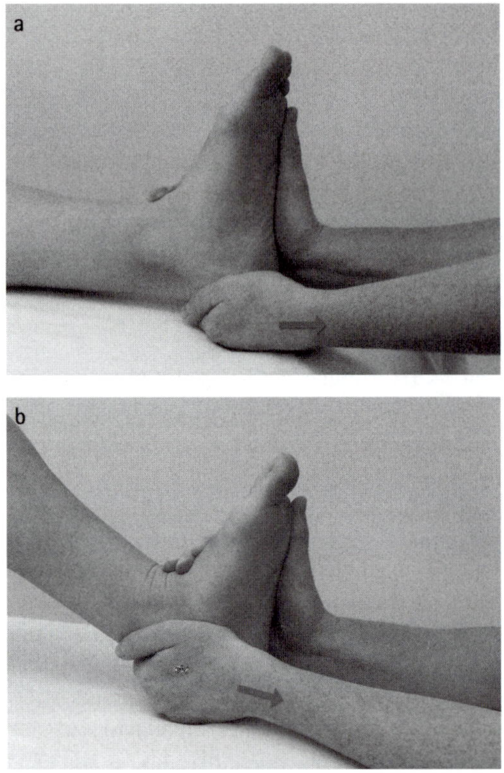

Abb. 4.54: Prüfung der Dehnbarkeit des M. gastrocnemius bei Dorsalflexion des Fußes bei gestrecktem (a) und bei gebeugtem Knie (b). Ein deutlicher Unterschied zeigt, dass der M. gastrocnemius verkürzt ist.

lich der **M. gastrocnemius** verkürzt ist, ist die Dorsalflexion bei gestrecktem Knie eingeschränkt, nicht jedoch bei Kniebeuge, was man beim Vergleich der Dorsalflexion bei gestrecktem und gebeugtem Knie leicht feststellen kann (☞ Abb. 4.54). Deshalb sollte das Talokruralgelenk niemals bei gestrecktem Knie untersucht werden. Eine exakte Führung des Fußes am lateralen Fußrand und an der Ferse mit Traktion sind dabei erforderlich.

Ischiokrurale Muskulatur

Die ischiokrurale Muskulatur wird mit derselben Technik wie das Lasègue-Zeichen untersucht. Der Patient liegt auf dem Rücken. Das nicht untersuchte Bein wird von oben auf der Liege fixiert, das andere wird mit gestrecktem Knie in der Hüfte flektiert. Die ischiokrurale Muskulatur ist verkürzt, wenn das gestreckte Bein nicht bis 90° in der Hüfte flektiert werden kann. Im Unterschied zum Wurzelsyndrom empfindet der Patient dabei nur eine Spannung in der Kniekehle und im Oberschenkel, nicht jedoch Schmerzen.

Die Verkürzung dieser Muskeln ist auch die häufigste Ursache, wenn klinisch Gesunde den Fußboden bei gestreckten Knien und Armen bei der Vorbeuge nicht erreichen können. Man kann das gut während der Vorbeuge von der Seite erkennen: Man sieht zwar eine ausgiebige Kyphosierung der Lendenwirbelsäule, aber das Becken neigt sich nur ungenügend nach ventral.

Hüftflexoren

Die Hüftflexoren M. iliopsoas, M. rectus femoris und M. tensor fasciae latae werden in der Stellung, die dem Mennell-Test entspricht, untersucht. Der Patient befindet sich in Rückenlage mit dem Gesäß am Tischende und zieht ein Knie an die Brust soweit heran, dass die Lendenlordose abgeflacht wird (☞ Abb. 4.55). Das andere Bein hängt über den Rand der Liege herab. Schon in dieser Stellung kann man einige Störungen durch bloße Inspektion erkennen: Bei Verkürzung des M. iliopsoas hebt sich das Knie an, bei Verkürzung des M. rectus femoris hängt der Unterschenkel nicht vertikal herab, sondern schließt einen stumpfen Winkel mit dem Oberschenkel ein, bei Verkürzung des M. tensor fasciae latae ist der Oberschenkel leicht abduziert und die Kniescheibe weicht nach lateral ab.

Zur Untersuchung der einzelnen Muskeln verstärkt man die Fixation des gebeugten Knies mit einer Hand von oben und mit der anderen Hand kann man

- auf das geprüfte Knie einen Druck von oben ausüben und prüft so die Verkürzung des M. iliopsoas
- durch Druck auf den Unterschenkel das Knie flektieren: das Knie auf der geprüften Seite hebt sich vorzeitig an und zwar schon bei einer Knieflexion von mehr als 90°
- einen seitlichen Druck auf das leicht abduzierte Knie ausüben; man fühlt einen vorzeitigen Widerstand und sieht die Verspannung im Tractus iliotibialis, wie in einer Rinne an der äußeren Oberfläche des Oberschenkels.

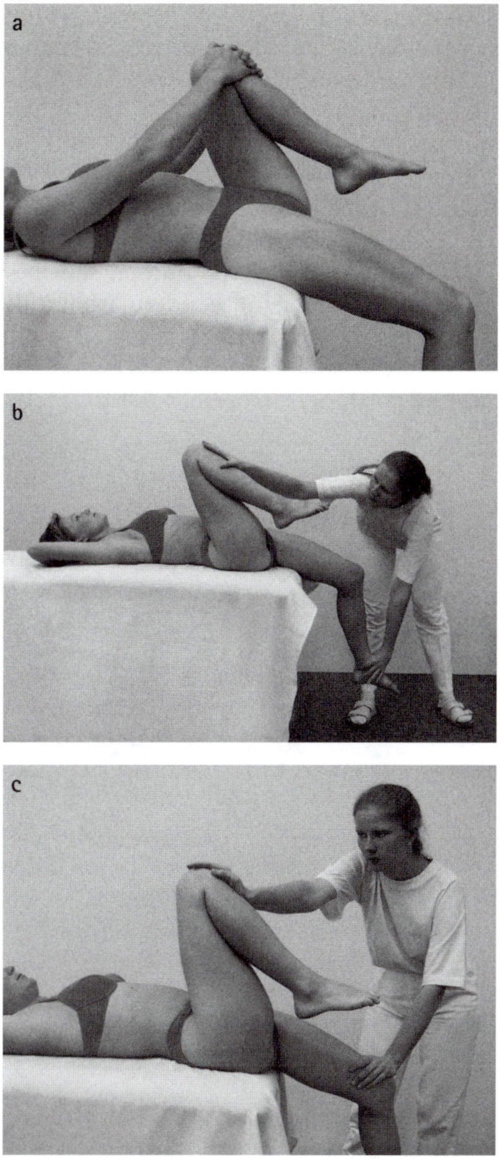

Abb. 4.55: Prüfung der Hüftflexoren. a) Man beobachtet, ob der Oberschenkel über die Horizontale erhoben oder (und) der Unterschenkel vorgestreckt wird oder der Oberschenkel und die Patella zur Seite abweichen. b) Durch Druck von oben verdeutlicht man die Verkürzung des M. iliopsoas und durch Druck von der Seite die Verkürzung des M. tensor fasciae latae. c) Eine Flexion des Knies führt bei Verkürzung des M. rectus femoris zu einer Beugung des Hüftgelenks als Ausweichreaktion.

Lumbale Rückenstrecker

Die Verkürzung der lumbalen Rückenstrecker stellt man bei Rumpfvorbeuge im Sitzen bei gebeugten Knien fest. Die Handrücken sind hinter dem Rücken auf der Bank abgelegt (☞ Abb. 4.56a). Man bittet den Patienten, die Stirn auf die Knie zu legen. Bei verkürzter Rückenmuskulatur gelingt das nicht. Es gibt jedoch auch andere Umstände, warum dies nicht gelingt: Wenn beispielsweise der Patient einen langen Rumpf und kurze Oberschenkel hat. Allerdings kann aber auch die Rückenmuskulatur verkürzt sein, der Rumpf kurz und die Schenkel lang sein, dann gelingt es dem Patienten. Deshalb ist ein modifizierter Test verlässlicher, bei dem der Patient mit seinen Händen auf den Beckenkämmen sein Becken fixiert und seine Lendenwirbelsäule kyphosiert. Bei verkürztem lumbalen Anteil des M. erector spinae bleibt die Lendenwirbelsäule lordosiert (☞ Abb. 4.56b).

M. quadratus lumborum

Die Verkürzung des M. quadratus lumborum ist schon bei der Seitneigung erkennbar, sie kann jedoch durch eine Skoliose oder Beinlängendifferenz vorgetäuscht werden. Genauer ist die Prüfung in Seitenlage, bei der der Patient auf Ellenbogen und Unterarm gestützt den Oberkörper in die Höhe stemmt und dadurch die Lendenwirbelsäule zur Seite neigt (☞ Abb. 4.57). Er darf allerdings den Oberkörper nur so weit heben, dass das Becken auf der Unterlage bleibt. Deshalb ist es auch möglich, dass der Therapeut das Becken des Patienten von oben fixiert. Bei Verkürzung des M. quadratus lumborum ist die Lateroflexion verringert.

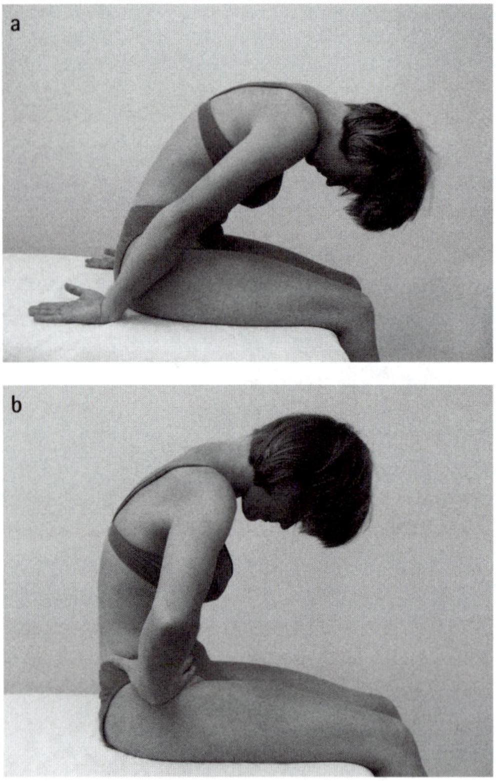

Abb. 4.56: Prüfung der lumbalen Rückenstrecker auf Verkürzung. a) Anlegen der Stirn auf die Knie. b) Fixation des Beckens durch den Patienten selbst vermeidet die Hüftvorbeuge und unterstützt die Kyphosierung der Lendenwirbelsäule.

Dorsale Nackenmuskulatur

Die Technik, mit deren Hilfe man eine Verkürzung der Pars descendens des M. trapezius, der Mm. pectorales und des M. levator scapulae untersucht, ist mit der Technik identisch, mit der man bei der PIR die Vorspannung erreicht, und wird im entsprechen Abschnitt (☞ 6.8) besprochen.

Bei der Inspektion erkennt man eine Verkürzung der Mm. pectoralis an einer vermehrten Brustkyphose, eine Verkürzung ihres oberen Anteils an nach vorne gezogenen Schultern, einen Hypertonus der Pars descendens des M. trapezius an den nach oben konvexen, „gotischen" Schultern (☞ Abb. 4.58).

Zur schnellen Orientierung prüft man die dorsale Nackenmuskulatur, indem der Patient sein Kinn an die Brust heranzieht, was bei Verkürzung (bei geschlossenem Mund!)

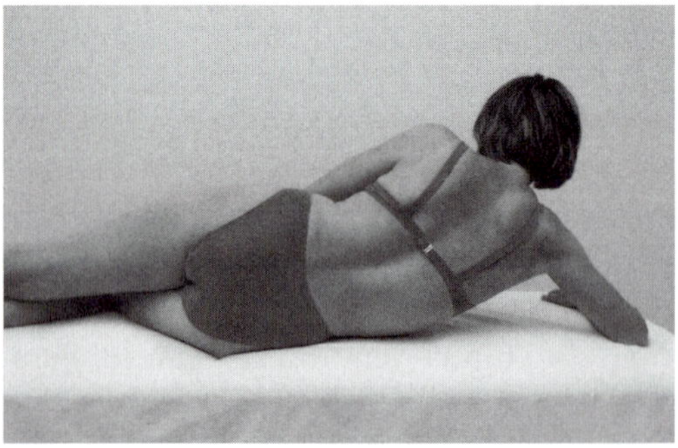

Abb. 4.57: Untersuchung des M. quadratus lumborum

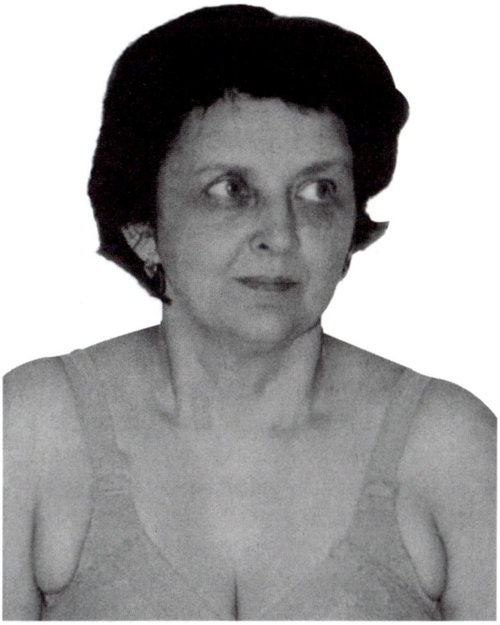

Abb. 4.58: Überlastung der oberen Fixatoren des Schultergürtels mit nach oben konvexen „gotischen" Schultern

nicht gelingt, wobei man den Abstand mit den Fingern messen kann. Eine verkürzte Nackenmuskulatur ist die häufigste Ursache, wegen er man mit dem Kinn die Brust nicht erreicht.

4.14 Untersuchung einer Hypermobilität

Nicht nur eine Abschwächung und Rigidität, sondern auch eine Hypermobilität sind vor allem muskulären Ursprungs. Die pathogenetische Bedeutung wurde bereits beschrieben (☞ 2.10), weshalb hier vor allem die Diagnostik behandelt werden soll.

Die diesbezüglichen **Richtlinien** sind der Verdienst von Sachse (1969), mit Hilfe derer man eine normale Beweglichkeit, Hypo- und Hypermobilität unterscheiden kann, wobei es sich um Normvarianten handelt. Es ist allerdings notwendig, mit der großen interindividuellen Variabilität und den Unterschieden zwischen den verschiedenen Altersgruppen zu rechnen. Was beim erwachsenen Mann als hypermobil beurteilt wird, kann bei einer Frau und einem Kind völlig normal sein. Mit Rücksicht darauf schien es vorteilhaft, statt einer stufenlosen Messwertskala eine Zuordnung der Ergebnisse in drei **Beweglichkeitsstufen A, B** und **C** vorzunehmen:

- **A:** hypomobil bis Normfall
- **B:** leicht hypermobil
- **C:** stark hypermobil.

Auch die Kriterien nach Sachse sollen mit den Angaben von Kapandji (1974) verglichen und die Technik beschrieben werden.

4.14.1 Wirbelsäule

Die Gesamtbeweglichkeit der Wirbelsäule auf Grund von Röntgenaufnahmen beträgt nach Kapandji 145° bei der Vorbeuge, 135° bei der Rückbeuge, 75° bei der Seitneigung und bei der Rotation 90–95° zu jeder Seite. Klinisch werden die einzelnen Bewegungen gesondert gemessen.

Ein klinisch besonders wichtiges Zeichen der Hypermobilität der Lendewirbelsäule ist eine Hyperlordose im Stehen, die im entspannten Sitz in eine Hyperkyphose umschlägt.

Lendenwirbelsäule

Rückbeuge

Die durchschnittliche Rückbeuge beträgt nach Kapandji 35°. Klinisch findet man den größten Rückbeugewinkel entweder lumbosakral oder thorakolumbal. Nach Sachse wird der Test in Bauchlage ausgeführt, um Mitbewegungen des Beckens auszuschalten. Die Hände sind unter den Schultern flach auf die Unterlage gestützt, die Fingerspitzen befinden sich unterhalb der Schultern (☞ Abb. 4.59a). Der Therapeut fixiert das Becken auf der Unterlage. Der Patient blickt zum Boden und drückt mit den Armen den Oberkörper so weit in die Höhe, wie es die Lendenwirbelsäule ohne Beckenmitbewegung erlaubt. Die Bewegung kann indirekt am Innenwinkel des Ellenbogens abgelesen werden. Stufe A bis 60°, Stufe B bis 90° und Stufe C mehr als 90° (☞ Abb. 4.59b).

Vorbeuge

Die durchschnittliche Flexion der Lendenwirbelsäule beträgt nach Kapandji 60°. Bei Rumpftiefbeuge wird zusätzlich die Hüftbeugung und bei gestreckten Beinen die Dehnbarkeit der ischiokruralen Muskulatur geprüft (☞ Abb. 4.60). Stufe A entspricht dem Finger-Boden-Abstand bis 0 cm. Eine größere Beugungsfähigkeit bis zur Berührung der Fingerknöchel auf dem Boden wird

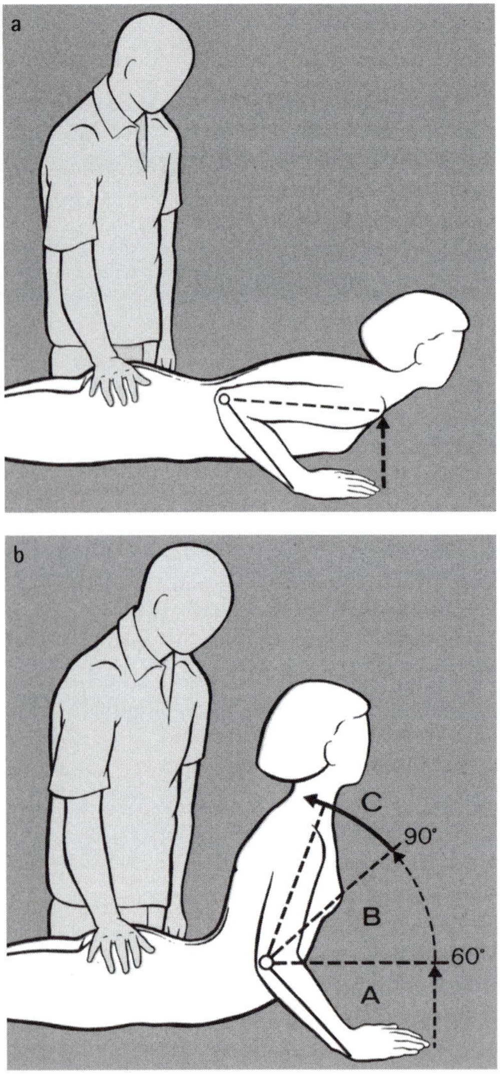

Abb. 4.59: a) Prüfung des Ausmaßes der Rumpfrückbeuge. b) Bewertung: A hypomobil bis normal, B leicht hypermobil, C stark hypermobil.

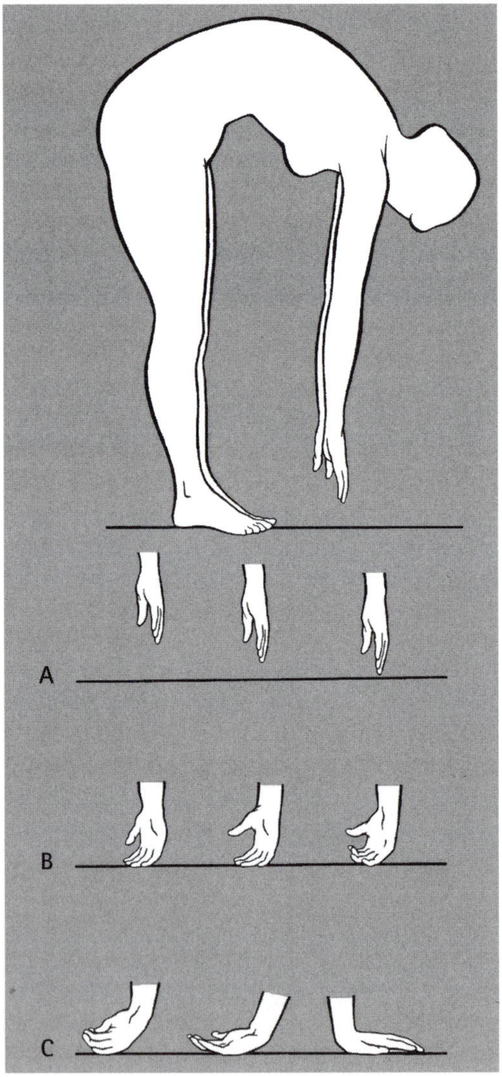

Abb. 4.60: Prüfung des Ausmaßes der Rumpfvorbeuge. Bewertung: A hypomobil, B leicht hypermobil, C stark hypermobil.

als Stufe B gewertet, Stufe C geht darüber hinaus. Manchmal kann der Oberkörper an den Oberschenkel gelegt werden. Dieser Test hat den Nachteil, dass man mit ihm nicht nur die Kyphosierung der Lendenwirbelsäule testet, sondern auch die Dehnbarkeit der ischiokruralen Muskulatur. Eine annähernd reine Anteflexion der Wirbelsäule kann im Sitzen geprüft werden, wenn sich der Patient mit der Stirn zum Knie beugt. Bei Stufe A bleibt die Stirn 10 cm oberhalb des Knies, Stufe B erlaubt die Annäherung bis zur Berührung des Knies und bei Stufe C kann der Kopf zwischen die Knie geschoben werden.

Seitneigung

Die Lendenwirbelsäule erlaubt eine Seitneigung von ungefähr 20° zu jeder Seite. Bei der Prüfung nach Sachse steht der Patient mit fest geschlossenen Beinen und neigt sich zur Seite. Das Lot von der gegenseitigen Achselfalte kann bei Stufe A höchstens bis zur Analfalte fallen. Es überschreitet diese bei Stufe B bis zur Mitte des Gesäßes auf der Neigungsseite und gelangt bei Stufe C sogar über den lateralen Rand des Gesäßes (☞ Abb. 4.61).

Bei der Untersuchung von Vorbeuge und Seitneigung sollte man auch auf die Beweglichkeit der Hüftgelenke und vor allem auf die Körperproportionen Rücksicht nehmen: Man könnte von einer „falschen Hypermobilität" bei langem Rumpf und kurzen Beinen, bei der Vorbeuge auch bei langen Armen sprechen.

Rotation

Das Ausmaß der lumbalen Rotation wird von Kapandji mit 5° angegeben. Es ist deshalb klinisch nicht messbar.

Brustwirbelsäule

Rotation

Für die Rumpfrotation der BWS nennt Kapandji 35° zu jeder Seite. Bei der klinischen Prüfung sitzt der Patient rittlings auf dem Bankende. Der Schultergürtel ist

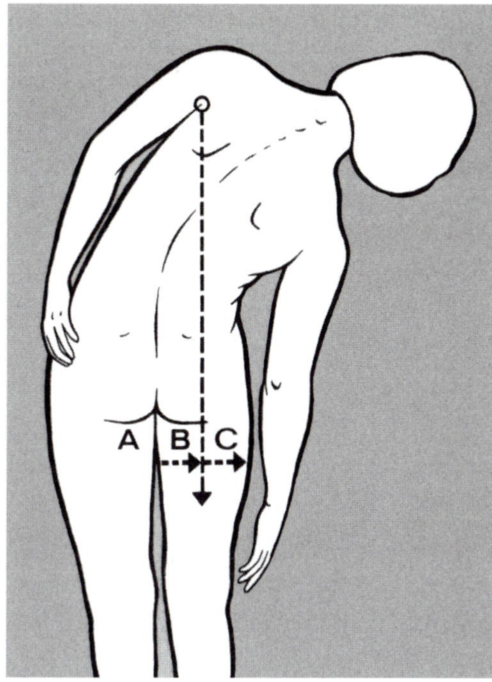

Abb. 4.61: Prüfung des Ausmaßes der Rumpfseitneigung. Bewertung: A hypomobil bis normal, B leicht hypermobil, C stark hypermobil.

durch die im Nacken gefalteten Hände fixiert. Der Patient dreht sich nacheinander nach rechts und nach links. Der Therapeut kontrolliert dabei die Fixation des Beckens. Bis zu 50° Rotation zu einer Seite werden als Stufe A gewertet, 50° bis 70° als Stufe B und über 70° als Stufe C (☞ Abb. 4.62).

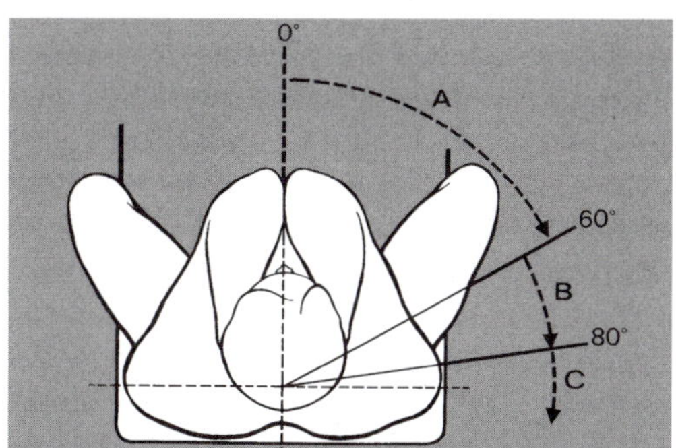

Abb. 4.62: Prüfung des Ausmaßes der Rumpfrotation. Bewertung: A hypomobil bis normal, B leicht hypermobil, C stark hypermobil.

Heute weiß man allerdings, dass es bei der Rumpfrotation gleichzeitig auch zu einer Lateralflexion der Wirbelsäule kommt und dass an dieser gekoppelten Bewegung auch die Lendenwirbelsäule teilnimmt (☞ 3.4.1).

Vorbeuge, Rückbeuge, Seitneigung

Die Prüfung der Rumpfvorbeuge, -rückbeuge und -seitneigung im Stehen beziehen auch die Brustwirbelsäule mit ein, wenngleich diese (im Stehen) als Prüfung der Lendewirbelsäule beschrieben wurde.

Nach Kapandji beträgt die Anteflexion der Brustwirbelsäule 45°, die Retroflexion 25° und die Lateralflexion 20° zu jeder Seite. Wenn man klinisch die Vor- und Rückbeuge in der Brustwirbelsäule messen will, muss man den Patienten im Sitzen auffordern, einen Buckel zu machen und sich aufzurichten.

Halswirbelsäule

Rotation

Bei der HWS ist die Rotation bei klinischer Untersuchung messbar. Nach Kapandji beträgt sie 50° zu jeder Seite. Bei klinischer Untersuchung in korrekter aufrechter Kopfhaltung (☞ Abb. 4.63) wird die Rotation unter 70° als Stufe A, 70° bis 90° als Stufe B und mehr als 90° als Stufe C bewertet. Dabei beteiligt sich die obere Brustwirbelsäule an der Rotation. Durch leichte Beugestellung wird diese Mitbewegung ausgeschaltet.

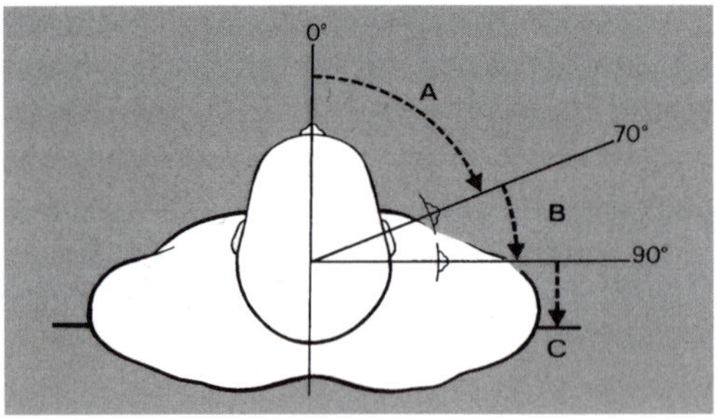

Abb. 4.63: Prüfung des Ausmaßes der Kopfrotation. Bewertung: A hypomobil bis normal, B leicht hypermobil, C stark hypermobil.

4.14.2 Gelenke der oberen Extremität

Wir halten uns dabei an die Angaben von Sachse.

Metakarpophalangealgelenke

Sie zeigen bei passiver Dorsalextension (Interphalangealgelenke dürfen gebeugt sein) einen durchschnittlichen Ausschlag bis 45° (Stufe A). 45° bis 60° werden als Stufe B eingestuft und oberhalb davon liegt Stufe C (☞ Abb. 4.64).

Ellenbogen

Am Ellenbogengelenk korreliert eine Valgusstellung häufig mit Hypermobilität. Darauf beruht auch der nächste Test: Bei gebeugten Ellenbogen werden die Unterarme und Hände fest aneinander gelegt. Dann werden die Arme so weit gestreckt, wie die Ellenbogen noch fest aneinander liegen bleiben (☞ Abb. 4.65). Als Stufe A wird gewertet, wenn der Innenwinkel in der Ellenbeuge kleiner als 110° bleibt, ein Innenwinkel von 110° bis 135° ergibt Stufe B und weitere Streckung Stufe C.

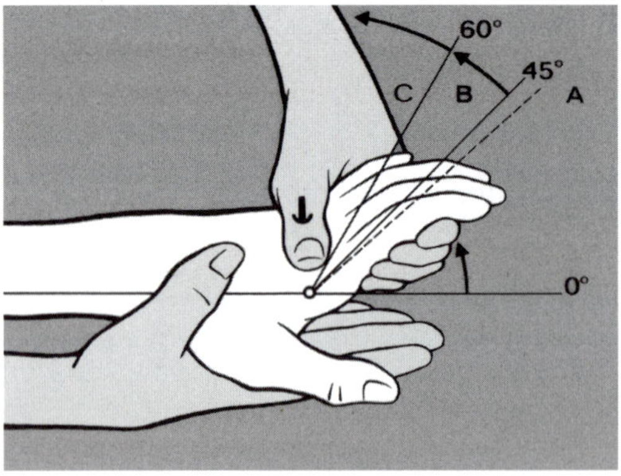

Abb. 4.64: Prüfung der Dorsalextension der Metakarpophalangealgelenke. Bewertung: A hypomobil bis normal, B leicht hypermobil, C stark hypermobil.

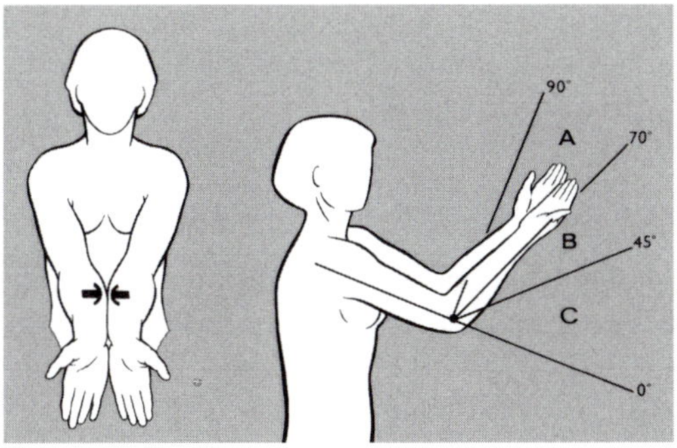

Abb. 4.65: Prüfung der Extension des Ellenbogengelenks bei aneinander gelegten Unterarmen. A hypomobil bis normal, B leicht hypermobil, C stark hypermobil.

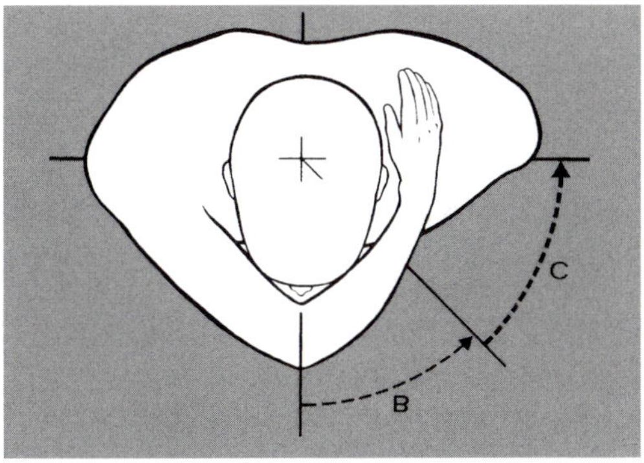

Abb. 4.66: Prüfung der Annäherung der Ellbogen an die gegenüberliegende Schulter. A hypomobil bis normal, B leicht hypermobil, C stark hypermobil.

Schulter

Der horizontal angehobene Oberarm wird zur Gegenseite geführt. Der Ellenbogen erreicht höchstens die Medianebene bei Stufe A. Kann er darüber hinaus auf halben Weg zur Gegenschulter geführt werden, entspricht das der Stufe B und noch weiter an die Schulter bedeutet das Stufe C. In Extremfällen wird die Gegenschulter erreicht (☞ Abb. 4.66).

Ein anderer Test prüft das diagonale Berühren der Hände hinter dem Rücken. Hier werden auch beide Seiten geprüft. Das Ergebnis bezieht sich auf die von unten kommende Seite. Stufe A wird dokumentiert, wenn es nicht oder gerade eben zur Berührung der Fingerspitzen kommt. Das Übereinanderschieben der Finger gilt als Stufe B, wenn die Finger in die Handfläche geschoben werden, als Stufe C (☞ Abb. 4.67). Die Wirbelsäule darf nicht hyperlordosiert werden.

Die isolierte Beweglichkeit des Schultergelenks ist am besten mit der passiven Abduktion zu prüfen. Bei exakter Schulterblatt-

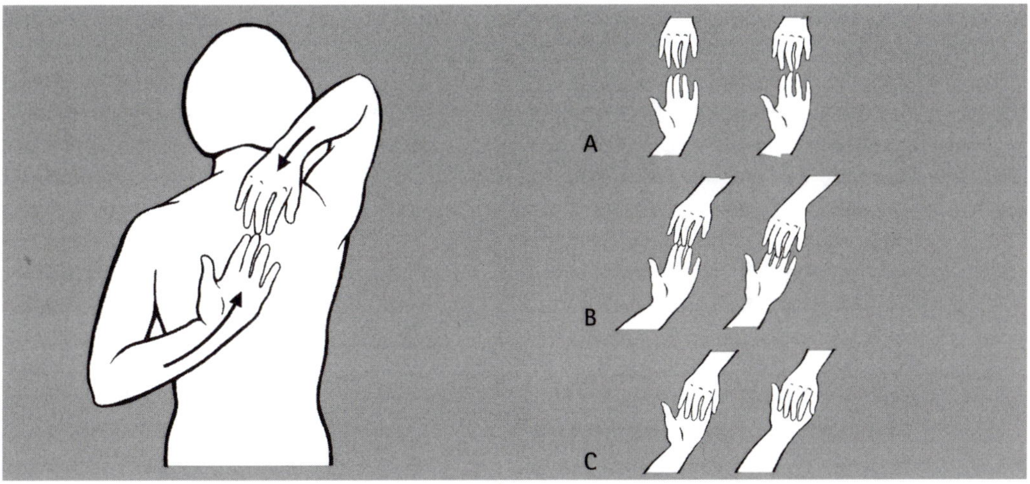

Abb. 4.67: Berührung beider Hände hinter dem Rücken. A hypomobil bis normal, B leicht hypermobil, C stark hypermobil.

fixation von oben rechnet eine Abduktion von 90° zur Stufe A, 90° bis 110° zur Stufe B, darüber hinaus zur Stufe C (☞ Abb. 4.68).

4.14.3 Gelenke der unteren Extremität

Knie

Das Kniegelenk wird am besten in Hyperextension geprüft. Stufe A gilt für das Ende der Streckbewegung vor 0°. Eine Hyperextension bis 10° wir als Stufe B bewertet und eine darüber hinausgehende Extension als Stufe C (☞ Abb. 4.69).

Hüfte

Das Hüftgelenk wird am besten durch die Summe aus Außenrotation und Innenrotation in rechtwinkliger Beugestellung eingestuft. Eine Summe von Außen- und Innenrotation bis zu 90° gilt als Stufe A, 90° bis 120° als Stufe B, mehr als 120° als Stufe C (☞ Abb. 4.70).

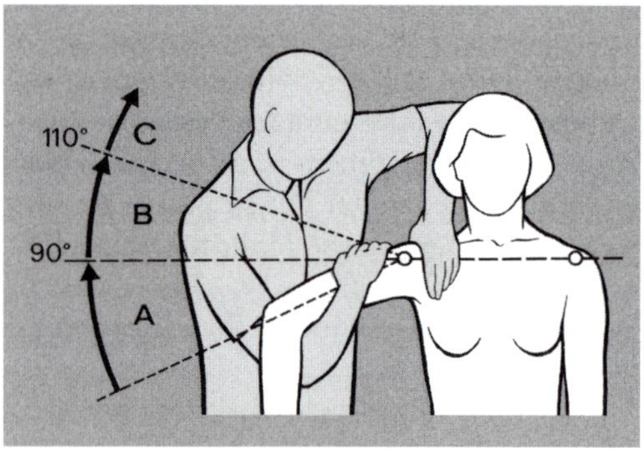

Abb. 4.68: Prüfung der Abduktion im Schultergelenk bei fixiertem Schulterblatt. A hypomobil bis normal, B leicht hypermobil, C stark hypermobil.

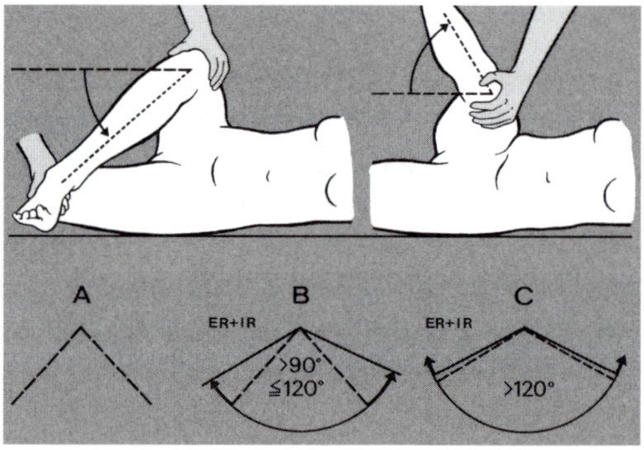

Abb. 4.70: Prüfung der Außen- und Innenrotation im Hüftgelenk. A hypomobil bis normal, B leicht hypermobil, C stark hypermobil.

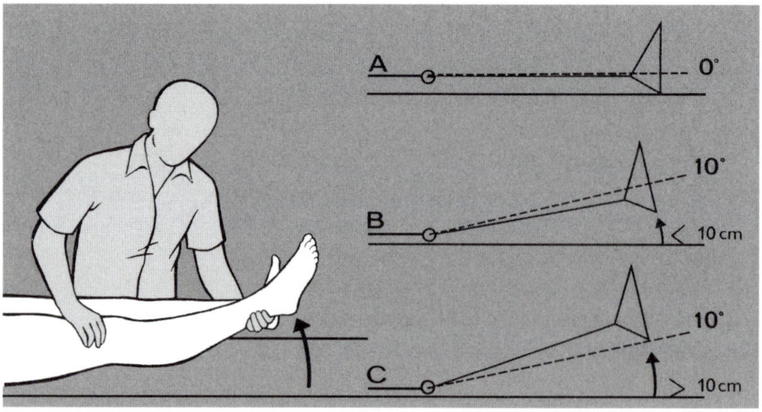

Abb. 4.69: Prüfung der Hyperextension im Kniegelenk.
A hypomobil bis normal,
B leicht hypermobil,
C stark hypermobil.

4.15 Untersuchung koordinierter Bewegungen (motorischer Stereotypien)

Nach der Untersuchung einzelner Muskelgruppen durch einfache Bewegungen des Muskeltestes und seiner Modifikationen wendet man sich den komplizierteren Bewegungen zu. Man beginnt mit der Körperhaltung (☞ 4.2).

Die motorische Stereotypie ist das Resultat während der Ontogenese erworbener unbedingter und bedingter Reflexe und/oder Programme.

4.15.1 Untersuchung im Sitzen

Es folgt die Untersuchung im Sitzen auf einem Hocker, dessen Höhe verstellbar ist. Dabei beobachtet man die Fußstellung, die Höhe der Darmbeinkämme, die Haltung der Lendenwirbelsäule und den Tonus der Bauch-, der paravertebralen und Gesäßmuskulatur. Bei richtigem Sitzen liegen die Füße flach auf dem Fußboden, die Darmbeinkämme sind in gleicher Höhe, die Lendenlordose ist abgeflacht, der Tonus der Muskulatur ist nur mäßig gespannt und gleichmäßig verteilt (☞ Abb. 4.71).

Vorbeuge und Aufrichtung aus der Vorbeuge

Bei richtiger Vorbeuge wird ein Bein vorgesetzt und das vordere Knie gebeugt. Gleichzeitig beugt sich der Rumpf, zuerst der Kopf und dann rollt sich der Rumpf von kaudal nach kranial ein, wobei sich die Bauch- und Gesäßmuskulatur leicht kontrahieren (☞ Abb. 4.72a). Der M. erector spinae kontrahiert sich zunächst, um in maximaler Vorbeuge zu entspannen.

Während des Aufrichtens strecken sich die Knie und gleichzeitig richtet sich der Rumpf so auf, dass zuerst die Lendenwirbelsäule, dann die kranialen Wirbelsäulenabschnitte und zuletzt der Kopf aufgerichtet werden (☞ Abb. 4.72b). Dies wird durch Anspannung der Bauch- und Gesäßmuskeln ermöglicht.

Die Gesamtheit dieser Bewegung ist das Ergebnis der koordinierten Aktivität der Gesäß-, Bauch- und Rückenmuskulatur. Dabei gelangt das Knie des vorgesetzten Beins unter den Brustkorb, sodass der Schwerpunkt stets oberhalb der Stützfläche liegt. Nie darf sich der Rumpf wie ein star-

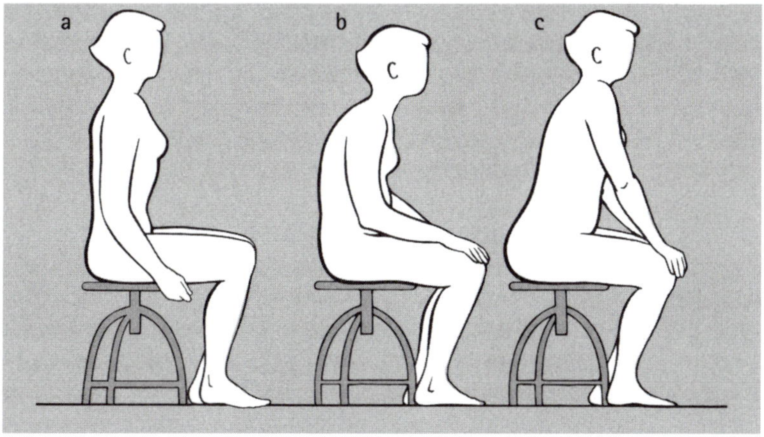

Abb. 4.71: Sitzen auf einem Hocker: richtige Haltung (a) und falsche Haltungen (b, c).

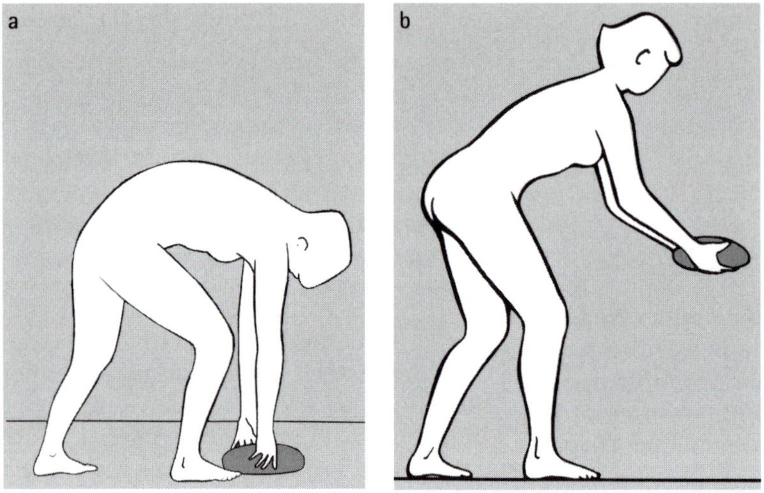

Abb. 4.72: Rumpfvorbeuge (a) und Aufheben (b) eines Gegenstandes in richtiger Ausführung.

rer Stab aufrichten, weil er dann als langer Lastarm mit enormem Druck auf den lumbosakralen Übergang wirkt (☞ Abb. 4.73). Auch darf sich der Bauch nicht vorwölben.

Rumpfrotation im Sitzen

Hier werden vor allem die Brustwirbelsäule und der Schultergürtel geprüft. Der Patient sitzt auf einem Hocker und hält ein Heft in den Händen. Dabei achtet man auf das richtige Sitzen. Man legt Wert auf Entspannung des Schultergürtels und die aufrechte Haltung einschließlich der Schultern. Die Aufgabe des Patienten ist es nun, das Heft auf einen Schrank hinter sich in Kopfhöhe zu legen (☞ Abb. 4.74). Dabei achtet man vor allem auf die Rotation des Rumpfes um eine vertikale Achse, die koordinierte Aktivität der Bauch- und Rückenmuskeln, die entsprechende Fixation der Schulterblätter und eine möglichst geringe Anspannung der Pars descendens des M. trapezius.

Bei richtiger Ausführung sieht man eine fließende Wendung des Rumpfes, wobei sich das Becken und die Beine nicht mitbewegen. Die Bauch- und Rückenmuskulatur sind nur mäßig angespannt, die unteren Schul-

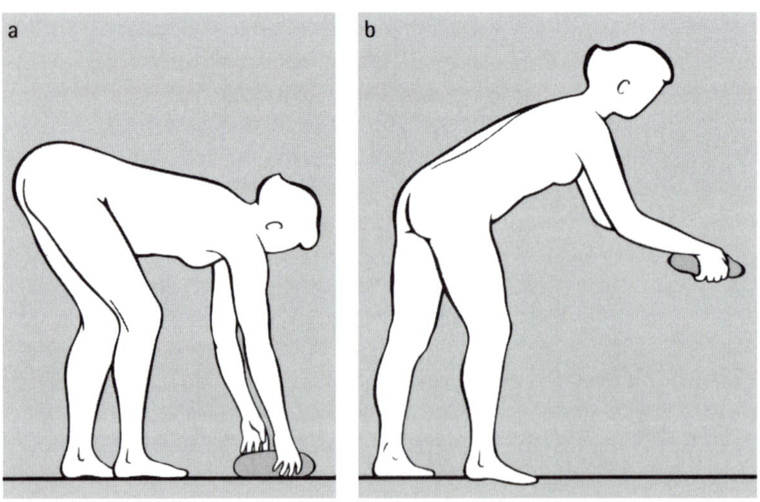

Abb. 4.73: Rumpfvorbeuge (a) und Aufheben (b) eines Gegenstandes in falscher Ausführung.

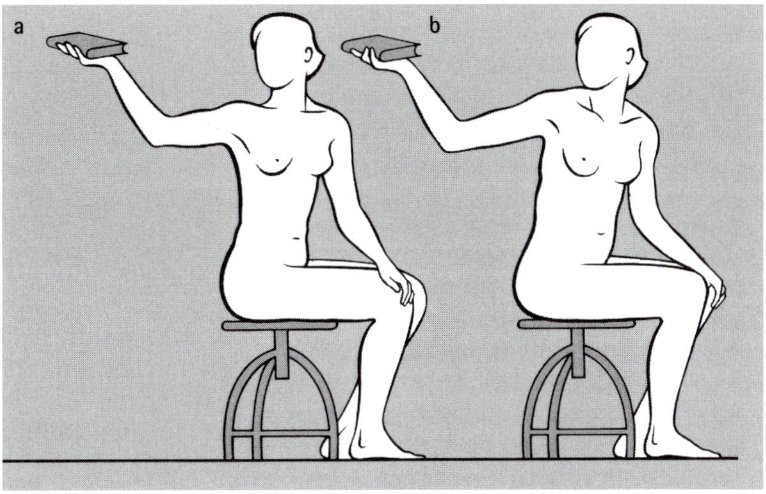

Abb. 4.74: Rumpfrotation im Sitzen mit einem Gegenstand in der Hand: richtige (a) und falsche (b) Haltung.

terblattwinkel rücken nicht auseinander und springen nicht hervor, die pars descendens des M. trapezius bleibt entspannt.

Kopf- und Halsrotation

Zuerst betrachtet man die Kopfhaltung im Stehen und Sitzen. Normal ist eine leicht lordotische Haltung; diese kann jedoch bei flacher Brustwirbelsäule fehlen. Der Winkel zwischen Kinn und Hals beträgt ungefähr 90°. Während der Wendung des Kopfes beobachtet man nicht nur die Rotation des Halses, sondern auch die zervikalen Muskeln und die Schulterstellung (☞ Abb. 4.75). Bei richtig ausgeführter Bewegung soll sich die Lordose nicht verstärken und möglichst wenig Seitneigung entstehen. Der M. sternocleidomastoideus soll nicht überlastet und keine Schulter darf vorgeschoben oder hochgezogen werden.

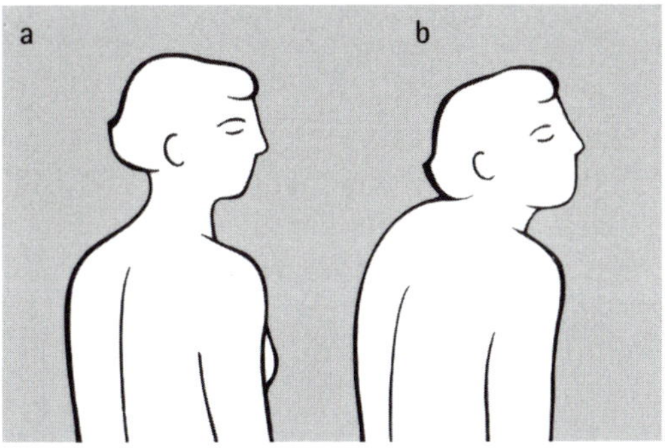

Abb. 4.75: Kopfrotation im Sitzen: richtige (a) und falsche (b) Haltung.

Heben der Arme

Beim Heben der Arme hebt der Patient gleichzeitig auch die Schultern und die Schulterblätter und aktiviert so die oberen Fixatoren des Schultergürtels, vor allem die Pars descendens des M. trapezius und den M. levator scapulae, vor allem bei ungenügender Fixation der Schulterblätter von kaudal durch die Pars ascendens des M. trapezius (☞ Abb. 6.152).

4.15.2 Untersuchung im Stehen

Tragen von Lasten

Hier besteht die typische Fehlhaltung in einer Vorhaltung des Kopfes und nach vorne gezogenen Schultern, wodurch es zu einer Verspannung der oberen Fixatoren des Schultergürtels und der Muskel im Bereich der oberen Extremitäten kommt (☞ Abb. 4.76). Bei richtigem Lasttragen sind die Schultern hinter dem Körperschwerpunkt, Kopf und Hals sind in aufrechter

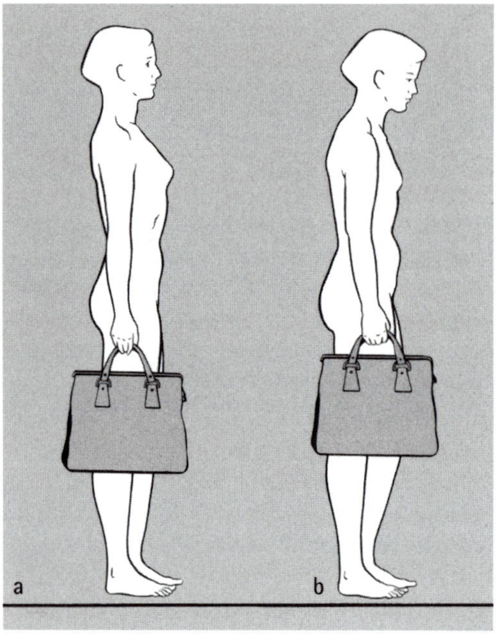

Abb. 4.76: Haltung des Patienten beim Tragen einer Last: richtige (a) und falsche (b) Haltung mit nach vorne gezogenen Schultern und Hals.

Haltung. Wenn dies der Fall ist, entspannt sich auch die Last tragende Hand.

Stehen auf einem Bein

Man beobachtet alle Gelenke des Standbeins, die Achse und den Schwerpunkt des Körpers, das Becken mit den Beckenkämmen, die Wirbelsäule und die Muskelspannung insbesondere der Stabilisatoren des Hüftgelenks (Mm. gluteus medius und minimus).

Bei richtigem Stehen auf einem Bein liegen alle Gelenke des Standbeins auf einem Lot, der Körperschwerpunkt verschiebt sich gegenüber dem Stand auf beiden Beinen nach vorne auf die Köpfchen des II. und III. Os metatarsi. Die Darmbeinkämme stehen waagrecht und die physiologischen Wirbelsäulenkrümmungen ändern sich nicht. Es kommt auch zu keiner Skoliose. Die Stabilisatoren des Hüftgelenks, insbesondere die Abduktoren, sind auf der Standbeinseite angespannt. Die Flexoren und Extensoren der Lendenwirbelsäule (Bauchmuskeln und Rückenstrecker) sowie des Hüftgelenks sind gleichmäßig angespannt. Dies gilt auch für den M. quadratus lumborum (☞ Abb. 4.77a).

Bei Abschwächung der Abduktoren, die man bei Patienten mit Haltungsfehlern häufig beobachtet, hebt der Patient den Darmbeinkamm auf der dem Standbein gegenüberliegenden Seite (☞ Abb. 4.77b, nach Dejerine, Babkin). Das Absinken des Darmbeinkamms (Trendelenburg-Zeichen) findet man vor allem bei dekompensierten Luxationshüften und hochgradiger Abschwächung.

Gehen

Bei normalem Gang sind die Schritte gleichlang und die Belastung der Beine abwechselnd regelmäßig. Beim Auftreten wird der Fußboden zuerst mit der Ferse berührt und der gesamte Fuß zunächst auf der lateralen Kante abgerollt, um sich am Ende in Pronation auch mit den Zehen abzustoßen. Man beachtet die Extension der Knie und Hüften.

Das Becken schwankt von Seite zu Seite und rotiert dabei um eine vertikale Achse, wobei die Exkursionen bei Frauen größer sind als bei Männern, es bleibt dabei jedoch waagrecht. Die Wirbelsäule bewegt sich wellenförmig von Seite zu Seite, wobei die größte Exkursion bei L3 liegt und es in der Brustwirbelsäule zu einer leichten Gegenkrümmung kommt, der Knotenpunkt also im Bereich des thorakolumbalen Übergangs liegt, der vertikal oberhalb des Kreuzbeins bleibt. Der Kopf bewegt sich kaum, die Armbewegungen sind symmetrisch (bei Rechtshändern links etwas mehr als rechts) und gehen von den Schultern aus, die eine Rotationsbewegung in einer der Beckenrotation entgegengesetzten Richtung ausführen. Die Schulterblätter sind durch ihre kaudalen Fixatoren am Rücken fixiert. Die Bewegung des Körperschwerpunkts von Seite zu Seite und auf- und abwärts ist gering, d.h. der Gehende soll weder schaukeln noch wippen.

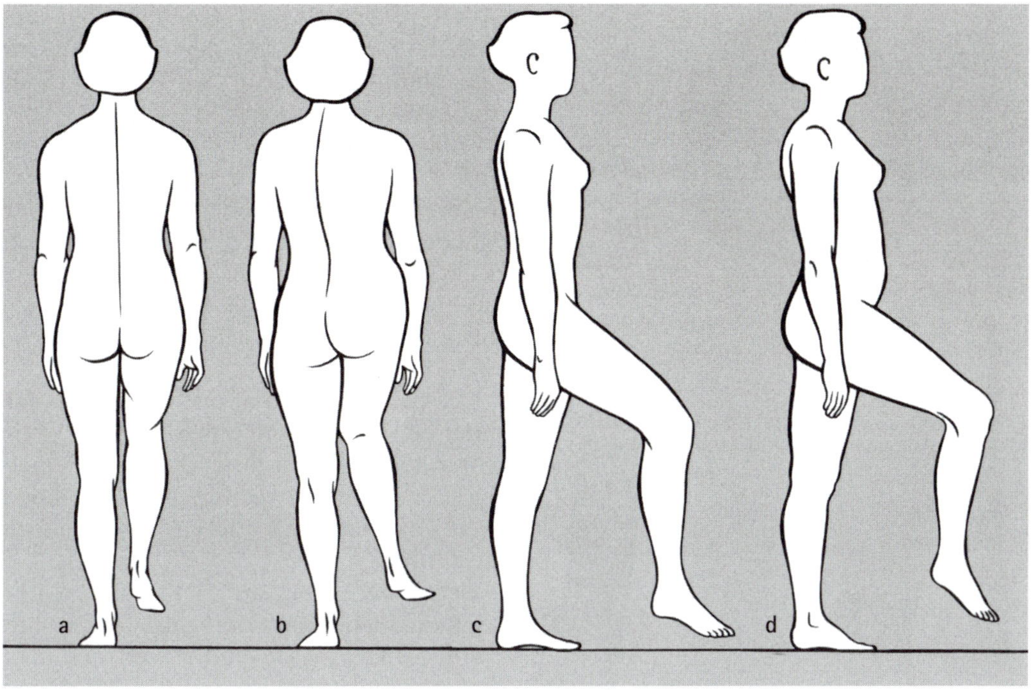

Abb. 4.77: Stehen auf einem Bein. In der Ansicht von hinten richtige (a) und falsche (b) Haltung, in der Seitenansicht richtige (c) und falsche (d) Haltung.

Bedeutende Gangasymmetrien sind auch deutlich zu hören, besonders bei raschem Gang.

Manche Störungen zeigen sich erst beim Gehen mit geschlossenen Augen, beim Spitzen- oder Fersengang oder bei nach oben gestreckten Armen.

Es kann wichtig sein, den Patienten bei seiner Arbeit zu beobachten, wenn das möglich ist – beim Lastheben, vor dem Computer, an einer Maschine oder seinem Instrument usw.

4.15.3 Atmungsstereotypie

Wenn auch die Atmung in erster Linie dem Gasaustausch dient, beruht sie doch auf der Funktion des Bewegungssystems. Die Muskeln, die an der Atmung beteiligt sind, sind ihrerseits von größter Bedeutung für die Funktion des Bewegungssystems. Dieser Umstand ist so bedeutend, dass man die Atemstereotypie für die wichtigste aller Bewegungsstereotypien halten (☞ 2.9.5).

Man kann die Untersuchung in Ruhelage im Liegen beginnen. Hier soll die Bauchatmung vorherrschen. Bei aufrechter Haltung, im Stehen oder Sitzen muss die Bauchmuskulatur ihre posturale Funktion während der Atmung aufrechterhalten. Dies ist dann der Fall, wenn sich der Brustkorb beginnend von der Taille erweitert. Um dies festzustellen, legt man seine Hände seitlich auf die unteren Rippen und merkt, ob sich die Hände voneinander entfernen oder ob sie sich nach kranial bewegen, ohne dass sich der Thorax erweitert (thorakale **Hochatmung**, ☞ Abb. 4.78).

Ist diese Stereotypiestörung hochgradig, ist der Thorax dauernd in einer Inspirationsstellung, und man sieht die Hochatmung bereits bei Ruheatmung. Man erkennt dann auch die verspannten Mm. sternocleidomastoidei, die Mm. scaleni mit der Verspannung aller oberen Fixatoren des Schultergürtels

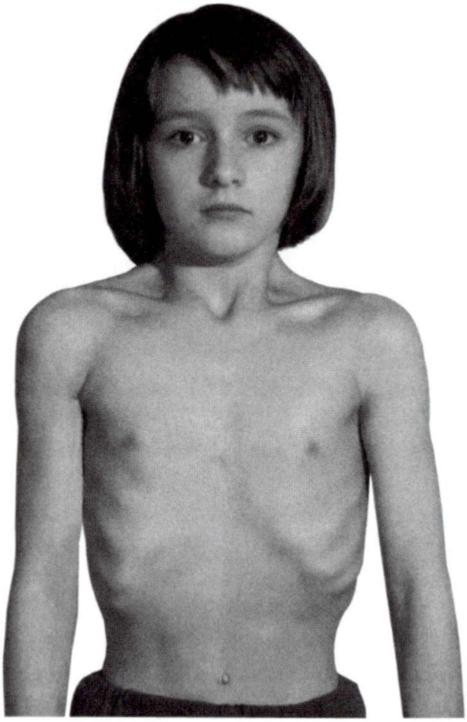

Abb. 4.78: Hoch- und paradoxe Atmung: Verspannung der Muskeln, die den Schultergürtel von oben fixieren, tiefe obere Schlüsselbeingruben, Inspirationsstellung des Brustkorbs, eingezogener Bauch während der Einatmung.

und tiefe obere Schlüsselbeingruben. In den schwersten Fällen kommt es sogar zur Einziehung des Bauches während der Einatmung (**paradoxe Atmung**, ☞ Abb. 4.78). In diesem Fall kann man die Hochatmung auch im Liegen beobachten. In weniger schweren Fällen zeigt sich die Hochatmung erst bei tiefer Inspiration. Die Hochatmung kann auch asymmetrisch sein; dann heben sich die Schultern nicht gleich hoch und es besteht oft eine Schwäche der Pars ascendens des M. trapezius auf der Seite, die sich mehr hebt.

Das Hochziehen des Thorax hat auch zufolge, dass die Atmung vor allem durch die Kontraktion der Mm. scaleni erfolgt und dass sich somit das Zwerchfell ungenügend aktiviert, ja sogar sich infolge der Bewegung der vorderen Wand des Thorax nach kranial schräg stellt. Es fehlt also die Kokontraktion des Zwerchfells mit den Bauchmuskeln und somit die Fixation des Brustkorbs an das Becken.

Abbildung 4.78 zeigt auch, dass es nicht nur zu einer Überlastung der Halswirbelsäule kommt, sondern dass sich der Thorax förmlich vom Becken abhebt, also jegliche Fixation der Lendewirbelsäule ausbleibt. Man sieht die Hypotonie im Bereich der Taille bzw. der seitlichen Bauchwand (☞ 2.9.5).

Deshalb palpiert man auch den **Tonus der lateralen Bauchwand** und fordert den Patienten auf, gegen die tastenden Finger einen Druck auszuüben, was ihm oft nicht gelingt. Man kann dann nach Kolář folgende Tests ausführen:

- Der Patient liegt auf dem Rücken mit angestellten Knien und man fordert ihn auf, die Knie gegen Widerstand, den man ausübt, mehr zu beugen oder im aufrechten Sitzen beide Knie gegen die Schwerkraft anzuheben, und palpiert seitlich die Bauchwand in der Taille. Die laterale Bauchwand kontrahiert sich, was auch der Patient tasten kann (Feedback), wobei sich der Thorax nicht heben darf.
- In Rückenlage hebt der Patient langsam den Kopf und Rumpf und man palpiert in der Medioklavikularlinie: Bei Flexion des Halses beginnt sich die Bauchwand zu kontrahieren und beim Anheben des Thorax kontrahiert sich der laterale Anteil der Bauchwand. Auf analoge Weise prüft man die Extension von Kopf und Schulter in Bauchlage.

Die enge **Beziehung von Haltung und Atmung** geht schon daraus hervor, dass sich bei krummer Sitzhaltung der Brustkorb schlecht erweitern kann und es daher zur Hochatmung kommt. Diese kyphotische Haltung geht mit einer Vorhaltung des Kopfes einher und wird dann durch eine Hyperlordose der oberen Halswirbelsäule kompensiert.

Andererseits manifestiert sich diese enge Beziehung auch darin, dass man während einer Muskelleistung den Atem anhält (Valsalva-Manöver), wodurch der Körper auf Kosten der Atemfunktion seine maximale Stabilität erreicht, beispielsweise beim Aufschlag beim Tennis. Sogar ein kurzer Sprint wird bei angehaltenem Atem ausgeführt, mit anderen Worten, der Organismus festigt vorübergehend die posturale auf Kosten der Atemfunktion.

Inspiration und Exspiration sind ungefähr gleich lang, der Patient sollte jedoch in der Lage sein, diese erheblich zu verlängern, zumindest auf 10 Sekunden. (Sänger sollten dazu allerdings noch viel länger fähig sein.) Man hört ein leises, von der Nase her rührendes Atemgeräusch. Die Nasenflügel verengen sich während der Einatmung und erweitern sich bei der Ausatmung.

In Bauchlage beobachtet man, wie bei vertiefter Atmung die Atemwelle von der Lendenwirbelsäule nach kranial bis in die obere Brustwirbelsäule fortschreitet. Sie kann bei Blockierungen unterbrochen werden. Bei gestörter Atemstereotypie kann sie auch gänzlich fehlen.

Wegen der engen Beziehungen zwischen Bewegungssystem und Atmung ist eine gestörte Atmungsstereotypie, insbesondere die thorakale Hochatmung, äußerst pathogen und sollte deshalb nie übersehen werden.

4.16 Syndrome

4.16.1 Das untere gekreuzte Syndrom

Dabei handelt es sich um eine **Dysbalance folgender paarweiser Muskelgruppen** in ihrer funktionellen Zusammengehörigkeit:
- Abschwächung des M. gluteus maximus, Verkürzung der Hüftflexoren und Verspannung der ischiokruralen Muskulatur
- Abschwächung des M. rectus abdominis sowie Verkürzung des lumbalen und thorakolumbalen Anteils des M. erector spinae
- Abschwächung des M. gluteus medius sowie Verspannung des M. tensor fasciae latae, der Adduktoren und des M. quadratus lumborum.

Dabei besteht auch eine Substitution des M. gluteus maximus durch die ischiokruralen Muskeln und die Rückenstrecker, des M. gluteus medius durch den M. tensor fasciae latae und den M. quadratus lumborum sowie des M. rectus abdominis durch die Hüftflexoren.

Es ist leicht zu verstehen, dass diese Störung das Abrollen der Wirbelsäule beim Hinlegen aus dem Sitzen unmöglich macht. Bei einer Dysbalance zwischen dem M. rectus abdominis und dem lumbalen M. erector spinae sieht man vor allem eine lumbale **Hyperlordose**, bei einer Dysbalance zwischen dem M. gluteus maximus und den Hüftflexoren liegt die Hyperlordose im lumbosakralen Übergang. Der M. psoas major beugt nicht nur die Hüfte, er lordosiert gleichzeitig die Lendenwirbelsäule („Psoasparadox"). Dabei besteht auch eine vermehre Beckenneigung (☞ Abb. 4.79, 2.10).

4.16.2 Das obere gekreuzte Syndrom

Dabei handelt es sich um eine **Dysbalance folgender Muskelgruppen**:
- zwischen den oberen und unteren Fixatoren des Schultergürtels
- zwischen den Mm. pectorales und der Interskapularmuskulatur
- zwischen den tiefen Halsbeugern (M. longus colli, M. longus capitis, M. omohyoideus und M. thyrohyoideus) und den Halsextensoren; dabei kann es auch zur Verkürzung des oberen Anteils des Lig. nuchae mit fixierter Lordose der oberen Halswirbelsäule kommen.

Für die Fixation des Schulterblatts ist die Pars ascendens des M. trapezius von ent-

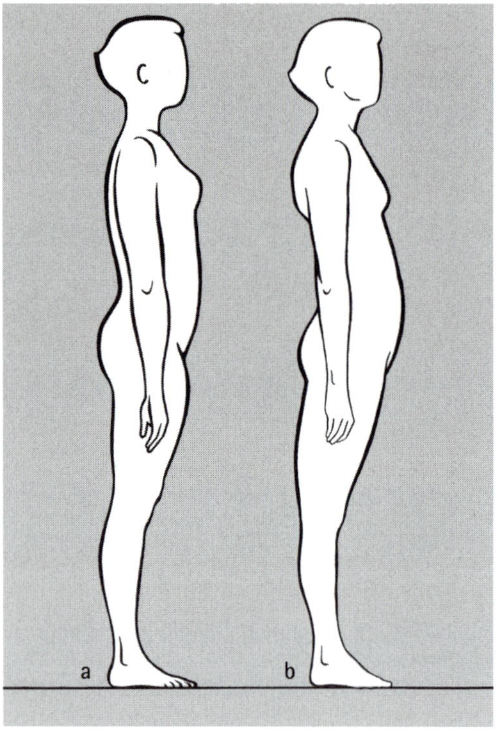

Abb. 4.79: Lumbosakrale (a) und lumbale (b) Hyperlordose

scheidender Bedeutung. Deren Anspannung führt direkt zur reflektorischen Relaxation der oberen Fixatoren. Die Verspannung der Mm. pectorales verursacht eine vermehrte Brustkyphose und nach vorne gezogene Schultern, was auch eine kyphotische untere und hyperlordotische obere Halswirbelsäule verursacht.

Eine richtige, bogenförmige Anteflexion aus dem Liegen ist nur bei koordinierter Tätigkeit der Mm. scaleni und der tiefen Halsbeuger möglich. Bei deren Abschwächung und Hyperaktivität der Mm. sternocleidomastoidei kommt es zu einer Ventralverschiebung des Kopfes (Inkoordination). Die Ursache der Abschwächung der tiefen Halsbeuger liegt oft in der Abschwächung der tiefen Stabilisatoren der Lendenwirbelsäule, weil der M. longus colli hier seinen Ansatzpunkt hat.

4.16.3 Das „Etagensyndrom" nach Janda

Bei diesem Syndrom **wechseln** etagenweise Abschnitte **hypertropher** und **abgeschwächter Muskelgruppen**. Von dorsal findet man in kaudokranialer Richtung relativ schlanke Waden, aber eine hypertrophe ischiokrurale Muskulatur, eine hypotrophe und schlaffe Gesäßmuskulatur und grazile lumbale Rückenstrecker, darüber vorspringende hypertrophe thorakolumbale Rückenstrecker, eine schlaffe Interskapularmuskulatur und wiederum hypertrophe, verspannte obere Fixatoren des Schultergürtels.

Auf der Vorderseite wölbt sich der untere Anteil der Bauchwand vor, seitlich von den Mm. recti jedoch besteht eine Eindellung, die den verspannten Mm. obliquui abdominis entspricht und noch weiter seitlich kann sich die Bauchwand in der Taillengegend vorwölben („Pseudohernie").

Die Bedeutung dieses „Etagensyndroms" liegt darin, dass sich kontrakte und schlaffe, hypermobile Abschnitte abwechseln; besonders pathogen wirkt sich allerdings der hypermobile lumbosakrale Übergang aus.

Eine Dysfunktion der Füße spielt hier scheinbar eine wichtige Rolle. Geringe Schwankungen des Gleichgewichts werden normalerweise von den Zehen abgefangen, das heißt von der Fuß- und vor allem der Unterschenkelmuskulatur. Das Schuhwerk führt oft zu einer Hemmung der Zehenfunktion, dann übernimmt die Funktion des statischen Ausgleichs die Oberschenkelmuskulatur.

Die häufige Schwäche der Interskapularmuskulatur ist vom Standpunkt der Entwicklungskinesiologie gut zu erklären: Die aufrechte Haltung entwickelt sich beim Säugling in Form von zwei lordotischen Krümmungen und dank der Aktivität des zervikalen und des thorakolumbalen Rückenstreckers. Der schwache Punkt liegt dort, wo sich beide treffen, bei Th4 oder Th5.

4.17 Nachtesten

Dank der klinischen Untersuchung gewinnt man regelmäßig eine genügende Anzahl von Befunden, die über Funktionsstörungen unterrichten. Das ermöglicht es, vor und nach einem therapeutischen Eingriff, der oft augenblicklich, reflektorisch wirkt, zu vergleichen. Das augenblickliche Nachprüfen, das **Nachtesten**, spielt somit die Rolle einer Rückkoppelung, die der kritische Therapeut nicht missen sollte. Ein derartiges augenblickliches Nachprüfen ist beispielsweise bei der Pharmakotherapie, mit wenigen Ausnahmen, undenkbar. Das ist bei dem sehr unregelmäßigen Verlauf der Beschwerden der Patienten allerdings ziemlich wertvoll. Trotzdem darf man auch den besten Augenblickseffekt nicht mit dem eigentlichen Erfolg der Therapie gleichsetzen. Da es sich meist nicht um eine einzige Funktionsstörung bei den Patienten handelt, hängt der therapeutische Effekt auch weitgehend von der Relevanz der behandelten Störung ab. Handelt es sich nur um einen Teileffekt, hindert einen nichts, eine weitere Läsion zu behandeln und dann wieder den Effekt zu testen.

Im Prinzip kann jeder abnormale Befund, den man erhebt, **vor und nach Therapie verglichen** (getestet) werden. Besonders wertvoll sind allerdings messbare Befunde, wie das Bewegungsausmaß eines Gelenks oder Wirbelsäulenabschnitts, oder der Lasègue-Test. Auch Seitenabweichungen bei der Hautant-Probe eignen sich zum Vergleich. Manchmal kann man sogar beim Wurzelsyndrom bei abgeschwächten Muskeln eine Kraftzunahme feststellen (☞ Abb. 2.12, 2.13). Aber auch reflektorische Veränderungen können regelmäßig vor und nach der Behandlung verglichen werden: Muskuläre Triggerpunkte, hyperalgetische Zonen, Verschieblichkeit der Faszien u. a. nach Eingriffen wie Mobilisation, Nadelung, PIR, RI, Lokalanästhesie u. a. Auch instrumentelle Methoden, wie die Thermographie, sind angebracht.

Auch die **subjektiven Angaben** des Patienten sind wertvoll. Letzten Endes geht es darum, dass Patienten, die meist an Schmerzen leiden, Linderung empfinden. Man kann nur empfehlen, dass sich der Patient mit Schmerzpunkten, die man im Laufe der Untersuchung feststellt, nach der Behandlung mit eigenen Händen von deren Besserung oder Schwinden überzeugt.

Das Testen kann auch zur Indikation therapeutischer Maßnahmen dienen, im Sinne einer **Probetherapie**. Wenn man z. B. wissen will, ob eine Traktionstherapie oder die Therapie einer (aktiven) Narbe indiziert ist, probiert man, ob so ein Vorgehen eine augenblickliche Besserung bringt oder nicht. Ja, man kann sagen, dass im Sinne einer „evidence based medicine" ein augenblickliches (reflektorisches) Ergebnis für die Wirksamkeit des Handelns spricht, wenn es auch nicht mit einem Therapieerfolg gleichzusetzen ist.

4.18 Der Untersuchungsgang im Hinblick auf Funktionsstörungen

Man sollte sich die Frage stellen, wie ein Patient mit Funktionsstörungen systematisch zu untersuchen ist. Mit anderen Worten: Wie soll ein Krankenblatt bei „Funktionskrankheiten" (nach Brügger) aussehen?

Nachdem die verschiedenen klinischen Untersuchungstechniken beschrieben wurden, stellt sich die Frage, wie praktisch vorzugehen ist und wie es gelingt, effektiv zu bleiben und dabei möglichst Fehler zu vermeiden.

Diese Frage ist durchaus nicht einfach zu beantworten. Es handelt sich dabei um die Untersuchung des Bewegungssystems einschließlich morphologischer und funktioneller Störungen, die Gegenstand verschiedener ärztlicher Fachgebiete sind. Man kann sogar sagen, dass das Bewegungssystem in vieler Hinsicht ein Spiegelbild dessen ist, was im Organismus vor sich geht. So leiden einige Patienten an Beschwerden, die in der Kompetenz des Internisten, des Neurologen, Orthopäden oder Rheumatologen gehören, andere wiederum an Störungen, die eher ins Fachgebiet der HNO-Ärzte und Gynäkologen gehören. Einmal steht die Muskulatur, einmal stehen die Gelenke im Vordergrund oder es besteht eine große Anzahl reflektorischer Veränderungen.

Eine Untersuchung nach allen diesen Gesichtspunkten ist in der meist ambulanten Praxis, die für diese Patienten zuständig ist, praktisch nicht durchführbar. Das Problem liegt darin, dass im Zentrum des Interesses die Funktionsstörungen liegen, für die kein etabliertes Fachgebiet zuständig ist, wobei sie ihrem Wesen nach in der Regel das Bewegungssystem als Ganzes betreffen.

4.19 Funktionelles Denken und Umdenken

Die bisher im Detail beschriebenen Untersuchungstechniken und auch die anspruchsvollen therapeutischen Techniken behandeln Funktionsstörungen. Sie können jedoch nur dann effektiv eingesetzt werden, wenn die Funktionsstörungen richtig begriffen werden; dies ist nur möglich, wenn es dem Therapeuten gelingt, nicht nur das Handwerk zu meistern, sondern auch funktionell umzudenken.

> Funktionelles Denken und Umdenken ist genau so wichtig und noch schwieriger, als die Technik der Manuellen Medizin.

In den hier folgenden 20 Punkten sollen in groben Zügen die wichtigsten Unterschiede zwischen dem üblichen pathomorphologischen und funktionellen Denken dargelegt werden.

- Die erste grundlegende Aufgabe bei der Klassifikation und Differentialdiagnostik ist zu entscheiden, ob es sich im gegebenen Fall um eine (vorwiegend) pathomorphologische oder eine Funktionsstörung handelt.
- Die Funktion (Physiologie) ist ebenso reell, wie die Morphologie (Anatomie).
- Bei einer pathomorphologisch bedingten Erkrankung müssen Lokalisation und Substrat bestimmt werden; die Funktion und ihre Störung sind das Resultat des Zusammenspiels einer Kette von unterschiedlichen Strukturen verschiedener Lokalisation.
- Das klinische Bild entspricht viel mehr den Funktionsstörungen als den pathomorphologischen Veränderungen. Deshalb manifestieren sich pathologische Prozesse oft erst dann, wenn sie Funktionsstörungen hervorrufen; Funktionsstörungen dagegen können auch ohne morphologische Veränderungen erhebliche klinische Symptome hervorrufen.
- Pathomorphologische Veränderungen bedingen somit Funktionsstörungen, die sich klinisch manifestieren.
- Deshalb ist nicht selten ein ausgeprägter pathomorphologischer Befund klinisch stumm und kann sogar irrelevant sein (ein Bandscheibenprolaps im CT, eine Skoliose oder eine Spondylolisthesis), wohingegen eine gleichzeitig bestehende Funktionsstörung klinisch entscheidend ist.
- Wenn man sich in solchen Fällen von den pathomorphologischen Veränderungen leiten lässt, bleibt jeglicher Erfolg aus; demgegenüber ist es möglich, auch bei klinisch relevanten pathomorphologischen Veränderungen zu helfen, wenn es gelingt, die Funktion zu verbessern, z. B. mittels Rehabilitation, wobei man sich natürlich der Grenzen des Möglichen bewusst sein muss, also auch der möglichen Kompensationen.

- Ziel der pathomorphologischen Diagnostik ist es, den Prozess seiner Lokalisation und seinem Wesen nach zu erkennen (Prinzip der Lokalisation).
- Ziel der Funktionsdiagnostik ist es, die pathogene Kette und die Beziehungen ihrer Glieder und deren Relevanz zu erkennen (holistisches Prinzip).
- Die Schmerzursache bei pathologischen Prozessen liegt in der Natur der Läsion; bei Funktionsstörungen ist es vor allem die infolge der Dysfunktion verursachte pathologische Spannung (Verspannung).
- Bei pathomorphologischen Erkrankungen und erfolgreicher Therapie setzt man diese bis zur Heilung fort oder man entscheidet sich für ein chirurgisches Vorgehen.
- Wenn man bei Funktionsstörungen erfolgreich ist, wendet man sich meist einem anderen Glied der Kette zu. Muss man dieselbe Störung wiederholt behandeln, dann sollte man überlegen, ein relevanteres Glied der Kette zu behandeln. Eine wechselnde Therapie ist deshalb die Regel.
- Bei pathomorphologischen Störungen hängt der Erfolg von Arzneimitteln oder von chirurgischen Eingriffen, bei Funktionsstörungen von der (augenblicklichen) Relevanz des behandelten Gliedes der pathogenetischen Kette ab.
- Wer bei Funktionsstörungen dort behandelt, wo es weh tut, ist verloren (oder sein Patient).
- Bei Funktionsstörungen, die ihrer Definition nach reversibel sind, sind augenblickliche Effekte, die den Anschein von „Wunderheilungen" erwecken, durchaus nicht selten, ja sogar mitunter voraussehbar.
- Die moderne Technik, die bei pathomorphologischen Veränderungen Großartiges leistet, versagt häufig bei Funktionsstörungen oder ist zumindest äußerst schwerfällig; hier bleibt das klinische Können entscheidend. Dieses wird jedoch vielfach als „subjektiv" unterschätzt und ungenügend geübt. Die Folge davon ist oft die Überschätzung wenig relevanter morphologischer Veränderungen.
- Der psychische Faktor spielt bei allen Erkrankungen eine wichtige Rolle. Bei Funktionsstörungen des Bewegungssystems ist er jedoch selbst ein Glied der pathogenetischen Kette, weil die Willkürmotorik Effektor der psychischen Tätigkeit ist. Auch hier ist der Schmerz das führende Symptom, Verspannung und Relaxation sind von größter Bedeutung. Man muss deshalb jeweils entscheiden können, wie relevant und der Therapie zugänglich der psychische Faktor ist.
- Bei pathomorphologischen Erkrankungen ist das Verhältnis von Ursache und Wirkung in der Regel vorgegeben, bei Funktionsstörungen hingegen wird die Ursache häufig zur Folge. Was auch immer Schmerzen verursacht, der Schmerz verändert die motorische Stereotypie und diese wird Ursache von Funktionsstörungen, die den Schmerz weiter unterhalten. Chronisch verlaufende Verspannungen und Blockierungen machen die Faszien unbeweglich und schlecht bewegliche Faszien werden Ursache von rezidivierenden Blockierungen.
- Bei pathologischen Läsionen ist es leicht, Statistiken aufzustellen, die auch von großer Bedeutung sind; es ist dies unvergleichlich schwieriger bei Funktionsstörungen. Schon bei der Diagnostik können die Symptome Folge einer langen Kette von Störungen verschiedener Lokalisation sein, deren Relevanz sich jeweils ändern kann. Wenn dann ein Glied der Kette erfolgreich behandelt wird, ist es sinnlos, hier wieder zu behandeln; wenn danach jedoch die Symptome weiter bestehen, behandelt man ein weiteres Glied der Kette usw.; ist dann endlich die klinische Symptomatik beseitigt, kann daraus nicht geschlossen werden, dass die Behandlung des ersten Gliedes der Kette weniger zum Erfolg beigetragen hat.
- Das funktionelle Denken ist schwierig: Nicht zu Unrecht vergleicht man die Funktion mit der „software" und die Struktur mit der „hardware".

4.20 Verkettung von funktionellen Störungen und Programmen der Motorik

4.20.1 Funktion und Verkettung

Wenn im vorausgehenden Abschnitt betont wurde, dass Funktionsstörungen in der Regel das Bewegungssystem als Ganzes oder zumindest zu einem großen Teil betreffen, stellt sich die Frage, wie man sich im Einzelfall orientieren soll. Wenn man beispielsweise „A" findet, kann man „B" erwarten und dann noch „C" prüfen. Welche Gesetzmäßigkeiten können beobachtet oder erwartet werden? Wie kann man sich klinisch orientieren?

Der erste Versuch geht von der Annahme aus, dass diese Gesetzmäßigkeiten mit gewissen Grundfunktionen des Bewegungssystems im Zusammenhang stehen. Als **Grundfunktionen** betreffen:

- der Gang vor allem die unteren Extremitäten und das Becken
- die Körperstatik vor allem Rumpf, Hals und Kopf
- die Atmung vor allem Rumpf und Hals
- das Greifen vor allem die obern Extremitäten und den Schultergürtel
- Nahrungsaufnahme und Sprache vor allem das orofaziale System, Kopf und Hals.

Die so konzipierten Verkettungen sind in Tab. 4.3 aufgeführt. Sie erheben keineswegs den Anspruch auf Vollständigkeit, zumal „vor allem" betont, dass sich die Störung nicht auf das, was im Einzelnen angeführt ist, beschränkt, sondern dass es darum geht, eine gewisse Orientierung zu ermöglichen. Unser Verständnis wurde im Weiteren, wie noch eingehend beschrieben wird, durch die Erkenntnis der Entwicklungskinesiologie präzisiert und erweitert.

4.20.2 Entwicklungskinesiologische Betrachtung von Verkettungen

Es soll an die Ausführungen von 2.6.1 angeknüpft werden. Dort wurde die Entwicklung des **Kokontraktionsmusters** von Flexoren und Extensoren, Adduktoren und Abduktoren, Außen- und Innenrotatoren beschrieben. Aus Antagonisten entwickelten sich Synergisten als Voraussetzung der menschlichen aufrechten Haltung. Diese Entwicklung ist besonders anschaulich an Gelenken, wie am Knie und in einzelnen Wirbelsäulenabschnitten, aber noch wesentlicher erscheint dieses Muster in kraniokaudaler Richtung, in der sich von den Füßen ausgehend in der sagittalen Ebene Muskelketten bilden, die mit ihren Ansatzpunkten zusammenhängen und die Wirbelsäule wie einen Mast verspannen. Dabei handelt es sich, wie Richardson, Hodges und Hides (2004) betonen, um lange Muskeln, die meist zwei und mehr Gelenke überspannen.

Dieser Umstand wäre nicht so wichtig, wenn die Wirbelsäule im Unterschied zu einem Mast nicht gegliedert wäre. Panjabi et al. (1992) konnten zeigen, dass die Bewegungssegmente instabil sind und zur Stabilisierung die Aktivität der kurzen tiefen Rückenmuskeln benötigen. Ohne diese Muskeln würde die Kontraktion der langen Muskeln eine Ausbuckelung einzelner Wirbelsäulensegmente zufolge haben. Deshalb entwickelte sich parallel zum Kokontraktionsmuster das System der **tiefen Stabilisatoren**. Dazu gehören nicht nur die Mm. multifidi, sondern auch ventral die Bauchhöhle mit ihren Wänden: dem Zwerchfell, dem M. transversus abdominis und dem Beckenboden. Diese Stabilisationsfunktion ist so wichtig, dass sich beim Armhochheben das Zwerchfell oder der M. transversus abdominis früher kontrahieren als der M. deltoideus (☞ Abb. 4.80). Wir konnten sogar eine Patientin beobachten, die infolge einer Lähmung der tiefen Rückenmuskulatur bei nicht fixiertem Becken ihren Arm nicht

Tab. 4.3: Verkettungen von funktionellen Störungen

Untere Extremität – Gang – Schwungphase – Extension	
Verspannung	Zehen- und Fußflexoren, M. soleus, ischiokrurale Muskulatur, Mm. glutei, M. piriformis, M. levator ani, M. erector spinae
Schmerzhafte Ansätze	Fersensporn, Achillessehne, Fibulaköpfchen, Tuber ossis ischii, Steißbein, Beckenkamm, Trochanter major des Femur, Dornfortsätze L4–S1
Gelenkdysfunktion (Blockierungen)	Kleine Fußgelenke, Sprunggelenk, Fibulaköpfchen, Iliosakralgelenk, untere LWS, (Kopfgelenke)
Untere Extremität – Gang – Standphase – Flexion	
Verspannung	Zehen- und Fußextensoren, M. tibialis anterior, Hüftbeuger, Hüftadduktoren, gerade Bauchmuskeln, thorakolumbaler M. erector spinae
Schmerzhafte Ansätze	Pes anserinus tibiae, Patella, Trochanter minor des Femur, Symphysenoberrand, Schwertfortsatz
Gelenkdysfunktion (Blockierungen)	Knie, Hüfte, Iliosakralgelenk, obere LWS, thorakolumbaler Übergang, (Kopfgelenke)
Rumpf – Körperstatik	
Verspannung in Muskelpaaren	Mm. sternocleidomastoidei: kurze Kopfgelenksextensoren Mm. scaleni + tiefe Halsbeuger + Mm. digastrici: M. trapezius + M. levator scapulae + Kaumuskeln M. iliopsoas + Mm. recti abdominis: M. erector spinae + M. quadratus lumborum
Schmerzhafte Ansätze	Hinterer Atlasbogen, Dornfortsatz C2, Linea nuchae, mediales Schlüsselbeinende, oberer und medialer Rand des Schulterblatts, Schwertfortsatz, Symphyse, untere Rippen, Beckenkamm
Gelenkdysfunktion (Blockierungen)	Kopfgelenke, zervikothorakaler Übergang und obere Rippen, thorakolumbaler Übergang (Rumpfrotation), lumbosakrale und iliosakrale Verbindung, Temporomandibulargelenk
Thorakale Hochatmung	
Verspannung	Oberer Anteil der Bauchmuskeln, Mm. pectorales, Mm. scaleni, Mm. sternocleidomastoidei, kurze Kopfgelenksextensoren, M. levator scapulae, Pars descendens des M. trapezius
Schmerzhafte Ansätze	Hinterer Atlasbogen und Atlasquerfortsätze, Dornfortsatz C2, Linea nuchae, mediales Schlüsselbeinende, Oberrand des Schulterblatts, sternokostale Verbindungen und obere Rippen
Gelenkdysfunktion (Blockierungen)	Kopfgelenke, zervikothorakaler Übergang, obere Rippen, Brustwirbelsäule

Fortsetzung

Tab. 4.3: *Fortsetzung*

Obere Extremität – Greiffunktion – Flexionshemmung	
Verspannung	Finger- und Handextensoren, Thenar, M. supinator, M. biceps brachii, M. triceps brachii, M. deltoideus, M. supraspinatus, M. infraspinatus, obere Schulterblattfixatoren, Interskapularmuskulatur
Schmerzhafte Ansätze	Proc. styloideus radii, Epicondylus radialis, Ansatz des M. supra- und infraspinatus, Ansatz des M. levator scapulae, Dornfortsatz von C2
Gelenkdysfunktion (Blockierungen)	Ellenbogen, Akromioklavikulargelenk, mittlere HWS, zervikothorakaler Übergang, obere Rippen
Obere Extremität – Greiffunktion – Extensionshemmung	
Verspannung	Finger- und Handflexoren, Pronatoren, M. subscapularis, M. pectoralis, M. sternocleidomastoideus, Mm. scaleni
Schmerzhafte Ansätze	Ulnarer Epikondylus, mediales Schlüsselbeinende, sternokostale Verbindungen, Erb-Punkt, Atlasquerfortsatz
Gelenkdysfunktion (Blockierungen)	Karpalknöchelchen, Ellenbogen, Glenohumeralgelenk, zervikothorakaler Übergang, Kopfgelenke
Kopf und Hals – Nahrungsaufnahme – Sprache	
Verspannung	Kaumuskeln, M. digastricus, M. sternocleidomastoideus, Kopfgelenksextensoren, M. trapezius, M. levator scapulae, M. trapezius, tiefe Halsbeuger, Mm. pectorales
Schmerzhafte Ansätze	Os hyoideum, hinterer Atlasbogen und Querfortsätze, Dornfortsatz C2, Linea nuchae, mediales Schlüsselbeinende, Oberrand der Skapula, obere Rippenwinkel
Gelenkdysfunktion (Blockierungen)	Temporomandibulargelenk, Kopfgelenke, zervikothorakaler Übergang, obere Rippen

hochheben konnte, bei fixiertem Becken (im Sitzen) dies jedoch mühelos ausführte (Lewit und Horáček 2004).

Bisher war die Rede von der Entwicklung des posturalen Programms, die automatisch vor sich geht und auch mit der optimalen Stellung (Zentrierung) der Gelenke einhergeht. Diese ist in den gröbsten Zügen im vierten Monat, endgültig erst mit vier Jahren abgeschlossen. Wie schon in Kapitel 2.6 erwähnt, verläuft diese Entwicklung bei einem beträchtlichen Prozentsatz der Kinder nicht optimal.

Sobald das Kind lernt sich zu bewegen, bildet es je nach Interesse und Möglichkeiten seine individuellen **Bewegungsmusterprogramme**. Zur Veranschaulichung soll das Tennisspielen dienen. Wenn man von der Neurologie ausgeht, müsste man Folgendes erwarten: Sobald der Spieler den Ball sieht, trifft dessen Bild die Netzhaut. Von dort geht der Impuls ins Zwischenhirn und wird in den Hinterhauptlappen weitergeleitet, von da in die parietale und schließlich in die motorische Hirnrinde, von der die zentralen Neurone ins Rückenmark und die peripheren zu den Muskeln gelangen. Nun kommt es zur Rückkoppelung via Hinterhorn und Kleinhirn. Bei einer Leitungsgeschwindigkeit von maximal 100 m pro Sekunde ist der Ball inzwischen längst „auf der Straße".

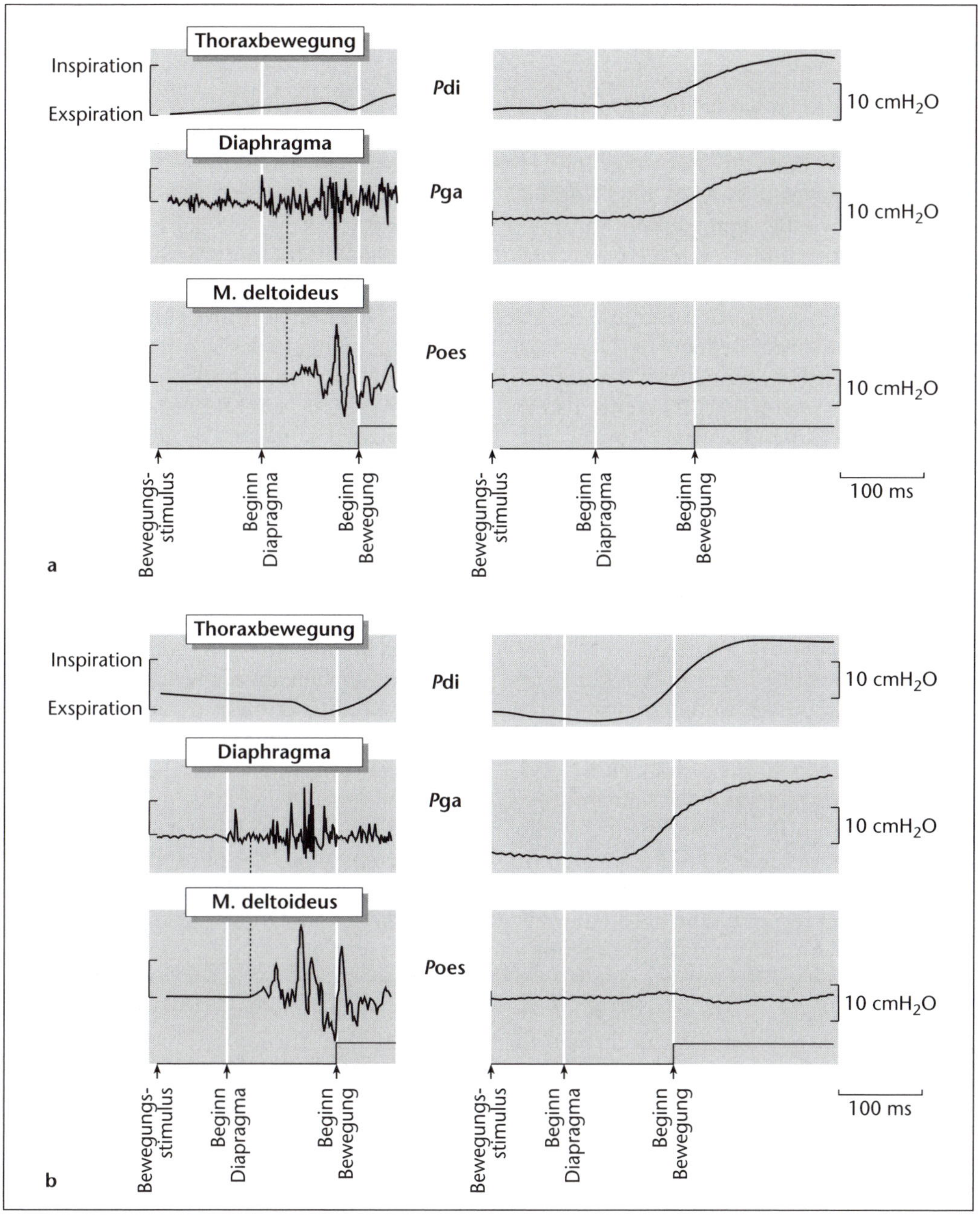

Abb. 4.80: EMG des M. deltoideus und des Zwerchfells beim Hochheben des Armes: Die Kontraktion des Zwerchfells geht der des M. deltoideus voraus [modifiziert nach Richardson et al. 2004]. *P*di = transdiaphragmaler Druck, *P*ga = intraabdomineller Druck, *P*oes = intrathorakaler Druck.

Auch dieses Problem kann nur in seiner Entwicklung begriffen werden: Man drückt dem Kind, das seine posturale Entwicklung erfolgreich hinter sich hat, den Ball in beide Hände. Dann wirft man ihn vorsichtig in seine vorbereiteten Hände. Es dauert geraume Zeit, bis es erst mit beiden Händen, dann mit einer Hand, wirklich den Ball fängt. Erst dann bietet man ihm den Tennisschläger an und es lernt, den Ball zu treffen. Was ist in diesen Jahren vor sich gegangen? Das Gehirn, der vollendetste aller Computer, hat ein Programm gebildet, und im Augenblick, in dem das Auge den Ball erblickt, ist es so weit: Augen- und Kopfbewegungen sowie Bewegungen des Rumpfes und der Extremitäten erfolgen automatisch.

Diese Erkenntnis ist für unser praktisches Handeln von größter Bedeutung. Daraus ist nämlich ersichtlich, dass dieses Programm das gesamte System betrifft. Wenn also in seinem Ablauf irgendwo eine Störung auftritt, muss umprogrammiert werden. Das bedeutet weiter, dass sich Symptome, in unserem Fall Funktionsstörungen, an vielen Orten zeigen können, und dass es unser Anliegen sein muss, die wesentlichste Störung, also das entscheidende Glied einer Kettenreaktion, herauszufinden.

Das Verständnis dieser Entwicklung ermöglicht es uns, uns rationell zu orientieren und gewisse Regeln aufzustellen, wie sich dieses System als Ganzes verhält. Dieses „holistische“ Verhalten kann sehr gut mit den programmierten Reaktionen beim Abstützen illustriert werden: Sobald man sich im Stehen auf Hand, Ellenbogen, Knie usw. abstützt, verändert sich schlagartig die Haltung in allen Abschnitten des Bewegungssystems. Das geht offenbar von den Rezeptoren dieser Stützpunkte aus, die auch als Stimulationspunkte nach Vojta ihre große Bedeutung haben.

Eine programmierte Funktion kann nur vom Nervensystem mittels der **Muskulatur** gesteuert werden. Wenn man also die Verkettungen verstehen und analysieren will, muss man von den Muskeln ausgehen. Die Funktion der Muskeln hängt allerdings aufs engste mit der der Gelenke zusammen; schon bei der Besprechung der Triggerpunkte wurde ersichtlich, dass diese mit Bewegungseinschränkungen einhergehen, was sich praktisch in der Anwendung neuromuskulärer Behandlungstechniken manifestiert. Hier wird deutlich, dass Triggerpunkte eigentlich die Funktion haben, Stabilität auf Kosten der Beweglichkeit zu schaffen.

Man findet sie in Antagonisten im Bewegungssegment oder an Extremitäten: Adduktoren – Abduktoren, Extensoren – Flexoren, wobei beispielsweise bei fächerförmigen Muskeln, wie dem M. pectoralis major, einem Abschnitt dieses Muskels ein gewisser Abschnitt der Rückenstrecker entspricht. Der Antagonismus beschränkt sich allerdings nicht auf das Segment: Wenn man z. B. einen Extensor stimuliert, hemmt man dadurch nicht nur dessen spezifischen Antagonisten, sondern das gesamte System der Flexoren. Das ist, wie Brügger zeigen konnte, besonders wirksam bei Stimulation der Extensoren an Fingern und Zehen, wo die Dichte der Rezeptoren besonders groß ist. So ist es möglich, durch Stimulation der Zehenextensoren die Aktivität der ischiokruralen Muskulatur zu hemmen und so das Lasègue-Zeichen abzuschwächen.

Das **Koaktivationsmuster** gilt jedoch nicht nur im Segment, es festigt die aufrechte Haltung auch dadurch, dass von den Füßen ausgehend die Muskeln mit ihren Ansätzen die aufrechte Haltung wie Seile einen Mast verspannen. Bei Funktionsstörungen bilden sich Triggerpunkte regelmäßig in den Muskelketten, die diese „Seile“ bilden.

Die Triggerpunkte sind Marker der Verkettungsreaktionen, die auch Gelenke und Weichteile betreffen.

4.20.3 Pathomechanismen von Kettenreaktionen

Eine weitere Gesetzmäßigkeit, die aus der Entwicklungskinesiologie hervorgeht, ist, dass die **ontogenetisch ältere Funktion weniger störanfällig** ist, also überwiegt. Bei Schmerzen, Ermüdung, Altern und auch Lähmungserscheinungen überwiegt das Modell des Neugeborenen. Das geht genauso aus den Stereotypiestörungen nach

Janda hervor (☞ Tab. 2.1) wie aus Brüggers „sternosymphysalem Syndrom" (1971).

In beiden Fällen kann man von einer Kettenreaktion mit dem Überwiegen der **Flexoren**, nach Janda der „vorwiegend **posturalen Muskeln**", unserem heutigen Wissen nach jedoch der entwicklungsgeschichtlich älteren Muskelgruppen, sprechen. Brügger erklärt die „krumme Sitzhaltung" allerdings nicht als Folge einer muskulären Dysbalance, sondern durch die Gelenksstellung: So kippt bei adduzierten Oberschenkeln im Sitzen das Becken nach hinten und der Thorax kann sich nicht aufrichten, wenn die Arme vor dem Brustkorb verschränkt sind. Auch hier ist der enge Zusammenhang von Gelenkfunktion und Muskeltätigkeit ersichtlich.

Eine weitere Kettenreaktion, bei der in der Regel das Gleichgewicht zwischen Flexoren und Extensoren gestört ist, findet man bei der **Vorhaltung im Stehen**. Sobald man sich nach vorwärts neigt, spannen sich alle Rückenstrecker einschließlich der Nackenmuskulatur an, wie man sich beim Tasten der eigenen Nackenmuskeln überzeugen kann. Findet man also bei Patienten eine verspannte Nackenmuskulatur im Stehen und kann eine Blockierung der Kopfgelenke ausschließen, ist folgender Test entscheidend: Der Patient, bei dem im Stehen der Nacken (und auch die Rückenmuskulatur) verspannt ist, setzt sich auf einen Stuhl, und im Sitzen verschwindet die Spannung. Regelmäßig findet man dann Triggerpunkte im M. sternocleidomastoideus und vor allem im M. rectus abdominis mit druckdolenten Ansatzpunkten am Proc. xiphoideus, dem unteren Rippenbogen und vor allem am Oberrand der Symphyse, zumindest auf einer Seite. Die Kette geht in der Regel weiter zu den ischiokruralen Muskeln, vor allem dem M. biceps femoris mit dem Ansatzpunkt am Fibulaköpfchen, das regelmäßig gegenüber der Fibula blockiert ist. Wenn die Kette nicht hier endet, befinden sich Triggerpunkte in den kurzen Zehenbeugern und den kurzen Extensoren mit Blockierungen im Lisfranc-Gelenk. Entscheidend ist regelmäßig das distalste Glied der Kette, oft also im Fuß, der ebenfalls zum tiefen Stabilisationssystem gehört.

Die Pathogenese dieser Kette liegt in der Rolle, die die überaus mächtige ischiokrurale Muskulatur bei Fixation des Beckens spielt. Besteht hier ein Triggerpunkt, ist die Fixation des Beckens gestört und muss durch den M. rectus abdominis und den M. gluteus maximus kompensiert werden, weshalb sich vor allem der M. rectus abdominis verspannt und die Vorhaltung mitbedingt. Oft klagen diese Patienten über Nacken- und auch Kopfscherzen, die Ursache liegt jedoch oft im Bereich der Füße.

4.20.4 Ursachen von Kettenreaktionen

Die häufigste Ursache von Kettenreaktionen liegt in einer **Funktionsstörung der tiefen Stabilisatoren**. Sie selbst bilden eine Kette, wie Richardson und Mitarbeiter elektromyographisch bei Kontraktion des Beckenbodens zeigen konnten. Es handelt sich dabei um das Zwerchfell, den M. transversus abdominis, den Beckenboden und die Mm. multifidi. Triggerpunkte können direkt am Beckenboden und Zwerchfell getastet werden. Wenn hier eine Störung auftritt, reagieren die langen Muskeln mit Triggerpunkten, um die gestörte Stabilität zu kompensieren, wozu sie schlecht geeignet sind.

Im Bereich des Rumpfes sind es vor allem die **langen Rückenstrecker**, der M. quadratus lumborum und der M. psoas major, mitunter auch der M. rectus abdominis. Der M. erector spinae ist oft so intensiv reizbar, dass es bei der schnappenden Palpation eines Triggerpunktes im thorakalen Abschnitt zu einer Zuckung auch im lumbalen Anteil und damit zu einer heftigen Dorsalflexion des Beckens kommt, dem „S-Reflex" nach Silverstolpe und Skoglund (1989).

Nach kranial folgen die Mm. pectorales, der M. subscapularis, die oberen Fixatoren des Schultergürtels, die Mm. scaleni, der M. sternocleidomastoideus, die kurzen Kopfgelenksextensoren und die Kaumuskeln mit den Mm. digastrici.

Nach kaudal folgen dann die Hüftadduktoren, die ischiokrurale Muskulatur und der M. quadriceps femoris, weiter insbesondere der M. soleus mit der schmerzhaften Achillessehne und die kurzen Muskeln des Fußes.

4.20.5 Rolle des Zwerchfells

Das Zwerchfell scheint offenbar eine spezielle Rolle zu spielen, weil es die posturale Funktion mit der Atmung verknüpft – mit anderen Worten: Eine Störung der tiefen Stabilisatoren geht mit einer Fehlatmung einher bzw. die Voraussetzung einer **richtigen Atmung** und guter Stabilisation der Lendenwirbelsäle ist die **koordinierte Kontraktion des Zwerchfells mit der Bauchwand**.

Nach Kolář (2005) kann dies mit Hilfe der folgenden **Tests** untersucht werden: Der Patient befindet sich in Rückenlage oder im Sitzen. Der Thorax ist in Ausatmungsstellung kaudalisiert. Man fixiert mit den Händen den Thorax in Ausatmungsstellung und palpiert gleichzeitig die laterale Bauchwand in der Taille und fordert den Patienten auf, einen Druck auf die tastenden Finger auszuüben. Um das zu fazilitieren, beugt der Patient seine Knie und man leistet gegen die gebeugten Knie (im Liegen) Widerstand; im Sitzen genügt es, wenn der Patient die gebeugten Knie nur ein wenig anhebt. In dem Augenblick spannt sich die laterale Bauchwand an und während der Einatmung soll diese Spannung weiter anhalten, um eine Hochatmung mit Schrägstellung des Zwerchfells zu verhindern. Dabei kommt es zu einer konzentrischen Kontraktion des Zwerchfells, der eine exzentrische Kontraktion vor allem des M. transversus abdominis entgegenwirkt. Gleichzeitig achtet man darauf, dass sich die Muskulatur des Unterbauchs und weniger des Oberbauchs anspannt, sodass sich der Nabel nicht nach kranial bewegt.

Der Patient ist in Rückenlage und hebt langsam den Kopf und ein wenig den Rumpf. Man palpiert die unteren Rippen in der Medioklavikularlinie. Beim Heben des Kopfes aktivieren sich die Bauchmuskeln, wobei der Thorax kaudalisiert bleibt. Bei weiterem Heben des Thorax aktiviert sich die laterale Bauchwand auch unterhalb des Nabels, der Bauch darf sich jedoch weder nach vorne noch zur Seite auswölben.

In Bauchlage hebt der Patient den Kopf und lordosiert ein wenig den Rücken. Dabei sollen sich die Rückenstrecker mit der lateralen Bauchwand koordiniert kontrahieren. Bei Insuffizienz fehlt die Anspannung der lateralen Bauchwand bei übertriebener Aktivität der thorakolumbalen Rückenstrecker und die Schulterblätter bewegen sich nach kranial.

4.20.6 Rumpfrotation

Eine weitere ontogenetisch rezente Funktion ist die Rumpfrotation, und ähnlich wie bei den tiefen Stabilisatoren ist auch hier eine Muskelkette verantwortlich. Man findet bei eingeschränkter Rumpfrotation Triggerpunkte im thorakolumbalen Rückenstrecker, im M. quadratus lumborum und im M. psoas major, in der Regel auf Seite, die der eingeschränkten Rotation entgegengesetzt ist. Es genügt also, einen dieser drei Muskeln zu entspannen, damit die zwei weiteren ihre Triggerpunkte verlieren und die Rumpfrotation wieder symmetrisch ist. Diese Funktion ist so wichtig, dass bei gleichzeitiger Einschränkung der Rotation der Halswirbelsäule die Behandlung der Rumpfrotation sehr oft zu einer Normalisierung der Befunde der Halswirbelsäule zufolge hat.

4.20.7 Einseitige Verkettungen

Bei **sehr schmerzhaften Zuständen**, wie dem Wurzelsyndrom, beobachtet man vorwiegend **einseitige Verkettungsmuster** vom M. sternocleidomastoideus, den kurzen Kopfgelenksextensoren, M. trapezius, Mm. pectorales, M. subscapularis, M. erector spinae, manchmal M. iliacus und M. quadratus lumborum, M. piriformis, Mm. glutei, Hüftadduktoren, M. rectus femoris, M. soleus bis zu den Triggerpunkten und Blockierungen am Fuß, wobei die tiefen Stabilisatoren fehlen können. Wenn das so ist, geht die Störung von den „tiefen" kurzen Stabilisatoren des Fußes aus, die sich ebenfalls unserer Willkürbewegung leicht entziehen, beispielsweise der M. abductor pollicis brevis. Hier ist noch ein Umstand von großer Bedeutung: Bei solchen einseitigen Ketten ist oft die Sensibilität überhaupt, aber vor allem an den Fußsohlen deutlich asymmetrisch, was an der unwillkürlichen Reaktion bei exterozeptiver Reizung deutlich zu sehen ist. In diesen Fällen ist die exterozeptive Stimulation der Fußsohle entscheidend, die gestörte Afferenz also das relevanteste Glied der Kette.

Es bestehen außerdem noch **kürzere Ketten** von größerer lokaler Bedeutung: Bei radialen Epikondylopathien sind es Triggerpunkte der Finger- und Handgelenksextensoren, des M. supinator, des M. biceps brachii und des M. triceps brachii, Muskeln, die am Epicondylus radialis inserieren und der Greiffunktion dienen. Sie sind allerdings meist auch mit Funktionsstörungen im Bereich der Halswirbelsäule verkettet.

Das **Syndrom der oberen Thoraxapertur** stellt an und für sich eine Verkettung von muskulären und Gelenkfunktionen dar, bestehend aus Halswirbelsäule, Mm. scaleni, den oberen Fixatoren des Schultergürtels, dem M. pectoralis minor, dem M. subscapularis und den obersten Rippen mit dem zervikothorakalen Übergang, regelmäßig in Abhängigkeit von der Hochatmung und damit auch den tiefen Stabilisatoren.

Wir haben bis zu diesem Punkt die Weichteile weitgehend ausgeklammert, um übersichtlich zu bleiben, dabei können „klebende" Faszien, besonders rund um den Thorax, am Rücken und um die Kopfschwarte die entscheidende Rolle in den Verkettungen spielen. Von allen Weichteilläsionen sind die „aktiven Narben" am pathogensten, von denen auch im Kapitel 5 die Rede sein wird.

4.20.8 Analyse von Kettenreaktionen

Die Kettenreaktionen sind nicht immer komplett, manchmal besteht mehr als eine Kette. Ziel ist es, das **relevanteste Glied der Kette** herauszufinden, weil man dann mit einem Eingriff oft die gesamte Kette normalisiert, also maximal ökonomisch arbeitet. Ebenso wichtig ist es auch, dass man weiß, in welcher Richtung die weitere Behandlung zu planen ist. Was sind also die **Kriterien**, von denen man bei der **Analyse** ausgeht?

- Aus der Anamnese kann man entnehmen, was früher und was später erschien, welche Symptome sich wiederholen und auch unter welchen Umständen.
- Die Intensität eines bestimmten Befundes kann wichtig sein.
- Sehr wichtig ist es, ob es sich um eine Schlüsselregion und/oder eine Schlüsselstruktur oder eine Schlüsselfunktion handelt; ob es sich z. B. um Füße, Kopfgelenke, Strukturen des tiefen Stabilisationssystems, eine Fehlatmung oder eine aktive Narbe handelt, besonders wenn die Beschwerden kurz nach einem Trauma oder einer Operation auftraten.
- Wenn man sich für eine Therapie entschließt, muss man natürlich gleich nachuntersuchen, um sich von der Wirkung zu überzeugen.
- Somit ist erst mit dem ersten therapeutischen Eingriff die Diagnostik eigentlich beendet. Wenn der Effekt nämlich nicht den Erwartungen entspricht, wendet man sich einem anderen Glied der Kette zu. Nicht selten wählt man den ersten Eingriff im Hinblick auf die Diagnose, wenn man sich von der Relevanz eines Gliedes der Kette (Befundes) überzeugen will. Bei aktiven Narben ist dieses Vorgehen sogar

die Regel. Wenn sie sich als sehr relevant bestätigen, würde jegliche andere Behandlung versagen.

- Auch wenn sich der erste therapeutisch-diagnostische Eingriff als erfolgreich erweist, bedeutet das nicht unbedingt, dass ein anderer Eingriff nicht auch erfolgreich sein könnte. Wenn die Kettenreaktion in einer Richtung verläuft, schließt das nicht aus, dass sie nicht in umgekehrter Richtung verlaufen könnte; hier gibt es keine „Einbahnstraßen“ (Hermach).

Das Verständnis der Verkettungen von Funktionsstörungen ist die Voraussetzung eines holistischen Vorgehens bei deren Behandlung.

4.21 Differenzialdiagnostik

4.21.1 Probleme

Es wurde bereits erwähnt, dass das Bewegungssystem gewissermaßen auf alles, was im Organismus vor sich geht, reagiert und dies widerspiegelt. Deswegen ist die klinische Differenzialdiagnostik vielschichtig und verantwortungsvoll.

Es handelt sich hier im Prinzip um zwei, ihrem Wesen nach unterschiedliche Probleme. Das erste betrifft Zustände, bei denen Wirbelsäule und Bewegungssystem in verschiedenem Maße mitspielen, wie Kopfschmerzen, Schwindel und eine große Anzahl viszeraler Beschwerden, bei denen sich regelmäßig auch vertebragene Störungen beteiligen, wie Thoraxschmerzen, Schmerzen im Bauchraum, Dysmenorrhö u. a., bei denen es zu entscheiden gilt, welche **Bedeutung** die bei diesen **Beschwerden** in der Regel bestehenden Befunde im Bewegungssystem haben, und ob sie behandlungsbedürftig sind. Da dieses Problem eine Vielzahl von medizinischen Fächern betrifft, kann es oft nur in Zusammenarbeit mit den zuständigen Fachärzten gelöst werden.

Das zweite Problem ist die Differenzialdiagnostik von Störungen des Bewegungssystems und der Wirbelsäule selbst, ob es sich in erster Linie um eine pathomorphologische oder Funktionsstörung handelt oder um eine Kombination, bei der es zu entscheiden gilt, was im Augenblick die **relevanteste Störung** ist.

Bei **Fehldiagnosen** kann es sich um entzündliche, Stoffwechsel- und neoplastische Prozesse handeln, weshalb man immer auf Laborbefunde (Blutbild einschließlich Blutkörperchensenkungsgeschwindigkeit) und bei nur geringstem Verdacht auch auf Röntgenbilder bestehen sollte. Zu beachten ist, dass im ersten Stadium pathologischer Prozesse eine klinische Diagnose oft nicht gelingt und man nichts anderes tun kann, als dem Patienten Schmerz stillende Mittel zu verschreiben. Wenn man bei solchen noch nicht diagnostizierten Fällen Funktionsstörungen mit den heutigen Techniken behandelt, riskiert man nicht mehr als mit Analgetika, die jedoch viel eher unerwünschte Nebenwirkungen haben.

Da man bei der Therapie den Patienten regelmäßig Kontrolluntersuchungen unterzieht, ist es der **Verlauf**, der einen warnen sollte: häufige Rezidive, eine fortlaufend geringe Wirkung der Therapie und ein sich verschlechternder Zustand. In diesem Zusammenhang soll vor der Überschätzung der Testverfahren gewarnt werden: Man sollte sich jedes Mal unmittelbar nach der Behandlung von der augenblicklichen Wirkung überzeugen. Man darf nicht annehmen, dass ein günstiger augenblicklicher Erfolg einen pathomorphologischen Prozess ausschließen kann. Auch bei pathomorphologischen Erkrankungen bilden sich Funktionsstörungen, die im Augenblick unserer Behandlung die Beschwerden unterhalten, einschließlich Blockierungen und Triggerpunkten, deren Therapie auch durchaus legitim ist.

An dieser Stelle sollen typische **Fehlerquellen** beschrieben werden und auch, wie diese zu vermeiden sind. Wenn sich in demselben Segment trotz wiederholter Therapie und Autotherapie immer wieder Blockierungen und dieselben Triggerpunkte bilden, dann liegt die Ursache entweder in einer dem Segment entsprechenden inneren Erkrankung oder es besteht ein Tumor oder ein anderer pathologischer Prozess entsprechender Lokalisation im Bereich der Wirbelsäule. Wenn z. B. eine iliosakrale Blockierung bei Jugendlichen rezidiviert und beidseitig auftritt, muss man an eine Sakroileitis denken. Bei Frauen nach dem Klimakterium muss man bei rezidivierenden Rückenschmerzen, besonders nach Belastung, eine Osteoporose in Betracht ziehen.

4.21.2 Fallbeispiele

Fall 1

A. F., geb. 1915, Tischler. 1959 wurde er wegen eines schmerzhaften Tumors am linken Daumenballen und wegen einer Dupuytren-Kontraktur des vierten Fingers links operiert. 1959 setzten Nackenschmerzen mit Steifigkeit ein. Die Schmerzen verschlimmerten sich zunehmend, sodass der Patient Anfang 1961 in einer neurologischen Klinik aufgenommen wurde. Eine Kontrastmitteluntersuchung der Wirbelsäule (Myelographie) blieb ergebnislos. Deshalb wurde uns der Patient im Mai 1961 zur manuellen Therapie überwiesen. Bis zum Herbst 1961 war er viermal in Behandlung, immer nur mit vorübergehendem Erfolg. Trotz fehlender neurologischer Symptome empfahlen wir nur aufgrund dieses Verlaufs eine Wiederholung der Kontrastmitteluntersuchung. Bei der Aufnahme in der neurologischen Klinik im Oktober 1961 zeigte die Untersuchung eine Nackensteifigkeit, wobei der Kopf in leichter Vorbeuge und Rechtsrotation fixiert war. Der Erb-Punkt war rechts druckdolent und die Dornfortsätze C2–C4 waren ebenfalls druckschmerzhaft. Die Beweglichkeit des Kopfes war in allen Richtungen eingeschränkt, am meisten die Linksdrehung. Im Übrigen bestand nur ein statischer, offenbar funktioneller Tremor der rechten Hand.

Nach Einblasen von 30 ml Luft lumbal im Sitzen bei maximaler Kopfvorbeuge zeigte sich ein gut umschriebener Tumor in Höhe von C2. Der Liquor wies eine albuminozytologische Dissoziation auf. Nach der Luftmyelographie zeigten sich erstmals Symptome einer Wurzelläsion bei C8. Aufgrund dieses markanten Befundes schlossen wir auf ein Neurinom bei C2, das zum Teil intradural vor dem Rückenmark gelegen war. Der Patient wurde operiert; dabei wurde ein Neurinom der Spinalwurzel C2 entfernt. Unmittelbar nach der Operation ließen die unerträglichen Schmerzen nach.

Die Folgerungen aus dieser Kasuistik gelten nicht nur für andere Wirbelsäulenabschnitte, sondern auch für Blockierungen im Bereich der Kopfgelenke mit Zwangshaltung des Kopfes bei Hirntumoren mit okzipitalem Druckkonus, der sich wie ein extramedullärer Tumor verhält.

Fall 2

F. M., geb. 1914, Arbeiterin, klagte über Hinterkopfschmerzen seit September 1961 und hatte wiederholt dabei erbrochen. Ende November 1961 wurde sie in der Ambulanz der neurologischen Klinik untersucht, wobei ein zervikokranialer Kopfschmerz diagnostiziert wurde. Eine Manipulation wurde durchgeführt und brachte augenblicklich Schmerzfreiheit. Die Besserung hielt ungefähr einen Monat an. Bei der Kontrolluntersuchung Ende Dezember 1961 bestand ein intensiver Nackenschmerz und der Dornfortsatz von C2 war druckschmerzhaft. Diesmal brachte eine Manipulation keine Schmerzlinderung, weshalb der Schmerzpunkt mit Procain infiltriert wurde, wiederum ohne Besserung. Bei der nächsten Kontrolluntersuchung Mitte Februar 1962 wurde eine Zwangshaltung des Kopfes in Vorbeuge und Linksneigung festgestellt. Bei passiver Prüfung der Kopfbeweglichkeit fand sich keine typische Blockierung, sondern nur ein Widerstand, bei dessen Überwindung die Patienten mit Übelkeit reagierte. Damit war die Verdachtsdiagnose einer Zwangshaltung des Kopfes bei intrakranieller Drucksteigerung gegeben.

Die Schädelleeraufnahme zeigte eine Druckstelle. Bei der stationären Aufnahme am 21.2.1961 war die Patientin völlig beschwerdefrei, der neurologische Befund war normal, das EEG regelrecht. Bei der Lufteinblasung zeigte sich ein okzipitaler Druckkonus, nur eine ganz geringe Luftmenge drang in den dritten Ventrikel ein und zeigte dessen Verlagerung nach links. Aufgrund dieses Befundes konnte jetzt eine rechtsseitige Angiographie der A. carotis interna vorgenommen werden, die einen vaskularisierten Tumor in der rechten parasagittalen Parietalgegend zeigte und ein Meningeom vermuten ließ. Erst nach der Lufteinblasung zeigten sich auch eine beginnende Stauungspapille und eine leichte Störung im EEG rechts. Die Patientin wurde Mitte Mai 1962 operiert, wobei ein Falxmeningeom der rechten Parietalregion entfernt wurde.

In diesem Fall verursachte ein okzipitaler Druckkonus zunächst ein banales zervikokraniales Syndrom, das auf Manipulation gut ansprach. Später entwickelte sich eine Zwangshaltung, die ein Manualtherapeut von einer Blockierung unterscheiden sollte (hier fehlt das typische harte Endfedern).

> Eine Blockierung, die sich weder spontan noch nach Behandlung löst und/oder kurzfristig rezidiviert, spricht für eine viszerale Erkrankung im entsprechenden Segment oder einen Tumor.

4.21.3 Häufige Differenzialdiagnosen

Akute Schmerzen

Gegenstand der differenzialdiagnostischen Überlegungen sind nicht nur chronisch rezidivierende Beschwerden, sondern auch akut auftretende Schmerzen, besonders nach Unfällen, bei denen man mit manualtherapeutischen Techniken auch erste Hilfe leisten kann. Man muss nicht nur Frakturen und Luxationen, sondern auch Bänder- und Gelenkkapselrisse, Hämatome usw. ausschließen können. Ein akuter Nackenschmerz mit intensiven Kopfschmerzen kann Folge einer Subarachnoidalblutung sein. Da es sich jedoch um keine Störung im Gelenk handelt, sondern um ein akutes Meningealsyndrom, ist nicht die Rotation oder Seitneigung eingeschränkt, sondern die Kopfvorbeuge.

Diskusprolaps

Vielleicht ist die häufigste Frage, die man sich bei Schmerzen im Lumbalbereich stellen muss, ob ein Bandscheibenvorfall vorliegt. Auf dieses Problem wird im Kapitel 7.1.5 und 7.8.1 näher eingegangen.

Psychosomatische Erkrankungen

Besonders häufig muss man bei Patienten, bei denen Schmerzen im Vordergrund stehen, entscheiden, inwieweit die Psyche des Patienten eine Rolle spielt, weil jeder Schmerz auch ein psychisches Erlebnis ist. Dabei richtet sich der Arzt begreiflicherweise danach, ob er klinische Zeichen einer als schmerzhaft anerkannten Erkrankung findet oder nicht. Bedauerlich ist, dass nur wenige Ärzte die fachliche Voraussetzung haben, Funktionsstörungen, die die häufigste Schmerzursache sind, zu diagnostizieren und auch zu verstehen. Deswegen soll man immer bedenken: Wenn ein Patient seine Schmerzen genau beschreiben und lokalisieren kann und auch seine Angaben bei wiederholter Fragestellung nicht ändert, hüte man sich, seine Schmerzen als psychogen abzutun. Bei strittigen Fällen ist es der Verlauf, also die längere Beobachtung und somit auch die Kenntnis des Patienten, von der man sich leiten lässt und die es einem ermöglichen, die klinischen Befunde und ihre Änderungen mit den Aussagen des Patienten zu vergleichen. Für (vorwiegend) psychogene

Schmerzen dagegen spricht, dass der Patient Schwierigkeiten hat, seinen Schmerz genau zu beschreiben und zu lokalisieren, und seine Angaben häufig ändert.

Larvierte Depression

In diesem Zusammenhang stellt die larvierte Depression ein wichtiges Problem dar, weil sie sich tatsächlich in Form von Rücken- und Kopfschmerzen manifestiert. Das ist deshalb der Fall, weil die psychogene Verspannung und die verspannte Haltung tatsächlich schmerzhafte Funktionsstörungen bedingen, und dies insbesondere im Bereich des orofazialen Systems, im Zervikalbereich und am Steißbein durch Verspannung der Gluteal- und Beckenbodenmuskulatur (M. levator ani). Die Diagnose ist kaum bei der Erstuntersuchung zu stellen. Im Verlauf zeigt sich jedoch, dass der Patient nach kurzer Zeit über erneute Schmerzen klagt und jedes Mal in den beschriebenen Lokalisationen verspannt ist. Das ist der Augenblick, gezielte Fragen zu stellen, ob er sich deprimiert fühlt oder in der Vergangenheit Traurigkeit empfunden hat. Die wichtigste Frage ist jedoch, ob er an Schlaflosigkeit leidet. Die typische Schlafstörung besteht darin, dass er zunächst normal einschläft, aber in den (sehr) frühen Morgenstunden aufwacht und nicht mehr einschlafen kann. Die endgültige Diagnose stellt man allerdings durch eine Probetherapie mit Einnahme eines leichten Antidepressivums.

Fibromyalgie-Syndrom

Muskelschmerzen, die in Form von Triggerpunkten bei den meisten Rückenschmerzen auftreten, sollte man von dem in der Literatur (Yunus, Russel u.a.) viel erörterten Fibromyalgie-Syndrom tunlichst unterscheiden. Hier handelt es sich nämlich um eine chronische Systemerkrankung, die vor allem bei Frauen auftritt. Die schmerzhaften Muskeln sind beidseitig und zahlreich vorhanden, beschränken sich nicht auf den Rumpf, sondern kommen auch an den Extremitäten vor. Die Schmerzen sind von Müdigkeit begleitet, es besteht eine Morgensteifigkeit wie bei der rheumatoiden Arthritis. Die Patienten leiden an Schlafstörungen, wobei der Nicht-REM-Schlaf besonders gestört ist. Die Kombination von chronischem Schmerz, Müdigkeit und Schlafstörungen geht Hand in Hand mit einer depressiven Stimmung. Bei der Muskelpalpation kann man feststellen, dass diejenigen Muskeln, die schmerzhaft sind, sich entweder wie Triggerpunkte verhalten oder sich im Gegenteil teigighypoton anfühlen. Die Schmerzhaftigkeit deutlich hypotoner Muskeln ist für diese Erkrankung besonders charakteristisch. Laborbefunde sind uncharakteristisch und die Pathogenese ist nicht bekannt. Eine zentrale Erniedrigung der Schmerzschwelle wird vermutet. Als Therapie werden leichte Antidepressiva und vorsichtiges Training empfohlen. Wir haben etwas günstige Erfahrung mit leichter, angenehm empfundener Massage über längere Zeitabschnitte. Die üblichen Analgetika sind wenig wirksam.

Entzündliche Erkrankungen

Auch entzündliche Erkrankungen spielen eine Rolle. Es ist meist nicht schwer, eine **rheumatoide Arthritis** zu erkennen. Die Wirbelsäule ist dabei nicht so regelmäßig wie die Extremitäten betroffen, aber gerade deshalb muss hier besonders vor entzündlich-destruktiven Läsionen im Bereich von Atlas und Axis gewarnt werden. Deshalb sollte man bei vertebragenen Beschwerden bei bestehender rheumatoiden Arthritis immer ein Röntgenbild anfertigen lassen.

Besonders muss auch an eine **ankylosierende Spondylitis** gedacht werden, wenn die Beschwerden des Patienten um das 20. Lebensjahr begannen und von da einen progressiven Verlauf ohne anhaltende Remissionen nahmen. Charakteristisch sind Nachtschmerzen, die den Patienten regelmäßig in den sehr frühen Morgenstunden zur selben Zeit wecken und ihn zwingen, aufzustehen und sich zu bewegen. Das erste klinische Zeichen ist in der Regel eine rezidivierende Iliosakralblockierung, die oft beidseitig auftritt. Bald dehnt sich die Blockierung auf das Lumbosakralsegment aus, dann auf die Rumpfrotation und vor allem auf eine Versteifung des Brustkorbs, der bei federndem Druck nicht federt. Man findet deshalb eine Hochatmung und übertriebene Bauchatmung.

Diagnostisch wichtig sind dabei auch Laborbefunde, wie das HLA-B27 Antigen, was auch für eine hereditäre Genese der Erkrankung spricht. Diagnostisch bedeutend ist ein positiver Röntgenbefund an den Iliosakralgelenken, deren Konturen sich unscharf abbilden, wobei im Anfangsstadium der Gelenkspalt erweitert, später jedoch verknöchert sein kann. An der Wirbelsäule bilden sich Syndesmophyten, die die Bandscheiben überbrücken, sodass bei voll entwickeltem Bild die Wirbelsäule im a. p.-Bild wie ein Bambusstab aussieht. Wie wichtig die typischen radiologischen Veränderungen diagnostisch auch sind, können sie jedoch ebenso fehlen. Besonders schwierig kann die Diagnose bei Frauen sein, weil hier die Erkrankung oft milder verläuft und es dann nicht zu einer Versteifung kommt. Bei Männern ist die progressive Versteifung, die sich nach kranial ausweitet, die Regel. Diese kann jedoch weitgehend schmerzlos verlaufen, und dann hat es dann den Anschein, die Erkrankung hätte erst mit ca. 40 Jahren oder später begonnen. Besonders folgenschwer ist es für die Patienten, wenn auch die Hüftgelenke erkranken. Im Frühstadium ist es vor allem der Palpationsbefund, der charakteristisch ist, was die Frühdiagnose gewiss erschwert und auch Übung voraussetzt.

4.21.4 Schlussfolgerungen

Abschließend ist zu sagen, dass die Diagnostik von Funktionsstörungen des Bewegungssystems eine neue Richtung der klinischen Medizin darstellt, die schwierig ist. Bei der Differentialdiagnostik sollte man sich bewusst sein, dass sich die meisten auch strukturellen Veränderungen klinisch in Form einer gestörten Funktion manifestieren. Dabei ist zu bedenken, dass Patienten, bei denen es sich „nur" um Funktionsstörungen handelt, vorwiegend ambulant behandelt werden. Die Untersuchung kann also nicht so gründlich und mit einer ebenso vollkommenen technischen Ausrüstung durchgeführt werden wie im Krankenhaus. Der Therapeut, der sich diesen Patienten widmet, sollte sich daher immer der unzähligen Fehlerquellen bewusst sein. Nichts ist gefährlicher, als ein Gefühl der Unfehlbarkeit. Dieser Abschnitt über die Differentialdiagnostik sollte auch als Warnung dienen.

5 Indikationsstellung und therapeutische Grundlagen einzelner Methoden

Die **Indikationsstellung** für eine Therapie ist das Ergebnis nicht nur einer klinischen Diagnose, sondern der pathogenetischen Analyse, wobei es darum geht zu erkennen, welche Störung im gegebenen Augenblick die bedeutsamste ist und wo die Therapie eingreifen soll. Deshalb ist jede therapeutische Maßnahme das Ergebnis einer neuen Untersuchung, die dem Krankheitsverlauf Rechnung trägt.

In diesem Zusammenhang sind die **Verkettungen** von Funktionsstörungen und das Auffinden des relevantesten Glieds der Kette von größter Bedeutung. Für die Indikationsstellung geht daraus hervor, keinen therapeutischen Eingriff vorzunehmen, bevor man die Untersuchung des Patienten beendet und das Ergebnis genauestens analysiert hat.

Wenn die Therapie von diesen Grundsätzen ausgeht, kann man mit ihrer Wirksamkeit rechnen, und dann ist zu erwarten, dass bei der Kontrolluntersuchung der Zustand des Patienten verändert ist. Ist dies nicht der Fall, war die Therapie nicht geeignet und sollte dann (meist) nicht wiederholt werden.

Eine kritische Wertung der vorausgehenden Behandlung und eine stetige Kontrolle sind dabei unerlässlich. Grundsätzlich geht man dabei nicht von der Diagnose, sondern von pathogenetischen Zusammenhängen aus. So ein Vorgehen schließt ein routinemäßiges Vorgehen wie „Serien von Quaddelung“ oder „Serien von Infiltrationen“ aus, setzt eine kritische Wertung jedes vorausgehenden Eingriffs voraus und ermöglicht somit auch eine Korrektur des therapeutischen Programms aufgrund des Ergebnisses der vorausgehenden Maßnahmen (evidence).

5.1 Manipulation

5.1.1 Indikationen

Gegenstand der Manipulation ist die funktionelle **Bewegungseinschränkung** im Gelenk oder Bewegungssegment bzw. die **Blockierung**, wenn diese für die Beschwerden des Patienten relevant ist. Dabei ist zu betonen, dass nicht das Beschwerdebild, ja nicht einmal die klinische Diagnose entscheidend sind (Kopfschmerzen, Schwindel, Lumbago), sondern der Stellenwert der Blockierung in der Pathogenese der Erkrankung.

Hat man das begriffen, ist es leicht zu beantworten, wie man beispielsweise bei einer Spondylose, einem Bandscheibenvorfall, der Osteoporose, der ankylosierenden Spondylitis oder einer Skoliose vorgehen sollte: Diese Erkrankungen sind nicht Gegenstand der manipulativen Therapie. Wenn man jedoch der Ansicht ist, dass bei Patienten mit diesen Diagnosen eine Blockierung im Beschwerdebild eine Rolle spielt, behandelt man die Blockierung mit einer im gegebenen Fall adäquaten Technik.

Bei der fraglichen Bedeutung einer **Spondylose** ist es sehr wahrscheinlich, dass eine diagnostizierte Blockierung der wesentlichste Befund ist.

Bei einem **Bandscheibenvorfall** kann eine Blockierung die Beschwerden oft erheblich verschlechtern und in solchen Fällen kann eine Manipulation sehr erfolgreich sein. Es ist allerdings nicht leicht, einen Erfolg vorauszusagen. Deshalb lohnt es sich, es mit einer adäquaten Technik zu versuchen.

Eine **Skoliose** ist gewiss keine Indikation für eine Manipulation, aber sie ist auch meist nicht die Ursache von Schmerzen. Wenn also ein Patient mit einer Skoliose Schmerzen hat und man diagnostiziert Blockierungen, sind diese viel eher Ursache von Schmerzen und man indiziert ihre Behandlung. Eine Manipulation ist indiziert, wenn Blockierungen die Krankengymnastik behindern.

Sowohl bei **Osteoporose** als auch bei **juveniler Osteochondrose** besteht eine Steifigkeit, die zu mangelnder Bewegung führt, damit den Zustand verschlechtert und deshalb eine schonende Mobilisation erfordert.

Eine **Spondylolisthesis** und auch **basiläre Impression** kann man an sich schwer beeinflussen, sie sind jedoch klinisch oft symptomfrei. Auch hier sind es Funktionsstörungen, die mit Blockierung einhergehen, die oft die eigentlichen Beschwerden verursachen.

Bei der **ankylosierenden Spondylitis** ist eine Bewegungstherapie indiziert und deshalb sind auch Mobilisation sowie Selbstmobilisation angebracht, allerdings in den Segmenten, die noch beweglich sind.

Wenn man bei allen diesen Patienten ohne Bedenken die Indikation für manipulative Techniken stellt, ist das deshalb der Fall, weil man an erster Stelle äußerst schonende und sehr wirksame neuromuskuläre Mobilisationstechniken anwendet, bei denen man sich vielmehr der Muskulatur des Patienten bedient als der des Therapeuten, der eher die Technik leitet und sie den Patienten ausführen lässt bzw. häufig den Patienten sich selbst behandeln lässt.

Impulstechniken

Manchmal merkt man, dass **nach erfolgter Mobilisation** der Effekt noch nicht ganz befriedigend ist, dass beispielsweise ein Segment von mehreren Nachbarsegmenten noch nicht ganz gelöst ist oder trotz Besserung noch ein Rest behandlungsbedürftig bleibt. So ein Segment ist dann auf einen **Impuls** gut vorbereitet. Weil man nach Mierau (1988) weiß, dass nach einer Impulsmanipulation eine vorübergehende Hypermobilität auftritt, erreicht man auch eine sehr intensive reflektorische Wirkung mit einem Hypotonus, was bei Wurzelkompression oder Tunnelsyndromen (z. B. Karpaltunnelsyndrom) günstig sein kann. Die Impulsmanipulation soll ohne Gewalt erfolgen, man sollte den „Gelenkknacks" nie erzwingen. Ist das Segment auf die Impulsmanipulation gut vorbereitet, geht sie bei richtiger Technik spielend. Das gilt auch für kleine Kinder, bei denen eine Zusammenarbeit noch nicht möglich ist und man den Augenblick, in dem sie entspannt sind, nutzen muss. Das setzt allerdings eine gute Technik voraus.

In diesem Zusammenhang soll Stoddards (1961) Schema betrachtet werden, in dem er den **Schweregrad von Blockierungen** graphisch veranschaulicht (☞ Abb. 5.1, Tab. 5.1).

Tab. 5.1: Einstufung der Gelenkbeweglichkeit nach Stoddard

0	Keine Beweglichkeit, Ankylose, für Manipulation ungeeignet
1	Schwere Blockierung, nur für Mobilisation geeignet
2	Leichte Blockierung, für Mobilisation und Impuls geeignet
3	Normalbefund, an sich nicht behandlungsbedürftig; besteht jedoch eine Bewegungseinschränkung in einer Richtung, kann die Behandlung in der freien Richtung mit Impuls wirksam sein (Maigne).
4	Hypermobil, keine Manipulation

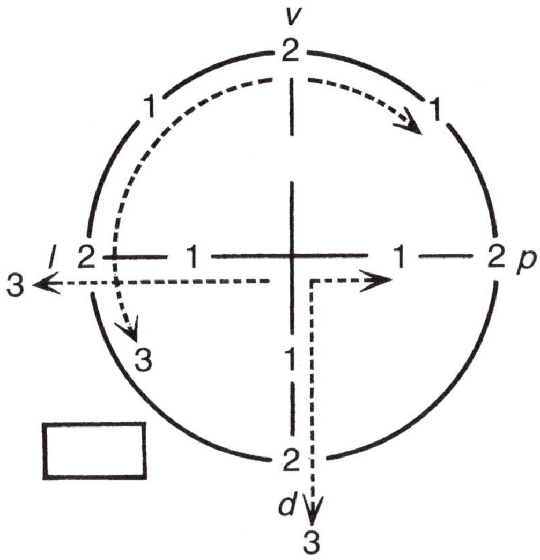

Abb. 5.1: Stempelschema zum Einzeichnen von Blockierungen nach Stoddard. Der Schweregrad der Blockierung ist in den verschiedenen Richtungen angegeben: 1 für Seitneigung und Rotation nach rechts, 2 für Rückbeuge und Rotation nach links; mit dem Pfeil, der über den Umfang des Kreises herausragt und der Zahl 3 kommt hier die Hypermobilität zum Ausdruck.

5.1.2 Kontraindikationen

Der große technische Fortschritt in der Manuellen Medizin hat gerade auf dem Gebiet der Indikationen und Kontraindikationen in den vergangenen Jahren zu einem grundsätzlichen Wandel geführt. Deshalb kann man es kurz gefasst so formulieren: Eine eigentliche Kontraindikation bzw. die Möglichkeit, dass man Patienten gefährdet, **gibt es nicht**. Kontraindiziert ist lediglich eine **inadäquate Technik**. Die Basistechnik ist nämlich heute die Mobilisation mit Hilfe von neuromuskulären Techniken, bei denen vor allem die Muskulatur des Patienten eingesetzt wird. In diesem Fall müsste man dem Patienten sämtliche Spontanbewegungen verbieten. Impulsmanipulationen kommen nur sehr begrenzt zur Anwendung und sind meist durch Mobilisation gut vorbereitet.
Die wesentlichsten **Fehler** bestehen in

- einer zu häufigen Anwendung von Impulstechniken
- der Ausführung einer Manipulation mit Impuls, bei der der Patient nicht völlig entspannt ist und ohne dass die Vorspannung erreicht war
- einem gewaltsamem Vorgehen gegen eine Schutzverspannung und gegen Schmerzen
- einer Manipulation in der Zervikalgegend in Rückbeuge, Seitneigung und Rotation mit Traktion, vor allem wenn der Patient diese Stellung schlecht verträgt
- der Wiederholung von Impulsmanipulationen in kurzen Intervallen (in weniger als zwei Wochen); in diesem Zusammenhang kann sogar die allzu intensive Untersuchung in einer schmerzhaften Richtung kontraindiziert sein.

In der Diskussion über Kontraindikationen werden immer wieder schwer wiegende Zwischenfälle und Todesfälle angeführt, so von Grossiord (1966), Lorenz und Vogelsang (1972), Krueger und Dazaki (1980), Dvorak und Orelli (1982) sowie auch im Memorandum der Deutschen Gesellschaft für Manuelle Medizin (1979) u. a. Dvorak und Orelli sandten einen Fragebogen an Mitglieder der Schweizer Gesellschaft für Manuelle Medizin und errechneten aus den Ergebnissen, dass es durchschnittlich bei einer von 400 000 Manipulationen (mit Impuls) zu ernsten Komplikationen kommt, wobei dies vor allem durch eine Beschädigung der A. vertebralis zustande kommt (Arteriitis dissecans). In neuen Publikationen (2004) wird nun angeführt, dass bei der Inzidenz der Arteriitis dissecans und der Seltenheit solcher Zwischenfälle es sich um eine zufällige Koinzidenz handeln kann.

Dabei ist es allerdings sehr bedauerlich, dass in den zitierten Literaturangaben fast nie die Techniken, bei der die Komplikationen auftraten, näher beschrieben werden. Es ist dies, als ob man Komplikationen nach chirurgischen Operationen angeben würde, ohne die Operationstechnik näher zu beschreiben. Eine Ausnahme ist die zitierte Arbeit von Dvorak und Orelli, die eine höchst charakteristische Kasuistik anführt.

Fallbeispiel

Eine 35-jährige Patientin kollabiert während einer Beerdigung und wird wegen eines Tortikollis, der seit drei Wochen im Anschluss an diesen Kollaps bestand, dreimal innerhalb weniger Tage manipuliert. Dabei lag die Patientin auf dem Rücken und die Manipulation bestand in passiver Rotation, Reklination und Seitneigung des Kopfes. Diese wurde von einem routinierten Chiropraktiker durchgeführt. Unmittelbar danach kam es kurz zur Bewusstlosigkeit, gefolgt von einer Tetraplegie. Nach 36 Stunden maschineller Beatmung und Gabe von Dexamethason konnte die Patientin wieder extubiert werden. Nach vier Monaten war die Patientin bis auf eine diskrete Gangunsicherheit beschwerdefrei.

Impulstechniken sind bei akutem **Tortikollis** schon an und für sich bedenklich. Die Kombination von Rotation, Seitneigung und Reklination ist immer riskant. Die Wiederholung innerhalb weniger Tage, weil es der Patientin nicht geholfen hat, ist ein Kunstfehler. In den wenigen Fällen, in denen detaillierte Krankengeschichten vorliegen, kam es tatsächlich zu schwer wiegenden Komplikationen nach wiederholten Impulsmanipulationen binnen weniger Tage.

Dabei ist zu betonen, dass Impulstechniken bei **schmerzhaften und hochgradigen Bewegungseinschränkungen** nicht in Frage kommen, auch wenn gleichzeitig mehrere benachbarte Segmente betroffen sind. In solchen Fällen ist eine Manipulation mit Impuls nicht nur traumatisierend, sondern auch unwirksam, während sich neuromuskuläre Techniken ausgezeichnet bewähren. Deshalb leitet man die Therapie fast nie mit Impulstechniken ein. Aus diesem Fehler kann folgende Kontraindikation abgeleitet werden: Wenn es technisch fehlerhaft ist, in der schmerzhaften und stark eingeschränkten Bewegungsrichtung eine Impulsmanipulation auszuführen, ist es kontraindiziert, diese dann anzuwenden, auch wenn Schmerzen und eine grobe Bewegungseinschränkung in allen Richtungen bestehen. Bei funktionell reversiblen Blockierungen unterscheidet man sowieso eine beschränkte und eine freie Richtung; eine Bewegungseinschränkung in allen Bewegungsrichtungen spricht nicht für eine Funktionsstörung und ist somit keine Indikation für die Manipulation.

Selbstverständlich ist jegliche Manipulation bei **Hypermobilität** fehl am Platz. Das bedeutet allerdings nicht, dass man z. B. bei einem hypermobilen Patient keine Blockierung behandeln sollte, jedoch besser ohne Impuls, weil nach jedem Impuls vorübergehend eine Hypermobilität folgt.

Weitere Kontraindikationen sind **destruktive Prozesse** entzündlicher oder neoplastischer Natur. Dabei ist es klar, dass niemand derartige Fälle manipulativ behandeln würde. Leider ist es im Anfangsstadium solcher Erkrankungen oft nicht möglich, diagnostische Irrtümer zu vermeiden. Der Facharzt im Krankenhaus bekommt diese Patienten meist schon mit der Verdachtsdiagnose in einem späteren Stadium zugewiesen. Mit den heutigen Techniken richtet man bei solchen Fällen nicht mehr Schaden an als bei der Gabe von Analgetika. Wenn man bei einem Patienten mit einem diagnostizierten Tumor eine Blockierung findet, von der man überzeugt ist, sie verschlimmere seinen Zustand, besteht kein Grund, diese nicht mit einer adäquaten Technik zu lösen (☞ zweites Fallbeispiel unter 4.21.2). Ich selbst habe wissentlich an der neurologischen Klinik in Praha Vinohrady einen Patienten mit einem dekompensierenden Akustikusneurinom an den Kopfgelenken behandelt, der dann gut kompensiert zur Operation an die neurochirurgische Klinik überwiesen werden konnte. Es ist bedauerlich, dass ein Syndrom der A. vertebralis als Kontraindikation angesehen wird. Gewiss darf nur in einer Richtung, die gut toleriert wird, behandelt werden, aber bei wenigen Erkrankungen sind gerade Blockierungen im Bereich der Kopfgelenke gravierender.

5.1.3 Traktion

Die Traktion ist im Wesen eine Art der Mechanotherapie oder Manipulation. Im Unterschied zu anderen Formen der Manipulation ist sie eine in der Medizin akzeptierte Behandlungsmethode. Im Rahmen der manipulativen Techniken spielt die Traktion in der Hals- und Lendenwirbelsäule eine Rolle bei **Wurzelkompressionssyndromen** der Hals- und Lendenwirbelsäule, und wenn es sich um einen **Bandscheibenvorfall** handelt. Sie kann sogar diagnostisch wertvoll sein: Wenn sich ein Schmerz in der Lendenwirbelsäule nach Traktion bessert, spricht das für einen Bandscheibenvorfall. Traktion ist auch bei akutem **Tortikollis** und **Lumbago** indiziert.

Hier soll jedoch betont werden: Man sollte sich jedes Mal erst überzeugen, ob dem Patienten die **Probetraktion** Erleichterung bringt. Wenn das nicht der Fall ist, versucht man die Technik so zu gestalten, dass es zur Besserung der Beschwerden kommt. Wenn dies nicht gelingt, sollte die Traktion unterbleiben. Ein Grund für eine erfolglose Traktion sind Blockierungen, sei es in den Kopfgelenken oder in der Lendenwirbelsäule, nach deren Lösung die Traktion oft gut vertragen wird, wenn sie technisch richtig und schonend ausgeführt wird.

5.2 Weichteiltechniken

Die Weichteile, insbesondere die tiefen Schichten einschließlich der Faszien und des Bindegewebes, stehen in engstem Zusammenhang mit dem Bewegungssystem, den Muskeln und Gelenken. Es gehört zur Funktion der Weichteile, dehnbar zu sein und der **Dehnung** Widerstand zu leisten sowie auch verschiebbar zu sein und sich der Verschiebung zu widersetzen. All das sollte in Harmonie mit dem Bewegungssystem stattfinden, wobei es um erhebliche Exkursionen geht.

Das gilt auch für die inneren Organe. Normen für deren Mitbewegungen sind völlig unbekannt. Meist wurden Weichteilveränderungen als reflektorisch, also als sekundär bezeichnet. Dies ist jedoch nicht unbedingt der Fall, insbesondere im chronischen Stadium schmerzhafter Erkrankungen, bei endokrinen und Stoffwechselstörungen. Die Veränderungen im Gewebe bilden dann das, was als „Terrain“ bezeichnet wird.

Klinisch lässt sich an allen Weichteilen eine physiologische und eine pathologische **Barriere** erkennen, die beide eine mögliche Indikation zur Therapie darstellen, mit der eine gestörte Funktion normalisiert wird, genau so wie beim Gelenk. Wenn die Weichteilveränderungen erheblich sind, hemmen sie das Bewegungssystem auf reflektorischem Weg, und dann ist es angebracht, diese noch vor der mobilisierenden Gelenktherapie zu behandeln, wodurch oft schon eine erhebliche Wirkung erzielt wird.

5.2.1 Hautdehnung

Die Technik ist für die oberflächlichen hyperalgetischen Zonen (HAZ) spezifisch. Sie ist vergleichbar mit der Kibler-Falte (1958) und der Bindegewebsmassage nach Leube und Dicke (1951). Sie ist überhaupt nicht schmerzhaft und kann auch zur Selbstbehandlung dienen. Die Technik kann auch bei den kleinsten Hautarealen angewandt werden, wie an der Hautfalte zwischen Fingern und Zehen, wo HAZ besonders bei Wurzelsyndromen, die in die Finger (Zehen) ausstrahlen, entstehen. Sie sind ein wertvolles Zeichen einer Wurzelläsion und ihre Therapie kann sehr wirksam sein.

Die Untersuchung beginnt man meist mit der Prüfung der Hautreibung, indem man mit dem Finger leicht über die Haut streicht. In einer HAZ ist die Reibung größer und so wird am schnellsten das Areal bestimmt, in dem man eine Hautdehnung vornehmen sollte.

5.2.2 Dehnung einer Weichteilfalte (des Bindegewebes)

Die tieferen Schichten des Bindgewebes kann man falten und die Falte nach Vorspannung dehnen. Das ist besonders wirksam bei verkürzten Muskeln und bei Narben. Die Falte kann mit Hilfe der Finger, mitunter der gesamten Hand gebildet werden. Bei der Dehnung darf es nie zur Quetschung kommen. Nach Erreichen der Barriere kommt es spontan zur Dehnung (release).

5.2.3 Therapie durch Druck

Wo eine Faltung nicht gelingt, kann ganz leichter Druck eine Gewebsentspannung (release) bewirken. Es wird nur so viel Druck ausgeübt, wie notwendig ist, um den ersten Widerstand zu spüren, womit die Vorspannung erreicht wird. Nach kurzer Latenz schwindet der Widerstand und der Finger sinkt spontan etwas tiefer ins Gewebe. Das ist besonders wirksam bei tief liegenden Triggerpunkten und Narben, besonders wenn schmerzhafte Widerstände im Bauchraum bestehen.

5.2.4 Verschiebung tiefer Gewebe

Charakteristisch ist eine verminderte Verschiebbarkeit gegenüber dem Knochen mit einer pathologischen Barriere; dieser Befund stell dann die Indikation zur Therapie. Was für die Faszien gilt, gilt auch für die Kopfschwarte und ihre Verschieblichkeit gegenüber dem Knochen, für das Weichteilpolster an der Ferse, und ebenso für die Beweglichkeit benachbarter Knochen, die bindegewebig verbunden sind, wie die Metakarpal- und Metatarsalknochen und auch das Fibulaköpfchen mit der Tibia. Ähnliches gilt für die Verschiebbarkeit der subperiostalen Gewebe bei schmerzhaften Periostpunkten, insbesondere von Ansatzstellen von Sehnen und Bändern. Meist handelt es sich dabei um chronische Veränderungen, die auch als „dystroph“ bezeichnet werden, aber funktionell reversibel sein können.

5.2.5 Behandlung von (aktiven) Narben

Narben befinden sich vor allem in den Weichteilen und betreffen alle ihre Schichten. Wenn die Heilung nicht gestört wird, ist eine Narbe symptomlos und alle Schichten dehnen und verschieben sich wie die sie umgebenden Gewebe. Wenn jedoch der Heilungsvorgang nicht so glatt verläuft, weil beispielsweise die Wunde nicht per primam abheilt, findet man bei der Untersuchung Widerstände in einigen oder allen Gewebsschichten, die die Narbe durchdringt. Eine derartige Narbe wird als „aktiv“ bezeichnet. Man kann dann pathologische Barrieren in allen Weichteilschichten finden, bei deren Untersuchung der Patient auch Schmerzen angibt. Weil eine Narbe in der Regel mehrere Weichteilschichten durchdringt, kann sie besonders pathogen sein und Funktionsstörungen von Muskeln und Gelenken verursachen.

Bei einer Nabe beginnt man die Untersuchung mit der Hautreibung, als schnellste Form der Orientierung. Die **Diagnostik** kann jedoch auch schwierig sein. Bei Operationen kann das Operationsfeld (aus ästhetischen Gründen) in einiger Entfernung von der Oberflächenwunde liegen. Da häufig nur laparoskopisch operiert wird oder mit Hilfe des Lasers, muss man sich oft auf den Palpationsbefund in der Tiefe verlassen. Ähnliches gilt für innere Verletzungen ohne oberflächliche Narben, beispielsweise nach schweren Entbindungen. Hier ist die Palpation des Entspannungsphänomens (release) von größter diagnostischer Bedeutung (gegenüber einer organischen Erkrankung). Für die Diagnose ist es bezeichnend, dass die Beschwerden im Bewegungssystem kurz nach der Operation oder dem Trauma begannen.

Nicht diagnostizierte Narben verursachen Rezidiven, die sich so lange wiederholen, bis man sie behandelt; ihre Behandlung dagegen bringt überraschende **Therapieerfolge**, die von ihrem Entdecker Huneke (1947) als „Sekundenphänomen" bezeichnet wurden. Er selbst spritzte Novocain in die Narbe und schrieb diesem den Effekt zu. Bloße Nadelung bringt jedoch dieselben Ergebnisse. Die Therapie mit Weichteiltechniken ist allerdings wesentlich präziser, weil sie sich auf die Diagnostik aller Schichten der Narbe stützt. Die Bezeichnung „Sekundenphänomen" betont nicht nur den augenblicklichen Effekt, sondern auch, dass mit einem einzigen Eingriff alle Beschwerden verschwinden. Dies ist meist zu optimistisch, oft bedürfen die Weichteile im Narbenbereich einer wiederholten Behandlung, und nicht selten ist die Narbe nur einer von einer größeren Anzahl pathogener Faktoren. Sie kann auch selbst rezidivieren.

5.2.6 Relaxation von Muskeln

Die **postisometrische Muskelrelaxation (PIR)** ist die spezifische Therapie von Muskelverspannungen mit oder ohne Triggerpunkt. Auch hier gilt es, zuerst die Vorspannung (Barriere) zu erreichen. Einzelheiten sind Gegenstand des Kapitels 6.8. Die Wirkung ist vergleichbar mit der Spray-und-Stretch-Methode von Travell und Simons (1993) und wirkt nicht nur auf die muskulären Triggerpunkte, sondern auch auf die Ansatzpunkte verspannter Muskel am Periost und insbesondere auf Übertragungsschmerzen. Die Methode ist nicht schmerzhaft und eignet sich zur Selbstbehandlung. Wir kombinieren sie regelmäßig mit der **reziproken Inhibition (RI)** durch Stimulation der Antagonisten. An dieser Stelle ist zu betonen, dass die überwiegende Mehrzahl von Triggerpunkten auf reflektorischem Weg nur mit minimalem Druck und meist im Rahmen von Verkettungen zu behandeln ist. Es gibt jedoch chronische Triggerpunkte, die es zu diagnostizieren gilt und die mit Hilfe von schmerzhafter Nadelung oder harter „traumatisierender" Massagen behandelt werden müssen.

5.3 Reflextherapie

Sie wirkt auf dieselben Strukturen wie die Weichteilmanipulation, ist meist weniger spezifisch und entspricht den üblichen Methoden der physikalischen Medizin.

5.3.1 Massage

Unter Massage versteht man eine große Anzahl von Verfahren, die sich seit alters her entwickelt haben. Man kann mit Massage Weichteile, aber auch Periost behandeln. Vom klinischen Standpunkt aus sollte man Massage dort anwenden, wo man Veränderungen im Gewebe feststellt, die vor allem in einer **veränderten Spannung** bestehen. Der erfahrene Masseur passt seine Technik diesen Veränderungen an, um Verspannungen in den Geweben, in denen er sie findet, zu lösen, um Erleichterung zu schaffen. Tiefe Massage kann auf das Periost einwirken, ist allerdings schmerzhaft. Es gibt auch Triggerpunkte, die auf reflektorische Methoden nicht ansprechen und eine tiefe Friktion, eine gewisse Traumatisierung, benötigen.

Aus dem Gesagten geht hervor, dass die Massage in gewissem Sinn eine universelle Methode darstellt, die bei allen durch Schmerzen (bzw. Nozizeption) bedingten reflektorischen Veränderungen in Frage kommt. Das ist auch tatsächlich der Fall. Die Massage ist angenehm, bringt regelmäßig Erleichterung und ist deshalb auch sehr beliebt. Leider hält die Wirkung meist nicht lange an, wobei Massage sehr zeitraubend ist. Es gibt allerdings auch Techniken, die recht schmerzhaft sind.

Immer stellt die Massage eine rein **passive Methode** dar, die keinerlei aktive Mitwirkung des Patienten benötigt. Deswegen ist sie lediglich als Vorbereitung für andere, spezifischere und deshalb wirksamere Methoden indiziert, nicht jedoch als Methode der Wahl bei Funktionsstörungen des Bewegungssystems.

Man spricht u.a. auch von „Reflexmassage“. Dazu kann man nur bemerken, dass jede Massage, jede Palpation einen Reflex auslöst, je nachdem auf welches Gewebe man mit der Massage einwirkt.

5.3.2 Exterozeptive Stimulation

Diese Methode macht sich zwar nicht das Barrierephänomen zunutze, trotzdem gehört sie an diese Stelle, weil es sich um eine manuelle Methode handelt, die befundspezifisch und gezielt eingesetzt wird. Sie beruht vor allem auf **Streicheln**, das dort indiziert ist, wo geringe Veränderung der Sensibilität bestehen. Vom rein theoretischen Standpunkt aus ist die Afferenz Voraussetzung der Steuerung durch das Nervensystem. Diese Methode ist eine der wenigen, die das berücksichtigt. Dabei handelt es sich nicht um grobe neurologische Störungen, sondern lediglich um Funktionsstörungen vergleichbar mit einer HAZ.

Am deutlichsten zeigt sich diese Störung an den Fußsohlen, wo man oft eine asymmetrische Reaktion auf Streicheln oder Bürsten beobachten kann, und der Patient auch bestätigt, dass er den Unterschied empfindet. Bei mehr Erfahrung kann festgestellt werden, dass Veränderungen des Tonus auch leichte Asymmetrien der Sensibilität entsprechen. Diese können durch Streicheln behoben werden. Der Therapeut muss allerdings in der Lage sein, die Reaktion während des Streichelns zu fühlen. Die Wirkung des Streichelns (wir zeichnen gerne Zahlen und Buchstaben – Propriozeption) bei asymmetrischer Sensibilität der Fußsohlen ist so wirksam, dass es immer indiziert ist und auf der Seite, die man für abnormal hält, ausgeführt wird.

5.3.3 Lokalanästhesie und Nadelung

Eine der am häufigsten angewandten Methoden, schmerzhafte Störungen zu behandeln, sind die Lokalanästhesie und die Nadelung. Es mag ungewöhnlich erscheinen, beide Methoden gleichzeitig zu behandeln. Man sollte allerdings bedenken, dass man mit der Lokalanästhesie nicht beabsichtigt, nur so lange Schmerzfreiheit zu erreichen, wie das Lokalanästhetikum wirkt; die Lokalanästhesie ist deshalb beliebt, weil sie viel länger Schmerzfreiheit bringt, als es der pharmakologischen Wirkung entspricht. Es zeigte sich weiterhin, dass die Wirkung nicht davon abhängt, was gespritzt wird. So spritzte Kibler (1958) Natriumbikarbonat, Frost et al. (1980) verglichen in einem doppelt blinden Versuch die Wirkung von Mepivakain und physiologischer Kochsalzlösung bei myofaszialen Schmerzen; es zeigte sich, dass die physiologische Kochsalzlösung sogar ein wenig wirksamer war als das Lokalanästhetikum. Der gemeinsame Nenner aller dieser Umspritzungen ist natürlich jedes Mal die Nadel.

Die Wirkung hängt allerdings vor allem davon ab, wie genau der Schmerzpunkt mit der Nadel getroffen wird. Am wirksamsten ist die Nadelung dann, wenn es gelingt, mit der Nadel den Schmerz und seine Ausstrahlung zu reproduzieren, die der Patient spontan angibt. Bei Triggerpunkten sollte man womöglich auch eine Zuckung hervorrufen, ob man das Lokalanästhetikum spritzt oder nicht. Wenn das gelingt, erreicht man durch bloße Nadelung augenblicklich eine Analgesie (Lewit 1979), sowohl bei Triggerpunkten als auch bei anderen Schmerzpunkten.

Man muss Lokalanästhetika natürlich dann spritzen, wenn man die Leitung von Nervenstrukturen unterbrechen will, wie bei Wurzelumspritzungen oder bei der epiduralen Anästhesie. Man verwendet Lokalanästhetika auch bei Quaddelungen, die jedoch nur dann sinnvoll sind, wenn man sie in eine diagnostizierte HAZ appliziert. Aber auch hier ist es unerheblich, womit gequaddelt wird, ob mit einem Lokalanästhetikum, physiologischer Kochsalzlösung oder destilliertem Wasser (das allerdings mehr schmerzt).

Es ist bemerkenswert, dass nach Nadelung oder Lokalanästhesie nach unmittelbarer Schmerzlinderung genauso wie nach Manipulation im Laufe von Stunden oder einem, manchmal zwei Tagen oft eine schmerzhafte Reaktion eintritt, und dass sich der eigentliche therapeutische Effekt erst nach Abklingen dieser Reaktion einstellt. Schon deshalb sollte man solche Eingriffe nicht vor Ablauf einer Woche wiederholen. Eine Wiederholung ist dann indiziert, wenn Besserung eingetreten ist, aber noch ein Restschmerz übrig geblieben ist.

5.3.4 Elektrische Stimulation

Hier handelt es sich um eine erhebliche Anzahl von Methoden, die letztlich auf dieselben Rezeptoren einwirken und deshalb vergleichbare Wirkungen hervorrufen. Mit Hilfe von Impulsen, diadynamischen Strömen oder transkutaner Stimulation und anderem mehr ist es möglich, reflektorisch den Schmerz zu lindern. Diese Methoden konkurrieren mit Erfolg mit den eher traditionellen Techniken wie Reizpflaster, Saugnäpfen, Blutegel etc. Alle diese Methoden können, besonders wenn sie einigermaßen schonend sind, zur Schmerzlinderung dienen.

5.3.5 Akupunktur

Im Zusammenhang mit reflektorischen Therapiemethoden muss eine der ältesten kurz besprochen werden. Man stößt auf beträchtliche Schwierigkeiten, sobald man versucht, ihre Wirkungsweise zu analysieren. Wenn man orthodox vorgehen wollte, richtet sich die Akupunktur nach Organdiagnosen und weniger nach pathogenetischen Prinzipien, wenn auch heute Autoren (beispielsweise Bischko) zugestehen, dass die Akupunktur vor allem auf Funktionsstörungen wirkt und nicht auf strukturelle Schäden. Die Wahl von Akupunkturpunkten stützt sich auf die Meridiane und ist völlig empirisch. Vom theoretischen Standpunkt aus ist der Begriff von „Energien", die auf keine Weise zu messen sind, am bedenklichsten. Für eine wissenschaftliche Untersuchung wird es notwendig sein, einzelne Bausteine, aus denen das Gebäude der Akupunktur besteht, einer wissenschaftlichen Analyse zu unterziehen.

Ein Element ist hier gewiss die **Wirkung** der Nadelung: Diese wurde medizinisch von Travell und Rinzler (1952) als wirksam bestätigt und publiziert. Wir publizierten (Lewit 1979) den „Nadelungseffekt" von 312 Schmerzpunkten bei 241 Patienten. Diese Wirkung scheint also klinisch nachweisbar zu sein.

Es hat den Anschein, dass in China Tendenzen bestehen, den Einstich nicht nur aufgrund der traditionellen Meridiane, sondern der segmentalen Anatomie zu wählen. Neben Nadeln wird auch elektrische Stimulation angewendet (Chang-Hsiang-Tung 1979). Melzack (1977) wies auch auf bedeutende Analogien zwischen den Triggerpunkten nach Travell und den Akupunkturpunkten hin. Gunn (1976) et. al. stellten fest, dass 70 von 100 zufällig gewählten Akupunkturpunkten motorischen muskulären Reizpunkten entsprechen. Andere Akupunkturpunkte entsprechen Ansatzpunkten von Sehnen und Bändern, weshalb man sie, wenn sie druckdolent sind, mittels PIR der Muskeln, deren Ansatzpunkt sie sind, behandeln kann. So beispielsweise das Fibulaköpfchen (Triggerpunkt des M. biceps femoris oder durch Mobilisation des Fibulaköpfchens), oder den Akupunkturpunkt CHE-KU (4 equ L14) durch PIR des M. adductor pollicis brevis.

Die **Verkettungsreaktionen** (☞ 4.20) ermöglichen eine auf physiologischen Grundsätzen bestehende Erklärung für funktionelle Zusammenhänge und könnten somit eine rationale Erklärung für das Phänomen der „Meridiane" geben.

Bei sorgfältiger Palpation bemerkt man oft eine Druckschmerzhaftigkeit an Akupunkturpunkten und stellt fest, dass dort auch eine erhöhte Gewebsspannung zu tasten ist. Das wäre auch in guter Übereinstimmung mit Befunden von geringerem elektrischem Hautwiderstand im Bereich von Akupunkturpunkten.

Die Bedeutung einer rationalen wissenschaftlichen Haltung zur Akupunktur liegt darin, dass man sie genauer im Rahmen funktioneller Störungen indizieren könnte – man könnte dann besser beurteilen, unter welchen Umständen sie die Therapie der Wahl wäre.

5.3.6 Weichteilmanipulation im Vergleich zur Reflextherapie

Die Weichteiltechniken wirken auf dieselben Strukturen, auf die auch die meisten Methoden der physikalischen Medizin ihre Wirkung ausüben. Technisch gesehen beruhen sie auf der Diagnose und der Normalisierung einer pathologischen Barriere und gehören damit zur Manuellen Therapie.

Es besteht ein prinzipieller **Unterschied** zwischen der menschlichen Hand und allen übrigen **Instrumenten**: Man ist während der gesamten Therapie über ihren Vorgang informiert und so besteht eine Rückkoppelung, die es ermöglicht, stets etwas zu korrigieren oder zu modifizieren. Wenn man nach Vorspannung die Entspannung (release) bis zum Ende erfolgreich verfolgt, kann man fühlen, wie die Spannung abnimmt, und weiß dann, dass der Schmerz zumindest an dieser Stelle abgeklungen ist.

Der **Unterschied zur Massage** besteht vor allem darin, dass man sich bei der Massage nicht nach dem Barrierephänomen richtet und die Entspannung bei den relativ schnellen, rhythmischen Bewegungen nicht genau wahrnimmt. Trotz rascher Bewegungen ist die Massage viel zeitraubender, wobei diagnostische Kriterien oft fehlen und eine Selbstbehandlung kaum in Frage kommt.

5.4 Krankengymnastik

Nach Erörterung der Indikationen von Methoden, die direkt auf schmerzhafte Funktionsstörungen einwirken, soll nun auf Methoden eingegangen werden, deren Gegenstand die komplexeren Funktionen sind. Die größte Rolle spielt dabei die Krankengymnastik.

Hier unterscheidet man zwei ihrem Wesen nach unterschiedliche Methoden: Bei der ersten lernt der Patient, **selbst** seine **Gelenke zu mobilisieren**, seine Triggerpunkte zu entspannen und auch Weichteile, die seinen Händen zugänglich sind, zu behandeln. Diese Techniken werden im Zusammenhang mit den entsprechenden manualtherapeutischen Techniken systematisch beschrieben.

Die zweite Methode dient der **Korrektur fehlerhafter Bewegungsmuster** oder Stereotypien, die mit muskulärer Dysbalance einhergehen, und die oft die eigentliche Ursache schmerzhafter Funktionsstörungen sind. Gegenstand der Krankengymnastik ist hier also die **gestörte motorische Stereotypie**, sofern sie diagnostiziert ist und als relevant erachtet wird.

Ohne Diagnose und Beurteilung der Relevanz ist die Krankengymnastik nur zeitraubend und frustrierend. Es sollte die Aufgabe des Arztes sein, das festzustellen. Die technische Durchführung ist dann Sache des Physiotherapeuten. Ein Arzt, der es versteht, die Krankengymnastik richtig zu indizieren, sollte auch in der Lage sein, den

Effekt, den der Physiotherapeut erreicht hat, zu beurteilen. Ohne derartige Voraussetzungen ist der Effekt dieser Methode enttäuschend.

Es ist zu betonen, dass die Diagnose von fehlerhaften Stereotypien und muskulärer Dysbalance im Akutstadium oft nicht möglich ist, weil in diesem Zustand der Schmerz alle Bewegungen verzerrt und man nicht entscheiden kann, was Schmerzreaktion und was fehlerhafte Stereotypie ist. Auch kann der Patient noch keine normalen Bewegungsmuster üben.

Ein weiteres Kriterium ist die **Relevanz der Stereotypiestörung** hinsichtlich der Beschwerden des Patienten. Diese Entscheidung kann schwieriger sein als beispielsweise bei einer Blockierung oder einem Triggerpunkt, weil Krankengymnastik viel zeitraubender und mühevoller ist. Muskuläre Fehlsteuerungen sind außerdem auch bei beschwerdefreien Patienten häufig und es wäre praktisch unmöglich, alle zu behandeln. Die Indikation zur Krankengymnastik ist deshalb dann gegeben, wenn man überzeugt ist, dass die diagnostizierte Fehlsteuerung so relevant ist, dass die Beschwerden des Patienten rezidivieren müssten, wenn sie nicht behoben werden.

Häufige **Rezidive** stellen eine wesentliche **Indikation** der gezielten Krankengymnastik dar. Es gibt allerdings auch Fälle, bei denen der Befund so gravierend ist, dass man nicht auf Rezidive warten sollte. Ein Kriterium ist der Schweregrad der muskulären Dysbalance; in anderen Fällen sind es die Umstände, unter denen es zu Rezidiven kommt; wenn z.B. bei einem Patienten regelmäßig Rezidive auftreten, wenn er etwas Schweres hebt oder sich vorbeugt. In solchen Fällen prüft man seine Stereotypie der Rumpfvorbeuge und zeigt ihm, wie er sich vorbeugen soll und wie aus der Vorbeuge aufrichten, auch bei Belastung. Ähnliches gilt für das Tragen von Lasten, für die Arbeit am Computer u.a. Am verheerendsten wirkt sich jedoch die Fehlatmung aus, weil sie aufs Engste mit der Stabilität der Wirbelsäule verbunden ist.

Um die **Effizienz** der Krankengymnastik zu verbessern und sie damit zu einer Routinetherapie zu machen, ist es notwendig, sich klare und erreichbare Ziele zu setzen. Das bedeutet, dass man keine „idealen Stereotypien" erreichen will, sondern sich auf die Störung konzentriert, die vor allem die Rezidive auslöst. Bei einem solchen Vorgehen gelingt es oft in kurzer Zeit, nach wenigen anschaulichen Instruktionen, Ergebnisse zu erhalten. Wenn man jedoch mehr erreichen will, kann die krankengymnastische Therapie Monate dauern.

Man muss auch die **Grenzen** des Möglichen zur Kenntnis nehmen. Im Unterschied zur Manipulation oder der Nadelung setzt die Krankengymnastik die **aktive Mitarbeit** des Patienten voraus. Es gibt Stereotypien, die so verwurzelt sind, dass es schwer ist, sie zu ändern, besonders im höheren Alter. Große Bedeutung hat das Problem der Motivation. Ist der Patient an der Besserung seines Zustands nicht interessiert, ist jegliche Rehabilitation Zeitvergeudung. Es ist allerdings zu betonen, dass die Qualität des Physiotherapeuten nicht nur in seinem technischen Können liegt, sondern auch in seiner Fähigkeit, Patienten zu motivieren. Auch die **Intelligenz des Patienten** spielt eine Rolle. Es ist allerdings notwendig daran zu erinnern, was im Kapitel 2.6 über Patienten steht, die von Kindheit an keine optimalen Stereotypien haben und diese nur schlecht korrigieren können. Hier finden sich auch Patienten mit hoher Intelligenz, die jedoch versagen, wenn es sich um motorische Geschicklichkeit handelt.

Auch der **Allgemeinzustand** des Patienten muss berücksichtigt werden: Herzfunktion, Kreislauf, Adipositas, weitgehend abgeschwächte Bauchmuskeln nach wiederholten Operationen und/oder schweren Entbindungen, rezidivierende Hernien oder dekompensierte Skoliosen im Alter können von Anfang ein unüberwindbares Hindernis sein.

Trotz dieser Einschränkungen ist die Krankengymnastik bei Funktionsstörungen des Bewegungssystems die wichtigste Therapieform des Physiotherapeuten. Sie hat viel an Bedeutung und Wirksamkeit gewonnen, seitdem man es besser versteht, das tiefe Stabilisationssystems des Rumpfes und der Füße gezielt zu behandeln. Deshalb ist es so wichtig, die Zeit vor allem diesen aktiven Methoden der Rehabilitation zu widmen und weniger den passiven, wie Massage und den verschiedensten Methoden der Elektrotherapie.

Letztlich besteht das Problem, wann und ob diese Methoden der Krankengymnastik für die **Prävention** einzusetzen sind. Die Frage ist durchaus berechtigt, zumal in diesem Bereich die moderne technische Zivilisation das Bewegungssystem konstant und schon von Kindheit an schädigt. Es ist bedauerlicherweise schwierig, dieses Problem zu lösen, schon deshalb, weil eine Gruppentherapie auf Schwierigkeiten stößt. Deshalb wäre es günstig, Techniken aus dem Yoga, z. B. Atemübungen, „spinale" Techniken u. a., oder Methoden aus der chinesischen Gymnastik (z. B. Tai-Chi) und manche Methoden der Wirbelsäulenschulen zu empfehlen.

5.5 Therapie von Störungen der Statik

Die Diagnostik statischer Störungen wurde im Kapitel 3.1 und 4.2 erörtert. Diese werden allerdings oft durch muskuläre Fehlsteuerung und äußere Ursachen (Ergonomie) mitbedingt und müssen dann dementsprechend behandelt werden. An dieser Stelle wollen wir uns mit der Korrektur von schiefen Ebenen befassen.

Schiefe Ebenen im Beckenbereich und in der unteren Lendenwirbelsäule können durch Schuhe ausgeglichen werden. Da sie nur sinnvoll sind, wenn sie permanent getragen werden, handelt es sich nicht nur um eine wirksame, sondern auch um eine eingreifende und verantwortungsvolle Verordnung. Deshalb muss man über die Indikation nachdenken. Sie ist relativ einfach, wenn die schiefe Ebene durch ein nicht lange zurückliegendes **Trauma** verursacht wurde, z. B. durch eine traumatische Beinverkürzung oder eine einseitige lumbale Wirbelkompression. Den einseitigen (asymmetrischen) **Plattfuß** als weitere Indikation erkennt man am besten, wenn sich der Patient bei der Untersuchung auf die Außenränder beider Füße stellt, wobei sich das Becken horizontal einstellt und gleichzeitig sich das zur höheren Seite abweichende Becken in Mittelstellung begibt. Da sich in den meisten Fällen beim Beckenschiefstand während des Wachstums **sekundäre Kompensationen** eingestellt haben, ist die Entscheidung dann viel schwieriger. In diesen Fällen sind Röntgenaufnahmen, wie sie in 3.1 beschrieben wurden, unerlässlich. Man muss sich aber letztlich doch auch klinisch entscheiden.

Klinisch manifestiert sich der statische Schmerz durch statische Belastung, vor allem im Stehen, chronisch rezidivierend.

Bei der Untersuchung weicht das Becken zur höheren Seite aus. Nach Hinzufügen einer angepassten Unterlage sollte das Becken horizontal stehen und sich auch die Seitenabweichung verringern. Da die Röntgenbilder diese Ergebnisse viel präziser wiedergeben, sollte die Indikation aufgrund des klinischen und des Röntgenbefundes vor und nach Unterlegen eines Brettchens unter den Fuß gestellt werden.

Außerdem richtet man sich auch nach der Reaktion des Patienten. Wenn man einer gesunden Versuchsperson eine Unterlage von etwa 1 cm unterlegt und sie auffordert, beide Beine gleich zu belasten und keines zu beugen, wird ihn die Unterlage beträchtlich stören. Bei einem Patienten mit Beckenschiefstand kann man dreierlei Reaktionen erwarten:

- er kann die Unterlage als angenehm empfinden

- die Unterlage kann ihm gleichgültig sein
- er kann die Unterlage als störend empfinden.

Im ersten Fall kann man erwarten, dass der Patient die Unterlage gut vertragen sollte, und wir raten ihm an, er solle sie dauernd verwenden, womöglich auch in Hausschuhen. Im zweiten Fall kann eine gewisse Adaptation notwendig sein und man gestattet dem Patienten, sich sukzessive an die Unterlage zu gewöhnen. Im dritten Fall raten wir ihm es zu versuchen, die Unterlage für kurze Zeit zu benutzen; wenn jedoch keine Adaptation eintritt, sollte man nicht darauf bestehen.

Die Unterlage selbst ist auch von Bedeutung: Eine **Schuheinlage** ist gewiss praktisch, aber der Schuh „sitzt" schlechter. Deswegen ist es besser, den Absatz auf der höheren Seite zu verkürzen. Dieses Vorgehen ist allerdings nur bei geringen Beinlängenunterschieden anwendbar. Bei größeren Differenzen (mehr als 2 cm) muss auf der Seite des kürzeren Beins die **Sohle erhöht** werden, weil sonst der Fuß leiden müsste. Es ist allerdings nicht notwendig, den Unterschied völlig auszugleichen.

Wenn die Beine gleich lang sind, das Becken horizontal ist und die schiefe Ebene in der unteren Lendenwirbelsäule entsteht, wirkt sich diese nicht nur im Stehen, sondern auch im Sitzen aus. In diesem Fall sollte man sie auch im Sitzen ausgleichen, indem man einen Sitzbeinhöcker unterlegt. Das wird allerdings nur mit Hilfe eines Röntgenbilds zu erkennen sein.

Die häufigste und bedeutendste statische Störung im Sitzen ist eine **kyphotische Lendenwirbelsäule bei Hypermobilität**. In diesen Fällen verordnet man dort eine Stütze, wo die Kyphose gipfelt. Wenn das nicht möglich ist, empfehlen wir, die Sitzfläche nach vorne abzuschrägen, den orientalischen Sitz mit überkreuzten Beinen, oder den Fersensitz, wobei das Becken nach vorne kippt.

Sehr wichtig ist auch die **Vorhaltung**: ☞ 4.20.3 und 7.1.7.

5.6 Immobilisation und Hilfsmittel

Im Akutstadium sorgt der Muskelspasmus für eine Ruhigstellung. Das gilt auch nach einer Verletzung, wo die Heilung eine Ruhigstellung erfordert. Eine **Immobilisation** wird allerdings sehr problematisch, sobald die Störung zu chronifizieren droht. Insbesondere wenn es gilt, die Funktion zu normalisieren, ist die Ruhigstellung ein Hindernis. Deswegen sollte jegliche Immobilisation nur eine **vorübergehende Maßnahme** sein. Dann ist es unser Anliegen, die normale Funktion wiederherzustellen. Eine dauernde Immobilisation bedeutet nichts anderes, als dass mit einer Restitution der Funktion nicht zu rechnen ist.

Im Unterschied zur Immobilisation muss ein stützendes Hilfsmittel die Bewegung keineswegs behindern und kann den Patienten vor statischer Überlastung schützen, was besonders bei sitzenden Berufen wichtig ist. Es sind vor allem die hypermobilen Patienten mit schlaffen Muskeln und Bändern, die statische Belastung schlecht vertagen, was durch Erschütterung, wie beispielsweise in den Verkehrsmitteln, noch gesteigert wird.

Deshalb ist es für Autofahrer empfehlenswert, sich mit Hilfe eines aufblasbaren Luftkissens dort abzustützen, wo ihre Kyphose bei entspanntem Sitz gipfelt. Manche hypermobilen Patienten mit Kopfschmerzen sollten in Verkehrsmitteln einen weichen Stützkragen tragen. Ältere, adipöse Patienten mit insuffizienter Bauchmuskulatur, mit Narben und Hernien, benötigen einen Lendengurt. Patienten mit ligamentären Schmerzen im Becken brauchen zur Festigung einen straffen Beckengurt nach Biedermann und Cyriax (☞ 6.9). Diese Stützen sollten vor allem bei statischer Belastung verwendet werden, den Beckengurt in der Nacht.

Eine Immobilisation soll nur so wenig und kurz wie nötig erfolgen. Gut gewählte stützende Hilfsmittel sind jedoch angesichts der steigenden statischen Belastung oft zu befürworten.

5.7 Pharmakotherapie

Da unser Hauptanliegen den Funktionsstörungen des Bewegungssystems gilt, ist es verständlich, dass die Pharmakotherapie nur in gewissen **Grenzen** wirksam sein kann. Es ist kaum zu erwarten, dass ein blockiertes Gelenk, eine schlecht bewegliche Faszie oder gar eine fehlerhafte motorische Stereotypie, wie eine Fehlatmung oder ein fehlerhaftes Lastentragen, auf pharmakologischem Wege korrigierbar wären. Anderseits ist klar, dass die Funktionsstörung allein nicht mit einer schmerzhaften Erkrankung identisch ist. Erst wenn reflektorische Veränderungen auftreten und diese als schmerzhaft empfunden werden, wird der Patient Beschwerden angeben. Dann ist es möglich, die Intensität der Reaktion auf die nozizeptive Reizung pharmakologisch herabzusetzen. Außerdem spielt die Schmerzschwelle eine erhebliche Rolle, die pharmakologisch beeinflussbar ist.

Es wird also gelegentlich nützlich sein, Arzneimittel zu verschreiben, die Reaktionen von Seiten des vegetativen Nervensystems sedieren; dazu geeignet sind vor allem **nicht-steroidale Antiphlogistika**. Es ist wichtig, vor Missbrauch jeglicher Analgetika bei chronischen Schmerzen zu warnen; es kommt zur Abhängigkeit und es ist kein Zufall, dass Schmerzkliniken als erste Maßnahme mit dem Herabsetzen von Analgetika beginnen.

Oft werden **Analgetika mit Muskelrelaxanzien** kombiniert; zahlreiche Kombinationspräparate sind davon erhältlich. Nur wenn der Patient tatsächlich nachweisbar allgemein muskulär verspannt ist, kann jedoch die Verordnung dieser Präparate sinnvoll sein. Am häufigsten sind allerdings konstitutionell hypermobile Patienten mit lokalisierten schmerzhaften Verspannungen, bei denen diese Kombination vor allem die Hypermobilität und schlechte Koordination steigert und auch die gezielte Rehabilitation erschwert, weil sich die Feinsteuerung der Muskulatur verschlechtert.

Die besten Wirkungen mit einer Pharmakotherapie erreicht man, wenn Patienten mit Schmerzen im Bewegungssystem an einer larvierten Depression leiden und diese dementsprechend mit milden **Antidepressiva** behandelt werden, was durchaus keine Seltenheit ist.

Die Therapie mit **Kortikosteroiden** ist allgemein bei Funktionsstörungen nicht indiziert. Auch die lokale Applikation soll nur ausnahmsweise erfolgen. Schmerzpunkte am Periost, an Sehnen- und Bänderansatzpunkten sowie muskuläre Triggerpunkte können mit Relaxations- und Weichteiltechniken meist erfolgreich behandelt werden, ebenfalls durch Nadelung und Lokalanästhesie. Kortikosteroide sollten nur dann verordnet werden, wenn die physiologischen Methoden fehlschlagen. Auch dann wiederholt man sie nur, wenn sie beim ersten Mal Besserung erzielen. Kortikosteroide kommen aber zur Anwendung, wenn entzündliche Veränderungen vorliegen.

5.8 Operation

Wenn lediglich Funktionsstörungen vorliegen, besteht keinerlei Indikation zu operativen Eingriffen. Funktionsstörungen können allerdings Folge **struktureller Veränderungen** sein, die einen chirurgischen Eingriff benötigen. Am häufigsten ist dies bei Wurzelsyndromen und anderen Störungen, die im Zusammenhang mit Bandscheibenläsionen stehen, der Fall. Hier ist allerdings meist ein konservatives Vorgehen erfolgreich, deren Gegenstand vor allem

Funktionsstörungen sind. Es ist deshalb nicht immer leicht zu entscheiden, wann noch konservativ vorzugehen oder chirurgisch zu intervenieren ist (☞ 7.8.2). Ursache oder Mitursache von Wurzelkompressionen, sogar einer Rückenmarkskompression, kann auch eine Spinalkanalstenose sein.

Eine **akute Operationsindikation** ist das **Kaudasyndrom** mit akuter Blasen- und Mastdarmlähmung und schnell progrediente Paresen. Auch eine Instabilität kann eine Operationsindikation sein, so bei progredienter Spondylolisthesis oder nach einem Trauma. Gefährlich kann auch eine Instabilität infolge eines Os odontoideum sein. An dieser Stelle ist zu betonen, dass in letzter Zeit die konservative Therapie der Instabilität wesentlich wirksamer geworden ist.

5.9 Lebensführung

Fragen der Lebensführung spielen wahrscheinlich überhaupt die **größte Rolle** beim Umgang mit und auch zur Prävention von Funktionsstörungen des Bewegungssystems. Sie wird deshalb erst am Ende angeführt, weil es sich hier nicht um eine Behandlungsmethode im engeren Sinne handelt und weil diesem Thema ein eigenes Kapitel (☞ Kapitel 8) gewidmet ist.

Es ist deshalb die wichtigste Aufgabe des Therapeuten, bei der Anamnese die pathogenen Umstände im Alltag des Patienten herauszufinden, um ihn vor dem, was ihn schädigt, warnen zu können. Wenn das gelingt, hat man schon nach der ersten Untersuchung die Möglichkeit, den Patienten gut zu beraten. Wenn nämlich der Patient nicht aufhört, das zu tun, was ihn offensichtlich schädigt, wird jegliche Therapie fehlschlagen.

5.10 Therapieablauf

Nur nach beendeter Untersuchung, die orientierungsmäßig das gesamte Bewegungssystem bzw. zumindest alle Schlüsselregionen erfasst, beginnt man zu überlegen, ob ein typisches **Verkettungssyndrom** besteht oder ob es sich um einzelne Störungen, deren Zusammenhang fraglich ist, handelt.

Im ersten, typischen Fall behandelt man das **Glied der Kette**, das als das **relevanteste** erscheint. Danach müssen alle Befunde nachgeprüft werden. Im günstigen Fall besteht die Kettenreaktion nicht mehr und dann weiß man, welche Hausaufgabe dem Patienten aufzugeben ist: Wenn sich beispielsweise das relevante Glied am Fuß befand, zielt die Rehabilitation auf die Dysfunktion des Fußes ab. Wenn außerdem noch ein Nebenbefund, beispielsweise ein schmerzhaft eingeschränktes Akromioklavikulargelenk, diagnostiziert wird, wird das gleich auch behandelt. Wenn es sich jedoch zeigt, dass die Wahl nicht so glücklich war, dann versucht man es mit einem anderen Glied der Kette. Das ist durchaus keine Ausnahme, weil man den ersten Behandlungsversuch nicht selten zur Diagnostik nutzt; mit dem ersten Eingriff endet die eigentliche Diagnostik. Nicht selten wählt man diesen Eingriff auch aus diagnostischen Gründen, um sich von der Bedeutung eines Befundes zu überzeugen, was insbesondere für aktive Narben zutrifft.

Wenn man jedoch keinerlei Verkettung findet, behandelt man den **Befund**, und wenn es eine effektive **Selbsttherapie** gibt, erhält der Patient seine Hausaufgabe.

Äußerst wichtig ist nun die erste **Kontrolluntersuchung** nach ungefähr zwei Wochen. Hier bestätigt sich die Arbeitshypothese der Erstuntersuchung oder sie muss revidiert werden. Je nach Ergebnis der Kontrolluntersuchung wird der weitere Rehabilitationsplan fortgesetzt oder revidiert bzw. modifiziert. Ist der Befund deutlich gebessert, die Hausaufgabe klar, kann das Intervall von weiteren Kontrolluntersuchungen verlängert werden. Auch wenn die Ergebnisse günstig sind, sollte man einen Patienten mit längerer Anamnese längere Zeit – am besten einige Monate – begleiten, weil der Spontanverlauf von Funktionsstörungen chronisch rezidivierend ist.

Wenn der Patient bei der ersten Kontrolluntersuchung keinerlei Besserung angibt, muss man ihn fragen, ob sein Zustand vorübergehend gebessert war oder überhaupt nicht. Manchmal hat der erste Eingriff zwar einen deutlichen, aber nur vorübergehenden Effekt. Bei der Kontrolluntersuchung kann es sich um zwei grundverschiedene Gegebenheiten handeln:

- Der Befund hat sich nicht geändert. In diesem Fall bedeutet das, dass die Behandlung erfolglos war oder dass der Patient rasch rezidivierte, was auch kaum besser ist.
- Der ursprüngliche Befund besteht nicht mehr und ein anderer Befund unterhält nun die Beschwerden.

Im zweiten Fall ist der Patient eigentlich gebessert, auch wenn er sich selbst nicht besser fühlt. Besonders in der Zervikalregion besteht ein gewisses Muster: Die Störung hat die Tendenz, sich nach kaudal zu verlagern, bis sie abklingt.

Im ersten Fall muss man von neuem erwägen, ob die Analyse zutreffend war und ob man die wirkliche Ursache nicht verkannt hat, oder ob es sich nicht doch um eine ernstere, auch durch pathomorphologische Veränderungen verursachte Erkrankung handelt. Eine weitere Ursache besteht nicht selten darin, dass der Patient seine Hausaufgabe falsch oder gar nicht ausgeführt hat, beispielsweise eine einfache Selbstmobilisation oder Relaxation von Triggerpunkten.

Ist man jedoch trotz eines Misserfolgs weiterhin davon überzeugt, dass die Diagnose richtig war, kann man die Behandlung noch einmal wiederholen. Kommt es dann wieder kurzfristig (nach Besserung) zu Rezidiven, muss man der Ursache der Rezidive nachgehen. Oft ist es dann ein internistischer Befund im entsprechenden Segment; beim Syndrom der oberen Thoraxapertur ist es fast immer die thorakale Hochatmung mit schlechter Stabilisation des Rumpfes, die man dann korrigieren muss.

Funktionsstörungen selbst können aber auch sehr kompliziert sein, es können **mehrere Verkettungen**, die miteinander konkurrieren, bestehen. In solchen Fällen kann man nicht mit schnellen Ergebnissen rechnen und muss den Patienten längere Zeit überwachen. Chronisch rezidivierende Erkrankungen, wie die Migräne, gehen regelmäßig mit Funktionsstörungen des Bewegungssystems einher und bessern sich, wenn man diese Störungen behandelt. Sie rezidivieren jedoch nach längeren Intervallen, nach denen die Patienten wieder behandlungsbedürftig werden.

Wenn von der Manipulation auch im Sinne einer Prävention die Rede war, hat die Vorbeugung von Rezidiven präventiven Charakter: Die Rehabilitation, die regelmäßig unsere Therapie weiterführt, bei der der Patient selbst eine immer größere Rolle spielt, ist im wahrsten Sinne des Wortes mit der Prävention von Rezidiven gleichzusetzen.

5.11 Schlussfolgerungen

Eine korrekt gestellte Indikation eines therapeutischen Eingriffs ist Ausdruck des pathophysiologischen Denkens, wie es im theoretischen Abschnitt dieses Buches dargelegt worden ist.

Da die Beschwerden des Patienten in der Regel das Ergebnis vieler einzelner Faktoren sind, besteht die Hauptaufgabe des Therapeuten darin, jedes Mal jenen Faktor zu erkennen, der im Augenblick als der wichtigste und auch der Therapie am zugänglichsten erscheint. Das Erkennen charakteristischer Verkettungen von Funktionsstörungen hat diesbezüglich das Vorgehen weitgehend präzisiert.

Wenn man also bei dem ersten Besuch des Patienten erfolgreich war, bedeutet dies, dass man beim nächsten Mal durchaus schon einen anderen Engriff vornehmen wird. Es ist nämlich nicht unser Anliegen, immer nur eine bestimmte Therapiemethode anzuwenden, sondern die Funktion zu normalisieren und damit den Patienten von seinen Beschwerden zu befreien. Dazu wählt man die Methode, die am günstigsten erscheint. Damit wird es allerdings schwierig zu entscheiden, welche Methode sich am meisten bewährt hat: die Manipulation, die Krankengymnastik oder die Nadelung eines Schmerzpunktes. Es wäre nämlich nicht einfach zu begründen, eine weitere Manipulation zu indizieren, wenn keine Blockierung mehr vorliegt, oder einen Schmerzpunkt wieder zu nadeln, wenn man ihn nicht mehr vorfindet. Damit wird es allerdings schwierig festzustellen, welche Methode statistisch gesehen die erfolgreichste war.

Wenn anderseits ein Patient mit einer eitrigen Appendizitis nach der Operation beschwerdefrei ist und auch bleibt, muss der Chirurg auch nicht statistisch beweisen, dass die Operation indiziert war. Wenn bei Funktionsstörungen ein Schmerzpunkt oder Triggerpunkte nach PIR, RI oder Nadelung behoben ist, wenn ein Patient gelernt hat, richtig zu atmen, und keine Hochatmung mehr besteht, dann hat man etwas erreicht, auch wenn noch weitere Läsionen zu behandeln sind, die dem Patienten Beschwerden verursachen.

So ein Vorgehen erscheint etwas ungewöhnlich und auch schwierig, entspricht jedoch dem multifaktoriellen Charakter von Funktionsstörungen. Anderseits schließt es ein routinemäßiges, eintöniges Vorgehen aus, die Durchführung von Serien von Spritzen, wiederholten Manipulationen eines Wirbelsäulenabschnitts oder der in der Physiotherapie beliebten elektrotherapeutischen Methoden. So ein Vorgehen ist anspruchsvoll, die Mühe lohnt sich jedoch im Interesse des Patienten und auch des eigenen Könnens.

6 Therapie

In den vorausgehenden Abschnitten dieses Buches wurde die Diagnostik von Funktionsstörungen, deren Pathogenese und auch die von ihnen ausgehenden reflektorischen Veränderungen beschrieben. Davon ausgehend folgte die Indikation gezielter therapeutischer Methoden. Nicht alle können im Rahmen dieses Buches dargestellt werden. Gegenstand dieses Kapitels sind vor allem manipulative Techniken einschließlich der Weichteile und dabei v.a. der Muskeln sowie die Rehabilitation bei Funktionsstörungen des Bewegungsapparats.

6.1 Manipulative Therapie

6.1.1 Allgemeine Regeln des technischen Vorgehens

Aufgabe der manipulativen Behandlung ist die Wiederherstellung der normalen Beweglichkeit der Gelenke einschließlich des Gelenkspiels. Man unterscheidet dabei zwei unterschiedliche Techniken: die Mobilisation und die Manipulation mit Impuls.

Lagerung des Patienten

Der Patient soll so liegen oder sitzen, dass er entspannt ist.

Der besten Zentrierung der Gelenke entsprechend soll die Stellung im Liegen oder Sitzen gewählt werden, die die Muskeln maximal fazilitiert und entspannt. Das zu behandelnde Gelenk muss zugänglich sein und ein Gelenkpartner entweder durch die Lage oder durch den Therapeuten fixiert sein.

Die Höhe der Behandlungsbank muss einstellbar sein; bei der großen Anzahl von Techniken im Sitzen und den großen Unterschieden bei der Größe der Patienten und Therapeuten ist dies unbedingt notwendig.

Stellung des Therapeuten

Die Art und Weise, wie sich der Therapeut „zum Patienten stellt", ist weitgehend für seine Technik entscheidend. Natürlich muss er bequem und stabil stehen, denn er muss immer entspannt sein. Solange der Therapeut nicht entspannt ist, kann auch der Patient nicht entspannen.

Bei richtiger Ausführung der Behandlungsbewegungen bilden Hand und Unterarm stets eine Verlängerung der Stoßrichtung. Aber das genügt nicht für eine optimal weiche und dabei wirksame Bewegung. Die Bewegungsimpulse sollen vom gesamten Körper, meist schon von den Füßen und Beinen ausgehen, wie beim Diskuswerfen oder Kugelstoßen.

Wer bei der manuellen Therapie außer Atem kommt oder schwitzt, macht sie falsch. Man kann sagen, dass bei Manipulationen besonders der Wirbelsäule, ja auch bei diagnostischen Techniken, der Körper mit dem des Patienten eine Bewegungseinheit bildet, etwa so wie ein tanzendes Paar. Ohne Harmonie zwischen dem Bewegenden und dem Bewegten kommt es nicht zur flüssigen, gewaltlosen und damit eleganten Ausführung.

Fixation

Bei kunstgerechter Ausführung wird ein Gelenkpartner fixiert und der andere mobilisiert. Bei Extremitätengelenken wird in der Regel der proximale Gelenkpartner fixiert. Der Therapeut stützt ihn dabei an sich selbst oder an der Untersuchungsbank ab. Aus Gründen der Fixation soll der mobilisierende Impuls nicht über zwei Gelenke einwirken. Die Hände des Therapeuten sind dabei nahe (aber nicht zu nahe) am Gelenk, um eine Hebelwirkung zu vermeiden. Bei der Wirbelsäule fixiert man womöglich schon durch die Lagerung. Im Sitzen kann man den kaudalen Wirbelsäulenabschnitt über das Becken fixieren, wenn der Patient rittlings auf der Untersuchungsbank sitzt.

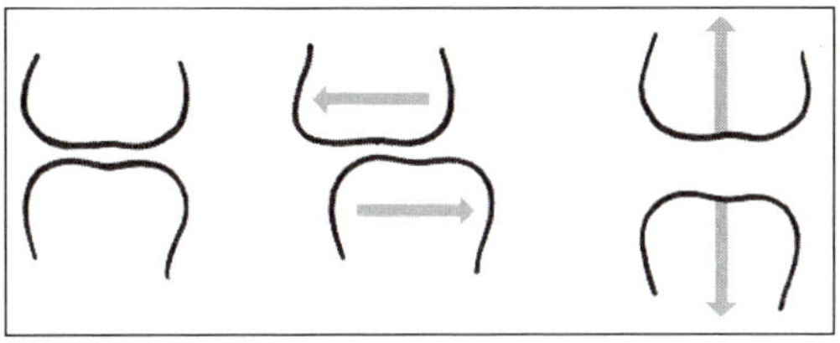

Abb. 6.1: Schematische Darstellung der Richtungen des Gelenkspiels

Ausgangstellung des Gelenks und Behandlungsrichtung

Die Behandlung des Gelenks erfolgt zwar aus der Vorspannung, nicht jedoch aus einer Stellung, in der das Gelenk verspannt ist. In einer Extremstellung ist das Gelenk gesperrt und kann nicht behandelt werden. Dieses Prinzip muss auch an der Wirbelsäule beachtet werden. Die Behandlungsrichtung bei Translationsmobilisationen hängt nach Kaltenborn (1973) davon ab, ob sich die Gelenkpfanne (Konkavität) am proximalen (fixierten) Gelenkpartner befindet oder ob umgekehrt der Gelenkkopf proximal und die Gelenkpfanne distal liegt (☞ Abb. 6.1).

Im ersten Fall verläuft die Gleitbewegung des distalen Partners in einer der Funktionsbewegung entgegengesetzten, im zweiten Fall in der gleichen Richtung. Dementsprechend mobilisiert man im ersten Fall den distalen Gelenkpartner vor allem in der der Funktionsbewegung entgegengesetzten Richtung, im zweiten Fall in der entsprechenden Richtung (☞ Abb. 2.7) Deshalb mobilisiert man z.B. die erste Phalanx gegenüber dem Metakarpalköpfchen vor allem nach palmar.

Vorspannung

Die Vorspannung (Erreichen der Barriere) stellt die erste und entscheidende Phase der Manipulation dar, nach der bei einer Mobilisation die Entspannung (release) und bei einer Impulsmanipulation der Impuls erfolgt.

Bei peripheren Gelenken erreicht man die Vorspannung im Sinne des Gelenkspiels, wenn möglich unter gleichzeitiger Distraktion. Dies erfolgt bei einem normalen Gelenk nie hart oder plötzlich. Der harte Anschlag bei Einschränkung des Gelenkspiels ist charakteristisch für eine Blockierung. An der Wirbelsäule ist die Funktionsbewegung nicht immer vom Gelenkspiel zu trennen, weil die Bewegungen im einzelnen Bewegungssegment nicht aktiv ausgeführt werden können und daher in gewissem Sinne einem Gelenkspiel entsprechen.

Die Barriere (Vorspannung) ist erreicht, wenn man den ersten, leichten Widerstand erreicht hat (die physiologische Barriere). Das muss sanft und vorsichtig ausgeführt werden, und beim Erreichen der Barriere ist abzuwarten. Die häufigste Ursache von Irrtümern und Fehlschlägen ist ein aktiver Widerstand des Patienten, den man als Barriere verkennt. Das geschieht meist, wenn der Patient Schmerzen verspürt oder wenn er sich durch schnelles, hartes Untersuchen bedroht fühlt.

An der Wirbelsäule kommt, besonders bei Verwendung langer Hebelarme, noch die Verriegelung hinzu. Diese Bezeichnung bezieht sich auf Techniken, bei denen man alle Wirbelsäulensegmente sperrt mit Ausnahme dessen, auf den die Manipulation abzielt.

Manipulation

Nach Einstellung der Vorspannung (Erreichen der Barriere) bestehen zwei Möglichkeiten, die normale Beweglichkeit wieder herzustellen:

- mit Hilfe einer federnden Bewegung, häufiger jedoch durch bloßes Abwarten, eine

Entspannung (release) zu erreichen und so die Barriere zu normalisieren
- nach Erreichen der Barriere und Entspannung des Patienten einen Impuls auszuführen.

Einfache Mobilisation

Das leichte, repetitive Federn, meist jedoch das bloße Abwarten in Vorspannung mit minimalem Druck in Richtung der Funktionsbewegung oder des Gelenkspiels entspricht der Mobilisation.

Wenn man nur das Entspannungsphänomen abwartet, muss man genau spüren, wenn es beendet ist, sonst beraubt man sich selbst und den Patienten um den Erfolg. Wenn man an der Barriere rhythmisch federt, darf man nicht die Vorspannung verlieren, sonst kann auch das Federn zu grob und auch schmerzhaft werden. Nie darf man beim Federn den Druck steigern, weil es nicht genügend federt. Das Federn wird im Gegenteil unterdrückt, wenn man durch Drucksteigerung das Zurückfedern verhindert. Dabei scheint es, dass gerade das (spontane) Rückfedern zur Barriere für den Therapieeffekt ausschlaggebend ist.

Die repetitive, federnde Mobilisation ist besonders bei Gelenken wirksam, die bei Blockierung nicht direkt durch Muskeln fixiert oder bewegt werden. Es sind dies vor allem Iliosakral-, Akromioklavikular- und Sternoklavikulargelenk. Dies gilt bis zu einem gewissen Grad auch für Extremitätengelenke, bei denen sich besonders Schüttelmobilisationen bewähren. Im Bereich der Wirbelsäule zieht man meist das Entspannungsphänomen vor, allerdings in Kombination mit Methoden der muskulären Fazilitation und Inhibition.

Neuromuskuläre Mobilisationstechniken

Man kann Techniken unterscheiden, die auf einzelne Muskeln oder eher auf den gesamten Bewegungsapparat einwirken. Sie alle haben gemeinsam, dass sie das Entspannungsphänomen (release) erleichtern, potenzieren und automatisieren.

Postisometrische Relaxation

Die postisometrische Relaxation (PIR) wird nach Möglichkeit durch reziproke Inhibition (RI) ergänzt. Hier kommt nach Mitchell (1979) nur geringster Widerstand zur Anwendung.

Nach Vorspannung leistet man gegen einen minimalen Druck des Patienten in der der Mobilisation entgegen gesetzten Richtung für 5–10 Sekunden Widerstand, wonach der Patient aufgefordert wird, locker zu lassen. Nach kurzer Latenz kommt es zur Entspannung im Sinne der Mobilisation und man wartet seine Entspannung ab. Aus der nach der Mobilisation erreichten Stellung wird der Vorgang 1–2-mal wiederholt.

Wichtig ist es dabei, die Entspannung des Patienten nicht vorzeitig zu unterbrechen. Je länger die Entspannung anhält, desto besser ist der Effekt und desto weniger häufig muss wiederholt werden. Wenn der Patient bei der PIR nicht gut entspannt, ist es am einfachsten, die isometrische Phase zu verlängern, auch bis zu 20 Sekunden.

Eine bedeutsame Besserung erreichte Zbojan (1983), als er die durch Gravitation induzierte Relaxation (AGR) einführte, bei der er nach Möglichkeit das Gewicht des Kopfes, einer Gliedmaße oder deren Teil gegen die Schwerkraft isometrisch ein wenig anhebt und dann in Richtung der Schwerkraft entspannt. Dies wird dreimal wiederholt. Er empfiehlt, sowohl die isometrische als auch die Relaxationsphase 20 Sekunden anhalten zu lassen. Das kann der Patient zu Hause täglich als Selbstbehandlung durchführen.

Reziproke Inhibition

Die PIR ergänzt man, wenn möglich, durch die reziproke Inhibition (RI), indem der Patient einen leichten Druck in der Mobilisationsrichtung ausübt und man einen repetitiven rhythmischen Gegendruck von geringer Kraft ausführt. Auch die aktive repetitive Bewegung in der eingeschränkten Richtung gegen den Widerstand des Therapeuten oder nach AGR als einmalige kräftige Bewegung ebenfalls in der eingeschränkten Bewegungsrichtung wirkt im Sinne einer reziproken Hemmung der Muskeln, die die Bewegung einschränken.

Repetitive Muskelkontraktion

In vereinzelten Situationen kann eine repetitive Muskelkontraktion direkt mobilisierend wirken, so z.B. die rhythmische Kontraktion der Mm. scaleni mit deren Ansatzpunkten auf die erste und zweite Rippe oder des M. psoas major auf den thorakolumbalen Übergang.

Atmung

☞ 4.15.3. Die **Einatmung** übt eine allgemein fazilitierende, die **Ausatmung** eine hemmende Wirkung vor allem auf die Rumpfmuskulatur aus. Deshalb kombiniert man in der Regel den isometrischen Widerstand mit der Einatmung und die Relaxation mit der Ausatmung. Dabei sind allerdings wichtige Ausnahmen zu berücksichtigen: Die forcierte Ausatmung fazilitiert die Bauchmuskeln, die maximale Ausatmung in Lordosestellung den M. erector spinae und mobilisiert somit die Brustwirbelsäule in die Extension. In Kyphosestellung hingegen mobilisiert man die Brustwirbelsäule durch Einatmung. Von der Gymnastik ist man gewohnt, die Einatmung mit Aufrichtung und die Ausatmung mit der Vorbeuge zu verbinden. Dasselbe gilt auch für die Seitneigung. Die Mundöffnung geht mit Einatmung, die Mundschließung mit Ausatmung einher. Wenn die Bewegung in einer Richtung mit der Einatmung und in der Gegenrichtung mit der Ausatmung einhergeht, spricht man von **Atmungssynkinesien**. Charakteristisch für diese ist es, dass es schwierig ist, die Bewegung während der umgekehrten Atmungsphase auszuführen, z.B. sich während der Einatmung vorzubeugen.

Von besonderem Interesse ist die mobilisierende Wirkung der Atmung während der Seitneigung nach Gaymans. Dabei werden alternierend während der Ein- oder Ausatmung andere Segmente fazilitiert beziehungsweise entspannt. In groben Zügen ist es so, dass mit Ausnahme des zervikothorakalen Übergangs jeweils die geraden Segmente während der Einatmung fixiert werden und sich während der Ausatmung entspannen, die ungeraden sich umgekehrt während der Ausatmung fixieren und bei der Einatmung entspannen.

Auch andere Atmungssynkinesien können zur Mobilisation dienen. So nutzt man bei der isometrischen Traktion aus, dass sich die Nackenmuskulatur während der Einatmung anspannt und während der Ausatmung entspannt und es zur Dehnung kommt. Bei der isometrischen Traktion der Lendenwirbelsäule in lordotischer Stellung in Bauchlage vermehrt sich die Spannung während der Ausatmung und es kommt während der Einatmung zur Entspannung. Das ist deshalb der Fall, weil sich der lumbale Rückenstrecker in Lordosestellung während der Ausatmung kontrahiert.

Augenbewegungen

Die Augenbewegungen fazilitieren Kopf und Rumpfbewegungen in der Blickrichtung und hemmen sie in der entgegengesetzten Richtung. Dies gilt zwar nicht für die Seitneigung, aber für das Aufrichten in Neutralstellung und aus der Seitneigung durch Blick nach oben. Dabei fazilitiert der Blick nach oben die Einatmung und der Blick nach unten die Ausatmung, eine Atmungssynkinesie, die bei Kombination mit Atmungstechniken zu berücksichtigen ist. Die maximale Exkursion der Augen hat nach Gaymans allerdings eine hemmende Wirkung.

Gravitation nach Zbojan

Wo es möglich ist, nutzt man die Gravitation nach Zbojan (s.o.): Es genügt dabei, in der isometrischen Phase den Kopf oder Bein u.a. ein wenig anzuheben, 20 Sekunden zu halten und dann 20 Sekunden zu entspannen.

Technikkombinationen

Es liegt auf der Hand, dass sich die genannten Techniken vorzüglich kombinieren lassen. Insbesondere gilt das für die Kombination von postisometrischer Relaxation, Ein- und Ausatmung, Blickrichtung und Schwerkraft. Dadurch wird es möglich, die isometrische Phase (den Widerstand des Patienten) und die Entspannung weitgehend zu automatisieren, wodurch die wiederholten Aufforderungen an den Patienten, „nur mit minimaler Kraft zu drücken" bzw. „vollkommen zu entspannen", entfallen.

Bei einer Rotationseinschränkung nach rechts bittet man beispielsweise den Patienten, während der isometrischen Phase nach links zu blicken und einzuatmen und während der Entspannung nach rechts zu schauen und auszuatmen. Dies eignet sich besonders, wenn es sich um Atmungssynkinesien handelt. Bei der Mobilisation in die Seitneigung fordert man den Patienten auf, während der isometrischen Phase nach oben und während der Entspannung nach unten zu schauen, wenn es sich um die geraden Segmente (C0, C2, C4 usw.) handelt.

Besonders eignet sich zur Kombination und Automatisierung die Nutzung der Schwerkraft. Dabei gestaltet man die Hebel so, dass die Kraft weder zu groß noch zu klein ist. Je größer die Anzahl von Elementen ist, desto größer ist die Möglichkeit von optimalen Kombinationen und der Selbstbehandlung, z. B. die Selbstmobilisation des Atlas gegen das Okziput im Liegen und gleichzeitig auch die Relaxation des M. sternocleidomastoideus.

In Anbetracht der vielfältigen Möglichkeiten soll auch vor fehlerhaften Kombinationen gewarnt werden. Ein Blick nach oben funktioniert nicht beim Ausatmen, ein Blick nach unten nicht beim Einatmen. Auch muss man damit rechnen, dass der Blick nach oben die Aufrichtung, der Blick nach unten die Vorbeuge fazilitiert. Bei Mobilisation in die Seitneigung geht man bei den geraden Segmenten so vor, wie es im vorausgehenden Absatz beschrieben wurde. Bei den ungeraden Segmenten (C1, C3 usw.) darf man die Ausatmung während der isometrischen Phase nicht mit dem Blick nach oben und die Einatmung während der Entspannungsphase nicht mit dem Blick nach unten kombinieren, weshalb man in diesem Fall nicht mit den Augenbewegungen kombiniert. Wenn der Blick in einer Richtung mit Ein- oder Ausatmung kombiniert wird, muss die Weisung, in eine Richtung zu schauen, der Weisung ein- oder auszuatmen vorausgehen. Im zervikothorakalen Übergang und auch bei der Brustwirbelsäule mobilisiert man in Seitneigung in einer Extensionsstellung. Deswegen ist es richtig, in der isometrischen Phase die Weisung zu geben: „Schauen sie nach oben und atmen sie ein!", nicht jedoch bei der Entspannung: „Schauen sie nach unten!" anzuordnen, weil sich der Patient nach vorwärts beugen würde. Deshalb lautet die Weisung in der Entspannungsphase: „Locker lassen und ausatmen!".

Der Patient muss immer möglichst langsam ein- und ausatmen, sodass sowohl die isometrische als auch die Entspannungsphase lang genug anhält. Deshalb bittet man z. B. den Patienten als erstes: „Schauen Sie nach rechts!" und erst nach kurzer Latenz: „Und atmen sie langsam ein!", und ebenfalls „Schauen Sie nach unten!" und nach einer gewissen Latenz: „Atmen sie aus!" Wenn der Patient Schwierigkeiten mit dem langsamen Ein- und Ausatmen hat, bewährt es sich sehr, nach dem Einatmen den Atem anzuhalten und erst dann ausatmen zu lassen. Wenn allerdings auch das nichts nützt, handelt es sich um eine bedeutsame Störung der Atmungsstereotypie (wenn es sich nicht um eine organische Atemstörung handelt). Dann ist es indiziert, diese gravierende Stereotypie krankengymnastisch zu korrigieren. Technisch ist noch Folgendes zu bedenken: Die Entspannung (release) kann wesentlich länger anhalten als die langsame Ausatmung. Deshalb ist es oft das Beste, nach dem Ausatmen den Patienten einfach weiter atmen zu lassen, bis die Entspannung zu Ende kommt. Wenn nämlich die Entspannung einmal begonnen hat, geht sie automatisch zu Ende, wie auch immer der Patient weiter atmet.

Mit Hilfe richtig gewählter Kombinationen kommt es zu einer Summation der physiologischen Reize, wodurch die Mobilisationstechniken wesentlich an Wirksamkeit gewinnen, weniger zeitraubend werden und sich zum großen Teil auch zur Selbstbehandlung eignen, was ebenfalls die Therapie wesentlich unterstützt. Regelmäßig kann man die PIR noch durch eine RI ergänzen. Damit kann man ein weiteres Prinzip realisieren: Alle diese auch als neuromuskuläre bezeichneten Techniken führen dazu, dass man in steigendem Maße die Muskulatur des Patienten zur Mobilisation einsetzt. Es ist nicht verwunderlich, dass die maximale Einsetzung der Muskulatur des Patienten physiologischer ist als die besten vom Therapeuten ausgeführten Manipulationstechniken.

Impulsmanipulation

Sie besteht in einer blitzschnellen, aber nur leichten Bewegung von geringer Amplitude aus der Vorspannung heraus in die Richtung, in der Vorspannung genommen oder mobilisiert wurde. Dabei wird eine gewisse Schranke überwunden und es kommt meist zum Gelenkknacken. Unmittelbar danach fühlt man einen erheblichen Hypotonus der Muskulatur und eine vergrößerte Beweglichkeit. Folgende technische Bedingungen müssen eingehalten werden:

- Während der Vorspannung muss man erkennen, wann der Patient völlig entspannt ist.
- Man erreicht dann die Vorspannung mit minimaler Kraft.
- Der Impuls erfolgt aus der Vorspannung, ohne diese nachzulassen, d.h. man darf nicht ausholen. Das ist der Fehler, den fast jeder Anfänger begeht, weil man gewohnt ist, vor jedem Schlag auszuholen. Das darf man jedoch nicht tun, weil man während des Ausholens (= Nachlassen der Vorspannung) dem Patienten Zeit gibt, reflektorisch dagegen zu spannen. Die Manipulation misslingt dann oder wird gewaltsam.

Wenn alle genannten Bedingungen erfüllt sind, darf die Impulsmanipulation nicht gewaltsam sein und der Impuls sollte einer Kraft von 1000 g entsprechen. Es gibt allerdings auch Situationen, wo es nicht einmal notwendig ist, „blitzschnell" vorzugehen, was dann noch schonender ist, wie bei Distraktionsmanipulationen in der Zervikal- und Zervikothorakalregion im Sitzen.

Mierau und Cassidy (1988) zeigten, dass unmittelbar nach Impulsmanipulation eine Hypermobilität folgt, dass also vorübergehend die Barriere ausgeschaltet ist. Damit erklärt sich auch sowohl der sehr intensive reflektorische Effekt als auch ein gewisses Risiko, weil die Barriere eine Schutzfunktion besitzt. Von viel diskutierten Zwischenfällen abgesehen besteht natürlich bei gewaltsamen und häufig wiederholten Impulsmanipulationen die Gefahr einer dauernden Hypermobilität. Abb. 6.2 und 6.3 illustrieren diese Unterschiede.

Nachtesten

Unmittelbar nach Mobilisation oder Manipulation überzeugt man sich vom Effekt der Behandlung (☞ 4.17).

Dokumentation

Zweck der Dokumentation ist es, dass Untersuchung und vor allem therapeutische Eingriffe nachvollziehbar sind, sodass bei eventueller Verarbeitung für Publikationen und auch für Expertisen rechtlicher Natur Daten zur Verfügung stehen. Heute dürfte das bei der allgemeinen Verwendung von Computern mit Datenspeicherung keine Schwierigkeiten bereiten.

Nachbehandlung

Mit Ausnahme von Akutfällen, wo man erste Hilfe leistet und die man im Laufe einer Woche zur Kontrolle bestellt, sollte man dem Patienten aufgrund anamnestischer Angaben raten können, was er an seiner Lebensführung korrigieren soll. Dann erhält er Übungsaufgaben, die er entweder selbst ausführen kann oder man lässt ihn mit einer klaren Zielstellung physiotherapeutisch behandeln. Im Laufe von 2–3 Wochen bestellt man den Patienten erneut ein.

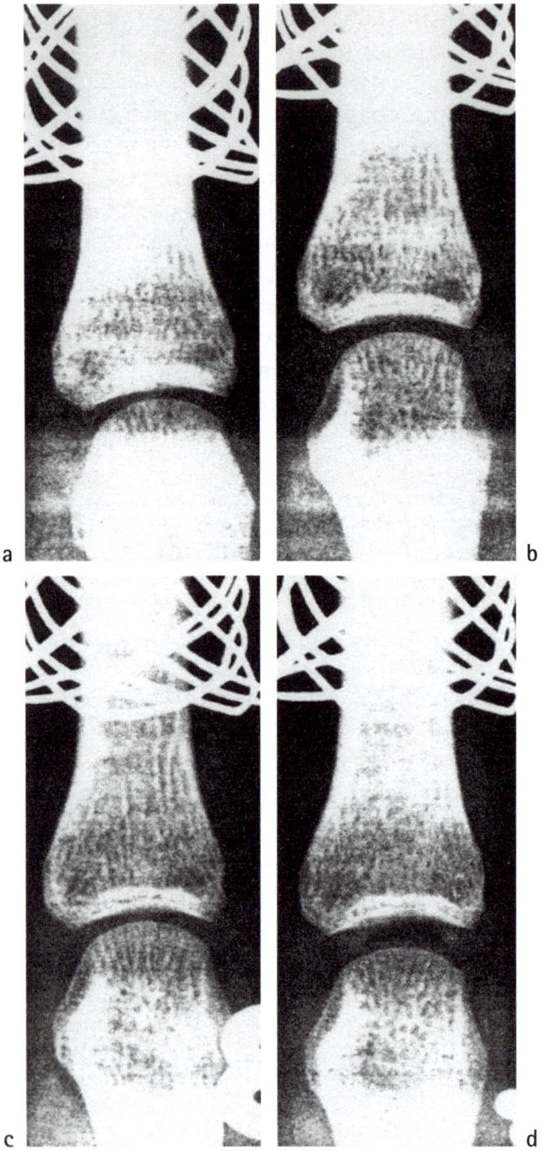

Abb. 6.2: Distraktion des Metakarpophalangealgelenks mit 8 kg nach Mobilisation (a, b) und nach Impulsmanipulation (c, d)

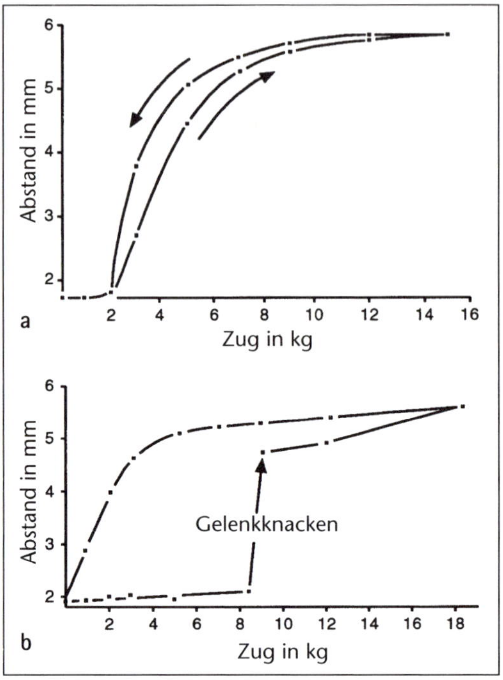

Abb. 6.3: Verlauf der Spannung bei Distraktion im Gelenk und Effekt des Gelenkknackens nach Roston und Wheeler-Hains (1947). a) Spannungszunahme ohne Gelenkknacken. b) Plötzliches Nachgeben im Augenblick des Gelenkknackens.

Das Unterlassen derartiger Weisungen und Aufgabenstellung ist ein Kunstfehler und zeugt von mangelndem Verständnis für die Rehabilitation. Es ist immer ratsam, den Patienten darauf aufmerksam zu machen, dass es nach der Behandlung, unabhängig von der Behandlungsmaßnahme, oft zu einer schmerzhaften Reaktion von 1–3 Tagen Dauer kommt, nach denen dann die Besserung eintritt. Es kommt sonst schnell zu Telefonanrufen des Patienten am nächsten Tag.

6.1.2 Extremitätengelenke

Für die Behandlung der Extremitätengelenke kommen vor allem Techniken in Frage, die auf Wiederherstellung des Gelenkspiels abzielen. Weil die Untersuchung des Gelenkspiels technisch mit der Mobilisation identisch ist, sollen beide gleichzeitig behandelt werden.

Gelenke der oberen Extremität

Interphalangealgelenke (Artt. interphalangeae)

Man führt eine **Dorsopalmarverschiebung**, eine Distraktion und eine **laterale Verschiebung** aus.

Dazu fixiert man die proximale Phalanx zwischen Daumen und Zeigefinger der einen Hand, die man an seinem Körper oder auf der Unterlage abstützt.

Die distale Phalanx erfasst man zwischen Daumen und zweitem Finger der anderen Hand und mobilisiert sie in einer der oben genannten Richtungen, immer unter gleichzeitiger Distraktion. Dabei stellt man Daumen und Zeigefinger quer zur Schubrichtung ein.

Metakarpophalangealgelenke (Artt. metacarpophalangeales)

Da sie Kugelgelenke sind, prüft man das Gelenkspiel in allen Richtungen einschließlich der Rotation und Distraktion, wobei die Technik analog zu der bei den Interphalangealgelenken ist.

Man fixiert die Metakarpalköpfchen zwischen Daumen und Zeigefinger einer Hand, die man gegen seinen Körper oder die Unterlage abstützt, und fasst die erste Phalanx mit Daumen und Zeigefinger der anderen Hand. Auch hier erfolgt die **Mobilisation** stets **unter Distraktion**. Nur der Daumen und der Zeigefinger, die die Phalanx umfassen, können sich quer zur Schubrichtung einstellen. Hier ist die Distraktion in einer palmaren Richtung wirksam, die man über die erste Phalanx seines Zeigefingers als Hypomochlion auch im Sinne der Impulsmanipulation ausführen kann – oft als erste Hilfe nach Verstauchungen.

Man kann auch die erste Phalanx von oben erfassen, sodass die Hand und der Unterarm nach unten hängen, und eine schüttelnde Distraktion ausüben. Die beiden letzteren Techniken können auch zur Selbstbehandlung dienen.

Sattelgelenk des Daumens (Art. carpometacarpalis pollicis)

Man nimmt die Fixation am Os trapezium vor. Um das Os trapezium zu finden, palpiert man den Proc. styloideus radii und fühlt distal davon eine Einsenkung, die dem Os scaphoideum entspricht. Weiter distal springt das Os trapezium hervor und wird zwischen Daumen und Zeigefinger fixiert. Das Os metacarpi I wird dann gelenksnah zwischen Daumen und Zeigefinger der anderen Hand erfasst.

Auch hier kann in dorsopalmarer und laterolateraler Richtung **mobilisiert** werden und Daumen und Zeigefinger können quer zur Schubrichtung eingestellt werden. Für die **Distraktion** umfasst man mit dem kleinen Finger der mobilisierenden Hand die Endphalanx des Daumens und übt über die Endphalanx einen Zug aus.

Für die **postisometrische Traktion** und die **Impulsmanipulation** ist folgende Technik geeignet: Man fasst mit der gleichnamigen Hand, also z. B. mit der rechten Hand die rechte supinierte Hand des Patienten, von ulnar um die Handwurzel und mit der anderen Hand das Os metacarpi zwischen Daumen und Zeigefinger so, dass die proximale Phalanx des Zeigefingers gelenksnahe dorsal (unten) ein Hypomochlion bildet und der Daumen etwas mehr distal eine leicht nach dorsal stauchende Distraktion ausführt, die noch mit dem kleinen Finger an der Endphalanx verstärkt wird (☞ Abb. 6.4a). Aus der Vorspannung kann man nun einen Impuls setzen. Man kann auch den Patienten auffordern, einen leichten Widerstand gegen die Distraktion zu leisten, nach 5 – 10 Sekunden zu entspannen und dann das zu wiederholen.

Anschließend erfasst man die pronierte Hand des Patienten mit der nicht gleichnamigen Hand von ulnar. Die andere Hand umfasst das Os metacarpi I so, dass die Radialkante der Phalanx proximalis des Daumens palmar (unten) gelenksnah ein Hypomochlion bildet und der Daumen eine leicht stauchende Bewegung nach palmar unter Distraktion, die er wieder mit dem kleinen Finger um die distale Phalanx verstärkt, und Vorspannung erreicht (☞ Abb. 6.4b). Man kann nun einen Impuls im Sinne der Distraktion ausführen oder wieder den Patienten auffordern, einen leichten Widerstand gegen die Distraktion zu leisten, diesen 5–10 Sekunden zu halten und dann zu entspannen. Diese Technik wird dann wiederholt.

Beide Techniken eignen sich vorzüglich zur Selbstbehandlung. Noch einfacher ist es, die proximale Phalanx I von oben zu erfassen, den Unterarm herabhängen zu lassen und so eine schüttelnde Distraktion durchzuführen.

a

b

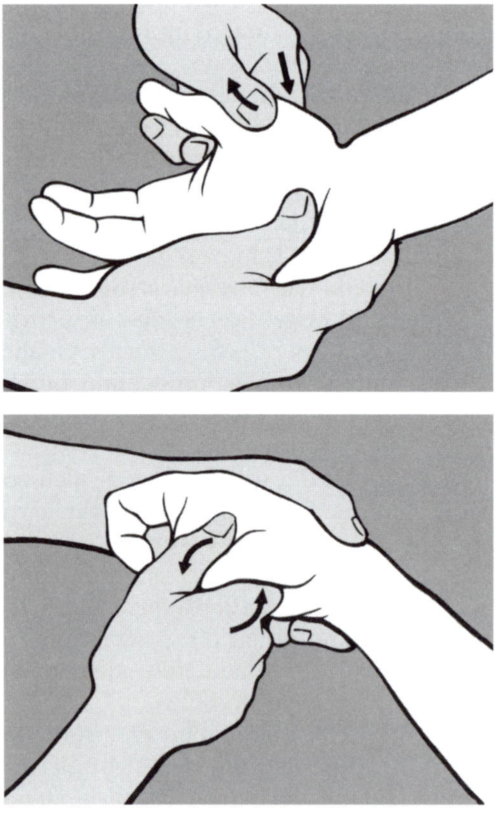

Abb. 6.4: Behandlung des Daumensattelgelenks (Art. carpometacarpalis pollicis) in Supination mit Distraktion und leichter Stauchung nach dorsal (a) und in Pronation mit Distraktion und leichter Stauchung nach palmar (b).

Handwurzelgelenke (Artt. carpometacarpales, Art. mediocarpalis, Art. radiocarpalis und Art. radioulnaris distalis)

Zur genauen **Orientierung** ist es gut zu wissen, wie das Radiokarpalgelenk und die Karpometakarpalgelenke aufzufinden sind: Bei der Dorsalflexion entspricht die Hautfalte am Handrücken genau dem Radiokarpalgelenk und bei der Palmarflexion die Hautfalte auf der palmaren Seite der Lokalisation der Karpometakarpalgelenke.

Bei **eingeschränkter Palmarflexion** untersucht und mobilisiert man die proximale Handwurzelreihe gegenüber dem Radius nach dorsal. Dazu erfasst man die supinierte Hand mit einer Hand am Unterarm oberhalb der Handwurzel, die man auf seinem Knie oder auf der Unterlage abstützt. Die andere Hand umfasst die Handwurzel ein wenig unterhalb des Radiokarpalgelenks und erreicht durch leichten Druck (Schub) nach dorsal die Vorspannung und mobilisiert mit Hilfe eines rhythmisch federnden Drucks (☞ Abb. 6.5). Die Selbstbehandlung ist praktisch identisch.

Bei **eingeschränkter Dorsalflexion** untersucht und mobilisiert man die distale Handwurzelreihe gegenüber der proximalen nach palmar. Dazu umfasst man die pronierte Hand am Ende des Unterarms und stützt diese auf seinem Knie oder der Unterlage ab. Die andere Hand umfasst die Hand des Patienten in Höhe der Karpometa-

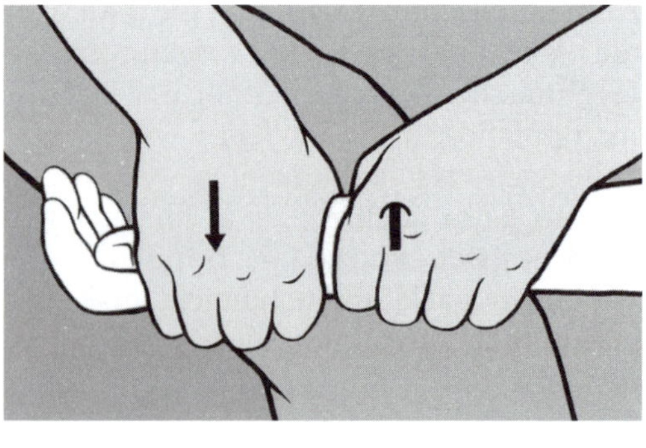

Abb. 6.5: Dorsalverschiebung der proximalen Reihe der Karpalknöchelchen gegenüber dem Radius

karpalgelenke und erreicht durch leichten Druck (Schub) nach palmar die Vorspannung und mobilisiert mit Hilfe eines rhythmischen federnden Drucks (☞ Abb. 6.6). Die Selbsttherapie ist praktisch identisch.

Bei **eingeschränkter Radialabduktion** handelt es sich im Prinzip um eine Dorsalflexion vor allem des Os trapezium gegenüber dem Os scaphoideum (☞ 4.10.3). Man geht also technisch so vor, wie bei einer eingeschränkten Dorsalflexion, mit dem Unterschied, dass man den mobilisierenden Druck (Schub) nach radial verlegt.

Bei **eingeschränkter Ulnarabduktion** dagegen ist das Gelenkspiel vor allem im Radiokarpalgelenk eingeschränkt (☞ 4.10.3). Man kann deshalb mit derselben Technik behandeln wie bei einer eingeschränkten Palmarflexion, aber mit dem Unterschied, dass man den mobilisierenden Druck (Schub) nach ulnar gegen das Os pisiforme verlegt oder auch die Handwurzel gegenüber dem Unterarm nach radial federt.

Wenn es gilt, ganz gezielt vorzugehen, besteht die Möglichkeit, das Gelenkspiel zwischen zwei benachbarten **Karpalknöchelchen** und auch den dazu gehörigen Metakarpalknochen zu prüfen und zu behandeln. Man fixiert dazu das eine zwischen Daumen und Zeigefinger der einen Hand und bewegt das andere mit Daumen und Zeigefinger der anderen Hand. Technisch wichtig ist es, mit minimaler Kraft zu untersuchen, da auch bei einer Bewegungseinschränkung der Widerstand nur gering ist und deshalb bei kraftvoller Untersuchung überhaupt nicht erkannt wird. Für die eigentliche Mobilisation ist es vorteilhafter, mit beiden Zeigefingern von palmar und mit beiden Daumenspitzen von dorsal (oder umgekehrt) auf jeweils benachbarte Knöchelchen zu drücken (Scherengriff, ☞ Abb. 6.7). Diese Technik ist zusammen mit der Distraktion beim Karpaltunnelsyndrom bedeutend. Man kann den Scherengriff auch mit dem Daumen und Zeigefinger einer Hand ausführen, was für die Selbstbehandlung in Frage kommt.

Auch das **Os pisiforme** kann schmerzhaft bewegungseingeschränkt sein. Es ist sehr einfach zwischen Daumen und Zeigefinger in laterolateraler oder proximodistaler Richtung zu prüfen und mobilisieren.

Es ist natürlich wichtig, die einzelnen **Karpalknöchelchen** zu **lokalisieren**. Es wurde bereits beschrieben, wie das Os trapezium bei der Behandlung des Daumensattelgelenks aufzufinden ist. Es ist natürlich leicht, das Os pisiforme (auf dem Os triquet-

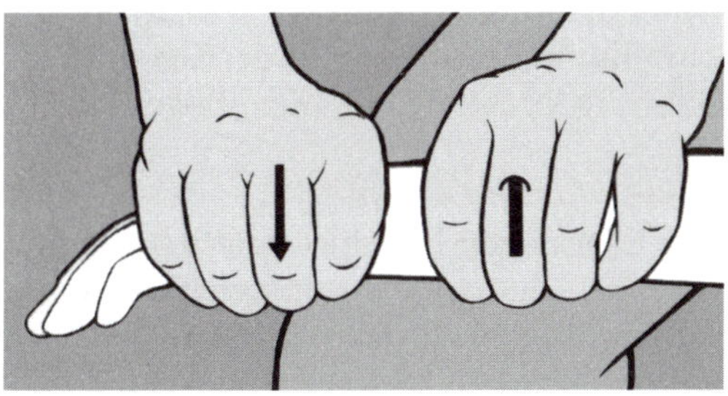

Abb. 6.6: Palmarverschiebung der distalen gegenüber der proximalen Reihe der Karpalknöchelchen gegenüber der proximalen Reihe

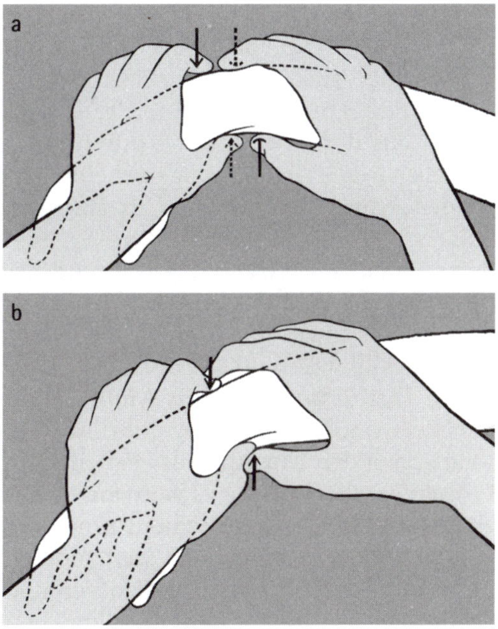

Abb. 6.7: Verschiebung einzelner Karpalknöchelchen gegeneinander: a) Untersuchung. b) Mobilisation (Scherengriff).

rum) zu finden. Das Os capitatum bildet den Gipfel der Handwurzel bei flektierter Hand.

Die hier beschriebenen Techniken gelten nicht nur für die Karpalknöchelchen selbst, sondern auch für die gelenkige Verbindung mit den Metakarpalknochen und den benachbarten Metakarpalknochen untereinander. Man muss mit minimaler Kraft untersuchen und die Finger dürfen nicht zu nahe beieinander sein, weil sie dann auf denselben Knochen drücken. Wenn sie jedoch zu weit voneinander entfernt sind, fühlt man eine zu große Beweglichkeit, weil zwei Gelenke untersucht werden.

Neben den beschriebenen Translationstechniken besteht auch die Möglichkeit der **Distraktion**, die vor allem als **Impulsmanipulation** angewandt wird. Sie ist äußerst wirksam und risikolos. Man sitzt vor dem ebenfalls sitzenden Patienten, womöglich ein wenig tiefer. Man fasst die in Pronation herabhängende Hand am distalen Gelenkpartner des blockierten Gelenks im Bereich der Handwurzel, indem man beide Daumen übereinander dorsal auflegt und mit beiden Händen palmar die Handwurzel umfasst (☞ Abb. 6.8). Die Vorspannung wird mit sehr leichter Traktion bei geringer Dorsalflexion der Hand erreicht und der Impuls erfolgt aus der Vorspannung durch blitzschnellen Impuls in Richtung des herabhängenden Armes ohne weitere Dorsalflexion. Folgende Fehler müssen tunlichst vermieden werden: Zu starker Zug während der Vorspannung und dessen Nachlassen vor dem Impuls sowie eine weitere stauchende Dorsalflexion während des Impulses.

Die Distraktion kann als Mobilisation oder Selbstmobilisation ausgeführt werden. Man erfasst den Unterarm des Patienten in Pronation oberhalb der Handwurzel mit einer Hand, die man an seinem Knie oder der Unterlage abstützt. Mit der anderen Hand umfasst man zwischen Daumen und gebeugtem Zeigefinger ein Karpalknöchelchen und übt nach Vorspannung eine federnde Distraktion aus. Man kann auch dasselbe bei herabhängendem Unterarm erreichen, indem man mit demselben Griff im Bereich der Karpalknöchelchen schüttelt.

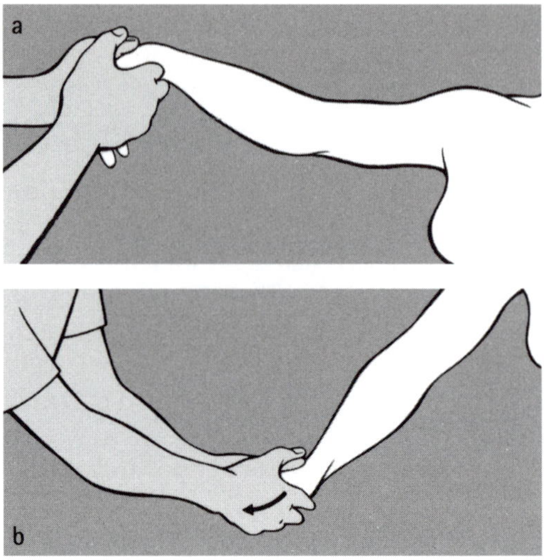

Abb. 6.8: Traktionsmanipulation am Beispiel des Os capitatum gegenüber dem Os lunatum. a) Aufsuchen des Kontakts. b) Vorspannung und Ausführung.

Im Bereich der Handwurzel liegt noch das distale **Radioulnargelenk** (Art. radioulnaris distalis). Man kann die Beweglichkeit zwischen dem distalen Ende des Radius und der Ulna untersuchen und auch eine Mobilisation ausführen. Die Technik ist ähnlich wie bei den Karpalknöchelchen: Man fasst mit einer Hand das distale Ende des Radius, mit der anderen das distale Ende der Ulna und verschiebt die beiden Knochen gegensinnig nach dorsopalmar zur Vorspannung und federt. Wenn man mobilisieren will, ist es besser, in Analogie mit den Karpalknöchelchen den Scherengriff anzuwenden. Die Untersuchung ist klinisch bedeutend, die Mobilisation weniger, weil der Sitz der Blockierung im Bereich des Ellenbogens liegt.

Ellenbogen (Art. cubiti)

Der Ellenbogen besteht eigentlich aus drei Gelenken: dem humeroulnaren (Art. humeroulnaris), dem humeroradialen (Art. humeroradialis) und dem proximalen radioulnaren Gelenk (Art. radioulnaris proximalis), wobei das Gelenkspiel alle Gelenke betrifft. Das häufigste Behandlungsobjekt sind aller-

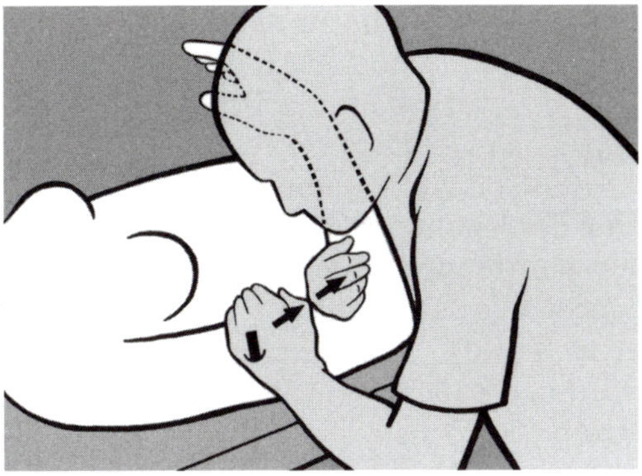

Abb. 6.9: Distraktion des Ellenbogens

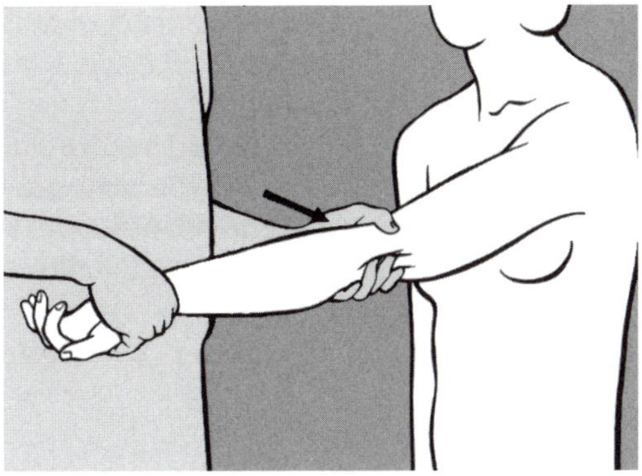

Abb. 6.10: Radiale Federung des Ellenbogengelenks

dings die Epikondylopathien. Die wichtigsten Behandlungstechniken sind die Distraktion sowie die radiale und ulnare Federung, in Kombination mit der Relaxation der Muskeln, die hier inserieren.

Die **Distraktion** wird in Rückenlage ausgeführt. Der Ellenbogen ist gebeugt, der supinierte Unterarm gegen die Schulter abgestützt. Man umfasst mit einer Hand den Unterarm in der Ellenbeuge und fixiert mit der anderen Hand den Oberarm mit zur Unterlage gerichtetem Druck. Mit Hilfe des Daumens, der ein Hypomochlion bildet, wird ein Druck nach distal ausgeübt. (☞ Abb. 6.9). Die Hand am Unterarm führt die eigentliche Traktion aus, indem man gleichzeitig durch Druck der Schulter den Unterarm über seinen Daumen hebelt, den man gleichzeitig abspreizt.

Für die **radiale** und **ulnare Federung** umfasst man mit einer Hand das distale Ende des Oberarms des sitzenden oder liegenden Patienten und mit der anderen Hand das Handgelenk und führt bei supiniertem Unterarm in Höhe des Ellenbogengelenks einen federnden Schub entweder von ulnar nach radial oder von radial nach ulnar aus, je nach Richtung der Blockierung. Dabei stützt man seinen Unterarm an seinem Beckenkamm ab (☞ Abb. 6.10). Der Ellenbogen darf nicht völlig durchgestreckt sein, weil sonst das Gelenk gesperrt ist. Nach Erreichen der Vorspannung, die man durch leichte Rotation des Beckens, auf dem der Unterarm liegt, erreicht, erfolgt ein federnder Schub. Dieser dient vorerst zur Diagnostik und soll deshalb mit der anderen Seite verglichen werden; bei Wiederholung nützt man ihn zur Mobilisation oder auch als Impuls zur Manipulation. Am häufigsten stellt man sich seitlich zum Patienten und führt eine schnelle Schüttelung nach radial oder ulnar aus. Die **seitliche Federung (Schüttelung)** bewirkt eine Distraktion des Ellenbogengelenks auf der Seite, zu der der Druck gerichtet ist.

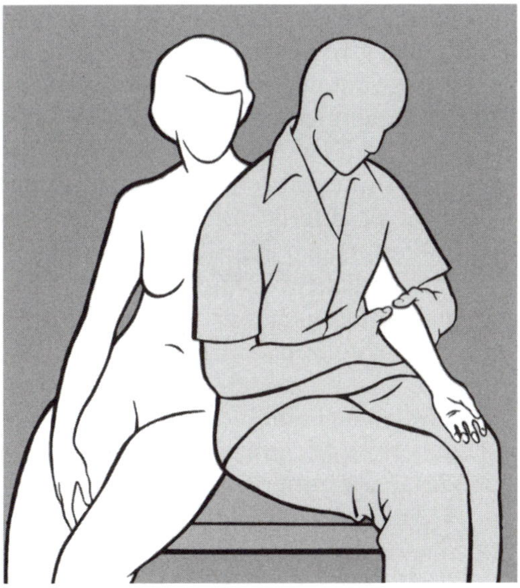

Abb. 6.11: Schüttelmobilisation des Ellenbogens in die Extension

Folgende **„Schütteltechnik"** ist ebenfalls schonend und wirksam: Der Patient sitzt oder liegt auf dem Rücken. Man sitzt zwischen Rumpf und leicht abduziertem Arm des Patienten, erfasst seinen Oberarm proximal des Ellenbogens und bringt ihn in Supination (☞ Abb. 6.11). In dieser Stellung wird der Arm gewaltlos rhythmisch in die Extension geschüttelt. ☞ auch 6.5.7 Selbstmobilisation.

Schulter (Art. humeri)

Wenn im Schultergelenk das typische Kapselmuster besteht, sind die eigentlichen Mobilisationstechniken wirkungslos; dann handelt es sich nämlich um das klinische Bild der Schultersteife (frozen shoulder), bei der bezeichnenderweise das Gelenkspiel normal ist, solange die Abduktion noch einigermaßen möglich ist. Die **postisometrische Traktion** gibt jedoch oft Erleichterung, offenbar infolge der guten Muskelrelaxation.

Die **Distraktion** erfolgt im Stehen oder Liegen. **Im Stehen** stütz man seine Schulter in der entsprechenden Achselhöhle des Patienten gegen den Brustkorb ab. Mit einer Hand fasst man das Handgelenk und mit der anderen den leicht abduzierten Oberarm am Ellenbogen (☞ Abb. 6.12a). Nach Erreichen der Vorspannung in leichter Traktion erfolgt die postisometrische Relaxation: Der Patient leistet mit minimaler Kraft etwa 10 Sekunden Widerstand, atmet ein und entspannt während der Ausatmung. Über eine gepolsterte Stuhllehne eignet sich die Anwendung zur Selbstbehandlung.

Wenn der Patient kleiner ist als der Therapeut, dann ist es besser, die **Traktion im Liegen** auszuführen. Der Patient abduziert seinen Arm und man setz sich mit dem Gesäß in dessen Achselhöhle, sodass sein Brustkorb fixiert ist. Mit einer Hand erfasst man den distalen Humerus, mit der anderen das Handgelenk des pronierten Arms (☞ Abb. 6.12b). Durch Zug am Oberarm wird die Vorspannung erreicht; man fordert den Patient auf, leichten Widerstand zu leisten, langsam einzuatmen, den Atem anzuhalten und dann in der Ausatmung zu entspannen. Dabei darf der Widerstand (Druck) nur gegen die Brustwand, nicht gegen den Oberarm erfolgen.

Wenn bei freier Rotation nur die Abduktion der Schulter eingeschränkt ist und/oder ein **painful arc** besteht, dann findet man regelmäßig das Gelenkspiel bei abduziertem Arm gestört. In diesem Zusammenhang wird heute meist vom **Impingement-Syndrom** gesprochen. Das Gelenkspiel ist deshalb eingeschränkt, weil zur Abduktion der Humeruskopf in der Fossa glenoidalis nach kaudal gleiten muss. Das ist auch meist die Ursache der gestörten Abduktion.

Zur **Mobilisation** sitzt der Patient mit abduziertem Arm. Man legt den Ellbogen

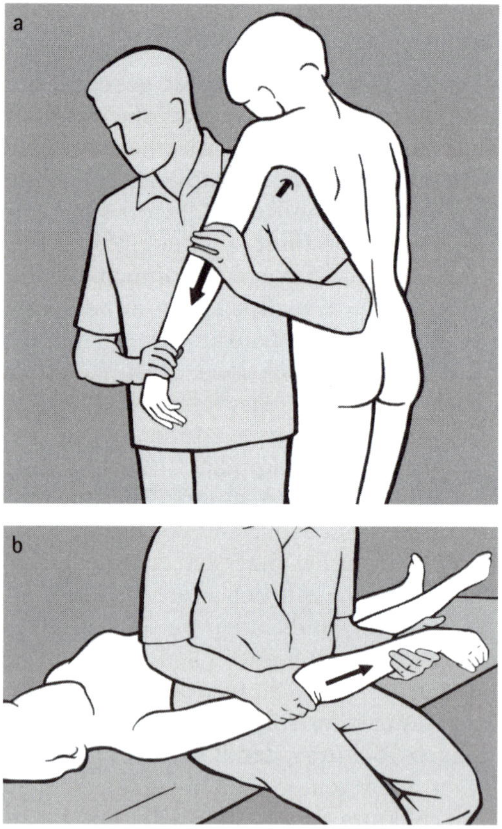

Abb. 6.12: a) Schulterdistraktion im Stehen oder Sitzen über die Schulter des Therapeuten in Längsrichtung des Patientenarms. b) Distraktion des Schultergelenks im Liegen.

auf seine Schulter, sodass der Oberarm waagrecht verläuft. Man übt mit der Radialkante einer Hand einen leichten Druck gegen den Humeruskopf aus und mit der anderen Hand gegen die Fossa glenoidalis des Schulterblatts in entgegengesetzter Richtung (☞ Abb. 6.13). Nach Erreichen der Vorspannung wird mit Hilfe eines federnden Druckes mobilisiert. Im Zusammenspiel beider Hände kann die Richtung der Mobilisation beliebig geändert werden und man kann seine Hände auch tauschen, sodass nun die Hand, die von unten kommt, am Oberarm und die andere am Schulterblatt liegt. Am häufigsten ist das Gelenkspiel in einer kraniokaudalen Richtung eingeschränkt.

Akromioklavikulargelenk (Art. acromioclavicularis)

Man **mobilisiert** das **Akromioklavikulargelenk**, indem man den Daumenballen weich auf das Schlüsselbein lateral in Gelenknähe legt und gegen das Akromion in dorsoventraler Richtung federt (☞ Abb. 6.14a). Die Fixation des Schulterblatts ist durch die Rückenlage des Patienten gegeben, es ist jedoch empfehlenswert, mit einer Hand den Humeruskopf zu fixieren (entgegenzuhalten).

Technisch wichtig ist es, nur mit geringster Kraft die Vorspannung zu erreichen, dann einen leichten Schub nach dorsal auszuführen und den Druck gleich nachzulassen, um ein Rückfedern zu ermöglichen. Das rhythmische Federn muss man dann fühlen und es sogar sehen. Bei Blockierung ist kein Federn zu fühlen, nach einigen wenigen mobilisierenden Schüben von minimaler Kraft federt das Gelenk normal. Das Gleiche erreicht man, wenn beide Hände die Schulter des Patienten im Sitzen von dorsal umfassen und beide Daumen von ventral einen **Druck** lateral auf das **Schlüsselbein** ausführen.

Ebenso wichtig zur Mobilisation ist ein federnder Schub von kranial (☞ Abb. 6.14b). Der Patient liegt auf dem Rücken. Man steht neben ihm, erfasst mit einer Hand den Ellenbogen und legt das Thenar der anderen Hand lateral auf die obere Schlüsselbeinkante. Mit leichtem Druck beider Hände gegeneinander kommt es zu Vorspannung und durch leicht wechselnden Druck beider Hände in derselben Richtung zur Mobilisation. Auch hier ist das Rückfedern in Vor-

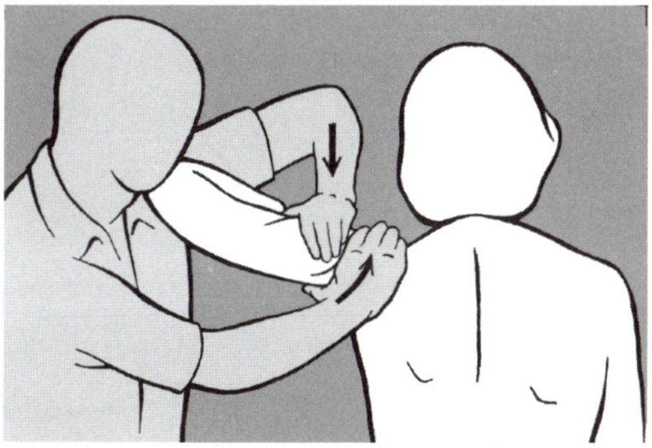

Abb. 6.13: Translatorische Mobilisation des Schultergelenks beim sitzenden Patienten

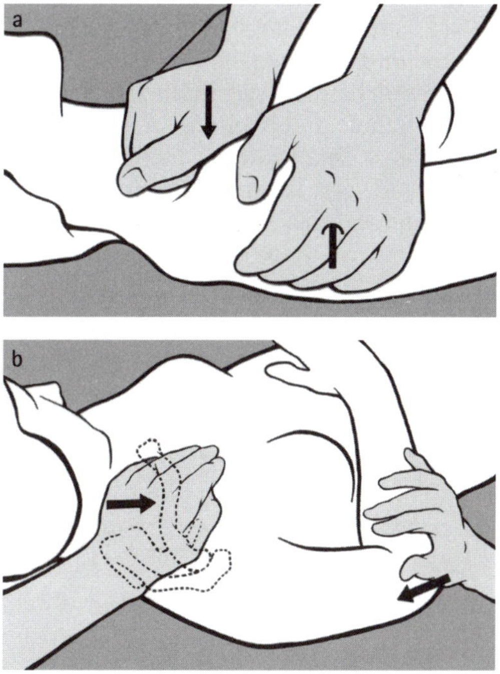

Abb. 6.14: Mobilisation des Akromioklavikulargelenks durch Federn des Schlüsselbeins gegenüber dem Akromion in ventrodorsaler (a) und in kraniokaudaler Richtung (b).

spannung für den Erfolg entscheidend. Der größte technische Fehler ist es, den Druck zu steigern, wenn sich das Federn nicht gleich einstellt.

Eine weitere Technik besteht in der **Distraktion**, die man als Schüttelung ausführt. Der Patient sitzt oder befindet sich (besser) in Rückenlage. Man steht seitlich zum Patienten und fixiert mit den Fingern oder dem Daumen einer Hand das Schlüsselbein in Gelenknähe; mit der anderen Hand umfasst man den abduzierten und leicht nach ventral gebeugten Oberarm, erreicht durch leichten Zug die Vorspannung und schüttelt den Arm in der gegebenen Zugrichtung im Sinne einer Traktion in schnellem Rhythmus und mit geringer Kraft (☞ Abb. 6.15).

Sternoklavikulargelenk und Schulterblatt (Art. sternoclavicularis)

Das Schlüsselbein mit dem Schulterblatt bewegt sich um eine Achse, die durch das Sternoklavikulargelenk geht. Die Blockierung dieses Gelenks ohne erhebliche Arthrose ist relativ selten. Die wichtigste Mobilisationstechnik ist eine federnde **Distraktion**. Der Patient befindet sich in Rückenlage. Mit gekreuzten Händen übt man mit einem Pisiforme-Kontakt auf das mediale Schlüsselbeinende von kaudal und mit der anderen Hand auf das Manubrium sterni von kranial einen Druck bis zur Vorspannung aus (☞ Abb. 6.16). Dann wird das Gelenk im Sinne der Distraktion gefedert. Wie beim Akromioklavikulargelenk muss mit minimaler Kraft mobilisiert werden und das spontane Rückfedern ist entscheidend.

Eine **Distraktion mit Hebelung** kann mit folgender Technik erfolgen: Der Patient befindet sich in Rückenlage, man steht auf der Seite des blockierten Gelenks und fixiert mit dem Daumen einer Hand das Schlüsselbein von kaudal in Gelenknähe. Mit der anderen Hand fasst man den Unterarm des Patienten und mit leichtem Zug nach kaudal erreicht man die Vorspannung, wobei der fixierende Daumen als Hypomochlion dient. Die Mobilisation erfolgt durch federnden Zug aus der Vorspannung, noch wirksamer jedoch durch schnelles Schütteln in derselben Richtung.

Das Schulterblatt liegt der Brustwand an und ist auf ihr beweglich. Schleimbeutel ermöglichen einen erheblichen Bewegungsspielraum, den man untersuchen und auch mobilisieren kann. In Bauchlage umfasst man mit beiden Händen die Schulter und das Schulterblatt und führt kreisende Bewegungen des Schulterblatts gegenüber dem Brustbein aus (☞ Abb. 6.17). Durch Druck auf das Schulterblatt von oben mobilisiert man gleichzeitig die Rippen. Technisch wichtig ist es, dass die Bewegung vom Rumpf ausgeht, sodass beide Hände synchron arbeiten, und dass der Unterarm der mobilisierenden Hand senkrecht zum Schulterblatt steht.

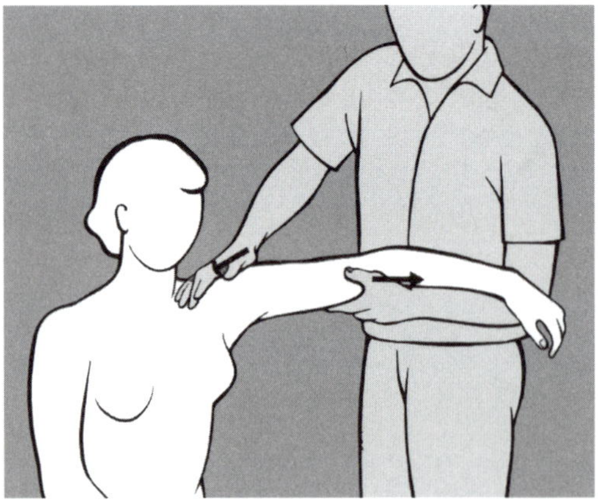

Abb. 6.15: Distraktionsmobilisation des Akromioklavikulargelenks

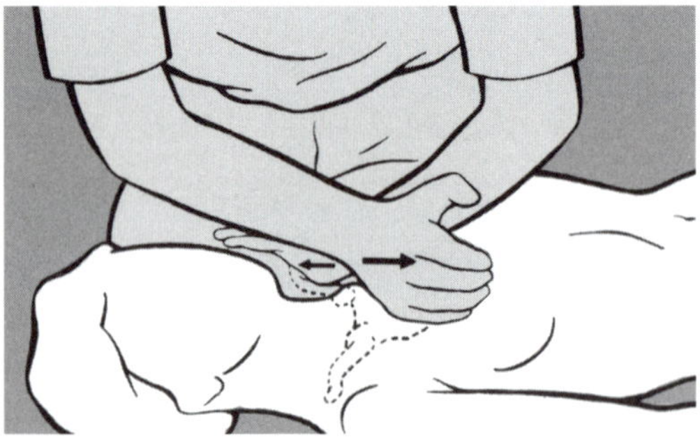

Abb. 6.16: Mobilisation des Sternoklavikulargelenks mit Hilfe des Kreuzgriffs

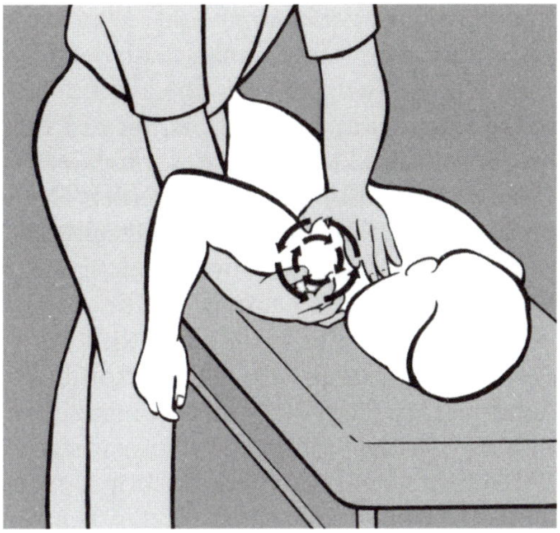

Abb. 6.17: Mobilisation des Schulterblatts auf der Thoraxwand (auch zur Mobilisation der oberen Rippen geeignet)

In Seitenlage kann man mit den Fingerkuppen einer Hand den Angulus inferior von der Thoraxwand abheben, wobei die andere Hand einen Schub auf die Schulter des Patienten nach kaudal ausführt.

Gelenke der unteren Extremität

Zehengrundgelenke (Artt. metatarsophalangeae)

Die Untersuchung und Behandlungstechnik der Interphalangealgelenke ist identisch mit der der Finger (☞ S. 211).

Der wichtigste Griff für die **Metatarsophalangealgelenke** ist die **Distraktion**. Mit einer Hand wird das Os metatarsi am Gelenk fixiert. Aus leichter Plantarflexionsstellung führt die andere Hand mit Daumen und gebeugtem Zeigefinger die Distraktion aus, wobei die Grundphalanx des Zeigefingers ein Hypomochlion bildet.

Als besonders angenehm wird das **fächerförmige Spreizen** der **Metatarsalköpfchen** nach dorsal (seltener nach plantar) empfunden. Dazu steht oder sitzt man am Fußende des Patienten, der bei leicht flektierten Knien die Ferse abstützt. Man umfasst nun mit beiden Händen zwischen Daumen und Thenar (dorsal) und den übrigen Fingern (plantar) die Ossa metatarsi von beiden Seiten her und spreizt sie mit den Daumen über das Hypomochlion der übrigen Finger hinweg (☞ Abb. 6.18).

Tarsometatarsal- und Intertarsalgelenke (Artt. tarsometatarsales und Art. tarsi transversa)

XE „Mobilisation: Intertarsalgelenke". Die distale Gelenkreihe zwischen Mittelfuß und Fußwurzel wird als das **Lisfranc-Gelenk** (Artt. tarsometatarsales) und die proximale Gelenkreihe zwischen den Fußwurzelknochen als das **Chopart-Gelenk** (Art. tarsi transversa) bezeichnet. Als Funktionsbewegungen sind hier Pronation und Supination möglich, als Gelenkspiel vor allem eine dorsoplantare Verschieblichkeit. Für die **Mobilisation** und die Untersuchung eignet sich am besten ein Schub nach dorsal nach Sachse. Man steht seitlich zum Bankende und schaut auf die Innenseite des Fußes, den man behandelt. Mit der Hand, die von kranial kommt, fixiert man den Fuß von dorsal (oberhalb des Chopart- bzw. Lisfranc-Gelenks). Mit der supinierten und ulnarabduzierten anderen Hand erreicht man von plantar mit leichtem Druck die Vorspannung (☞ Abb. 6.19). Mit federndem Schub erfolgt dann die Mobilisation mit der radialen Zeigefingerkante, die parallel zum mobilisierten Gelenk eingestellt wird. Der Daumen liegt dabei auf dem Fußrücken.

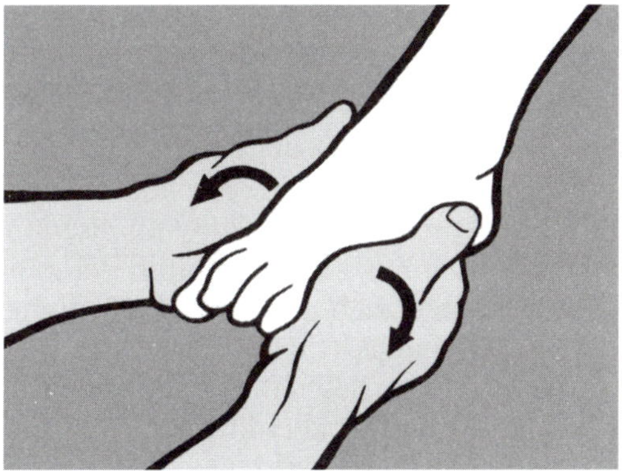

Abb. 6.18: Fächerförmiges Aufspreizen der Ossa metatarsi

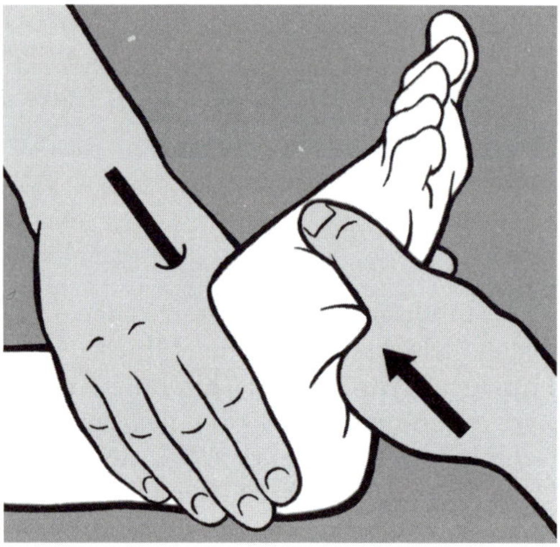

Abb. 6.19: Mobilisation des Lisfranc- und Chopart-Gelenks durch einen Schub des distalen Gelenkspartners nach dorsal

Am präzisesten ist allerdings die Untersuchung und **Mobilisation** der einzelnen **Metatarsalknochen gegeneinander** und der einzelnen **Tarsometatarsalgelenke**. Die Technik entspricht der Mobilisation der Karpalknöchelchen. Bei leicht flektiertem Knie wird die Ferse des Patienten auf der Liege abgestützt und man fixiert mit Daumen und Zeigefinger einer Hand den proximalen Tarsalknochen und untersucht das Gelenkspiel zwischen Daumen und Zeigefinger der anderen Hand am distalen Gelenkpartner, einmal nach dorsal und dann nach plantar. Für die Mobilisation eignet sich besser der Scherengriff. Mit beiden Daumen übereinander auf einem und beiden Zeigefingern auf dem benachbarten Tarsalknochen bzw. Os metatarsi erreicht man durch leichten Druck einmal nach dorsal, dann nach plantar die Vorspannung und durch repetitive Federung die Mobilisation (☞ Abb. 6.7). Zur Mobilisation in der entgegengesetzten Richtung wird die Stellung der Finger getauscht. Hier handelt es sich um eine „Universaltechnik", die häufigste Blockierung besteht allerdings im 2., 3. und 4. Tarsometatarsalgelenk.

Bei einer weiteren universalen **Distraktionstechnik** befindet sich der Patient in Bauchlage mit gebeugtem Knie. Man steht am Fußende der Liege, umfasst mit den Fingern die Fußwurzel von dorsal und legt beide Daumekuppen von plantar auf den distalen Gelenkspartner des blockierten Gelenks (☞ Abb. 6.20). Mit beiden Daumenkuppen führt man einen Druck nach plantar und distal bis zum Erreichen der Vorspannung aus. Dann folgt die dorsoplantare Schüttelung, die dem Rhythmus der Struktur entspricht. Der Rhythmus ist daher bei längeren Füßen langsamer als bei kurzen. Deshalb ist er auch langsamer im Bereich des Lisfranc- als im Chopart-Gelenk. Technisch wichtig ist es, dass die behandelnde Hand entspannt ist, sodass man den Eigenrhythmus des Fußes fühlt, und dass es beim Schütteln nicht zu einer Flexion und Extension im Talokruralgelenk kommt.

Unteres Sprunggelenk (Art. subtalaris und Art. talocalcaneonavicularis)

Es besteht aus einer gelenkigen Verbindung des Talus mit dem Kalkaneus und Os naviculare und dieser Knochen mit dem Os cuboideum. Das Gelenkspiel kann hier im Wesentlichen so geprüft (und auch behandelt) werden, dass man die Beweglichkeit des Kalkaneus in alle Richtungen gegenüber den anderen Gelenkspartnern feststellt. Dabei ist es günstig, das Gelenk durch **Traktion** zu entlasten.

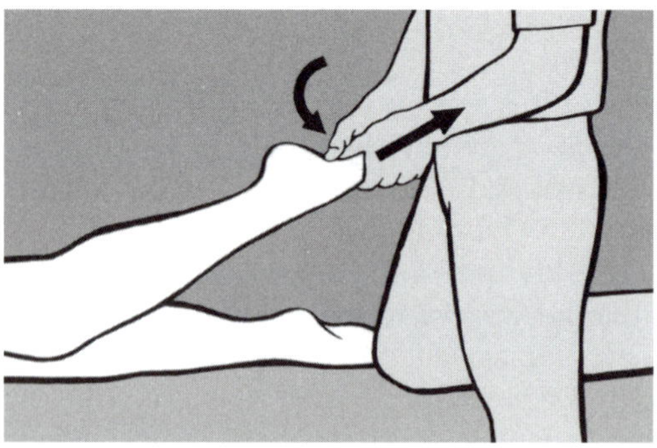

Abb. 6.20: Mobilisation (Manipulation) der Fußwurzelknochen durch Schüttelung; evtl. ist auch ein Impuls möglich.

Der Patient befindet sich in Rückenlage, sein Fuß ragt über den Tischrand heraus. Man umfasst mit einer Hand die Ferse von innen und mit der anderen den Vorfuß von dorsal und führt unter leichter Traktion Bewegungen in alle Richtungen aus: Supination, Pronation, Plantar- und Dorsalflexion des Fußes (☞ Abb. 6.21).

Sehr wirksam ist die **Distraktion** des hinteren Anteils des unteren Sprunggelenks. Der Patient liegt auf dem Rücken, sein Fuß ragt über den Tischrand heraus. Man steht am Fußende der Liege und umfasst den Unterschenkel oberhalb der Knöchel, um ihn zu fixieren. Mit der anderen Hand umfasst man die Ferse von medial und erreicht die Vorspannung durch leichten Zug nach distal und ein wenig nach oben (☞ Abb. 6.22). Man kann nun nach distal federn, einen Impuls setzen oder schnell im Sinne der Distraktion schütteln.

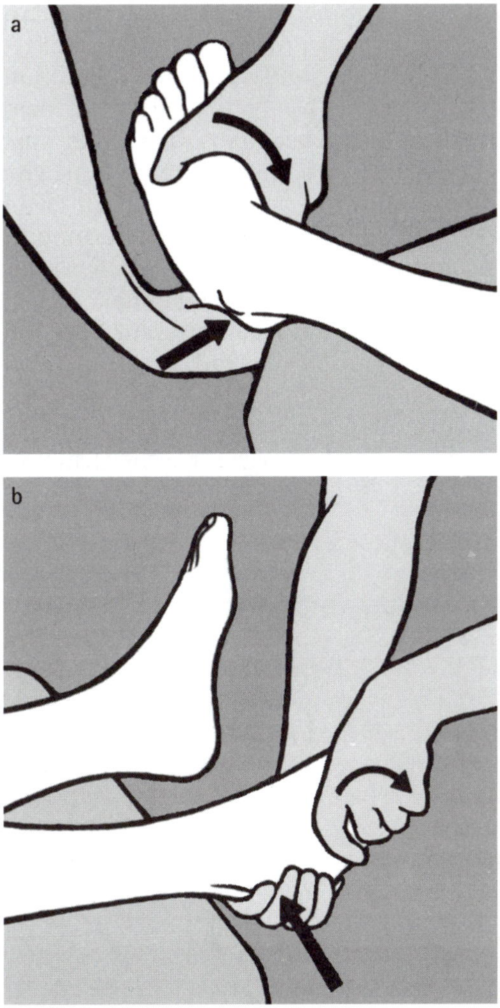

Abb. 6.21: Mobilisation des Kalkaneus gegenüber dem Talus und Os naviculare unter Traktion nach medial (a) und nach lateral (b)

Oberes Sprunggelenk (Art. talocruralis)

Man untersucht und behandelt die ventrodorsale Verschieblichkeit dieses Gelenks bei angestelltem Fuß. Die eine Hand fixiert den Fuß von plantar in rechtwinkliger Stellung zum Unterschenkel. Mit der anderen Hand greift man den Unterschenkel oberhalb der Knöchel von vorne (oben) und führt nach erreichter Vorspannung einen federnden Schub nach dorsal aus (☞ Abb. 6.23). Danach folgt die **Mobilisation** durch rhythmisches Federn.

Es ist vorteilhaft, diese Mobilisation mit einem Scherengriff auszuführen, indem man die Ferse mit beiden übereinander gelegten Händen umfasst und beide Daumen auf das Schienbein oberhalb der Knöchel legt. Durch gleichzeitige rhythmische Flexion der Finger und Daumen mobilisiert

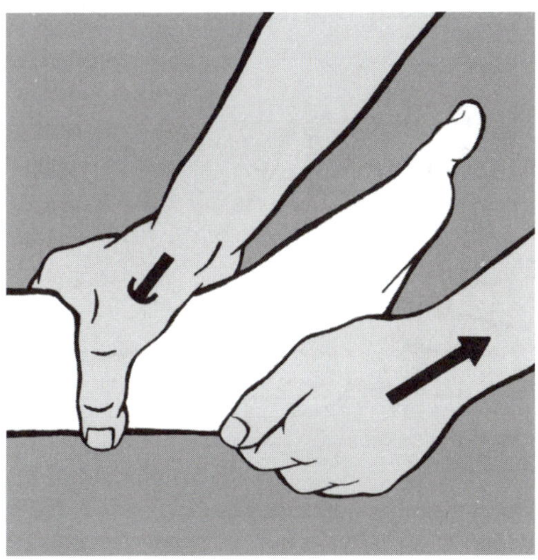

Abb. 6.22: Distraktion des unteren Sprunggelenks

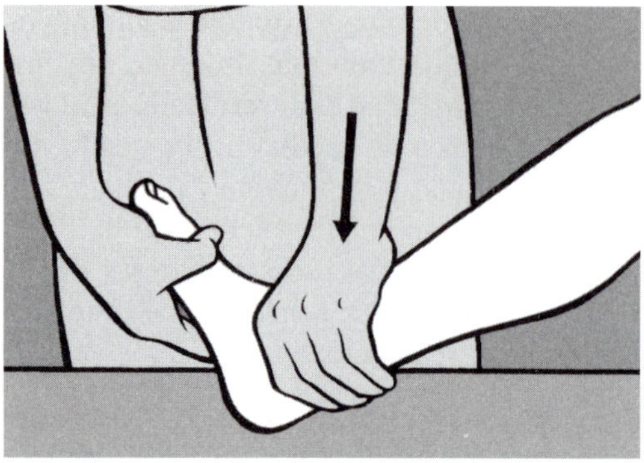

Abb. 6.23: Untersuchung und Mobilisation des oberen Sprunggelenks. Die Knöchelgabel wird gegenüber dem aufgestellten Fuß (Talus) mobilisiert.

man das Gelenk, wobei man mit Hilfe der Unterarme den Fuß im rechten Winkel zu Unterschenkel fixiert. Die Beugestellung im Knie wirkt fazilitierend im Sinne der Mobilisation.

Sehr wirksam ist die **Traktionsmanipulation**. Der Patient liegt auf dem Rücken, der Fuß ragt über das Ende der Liege. Man faltet beide Hände über dem Fußrücken, legt die Daumen flach unter die Fußsohle auf und bringt den Fuß in etwa rechtwinklige Stellung gegenüber dem Unterschenkel (☞ Abb. 6.24). Durch minimalen Zug erreicht man die Vorspannung und aus ihr heraus wird die Manipulation durch blitzschnellen Zug durchgeführt. Der häufigste Fehler besteht in einer zu großen Dorsalflexion, die das Gelenk sperrt.

Es ist auch möglich, mit einer Hand den Fußrücken und mit der anderen die Ferse zu umfassen und aus der Vorspannung die Traktion auszuführen. Dadurch wird allerdings auch das untere Sprunggelenk behandelt.

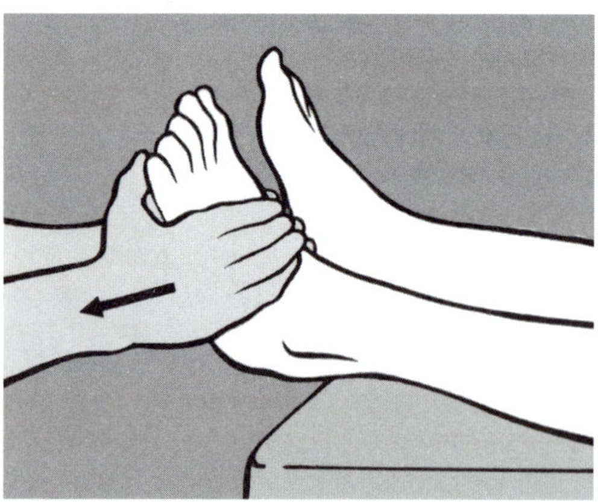

Abb. 6.24: Traktionsmanipulation des oberen Sprunggelenks

Tibiofibulargelenk (Art. tibiofibularis)

Weil das **Fibulaköpfchen** Ansatzpunkt des M. biceps femoris ist, ist seine **Blockierung** klinisch bedeutend. Zunächst stellt man seine **Beweglichkeit** gegenüber der Tibia und seine Schmerzhaftigkeit fest. Hier handelt es sich nicht um eine ventrodorsale Verschieblichkeit, sondern um eine Rotation um die Tibia. Der Patient liegt auf dem Rücken mit gebeugtem Knie. Man sitzt auf der Fußspitze und fixiert das Knie von medial oben mit der gleichnamigen Hand (☞ Abb. 6.25). Mit der anderen, mobilisierenden Hand umfasst man zwischen Daumen und Zeigefinger das Fibulaköpfchen und nimmt die Vorspannung auf, zuerst in Richtung nach medial und dorsal, und wartet auf die Entspannung (release). Wenn die Entspannung in dieser Richtung beendet ist, also die normale Barriere erreicht ist, nimmt

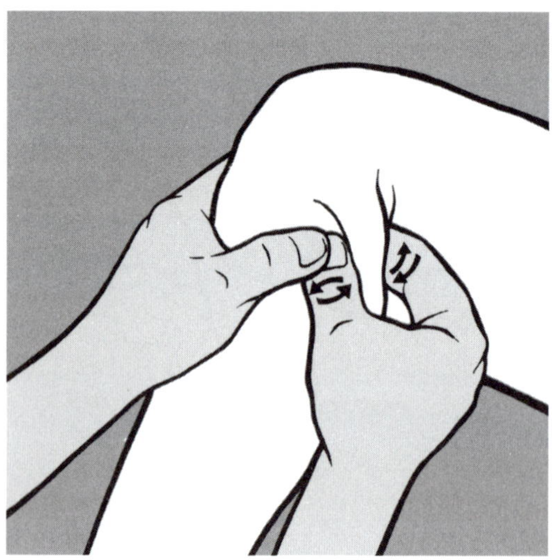

Abb. 6.25: Mobilisation des Fibulaköpfchens gegenüber der Tibia

man die Vorspannung nach lateral und ventral auf und erreicht auch hier die Entspannung. Diese Technik ist viel wirksamer und genauer als Federung oder Impuls, offenbar weil zwischen Fibula und Tibia die Weichteile und weniger das Gelenk die entscheidende Rolle spielen. Technisch ist besonders zu betonen, dass man tatsächlich zwischen Daumen und Zeigefinger (den man beugen kann) das Fibulaköpfchen mobilisiert und nicht bloß die Weichteile.

Kniegelenk (Art. genus)

Man beginnt Untersuchung und Behandlung mit dem **Verschieben der Kniescheibe** auf der Gelenkfläche des Femur in laterolateraler und kraniokaudaler Richtung mit beiden Händen und kann dabei Widerstände, Unebenheiten und Rauhigkeiten beim Gleiten der Kniescheibe auf ihrer Unterfläche feststellen. Deshalb ist es empfehlenswert, mit der einen Hand die Patella zu verschieben und mit der anderen gleichzeitig einen leichten Druck von wechselnder Intensität auf die Kniescheibe von oben auszuführen. So werden Widerstände und Rauhigkeiten erkannt, wobei der Patient auch etwas Schmerz empfinden kann. Mit derselben Technik werden die Widerstände und Unebenheiten geglättet. Sobald dies der Fall ist, werden Schmerzlinderung und bessere Beweglichkeit festgestellt. Die Technik kann auch zur Selbstbehandlung dienen.

Das Kniegelenk selbst kann mit Hilfe der **Distraktion** behandelt werden. Dazu eignet sich am besten die Bauchlage auf einer Bodenmatratze. Man steht auf Kniehöhe zwischen den Beinen des Patienten und fixiert den Oberschenkel ganz nah am Kniegelenk mit seinem Fuß, erfasst den im rechten Winkel gebeugten Unterschenkel oberhalb der Knöchel und übt einen mobilisierenden Zug in der Längsachse des Unterschenkels aus (☞ Abb. 6.26). Auf einer niedrig gestellten Liege ist es auch möglich, die Kniekehle des Patienten mit dem eigenen Knie von oben zu fixieren.

Anschließend prüft man die **laterale Neigungsbeweglichkeit (Federung)**, wobei

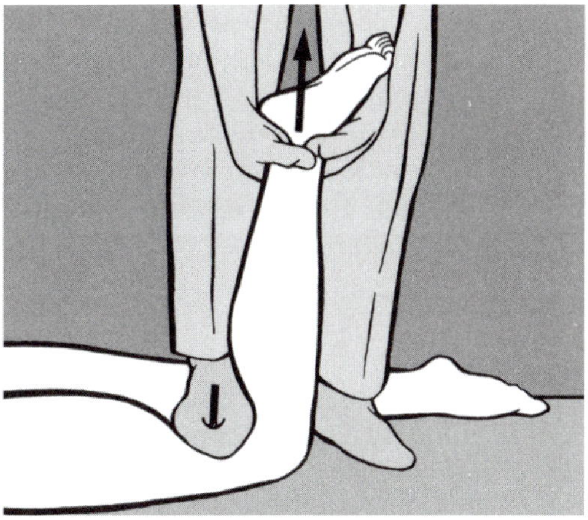

Abb. 6.26: Distraktion des Kniegelenks

man ein Klaffen des Gelenkspalts einmal nach der medialem und dann nach der lateralen Seite erzielt. Einmal steht man neben dem Patienten, fasst mit der einen Hand den Unterschenkel von medial oberhalb des Knöchels und führt mit der Handwurzel der anderen einen Schub von lateral auf das Knie nach medial in Vorspannung aus und prüft, ob das Gelenk federt (☞ Abb. 6.27). Das andere Mal setzt man sich seitlich auf die Untersuchungsbank zwischen die Unterschenkel des Patienten, hält den Unterschenkel des Patienten mit einer Hand und mit der anderen prüft man das Federn nach lateral. Die Mobilisation kann auch durch rhythmisches Federn erreicht werden, heu-

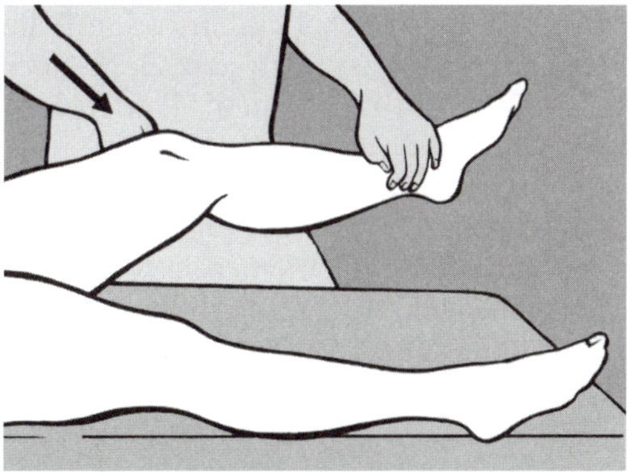

Abb. 6.27: Seitliches Federn im Kniegelenk nach medial

te geben wir jedoch der schnellen rhythmischen Schüttelung den Vorzug, in dem das Gelenk spontan federt. Auch zur Selbstbehandlung eignet sich die Schüttelung am besten (☞ 6.5.7). Technisch wichtig ist es, das Gelenk zwar zu strecken, aber nicht zu überstrecken (sperren).

Hüfte (Art. coxae)

Da es sich hier um ein fast ideales Kugelgelenk handelt, kommen lediglich Traktionstechniken in Frage. Man kann die **Traktion in der Längsachse** der unteren Extremität oder in Richtung des Schenkelhalses ausführen. Die Traktion in der Beinlängsachse erfolgt in der Neutralstellung des Hüftgelenks in Rückenlage mit 10° Flexion, 10° Abduktion und 10° Außenrotation. In dieser Stellung wird durch leichten Zug mit beiden Händen oberhalb der Knöchel die Vorspannung erreicht. Darauf folgen am häufigsten:

- **Postisometrische Traktion:** Nach erreichter Vorspannung leistet der Patient Widerstand von geringer Kraft gegen den Zug und atmet langsam ein, hält den Atem an, entspannt während der Ausatmung und man wartet, bis die Entspannung zu Ende geht und kann das 1–2-mal wiederholen. Man kann auch aus der Vorspannung eine Schüttelung im Sinne einer Distraktion vornehmen.
- **Traktion mit Impuls:** Hier ist es besser, den Patienten mit einem Gurt oder Stab in der Leiste zu fixieren. Einen zweiten Gurt kann man um den Unterschenkel des Patienten oberhalb der Knöchel und um seine Taille legen. Dann fasst man das Bein über den Knöcheln mit beiden Händen und erreicht durch minimalen Zug die Vorspannung in Neutralstellung des Hüftgelenks (☞ Abb. 6.28). Aus der Vorspannung (bei entspanntem Patienten) erfolgt dann ein schneller kräftiger Impuls in derselben Richtung, wobei es in der Regel zu einem „Schnappen" kommt. Der größte Fehler ist es, bei der Vorspannung zu kräftig zu ziehen und dann nachzulassen, um „auszuholen". Die Technik ist wirksam und risikolos, aber bei Koxarthrose meist wenig geeignet.

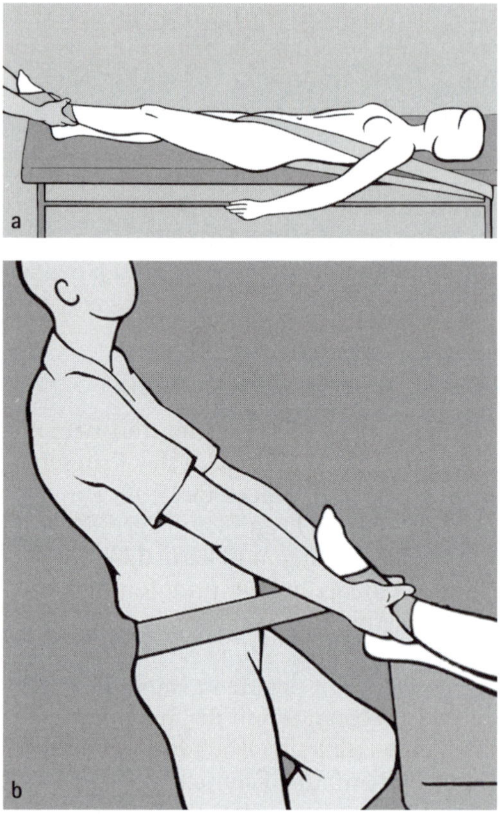

Abb. 6.28: Hüftgelenkstraktion in der Beinlängsachse. a) Fixation des Patienten. b) Anlegen des Gurts.

Bei der **Traktion in Schenkelhalsrichtung** liegt der Patient auf dem Rücken mit gebeugtem Knie dicht am Seitenrand der Liege. Man sitzt tiefer neben ihm und blickt Richtung Kopfende. Der Patient legt nun sein Knie auf die Schulter und man umfasst den Oberschenkel des Patienten mit gefalteten Händen (oder dem Unterarm) in der Leiste und übt einen Zug nach kaudal und lateral aus, wobei sich das Becken gegen die Unterlage am Tischrand abstützt (☞ Abb. 6.29). Für die postisometrische Traktion leistet der Patient gegen den Zug während der Einatmung Widerstand, indem er sein Becken nach kranial zieht, was man ihm in der Regel beibringen muss. Meist beugt er dabei die Hüfte, was störend ist. Nach 5–10 Sekunden entspannt er und

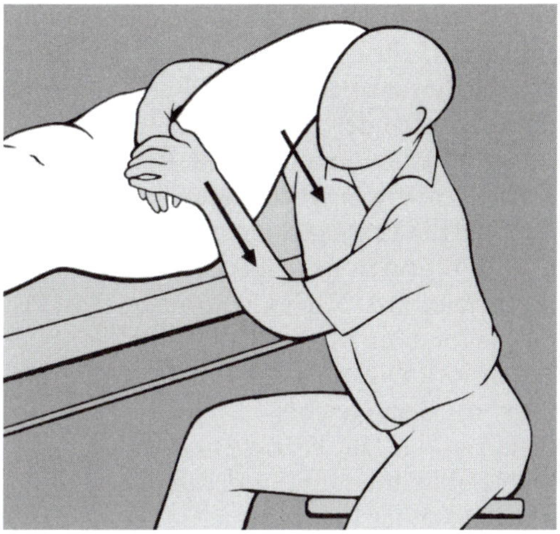

Abb. 6.29: Hüfttraktion in Richtung des Schenkelhalses

atmet aus. Das wird 2–3-mal wiederholt. Es ist sehr wirksam, mit demselben Griff in derselben Zugrichtung eine **Schüttelung** auszuführen. Eine Selbstbehandlung gibt es nicht, aber wenn der Patient gelernt hat, während der Einatmung Widerstand zu leisten, dann zu entspannen und die Entspannung abzuwarten, dann kann jedes Familienmitglied oder Freund täglich nur seine Hände in der Leiste oder um die Knöchel halten, und der Patient leistet Widerstand, atmet ein und aus und entspannt.

> Wenn es möglich ist, Schütteltechniken zur Mobilisation anzuwenden, sind diese nicht nur schonend und angenehm, sondern auch besonders wirksam.

Temporomandibulargelenk (Art. temporomandibularis)

Hier ist es möglich, eine einfache **Distraktion** auszuführen. Man steht vor dem Patienten, der den Mund öffnet. Mit beiden Händen erfasst man den Unterkiefer, indem man die Daumen (Fingerling anziehen!) als Hypomochlion auf die Molarzähne beider Seiten auflegt und die Finger am Kinn abstützt. Mit beiden Händen wird ein Zug nach unten ausgeführt. Der Patient hat dabei den Kopf (im Liegen oder Sitzen) abgestützt. Man bedient sich nun der PIR, indem der Patient während der Ausatmung Widerstand leistet und bei der Einatmung entspannt, wobei man sich die Atmungssynkinesie zu Nutze macht, derzufolge sich die Kaumuskeln während der Ausatmung anspannen und während der Einatmung entspannen.

Man kann auch mit Hilfe **laterolateraler Bewegungen** mobilisieren. Man steht hinter dem sitzenden Patienten und dreht den Kopf so, dass man ihn mit der schmerzhaften Seite an seiner Brust abstützt und mit einer Hand fixiert. Man lässt nun den Mund ein wenig öffnen (das Kinn fallen), legt den Handteller der anderen Hand weich auf den Unterkiefer und schient diesen gewissermaßen mit seinen Fingern (☞ Abb. 6.30). Die Mobilisation wir nun so ausgeführt, dass man den Unterkiefer zur Seite der Läsion bis zur Vorspannung verschiebt, dann leistet der Patient leichten Widerstand, wonach während der Entspannung die weich federnde Mobilisation nach lateral erfolgt. Zur Mobilisation dienen auch Relaxationstechniken der Kaumuskulatur, die ausführlich in 6.6.2 beschrieben werden.

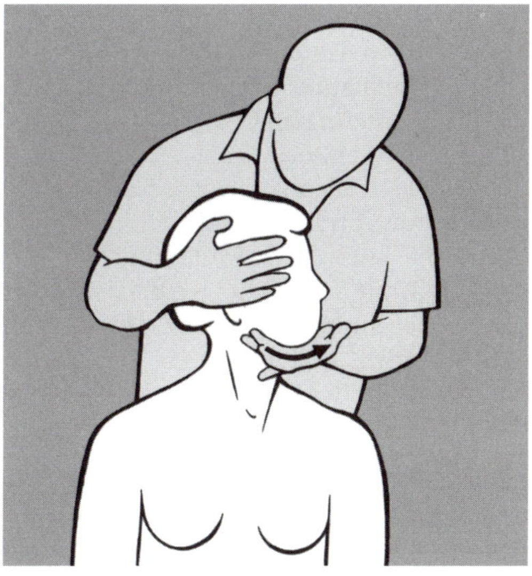

Abb. 6.30: Mobilisation des Temporomandibulargelenks

6.1.3 Wirbelsäule

Allgemeine Prinzipien

Die in Kapitel 6.1.1 dargelegten Prinzipien gelten auch für die Wirbelsäule. Allerdings ist es hier nicht möglich, „Funktionsbewegungen“ und „Gelenkspiel“ so scharf zu trennen. Allein die Traktion in der Längsachse der Wirbelsäule und die Distraktion der Gelenke, das Gelenkklaffen, entsprechen eindeutig dem Gelenkspiel. Das gilt für Rotationsgriffe in der Lendenwirbelsäule, für einen Schub von dorsal in der Brustwirbelsäule oder den Rippenwinkel.

Es gibt mehrere Methoden, die einen **gezielten Griff** ermöglichen. Dazu gehört die **Fixation** zumindest eines Gelenkpartners, wie an Extremitätengelenken, soweit das möglich ist. Eine weitere Möglichkeit ist die **Verriegelung**, besonders wenn man lange Hebel anwendet, z. B. wenn man mittels des Kopfes die Halswirbelsäule oder mit Hilfe der unteren Extremitäten und des Beckens die Lendenwirbelsäule mobilisiert. Die Verriegelung besteht darin, dass alle Segmente, die nicht mobilisiert werden, in eine Extremstellung gebracht werden und somit gesperrt sind, mit Ausnahme des Segmentes, wo die Mobilisation (Manipulation) ausgeführt wird. Der eigentliche Mechanismus besteht entweder darin, dass die Gelenkflächen aufeinander stoßen oder dass sich die Ligamente maximal anspannen. Dabei ist zu bemerken, dass in jedem Fall zuerst die Vorspannung mit geringer Kraft ereicht werden muss und die Mobilisation und vor allem die Impulsmanipulation nur mit geringer Kraft ausgeführt werden, sonst ist die Verriegelung unwirksam. Der Vorteil langer Hebel besteht darin, dass auch geringe Kräfte wirksam sind, die aber nur dann gezielt wirken, wenn nicht gewaltsam behandelt wird.

Die **Verriegelung** wird meist durch eine Kombination von Seitneigung und Rotation, also einer **gekoppelten Bewegung**, erreicht. Die Lendenwirbelsäule ist bei lordotischer Haltung zur Seite geneigt und zur Gegenseite rotiert, weshalb sie durch Rotation und Seitneigung in gleicher Richtung verriegelt wird. Bei kyphotischer Haltung ist das Gegenteil der Fall. Bei der Brustwirbelsäule bestehen ebenfalls eine Rotation und Seitneigung in entgegengesetzter Richtung, weshalb die Verriegelung durch Seitneigung und Rotation in derselben Richtung vorgenommen wird. Nach Greenman (1984) ist das jedoch nicht der Fall bei maximaler Extension. Die Halswirbelsäule rotiert immer in der gleichen Richtung bei der Seitneigung. Die Verriegelung erfolgt deshalb bei Seitneigung und Rotation in entgegengesetzter Richtung.

Selbstverständlich kann man mittels **Kontaktgriffen** gezielt behandeln. Man kann beispielsweise einen Wirbel in einer Richtung fixieren, indem man von der Seite einen Druck auf seinen Dornfortsatz ausübt, und so seine Rotation zur Gegenseite behindern. Wenn man einen federnden Druck ausübt oder einen Impuls setzt, wirkt man vor allem gezielt, lokal. Chiropraktiker haben sogar die Vorstellung, man kann eine ähnliche Wirkung erzielen wie ein schneller Hammerstoß auf einen Ziegel, der aus der Reihe fliegt, ohne dass die übrigen Ziegel ihre Stellung verändern. Gezielt und maximal wirksam sind demnach Techniken, die direkten Kontakt, Hebelung und Verriegelung kombinieren. Dabei ist es wichtig, die Verriegelung und den Kontakt auf denselben Punkt abzuzielen. An dieser Stelle ist auch zu betonen, dass eine gute Fixation mit der Kontakthand immer verlässlicher ist als die beste Verriegelung.

Daraus geht hervor, dass die Kontakthand, die fixiert, ihre Kraft in einer der mobilisierenden Hand entgegengesetzten Richtung ausübt, also die Rolle eines „Gegenhalters“ spielt. Man spricht dann von **„Gegenhaltetechniken“**. Es gibt jedoch auch Techniken, bei denen beide Hände ihre Wirkung in der gleichen Richtung ausüben; man bezeichnet solche Techniken als **„Mitnahmetechniken“**. Dabei wird der kaudale Nachbarwirbel durch die Lagerung fixiert, wenn z. B. der Patient rittlings auf der Untersuchungsbank sitzt und damit sein Becken und auch die Lendenwirbelsäule fixiert sind. Bei solchen Griffen muss man sich vor allem auf die Verriegelung verlassen. Am häufigsten kommen solche Techniken bei Traktionsgriffen zur Anwendung, weil sie risikolos sind und deshalb nicht soviel daran liegt, wenn sie nicht exakt gezielt ausgeführt werden.

Um Missverständnisse zu vermeiden, muss man allerdings die Traktion in der Längsrichtung der Wirbelsäule und die Distraktion der Gelenke im Sinne des Gelenkklaffens unterscheiden. Dieser Unterschied tritt besonders deutlich bei der Lendenwirbelsäule hervor. Hier wirkt sich die Traktion in der Längsrichtung vor allem auf die Bandscheiben aus, die Distraktion der Gelenke wird durch Rotation bewirkt. Bei der Halswirbelsäule dagegen wirkt die Traktion in der Längsrichtung sowohl auf die Bandscheiben als auch auf die Gelenke.

Lendenwirbelsäule

Traktion

Von allen ungezielten Methoden ist die Traktion die wichtigste. Die manuelle Traktion bewährt sich vor allem bei Wurzelsyndromen und stellt bei Akutfällen eine erste Hilfe dar.

In Bauchlage hält sich der Patient am Ende der Liege fest. Man fasst beide Beine oberhalb der Knöchel und stützt sich mit dem Fuß oder Knie an der Liege ab. Die manuelle Technik besteht darin, dass man rhythmisch federnd an den Beinen zieht und dadurch den Köper des Patienten in eine Schwingung in der Längsachse (Schüttelung) versetzt. Dabei muss der Patient entspannt sein, was man am Spiel seines Gesäßes und der freien Beweglichkeit in Knien und Hüften erkennt. Nun geht es darum, den richtigen Rhythmus der intermittierenden Traktion zu erkennen, bei dem sie sich in der Lendengegend auswirkt. Ist der Rhythmus zu langsam, bewegt sich der gesamte Körper in der Längsrichtung hin und her. Sowie man nun den Rhythmus beschleunigt, kommt man zu einem Punkt, bei dem sich die Beine und das Becken im gegebenen Rhythmus bewegen, die untere Lendenwirbelsäule am Ort bleibt, wie ein Knotenpunkt einer Welle, wobei die Schwingung dort gut zu palpieren ist. Dabei merkt man auch, dass dieser Rhythmus, der dem Eigenrhythmus des Patienten entspricht, die geringste Anstrengung erfordert.

Man kann die Kraft der rhythmischen Traktion nach Belieben steigern, und auch im gegebenen Rhythmus einen Impuls setzen. Daraus geht klar hervor, dass diese Technik nur manuell ausgeführt werden kann, umso mehr, weil bei jedem Patienten, seiner Länge entsprechend, ein anderer Rhythmus besteht. Man kann die rhythmische Traktion nicht nur mit Zug an beiden Beinen, sondern auch an einem Bein (mit beiden Händen) ausführen, je nachdem, was dem Patienten besser behagt. Es ist technisch wichtig, nicht die Knöchel des Patienten zu quetschen. Die rhythmische Traktion muss vom gesamten Körper ausgehen, weshalb man sie in Rückbeuge ausführt. Die Steigerung der Kraft und auch ein Impuls sind möglich, aber nicht unbedingt notwendig, man fragt immer den Patienten während der Traktion, was ihm behagt. Wenn der Patient Unbehagen äußert, versucht man zu modifizieren, wenn das jedoch nicht gelingt, bricht man die Traktion ab. Voraussetzung ist natürlich, dass der Patient die Bauchlage überhaupt verträgt.

Hat jedoch der Patient eine kyphotische Schonhaltung, wie dies im akuten Stadium oft der Fall ist, muss die intermittierende Traktion in Kyphose ausgeführt werden. Nach Obererlacher (persönliche Mitteilung) liegt der Patient auf einer niedrig gestellten Liege oder einer Bodenmatratze auf dem Rücken mit angestellten Beinen. Man stellt seinen Fuß so auf die Liege, dass beide Knie des Patienten auf dem Oberschenkel liegen. Man kann nun die Unterschenkel des Patienten über die Oberschenkel hebeln und so sein Becken von der Unterlage heben und schaukeln. Wenn der Patient frei schaukelt und entspannt (und dabei Erleichterung angibt), hebelt man ihn rhythmisch auf und ab (☞ Abb. 6.31). Der Mechanismus dieser Traktion entspricht dem Perl-Gerät. Technisch wichtig ist es, dass der Oberschenkel des Therapeuten in der Kniekehle des Patienten liegt und nicht am Unterschenkel, weil sonst die Hebelung schmerzhaft ist.

Eine weitere, sehr wirksame und schonende Traktionstechnik ist die **postisometrische Traktion** mit Hilfe der Aus- und Einatmung. Der Patient liegt auf dem Bauch, die Arme liegen neben seinem Körper und man übt einen leichten Druck von kranial auf beide Gesäßhälften aus (☞ Abb. 6.32). Während der tiefen Ausatmung fühlt man, wie sich der Widerstand infolge der Anspannung der Rückenstrecker mit Lordosierung der Lendenwirbelsäule vergrößert, während der Einatmung kommt es zur Erschlaffung und Kyphosierung der Lendenwirbelsäule und das Gesäß bewegt sich nach kaudal. Aus der so gewonnenen (neuen) Ausgangsstellung wird der Vorgang wiederholt.

Angesichts der Anpassungsfähigkeit und der gleichzeitigen Wirksamkeit der manuellen Traktion erscheint die instrumentelle Traktion mit Hilfe spezieller Tische viel weniger geeignet, vielleicht mit Ausnahme

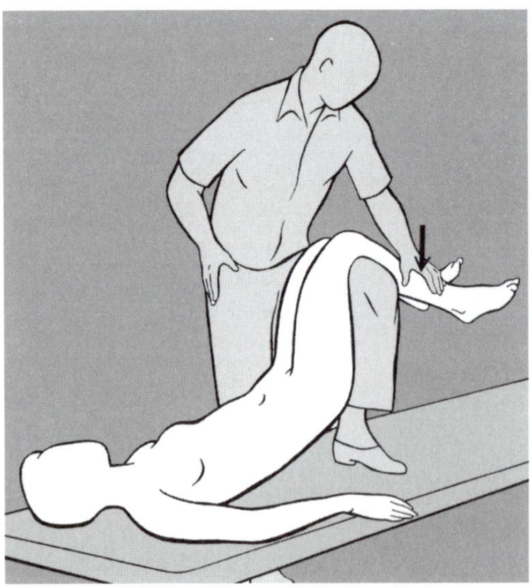

Abb. 6.31: Traktion der Lendenwirbelsäule in Kyphose

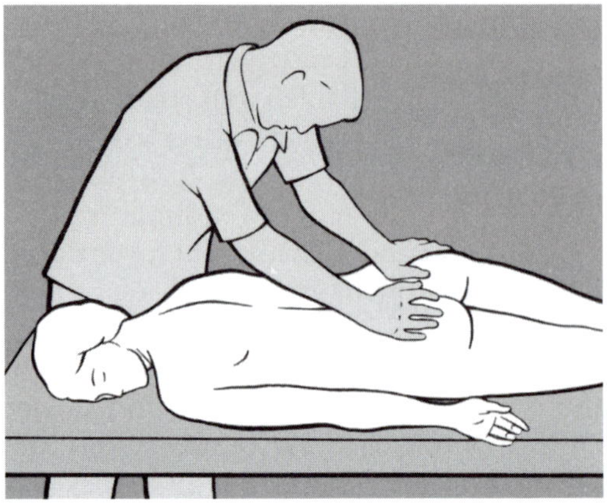

Abb. 6.32: Postisometrische Traktion der Lendenwirbelsäule während der Aus- und Einatmung

des Perl-Geräts. Immer ist eine gute Verträglichkeit, von der man sich jeweils überzeugt, eine unabdingbare Voraussetzung.

Mobilisation und Manipulation

Sehr vorteilhaft lässt sich die diagnostische Federungsprobe in Seitenlage (☞ Abb. 4.16) zur **postisometrischen Relaxation** nutzen. Der Patient drückt in Seitenlage seine Knie bei rechtwinklig gebeugten Oberschenkeln mit minimaler Kraft nach vorne gegen die Oberschenkel und man fixiert den Dornfortsatz des kranialen Partnerwirbels mit den Fingern der übereinander gelegten Hände bei gestreckten Armen. Dabei kyphosiert der Patient ein wenig die Wirbelsäule, atmet ein, hält den Atem an und wird dann aufgefordert, locker zu lassen und auszuatmen. Während der Entspannung fühlt man die Bewegung des fixierten Wirbels nach ventral (Mobilisation). Das wird wiederholt und man kann während der Entspannung federn und überzeugt sich so von der Mobilisation. Diese Technik ist besonders schonend, weshalb man meistens mit ihr beginnt.

Die am häufigsten angewandte Technik ist wohl die **Rotationsmobilisation** oder auch **Manipulation in Seitenlage** in Neutralstellung. Der Patient liegt auf der Seite, das unten liegende Bein ist leicht in Knie und Hüfte gebeugt. Das oben liegende Bein ist in Hüfte und Knie so angewinkelt, dass sich der

Fuß im Bereich der Kniekehle des unten liegenden Beins abstützen kann. Man steht vor dem Patienten und stützt seinen Ellenbogen gegen die Schulter und das Knie gegen das des Patienten. Es ist vorteilhaft, wenn der Patient den Arm in seiner Ellenbeuge festhält. Mit dem Unterarm der anderen Hand fixiert man das Becken des Patienten am Trochanter major und mit den Fingern den Dornfortsatz des unteren Partnerwirbels vom behandelten Segment (☞ Abb. 6.33). Der Daumen der Hand, die von der Schulter kommt, tastet den Dornfortsatz des oberen Partnerwirbels. Wenn es sich um das Lumbosakralsegment handelt, wird lediglich das Becken fixiert.

Um die Vorspannung zu erreichen, fordert man den Patienten auf, in Richtung der Mobilisation zu blicken, wodurch er zur Seite rotiert. Nun bittet man ihn, tief Atem zu holen, wobei er automatisch einen leichten Druck gegen den Arm ausübt. Nach dem Anhalten der Atmung erfolgt nun die Weisung, so weit wie möglich in Richtung der Mobilisation zu blicken und auszuatmen. Aus der nun erreichten Stellung wird der Vorgang 2–3-mal wiederholt und man wartet jedes Mal auf völlige Entspannung. Aus der erreichten Rotationsstellung kann jeweils ein Impuls erfolgen.

Es ist vorteilhaft, die beschriebene Technik durch eine repetitive zu ergänzen. Der Patient wird aufgefordert, die Rumpfrotation aktiv, rhythmisch wiederholend aufzuführen. Sobald er die Bewegung, die vom Kopf ausgeht, völlig verstanden hat und richtig ausführt, lässt der Therapeut die Schulter los. Das gebeugte Bein des Patienten wird weiterhin mit Oberschenkel und Knie, das Becken mit dem Unterarm fixiert. Der Dornfortsatz des unteren Partnerwirbels im behandelten Bewegungssegment wird nun mit den übereinander gelegten Fingern beider Hände fixiert (☞ Abb. 6.34).

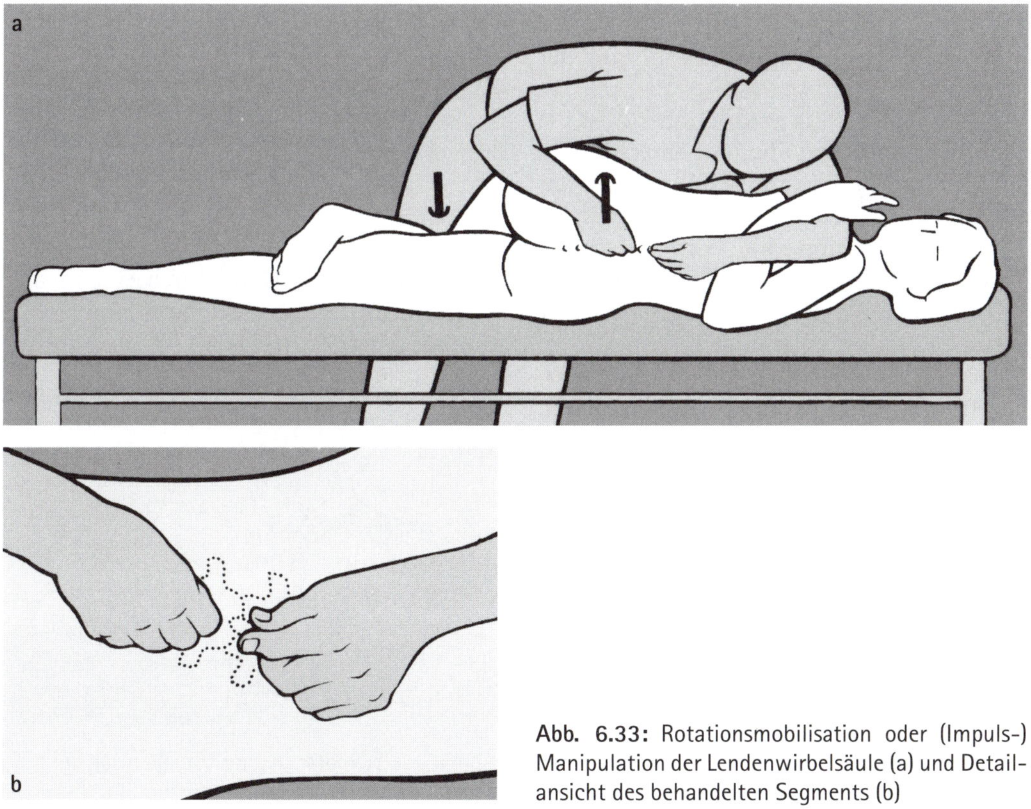

Abb. 6.33: Rotationsmobilisation oder (Impuls-) Manipulation der Lendenwirbelsäule (a) und Detailansicht des behandelten Segments (b)

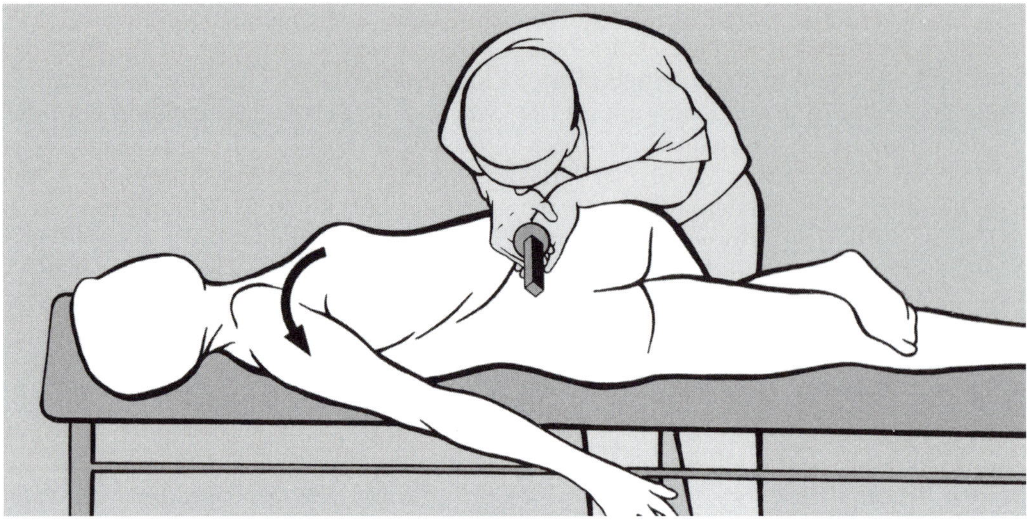

Abb. 6.34: Aktive repetitive Rotationsmobilisation der Lendenwirbelsäule (nach Gaymans)

Technisch ist es am günstigsten, wenn der Patient mit wenig Gewalt und geringen Exkursionen in der Extremstellung hin und her rotiert. Die Rotation bewirkt ein Klaffen des oben liegenden Gelenks, die aktive Rotation löst eine reziproke Hemmung der verspannten Muskeln aus.

Besonders wichtig und schonend ist die **Mobilisation in die Flexion**, einerseits bei eingeschränkter Flexion, aber auch auf der Seite einer Wurzelkompression und/oder Bandscheibenläsion, weil sich bei dieser Technik der Intervertebralkanal und der Wirbelkanal erweitern und eine nur sehr geringe Rotation stattfindet.

Der Patient liegt auf der Seite, das unten liegende Bein ist flektiert, das andere hängt über den Tischrand und bewirkt durch sein Gewicht, dass das Becken nach vorne kippt. In dieser Schrägstellung fixiert man das herabhängende Bein mit den Oberschenkeln und das Becken mit der mobilisierenden Hand. Mit der anderen Hand zieht man den Oberarm, auf dem der Patient liegt, vorsichtig nach vorne, um die Lendenwirbelsäule mehr zu kyphosieren, aber vermeidet es, die Schrägstellung des Beckens zu vermindern. Mit dem nach kranial gerichteten Arm fixiert man die Schulter des Patienten, wobei er den Oberarm in seiner Ellenbeuge umklammert. Mit dem Daumen dieser Hand fixiert man den Dornfortsatz des oberen Partnerwirbels des behandelten Segments von oben mit der leicht flektierten Endphalanx. Zusätzlich fixiert der Patient selbst seinen Kopf und Rumpf, indem er zur Zimmerdecke blickt. Es ist außerdem vorteilhaft, den Rumpf in kyphotischer Stellung mit dem Brustkorb abzustützen, wozu die Liege hochgestellt sein muss (☞ Abb. 6.35).

Man erreichet die Vorspannung, indem die mobilisierende Hand durch Zug mit den Fingern im Bereich des Querfortsatzes des unteren Partnerwirbels und vor allem mit

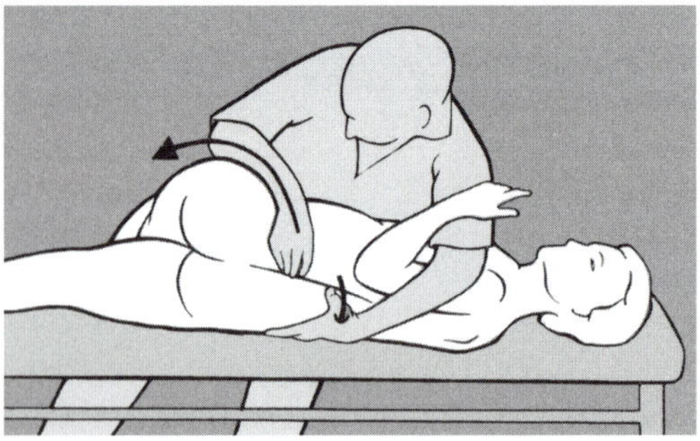

Abb. 6.35: Mobilisation und Manipulation der Lendenwirbelsäule in Kyphose in die Flexion

dem Unterarm am Becken in Richtung einer Traktion, Rotation und Kyphosierung einen Druck ausübt. Man fordert dann den Patienten auf, gegen die mobilisierende Hand mit dem Becken und gegen die Beine mit seinem herabhängenden Bein leichten Widerstand zu leisten, langsam und tief einzuatmen, den Atem anzuhalten und dann zu entspannen. Während der Entspannung vergrößert sich der Abstand zwischen den Fingern der mobilisierenden und dem Daumen der anderen Hand als Ausdruck der Distraktion und Kyphosierung. Solange die Entspannung anhält, muss man abwarten, dann kann je nach Ergebnis wiederholt werden oder auch ein Impuls mit der Hand am Becken erfolgen. Technisch wichtig ist es, dass der fixierende Daumen nicht von oben drückt, sondern dass er sich mit dem Interphalangealgelenk am Dornfortsatz „einhängt", was bei der Kyphosestellung gut gelingt.

Mit derselben Technik dehnt man auch den oft verkürzten thorakolumbalen Rückenstrecker, wobei der Daumen einen Dornfortsatz am thorakolumbalen Übergang fixiert. Nach isometrischem Widerstand des Patienten folgt nicht nur seine Entspannung, sondern auch die aktive Dehnung. Hier ist es besonders vorteilhaft, den Patienten nicht nur mit dem Brustkorb abzustützen, sondern ihn auch über dem Brustkorb in Kyphose zu dehnen.

Als Selbstmobilisation dient die PIR des lumbalen Rückenstreckers (☞ Abb. 6.116).

Es wurden lediglich Techniken beschrieben, die Blockierungen in Ante- oder Retroflexion behandeln. Wie geht man bei eingeschränkter Seitneigung vor? Hier ist zu bedenken, dass bei der Lendenwirbelsäule (☞ Abb. 4.5) entweder die Extension auf der Seite der Bewegungseinschränkung oder die Flexion auf der entgegengesetzten Seite blockiert ist. Das gilt natürlich nicht für die Schonhaltung bei Wurzelkompression.

Becken

Iliosakralgelenk

Das einzige Gelenk im Becken, das manipulativ behandelt wird, ist das Iliosakralgelenk. **Mobilisationstechniken** stehen hier im Vordergrund und sollen regelmäßig in zwei aufeinander (fast) senkrechten Ebenen erfolgen. In der **sagittalen Ebene** handelt es sich um eine Nutationsbewegung des Os sacrum gegenüber dem Os ilium (Funktionsbewegung) und in der **horizontalen Ebene**, in der es zum Klaffen des dorsalen Anteils des Gelenks kommt, um das Gelenksspiel. Weil keine Muskeln zwischen Os sacrum und Os ilium existieren, die diese Knochen gegeneinander bewegen oder fixieren können, ist es bei funktionell reversibeln Blockierungen immer möglich, mit weich federnder Mobilisation von geringster Kraft die Blockierung zu lösen.

Zur **Mobilisation in der sagittalen Ebene** wendet man als erste den Kreuzgriff nach Stoddard an. Der Patient befindet sich in Bauchlage. Man nimmt mit dem Os pisiforme Kontakt an der SIPS auf und mit der anderen Hand an der Kreuzbeinspitze und übt mit den gestreckten und divergierenden Armen einen leichten Druck von oben auf beide Kontaktpunkte aus, wobei man sie gleichzeitig auseinanderspreizt, um die Nutation des Os sacrum gegenüber dem Os ilium wieder herzustellen (☞ Abb. 6.36a). Die Vorspannung wird erreicht, indem zuerst die Beweglichkeit der Haut und Unterhaut erschöpft wird und man Knochenkontakt erreicht, was eigentlich genügen sollte.

Nach einigen, ganz leicht federnden Bewegungen am blockierten Gelenk fühlt man, wie sich die beiden knöchernen Strukturen gegeneinander bewegen. Die häufigsten Fehler sind eine Steigerung des Druckes und das nicht zurückfedern lassen. Neuromuskuläre Techniken spielen hier kaum eine Rolle, weil zwischen Os sacrum und Os ilium keine Muskeln existieren. Erfahrungen mit Verkettungsreaktionen haben insofern einen Wandel gebracht, weil hier offensichtlich indirekte Fixationen bestehen durch das

Lig. sacrotuberale und die Ansatzpunkte der iliosakralen Muskulatur, des Beckenbodens, des M. piriformis u.a., weshalb das Iliosakralgelenk nach Behandlung der unteren Extremität, des Beckenbodens, des M. piriformis u.a. sehr häufig nicht mehr behandeln werden muss.

Zur **Mobilisation in der horizontalen Ebene** ist die Untersuchungstechnik in Seitenlage (☞ Abb. 4.9) geeignet und kann sogar zur Impulsmanipulation dienen. Der auf der Seite liegende Patient stützt das gebeugte obere Bein auf dem Rand der Liege ab. Durch schrägen, nach vorne abwärts gerichteten Druck mit dem Unterarm auf die SIAS bewirkt man ein Klaffen des oben liegenden Iliosakralgelenks. Aus leichter Vorspannung kann nun repetitiv federnd die Mobilisation oder sogar ein Impuls in der gleichen Richtung erfolgen. Mit dem Daumen der anderen Hand, die von kranial kommt, wird die Beweglichkeit der SIPS gegenüber dem Kreuzbein kontrolliert. Technisch ist zu beachten, dass das Becken dabei ruhig liegen bleibt und vor allem nicht nach vorn gedreht wird. Der Therapeut kann bei dieser Technik sowohl vor als auch hinter dem Patienten stehen.

Wenn vor allem der **obere Anteil des Iliosakralgelenks** im Sinne der Nutation behandelt werden soll, liegt der Patient auf der nicht zu behandelnden Seite und stützt sein oben liegendes oder auch beide gebeugten Knie übereinander auf dem Tischrand ab. Man sitzt unterhalb der gebeugten Oberschenkel und wendet sich dem Kopfende des Patienten zu (☞ Abb. 4.36b). Mit einer Hand erfasst man die SIAS und übt einen leicht federnden Schub auf diese nach dorsal aus. Mit dem Daumen der andern Hand, den man gegen die flektierten Finger abstützt (oder mit der mittleren Phalanx des Zeigefingers, den man über den Daumen abstützt), übt man einen Gegendruck unterhalb der SIPS aus und erreicht die Vorspannung. Die Mobilisation erfolgt durch rhythmisch federnden Schub gegen die SIAS, den man synchron mit dem Daumen (Zeigefinger) der anderen Hand abfängt.

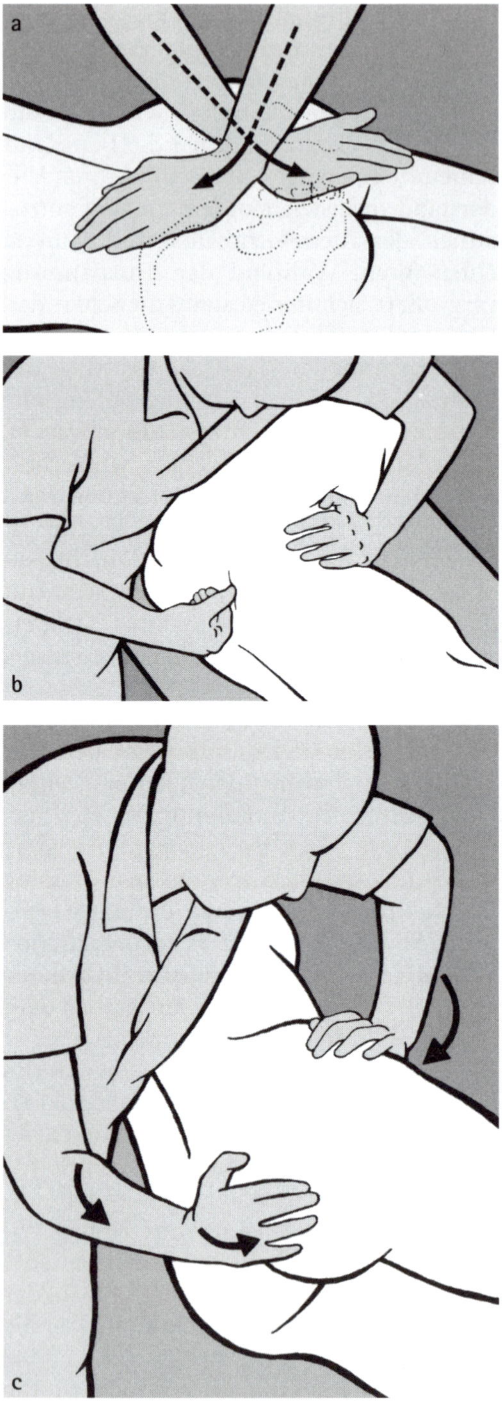

Abb. 6.36: a) Kreuzgriff zur Untersuchung und Mobilisation des Iliosakralgelenks. b) Federnde Mobilisation des oberen Anteils des Iliosakralgelenks. c) Federnde Mobilisation des unteren Anteils des Iliosakralgelenks.

Wenn der **untere Anteil des Iliosakralgelenks** behandelt werden soll, befindet sich der Patient in derselben Lage. Man setzt sich oberhalb des Beckens hin und wendet sich zum Fußende der Liege. Mit einer Hand erfasst man die SIAS und mit der Ulnarkante der anderen Hand schient man seitlich das kaudale Kreuzbeinende (☞ Abb. 6.36c). Durch eine rotierend konvergierende Bewegung beider Hände und Vorderarme wird die Nutationsbewegung des Os sacrum gegenüber dem Os ilium mobilisiert. Eine andere Möglichkeit (nach Sachse) ist, dass man das Os ilium, wie bei der Mobilisation des oberen Anteils, nach dorsal kippt und mit der Ulnarkante der anderen Hand das Kreuzbeinende nach ventrokaudal im Sinne der Gegennutation mobilisiert.

Bei der **Impulsmanipulation nach Kubis**, die vor allem den unteren Anteil des Iliosakralgelenks betrifft, liegt der Patient auf der Seite des blockierten Gelenks (dies liegt also unten). Die Verriegelung der Lendenwirbelsäule in Rotation bis einschließlich L5 erfolgt wie beim Rotationsgriff an der Lendenwirbelsäule mit dem unten liegenden Bein in Extension und gestreckter Lendenwirbelsäule. Man nimmt mit dem Os pisiforme von dorsal Kontakt am unteren Kreuzbeinende auf und es kommt zur Vorspannung durch Druck auf das Kreuzbein nach ventral (☞ Abb. 6.37). Der Impuls erfolgt dann nach ventral. Der Handgriff bewirkt vor allem ein Klaffen des unten liegenden und durch das Gewicht des Beckens fixierten Iliosakralgelenks. Technisch wichtig ist es, dass der Impuls genau in dorsoventraler Richtung ausgeführt wird und es zu keiner weiteren Rotation während des Impulses kommt. Deshalb muss man sich weit über den Patienten beugen, damit der Unterarm, der den Impuls setzt, horizontal verläuft. Die Liege muss dazu tief gestellt sein.

Den Anschein einer echten Reposition einer Fehlstellung hat die Behandlung dessen, was Greenman und Tait als „Outflare“ und „Inflare“ bezeichnen (☞ 7.1.8). Auf der Seite, auf der die SIAS abgeflacht und weiter vom Nabel entfernt ist (Outflare) geht man so vor wie bei der Prüfung des ligamentären Schmerzes (☞ Abb. 4.13). Man fasst den in der Hüfte rechtwinklig gebeugten Oberschenkel am Knie und adduziert ihn bis zur Vorspannung. Dann fordert man den Patienten auf, im Sinne der PIR 5–10 Sekunden Widerstand zu leisten, langsam einzuatmen, dann Atem anzuhalten, wieder auszuatmen und in die Adduktion zu entspannen. Man wartet die Entspannung ab, um sie noch 2–3-mal zu wiederholen und führt dann die RI aus, indem der Patient gegen den repetitiven Widerstand am Knie einen Druck in die Adduktion ausübt.

Auf der entgegengesetzten Seite (Inflare) nimmt der Patient die Stellung wie beim Patrick-Zeichen ein (☞ Abb. 4.43) und man

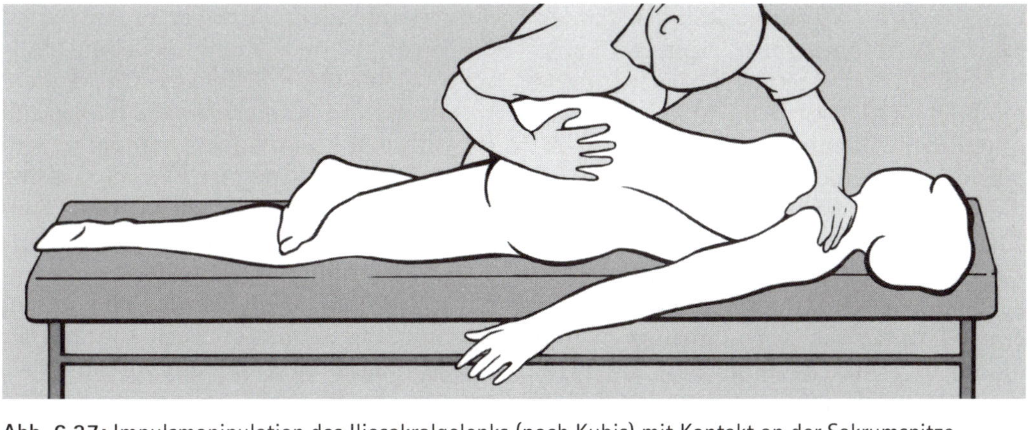

Abb. 6.37: Impulsmanipulation des Iliosakralgelenks (nach Kubis) mit Kontakt an der Sakrumspitze

übt einen leichten Druck auf das abduzierte Knie aus, um die Vorspannung zu erreichen. Daraufhin leistet der Patient einen leichten Widerstand in Richtung Adduktion und atmet langsam ein, hält den Atem, atmet aus und entspannt in die Abduktion bis zur vollen Entspannung, was 2–3-mal wiederholt wird.

Die RI erfolgt durch aktive Abduktion gegen den repetitiven Widerstand. Nach dieser Mobilisation steht das Becken regelmäßig symmetrisch, der Tonus im Unterbauch gleicht sich aus sowie auch die Innenrotation im Hüftgelenk. Letzteres mag den erheblichen klinischen Effekt erklären.

Steißbein

In der großen Mehrzahl der Fälle ist die PIR der Mm. glutei maximi die Therapie der Wahl und dient auch der Selbstbehandlung (☞ 6.6.5), was auch der Pathogenese entspricht (☞ 7.1.9). Es gibt jedoch auch Fälle, die über das Rektum behandelt werden müssen; die Behandlung ist für den Patienten in der Regel unangenehm, auch wenn man sich bemüht, so schonend wie möglich vorzugehen. Sie ist jedoch oft wirkungsvoll, wenn auch der Wirkungsmechanismus nicht klar ist. Es handelt sich bei der Verbindung des Kreuzbeins mit dem Steißbein um eine Syndesmose und nicht um ein Gelenk; deshalb kann hier auch keinerlei Blockierung bestehen.

Bei der **Manipulation** liegt der Patient auf dem Bauch, seine Füße in Innenrotation; er kann auch im Vierfüßlerstand behandelt werden. Man führt einen Zeigefinger in das Rektum ein und tastet seitlich nach Triggerpunkten im M. levator ani. Man kann diese mittels der PIR entspannen. Die sakrokokzygeale Syndesmose erkennt man, indem man das Steißbein bewegt. Man kann nun einen (meist schmerzhaften) Druck mit dem Zeigefinger und dem Daumen von außen ausüben oder einfach mit dem Zeigefinger einen Druck nach dorsal ausführen und diesen 2–3-mal wiederholen. Man prüft dann, ob die Steißbeinspitze noch druckschmerzhaft ist.

Brustwirbelsäule

Mobilisation

Bei der Brustwirbelsäule gibt es keine „reinen" Traktionstechniken wie bei der Lenden- und Halswirbelsäule. Der Griff, der bei Laientherapeuten sehr beliebt ist, entspricht zu einem gewissen Grad einer **Traktionsmanipulation**. Dabei steht oder sitzt der Patient mit vor der Brust verschränkten Armen. Man steht hinter dem Patienten und erfasst seinen rechten Ellenbogen mit der linken und den linken Ellenbogen mit der rechten Hand und drückt den Patienten in leicht kyphotischer Haltung an seine Brust, um die Vorspannung zu erreichen. Aus dieser Stellung richtet man sich auf und drückt den Patienten mit einem Impuls auf seine Ellenbogen an sich und hebt ihn nach oben. Dieser einfache Griff ist gefahrlos, wenn keine Osteoporose besteht.

Weil im Bereich der BWS eine kyphotische Haltung mit steifem Rundrücken besonders häufig ist, ist die **Mobilisation in die Extension** die häufigste Behandlung. Um die Eigenmuskulatur des Patienten am besten zu nutzen, bringt man nicht die übliche PIR zur Anwendung, sondern nutzt die aktive Kontraktion der Rückenstrecker während der Ausatmung zur Mobilisation in die Dorsalflexion. Der Patient sitzt auf einem Stuhl und stützt die leicht auseinander gespreizten Knie und die über der Stirn verschränkten Arme gegen eine Wand ab. Man steht hinter dem Patienten und legt eine Hand oder einen Finger auf einen Dornfortsatz im steifen Wirbelsäulenabschnitt, um dem Patienten anzudeuten, wohin er seine Aufmerksamkeit lenken soll (☞ Abb. 6.38). Nun fordert man ihn auf, in Extension zu entspannen. Wenn er seine maximale Extension erreicht hat, bittet man ihn, einen leichten Druck gegen die Finger auszuüben und langsam tief einzuatmen, dann den Atem anzuhalten, dann langsam maximal auszuatmen und sich während der Ausatmung aufzurichten und im Punkt, wo er den Finger spürt, zu extendieren. Bei richtiger Ausführung und genügend tiefer

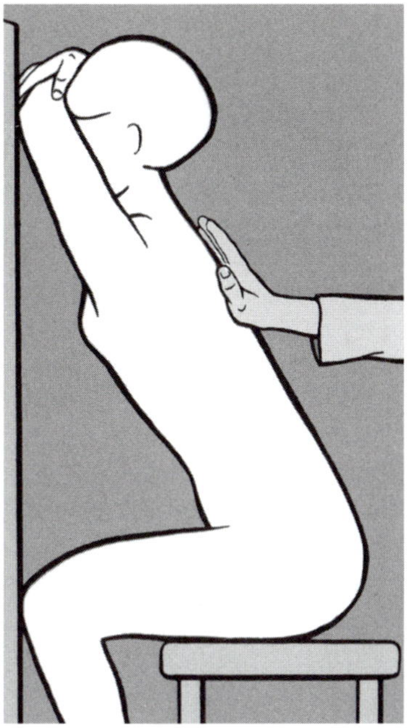

Abb. 6.38: Mobilisation der Brustwirbelsäule in die Dorsalflexion während der Ausatmung im Sitzen

Ausatmung kommt es zu einer kräftigen Kontraktion der Rückenstrecker mit intensiv mobilisierendem Effekt, die der Patient als leichten Schmerz empfindet. Sobald der Patient dies begriffen und gefühlt hat, kann er diese Technik als Selbstbehandlung täglich, auch wiederholt, üben.

Diese sehr einfache und wirksame Methode hat jedoch einen erheblichen **Mangel**: Viele Patienten mit Rundrücken haben eine thorakolumbale Hyperlordose oder zumindest eine Hypermobilität in diesem Bereich und können es nicht vermeiden, dort zu hyperlordosieren, was nicht geschehen darf. Deshalb wendet man diese Technik nur dann an, wenn man sich überzeugt, dass der Patient vor allem im Bereich der mittleren Brustwirbelsäule extendiert. Das ist oft auch deshalb schwierig, weil der M. erector spinae im Bereich der mittleren Brustwirbelsäule am schwächsten, im thorakolumbalen Abschnitt dagegen am kräftigsten entwickelt ist. Deshalb wird meist eine anspruchsvollere Technik, die als Selbstbehandlung unter 6.10.4 beschrieben ist, vorgezogen.

Wenn man nur ein **blockiertes Segment** behandeln will, geht man ähnlich wie bei der Untersuchung in Seitenlage vor. Der Patient hat in Seitenlage beide Hände hinter seinem Nacken verschränkt. Man steht vor ihm und umfasst seine beiden nach vorne gerichteten Ellenbogen mit einem Arm und stabilisiert mit der anderen Hand den Dornfortsatz des unteren Partnerwirbels im blockierten Segment, der als Hypomochlion dient, und beugt ihn darüber in die Vorspannung (☞ Abb. 6.39). Danach übt der Patient einen leichten (isometrischen) Druck mit seinen Ellenbogen gegen den Arm aus und atmet ein. Man fordert ihn dann auf, maximal auszuatmen. Wenn die Ausatmung ihr Maximum erreicht, spannt sich der Rückenstrecker an und man mobilisiert die Brustwirbelsäule in die Extension. Auch hier ist es die synkinetische Anspannung des Rückenstreckers während der maximalen (aktiven) Ausatmung, die man zur Mobilisation nutzt. Es handelt sich also nicht um eine bloße Entspannung wie bei der PIR.

Zur **Mobilisation in die Anteflexion** wendet man dieselbe Technik wie bei der Untersuchung an (☞ Abb. 4.22). Man bringt den Patienten in Vorspannung in die Kyphose, wobei der Scheitelpunkt der Kyphose-

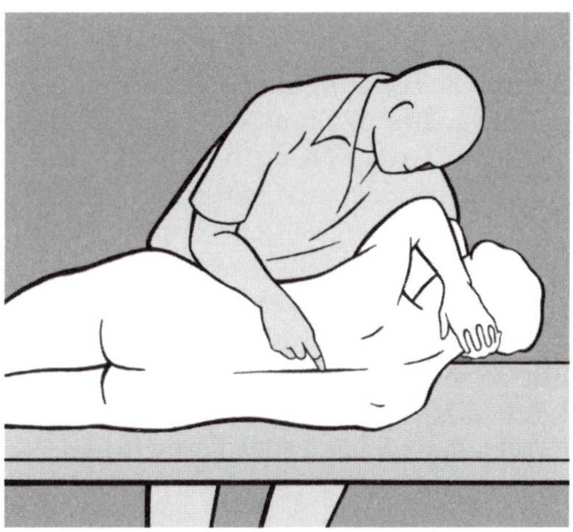

Abb. 6.39: Mobilisation der Brustwirbelsäule in die Dorsalflexion während der Ausatmung in Seitenlage

krümmung in Höhe des blockierten Segments liegt. Nun fordert man den Patienten auf, nach oben zu blicken und einzuatmen, dann den Atem anzuhalten und dann nach unten zu blicken und auszuatmen. Während der langsamen Ausatmung entspannt der Patient und kyphosiert die Brustwirbelsäule. Man muss jedoch diese Kyphosierung so steuern, dass der Scheitelpunkt immer im behandelten Segment liegt. Diese Mobilisation wird 2–3-mal wiederholt.

Anteflexionsblockierungen sind am häufigsten bei abgeflachter oberer Brustwirbelsäule und gehen mit Verspannung (Triggerpunkten) des **M. erector spinae**, meist auf einer Seite, einher. Deshalb kann man auch durch **Entspannung** dieses Muskels mobilisieren. Der Patient sitzt auf dem Untersuchungstisch und man steht hinter seinem Rücken. Mit einer Hand umgreift man seinen Kopf und legt den nicht gleichnamigen Handteller auf das Hinterhaupt auf der Seite der Verspannung (☞ Abb. 6.40). Der Kopf wird nun in die Vorbeuge, Seitneigung und Rotation zur gegenüberliegenden Seite in Vorspannung geführt. Mit dem Daumen der anderen Hand fixiert man den Dornfortsatz des unteren Partnerwirbels. Nun wird der Patient aufgefordert, in die Gegenrichtung (zur Seite der Blockierung) zu blicken und einzuatmen, dann den Atem anzuhalten und dann in Richtung der Mobilisation zu schauen und langsam auszuatmen, wobei Anteflexion, Seitneigung und Rotation zunehmen. Der Vorgang kann 2–3-mal wiederholt werden. Um gezielt zu behandeln, ist es wichtig, mit der Anteflexion zu beginnen, bis das blockierte Segment erreicht ist, d.h. sich zu flektieren beginnt, und erst dann den Kopf zur Seite zu neigen und zu drehen.

Die **Mobilisation in die Seitneigung** wird mit derselben Technik ausgeführt wie die Untersuchung (☞ Abb. 4.22), mit dem Unterschied, dass der Daumen nicht die Beweglichkeit zwischen zwei Nachbarwirbeln tastet, sondern den unteren Wirbel im behandelten Segment fixiert. Man nutzt hier die Gayman-Regel der einmal fazilitierenden und hemmenden Wirkung der der Einatmung bzw. der Ausatmung und kann in den geraden Segmenten, wo die Einatmung fazilitierend wirkt, auch die Blickrichtung nutzen (☞ 6.1.1).

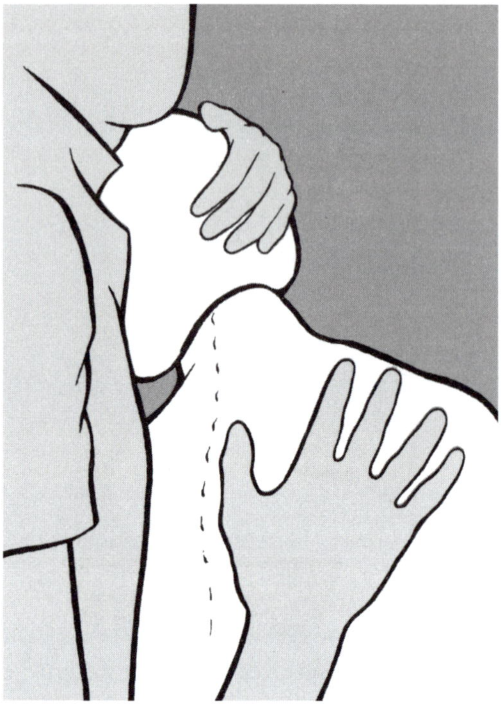

Abb. 6.40: Einseitige Mobilisation der Brustwirbelsäule mit Fixation am Dornfortsatz durch den Daumen

Man steht hinter dem sitzenden Patienten und neigt ihn mit der Hand auf der Gegenschulter zur Seite in die Vorspannung, wobei man mit der anderen Hand in Behandlungshöhe die Rippen stabilisiert und den Daumen gegen den Dornfortsatz des unteren Partnerwirbels im blockierten Segment stemmt. In der isometrischen Phase folgt nun die Weisung, nach oben zu schauen, einzuatmen und den Atem anzuhalten. Dabei merkt man, wie der Widerstand gegen die Seitneigung zunimmt. Dann fordert man den Patienten auf, zu entspannen und auszuatmen, und wartet, bis die Entspannung zu Ende geht. In den ungeraden Segmenten (mit Ausnahme von Th1/Th2) fordert man den Patienten lediglich auf, langsam tief einzuatmen, auszuatmen und dann langsam einzuatmen, und fühlt wieder, wie der Widerstand während der Ausatmung zunimmt und während der Einatmung Entspannung eintritt. Man vermeidet prinzipiell einen Blick nach unten während der Entspannung, weil sich der Patient vorbeugen würde. Die Mobilisation kann 2–3-mal wiederholt werden. Wenn man die Segmente nicht auszählen will, ist es ebenso zuverlässig, probeweise den Patienten ein- und ausatmen zu lassen. Man merkt dabei sehr deutlich, ob der Widerstand im betreffenden Segment zunimmt oder abnimmt. Der Unterschied wird allerdings in den kaudalen Segmenten weniger deutlich, offenbar deshalb, weil die Einatmung eine stabilisierende Wirkung hat und sich der M. quadratus lumborum während der Einatmung anspannt.

Technisch ist zu betonen, dass man die entspannende Wirkung, einmal der Einatmung und das andere Mal der Ausatmung abwartet; sie kann relativ spät während der Aus- oder Einatmung eintreten. Man muss auch mit der fixierenden Hand den Patient gut seitlich abstützen, damit er entspannen kann; der Dornfortsatz nähert sich während der Seitneigung automatisch dem fixierenden Daumen infolge der gleichzeitigen Rotation der Brustwirbelsäule.

Ist jedoch der Patient sehr breitschultrig und hat der Therapeut eine kleine Hand, wendet man die Technik an, die auch bei der Untersuchung beschrieben wurde (☞ Abb. 4.23). Man steht hinter dem sitzenden Patienten auf der Seite, zu der man ihn neigt. Der Patient hebt auf der zur Neigung entgegengesetzten Seite seinen Oberarm, den man mit einer Hand von vorne erfasst, und mit dem Daumen der anderen Hand fixiert man den Dornfortsatz des unteren Partnerwirbels im behandelten Segment. Mit der Hand am Oberarm des Patienten beugt man ihn zur Seite und erreicht so die Vorspannung. Die Mobilisation erfolgt je nachdem, ob es sich um ein gerades oder ein ungerades Segment handelt, auf analoge Weise. Es ist zu betonen, dass sich der Therapeut bei dieser Technik nach rückwärts beugen und auch die Knie beugen muss. Es ist auch bemerkenswert, dass sich bei Mobilisation in die Seitneigung die Wirbelköper auf der Neigungsseite annähern und damit einen mobilisierenden Effekt auf das zwischen ihnen liegende Tuberculum costae ausüben.

Mobilisation bei eingeschränkter Rotation: Wie schon in 3.4.1 erläutert wurde, ist die eingeschränkte Rumpfrotation nicht Folge von Gelenksblockierungen, sondern von Verspannung (Triggerpunkten) einer kurzen Muskelkette, und zwar des Rückentreckers, des M. quadratus lumborum und des M. psoas major auf der zur Rotation entgegengesetzten Seite. Die Mobilisationstechnik ist deshalb auch nicht streng gezielt. Man wendet dabei dieselbe Technik an wie bei der PIR des M. erector spinae (☞ Abb. 6.40).

Der Patient sitzt rittlings am Ende der Untersuchungsbank in leicht kyphotischer Haltung mit im Nacken verschränkten Händen. Man steht hinter seinem Rücken, führt die Hand unter seiner Achsel zur gegenüberliegenden Schulter. Die andere Hand liegt auf dem Rücken des Patienten, um diesen zu stabilisieren. Man fordert nun den Patienten auf, auf einen Gegenstand im Untersuchungsraum zu blicken, der so gelegen ist, dass er seinen Rumpf in dessen Richtung drehen muss, wodurch die Vorspannung erreicht wird. Jetzt erfolgt die Weisung, in die entgegengesetzte Richtung zu blicken und einzuatmen. Man leistet dabei gegen die automatische Rotation in der Gegenrichtung isometrischen Widerstand. Nach Anhalten des Atems wird der Patient wieder aufgefordert, noch weiter in die Mobilisationsrichtung zu schauen und auszuatmen. Das kann 2–3-mal wiederholt werden. Dann erfolgt die RI, indem man den Patienten auffordert, in der erreichten Rotationsstellung gegen den wiederholten Druck Widerstand in die Gegenrichtung zu leisten.

Da die drei oben erwähnten Muskeln verkettet sind, kann man die Rumpfrotation auch durch Entspannung des M. psoas major oder des M. quadratus lumborum erreichen.

Manipulation mit Impuls

An erster Stelle steht eine gezielte **Traktionsmanipulation**. Dazu steht man hinter dem sitzenden Patienten mit einem harten Polster zwischen der Brust und seinem Rücken. Der obere Rand des Polsters fixiert den Dornfortsatz des unteren Partnerwirbels im behandelten Bewegungssegment. Man führt nun einen Unterarm durch die Achselhöhle des Patienten, um dessen Hals und Kopf seitlich abzustützen. Mit der anderen Hand erfasst man die gegenüberliegende Hand des Patienten und führt sie durch die andere Achsel in Höhe des fixierten Dornfortsatzes (☞ Abb. 6.41). Durch Druck des Armes in der Axilla nach dorsal und Zug an der Hand des Patienten in der Achselhöhle kommt es zur Vorspannung in Extension. Der Impuls erfolgt, indem man sich aufrichtet und dadurch eine plötzliche Traktion erzielt. Das ist die schonendste Impulstechnik für die Behandlung der Brustwirbelsäule.

Wirksam und dabei schonend ist die **Manipulation in Rückenlage** des Patienten. Der Patient hat seine Hände im Nacken gefaltet, die Ellenbogen berühren sich vorne.

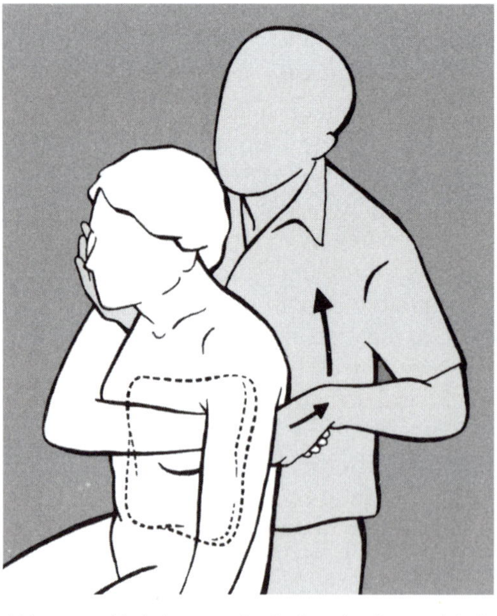

Abb. 6.41: Traktionsmanipulation der Brustwirbelsäule mit Hilfe eines Polsters

Man steht seitlich am Behandlungstisch, fasst mit der kopfwärts gerichteten Hand beide Ellenbogen (oder Unterarme unterhalb der Ellbogen), dreht den Patienten ein wenig zu sich und hebt ihn an (☞ Abb. 6.42). Die andere Hand legt man mit gebeugtem Mittel- und Ringfinger (☞ Abb. 6.43) so unter die Querfortsätze des unteren Partnerwirbels des blockierten Segments, dass das Mittelglied des dritten Fingers unter den Querfortsatz auf der einem näheren und der Daumenballen auf der entfernter gelegenen Seite liegt. Die Dornfortsätze finden in der Rinne zwischen Mittelfinger und Daumenballen Platz. Jetzt rollt man den Patienten wieder auf den Rücken und somit auf die vorbereitete Kontakthand, kyphosiert ihn mit der anderen Hand, die beide Ellenbogen umfasst, sodass sich der Krümmungsscheitel über der Kontakthand befindet, und erreicht so die Vorspannung. Dann hat man zwei Möglichkeiten, die Manipulation auszuführen:

- **In Extension:** Man lässt den auf der Kontakthand liegenden Patienten langsam ausatmen und legt gleichzeitig mit Hilfe der umfassten Ellenbogen seinen Oberkörper über unsere Kontakthand zurück, wobei man mit seinem Brustkorb sachte den Druck über die Hand auf den Ellenbogen und den Thorax des Patienten steigert. Meist kommt es schon dabei oder nach Impuls mit dem Brustkorb über die Kontakthand zum Gelenkknacken.
- **In Flexion:** Man lässt den Patienten wieder auf der Kontakthand einatmen, steigert aber mit Hilfe der umfassten Ellenbogen, auf die man noch den eigenen Brustkorb lehnt, die Vorbeuge und gibt bei Exspiration mit dem Brustkorb den Impuls in die Flexion zur Unterlage.

Es kann für den Patienten schwierig sein, bei im Nacken verschränkten Händen seine Ellenbogen in die gewünschte Lage zu bringen. Deshalb soll er seine Hände nur soweit verschränken, dass sich die Ellenbogen berühren. Der Druck auf den Mittelfinger der Kontakthand kann für den Therapeuten

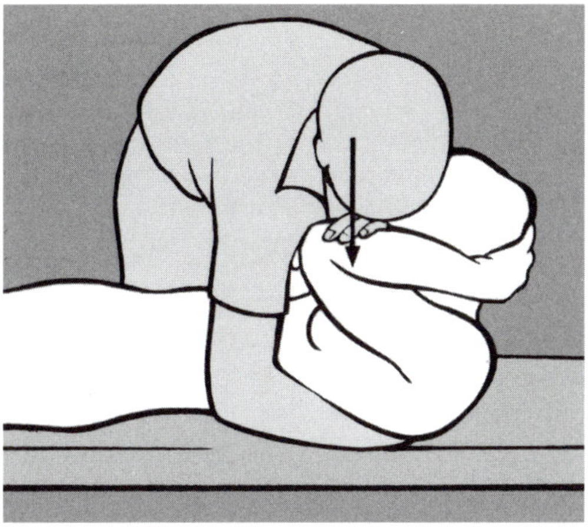

Abb. 6.42: Manipulation der Brustwirbelsäule

schmerzhaft sein, besonders wenn er die Endphalanx nicht genügend beugen kann. Er kann dann einen dünnen Radiergummi zwischen die Grund- und Endphalanx des dritten Fingers legen. Notfalls kann dann der Handgriff auch so vorgenommen werden, dass er die Kontakthand mit der Handwurzel so unter den betreffenden Wirbel legt, dass der Dornfortsatz im Karpalkanal liegt und die Querfortsätze mit dem Os pisiforme und dem Daumenballen Kontakt haben. Voraussetzung ist allerdings, dass der Daumen in Oppositionsstellung ist, d.h. den kleinen Finger berührt.

Kontaktgriffe in Bauchlage des Patienten sind wegen ihrer Einfachheit immer beliebt. Hier gibt es keinerlei Verriegelung, es wird nicht zwischen Flexion und Extension unterschieden. Der Impuls muss allerdings am unteren Partnerwirbel erfolgen, denn nur so kommt es zu einer Distraktion der Intervertebralgelenke, die in der Brustwirbelsäule beinahe in der frontalen Ebene liegen. Die **Federungstechnik**, die in Abb. 4.15 beschrieben ist, kommt hier nach Vorspannung zur Anwendung und kann auch zur Mobilisation ohne Impuls dienen.

Der folgende Griff, der ebenfalls zur Mobilisation verwendet werden kann, bewirkt neben der Extension auch eine Rotation. Man steht seitlich in Höhe des behandelten Bewegungssegments mit überkreuzten Händen und legt das Os pisiforme der von kranial kommenden Hand auf den Querfortsatz des unteren Partnerwirbels und das der anderen Hand auf den Querfortsatz des oberen Partnerwirbels (☞ Abb. 6.44). Nach Aufnehmen der Vorspannung erfolgt der Impuls (oder die federnde Mobilisation) mit

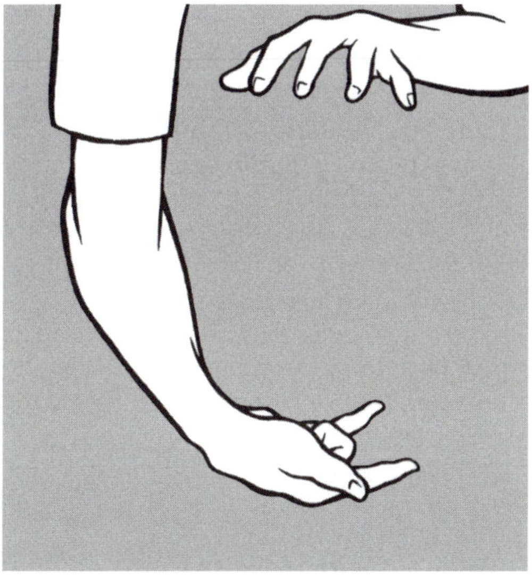

Abb. 6.43: Stellung der Kontakthand bei Manipulation der Brustwirbelsäule

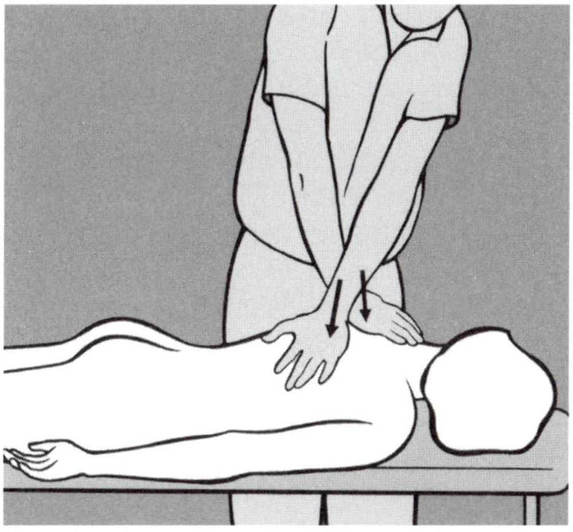

Abb. 6.44: Kreuzgriff zur Behandlung der Brustwirbelsäule

den gestreckten und divergierenden Armen aus den Schultern während der Ausatmung. Somit erfolgt der Schub in die Extension und Rotation in Richtung der Hand am kaudalen Gelenkpartner. Gelenkmechanisch kommt es zum Klaffen auf der Seite, zu der auch die Rotation eingeschränkt ist.

Dieser **Kreuzgriff** eignet sich auch zur fortschreitenden Mobilisation von kaudal nach kranial nach Terrier (1958) als **„Mobilisationsmassage"**. Man beginnt in der untersten Brustwirbelsäule und schreitet im Atemrhythmus von Segment zu Segment nach kranial fort.

Es ist technisch wichtig, dass die Arme zwar durchgestreckt, aber auch entspannt sind, der Impuls aus dem Oberkörper über die Schultern erfolgt, die Hände divergieren und sich somit die Querfortsätze der Partnerwirbel voneinander entfernen.

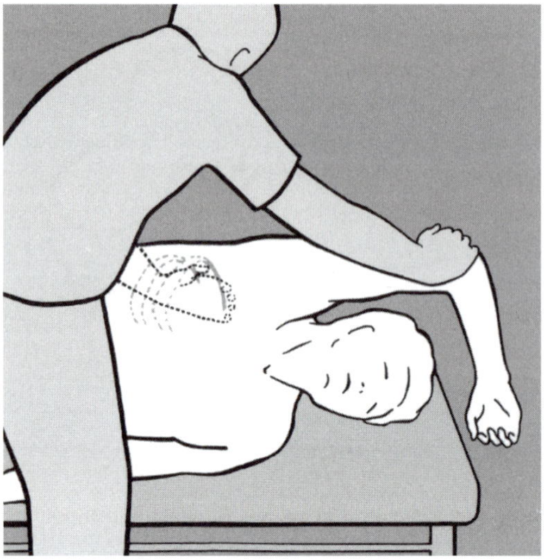

Abb. 6.45: Mobilisation der Rippen in Dorsalflexion während der maximalen Ausatmung

Die Rippen

Mobilisation

Zur **Mobilisation** eignet sich eine Technik in Seitenlage, die dem diagnostischen Handgriff nach Kubis (☞ Abb. 4.25) entspricht. Dazu wird nach isometrischer Spannung die Kontraktion der Rückenmuskeln während der maximalen Ausatmung angewandt. Man steht dabei vor dem Patienten, der seinen oben liegenden Arm gebeugt über den Kopf hebt, und erfasst den Ellbogen mit der zum Kopf des Patienten gerichteten Hand, wobei der Unterarm entspannt nach unten hängt (☞ Abb. 6.45). Mit der anderen Hand fixiert man mit den nebeneinander liegenden Fingerkuppen den Rippenwinkel der blockierten Rippe. Während der langsamen Einatmung drückt der Patient mit dem Ellenbogen nach vorne gegen die Hand und man leistet isometrischen Widerstand. Während der maximalen Ausatmung entspannt der Patient und man führt seinen Oberarm in die Retroflexion, während unsere Fingerkuppen auf der gestörten Rippe ein Hypomochlion bilden.

Obwohl das Schulterblatt die Rippen überdeckt, behindert es – wie bei der Diagnostik – die Fixation der Rippe bei der Mobilisation nicht. Die erste Rippe kann jedoch mit dieser Methode weder diagnostiziert noch behandelt werden und die zweite wird mit dieser Technik nur schwierig behandelt. Am häufigsten werden so die 2.–6. Rippe behandelt. Es ist technisch wichtig, den Arm vertikal in die Höhe zu heben, um eine reine Retroflexion auszuführen und eine Rotation zu vermeiden. Das ist jedoch bei Schulterschmerzen oft schwierig, weshalb dann die Schulter zuerst behandelt werden muss.

Eine **Druckmobilisation** empfiehlt sich, wenn man ein **Rippenvorlaufphänomen** feststellt. Der Patient liegt auf dem Rücken. Man steht am Kopfende und legt beide Daumen an den Oberrand der asymmetrischen Rippen lateral vom Sternokostalgelenk. An der höher liegenden (blockierten) Rippe leistet man während der Einatmung Widerstand und gibt während der Ausatmung einen leichten Schub nach kaudal. Danach gleicht sich die Stellung beider Rippen regelmäßig aus und damit verschwindet auch das Vorlaufphänomen.

Wenn man feststellt, dass im Seitenvergleich eine **Rippe nicht in die Ausatmung folgt**, ist folgende Technik nach Greenman

(1979) angezeigt: Bei Rückenlage des Patienten legt man den Daumen seitlich auf den Oberrand der blockierten Rippe und mit der anderen Hand unter seinen Schultern hebt man den Patienten ein wenig an und beugt ihn zu sich, um die Vorspannung aufzunehmen. In dieser Stellung fordert man den Patienten auf auszuatmen, und gibt während der Ausatmung einen Schub mit dem Daumen nach kaudal, wobei man den Rumpf gleichzeitig noch mehr anhebt und zur Seite beugt. Sind mehrere Rippen blockiert, mobilisiert man die unterste, weil sie wie ein Hindernis für die kranialen Nachbarrippen während der Ausatmung wirkt.

Bei **eingeschränkter Einatmung** macht sich Greenman den Zug der Muskeln zu Nutze. Bei den obersten Rippen wirkt der Zug der Mm. scaleni, bei den mittleren der Zug der Mm. pectorales und bei den unteren jener des M. serratus anterior. Man bringt die genannten Muskeln in Rückenlage des Patienten in Vorspannung durch Seitneigung des Kopfes (Mm. scaleni), durch Abduktion des Armes (Mm. pectorales) oder durch maximales Hochziehen des Armes (M. serratus anterior). Der Patient leistet während der Einatmung mit dem Kopf bzw. mit dem Oberarm Widerstand in der beschriebenen Ausgangsstellung. Man steht dabei auf der Gegenseite der blockieren Rippe, beugt den Kopf oder meist den Schultergürtel zur Seite, auf der man steht und abduziert mit derselben Hand, die dann unter den Schultern des Patienten liegt, den Oberarm, oder zieht ihn maximal in die Höhe. Mit dem Daumen der anderen Hand wird während der Einatmung der Rippe ein Schub nach kranial erteilt. Wenn mehrere Rippen betroffen sind, behandelt man die oberste Rippe, weil sie sich wie ein Hindernis für die kaudalen Nachbarrippen während der Einatmung auswirkt.

Manipulation

Bei der folgenden Manipulation befindet sich der Patient **in Rückenlage**. Er greift mit beiden Händen zur gegenseitigen Schulter, der Arm der blockierten Seite liegt oben. Man steht auf der Gegenseite, erfasst den oben liegenden Arm und wendet den Patienten zu sich. Dann legt man den Daumenballen der anderen Hand unter den Rippenwinkel der blockierten Rippe (☞ Abb. 6.46a). Man erfasst nun den unten liegenden Oberarm und dreht den Patienten wieder von sich weg, bis der Rippenwinkel auf unserem Thenar ruht. Zu diesem Zweck muss der Daumen in maximaler Oppositionsstellung sein, damit sich seine Muskeln kontrahieren und einen festen Kontakt bilden (☞ Abb. 6.46b). Dann übt man mit

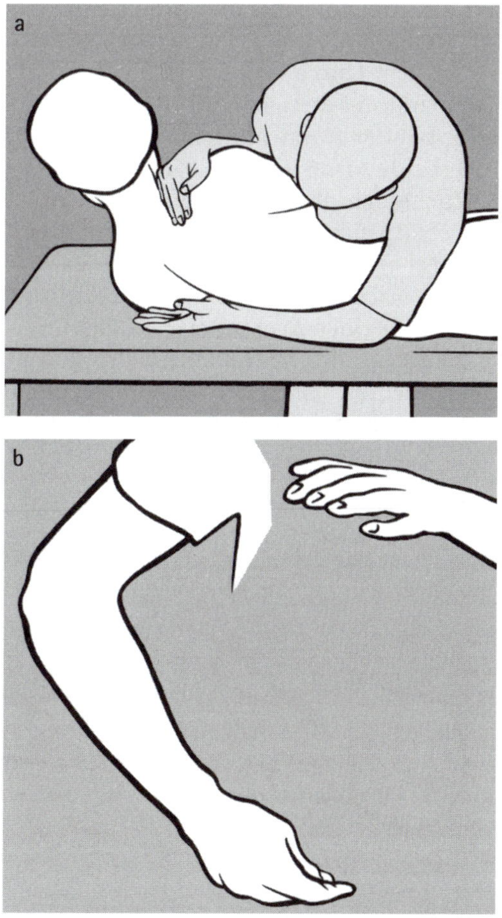

Abb. 6.46: a) Vorbereitungsphase zur Rippenmanipulation, in der man den Patienten zu sich wendet und den Daumenballen unter den Rippenwinkel legt. b) Stellung der Hände während der Manipulation mit maximaler Opposition des Daumens.

dem Thorax einen leichten Druck gegen die Hand, die den Oberarm des Patienten umfasst, bis zur Vorspannung aus, wonach der Impuls mit dem Brustkorb senkrecht in Richtung des Daumenballens erfolgt (☞ Abb. 6.47).

Eine ähnliche Wirkung hat eine einfache, jedoch härtere Technik **in Bauchlage**. Der Patient hat seinen Kopf zur Seite der blockierten Rippe gedreht. Handelt es sich um eine der oberen Rippen, hängt der Arm auf der Seite, die man behandelt, über den Tischrand herunter, um das Schulterblatt zu abduzieren. Man steht neben dem Patienten und legt das Os pisiforme der Kontakthand auf den Rippenwinkel und kann sie mit der anderen Hand, die die Handwurzel umfasst, verstärken. Durch leichten Druck wird die Vorspannung erreicht und der Impuls erfolgt bei der Ausatmung aus dem Rumpf über beide Arme (☞ Abb. 6.48).

Zur Behandlung der **unteren Rippen** eignet sich eine Technik, bei der der Patient rittlings am Ende der Untersuchungsbank mit im Nacken verschränkten Armen sitzt. Man führt einen Arm unter der Achselhöhle zur gegenseitigen Schulter, um den Rumpf des Patienten zur Seite um eine vertikale Achse zu drehen. Mit der anderen Hand nimmt man mit dem Os pisiforme oder Daumen Kontakt am Rippenwinkel auf (☞ Abb. 6.49). Mit beiden Händen dreht man nun den Patienten, bis die Vorspannung erreicht ist. Der Impuls geht vom Rumpf aus und überträgt sich gleichzeitig auf beide Hände (Zug an der Schulter mit einer und Druck mit der anderen Hand). Der Griff bewirkt ein Klaffen des Kostotransversalgelenks der blockierten Rippe.

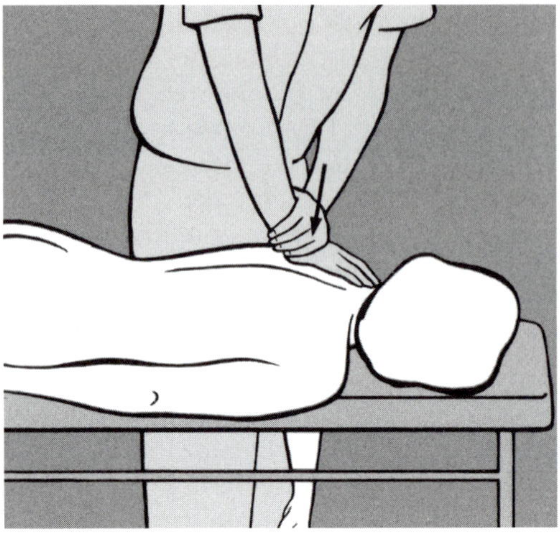

Abb. 6.48: Impulsmanipulation der Rippen von dorsal

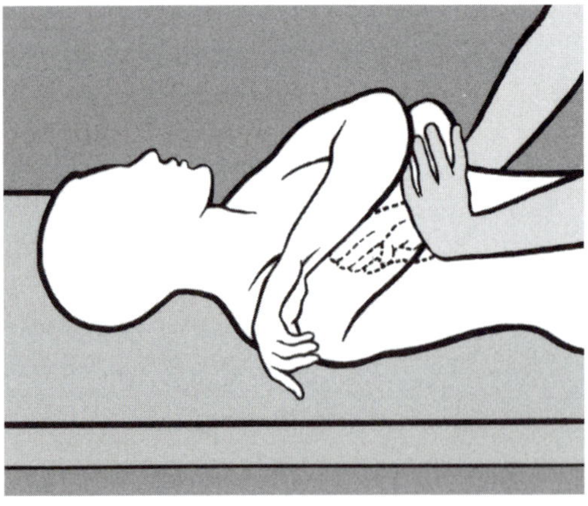

Abb. 6.47: Der Impuls erfolgt über den Oberarm in Richtung des unter dem Rippenwinkel liegenden Daumenballens.

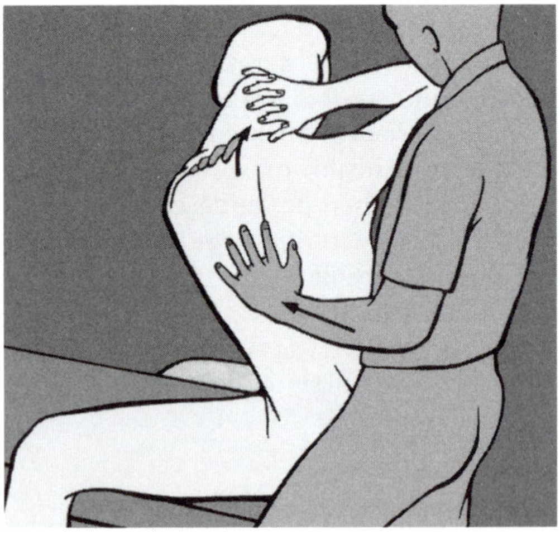

Abb. 6.49: Manipulation der unteren Rippe mit Hilfe der Rumpfrotation und gleichsinnigen Druck am Rippenwinkel

Manipulation einer schmerzhaften Gleitrippe

Bei Druckpalpation des unteren Rippenbogens, vor allem der 10. Rippe, zwischen dem Finger von innen und dem Daumen von außen vom Bauchraum aus, gibt der Patient einen intensiven Schmerz an. Die Mobilisation erfolgt mit den Fingern auf der Innenseite des unteren Rippenbogens und der Handwurzel an der Oberfläche der untersten Rippen weich federnd nach ventral und lateral im langsamen Rhythmus. Die Technik ist immer schmerzhaft, aber bringt augenblicklich Erlei chterung.

Behandlung der ersten Rippe

Wie bei der Untersuchung weicht die Technik an der 1. Rippe auch für die Behandlung von den übrigen Rippen ab. Ihrer Funktion nach gehört sie zum zervikothorakalen Übergang. Zur Mobilisation macht man sich den Ansatz der Mm. scaleni an ihr zunutze. Man steht hinter dem sitzenden Patienten, legt die Hand seitlich an seinen Kopf und fordert ihn auf, den Kopf an die Hand anzulehnen, während man den Druck der Hand rhythmisch verstärkt und nachlässt (☞ Abb. 6.50). Meistens genügen etwa 20 isometrische Kontraktionen im langsamen Rhythmus (2 pro Sekunde), mit denen auch die 2. Rippe mobilisiert wird. Diese Technik eignet sich auch zur Selbstbehandlung, bei der der Patient mit der eigenen Hand gegen isometrischen Widerstand des Kopfes einen rhythmischen Druck ausübt.

Bei einer weiteren Technik sitzt der Patient an einen gelehnt auf der Liege, wobei man seine nicht zu behandelnde Seite mit dem Knie abstützen kann. Von dieser Seite stabilisiert man auch den Kopf mit einer Hand. Die andere Hand nimmt mit dem Zeigefinger über dem Winkel der 1. Rippe von oben Kontakt dicht neben dem Hals auf (☞ Abb. 6.51). Durch leichten Druck von oben erreicht man die Vorspannung und kann durch schnelles Schütteln sehr wirksam mobilisieren oder einen Impuls mit der Zeigefingerkante nach kaudal und ein wenig ventral ausführen.

Halswirbelsäule

Traktion

Die Traktion wird grundsätzlich manuell und postisometrisch ausgeführt, wobei auch eine Atmungssynkinesie zur Anwendung gelangt. Bei der Technik **in Rückenlage** mit

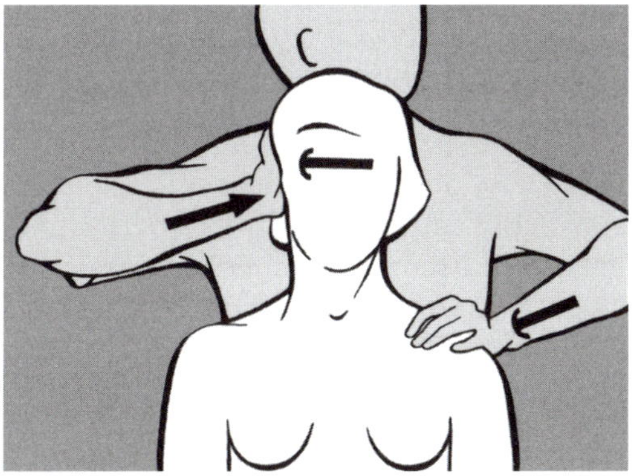

Abb. 6.50: Repetitive Mobilisation der 1. und 2. Rippe mit Hilfe der Mm. scaleni

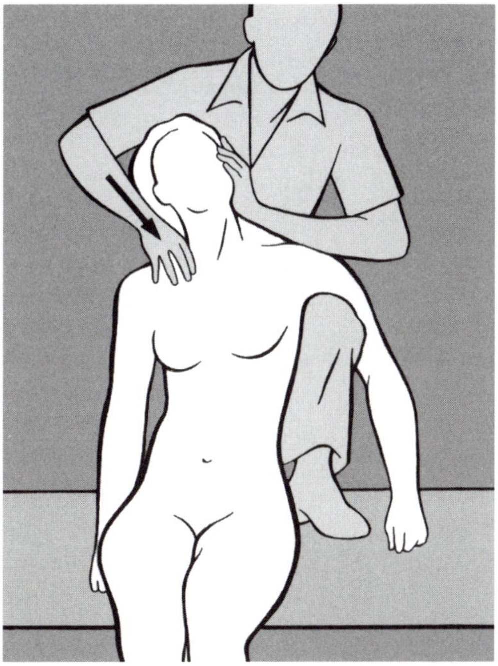

Abb. 6.51: Manipulation bzw. Schüttelung der 1. Rippe von kranial

über den Tischrand ragendem Kopf liegt dieser weich in den Handtellern, da keinerlei Kraft benötigt wird (☞ Abb. 6.52a). Man fordert nun den Patienten auf, zu seiner Stirn zu schauen und tief einzuatmen. Wenn man bemerkt, dass sich die Mm. sternocleidomastoidei anspannen, lässt man den Patienten den Atem anhalten und nach kurzer Pause zum Kinn schauen und langsam ausatmen. Dabei kommt es automatisch zur Entspannung, die man bis zum Ende abwartet, bevor man wiederholt.

Analog wird **im Sitzen** vorgegangen. Man steht hinter dem Patienten, der auf der Behandlungsbank sitzt. Um ihm Entspannung zu ermöglichen, stützt man seinen Rücken am Thorax ab und fasst seinen Kopf so, dass man die Unterarme auf seine Schultern etwas von vorne abstützt, um seine Haltung aufzurichten. Die Daumen liegen auf dem Hinterhaupt, die anderen Finger seitlich um das Jochbein herum mit möglichst weichem Griff (☞ Abb. 6.52b). Nach leichter Vorspannung im Sinne der Traktion wird der Patient aufgefordert, nach oben zu schauen und tief einzuatmen. Wenn man einen vermehrten Widerstand spürt, bittet man den Patienten, den Atem anzuhalten, nach unten zu schauen und dann auszuatmen. Man fühlt dann die Entspannung. Wenn diese zu Ende geht, kann man wiederholen.

Durch die PIR und zusätzlich durch die Atmungssynkinesie kommt es zu einer automatischen Entspannung, weshalb diese Form der Traktion optimal erscheint. Sie wirkt sich vor allem auf das Segment C2/C3 aus. Da man sie gerne zur Therapie im Akutstadium einsetzt, ist eine gute Verträglichkeit von größter Bedeutung. Deshalb darf man eine bestehende Schonhaltung nicht korrigieren, sondern muss die Traktion mit der PIR in der Stellung auszuführen, die dem Patienten am besten behagt. Schon deshalb ist sie den instrumentellen Traktionen vorzuziehen. Man muss die Traktion immer dann unterlassen, wenn sie der Patient schlecht verträgt. Besonders ist vor Glisson-Schlingen im Sitzen zu warnen, weil hier der Zug vor allem am Kinn bei nicht abgestütztem Hinterkopf (im Unterschied zum Liegen) erfolgt, weshalb der Patient dann seine Halsbeuger verspannt, wodurch jegliche Wirkung der Traktion verloren geht.

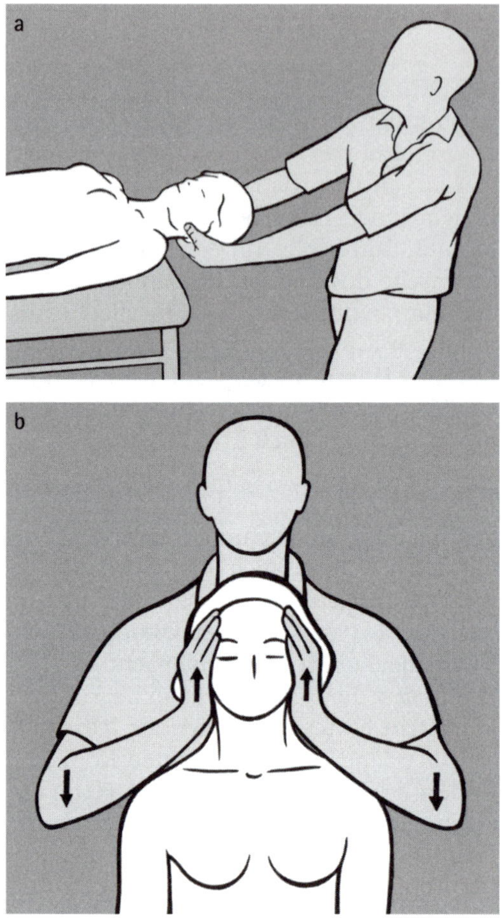

Abb. 6.52: Traktion der Halswirbelsäule in Rückenlage (a) und im Sitzen (b)

Eine Traktionstechnik, die **mit Massage** einhergeht, soll noch beschrieben werden, weil sie von den Patienten als besonders angenehm empfunden wird. Dabei liegt der Patient mit seinen Schultern am Ende der Liege. Man sitzt hinter seinem Kopf, der auf den Knien abgestützt ist. Man legt beide Hände unter die Schultern, dann beugt man sich zurück, sodass sich beide Hände nach kranial bis zum Hinterhaupt bewegen, wobei sie eine Traktion und gleichzeitig eine leichte Druckmassage ausführen.

Manöver nach Jirout

Bei Akutfällen bewährt sich besonders gut ein von Jirout (2000) beschriebenes Manöver. Am häufigsten ist in diesen Fällen die Rotation nach rechts in der oberen Halswirbelsäule eingeschränkt. Der Patient liegt mit dem Kopf in Mittelstellung auf dem Rücken und man übt einen Druck auf seine linke Schulter mit dem Daumen von oben aus, wobei der Patient seine Schulter entspannt und ausatmet. Dann wird der Patient aufgefordert, Widerstand mit seiner Schulter gegen den Daumen zu leisten, wobei man noch zusätzlich das Periost an der Schulter mit dem Daumen stimuliert. Nach Anhalten des Atems entspannt der Patient, sodass sich die Schulter nach kaudal begibt. Bei den wesentlich selteneren Blockierungen nach links geht man analog auf der rechten Seite vor. Dadurch, dass man den Hals gar nicht berührt, besteht überhaupt keine Unverträglichkeit, weshalb man oft mit diesem Manöver bei akuten Rotationsblockierungen der oberen Halswirbelsäule beginnt.

Mobilisation

Seitneigung

Sie kann sowohl im Sitzen als auch im Liegen ausgeführt werden. Man macht sich dabei das Gayman-Phänomen der alternierenden Fixation bzw. Lockerung benachbarter Segmente zunutze. Bei den geraden Segmenten (C0, C2, C4, C6) vergrößert sich der Widerstand während der Einatmung und man erreicht daher eine maximale Fazilitation, wenn man den Patienten auffordert, zuerst nach oben zu schauen und tief einzuatmen, dann den Atem anzuhalten und nach kurzer Latenz nach unten zu schauen und auszuatmen (☞ Abb. 4.26). Bei der unteren Halswirbelsäule ist allerdings eine Streckhaltung im Sitzen günstiger, weshalb es besser ist, in der Mobilisationsphase die Weisung zu geben, locker zu lassen und auszuatmen. Bei den ungeraden Segmenten gibt man lediglich die Weisung, langsam auszuatmen und dann einzuatmen. Im Liegen ist die Technik wie bei der Untersuchung (☞ Abb. 4.29).

Man erreicht die Vorspannung im Segment, das man behandelt, und merkt, wie in der ersten Phase der Widerstand zunimmt, um gegen Ende der zweiten Mobilisationsphase jäh abzunehmen, wobei man noch den Patienten auffordern kann, locker zu lassen. Das Wichtigste ist, abzuwarten: Wenn man nämlich den entscheidenden Fehler begeht, selbst aktiv die Seitneigung zu erzwingen, löscht man den Effekt der automatischen Relaxation. Den Vorgang kann man 2–3-mal wiederholen.

Rotation

Für die postisometrische Mobilisation ist es am einfachsten, zwischen Daumen und Zeigefinger den unteren Partnerwirbel wie bei der Untersuchung zu fixieren (☞ Abb. 4.32) und mit der anderen Hand am Kinn in die Rotation bis zum „Anschlag" (Vorspannung) zu gehen. Dann fordert man den Patienten auf, erst nach oben zu schauen und einzuatmen, dann nach unten zu schauen und auszuatmen, und fühlt, wie bei Entspannung die Rotation zunimmt. Zuerst in die Gegenrichtung und dann in die Mobilisationsrichtung zu schauen bringt meist zuviel aktives Anspannen und zu wenig Entspannung (Sachse, Berger 1986).

Seitneigung im zervikothorakalen Übergang

Auch hier nutzt man dieselbe Handgrifftechnik wie bei der Untersuchung (☞ Abb. 4.30). Man beobachtet immer einen erhöhten Widerstand während der Einatmung und eine Entspannung während der Ausatmung. Man erreicht die Vorspannung durch Rückbeuge, Seitneigung zur Seite der Blockierung und Rotation in entgegengesetzter Richtung und fixiert den unteren Partnerwirbel mit dem Daumen der anderen Hand. Dann fordert man den Patienten auf, nach oben zu schauen und langsam einzuatmen, den Atem anzuhalten, dann jedoch locker zu lassen und langsam auszuatmen. Da die Verriegelung in einer Rückbeuge etc. bestand, würde der Patient bei der Weisung, nach unten zu schauen, in eine Vorbeuge geraten und damit die Verriegelung verlieren und den zervikothorakalen Übergang sperren.

Vom technischen her ist zu betonen, dass die Finger am Jochbein die (manchmal etwas schwierige) Aufgabe haben, den Kopf in Rückbeuge, Seitneigung und Rotation in entgegengesetzter Richtung zu halten und gleichzeitig das Thenar derselben Hand seitlich am oberen Partnerwirbel des blockierten Segments seitlich abzustützen. Der Daumen der anderen Hand dient bei der Mobilisation lediglich zur Fixation des Dornfortsatzes des unteren Partnerwirbels. Im Laufe der Entspannung fühlt man, wie sich die Beweglichkeit (Federung) zwischen dem Daumen und Thenar der anderen Hand wieder herstellt. Während der Dauer der Mobilisation muss der Patient in aufrechter Haltung abgestützt werden. Aus derselben Vorspannung kann auch ein Impuls erfolgen, der jedoch vom Daumen am unteren Partnerwirbel ausgeht. Die andere Hand fixiert dabei den oberen Partnerwirbel.

Technisch einfacher, wenn auch für den Therapeuten weniger bequem, ist die Behandlung in Seitenlage. Auch hier ist der Handgriff derselbe wie bei der Untersuchung (☞ Abb. 4.31). Man steht gegenüber dem Kopf des Patienten und umfasst ihn mit einer Hand und dem Oberarm. Der Ellenbogen befindet sich dabei auf der Liege. Man schiebt nun den Ellenbogen, ohne ihn zu heben, auf der Liege nach vorwärts und erzielt damit die Vorspannung durch Kopfseitneigung, Rotation im Gegensinn und Rückbeuge (der Unterarm muss sich nämlich so einstellen, wenn die Hand den Kopf festhält und man den Ellenbogen nur nach vorwärts schiebt). Mit der Handwurzel derselben Hand nimmt man Kontakt am oberen Partnerwirbel auf. Mit dem Daumen der anderen Hand fixiert man den Dornfortsatz des unteren Partnerwirbels, indem man sich mit der Daumenendphalanx „einhängt".

Weil sich der Therapeut bei dieser Mobilisation über den Patienten beugen muss, ist seine Stellung wesentlich bequemer, wenn er sein vom Kopfende entferntes Knie auf der Liege abstützt. Es folgt nun die Weisung an den Patienten, zur Stirn zu schauen, tief einzuatmen, den Atem anzuhalten und nach kurzer Latenz locker zu lassen und auszuatmen. Während der Ausatmung merkt man, wie der Widerstand abnimmt und man den Ellenbogen widerstandslos weiter vorwärts schieben kann. Aus der Vorspannung kann auch ein Impuls durch schnelles Vorschieben des Ellbogens erfolgen, wobei der Daumen der anderen Hand den Dornfortsatz des unteren Partnerwirbels festhält.

Rotation im zervikothorakalen Übergang

Sie kann mit folgender Technik mobilisiert werden: Der Patient sitzt auf einer niedrig gestellten Liege und man steht hinter ihm und ergreift seinen Kopf zwischen Oberarm und Unterarm, wobei das Kinn in der Ellenbeuge liegt. Man dreht den Kopf in Vorspannung, wobei der kleine Finger den Wirbelbogen mit dem Dorfortsatz des oberen Partnerwirbels im behandelten Segment schient. Der Daumen der anderen Hand fixiert den Dornfortsatz des unteren Partnerwirbels von der Gegenseite (☞ Abb. 4.35). Jetzt wird der Patient aufgefordert, in die Gegenrichtung zu schauen und einzuatmen, den Atem anzuhalten, und man leistet seiner Bewegung isometrischen Widerstand. Nach kurzer Latenz erfolgt die Weisung, in Richtung der Mobilisation zu schauen und langsam auszuatmen, wodurch die Mobilisation automatisch vor sich geht. Mit derselben Technik kann man aus der Vorspannung eine Impulsmanipulation ausführen, wobei die Hand, die den Kopf umfasst, den Impuls ausführt und die andere mit dem Daumen gegen den Dornfortsatz den unteren Partnerwirbel fixiert.

Traktionsmanipulation mit Impuls am oberen Partnerwirbel im blockierten Bewegungssegment

Der Patient liegt auf dem Rücken, Kopf und Hals ragen über den Tischrand heraus. Man legt den Kopf des Patienten auf den Unterarm und umfasst mit den Fingern sein Kinn.

Die andere Hand wird am Querfortsatz des oberen Partnerwirbels im blockierten Bewegungssegment angesetzt (Mitnehmertechnik; ☞ Abb. 6.53a). Den Kopf des Patienten neigt man nur so wenig zur Seite der Kontakthand, dass diese nicht abrutscht. Man steht seitlich in Höhe des Kopfes, um die Traktion in Längsrichtung mit beiden Händen auszuführen. Ist jedoch der obere Partnerwirbel der Atlas oder es handelt sich um das Hinterhaupt, ist eine Seitneigung nicht erforderlich, weil hier Kontakt an den weiter ausragenden Atlasquerfortsätzen bzw. am Proc. mastoideus aufgenommen wird. Der Kopf des Patienten kann ein wenig zur Seite (von einem weg) gedreht werden; diese Drehung soll jedoch nur gering sein, damit man das Segment nicht verriegelt. In dieser Stellung wird bei völliger Entspannung mit beiden Händen gleichzeitig mit minimaler Traktion die Verspannung erreicht und der Impuls ausgeführt. Entscheidend ist dabei, dass beide Hände synchron arbeiten. Deshalb muss der Impuls vom gesamten Körper ausgehen. Im Segment Okziput/Atlas wird der Kopf mehr zur Seite gedreht, um das Segment Atlas/Axis zu verriegeln (☞ Abb. 6.53b), und Kontakt wird am Proc. mastoideus genommen.

Traktionsmanipulation der unteren Halswirbelsäule und des zervikothorakalen Übergangs

Der Patient sitzt mit im Nacken verschränkten Händen, die Ellenbogen sind zur Seite gespreizt. Man steht hinter ihm und führt die Arme auf beiden Seiten von vorne durch die Lücke zwischen Unterarm und Oberarm hindurch und nimmt mit den Zeigefingern und Mittelfingern übereinander Kontakt am Dornfortsatz des oberen Wirbels im blockierten Segment auf (☞ Abb. 6.54). Man fordert den Patienten auf, zu entspannen, den Kopf nach vorne fallen zu lassen und gleichzeitig mit seinen Armen auf die Unterarme zu drücken. Die Vorspannung wird durch leichten Druck der Finger gegen den Dornfortsatz nach vorne und oben erreicht und es folgt (in diesem

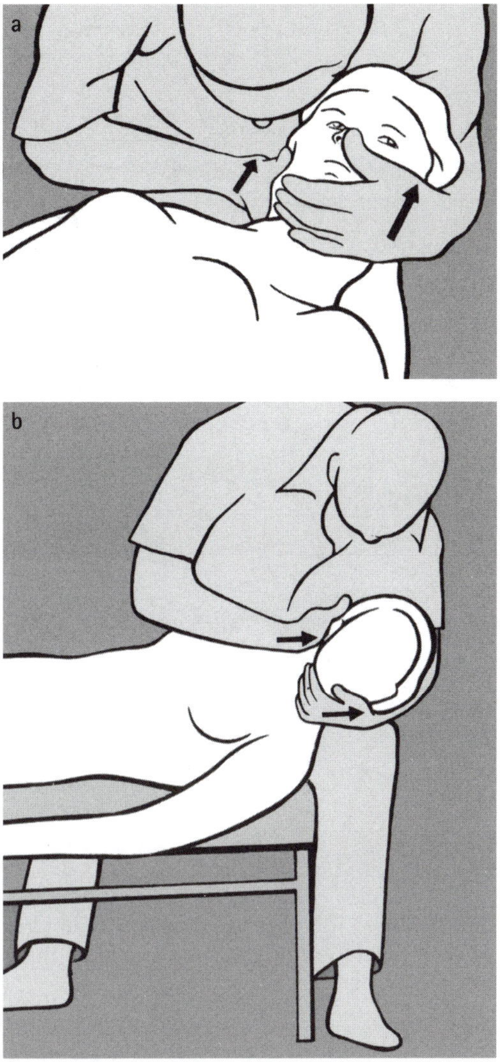

Abb. 6.53: Traktionsmanipulation der Halswirbelsäule mit Kontakt am Querfortsatz des oberen Partnerwirbels im blockierten Segment (a) und am Proc. mastoideus (b)

Fall!) ein nicht zu schneller Impuls, indem man sich aufrichtet und den Druck mit den Fingern nach vorne und oben steigert.

Das gilt für die Segmente C4–C7, manchmal gelingt es schon bei C3 (bei vermehrter Lordose). Kaudal von C7 ist der Druck der Finger nicht genügend. Sie bleiben deshalb in der unteren Halswirbelsäule und üben weiterhin dort eine Distraktion aus, den Impuls gibt man jedoch mit dem Manubri-

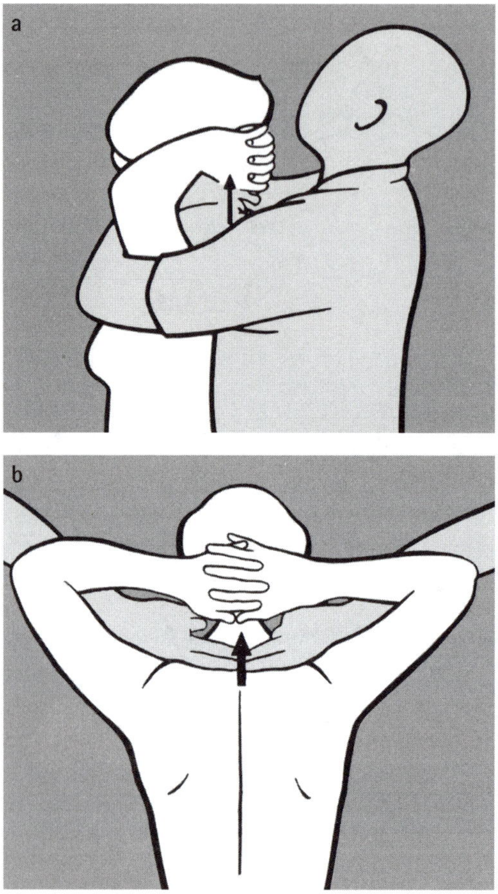

Abb. 6.54: a) Traktionsmanipulation der unteren Halswirbelsäule und des zervikothorakalen Übergangs. b) Anlegen der Finger.

um sterni gegen die Dornfortsätze Th1 – Th3. Beide Techniken sind schonend und risikolos. Sie sind jedoch nicht eindeutig gezielt: Der Impuls findet am oberen Partnerwirbel statt (Mitnehmertechnik), der untere ist nicht fixiert, sodass sich die Traktion auf weitere Segmente nach kaudal auswirken kann. Die Finger im Bereich der Halswirbelsäule bewirken auch eine Distraktion, die allerdings belanglos sein dürfte.

Rotationsmanipulation mit Impuls im Sitzen

Der Patient sitzt auf einer niedrig gestellten Liege. Man steht hinter dem Patienten und stützt seinen Rücken gegen die Brust ab. Mit dem führenden Arm wird der Kopf des Patienten zwischen Oberarm und Unterarm umfasst. Kinn und Gesicht ruhen in der Ellenbeuge (☞ Abb. 6.55). In leichter Vorbeuge schient man den oberen Partnerwirbel mit dem kleinen Finger der führenden Hand und mit dem Daumen der anderen Hand wird der Dornfortsatz des unteren Partnerwirbels seitlich in Neutralstellung fixiert. Durch vorsichtige Drehung des Kopfes bei Fixation des unteren Wirbels wird die Vorspannung erreicht. Der Impuls folgt mit der führenden Hand im Sinne einer Rotation und Traktion.

Diese Technik ist infolge der Fixation des unteren Wirbels streng gezielt. Bei guter Fixation ist die Rotation von geringem Ausmaß. Während der gesamten Manipulation bleibt der Dornfortsatz des unteren Wirbels in Neutralstellung und die Halswirbelsäule kyphosiert unter Traktion nach kranial. Nur so ist diese Technik risikolos und schonend. Eine analoge, vor allem mobilisierende Technik im zervikothorakalen Übergang wurde bereits beschrieben (☞ Abb. 4.34).

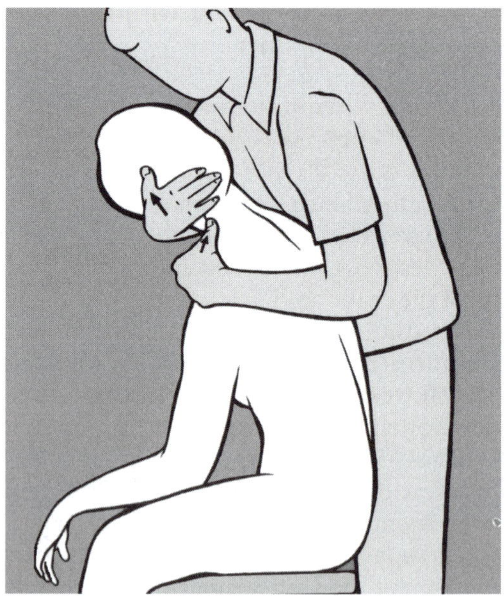

Abb. 6.55: Gegenhaltermanipulation der Halswirbelsäule in Rotation bei Kopfvorbeuge unter Traktion

Kopfgelenke

Dieselben Griffe, die bei der Untersuchung beschrieben wurden, kommen auch bei der **Mobilisation** zur Anwendung. Im Segment C0/C1 hat die Einatmung in allen Richtungen eine fazilitierende und die Ausatmung eine hemmende Wirkung.

Anteflexion

Nach Aufnehmen der Vorspannung mit Hilfe der Untersuchungstechnik (☞ Abb. 4.37) wird der Patient aufgefordert, zur Stirn zu blicken und einzuatmen, dann den Atem anzuhalten, wobei man deutlich Widerstand gegen die Vorbeuge fühlt und oft gegen eine Retroflexion Widerstand leisten muss. Dann fordert man ihn auf, zum Kinn zu schauen und auszuatmen. Dabei kommt es automatisch zur Anteflexion. Wenn bei Blick zur Stirn die Fazilitation zu stark ist, genügt (bei Wiederholung) die bloße Einatmung. Der Vorgang wir 2–3-mal wiederholt. Diese Mobilisation ist von allen die schonendste und deshalb fängt man meist mit ihr an. Man überzeugt sich danach, ob die Triggerpunkte der kurzen Extensoren noch zu fühlen sind.

Seitneigung

Mit dem Untersuchungsgriff (☞ Abb. 4.38) erreicht man die Vorspannung in Seitneigung bei gedrehtem Kopf. Der Patient blickt zur Stirn und atmet langsam tief ein, dann hält er den Atem, wobei man fühlt, wie der Widerstand gegen die Seitneigung zunimmt. Danach blickt der Patient gegen sein Kinn und atmet aus, wobei jeglicher Widerstand gegen die Seitneigung spontan schwindet. Der Vorgang kann 2–3-mal wiederholt werden.

Retroflexion

Die Vorspannung wird in Rückbeuge bei gedrehtem Kopf erreicht (☞ Abb. 4.39). Der Patient atmet langsam tief ein, wobei der Widerstand gegen die Retroflexion zunimmt. Nach dem Anhalten des Atems wird der Patient aufgefordert, langsam auszuatmen und den Kopf nach hinten fallen zu lassen. Gegen Ende der Ausatmung schwindet jeglicher Widerstand und die Retroflexion vergrößert sich deutlich spontan. Man kann den Vorgang 1–2-mal wiederholen. In diesem Fall wäre der Blick zur Stirn, d.h. in die Retroflexion, mit dem vergrößerten Widerstand gegen die Retroflexion während der Einatmung im Widerspruch, und der Blick nach unten mit der Zunahme der Retroflexion während der Ausatmung unvereinbar.

Es ist zu empfehlen, den Kopf nicht mehr als etwa 60° zu drehen, besonders bei älteren Patienten, und dabei den Kopf, der weit über den Tischrand ragt, gleichzeitig anzuheben. Weil die Retroflexion während der Ausatmung erheblich zunimmt, muss man den Kopf recht hoch (am Scheitel) erfassen, weil sonst die eigene Hand die Retroflexion behindern würde. Nie sollte man die Retroflexion aktiv vergrößern, sie nimmt meist spontan derartig zu, dass man sie eher bremsen sollte. Sie ist deshalb von allen Mobilisationstechniken zwischen Atlas und Okziput die wirksamste.

Seitneigung zwischen Atlas und Axis

Mit dieser Untersuchungstechnik (☞ 4.29a) wird die Seitneigung zwischen C1/C2 (das „Seitnicken“) in die Vorspannung gebracht. Weil nach der Gayman-Regel C1/C2 ein ungerades Segment ist, verstärkt sich der Widerstand gegen die Seitneigung automatisch während der Ausatmung. Nach tiefer Ausatmung folgt die langsame tiefe Einatmung. Gegen Ende der Einatmung nimmt der Widerstand in der blockierten Richtung jäh ab. Es ist hier besonders wichtig, den Augenblick der Entspannung abzuwarten. Man muss darauf achten, dass sich die Seitneigung auf die oberste Halswirbelsäule beschränkt; der Kopf dreht sich dabei um eine Achse, die durch die Nasenwurzel geht. Gelenkmechanisch bewirkt die Seitneigung in der obersten Halswirbelsäule eine Rotation des Atlas gegenüber dem Axis, und ist neben dem Jirout-Manöver die wirksamste Technik, diese Rotation wiederherzustellen.

> Die Mobilisationstechniken mit Hilfe von Ein- und Ausatmung sind im Bereich der Kopfgelenke dermaßen wirksam, dass in diesem Bereich die doch etwas riskanten Impulsmanipulationen nur ausnahmsweise indiziert sind.

6.2 Indirekte Techniken

Mit diesem Terminus werden osteopathische Techniken bezeichnet, die äußerst schonend und doch wirksam sind, weshalb sie beschrieben werden sollen. Mit der Bezeichnung „indirekte Techniken" wird zum Ausdruck gebracht, dass man sich weder bei der Diagnostik noch bei der Therapie nach Vorspannung oder nach dem Barrierephänomen richtet.

6.2.1 Funktionelle („functional") Technik (Johnston)

Bei den funktionellen Techniken geht es darum, den Patienten in eine **Stellung** zu bringen, in der er **entspannt** und **Schmerzlinderung** empfindet. Wenn das gelingt, erreicht man allmählich, dass die schmerzhafte Verspannung auch in anderen Stellungen zurückgeht.

Die Methode ist gänzlich von der **Palpation** abhängig, weshalb es nicht leicht ist, sie schriftlich wiederzugeben. Deswegen muss man sich bemühen, beim Leser Verständnis zu erwecken. Mit Hilfe der Palpation erkennt man in einem Wirbelsäulenabschnitt im Bereich des **M. erector spinae** eine **vermehrte Spannung** auf einer Seite, die als Prominenz imponiert und die eine **palpatorische Illusion** im Sinne einer Rotation zur Seite der Prominenz (Verspannung) bewirkt. Wenn man nun den Patienten mit so einem Befund nach vorwärts, rückwärts und zur Seite beugt, kann man feststellen, dass sich die Verspannung und damit auch der asymmetrische Tonus bei Bewegung in einer Richtung verdeutlicht, in einer anderen jedoch ausgleicht. Dabei ist zu bedenken, dass sich bei Seitneigung der Wirbelsäule das Gelenk, zu dem sich die Wirbelsäule neigt, gelenksmechanisch wie bei der Extension und auf der entgegengesetzten Seite wie bei der Flexion verhält (☞ Abb. 4.5).

Behandlung der Lenden- und Brustwirbelsäule

Im Bereich des Rumpfes sitzt der Patient mit im Nacken verschränkten Händen und man fasst ihn wie in Abb. 4.21 gezeigt. Mit der anderen Hand palpiert man mit Daumen und Zeigefinger im Abschnitt, wo der Unterschied in der Spannung auf beiden Seiten der größte ist, was bei der Palpation den Eindruck einer Rotation macht. Man untersucht nun mit Hilfe der Vor- und Rückbeuge, ob der Spannungsunterschied in Vor- oder Rückbeuge abnimmt. Dabei besteht die palpatorische Illusion, dass der Wirbel „derotiert". Daraus geht auch hervor, dass, wenn es beispielsweise in Extension zum Spannungsausgleich kommt, auch die Seitneigung zur Seite der Verspannung günstig wirken muss, und umgekehrt, wenn die Vorbeuge einen Spannungsausgleich bringt, die Seitneigung in der entgegengesetzten Richtung spannungslindernd wirkt, was in der Regel auch mit Schmerzfreiheit einhergeht.

Praktisch geht man so vor: Wenn man z. B. feststellt, das sich der Spannungsunterschied in Extension verringert, geht man in maximale Extension mit Neigung zur Seite der Verspannung. Dabei muss man den Rumpf des Patienten so gut wie möglich abstützen, damit er entspannen kann. Wenn sich in dieser Extremstellung die Spannung tatsächlich ausgleicht, was man abwarten muss, schaukelt man den Patienten langsam aus der Seitneigung und maximalen Extension in die Mittelstellung, sobald sich aber die Verspannung wieder einstellt, kehrt man wieder in die Entlastungsstellung zurück und probiert es wieder. So schreitet man langsam fort. In der Regel stellt sich die Verspannung nach einigen „Schaukelungen" beim Vorrücken in Mittelstellung und Vorbeuge nicht mehr ein, sodass nach einigen Wiederholungen sogar Vorbeuge und Neigung zu Gegenseite vertragen werden. Immer sagt die palpierende Hand, ob man sich zu weit vorgewagt hat, also wieder einen Schritt zurück machen muss, oder ob man weitergehen kann.

Dasselbe gilt, wenn die Vorbeuge zum Spannungsausgleich („Derotation“) führt. Man erreicht dann die Normalisierung in Vorbeuge (☞ Abb. 4.22) und Seitneigung zur entgegengesetzten Seite und schaukelt den Patienten vorsichtig in Mittelstellung und Extension ein, bis sich auch bei maximaler Extension kein Spannungsunterschied mehr zeigt.

Behandlung der Halswirbelsäule

Im Bereich der Halswirbelsäule geht man in analoger Weise vor. Man kann seitlich vom sitzenden Patienten seinen Kopf mit einer Hand nach vorwärts, rückwärts und zur Seite neigen und mit der anderen Hand zwischen Daumen und Zeigefinger neben den Dornfortsätzen die Muskeln, die hinter den Querfortsätzen liegen, palpieren.

Folgende Technik ist allerdings noch vorteilhafter: Man steht vor dem Patienten, stützt seine Stirn an der Brust ab, palpiert mit beiden Händen neben den Dornfortsätzen und kann mit beiden Händen den Kopf und Hals des Patienten stabilisieren. Der Kopf wird dann bewegt, indem man den eigenen Brustkorb hebt oder senkt, nach vorwärts oder nach hinten schiebt und zur Seite beugt und gleichzeitig mit den Händen die paravertebralen Muskeln palpiert.

Wieder beginnt man, die Seite und den Abschnitt der Verspannung festzustellen und danach zu prüfen, ob sich dieser Befund in Vor- oder Rückbeuge verdeutlicht oder abnimmt. Wenn sich nun die Verspannung bei Rückbeuge verringert, bringt man die Halswirbelsäule in die Retroflexion und Seitneigung zur verspannten Seite und wartet in dieser Stellung, bis jegliche Verspannung sistiert, und vermindert dann mit leicht schaukelnden Bewegungen die Rück- und Seitneigung, wobei man stets den Kopf an sich abgestützt hat und immer wieder in die Entspannungsstellung zurückkehrt, sobald man merkt, dass sich bei vermehrter Vorbeuge wieder die Verspannung einstellt, bis zum Schluss Vorbeuge und Neigung zur Gegenseite gut vertragen werden. Wenn die Verspannung bei der Vorbeuge abnimmt, findet die Behandlung in umgekehrter Reihenfolge statt.

Diese Methode ist ungemein schonend und risikolos und wird immer vom Patienten als angenehm empfunden. Sie ist allerdings nicht leicht zu illustrieren und zu unterrichten, weil sie gänzlich vom Tastvermögen des Therapeuten abhängt.

6.2.2 Strain und Counterstrain

Diese Methode ist mit der vorausgehenden vergleichbar. Auch sie geht nicht vom Barrierephänomen aus und macht sich **Stellungen** zunutze, die **schmerzlos** sind. Man hat mit dieser Methode die besten Erfahrungen bei **Akutfällen**, bei denen die meisten der sonst üblichen Methoden versagen. Der Erfinder der Methode, L. H. Jones, berichtet, wie er zu einem Akutfall gerufen wurde, der sich wegen eines Spasmus des M. psoas major nicht aufrichten und auch keine Lage finden konnte, in der die Schmerzen abnehmen würden. Bei der Untersuchung gelang es Jones, den Patienten in eine Stellung von 45° Rotation und 30° Flexion zu bringen, die ihm Erleichterung brachte. Dann entfernte er sich, um einen anderen Patienten zu behandeln. Als er dann zu seinem Akutfall zurückkehrte, konnte sich der Patient nun völlig aufrichten.

In seiner Veröffentlichung erklärte Jones (1963) die Wirkung seiner Methode mit dem, was bei Akutfällen oft zu beobachten ist: Der Patient ergreift einen Gegenstand am Boden, zu dem er sich meist seitlich bückt, und richtet sich dann aus der Vorbeuge-Rotation (zu) schnell auf. Man könnte sich vorstellen, dass sich bei einer derartigen raschen Bewegung etwas eingeklemmt hat. Wenn man es in so einem Fall dem Patienten ermöglicht, in die Ausgangsstellung in Vorbeuge zurückzukehren, diese noch ein wenig zu übertreiben und in dieser Stellung abzuwarten, wenn man ihn dann, allerdings sehr langsam, in die Neutralstellung zurückkehren lässt, gibt man dem eingeklemmten Gewebe die Möglichkeit, aus der Klemme herauszuschlüpfen.

Voraussetzung dafür ist, dass man eine **Entlastungsstellung** findet, die der Patient oft selbst angibt, wobei Jones objektiv feststellt, dass dabei die verschiedensten Schmerzpunkte in den Muskeln, thorakal nicht weit von der Mittellinie und abdominal mehr linksseitig, zum verschwinden gebrach werden. Wenn man so eine Entlastungshaltung findet, bringt man den Patienten langsam in diese Haltung und übertreibt sie dann noch ein wenig, soweit es der Patient toleriert. Dann verharrt der Patient in dieser Stellung für **90 Sekunden**. Danach darf der Patient (langsam!) in die Neutralstellung zurückkehren.

Als Routinemethode ist diese Technik zeitraubend und schwerfällig. In Akutfällen ist sie jedoch in einer vereinfachten Form sehr empfehlenswert; unter Umständen ist sie die einzige Behandlungsmethode, die dem Patienten hilft. Am häufigsten kommt sie bei akuter Lumbago und auch bei radikulären Schmerzen zur Anwendung. Man nutzt dabei die Stellungen (in Vor- und Rückbeuge), die der Patient bei den Übungen nach McKenzie einnimmt (☞ 6.5.3). Allerdings muss er diese Stellung jeweils 90 Sekunden beibehalten. Man kann auch bei akuter zervikaler Myalgie analog vorgehen, also die meist bestehende Linksrotation und Neigung in leichter Flexion etwas übertreiben und halten.

Diese Technik bewährt sich ganz besonders bei Schmerzen am Rist, bei denen man keinerlei Bewegungseinschränkung oder Triggerpunkte findet und die sich einmal bei Pronation, ein anderes Mal bei Supination des Fußes einstellen. In diesen Fällen ist die maximale Supination bzw. Pronation in der Entlastungsrichtung die Therapie der Wahl. Man muss sie jeweils 90 Sekunden halten und dann langsam in die Neutralstellung zurückkehren lassen.

6.3 Exterozeptive Stimulation

(H. Hermach)

6.3.1 Taktile Sensibilität und Muskeltonus

Obwohl das Kind schon im Mutterleib auf Berührung des mütterlichen Bauches reagiert, kann von einer Entwicklung des Tastsinns erst nach der Geburt die Rede sein. Ganz am Anfang ist es ein Großteil der Körperoberfläche, die im engsten Kontakt mit der Stützfläche steht. Bald jedoch beginnt ein Säugling, sich auf die Gliedmaßen und nur auf beschränkte Areale des Rumpfes abzustützen, bis er sich gänzlich aufrichtet und sich dann nur auf die kleine Oberfläche der Fußsohlen auf dem Boden stützt. Beim Erwachsenen ist es allerdings noch häufiger das kaudale Ende des Rumpfes.

Das Kind empfindet die großflächige **Berührung**, wie beim Liebkosen und Streicheln, als angenehm und beruhigend. Wenn jedoch das Kind auf Streicheln mit Weinen reagiert, ist es ein warnendes Zeichen einer ungünstigen motorischen Entwicklung. Es kann Zeichen einer erhöhten Spannung bei drohender Spastik sein.

Das Flächenausmaß der Stützfläche informiert einen beim Kind und auch beim Erwachsenen, ob der Muskeltonus erhöht, normal oder verringert ist. Ausgehend von der Kontaktfläche und der Fähigkeit, diese zu nutzen, entwickelt sich die Fähigkeit, sich von der Stützfläche abzustoßen und wieder zu ihr zurückzukehren. Die Art und Weise, wie der einzelne auf Kontakt mit seiner Körperoberfläche auf seine Umgebung reagiert, lässt einen erkennen, ob er diese akzeptieren kann oder ob er sie ablehnt, wie er sie Interpretiert, wie er auf Reize der Umwelt reagiert, ob adäquat oder nicht.

Die **Haut** spielt eine große Rolle bei der Verarbeitung von Informationen aus der Umwelt, aufgrund derer man sich ein Bild vom Raum, der einen umgibt und auch vom eigenen Körper macht. Es sind vor allem die Haut und der Tastsinn, die es einem ermöglichen, zwischen dem „ich" und dem „anderen, äußeren" zu unterscheiden. Wie viel Raum nimmt das „ich" ein? Ein gestörtes oder ungenügendes taktiles Empfinden stört die Orientierung im Raum und das Verständnis der Position, die man in ihm einnimmt. Das muss sich in der Bewegung, d. h. im Bewegungssystem, auswirken.

Die Empfindungen stehen in enger Beziehung zur Psyche. Was man empfindet, wird interpretiert, das Empfundene verstanden, begriffen. Die Interpretation zeigt auch, wie man die Welt empfindet, als angenehm, freundlich und offen, sodass man sich ihr öffnet, oder als unangenehm und feindlich, wo man anstößt.

Empfindet man Berührung bzw. einen Kontakt an der Haut als angenehm, dann ist auch der Kontakt mit der Umwelt willkommen und man sucht ihn und umgekehrt. Damit hängen das Sicherheitsgefühl und die Unsicherheit im Raum und bei Bewegung im Raum zusammen.

Je präziser man wahrnimmt, desto besser kann man unterscheiden. Die Fähigkeit, genau zu unterscheiden, zeugt von präziser Wahrnehmung, und das taktile Unterscheidungsvermögen informiert einen darüber, wo man sich befindet. Die Reaktionen formen sich und das Benehmen entwickelt sich je nach der Qualität des Wahrnehmungsvermögens und wie man die Wahrnehmungen interpretiert.

Die **Tastempfindungen der Haut** wirken sich auch auf das **Bewegungssystem** aus. Diese Wirkung ist deshalb so unmittelbar, weil die Empfindlichkeit der Haut mit ihrer Spannung zusammenhängt, diese ihrerseits mit der Spannung des Unterhautbindegewebes und auch der Muskeln zusammenhängt. Eine Hyperästhesie der Haut geht in der Regel mit einer vermehrten Spannung aller Gewebe, einschließlich der Muskeln, einher, eine verminderte Empfindlichkeit mit einem Hypotonus. Da jedoch Empfindungen beim einzelnen sehr unterschiedlich sein können, kann auch die Symptomatik verschieden sein, weshalb es auch vorkommt, dass die Haut bei verminderter Empfindlichkeit verspannt sein kann. So etwas kann die Folge einer Reaktion des gesamten Organismus auf ungenügende Reize (Information) sein.

Es ist deshalb sehr wichtig, dass man auf den Tastsinn einwirken kann. Die Haut kann lernen, mehr oder auch weniger, ja auch besser wahrzunehmen. Damit gelingt es dann, die Spannung der Haut, Unterhaut und der Muskeln zu ändern.

Das Gesagte macht man sich bei der Therapie zunutze. Ein adäquates, wohl differenziertes Empfinden geht Hand in Hand mit einem normalen Tonus von Haut und Muskeln. Die Fähigkeit eines Muskels, auf gut differenzierte Weise seine Spannung abzuändern, ist Ausdruck guter Koordination. Ein gutes taktiles Wahrnehmungsvermögen geht Hand in Hand mit gut koordinierten Bewegungen. Wenn es gelingt, im Laufe der Behandlung eine gut ausgeglichene taktile Perzeption zu erreichen, ist es nicht übertrieben zu behaupten, dass sich dann auch der Patient optimal bewegen wird – koordiniert und gut im Raum orientiert. Um sich das zunutze zu machen, muss man lernen, die Sensibilität der Haut richtig zu untersuchen.

6.3.2 Beurteilung einer veränderten taktilen Sensibilität

Die Untersuchung der taktilen Sensibilität entspricht der neurologischen **Sensibilitätsprüfung**. Man untersucht vor allem mit Hilfe der Finger und der dorsalen Oberfläche des Daumennagels. Dabei beurteilt man, wie der Patient reagiert, ob die Reaktion adäquat ist, wie er sich dabei benimmt. Man kann streicheln oder kratzen, nur leicht oder auch intensiv, je nachdem welcher Körperteil untersucht wird. Es ist gut, jäh zu beginnen, um eine deutliche Reaktion hervorzurufen. Nach einigen Wiederholungen verändert sich die Reaktion, so wie sich die Haut an den Reiz adaptiert. Wenn sich keine Adaptation einstellt, ist dies ein Zeichen einer **Hypersensitivität**.

Die Reaktion auf einen Reiz kann nur lokal oder auch generalisiert sein. Sie kann auch fehlen. Allgemein gesagt: Je intensiver die Allgemeinreaktion, desto weniger ist sie adäquat. Fehlt die lokale Reaktion, ist dies Zeichen einer verminderten Perzeption, sie kann adäquat und auch übertrieben sein, als Zeichen einer Hypersensitivität. Diese manifestiert sich als **Kitzligkeit**, ja sogar als Schmerz.

Man kann auch paradoxe Reaktionen beobachten: Anstatt dass der Patient beim Kitzeln der Fußsohle wegzuckt, hält er den Atem an und verspannt die Brustmuskeln. Manchmal genügt es, ein Kitzeln an der Fußsohle nur zu erwähnen, um bei einem Patienten eine Gänsehaut hervorzurufen.

Die bedeutendsten Zeichen einer Allgemeinreaktion sind eine veränderte Atmung und Schwitzen. Das sind Zeichen einer Labilität des Organismus, wobei die Veränderungen der Atmung sich auch auf die Motorik auswirken. Dabei muss man auch die Persönlichkeit des Patienten vor Augen haben, seinen kulturellen Hintergrund und auch, ob er unter Stress leidet. Bei jedem gibt es Augenblicke, in denen man übertrieben reagiert.

6.3.3 Normalisierung der Tastempfindung

Die **Empfindlichkeit für taktile Reize** ist keineswegs konstant; sie **ändert sich** und adaptiert schnell. Durch Streicheln kann sich die Empfindlichkeit auch für lange Zeit verändern. Das bedeutet, dass die Haut lernt, zu empfinden und zu unterscheiden, wobei der Patient lernt, die Veränderungen auch zu interpretieren.

Auch die Wirkung von manchen **Massagetechniken** beruht zum Teil auf taktiler Stimulation, und man kann sie in diesem Sinne zur Anwendung bringen, sofern sie schonend sind und vor allem eine oberflächliche Wirkung haben. Das **Bürsten** ist eine weitere Methode, die man ohne Risiko bei Patienten mit herabgesetzter Sensitivität in Anwendung bringt. Bei Patienten mit veränderter Sensibilität im Sinne einer Algodynie oder Überempfindlichkeit muss man sich bemühen, eine Technik anzuwenden, die dem Patienten angenehm ist oder zumindest als erträglich empfunden wird. Wenn die Behandlung als unangenehm empfunden wird, ruft sie eine Abwehrreaktion hervor, die jeglichen Therapieerfolg ausschließt.

Die Therapie bei Patienten mit veränderter taktiler Sensibilität wird prinzipiell mit großflächigem, langsamem und leichtem **Streicheln** eingeleitet. Man darf nicht kitzeln. Die Hand vermittelt eine Rückkoppelung, denn sie spürt Veränderungen der Spannung von Haut, Unterhaut und Muskulatur. Solange sich der Befund bessert, kann man fortfahren. Ist das nicht der Fall, hat man seine Aufgabe nicht richtig verstanden oder der Stimulus war zu schwach. Wenn keine Besserung eintritt, muss man aufhören, von neuem die Diagnose überprüfen und entscheiden, ob der Stimulus der richtige war. Man streichelt in der Regel in der Längsrichtung des Körpers, am Gesäß auch quer zur Längsachse, und am Bauch auch noch diagonal.

Ist die Haut überempfindlich, hat man zwei Möglichkeiten: Man kann über einen dünnen Stoff streicheln oder der Patient streichelt sich selbst täglich einige Minuten, bis er die Berührung der Hand des Therapeuten verträgt.

Ist die Haut nicht genügend empfindlich, kann man den Reiz intensiver gestalten, indem man schneller streichelt, den Druck und die Richtung ändert, einen Igelball, eine Bürste oder ein Frottierhandtuch benützt. Man muss jedoch wissen, dass eine gute Perzeption ermöglicht, auf geringe Reize zu reagieren, was man mit groben Reizen nie erreichen kann.

Um eine gute Koordination zu erreichen, muss ein Muskel zur Interaktion mit anderen Muskeln fähig sein, sobald sich die Spannung verändert. Nirgends sollte ein vermehrter oder verminderter Tonus weiter bestehen. Jeder Muskel soll in der Lage sein, zu entspannen und sich an veränderte Umstände anzupassen. Gelingt es mit irgendeiner Methode, den Tonus der Muskulatur zu verändern, bedeutet das, dass eine gut koordinierte Bewegung ohne spezielle Übungen und deren Korrektur eingetreten ist. Wenn es den eigenen Erfahrungen gemäß gelingt, durch bloßes Streicheln den Tonus der Muskeln und der Unterhaut zu normalisieren, verbessert sich ebenfalls die Koordination und damit auch die Funktion des Bewegungssystems in jeder Hinsicht.

6.3.4 Veränderung der Oberflächensensibilität nach Operationen (bei Narben)

Wenn man die Sensibilität der Haut untersucht, muss man auch Narben in Betracht ziehen. Um die **Empfindlichkeit einer Narbe** festzustellen, „faltet" man sie ein wenig. Wenn der Patient dabei einen Schmerz verspürt, besteht eine Hypersensitivität. Wenn nach Dehnung und Mobilisation die Empfindlichkeit unverändert bleibt (☞ 5.2.2), liegt der Schmerzpunkt in der Tiefe.

Es genügt nicht, die Empfindlichkeit der Narbe allein zu untersuchen. Die Operation kann auch Hautnerven beschädigen und dann besteht eine **Hypästhesie**, manchmal jedoch auch eine **paradoxe Überempfindlichkeit**. In beiden Fällen bemüht man sich, die Sensibilität zu verbessern. Solange diese nicht normal ist, bleiben auch der Tonus des Bindgewebes und der Muskeln und auch deren Reaktionen abnormal. So kann ein Sensibilitätsausfall ein Zeichen einer Muskelverspannung sein, was bedeutet, dass der Patient seine Muskeln nicht genügend beherrscht. Eine hypersensible Haut kann auch mit Parästhesien und sogar Schmerz einhergehen, wobei es sich um einen Übertragungsschmerz handeln kann.

Die Überempfindlichkeit kann so intensiv sein, dass der Patient nicht einmal die Berührung der Kleidung verträgt. Man bezeichnet diesen Zustand als **„Tabuphänomen"**, wobei der Patient auch stark emotional reagiert. In diesen Fällen muss man über ein Tuch streicheln, oder der Patient streichelt sich täglich selbst, bis er in der Lage ist, die Hand einer anderen Person zu vertragen. Auch wenn sich die Empfindlichkeit der Narbe normalisiert hat, muss der Patient von neuem streicheln, sobald sich die Überempfindlichkeit wieder einstellt.

Die Muskeln unterhalb der Narbe sind meist hyperton und schmerzhaft. Auch das kann sich bessern, sobald sich die Hautsensibilität normalisiert.

Die Hautsensibilität ist nicht nur individuell verschieden, sondern unterscheidet sich auch je nach Körperregion und Alter. Der Säugling erkennt Gegenstände und tastet sie zuerst mit dem Mund, später mit den Händen. Bald jedoch benutzt er auch die Füße, um Gegenstände zu betasten, bis er sich auf sie stellt und zu laufen beginnt. Dann dient der Fuß als Stütze, die jedoch keineswegs passiv ist: der Körper reagiert auf den Boden, auf dem er steht und auf dem er sich aufrichtet.

Wie bekannt ist, nehmen Zunge, Mund, Hand (vor allem der Daumen) und Fuß einen großen Teil der sensorischen Hirnrinde ein. Sie spielen die größte Rolle bei der taktilen Wahrnehmung, weshalb es hier bei Veränderungen der Sensibilität zu Veränderungen des Gesamtverhaltens kommt.

Zunge und Mund

Die **Zunge** wird nur ausnahmsweise untersucht. Sie muss jedoch bei Säuglingen, die sich nicht normal verhalten, untersucht werden: es handelt sich dabei um eine unruhige oder, im Gegenteil, eine unbewegliche Zunge. Auch bei unruhigem Unterkiefer und Lippen oder einem ständig offenen **Mund** ist diese Untersuchung notwendig. Zur Untersuchung verwendet man einen feuchten Finger. Bei Überempfindlichkeit reagiert die Zunge mit einer zuckenden Abwehrbewegung oder es kommt schon bei Berührung der Zungenspitze zum Würgen. Bei reaktionsloser Zunge mit verringerter Empfindlichkeit streichelt man die Zunge, den Unterkiefer und die Mundhöhle mit einem angefeuchteten Finger. Erwachsene Patienten können das selber tun, bei Säuglingen und Kindern werden die Eltern unterwiesen. Angesichts des immer drohenden Brechreizes ist einvorsichtiges Vorgehen notwendig.

Hand

Es ist nicht leicht, die Empfindlichkeit der Hand zu beurteilen. Das dürfte deshalb so sein, weil die Hände fortwährend etwas betasten, bearbeiten. Bei der Untersuchung sitzt der Patient entspannt mit seinen Handtellern nach oben gerichtet. In dieser Stellung überwiegt die Spannung der Flexoren. Deshalb sind die Finger in der Regel in einer leichten Flexion. Man überrascht den Patienten, indem man plötzlich seinen Handteller kratzt. Meist zuckt der Patient mit seinen Fingern rasch weg, um schnell wieder zurückzukehren. Zeichen einer Überempfindlichkeit ist die Fingerextension, sofern sie auch bei Wiederholung eintritt. Die wirksamste Therapie ist das Streicheln oder eine wiederholte Tätigkeit, wie Fingerbewegungen in einer Schüssel mit Reis, Teigkneten oder das Modellieren mit Knetgummi. Patienten mit überempfindlichen Händen sind in der Regel kreativ, müssen jedoch lernen, ihre Hände zu entspannen.

Fuß

Die Untersuchung der Empfindlichkeit des Fußes sollte zur Routineuntersuchung des Patienten gehören. Die Füße spielen nämlich eine wesentliche Rolle bei der menschlichen aufrechten Haltung und sind für die Funktion der Wirbelsäule bedeutend. Bei der Untersuchung liegt der Patient auf dem Rücken, die Beine über einem Polster unter den Knien, leicht gebeugt. Ohne den Patienten zu warnen, streicht man mit den Nägeln gleichzeitig über beide Fußsohlen von den Fersen bis zu den Zehen in Richtung zur großen Zehe. Bei normaler Sensibilität macht der Patient eine leichte Ausweichbewegung, indem er Knie und Hüften etwas mehr beugt, den Fuß nach dorsal flektiert und die Zehen ein wenig beugt. Oft kann man hier eine asymmetrische Reaktion beobachten, die klinisch bedeutend ist. Bei Befragung gibt der Patient ebenfalls eine asymmetrische Empfindlichkeit an.

Reagiert der Patient überhaupt nicht, bedeutet das, dass der Fuß nicht fähig ist, beim Gehen und stehen adäquat zu reagieren, weil Information vom Terrain fehlt. Eine übertriebene Reaktion, beispielsweise des gesamten Körpers, zeigt, dass der Fuß sich nicht dem Boden anpassen kann, weil er die Information falsch verarbeitet. Die Therapie besteht im Streicheln und in einer Kombination von oberflächlichen und propriozeptiven Reizen, indem man Ziffern und Buchstaben auf die Fußsohle schreibt. Der Patient kann dann selbst seine Fußsohle streicheln oder bürsten und zu Hause auf Rasen oder am Kieselstrand barfuss laufen.

Wenn man eine asymmetrische Sensibilität an den Füßen feststellt, sollte man auch nach Asymmetrien von anderen Körperregionen fahnden – an Unterschenkeln, Oberschenkeln, am Bauch, am Brustkorb, an Armen und im Gesicht. So erkennt man eine Asymmetrie am gesamten Körper, was besonders bei erheblicher Dominanz einer Körperhälfte vorkommt. Diese Asymmetrie betrifft dann das gesamte Bewegungssystem. Der Patient muss sich dann der „vergessenen

Körperhälfte“ bewusst werden und lernen, sie auch zu benützen. Die Therapie besteht wieder im Streicheln der weniger sensiblen Köperhälfte (auch das kann der Patient selbst tun). Man muss sich jedoch überzeugen, ob und wann die Symmetrie erreicht wird. Dessen sollte man sich bewusst sein.

Bauch

Kitzligkeit, besonders am Bauch, ist ebenfalls ein Zeichen der Überempfindlichkeit. Sie geht meist Hand in Hand mit einer erhöhten Muskelspannung. Damit sind auch Koordination, Atmung und die Funktion der Wirbelsäule gestört. Kitzligkeit hängt mit Nozizeption und damit auch mit Triggerpunkten zusammen. Sie ist eine Vorstufe des Schmerzes.

6.3.5 Individuelle Charakteristika der Wahrnehmung

Die **Reaktionen** aller Patienten müssen auch im Hinblick auf deren **Persönlichkeit** beurteilt werden. Was als übertrieben erscheint, mag bei einer temperamentvollen Person durchaus normal sein. Bei einem sehr ruhigen Temperament kann das, was normal wirkt, schon ein Zeichen von Überempfindlichkeit sein. Man muss dem Patienten genau zuhören – seine eigenen Worte verraten, was er von seinen Schmerzen hält – und gleichzeitig sein Verhalten beobachten. So kann eine ungewöhnlich Reaktion bei bloßer Berührung der Haut bestehen, weil die Emotion gestört ist, wie das bei nicht geliebten Kindern der Fall ist, und bis ins erwachsene Alter weiter besteht.

Eine unterschiedliche Sensibilität auf einer Körperhälfte bedeutet, dass der Patient seine Körpermitte und deshalb auch seine Umgebung fehlerhaft wahrnimmt. Auf der weniger sensiblen Seite erscheinen ihm die Gegenstände gewissermaßen weniger reell, weshalb er hier öfter anstößt. Diese unterschiedliche Empfindlichkeit geht oft mit einer emotionalen Labilität einher. Sobald der Patient lernt, seinen gesamten Körper wahrzunehmen und auch die ursprünglich weniger sensible Körperhälfte zu benützen, gewinnt er an Selbstsicherheit.

Die normale Sensibilität der Füße ist auch Voraussetzung für gutes Gleichgewicht und deshalb auch für das Sicherheitsgefühl. Wo Sicherheit fehlt, bemüht sich der Patient durch übertriebene Aktivität anderer Muskeln, im Bereich des Beckens und der Lendengegend, ja sogar des Zwerchfells, thorakolumbalen Übergangs, Schultergürtels und der Kaumuskeln, das Gleichgewicht aufrecht zu erhalten. Diese Störungen der Muskelfunktion bedingen charakteristische Kettenreaktionen. Personen mit überempfindlichen Händen sind oft übertrieben reinlich mit Hang zum Perfektionismus.

6.3.6 Selbstbehandlung

Der Patient kann auf folgende Weise seine Hautsensibilität selbst behandeln durch:

- Streicheln mit Hilfe seiner eigenen Finger
- Streicheln mit Hilfe eines Frotteehandtuches
- Rollen eines weichen Gummiballs oder eines Tennisballs mit den Füßen
- Treten auf Kieselsteine oder glühende Holzkohlen
- Wühlen mit den Fingern in einer Schale mit Reis, Erbsen etc.
- Liegen auf einer Matratze, gefüllt mit kleinen Plastikkugeln, Kastanien oder Nüssen; Kinder können in der Badewanne, die nur wenig mit Wasser gefüllt ist, mit Kugeln oder Kastanien spielen
- Hautstimulation durch Bürsten.

Wichtiges Ziel der Therapie ist die Reintegration der wenig empfindlichen oder überempfindlichen Region in das Körperschema. Es gibt Rechtshänder, die lernen müssen, auch die linke Hand zu benützen. Manche Patienten müssen lernen, wieder barfuss zu laufen oder einen Hang herunterzurollen, andere Patienten müssen sich ihren Brustkorb bewusst machen.

6.4 Weichteilmanipulation

Wie bei Gelenken untersucht man die mechanische Funktion, um Elastizität, Beweglichkeit gegenüber anderen Strukturen und gegenseitige Verschieblichkeit zu beurteilen. Die Bedeutung der Weichteile geht schon daraus hervor, dass sie das gesamte Bewegungssystem umhüllen, dass sich bindegewebige Elemente auch im Muskel selbst befinden und dass sie die wechselseitige Beweglichkeit und Verschiebbarkeit aller dieser Strukturen ermöglichen. Das Bewegungssystem könnte sich gar nicht selbst bewegen, wenn, beginnend mit der Haut, alle erwähnten Strukturen und Gewebe nicht gut beweglich wären, sich gegenseitig verschieben und auch dehnen könnten. Das gilt auch für innere Organe, vor allem im Bauchraum. Dabei geht es zum Teil um erhebliche Bewegungsexkursionen. Deshalb muss man die Funktion der Weichteile untersuchen und auch behandeln.

Die **Technik** ist **für alle Weichteile** weitgehend analog, unterscheidet sich jedoch von den meisten Formen der Massage darin, dass man jedes Mal von der Vorspannung ausgeht (die Barriere erreicht), wenn man dehnen oder verschieben will, und danach, ohne die Kraft wesentlich zu ändern, eine Entspannung (release) nach kurzer Latenz erreicht. Die Entspannung selbst kann dann einige Sekunden, aber auch eine halbe Minute und länger dauern. Es liegt nur an einem selbst, das zu erkennen. Wenn man diesen Prozess vorzeitig abbricht, beraubt man sich des bestmöglichen therapeutischen Erfolges. Dabei ist es günstig, während der Entspannung die Richtung und Intensität des Drucks (Zugs) etwas zu modifizieren. Nie darf es gewaltsam oder gar schmerzhaft sein.

> Sollen sich Muskeln und Gelenke bewegen, müssen sich die sie umgebenden Weichteile mit verschieben und dehnen. Diese Mitbewegungen können gestört sein, was sich auf das gesamte Bewegungssystem auswirkt.

6.4.1 Hautdehnung

Wie schon unter 4.3.2 erörtert wurde, kann ein Hautareal, wenn es klein ist, zwischen zwei Fingerspitzen, wenn es größer ist, zwischen zwei Daumenballen oder zwischen den Ulnarkanten der Handteller bei überkreuzten Händen gedehnt werden. Dies geschieht mit minimaler Kraft, bis die Vorspannung erreicht wird. Hier wird im Normalfall ein federnder Widerstand wahrgenommen.

Wo eine **hyperalgetische Zone** (HAZ) besteht, wird die Barriere vorzeitig erreicht und mangelndes Federn festgestellt. Wird nun die Vorspannung gehalten, lässt nach kurzer Latenz der Widerstand nach, bis die normale Barriere erreicht ist und damit auch das Federn (☞ Abb. 6.56). Danach ist die HAZ gelöscht. Wenn diese die Ursache der Schmerzen ist, ist die Methode genauso wirksam wie Nadeln, Elektrostimulation u.a. Sie ist außerdem schmerzlos und zur Selbstbehandlung gut geeignet. Der Effekt kann sogar gemessen werden. Die Methode ist besonders für kleine Hautareale geeignet, wo eine Faltung nicht möglich ist, wie zwischen Fingern und Zehen, bei Wurzelsyndromen oder im Bereich des Karpaltunnels, wenn dort die Haut verspannt ist.

6.4.2 Faltung von Bindegewebe

Falten von Bindegewebe werden meist zwischen Daumen und Zeigefinger beider Hände abgehoben. Mit Hilfe von Zug und Dehnung (niemals Quetschung!) wird die Vorspannung erreicht. Der Dehnungszug wir angehalten und nach kurzer Latenz stellt sich eine Entspannung ein, bis die physiologische Barriere erreicht wird (☞ Abb. 6.57). Diese Technik eignet sich zur Behandlung von HAZ in der Unterhaut, ganz besonders für Narben mit aktiven Störfeldern (Schmerzpunkten). Sie eignet sich insbesondere zur Dehnung von (bindegewebig) verkürzten Muskeln. Wenn es sich um große

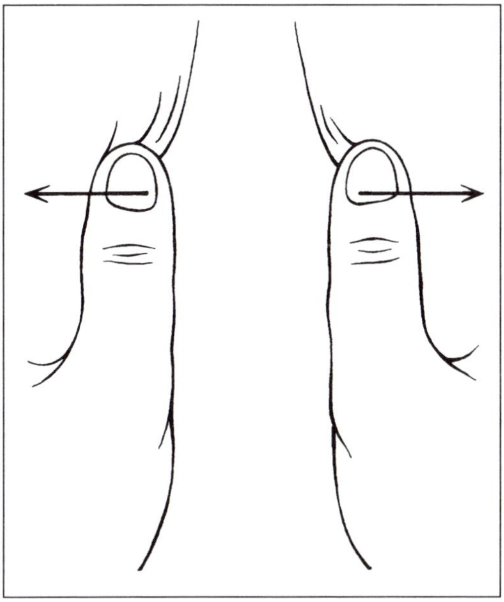

Abb. 6.56: Hautdehnung

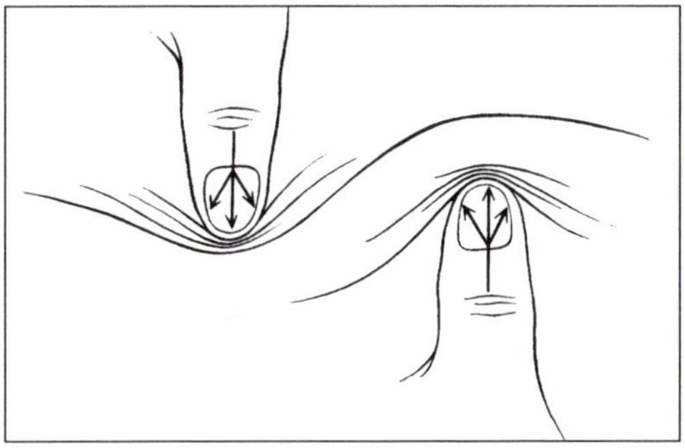

Abb. 6.57: Dehnung einer Bindegewebsfalte

Muskeln handelt, wie die ischiokrurale Muskulatur, wird die Falte zwischen Handteller und Fingern der anderen Hand gebildet. Es dürfte sich dabei um die wirksamste Methode handeln, mit deren Hilfe eine Muskeldehnung erzielt werden kann, weil auf diese Weise der Dehnungsreflex nicht ausgelöst wird („Querdehnung").

6.4.3 Gehaltener Druck

Wo keine Falte abgehoben werden kann, wird ein Druck mit Hilfe von Fingern, Daumen oder sogar dem Ellenbogen ausgeführt (☞ Abb. 6.58). Auch hier wird die Vorspannung nur mit geringstem Druck erreicht und nach kurzer Latenz merkt man, dass das Gewebe nachgibt und der Finger in die Tiefe sinkt, bis eine neue Barriere erreicht ist. Dabei sollten sowohl Intensität als auch Richtung des Drucks ein wenig geändert werden. Damit werden insbesondere Triggerpunkte gelöscht, z. B. im M. erector spinae, in der Gesäßmuskulatur, auch zwischen zwei Fingern, wie im M. sternocleidomastoideus. Auch bei tiefen, eingezogenen Narben wendet man Druck an, wenn keine Falte gebildet werden kann.

6.4.4 Therapie der tiefen Faszien

Die wichtigste Aufgabe von Weichteilmanipulationen scheint die Wiederherstellung der normalen **Beweglichkeit** von **Faszien** zu sein. Die Technik ist wiederum analog: Nach Aufnahme der Vorspannung abwarten, bis Entspannung eintritt und sich die Verschieblichkeit gegenüber der Unterlage einstellt. Viele dieser Techniken verdanken wir R. Ward (persönliche Mitteilung 1989). Dabei ist zu betonen, dass die eingeschränkte

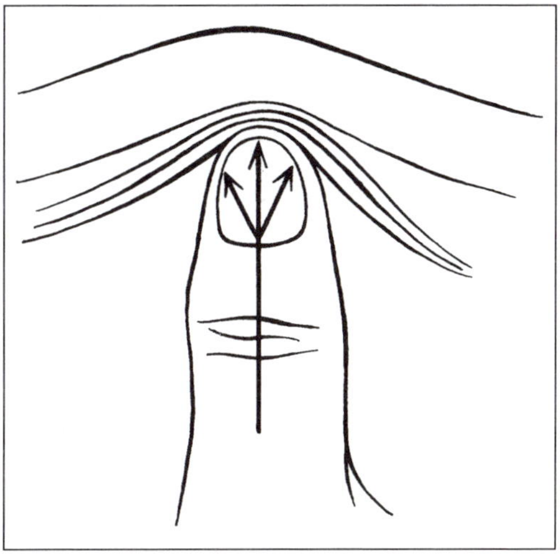

Abb. 6.58: Gehaltener Druck

Verschieblichkeit der tiefen Faszien Zeichen eines chronischen Stadiums ist.

Verschiebung der tiefen lumbalen Faszien nach kaudal

Der Patient liegt auf dem Bauch, seine Füße ragen über den Tischrand und man steht neben dem Patienten. Man vergleicht zunächst die Verschieblichkeit der Weichteile nach kaudal auf beiden Seiten. Dann wird der Patient aufgefordert, den Fuß auf der Behandlungsseite gegen den Tischrand zu drücken, den Arm auf derselben Seite maximal hochzuheben, die Finger zu spreizen und zur Seite der Behandlung zu blicken (den Kopf zu drehen; ☞ Abb. 6.59). Man übt nun mit einer Hand Druck auf die Gesäßmuskulatur von kranial aus und mit der anderen Hand in der Thorakolumbalgegend gegen die Unterlage (Fixation). Wenn die Vorspannung erreicht ist, wird der Patient aufgefordert, auszuatmen, wodurch der Widerstand gegen den Druck nach kaudal zunimmt, dann den Atem anzuhalten und langsam einzuatmen. Während der Einatmung kommt es zu Entspannung, Kaudalverschiebung der lumbalen Faszien und Dehnung. Der Vorgang wird 3–4-mal wiederholt. Ist die Entspannung nicht befriedigend, ist ein Hustenstoß des Patienten günstig. Nach dieser Behandlung ist die Verschieblichkeit der lumbalen Faszien beidseitig symmetrisch und man beobachtet eine Rötung an der Stelle, wo behandelt wurde (blush sign). Die Bewegungseinschränkung muss nicht auf der schmerzhaften Seite liegen.

Verschiebung und Dehnung der dorsalen Faszien nach kranial

Der Patient liegt auf dem Bauch, seine Füße ragen über den Tischrand und man steht neben dem Patienten. Man vergleicht zunächst die Verschieblichkeit der Weichteile nach kranial auf beiden Seiten. Dann wird der Patient aufgefordert, den Fuß auf der Behandlungsseite gegen den Tischrand zu drücken, den Arm auf derselben Seite hochzuheben, die Finger zu spreizen und den Kopf zu einem zu wenden. Mit der einen Hand in Höhe des Schulterblatts verschiebt man die Weichteile nach kranial bis zur Vorspannung, die andere Hand fixiert die Weichteile durch Druck zur Unterlage in der Thorakolumbalgegend (☞ Abb. 6.60). Jetzt atmet der Patient tief ein, hält den Atem an und atmet dann langsam aus. Während der Ausatmung kommt es zur Entspannung. Der Vorgang wird einige Male wiederholt. Ist die Entspannung nicht ausreichend, hilft ein Hustenstoß.

Dehnung der Faszien auf beiden Seiten des Rumpfes

Diese Technik ist bei eingeschränkter Seitneigung infolge einer Muskelverkürzung indiziert. Für die Diagnostik und Behandlung

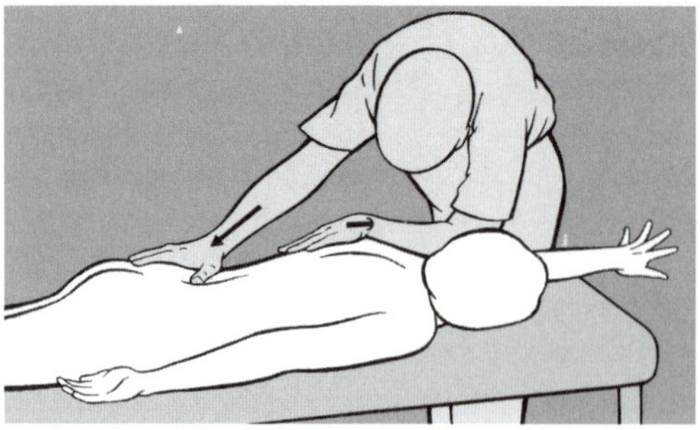

Abb. 6.59: Verschiebung und Dehnung der tiefen lumbalen Faszien nach kaudal

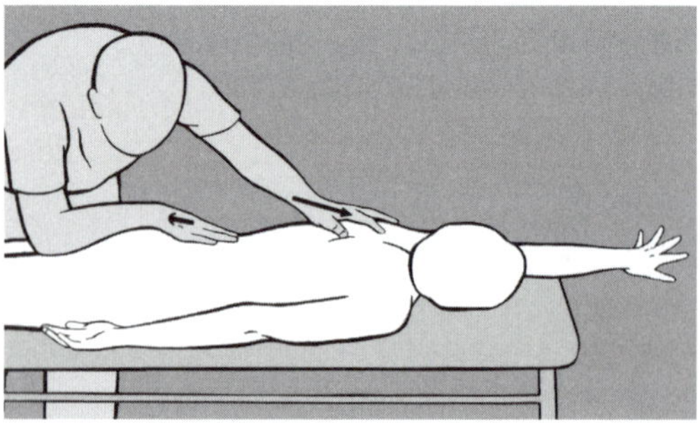

Abb. 6.60: Verschiebung und Dehnung der Rückenfaszien nach kranial

steht man hinter dem sitzenden Patienten. Der Patient hebt seinen im Ellenbogen gebeugten Arm auf der zu behandelnden Seite in die Höhe; man erfasst den Ellenbogen mit einer Hand, mit der anderen fixiert man die Hüfte von kranial und beugt den Rumpf des Patienten über den Oberschenkel, der auf der Liege abgestützt ist, bis die Vorspannung erreicht ist (☞ Abb. 6.61). Jetzt fordert man den Patienten auf, nach oben zu schauen und tief einzuatmen, den Atem anzuhalten, dann nach unten zu schauen und auszuatmen. Nach kurzer Latenz kommt as zur Dehnung. Dies wird 2–3-mal wiederholt.

Rotationsverschiebung der Faszien um den Thorax

In Rückenlage des Patienten untersucht und mobilisiert man die Weichteile rund um den Brustkorb, und zwar vor allem an der lateralen Oberfläche in einer ventromedialen Richtung (☞ Abb. 6.62a). Man palpiert einen Widerstand meist auf einer Seite und vergleicht mit der anderen Seite. In der Richtung, in der man den Widerstand (eine pathologische Barriere) tastet, erreicht man die Vorspannung während der Einatmung und Entspannung während der Ausatmung. Es ist vorteilhaft, bei der Mobilisation die Hand des Patienten mit der eigenen zu führen, damit er Vorspannung und Entspannung selbst fühlt und dann zu Hause die (immer angenehme) Selbsttherapie fortsetzt (☞ Abb. 6.62b). Klinisch ist diese Störung besonders häufig und bedeutend bei Schmerzen in der Schulter-Schulterblatt-Region.

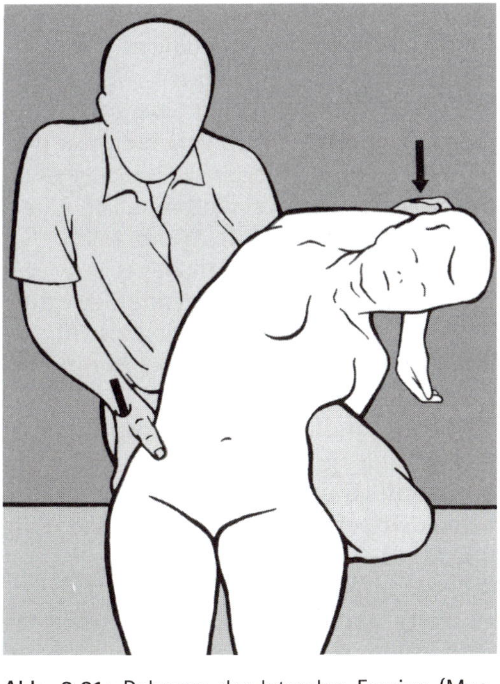

Abb. 6.61: Dehnung der lateralen Faszien (Muskeln) des Rumpfes

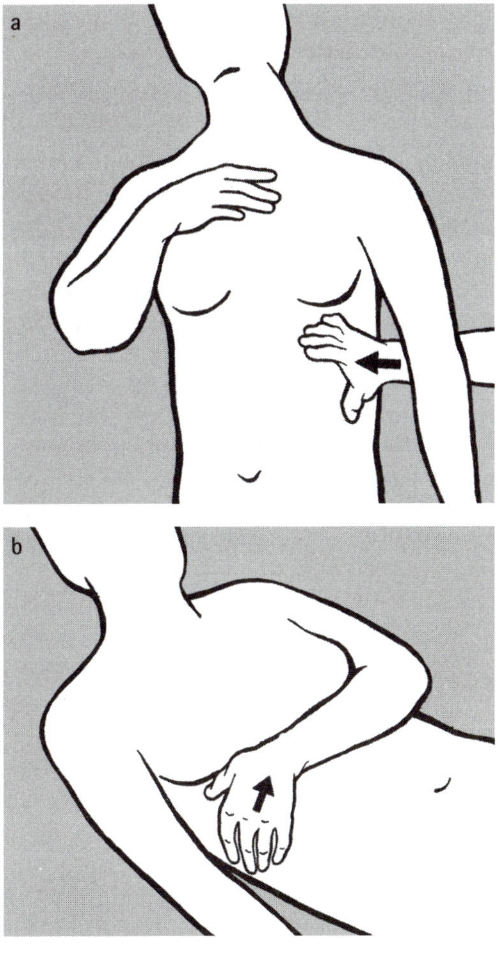

Abb. 6.62: Verschiebung der Faszien lateral um den Thorax durch den Therapeuten (a) und als Selbsttherapie (b)

Auf ähnliche Weise kann bei Schmerzen in der **Leistengegend** die Verschieblichkeit der Weichteile gegenüber dem Os pubis herabgesetzt sein. Bei allen diesen Befunden ist die Therapie grundsätzlich dieselbe: In Richtung des vermehrten Widerstandes wird die Vorspannung aufgenommen, dann gehalten, gefolgt von Entspannung, danach kommt es zur Normalisierung der Barriere.

Ähnliches gilt auch für die Verschiebbarkeit der **Gesäßhälften** von kaudal nach kranial: Auf der Seite des vermehrten Widerstands erreicht man durch Druck nach kranial die Vorspannung und nach kurzer Latenz eine Entspannung.

Kopfschwarte

Die Kopfschwarte verhält sich klinisch wie eine tiefe Faszie. Sie kann Kopfschmerzen und auch Schwindel im Zusammenhang mit dem zervikokranialen und mandibulokranialen Syndrom verursachen. Bei der Diagnostik untersucht man die Verschieblichkeit verschiedener Areale in verschiedenen Richtungen und vergleicht auf beiden Seiten. Auch hier erkennt man pathologische Barrieren, nach Aufnehmen der Vorspannung kommt es zum typischen Entspannungsphänomen. Meist untersucht man mit einer Fingerkuppe, wobei es leicht vorkommt, dass man an den Haaren abrutscht. Mit der nicht palpierenden Hand stützt man den Kopf des Patienten ab.

Faszien am Hals und an den Extremitäten

Die Weichteile (Faszien) am **Hals** und **zervikothorakal** können mit Hilfe einer Rotationsbewegung um die Längsachse des Halses untersucht und behandelt werden. Man steht hinter dem sitzenden Patienten, legt eine Hand von hinten um den Hals und erkennt in einer Richtung vermehrten Widerstand (☞ Abb. 6.63). In dieser Richtung nimmt man die Vorspannung auf und nach kurzer Latenz kommt es zur Entspannung während der Ausatmung. Man kann dabei in Richtung des Daumens oder auch der Finger behandeln, wobei die Behandlung in Richtung des Daumens gezielter ist, in Richtung der Finger breitflächiger. Die freie Hand fixiert dabei den Kopf.

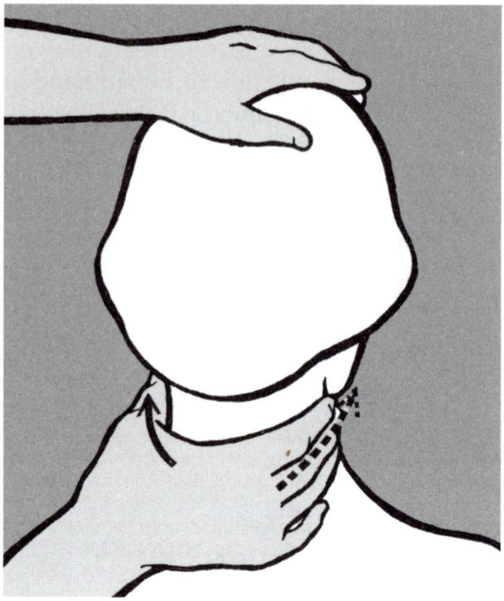

Abb. 6.63: Rotationsverschiebung der Weichteile (Faszien) am Hals

Am **zervikothorakalen Übergang** kann man bei sehr schlanken Patienten mit derselben Technik vorgehen, meist jedoch umfasst man den zervikothorakalen Übergang mit beiden Händen und rotiert die Weichteile um eine vertikale Achse; man kann hier auch eine wringende Bewegung beider Hände gegeneinander ausführen: jeweils zur Barriere und dann in die Entspannung.

Die Behandlung an den **Extremitäten** verläuft analog. Man kann die Rotation der Weichteile um die Längsachse prüfen und behandeln sowie eine wringende Bewegung mit beiden Händen in entgegengesetzter Richtung nach Erreichen der (pathologischen) Barriere ausführen. Die häufigsten pathologischen Barrieren finden sich im Bereich des Ellenbogens, der Handwurzel, der Knie und Knöchel.

Fersenschmerz

Bei schmerzhaftem Fersensporn findet man mitunter, dass sich das Weichteilpolster an der Ferse zumindest in einer Richtung weniger verschieben lässt als auf der anderen Seite. Sobald man die pathologische Barriere festgestellt hat, wird auch hier nach Aufnehmen der Vorspannung der Widerstand überwunden und die normale Verschiebbarkeit wiederhergestellt; meist ist ein kräftiger Druck (seitlich!) dicht in der Nachbarschaft des Knochens mit Hilfe beider Daumen bei Fixation der Ferse durch die übrigen Finger notwendig (☞ Abb. 6.64).

Bei Fersenschmerzen im Bereich des **Ansatzes der Achillessehne** findet man, dass die Weichteile zwischen der Achillessehne und den Unterschenkelknochen druckschmerzhaft sind. In diesem Fall ist es notwendig, dieses Gewebe zwischen den Fingern zu falten und zu dehnen. Der Patient liegt auf dem Bauch und beugt sein Knie. Man stützt den Unterschenkel an sich ab. Der Finger einer Hand übt einen Druck dicht oberhalb der Ferse, der Daumen der anderen Hand einige Zentimeter weiter proximal aus und dann wird in entgegengesetzter Richtung der Vorgang wiederholt (☞ Abb. 6.65). Dabei muss man den Daumen flach auflegen, weil zwischen Achillessehne und Tibia nur wenig Raum ist. Nach Aufnehmen der Vorspannung dehnt sich die Falte während der Entspannung.

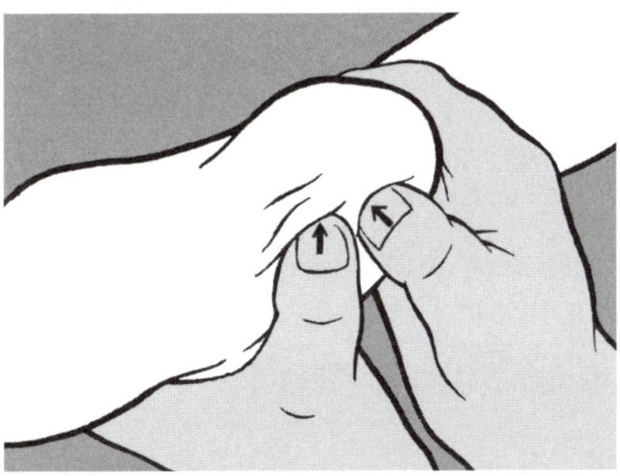

Abb. 6.64: Verschiebung des Weichteilpolsters am Fersenbein

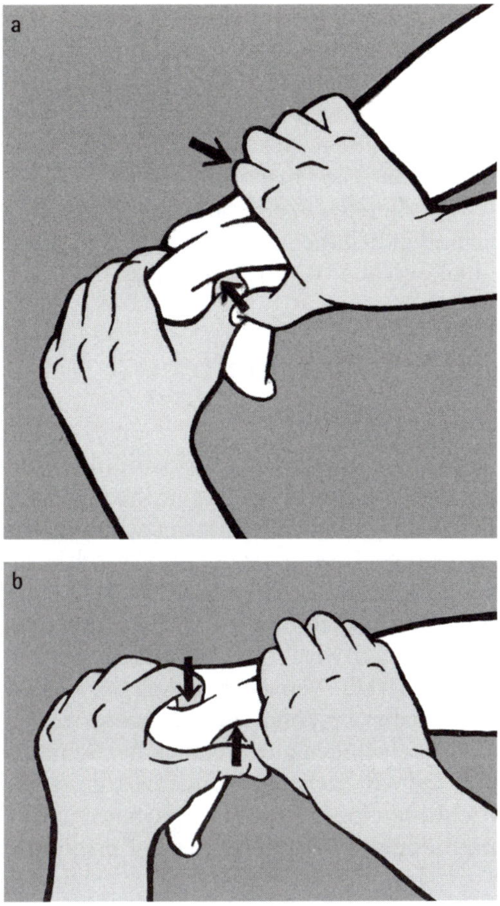

Abb. 6.65: Faltung und Dehnung der Weichteile zwischen Achillessehne und Tibia nach lateral (a) und medial (b)

6.4.5 Gegenseitige Verschiebung der Metakarpal- und Metatarsalknochen

Bei Wurzelsyndromen, die in die Finger (Zehen) ausstrahlen, wird nicht nur die Haut zwischen den Fingern (Zehen) gedehnt, sondern es besteht meist auch ein vermehrter Widerstand bei der dorsopalmaren (dorsoplantaren) Verschiebbarkeit dieser Knochen. Dieser Widerstand kommt von keinem Gelenk, sondern von den Weichteilen zwischen den einzelnen Knochen. Sobald man einen vermehrten Widerstand im Vergleich zur anderen Seite feststellt, verschiebt man mit dem Scherengriff (☞ Abb. 6.7) in Vorspannung und nach erreichter Vorspannung wartet man die Entspannung ab.

Auf dieselbe Weise und aus denselben Gründen behandelt man das blockierte Fibulaköpfchen (☞ 6.1.2, Abb. 6.25).

6.4.6 Schmerzhafte Periostpunkte

Auch bei schmerzhaften Periostpunkten, oft handelt es sich um Ansatzpunkte von Bändern und Sehnen, finden sich pathologische Barrieren, und zwar beim Verschieben subperiostalen Gewebes, zumindest in einer Richtung, was immer mit der symmetrisch lokalisierten Struktur verglichen werden muss. So ist die Verschieblichkeit der Weichteile an den Epikondylen normalerweise in allen Richtungen gut möglich, bei Schmerzen jedoch meist in zumindest in einer Richtung eingeschränkt. Dort besteht eine pathologische Barriere, die bei erreichter Vorspannung nicht federt. Nach erreichter Vorspannung kommt es nach einer Latenz spontan zur Entspannung. Nach der Mobilisation empfindet der Patient eine Schmerzlinderung. Die Verschiebung erfolgt stets in tangentialer Richtung und ist deshalb nicht schmerzhaft. Der Druck wird also nie auf den Periostpunkt selbst ausgeübt (☞ Abb. 6.66).

Diese Technik ist u. a. wichtig bei **schmerzhaften Dornfortsätzen**, besonders im Bereich der unteren Lumbalregion bei hypermobilen Patienten. Hier soll betont werden, dass der Dornfortsatz nie genau in der Mittellinie seinen Schmerzpunkt hat, sondern stets etwas seitlich, und dass auf der schmerzhaften Seite der Druck nach ventral in die Tiefe, also parallel zum Dornfortsatz, auf mehr Widerstand stößt als auf der nicht schmerzhaften Seite. Dabei handelt es sich um schmerzhafte Ansatzpunkte der kurzen intervertebralen Muskeln. Dementsprechend erreicht man durch Druck in die Tiefe die Vorspannung, die bei gehaltenem Druck nachgibt.

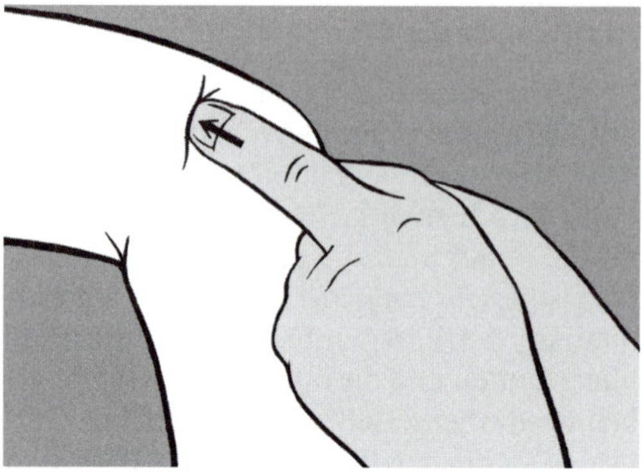

Abb. 6.66: Verschiebung der subperiostalen Weichteile bei schmerzhaften Periostpunkten

Bei dem sehr häufig **schmerzhaften Dornfortsatz des Axis** liegt der Schmerzpunkt ebenfalls seitlich davon und kommt bei der Kopfseitneigung zur nicht schmerzhaften Seite infolge der Axisrotation zum Vorschein. Hier ist die Verschiebbarkeit meist in einer kaudalen oder kranialen Richtung deutlich eingeschränkt. Man fixiert deshalb den Kopf in Seitneigung, mit der freien Hand palpiert man den Schmerzpunkt lateral am Dornfortsatz und erreicht die Vorspannung in der eingeschränkten Richtung. Nach kurzer Latenz erfolgt die Entspannung. Der Vorgang wird wiederholt und man stellt meist eine Schmerzlinderung fest.

Ein sehr häufiger Schmerzpunkt ist die **SIPS**, die seitlich schräg nach ventral verläuft. In dieser Richtung wird die Verschiebbarkeit tangential geprüft und behandelt. Analoges gilt für den Pes anserinus, den Proc. styloideus radii u. a.

6.5 Selbstmobilisation

Entscheidend für den therapeutischen Erfolg einer manuellen Therapie und im weiteren Sinne der Rehabilitation ist die **aktive**

Teilnahme des Patienten an der Therapie. Dabei verwandelt sich die vorwiegend passive Therapie in einen Lernprozess. Schon bei den neuromuskulären Mobilisationstechniken ist die Rolle des Patienten nicht lediglich eine passive, seine Aktivität erfolgt allerdings auf genaue Anweisung und unter der Leitung des Therapeuten. Der weitere Schritt ergibt sich mit zwingender Logik: Was der Patient aufgrund der Anweisungen des Therapeuten tun kann, sollte er auch selbst erlernen können. So ergibt sich der fließende Übergang von der Therapie zur Rehabilitation. Letzten Endes ist das Bewegungssystem das Organ der aktiven Bewegung und schon deshalb ist die normale und schmerzlose aktive Bewegung das wesentlichste Kriterium des Therapieerfolgs.

Es ist natürlich nichts Neues, sich mit Hilfe der eigenen Muskulatur zu recken und zu strecken, wenn man sich steif fühlt. Es ist oft problematisch, schwungvolle, ungezielte Bewegungen auszuführen, die nicht selten mehr schaden als nützen. Eine Bewegungseinschränkung geht regelmäßig mit einer muskulären Verspannung einher, die gerade die gestörten Bewegungssegmente schützt. Wenn nun eine heftige schwungvolle Bewegung eintrifft, kommt es zu einer noch heftigeren Verspannung, sodass eigentlich vor allem die normalen und sogar hypermobilen Segmente mobilisiert werden, die blockierten Segmente sich jedoch noch mehr verspannen. Deshalb müssen Selbstmobilisationen schonend und langsam, den passiven Techniken gemäß nach Erreichen der Vorspannung und möglichst gezielt erfolgen. Voraussetzungen sind also auch hier eine exakte Diagnose (Lokalisation) und Indikation.

6.5.1 Selbstmobilisation durch Dehnung

Es ist für den Patienten durchaus möglich, ein **Hautareal** zu dehnen, die **Unterhaut** zu falten und zu dehnen, solange die HAZ mit den Händen erreicht werden kann. Auch sollte es möglich sein, die **tiefen Faszien** an den Extremitäten, um den Hals und Thorax zu drehen oder zu verwringen. Auch Kopfschwarte und Ferse sind der Selbstbehandlung zugänglich. Ähnliches gilt auch für die Periostpunkte. Am Rücken ist allerdings die Behandlung der tiefen Faszien problematisch. **Dehnungsübungen** sind jedoch in der Literatur zur Genüge beschrieben (Anderson 1980). Für Dehnungsübungen ist eine gute Fixation unabdingbare Voraussetzung. Zwei derartige Techniken sollen hier beschrieben werden.

Um die **Faszien seitlich am Rumpf** zu dehnen, steht der Patient mit gespreizten Beinen, ein Arm ist hochgehoben mit der Hand im Nacken. Er erfasst nun mit der anderen Hand den hochgezogenen Ellenbogen und zieht den gesamten Rupf in die Seitneigung in Vorspannung (☞ Abb. 6.67). Nun blickt er nach oben und atmet ein, wodurch sich der Widerstand gegen die Seitneigung vergrößert. Nach Atemanhalten blickt er nach unten, atmet aus und gleichzeitig ver-

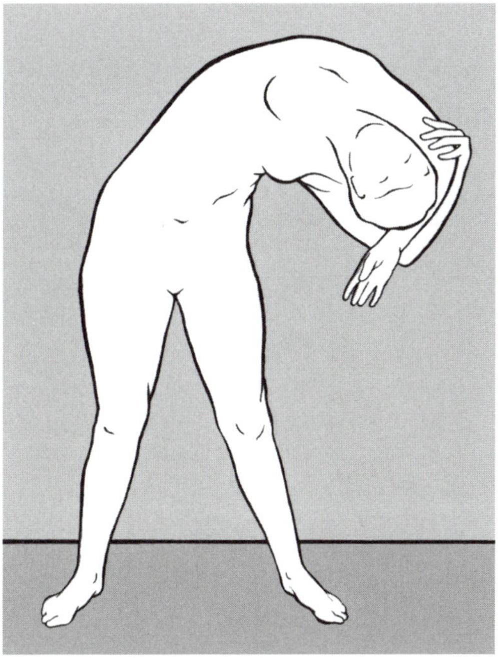

Abb. 6.67: Dehnung der lateralen Rumpffaszien und Muskeln

größert er durch Zug am Ellbogen die Seitneigung. Dies kann wiederholt werden.

Eine analoge Technik eignet sich auch für den **Halsbereich.** Der Patient sitzt und hält sich mit einer Hand am Rand der Liege bzw. eines Stuhls fest, um die Schulter zu fixieren, mit der anderen Hand greift er über den Scheitel und zieht den Kopf ein wenig nach vorne geneigt zur Seite, bis die Vorspannung erreicht ist (☞ Abb. 6.68). Nun blickt er nach oben, atmet ein und hält kurz den Atem an, wodurch die Spannung zunimmt. Dann blickt er nach unten und atmet aus und zieht den Kopf noch weiter zur Seite.

6.5.2 Selbstmobilisation der Iliosakralgelenke

Selbstmobilisation nach Sachse

Der Patient befindet sich im Vierfüßlerstand am Bankrand. Dabei hängt ein Knie über den Tischrand herab. Der Vorfuß dieses Beines ist am Unterschenkel des anderen Beines oberhalb der Knöchel eingehängt. Bei guter Entspannung kommt es durch das Gewicht des herabhängenden Oberschenkels mit dem Becken zu einem Druck auf das abgestützte Knie und über den Oberschenkel und das Hüftgelenk zur Vorspannung im Iliosakralgelenk der abgestützten Seite (☞ Abb. 6.69). Wenn der Patient bei guter Entspannung die Spannung im Iliosakralgelenk wahrnimmt, führt er eine ganz leichte federnde Bewegung mit dem herabhängenden Knie senkrecht nach unten aus, wobei sich das Spannungsgefühl im Bereich des Iliosakralgelenks verstärkt und bei Entspannung wieder abnimmt. Damit wird das Iliosakralgelenk der aufgestützten Seite mobilisiert.

Technisch ist zu betonen, dass der Patient das herabhängende Bein nicht heben darf und jegliche Rumpfrotation vermeiden muss.

Selbstmobilisation in Seitenlage

Der Patient liegt auf der gesunden Seite, das oben liegende Bein ist in Hüfte und Knie ungefähr rechtwinklig gebeugt und mit dem Knie auf der Unterlage abgestützt. Nun legt der Patient die Handwurzel seiner oben liegenden Hand auf die SIAS und übt einen leichten Druck in der Mobilisationsrichtung aus, um die Vorspannung zu erreichen (☞ Abb. 6.70). Die Selbstmobilisation wird nun genauso wie die Fremdmobilisation ausgeführt: Durch rhythmisches Federn

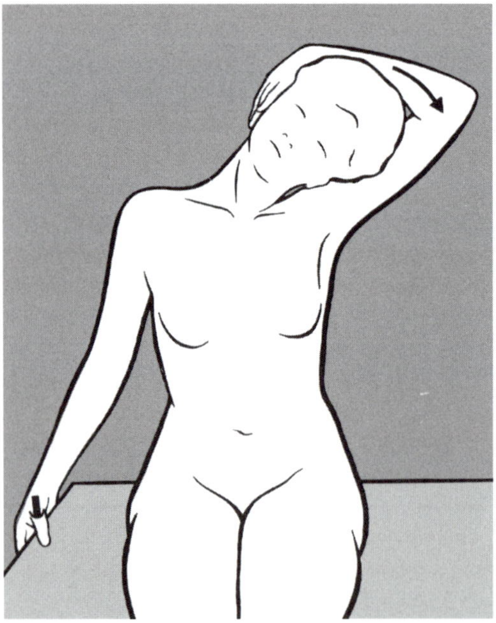

Abb. 6.68: Dehnung der lateralen Weichteile am Hals einschließlich des M. trapezius

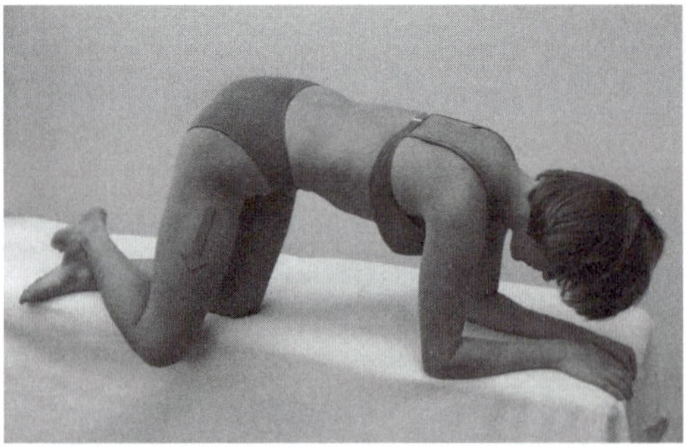

Abb. 6.69: Selbstmobilisation des Iliosakralgelenks auf der Seite des abgestützten Knies nach Sachse

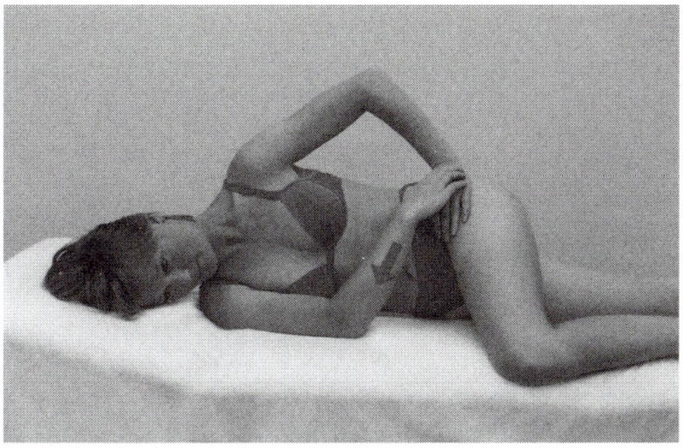

Abb. 6.70: Selbstmobilisation des Iliosakralgelenks in Seitenlage

nach ventrokranial mit geringer Kraft im Rhythmus von ungefähr 2-mal pro Sekunde.

Auch wenn diese Technik einfach erscheint, ist es oft schwierig, dem Patienten die genaue Richtung seiner Handbewegungen klarzumachen. Es ist hier schon aus anatomischen Gründen nicht möglich, den Unterarm in der Schub(Federungs-)Richtung zu halten. Deswegen ist es günstig, mit der anderen Hand, die auf der SIAS liegt, zu verstärken und dem Patienten zu erklären, dass die Schubrichtung genau dem Unterarm dieser Hand entspricht. Außerdem hat es sich gezeigt, dass die Mobilisation dem Patienten nur dann gelingt, wenn er seinen eigenen M. biceps brachii anspannt, d.h. wenn er seinen oben liegenden Ellenbogen flektiert.

6.5.3 Selbstmobilisation der Lendenwirbelsäule

Selbstmobilisation der unteren Lendenwirbelsäule in die Vor- und Rückbeuge

Im Fersensitz hat der Patient die Hände auf den Knien abgestützt, die Ellenbogen sind gestreckt. Er richtet nun das Becken auf, kyphosiert also die untere Lendenwirbelsäule, wozu er die Gesäßmuskulatur anspannt. Bei Entspannung kippt das Becken nach vorne und die Lendenwirbelsäule lordosiert sich (☞ Abb. 6.71). Diese Übung ist übrigens zum Einüben der Beckenaufrichtung mit Hilfe der Gesäßmuskulatur als eine Vorbereitung zum richtigen Stehen sehr vorteilhaft.

Selbstmobilisation der Lendenwirbelsäule in Rückbeuge und Seitneigung

Hierbei ist die Fixation entscheidend. Der Patient fixiert entweder den oberen Wirbel mit den Zeigefingerkanten beider Hände oder den unteren Wirbel des behandelten Bewegungssegments mit beiden Daumen-

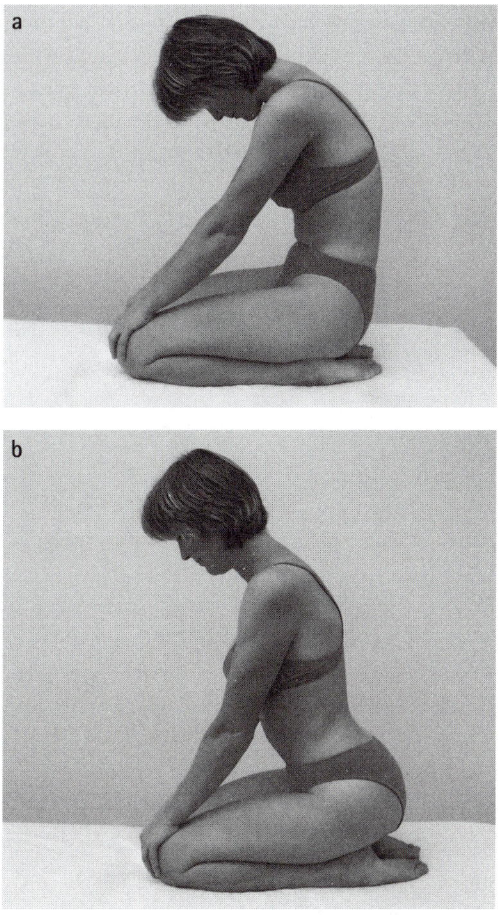

Abb. 6.71: Selbstmobilisation der Lendenwirbelsäule in Vorbeuge (a) und Rückbeuge (b)

kuppen. Dann führt er über seine Hände als Hypomochlion ganz gezielt die Rückbeuge oder die Seitneigung rhythmisch repetitiv aus (☞ Abb. 6.72). Die Fixation von oben ist angebracht, wenn oberhalb des zu behandelnden Segments eine Hypermobilität besteht. Die Fixation von unten ist angezeigt, wenn unterhalb des behandelten Segments ein hypermobiles Segment liegt. Deshalb wird das Segment L5/S1 immer von oben und der thorakolumbale Übergang von unten fixiert. Gewaltsame Bewegungen von großem Umfang müssen vermieden werden.

Selbstmobilisation der Lendenwirbelsäule nach McKenzie

In vereinfachter und modifizierter Form kommen hier Techniken nach McKenzie zur Anwendung, die sich vor allem bei Bandscheibenvorfällen gut bewähren, egal, ob es sich lediglich um Kreuz- oder um radikuläre Schmerzen handelt. Es werden nur die einfachsten beschrieben, weil nur diese

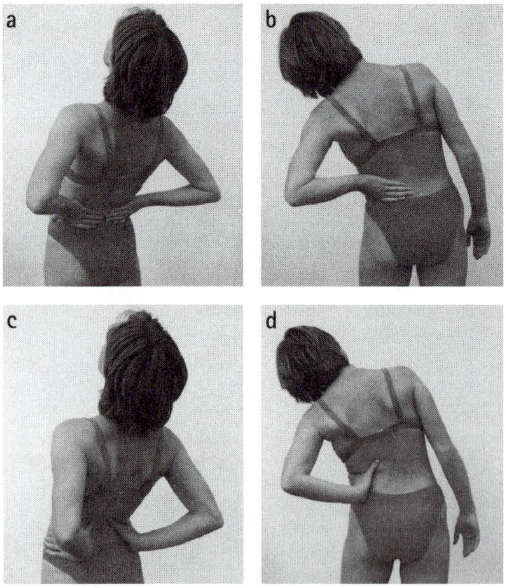

Abb. 6.72: Selbstmobilisation der Lendenwirbelsäule bei Fixation von oben in Rückbeuge (a) und Seitneigung (b) sowie bei Fixation von unten in Rückbeuge (c) und Seitneigung (d)

unserer Erfahrung nach selbsttherapeutisch vom Patienten beherrscht werden. Grundsätzlich wichtig ist hier die Frequenz, mit der der Patient üben muss: In Extension immer 10-mal nacheinander 10-mal täglich und in die Flexion ebenfalls immer 10-mal, aber nur 5-mal täglich.

Bei der Übung in die **Extension** liegt der Patient auf dem Bauch und hebt seinen Rumpf auf die ausgestreckten Arme, wobei er das Becken so wenig wie möglich von der Liege hebt (er „hängt" an den gestreckten Armen ein; ☞ Abb. 6.73a). Bei akuten Schmerzen hebt er sich allerdings nur so weit, wie er es verträgt. Wenn er jedoch die lordotische Haltung bei gestreckten Armen verträgt, verstärkt sich die Wirkung durch tiefe Ausatmung infolge der synkinetischen

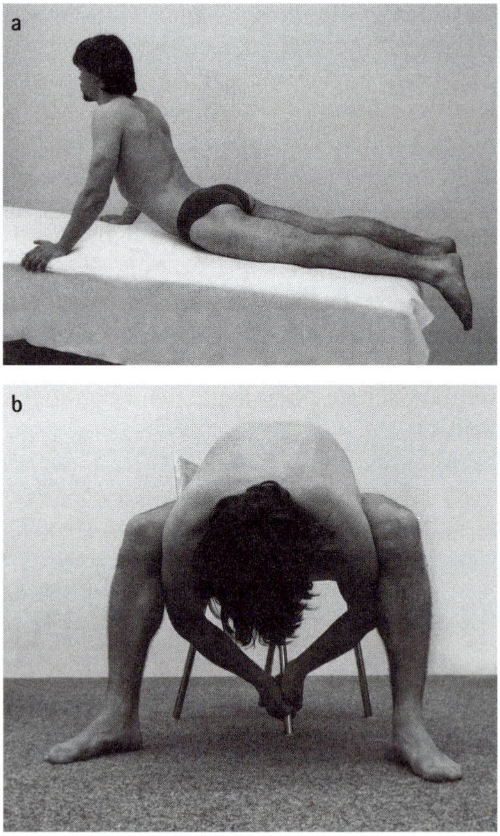

Abb. 6.73: Selbstmobilisation der Lendenwirbelsäule nach McKenzie in die Extension (a) und in die Flexion (b)

Kontraktion der Rückenstrecker während der Ausatmung in Lordose. Er kann auch die Rückbeuge im Stehen üben ähnlich wie in Abb. 6.72a mit dem Unterschied, dass er mit beiden Handflächen sein Gesäß fixiert.

Bei der Übung in die **Flexion** sitzt der Patient so auf einem Stuhl, dass er ein Stuhlbein zwischen seinen auseinander gespreizten Beinen mit beiden Händen in Vorbeuge erfasst und durch Flexion seiner Ellenbogen sich rhythmisch repetitiv in die Vorbeuge herunterzieht (☞ Abb. 6.73b).

Es ist wichtig, die Weisungen McKenzies insbesondere bei Wurzelsyndromen zu beachten, denen zufolge sich Schmerzen während des und nach dem Üben nicht in die Peripherie projizieren dürfen, also aus der Gesäßregion nach distal. Man kann jedoch fortfahren, wenn sie sich aus der Peripherie „zentralisieren", d.h. nach proximal übertragen.

6.5.4 Selbstmobilisation der Brustwirbelsäule und Rippen

Retroflexions-Selbstmobilisation

Der Patient sitzt aufrecht mit abduzierten und im Ellenbogen flektierten Armen. In streng aufrechter Haltung – einschließlich des Kopfes – rotiert er die Oberarme mit Hilfe seiner Unterarme nach dorsal, wodurch es zur Extension der mittleren Brustwirbelsäule kommt, ohne dass sich der thorakolumbale Abschnitt nach dorsal flektiert (☞ Abb. 6.74). In dieser Haltung atmet er ein und dann langsam maximal aus, wobei er seine Bauchmuskeln aktiviert und so ein Punctum fixum um das Xiphoid bildet, das jegliche Rückbeuge des Rumpfes verhindert. Er kann auch im Stehen an die Wand angelehnt üben und dabei die Symphyse nach vorwärts drücken. Erinnert sei an dieser Stelle an die Technik, mit deren Hilfe man die Brustwirbelsäule im Sitzen mobilisiert

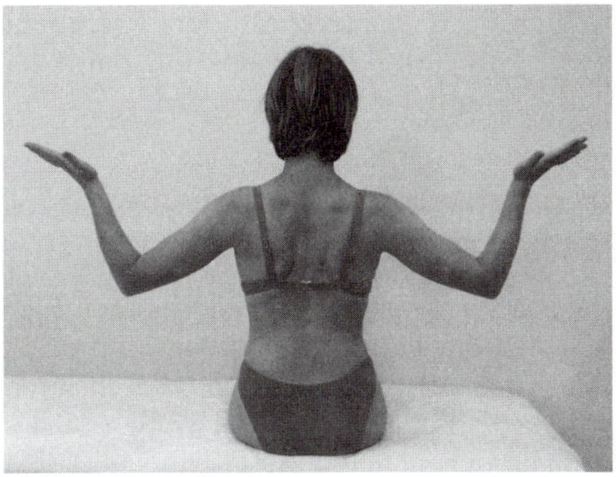

Abb. 6.74: Retroflexions-Selbstmobilisation der Brustwirbelsäule

(☞ Abb. 6.38), die als Selbstbehandlung dient, jedoch nur dann indiziert ist, wenn es nicht gleichzeitig zu einer thorakolumbalen Hyperextension kommt.

Anteflexions-Selbstmobilisation bei Einatmung

Der Patient sitzt auf den Fersen und legt den Oberkörper auf seine Knie, sodass die Stirn auf der Unterlage ruht. Die Arme liegen gestreckt seitlich neben ihm (☞ Abb. 6.75). In dieser Stellung atmet der Patient bewusst in den Rücken. Er lernt rasch, gezielt die Atmung in das hypermobile Segment zu

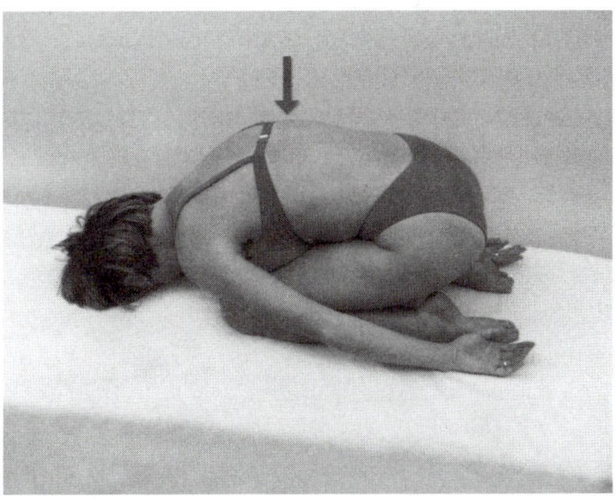

Abb. 6.75: Anteflexions-Selbstmobilisation der Brustwirbelsäule im Fersensitz in maximaler Vorbeuge mit Hilfe der Einatmung

richten. Das kontrolliert der Therapeut durch Inspektion oder Palpation, dann der Patient mir den eigenen Fingern.

Selbstmobilisation der oberen Rippen bei Einatmung

Bei Blockierung (Steifheit) der oberen Rippen sitzt der Patient vorgebeugt und dreht den Kopf zur Seite, die man mobilisieren will, indem er maximal nach oben blickt. Dabei lässt er einen Arm zwischen den leicht gespreizten Knien und den anderen neben sich herunterhängen (☞ Abb. 6.76). In dieser Stellung wölben sich die oberen Rippen auf der Seite, zu der er blickt, vor und erreichen die Vorspannung. Die Mobilisation erfolgt durch gezielte Einatmung in diese Rippen.

Selbstmobilisation der Brustwirbelsäule in Rotation

Diese ist identisch mit der Relaxations-Selbstbehandlung des thorakolumbalen Rückenstreckers, des M. quadratus lumborum oder des M. psoas major, die verkettet sind (☞ 6.6.4).

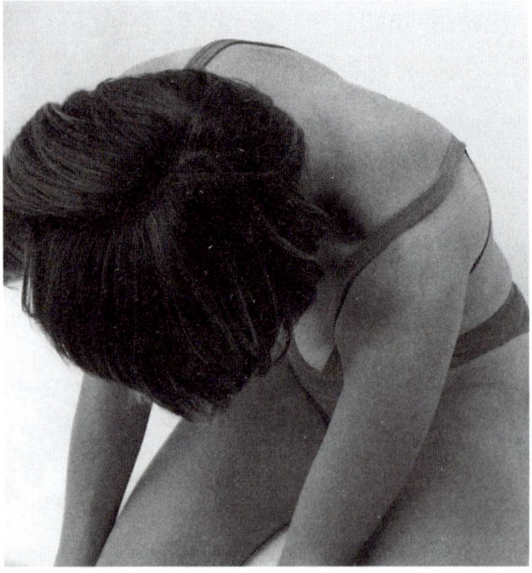

Abb. 6.76: Selbstmobilisation der oberen Rippen bei gedrehtem Kopf während der Einatmung

6.5.5 Selbstmobilisation des zervikothorakalen Übergangs und der ersten Rippe

Vor- und Rückwärtsverschiebung der oberen Brustwirbelsäule und des zervikothorakalen Übergangs

Der Patient lehnt sich so an eine Stuhllehne, dass er den unteren Wirbel des blockierten (behandelten) Bewegungssegments abstützt (fixiert). Nun verschiebt er den Kopf mit dem oberhalb dieses Hypomochlions liegenden Wirbelsäulenabschnitts nach vorne und hinten (☞ Abb. 6.77). Dabei ist es wichtig, dass die Bewegung nicht wie eine Vor- oder Rückbeuge ausgeführt wird, sondern dass sich der Kopf horizontal nach hinten bewegt. Wichtig für die Mobilisation ist nur der Schub nach hinten, die Bewegung nach vorne soll nur gering sein.

Rotations-Selbstmobilisation des zervikothorakalen Übergangs (nach Gaymans)

Die Innen- und Außenrotation der zur Seite gestreckten Arme hat eine mobilisierende Wirkung auf den zervikothorakalen Übergang. Diese Wirkung ist wesentlich intensiver, wenn die Arme gegensinnig rotieren, also ein Arm in die Pronation, der andere in die Supination. Das allein würde noch nicht genügen; die Übung wird jedoch sehr wirksam, wenn gleichzeitig und im selben Rhythmus der Kopf gedreht wird und zwar in Richtung des Armes, der eine Pronation ausführt (Daumen nach unten!). Dabei ist zu beachten, dass die Schultern nicht hochgezogen werden, weshalb die Arme nicht horizontal, sondern leicht nach unten verlaufen (☞ Abb. 6.78). Die Technik ist relativ rasant und wird von Patienten mit einer flachen (hypermobilen) oberen Brustwirbelsäule nicht gut vertragen.

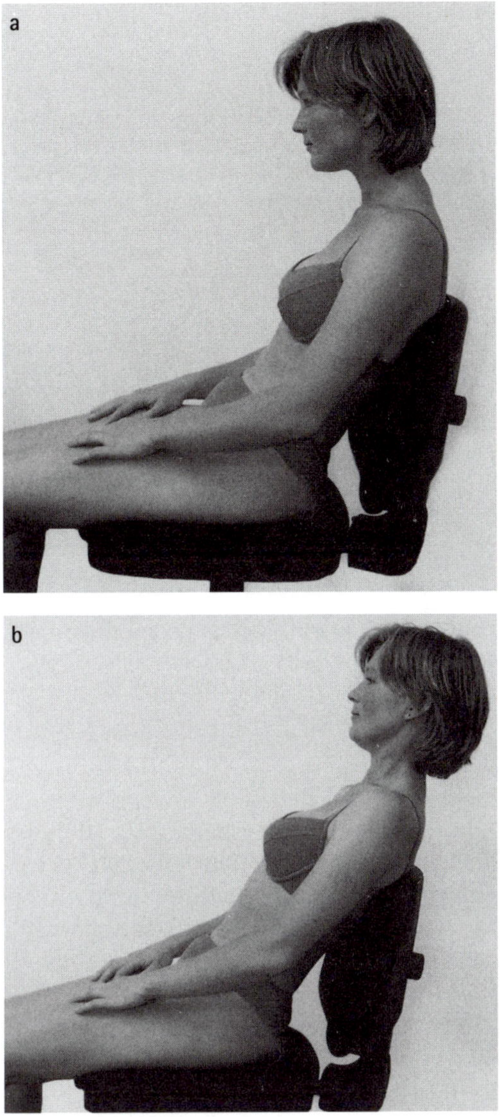

Abb. 6.77: Selbstmobilisation der oberen Brustwirbelsäule und des zervikothorakalen Übergangs durch Vorwärts- (a) und Rückwärtsverschiebung (b) des Kopfes bei Abstützen des kaudalen Partnerwirbels des behandelten Segments

Selbstmobilisation der ersten Rippe

Die Selbstmobilisation der ersten Rippe entspricht der Mobilisationstechnik nach Gaymans (☞ Abb. 6.50). Der Patient leistet mit dem Kopf isometrischen Widerstand gegen die Hand, die von lateral her einen leichten repetitiven Druck im Rhythmus von zwei Drucksteigerungen pro Sekunde ausübt.

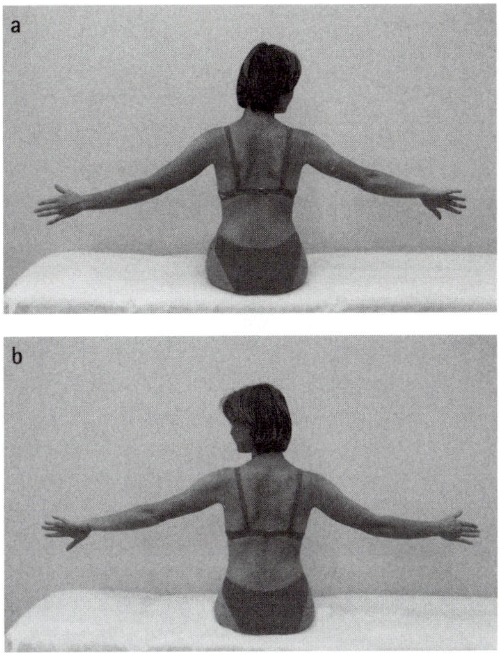

Abb. 6.78: Rotations-Selbstmobilisation des zervikothorakalen Übergangs durch Kombination gegenläufiger Armdrehungen mit Kopfdrehung in Richtung des pronierten Unterarms

6.5.6 Selbstmobilisation der Halswirbelsäule

Seitneigungs-Selbstmobilisation

Man kann zwei Techniken unterscheiden: Bei der ersten stützt der Patient seinen Handteller seitlich gegen den Hals, sodass die Ulnarkante des kleinen Fingers den unteren Partnerwirbel des behandelten Bewegungssegments fixiert und der Daumen auf dem Schlüsselbein aufliegt. Die andere Hand neigt den Kopf bis zur Vorspannung zur Seite (☞ Abb. 6.79). Diese Technik ist lediglich für die Segmente C1/C2 und C2/C3 geeignet.

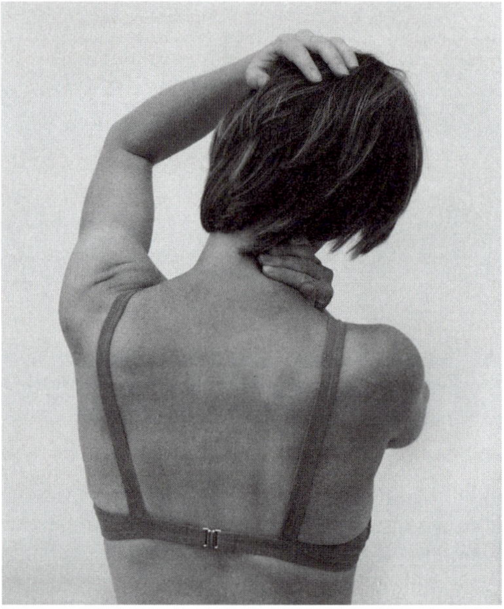

Abb. 6.79: Selbstmobilisation der oberen Halswirbelsäule in die Seitneigung. Eine Hand führt den Kopf zur Gegenseite, die andere stützt den unteren Wirbel seitlich ab.

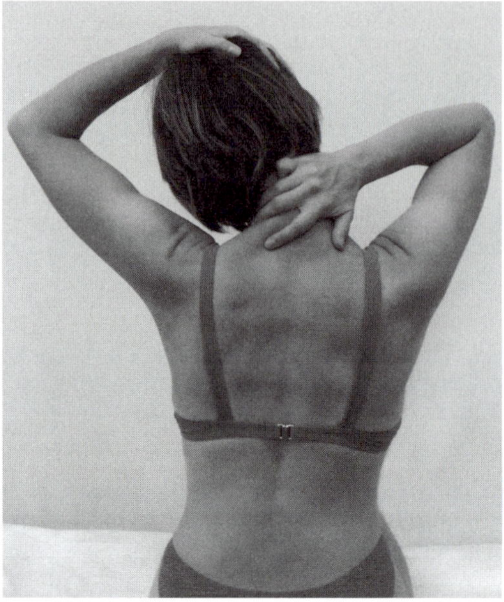

Abb. 6.80: Selbstmobilisation der mittleren Halswirbelsäule in die Seitneigung, wobei die fixierende Hand um den Nacken den Wirbelbogen des unteren Partnerwirbels umgreift.

Unterhalb von C3 fixiert der Patient mit seinem 2. und 3. Finger von dorsal den Bogen des unteren Partnerwirbels des behandelten Bewegungssegments und neigt den Kopf mit der anderen Hand bis zur Vorspannung zur Seite (☞ Abb. 6.80). In beiden Fällen nutzt der Patient die Gayman-Regel zur PIR: In den geraden Segmenten blickt er nach oben und atmet ein. Nach Anhalten des Atems blickt er nach unten und während der Ausatmung kommt es zur Entspannung. In den ungeraden Segmenten beginnt er mit der Ausatmung, während der sich der Widerstand gegen die Seitneigung steigert. Während der Einatmung kommt es zur Entspannung und das Bewegungsausmaß normalisiert sich.

Ante- und Retroflexions-Selbstmobilisation des Okziputs gegenüber dem Atlas

Bei den oberen Kopfgelenken wird die Nickbewegung geübt. Der Patient dreht in aufrechter Haltung den Kopf zur Seite, wodurch die Halswirbelsäule gesperrt wird. In dieser Stellung führt der Patient eine Nickbewegung aus, indem er das Kinn an den Kehlkopf annähert oder anhebt (☞ Abb. 6.81). Sobald er in der einen oder der anderen Richtung die Endstellung (Vorspannung) erreicht hat, wird eine zusätzliche rasche Nickbewegung nach unten durch Blick nach unten und rasche Ausatmung bzw. durch Blick nach oben und rasche Einatmung (durch die Nase!) fazilitiert.

Empfehlenswert ist auch die PIR des M. sternocleidomastoideus (☞ Abb. 6.96).

6.5.7 Selbstmobilisation von Extremitätengelenken

Es versteht sich von selbst, dass der Patient gewisse Mobilisationen peripherer Gelenke auch selbst ausführen kann, insbesondere an den unteren Extremitäten, da beide Hände frei sind. Bei einigen Patienten wurde auf

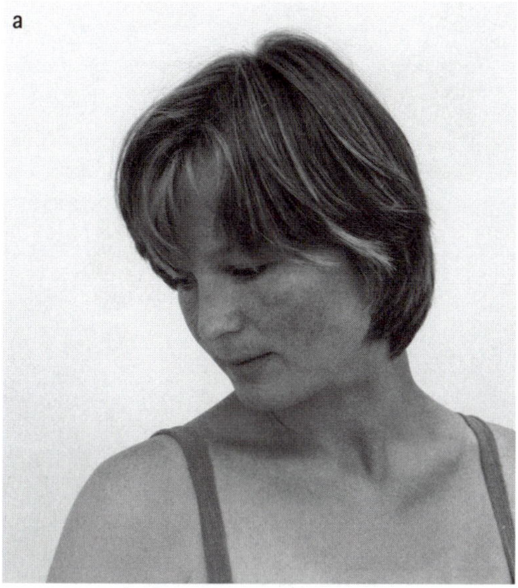
a

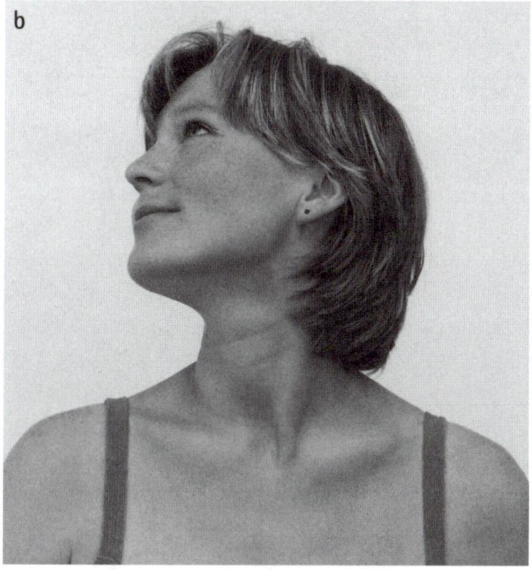
b

Abb. 6.81: Selbstmobilisation der oberen Kopfgelenke durch Nickbewegung bei zur Seite gedrehtem Kopf nach vorne (a) und nach rückwärts (b)

diese Möglichkeit schon unter 6.1.2 und 6.1.3 hingewiesen. Deshalb sollen hier nur einige wenige erläutert werden.

Autotraktion der Karpalknochen

Der Patient sitzt mit überschlagenen Beinen und fixiert den Unterarm auf dem Oberschenkel. Mit der freien Hand erfasst er einen Karpal- oder Metakarpalknochen, je nachdem, wo er behandeln will, zwischen Daumen und Zeigefinger und führt eine Traktion nach distal aus (☞ Abb. 6.82).

Fingertraktion

Der Patient umfasst die Endphalanx des Fingers mit dem kleinen Finger der anderen Hand und erfasst zwischen Daumen und Zeigefinger die erste Phalanx oder den ersten Metakarpalknochen. Mit diesem Griff kann man sowohl eine Traktion als auch eine Mobilisation der Metakarpophalangealgelenke II–V und auch des Karpometakarpalgelenks des Daumens ausführen.

Selbstmobilisation des Ellenbogens nach radial

Der Patient erfasst die Tischkante bei senkrecht gehaltenem, gestrecktem und supiniertem Arm so, dass der Daumen parallel zur Tischkante verläuft. Die andere Hand erfasst den Ellenbogen von ulnar und mobilisiert ihn durch einen leicht federnden

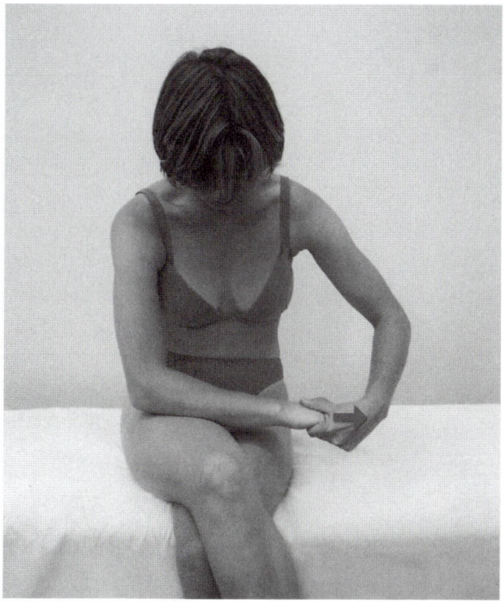

Abb. 6.82: Autotraktion im Bereich der Karpalknochen

rhythmischen Schub oder durch schnelles Schütteln nach radial (☞ Abb. 6.83).

Autotraktion des Schultergelenks

Über eine weiche Stuhllehne kann die Traktion im Schultergelenk auch im Sinne einer postisometrischen Relaxation ausgeführt werden, wenn die Lehne die Thoraxseite und nicht die Achselhöhle abstützt und weich gepolstert ist. Mit der gesunden Hand erfasst der Patient den Unterarm und übt eine leichte Traktion in Längsrichtung des Armes bis zur Vorspannung aus. Nun leistet er Widerstand, atmet langsam ein, hält den Atem, und entspannt dann während der Ausatmung. Diesen Vorgang wiederholt er mindestens 3-mal.

Selbstmobilisation des Kniegelenks

Der Patient sitzt auf einem niedrigen Stuhl (Hocker) und stützt sein Bein in leichter Abduktion auf seinen Fuß, der einmal nach außen, das andere Mal nach innen rotiert

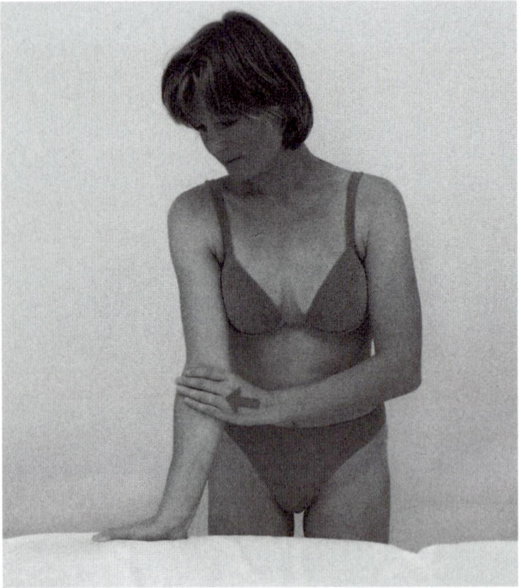

Abb. 6.83: Selbstmobilisation des Ellenbogens nach radial

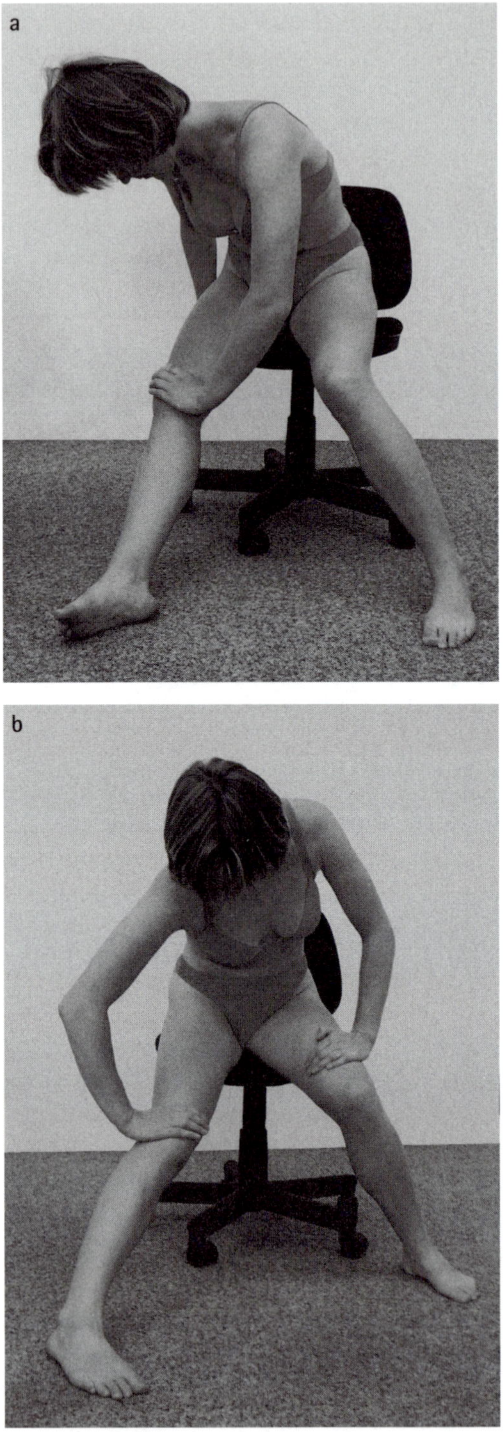

Abb. 6.84: Selbstmobilisation des Kniegelenks durch Schütteln nach lateral mit dem Fuß in Außenrotation (a) und nach medial mit dem Fuß in Innenrotation (b)

ist. Wenn dieser nach außen rotiert ist, erfasst er sein Knie mit einer Hand auf der medialen Seite und erreicht durch leichten Druck nach lateral die Vorspannung und schüttelt das Knie nach lateral (☞ Abb. 6.84a). Ist der Fuß nach innen rotiert, erfasst er das Knie von außen mit der gleichnamigen Hand. Nach Erreichen der Vorspannung nach medial erfolgt die Schüttelmobilisation nach medial (☞ Abb. 6.84b).

6.6 Postisometrische Muskelrelaxation (PIR) und reziproke Inhibition (RI)

6.6.1 Grundlagen

Unter 6.1 wurden bereits postisometrische Relaxationstechniken und auch die reziproke Inhibition bei den Mobilisationstechniken beschrieben. Die Methode bildet ein Bindeglied zwischen Therapie und Rehabilitation: Sie ist gleichzeitig die spezifische Therapie von Muskelspasmen, vor allem von Triggerpunkten, setzt jedoch immer die **Aktivität des Patienten** voraus. Außerdem sind alle in diesem Abschnitt angeführten Techniken so gewählt, dass sie als **Selbstbehandlung** dienen können.

Es wurde schon erwähnt, dass Mitchell die muskuläre Fazilitation und Inhibition in seiner Muskel-Energie-Technik zur Mobilisation von Gelenken verwendet. Nichts war deshalb nahe liegender, als die Methode bei muskulären Funktionsstörungen anzuwenden. Das entspricht jedoch nicht dem, was Mitchell selbst (1979) schrieb: „Wenn die Isometrie zur Gelenkmobilisation benutzt wird, sind maximale Kontraktionen nicht erwünscht, denn diese haben die Tendenz, die Gelenke zu straffen und steif werden zu lassen. Geringe Kontraktionen sind deshalb zum Zweck der Gelenkmobilisation zweckmäßiger. Wenn jedoch ein Muskel oder dessen Faszie gedehnt werden soll, dann ist kräftige isometrische Kontraktion nützlich."

Die Erfahrung zeigt jedoch, dass geringe Kräfte während der isometrischen Kontraktion auch bei der Therapie von Triggerpunkten viel vorteilhafter sind. Deshalb geht man wie bei der Relaxation folgendermaßen vor: Der Muskel wird nur so weit gedehnt, wie dies ohne Widerstand möglich ist. In der so erreichten Vorspannung wird der Patient aufgefordert, mit minimaler Kraft Widerstand zu leisten und (bei der Rumpfmuskulatur) meist einzuatmen. Der Widerstand wird 5–10 Sekunden gehalten, danach wird der Patient aufgefordert, locker zu lassen und langsam auszuatmen. Nach kurzem Abwarten merkt man, dass sich der Muskel dekontrahiert oder verlängert; so erreicht man eine neue Endstellung. Die Relaxationsphase nutzt man so lange, wie sich der Muskel lediglich durch Entspannung des Patienten weiter verlängert. Das kann 10 Sekunden, aber auch bis über 30 Sekunden dauern. Man sollte diesen Vorgang nie unterbrechen, weil er für den Effekt entscheidend ist. Wenn die Entspannung nach der isometrischen Spannungsphase ungenügend ist, kann man die isometrische Phase verlängern, unter Umständen bis auf eine halbe Minute. Wenn man dagegen schon das erste Mal eine gute Entspannung erzielt, kann man die isometrische Phase kürzer halten. Je nachdem, wie gut der Patient entspannt, wird der Vorgang wiederholt. Bei guter Entspannung merkt man, wie die Spannung förmlich „wegtaut".

> Man kann den Patienten nicht entspannen, das muss er selbst tun. Dabei dehnt sich auch der Muskel (spontan). Sobald man ihn selbst dehnt, kann von Entspannung (PIR) nicht mehr die Rede sein.

Nach Möglichkeit nutzt man die **Ein- und Ausatmung**, die **Blickrichtung** und als Widerstand die **Schwerkraft** (nach Zbojan). Hier gilt dasselbe, was über die Kombination bei Mobilisationstechniken geschrieben wurde. Die richtungsbestimmende Weisung (Blick, Druck) geht der Atmung voraus, schon um den Vorgang zu verlängern. Wo Schwerkraft allein wirkt, verlängert man jede Phase auf 20 Sekunden. Diese ist von Anfang an eine Selbstbehandlung. Bei der Kombination mit Ein- und Ausatmung ist es dann wichtig, dass sowohl die Ein- als auch die Ausatmung genügend lange, womöglich 10 Sekunden oder länger, andauern. Um dies zu erreichen, ist es empfehlenswert, nach Ende der Einatmung, mitunter auch nach der Ausatmung, den Atem anhalten zu lassen, um den Atemrhythmus zu verlangsamen.

Die **PIR** wird regelmäßig mit der **reziproken Inhibition** (RI) **kombiniert**. Hier bestehen zwei Möglichkeiten: Entweder gemäß der Technik von Iwanitschev (1997), indem der Patient in Richtung, in der er entspannen soll, eine kraftvolle Bewegung von maximaler Exkursion ausführt. Oder der Patient macht eine Bewegung von nur geringer Kraft gegen den repetitiven Widerstand des Therapeuten. Maximale Kräfte sind auch hier unerwünscht, weil sie leicht zu einer Art Zweikampf zwischen Patient und Therapeut führen, bei dem der Therapeut auch den kürzeren ziehen kann. Mit Hilfe eines rhythmisch repetitiven Widerstands erreicht man dieselbe Inhibition wie mit einem einmaligen maximalen Widerstand.

Die therapeutische **Wirkung** zeigt sich nicht nur am Muskel (Triggerpunkt), sondern auch an dessen Ansatzpunkt und ebenso an Ansatzpunkten von Bändern, die die Spannung übertragen. Außerdem handelt es sich oft um Übertragungsschmerzen, die günstig reagieren. Bei pathogenetisch bedeutsamen Triggerpunkten kommt es auch zu Verkettungsreaktionen (☞ 4.20), bei denen zahlreiche Triggerpunkte und Blockierungen zurückgehen, und dadurch zu bedeutender Fernwirkung.

Die Methode ist außerdem weitgehend **spezifisch**: Bei breiten, fächerförmigen Muskeln müssen die Kräfte genau auf die Muskelbündel abzielen, die Triggerpunkte beherbergen, und damit auch auf den Ansatzpunkt, der dem Muskelbündel entspricht, wie beispielsweise bei schmerzhaftem Ansatzpunkt des M. pectoralis an einer Rippe. Deshalb ist oft ein ungezieltes Vorgehen erfolglos. Wo keinerlei vermehrte Spannung besteht, ist die Methode fehl am Platz (z.B. an schmerzhaften hypotonen Schmerzpunkten beim Fibromyalgie-Syndrom). Natürlich gilt dies auch, wenn der behandelte Triggerpunkt selbst sekundär ist und seine Ursache nicht behandelt wird.

Zur **Theorie** dieser physiologisch sehr wirksamen Methode der Muskelentspannung wird vermutet, dass es sich nicht um eine einfache Sherrington-Hemmung handelt. Dazu sind schon die Latenzzeiten viel zu lang. Der Patient reagiert ja auf verbale Instruktionen. Letzteres ist auch bei der Kabat-Hemmung der Fall, weshalb auch hier ein einfacher Spinalreflex kaum in Betracht kommt. Die Wirkung der PIR wie sie hier beschrieben ist, mag darin bestehen,

- dass sich bei minimaler Kraft lediglich die Muskelfasern anspannen, die eine geringe Reizschwelle haben, wie dies im muskulären Triggerpunkt der Fall ist
- dass man konsequent den Dehnungsreflex vermeidet, der sich immer bei passiver – auch schonender – Dehnung einstellt.

Es kommt sogar vor, dass der Patient während der Relaxation Schmerzen empfindet, obwohl sich das Bewegungsausmaß während der Relaxation vergrößert, beispielsweise während der PIR beim so genannten Bänderschmerz. Trotzdem gehen die Schmerzen nach erfolgter PIR zurück. Die PIR demonstriert auf überzeugende Weise, wie Spannung mit Schmerz und Entspannung mit Schmerzfreiheit einhergehen.

Die PIR ist auch mit der „Spray-und-Stretch-Methode" von Travell (1952) vergleichbar, betont jedoch lediglich die Entspannung und lehnt jegliche (auch schonende) Dehnung ab. Bei dem kalten Spray kommt es offenbar zu einer vorübergehenden Hemmung des Dehnungsreflexes und deshalb stört hier die Dehnung nicht. Es muss bei der Entspannung überhaupt nicht zu Dehnung kommen, wie bei manchen Techniken, bei denen man die Schwerkraft nutzt, und bei der Entspannung der Mm. glutei maximi (☞ 6.6.5). Es zeigt sich, dass eine Dehnung gar nicht stattfinden muss, sie dient eher als klinischer Hinweis für die erfolgreiche Entspannung.

Die passive Dehnung ist dann indiziert, wenn der Muskel bindegewebig verkürzt ist, also die Muskelscheiden, die bindegewebigen Hüllen der Muskelbündel und Faszien, betroffen sind.

Die PIR wirkt auf die kontraktilen Elemente im Muskel. Diese Wirkung wurde an 352 Muskelgruppen bei 244 Patienten dokumentiert (Lewit, Simons 1974), bei denen sich ein unmittelbar analgetischer Effekt bei 330 Muskelgruppen einstellte; keinerlei Wirkung zeigte sich bei 21 Patienten.

Wie schon früher erwähnt, gibt es **Triggerpunkte**, die auf reflektorisch wirkende Methoden **nicht ansprechen** und auch in Verkettungsreaktionen nicht reagieren. Diese sind anscheinend nicht (mehr) funktionell-reversibel. Hier besteht dann die Therapie in traumatisierender Massage oder in der Nadelung, bei der man die maximal schmerzhaften Punkte treffen muss und womöglich auch eine Zuckung hervorruft. Meist handelt es sich um mehr als einen einzigen Punkt, weshalb das Spritzen von Lokalanästhetika nicht zu empfehlen ist. Bei der Nadelung kann man sich mit der Nadel noch in situ überzeugen, dass der Triggerpunkt gelöscht und nicht mehr schmerzhaft ist.

Im Folgenden sollen die Techniken, mit denen funktionell reversible Triggerpunkte bei den einzelnen Muskeln behandelt und diagnostiziert werden, genau beschrieben werden.

6.6.2 Muskeln von Kopf und Hals

Kaumuskulatur

Eine vermehrte Spannung der Kaumuskeln zeigt sich dadurch, dass der Patient nicht in der Lage ist, bei maximaler Mundöffnung drei Fingerknöchel zwischen die Schneidezähne zu klemmen. Regelmäßig ist auch das Temporomandibulargelenk druckschmerzhaft. Triggerpunkte im **M. temporalis** tastet man in der Schläfengegend, im. **M. masseter** durch die Wangen, im **M. pterygoideus internus** hinter dem Unterkieferwinkel und im **M. pterygoideus externus** im Mund oberhalb der Weisheitszähne. Diese sind besonders häufig und intensiv schmerzhaft.

Die PIR, die alle diese Muskeln entspannt, wird folgendermaßen ausgeführt: Der Patient liegt mit dem Kopf am Ende der Liege und man fixiert seine Stirn mit einer Hand, die andere legt man auf sein Kinn. Durch mäßige Mundöffnung wird die Vorspannung erreicht (☞ Abb. 6.85). Darauf kommt folgende Atmungssynkinesie zur Anwendung: Während der (langsamen) Ausatmung vergrößert sich automatisch der Widerstand gegen die Mudöffnung; der Patient wird dann jedoch aufgefordert, tief Atem zu holen und dabei energisch den Mund zu öffnen, wie beim Gähnen. Der Vorgang wird 2–3-mal wiederholt. Hier bewirkt die aktive Mundöffnung auch die reziproke Hemmung (RI).

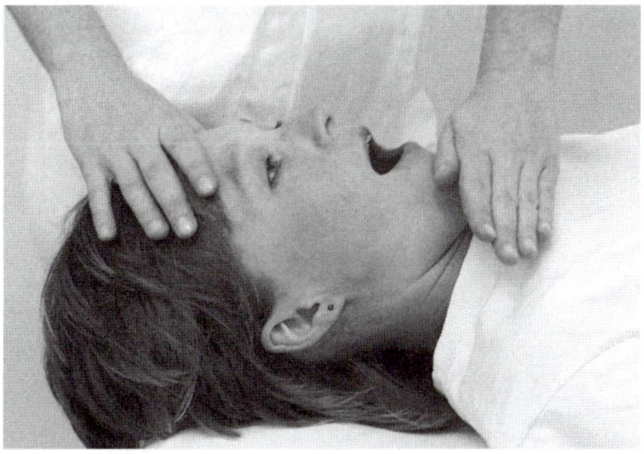

Abb. 6.85: PIR (RI) der Kaumuskulatur

Selbstbehandlung

Zur Selbstbehandlung sitzt der Patient vor einem Tisch, auf den er den Ellenbogen abstützt, und stützt die Stirn mit seiner Hand. Die Finger der anderen Hand ruhen auf seinen unteren Schneidezähnen (☞ Abb. 6.86). Nach Mundöffnung (Vorspannung) wird zuerst ausgeatmet, während der Einatmung wird tief Atem geholt und der Mund soweit wie möglich geöffnet. Die Hand an der Stirn muss die Kopfvorbeuge verhindern, weil bei Kopfvorbeuge die maximale Mundöffnung nicht möglich ist, der Kopf darf aber auch nicht nach dorsal abknicken.

M. digastricus

Antagonist der Kaumuskulatur ist die Mundbodenmuskulatur, vor allem der M. digastricus. Zur Untersuchung fällt es am leichtesten, die Schildknorpel zur Seite zu verschieben, wobei der Widerstand auf Seite des verspannten M. digastricus größer ist. Ist die Verspannung erheblich, erkennt man das an der Deviation der Schildknorpel zur verspannten Seite, der Vertiefung des Mundbodens auf der verspannten Seite und an der Abflachung auf der Gegenseite.

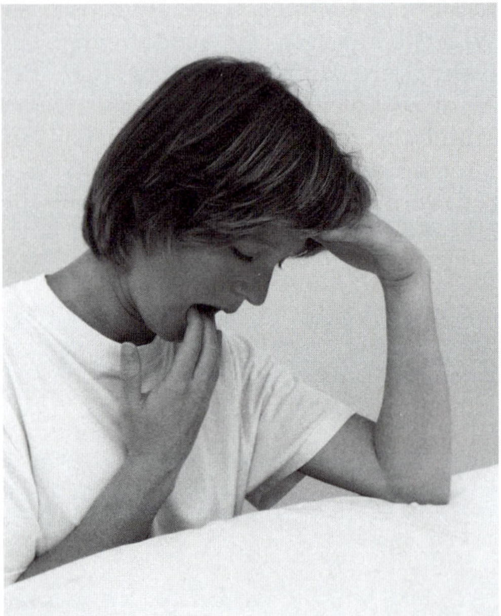

Abb. 6.86: PIR (RI) der Kaumuskulatur (Selbstbehandlung)

Bei der PIR liegt der Patient auf dem Rücken, mit einer Hand leistet man Widerstand gegen die Mundöffnung unter dem Kinn, die andere legt man lateral an das Zungenbein und tastet den Widerstand (☞ Abb. 6.87a). In der isometrischen Phase öffnet der Patient seinen Mund gegen Widerstand der Hand unter dem Kinn, atmet ein, hält seinen Atem an, entspannt dann und atmet aus. Dabei schließt sich der Mund und man merkt, wie der Widerstand lateral am Zungenbein nachlässt. Es ist deshalb notwendig, vor der PIR das Zungenbein zu tasten. Man muss die Spannung und Entspannung fühlen, darf aber nie mit den Daumen am Zungenbein „stochern“.

Selbstbehandlung

Bei der Selbstbehandlung des M. digastricus sitzt der Patient, hat einen Ellenbogen auf einem Tisch abgestützt und sein Kinn ruht auf seiner Handfläche. Den Daumen der anderen Hand legt er auf den Zungenbeinrand der verspannten Seite (☞ Abb. 6.87b). Er öffnet nun bei angelehntem Kinn seinen Mund gegen Widerstand, atmet ein, hält den Atem an, entspannt während der Ausatmung und wiederholt den Vorgang 2–3-mal.

M. mylohyoideus

Bei vermehrter Spannung im M. mylohyoideus am Mundboden ist folgende Selbstbehandlung indiziert: Der Patient drückt die Zunge gegen den harten Gaumen, atmet ein, dann entspannt er die Zunge und atmet aus.

M. pterygoideus externus

Bei der spezifischen Behandlung des M. pterygoideus externus liegt der Patient auf dem Rücken mit nur wenig geöffnetem Mund. Man legt beide Daumen von oben auf sein Kinn (☞ Abb. 6.88a). Dann wird

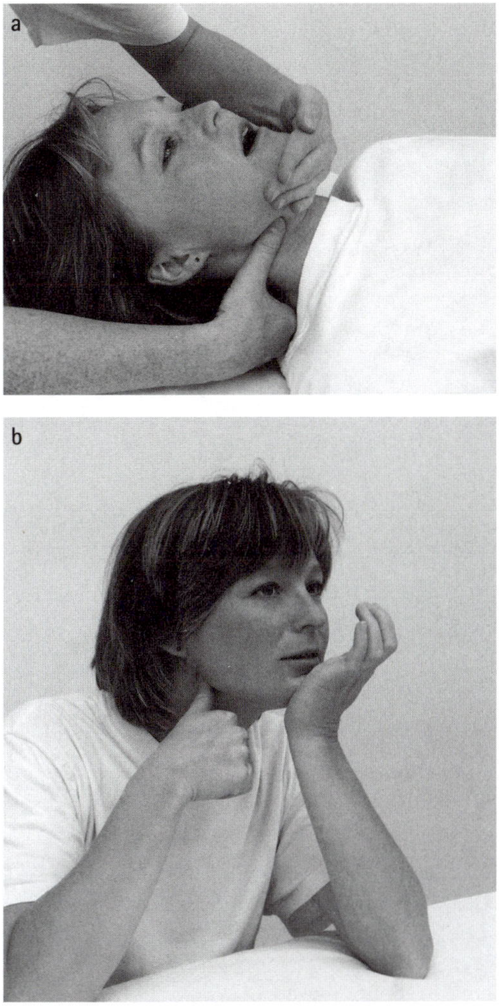

Abb. 6.87: PIR des M. digastricus. a) Behandlung. b) Selbstbehandlung.

der Patient aufgefordert, das Kinn nach vorwärts zu schieben und einzuatmen, wobei man am Kinn Widerstand leistet. Dann wird er aufgefordert, den Atem anzuhalten, locker zu lassen und dann auszuatmen.

Selbstbehandlung

Zur Selbstbehandlung legt der Patient seine Daumen auf das Kinn (☞ Abb. 6.88b). Dann schiebt er sein Kinn gegen den Widerstand seiner Daumen und atmet ein. Nach Anhalten des Atems entspannt er während der Ausatmung.

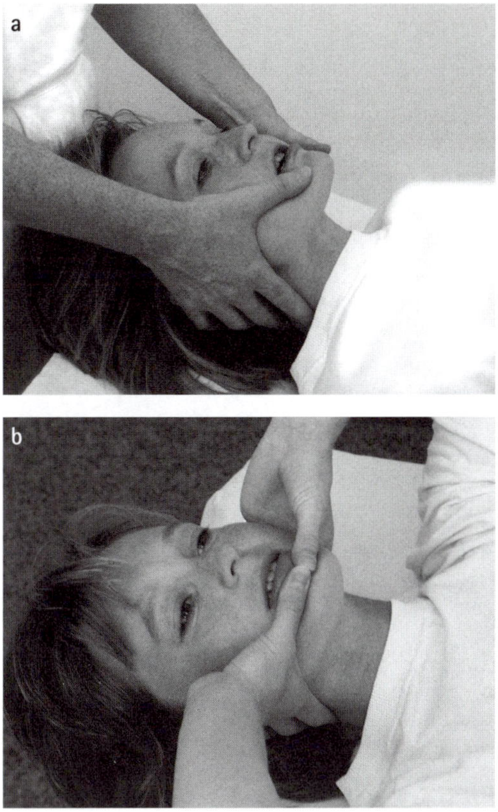

Abb. 6.88: PIR des M. pterygoideus externus. a) Behandlung. b) Selbstbehandlung.

Kurze Extensoren der Kopfgelenke

Die Palpation dieser Muskeln ist nur in Rückenlage mit leicht angehobenem Kopf möglich. Bei der Behandlung steht man hinter dem sitzenden Patienten und legt beide Daumen hinten unter das Hinterhaupt und die Fingerkuppen von oben auf das Jochbein. Nun fordert man den Patienten auf, nach oben zu blicken und tief einzuatmen, wobei man der (automatischen) Kopfrückbeuge Widerstand leistet (☞ Abb. 6.89). Danach lässt man den Patienten den Atem anhalten, nach unten blicken und langsam ausatmen. Dabei darf es nicht zu einer Vorbeuge der gesamten Halswirbelsäule, sondern nur zu einer Nickbewegung kommen. Deshalb lässt man den abgestützten

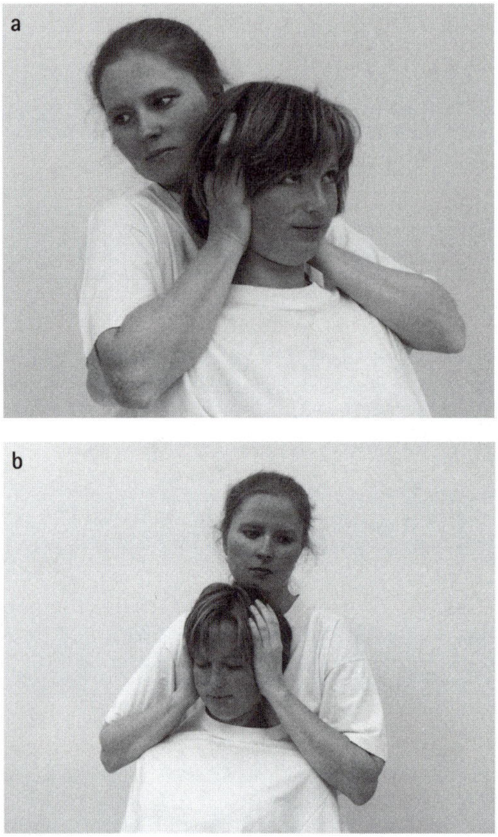

Abb. 6.89: Behandlung von Triggerpunkten der kurzen Extensoren der Kopfgelenke. a) Widerstand bei Blick nach oben. b) Vorwärtsnicken bei Blick nach unten.

Kopf und Oberkörper etwas zurück- und herabsinken, ohne den Kopf nach vorne fallen zu lassen. Aus der so erreichten Stellung wird der Vorgang wiederholt.

Für die RI wird der Patient aufgefordert, nach vorne zu nicken, und man leistet dagegen repetitiven Widerstand.

Selbstbehandlung

Zur Selbstbehandlung stützt der Patient mit den Fingern den Hinterkopf von unten und mit den Daumen das Jochbein von oben ab und macht mit Hilfe beider Hände eine leichte Nickbewegung zur Vorspannung (☞ Abb. 6.90a). Dann blickt er nach oben und atmet ein, hält den Atem, lehnt sich dann über eine Stuhllehne zurück, blickt

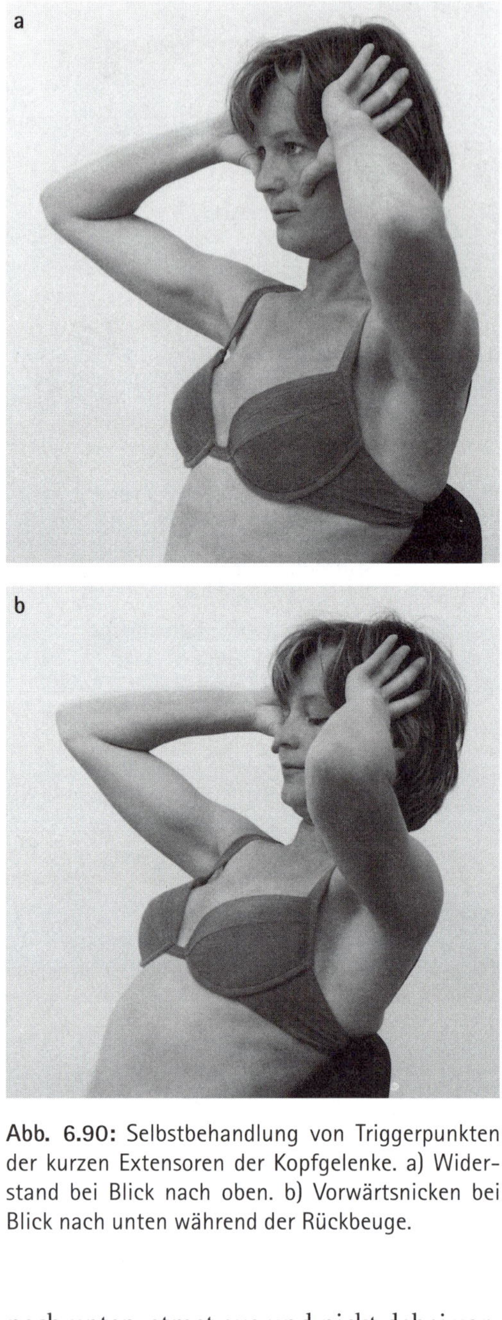

Abb. 6.90: Selbstbehandlung von Triggerpunkten der kurzen Extensoren der Kopfgelenke. a) Widerstand bei Blick nach oben. b) Vorwärtsnicken bei Blick nach unten während der Rückbeuge.

nach unten, atmet aus und nickt dabei vorwärts (☞ Abb. 6.90b).

M. levator scapulae

Der typische Triggerpunkt liegt im Winkel zwischen Hals und Schulter. Weitere Schmerzpunkte befinden sich am Angulus superior scapulae und lateral am Dornfortsatz des Axis.

Zur Behandlung liegt der Patient auf dem Rücken mit dem Kopf am oberen Bankrand und streckt den im Ellenbogen gebeugten Arm nach kranial. Durch Druck von oben gegen den Ellenbogen schiebt man das Schulterblatt des Patienten nach kaudal und fixiert den Ellenbogen in dieser Stellung mit dem Oberschenkel, um eine Vordehnung des M. levator scapulae zu erhalten. Mit den Händen führt man dann den Kopf des Patienten zur Gegenseite, bis man auf leichten Widerstand stößt. Dieser tritt auf der Seite der Verspannung früher auf als auf der Gegenseite. Gleichzeitig wird der Kopf ein wenig angehoben und zur selben Seite gedreht (☞ Abb. 6.91a). Nun fordert man den Patienten auf, zur behandelten Seite zu schauen und langsam einzuatmen, dann den Atem anzuhalten, locker zu lassen und auszuatmen. Während der Entspannung führt man den Kopf so weit zur Gegenseite, bis man wieder einen leichten Widerstand fühlt. Der Vorgang wird wiederholt.

Ist es allerdings – wie häufig bei Schulterschmerzen – nicht möglich, den Arm hochzuheben, geht man nach der von Sachse beschriebenen Technik vor, die ebenfalls auch zur Prüfung einer Verkürzung des Muskels dient: Der Patient liegt auf dem Rücken. Mit dem Handteller zieht man die Schulter fixierend nach kaudal und legt die Fingerspitzen auf den Muskelansatz am oberen Schulterblattwinkel. Mit der anderen Hand umgreift man den Nacken, hebt den Kopf in Anteflexion und neigt ihn oberhalb von C4 zur Gegenseite, bis man eine Spannung am Ansatzpunkt des Muskels tastet (☞ Abb. 6.91b). Nun fordert man den Patienten auf, zur Seite des verspannten Muskels zu blicken und langsam einzuatmen, den Atem anzuhalten, dann locker zu lassen und auszuatmen. Der Vorgang wird wiederholt.

a

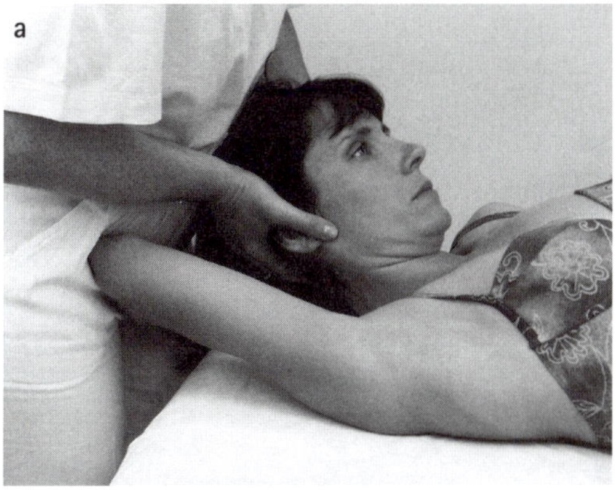

b

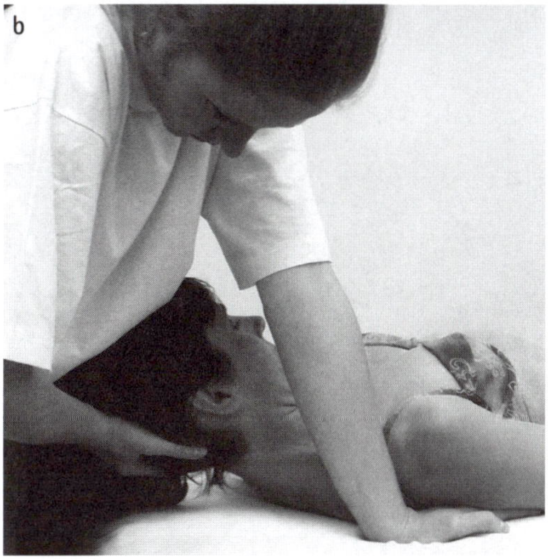

Abb. 6.91: Untersuchung und PIR von Triggerpunkten im M. levator scapulae bei Fixation des Schulterblatts über den Ellenbogen durch Druck nach kaudal (a) und durch Fixation der Schulter nach Sachse (b).

Pars descendens des M. trapezius

Schmerzhafte Triggerpunkte sind gut im gesamten Verlauf zu tasten. Zur Behandlung (Untersuchung) fixiert man am liegenden Patienten die Schulter von kranial und führen den Kopf nach lateral bis zur Vorspannung (☞ Abb. 6.92). Dann fordert man den Patienten auf, in Richtung der fixierenden Hand zu schauen und langsam einzuatmen, dann den Atem anzuhalten, locker zu lassen und auszuatmen. Während der Entspannung führt man den Kopf weiter zur Seite, bis wieder die Vorspannung erreicht ist und wiederholt den Vorgang.

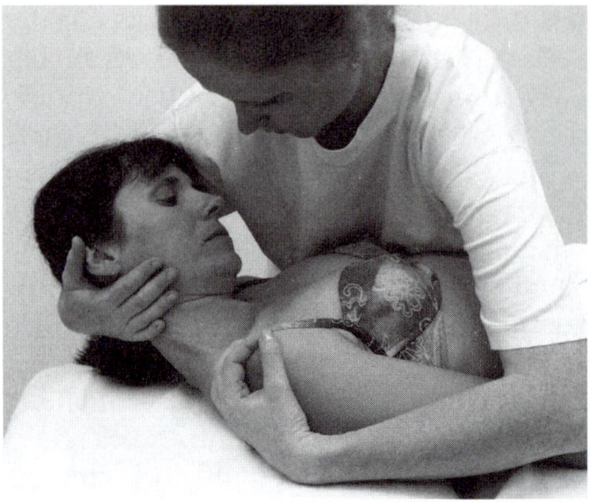

Abb. 6.92: Behandlung und Untersuchung der Pars descendens des M. trapezius

Bei der RI übt der Patient einen Druck mit dem Kopf zur Seite des verspannten Muskels aus und man leistet repetitiven Widerstand dagegen.

Selbstbehandlung

Zur Selbstbehandlung sowohl des M. levator scapulae als auch der Pars descendens des M. trapezius bedient man sich der Schwerkraft. Der Patient ist gegen eine niedrige Stuhllehne gelehnt, sodass beide Arme hinter der Lehne hängen, um eine möglichst aufrechte Haltung zu sichern. In dieser Stellung blickt er nach oben, hebt die Schultern an, atmet ein (☞ Abb. 6.93a), hält den Atem an und blickt nach unten, lässt die Arme sinken und atmet langsam aus (☞ Abb. 6.93b). Dies wird einige Male wiederholt.

Bei der RI übt der Patient einen Druck mit beiden Armen nach unten gegen den Boden aus.

Mm. scaleni

Die Mm. scaleni verursachen selbst geringe Schmerzen, ihre Verspannung ist aber von großer klinischer Bedeutung. Sie beteiligen sich in der Regel an der Verspannung der oberen Fixatoren des Schultergürtels und sind entscheidend an der Hochatmung beteiligt. Sie führen zu Verspannung der Mm. pectorales mit Schmerzpunkten im Bereich der Sternokostalgelenke. Dabei bestehen oft Beklemmungsgefühle, die nach Behandlung der Mm. scaleni abklingen.

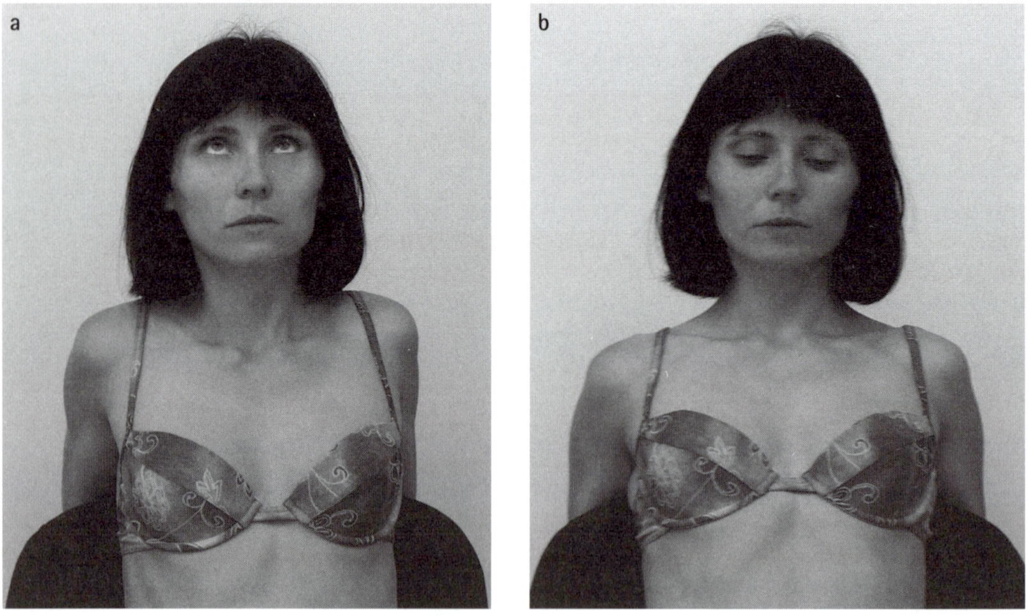

Abb. 6.93: PIR des M. levator scapulae und des M. trapezius. a) Schultern hochgezogen, Blick nach oben, Einatmung. b) Schultern entspannt, Blick nach unten, Ausatmung.

Bei Blockierung der ersten Rippe sind die Mm. scaleni reflektorisch verspannt und Mitursache des Syndroms der oberen Thoraxapertur (☞ 7.5.2). Der Triggerpunkt der Mm. scaleni entspricht dem Erb-Punkt und spricht meist auf PIR an.

Bei Verspannung ist die Rückbeuge des zur Gegenseite gedrehten Kopfes eingeschränkt. Bei Hyperlordose kann die Verspannung der Mm. scaleni sogar die Seitneigung des Kopfes einschränken und so eine Verspannung des M. trapezius vortäuschen.

Zur Prüfung und Behandlung steht man hinter dem sitzenden Patienten, stützt mit dem Körper die Schulter der zu prüfenden (behandelnden) Seite und fixiert mit der Hand die oberen Rippen auf dieser Seite. Mit der anderen Hand beugt man den zur Gegenseite gedrehten Kopf leicht nach hinten, soweit dies ohne Widerstand möglich ist (☞ Abb. 6.94). Dann blickt der Patient nach oben und zur Seite und atmet ein. Dabei leistet die Hand, die auf den Rippen liegt, kräftig Widerstand, während die Hand, die seitlich am Kopf liegt, nur minimalen Widerstand leistet. Während der Ausatmung blickt der Patient zur Gegenseite und lässt den Kopf nach hinten sinken. Meist kommt es spontan zu einer erheblichen Entspannung, sodass selten wiederholt werden muss.

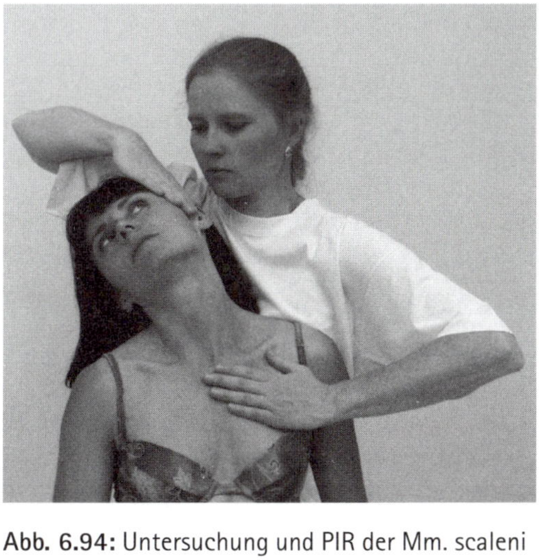

Abb. 6.94: Untersuchung und PIR der Mm. scaleni

Selbstbehandlung

Sofern man nicht gleich die Hochatmung behandelt, ist eine Selbstbehandlung möglich. Der Patient liegt auf der Seite, hebt seinen Kopf von der Unterlage und atmet langsam ein (☞ Abb. 6.95a). Dann hält er den Atem an, lässt den Kopf während der Ausatmung zur Unterlage sinken (unter Nutzung der Schwerkraft) und wiederholt die Übung (☞ Abb. 6.95b).

Bei der RI übt er einen kräftigen Druck mit dem Kopf auf die Unterlage aus.

M. sternocleidomastoideus

In diesem Muskel findet man fast immer Triggerpunkte (mit Hilfe des Zangengriffs) sowohl bei Funktionsstörungen im Zervikal- als auch im Orofazialbereich, die mit Übertragungsschmerzen am Schädel und

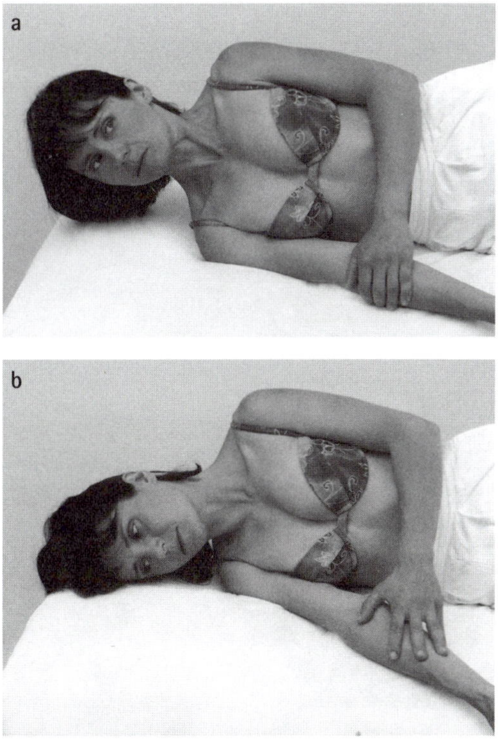

Abb. 6.95: Selbstbehandlung der Mm. scaleni. a) Kopf angehoben, Blick nach oben, Einatmung. b) Kopf auf der Unterlage, Blick nach unten, Ausatmung.

Gesicht einhergehen. Meist besteht auch ein Schmerzpunkt am Atlasquerfortsatz; schmerzhafte Ansatzpunkte können medial am Schlüsselbein und am Proc. mastoideus gefunden werden. Er reagiert mit Triggerpunkten auf die meisten Störungen im Kopf-, Hals- und sogar Zervikothorakalbereich und ist ein guter Indikator für unbehandelte Funktionsstörungen in diesem gesamten Bereich.

Für die Therapie nutzt man die Schwerkraft und eine Atmungssynkinesie. Der Patient liegt auf dem Rücken mit dem Kopf am Ende des Tisches, dass dieser zur Seite gedreht ist und Kinn und Warzenfortsatz (weich!) abgestützt sind. Jetzt blickt der Patient zur Stirn und atmet langsam tief ein. Dabei spannt sich der M. sternocleidomastoideus automatisch an, wobei er den Kopf ein wenig im Sinne eines Seitnickens anhebt (☞ Abb. 6.96a). Nach Anhalten des Atems blickt er zum Kinn und atmet langsam aus, wobei sich der Muskel entspannt und der Kopf sich senkt (☞ Abb. 6.96b). Der Blick nach kranial bzw. kaudal dient zur Fazilitation der Ein- und Ausatmung, und die Anspannung und Entspannung des M. sternocleidomastoideus erfolgt als Atmungssynkinesie. Der Patient wiederholt die Übung mehrmals.

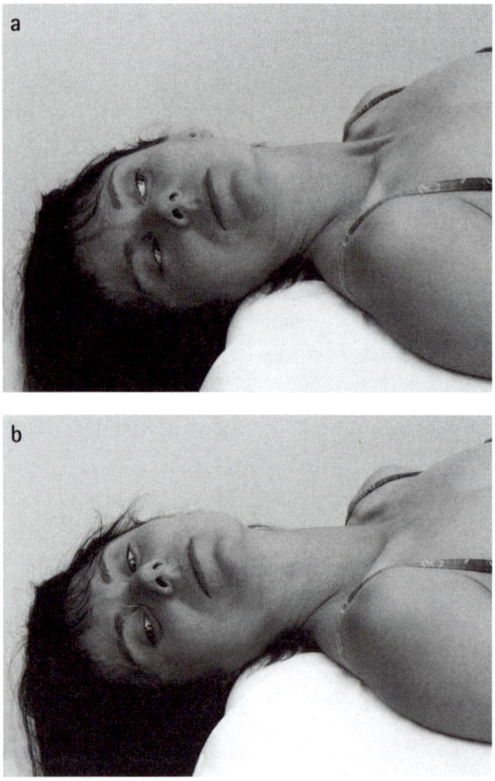

Abb. 6.96: PIR des M. sternocleidomastoideus. a) Kopf zur Seite gedreht, Blick zur Stirn, Einatmung und automatisch Anspannung des M. sternocleidomastoideus. b) Blick zum Kinn, Ausatmung, Entspannung des Muskels und Absinken des Kopfes.

Diese Technik dient nicht nur zur Entspannung des M. sternocleidomastoideus. Sie ist auch die wirksamste Selbstmobilisation zwischen Okziput und Atlas im Sinne des Seitnickens. Wenn ausnahmsweise die Atmungssynkinesie nicht ausreicht, kann der Patient den Kopf auch bewusst leicht anheben.

6.6.3 Muskeln der oberen Extremität

M. adductor pollicis

Dieser Muskel hat seinen Ansatzpunkt am zweiten Metakarpalknochen. Der Triggerpunkt in diesem Muskel verursacht Ansatzpunktschmerzen im Bereich des Akupunkturpunktes CHE-KU. Seine Entspannung ist im Sinne einer Reflextherapie bedeutend.

Bei der PIR abduziert man den Daumen in Vorspannung, dann fordert man den Patienten auf, den Daumen gegen den Widerstand mit minimaler Kraft zu adduzieren und nach 5–10 Sekunden lässt man ihn entspannen (☞ Abb. 6.97a). Das wird wiederholt.

Dann folgt die RI, bei der der Patient entweder selbst eine maximale Abduktion ausführt oder man (oder er selbst) gegen seine Abduktion repetitiv Widerstand leistet.

Selbstbehandlung

Der Patient leistet Widerstand gegen die Adduktion mit seiner anderen Hand (☞ Abb. 6.97b).

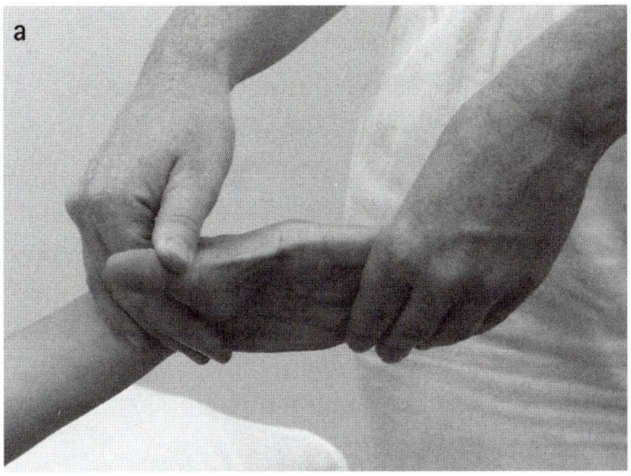

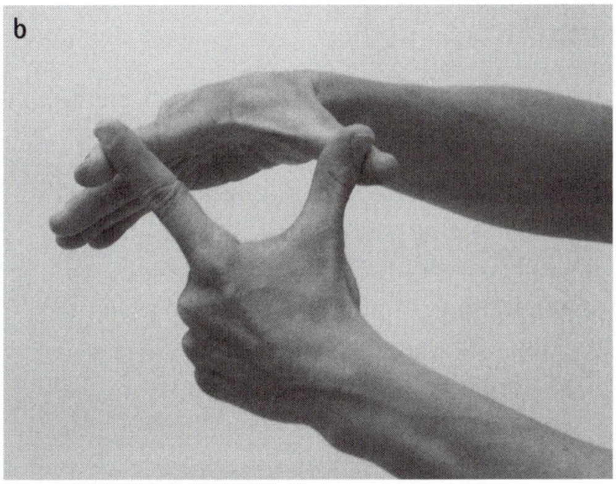

Abb. 6.97: PIR des M. adductor pollicis. a) Der Therapeut leistet mit seinen Fingern Widerstand gegen die Adduktion des Daumens. b) Selbstbehandlung.

Radiale Epikondylopathie

Neben der Blockierung im Ellenbogengelenk findet man Triggerpunkte im M. supinator, in den Extensoren am Unterarm, im M. biceps brachii und auch im M. triceps brachii.

Besteht ein Triggerpunkt im M. supinator findet man im Vergleich zur gesunden Seite eine eingeschränkte Pronation. Zur Behandlung sitzt der Patient vor einem oder liegt auf dem Rücken. Der rechtwinklig gebeugte Ellenbogen wird seitlich mit einer Hand fixiert. Die andere Hand führt den Unterarm an der Handwurzel in Pronation zur Vorspannung (☞ Abb. 6.98a). Dann wird der Patient aufgefordert, mit minimaler Kraft in Richtung Supination Widerstand zu leisten. Dieser wird 5–10 Sekunden gehalten. Dann lässt der Patient locker. Während der Entspannung soll die Pronation deutlich zunehmen. Von der nun erreichten Pronationsstellung wird der Vorgang wiederholt.

Bei der RI leistet man repetitiven Widerstand gegen die Pronation des Patienten.

Selbstbehandlung

Die Selbstbehandlung ergibt sich von selbst, allerdings muss man darauf achten, dass der Patient den Ellenbogen am Rumpf hält und ihn nicht nach vorne abspreizt (☞ Abb. 6.98b).

Bei der RI führt der Patient eine maximale Pronation kräftig aus.

Extensoren der Finger und Hand

Bei Triggerpunkten in den Extensoren der Finger und der Hand vergleicht man mit den Fingern der anderen Hand, wie weit man die Fingerspitzen des Patienten an seinen Unterarm annähern kann (☞ Abb. 6.99a). Es handelt sich dabei um die gleichzeitige Flexion der Handwurzel und der Finger. Die Triggerpunkte können leicht am Unterarm palpiert werden. Bei der PIR geht man so vor, dass man den Daumenballen oder die Finger über den Handrücken und die Fingerspitzen des Patienten legt, um diese an den Unterarm anzunähern, was man mit der anderen Hand messen kann. Auf diese Weise wird die Vorspannung erreicht. Der Patient leistet nun 5–10 Sekunden Widerstand gegen die Hand und entspannt dann. Während der Entspannung nimmt die Flexion messbar zu.

Bei der RI flektiert der Patient seine Finger und man leistet der Flexion repetitiven Widerstand.

Selbstbehandlung

Auch hier ist die Selbsttherapie einleuchtend. Der Unterschied liegt darin, dass der Patient vor allem den Daumenballen über die Fingerspitzen der behandelten Hand legt und mit seinen Fingern die Handwurzel beugt (☞ Abb. 6.99b).

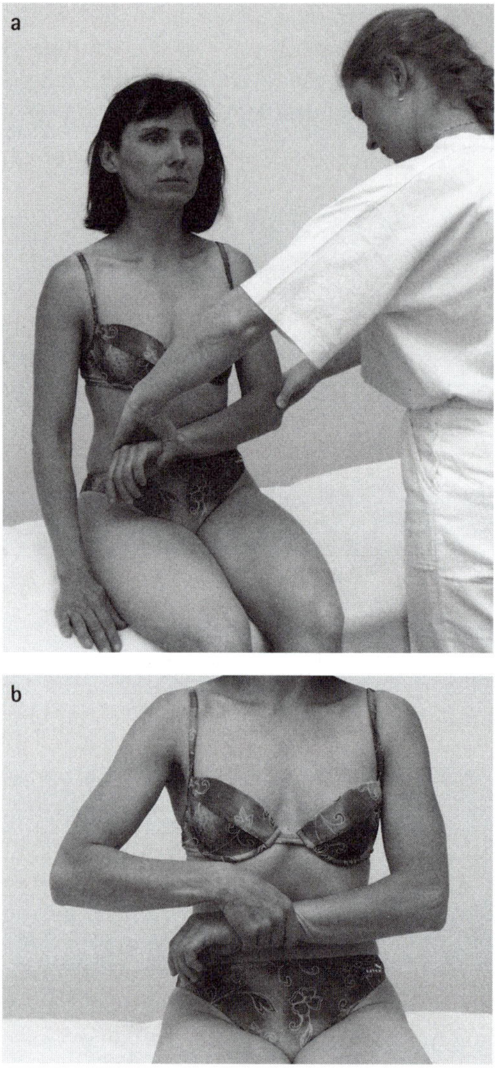

Abb. 6.98: PIR des M. supinator. a) Behandlung und Prüfung von Triggerpunkten. b) Selbstbehandlung.

Er kann auch die RI ausführen, indem er repetitiv Widerstand gegen die Flexion der behandelten Hand leistet.

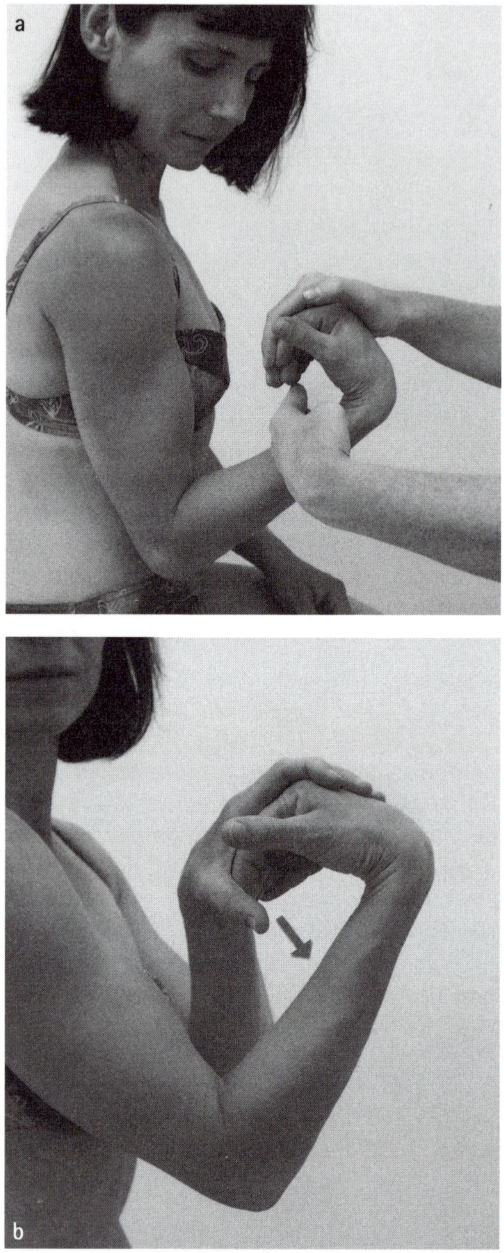

Abb. 6.99: PIR der verspannten Finger- und Handextensoren. a) Untersuchung und Behandlung. b) Selbstbehandlung.

M. biceps brachii

Bei Triggerpunkten im M. biceps brachii stellt man fest, dass die Extension im Ellenbogen etwas eingeschränkt ist. Bei der Behandlung nutzt man die Schwerkraft. Der Patient stützt seinen gestreckten Ellenbogen auf seinem Knie ab, beugt ihn ein wenig und hält ihn in leicht gehobener Stellung 20 Sekunden (☞ Abb. 6.100a). Dann lässt er ihn in der Ausgangslage 20 Sekunden entspannen und wiederholt die Übung 2–3-mal (☞ Abb. 6.100b).

a

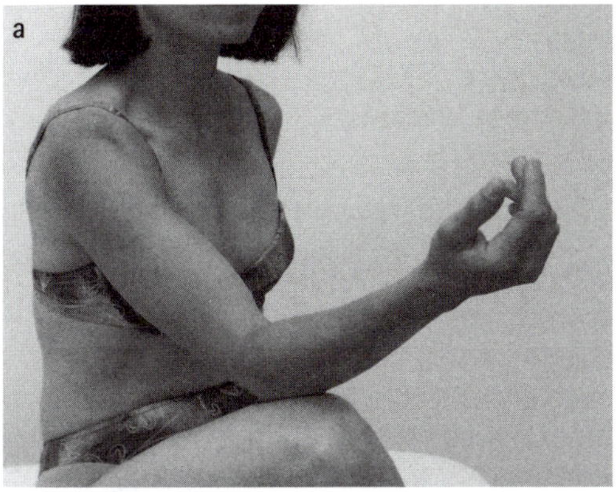

b

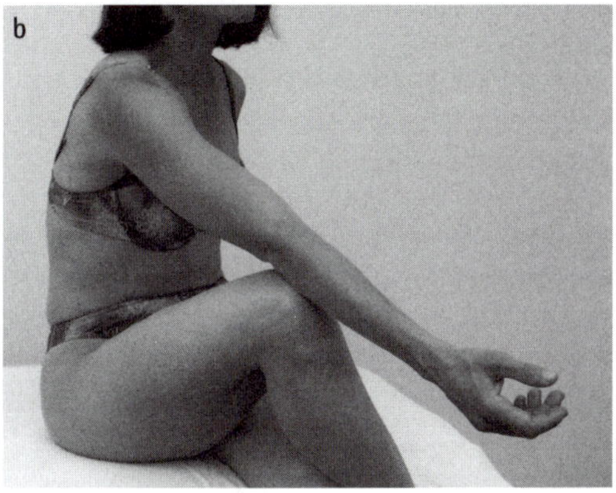

Abb. 6.100: Behandlung von Triggerpunkten im M. biceps brachii. a) Der Unterarm ist ein wenig angehoben. b) Bei Entspannung ruht der Unterarm gestreckt auf dem Knie.

Für die RI ist die maximale aktive Streckung das Einfachste.

M. triceps brachii

Bei Triggerpunkten im M. biceps brachii findet man regelmäßig auch in seinem Antagonisten, dem M. triceps brachii, Triggerpunkte. Primäre Triggerpunkte im M. triceps verursachen nach Krobot (1994) Schmerzen in der Axilla. Man palpiert sie im Caput longum in der Nähe der Axilla, und der Patient gibt Schmerzen beim Stemmen (z. B. bei Liegestützen) an.

Bei der PIR nutzt man die Schwerkraft. Der Patient hebt seinen Arm senkrecht, beugt ihn im Ellenbogen und legt die Hand auf seinen Kopf. Dann hebt er den Unterarm ein wenig in die Höhe und hält ihn so 20 Sekunden (☞ Abb. 6.101a). Dann lässt er ihn wieder auf seinem Kopf ruhen und entspannt 20 Sekunden (☞ Abb. 6.101b). Dies wird 2–3-mal wiederholt.

a

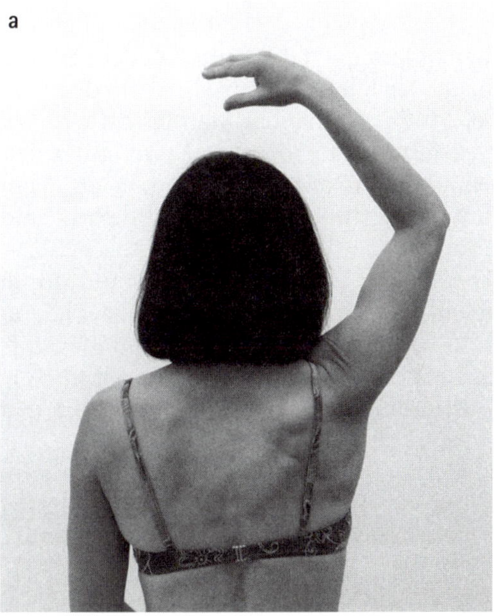

b

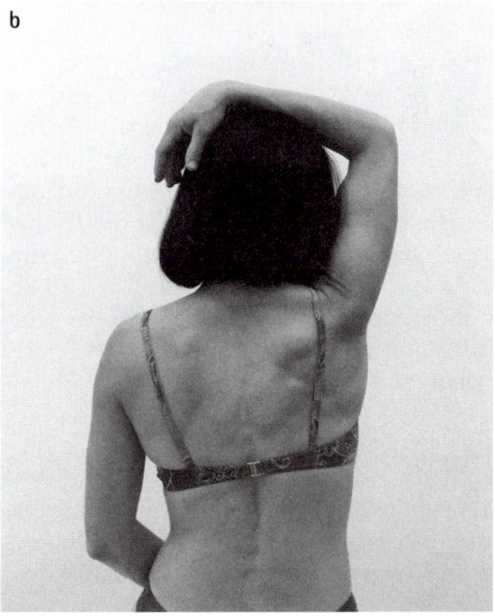

Abb. 6.101: Behandlung des M. triceps brachii. a) Der Unterarm ist ein wenig angehoben. b) Bei Entspannung ruht die Hand am Kopf.

Bei der RI übt der Patient einen kräftigen Druck mit seiner Hand auf seinen Schädel aus.

Ulnare Epikondylopathie

Dabei bestehen Triggerpunkte in den Fingerbeugern auf der Ulnarseite. Bei der Behandlung sitzt der Patient vor einem und beugt den Ellenbogen maximal mit dem Unterarm in Supination. Man fasst die dorsal flektierte Hand von radial und stützt den Handrücken mit dem Daumen ab. Man führt nun die Hand in Dorsalflexion und Pronation in Vorspannung (☞ Abb. 6.102a). Der Patient leistet nun Widerstand durch leichten Druck im Sinne einer Flexion und Supination. Nach 5–10 Sekunden entspannt er in Richtung Pronation und Dorsalflexion. Der Vorgang kann 2–3-mal wiederholt werden.

Bei der RI übt der Patient einen Druck im Sinne der Pronation aus und man leistet repetitiven Widerstand in die Supination.

Selbstbehandlung

Die behandelte Hand befindet sich in der gleichen Stellung, mit der anderen Hand erfasst der Patient mit den Fingern die Ulnarkante der dorsal flektierten Hand von palmar und stützt mit seinem Daumen den Handrücken ab. Er erreicht so die Vorspannung im Sinne einer Supination und Dorsalflexion und leistet nun isometrischen Widerstand in Richtung von Pronation und Flexion (☞ Abb. 6.102b). Nach 5–10 Sekunden entspannt er, wobei sich die Dorsalflexion und Supination verstärken, und wiederholt dies 3-mal.

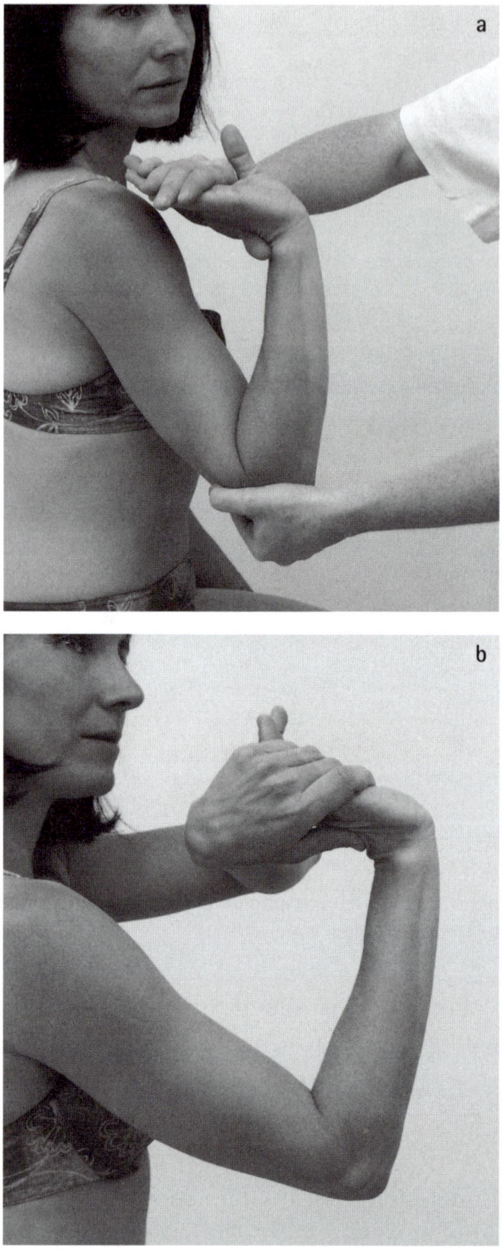

Abb. 6.102: PIR der Hand- und Fingerbeuger. a) Untersuchung und Behandlung. b) Selbstbehandlung.

M. supraspinatus

Triggerpunkte bestehen im M. supraspinatus in der Fossa supraspinata. Bei Abduktion gegen Widerstand verspürt der Patient einen Schmerz am Tuberculum majus. Zur Behandlung steht man hinter dem Patienten und stützt ihn ab. Der Oberarm wird vor dem Brustkorb nach medial in Vorspannung geführt (☞ Abb. 6.103a). Aus dieser Stellung übt der Patient einen leichten Druck gegen die Hand in Abduktionsrichtung während der Einatmung aus und entspannt während der Ausatmung, wobei sich die Adduktion verstärkt. Aus der so gewonnen

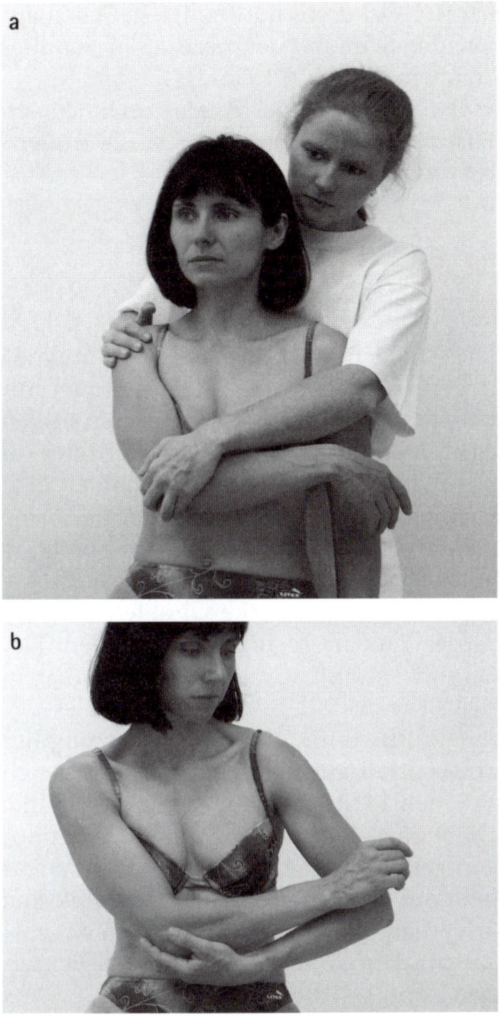

Abb. 6.103: PIR des M. supraspinatus. a) Untersuchung und Behandlung. b) Selbstbehandlung.

Stellung wird der Vorgang wiederholt. Die Selbstbehandlung ergibt sich von selbst (☞ Abb. 6.103b).

M. infraspinatus

Der M. infraspinatus ist eine häufige Ursache von Schulterschmerzen. Triggerpunkte finden sich in der Fossa infraspinata. Die Außenrotation gegen Widerstand löst Schmerzen am Ansatzpunkt am Tuberculum majus aus. Zur Behandlung sowie Selbstbehandlung nutzt man die Schwerkraft. Der Patient liegt auf dem Rücken, der Arm ist rechtwinklig abduziert, der Ellenbogen ragt über den Tischrand und ist ebenfalls rechtwinklig gebeugt, sodass der Unterarm nach kaudal verläuft, das Schultergelenk also nach innen rotiert ist. Durch Einwirkung der Schwerkraft kommt es zur Vorspannung des Muskels (☞ Abb. 6.104a). Daraufhin hebt der Patient den Unterarm etwa 2 cm an und hält ihn 20 Sekunden in dieser Stellung. Dann entspannt er mindestens 20 Sekunden und lässt den Unterarm absinken (☞ Abb. 6.104b). Aus der nun erreichten Stellung wird die Behandlung 2–3-mal wiederholt. Der Patient kann mehrmals täglich selbst üben.

Bei der RI übt der Patient einen Druck mit seiner Hand nach unten aus.

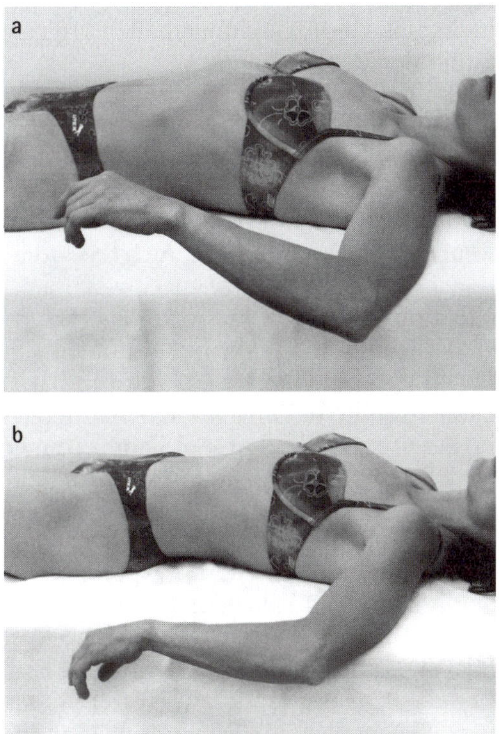

Abb. 6.104: PIR des M. infraspinatus. Der im rechten Winkel abduzierte und im Ellenbogen gebeugte Arm befindet sich in Innenrotation. a) Unterarm etwas angehoben. b) Während der Entspannung Absinken des Arms.

M. subscapularis

Wenn es zu einer Kontraktion des M. subscapularis kommt, führt dies zu Adduktion und Innenrotation, d.h. zu einer Stellung, die auch durch eine frozen shoulder bewirkt wird. Tatsächlich hat es den Anschein, dass dieser Muskel in enger Beziehung zu dieser Erkrankung steht und dass dessen Triggerpunkte diese Erkrankung von Anfang an in allen Stadien begleiten können. Für die Diagnostik ist es notwendig, die Triggerpunkte direkt zu palpieren. Dabei liegt der Patient auf dem Rücken, mit ungefähr 60° abduziertem Arm. In dieser Lage erfasst man seinen Unterarm und übt einen leichten Zug in Längsrichtung des abduzierten Armes aus. Mit den Fingern der anderen Hand erreicht man über den Randwulst des M. latissimus dorsi in der Achselhöhle auf der Ventralfläche des Schulterblatts den meist äußerst druckschmerzhaften Triggerpunkt des M. subscapularis.

Oft entspricht jedoch der Schmerz nicht der einer frozen shoulder mit Schmerzausstrahlung bis zur Handwurzel. Der Schmerz kann lediglich in der Schulter, im Schulterblatt oder im Thorax empfunden werden; wenn linksseitig auftretend, auch als kardialer Schmerz oder Dyspnoe mit eingeschränkter Atmung infolge von Rippenblockierungen. Diese stehen in engem Zusammenhang mit Triggerpunkten im M. subscapularis. Deshalb sollte bei ungeklärten Schmerzen im Bereich von Schulter und Thorax immer der M. subscapularis palpiert werden.

Auch hier nutzt man zur Therapie (Selbstbehandlung) die Schwerkraft in einer analogen Stellung wie beim M. infraspinatus, mit dem Unterschied, dass diesmal der Oberarm nach kranial gerichtet ist (☞ Abb. 6.105a, b). Hier muss man allerdings damit rechnen, dass der Patient im Falle einer frozen shoulder den Arm nicht im rechten Winkel abduzieren kann und dass auch die Außenrotation eingeschränkt ist. Dann abduziert der Patient nur ein wenig, um soviel nach außen rotieren zu können, dass die Schwerkraft im Sinne der Außenrotation wirken kann. Es ist dann notwendig, in Seitenlage auf der Seite der schmerzhaften Schulter zu üben (☞ Abb. 6.105c, d).

Bei der RI übt der Patient einen aktiven Druck mit dem Unterarm in die Außenrotation aus.

M. latissimus dorsi und M. teres major

Diese beiden Muskeln stellen eine funktionelle Einheit dar. Im Zusammenspiel mit dem M. pectoralis major adduzieren sie den Arm. Allein bewirken sie eine Retroflexion des Armes. Sie spielen offensichtlich eine wichtige Rolle bei den Synkinesie der Arme während des Ganges und wahrscheinlich auch bei der Rumpfrotation. Triggerpunkte sind unterhalb der Achselhöhle und auch weiter kaudal am Rücken zu finden. Der Schmerz strahlt von der Schulter ulnar in den Arm aus.

Die PIR führt man unter Nutzung der Schwerkraft aus. Der Patient befindet sich in Seitenlage mit dem Rücken am Tischrand. Der Arm ist 135° abduziert und im Ellenbogen gebeugt (☞ Abb. 6.106a). Der Patient hebt nun den Arm weiter in die Abduktion, atmet langsam ein, hält den Atem an, entspannt dann und der Arm sinkt gegen seinen Kopf (☞ Abb. 106b).

Bei der RI übt der Patient einen Druck mit dem Unterarm nach unten aus.

6.6.4 Muskeln des Rumpfes

M. pectoralis major

Bei Verspannung (Triggerpunkten) des oberen (subklavikulären) Anteils ist die Schulter vorgezogen. Unterhalb des Schlüsselbeins springt die Sehne bei der Abduktion wie ein „falsches Schlüsselbein" vor und ist druckdolent. Bei der Untersuchung führt man den Arm in Rückenlage so weit wie in Abduktion, um eine mögliche Verkürzung festzustellen (☞ Abb. 6.107a).

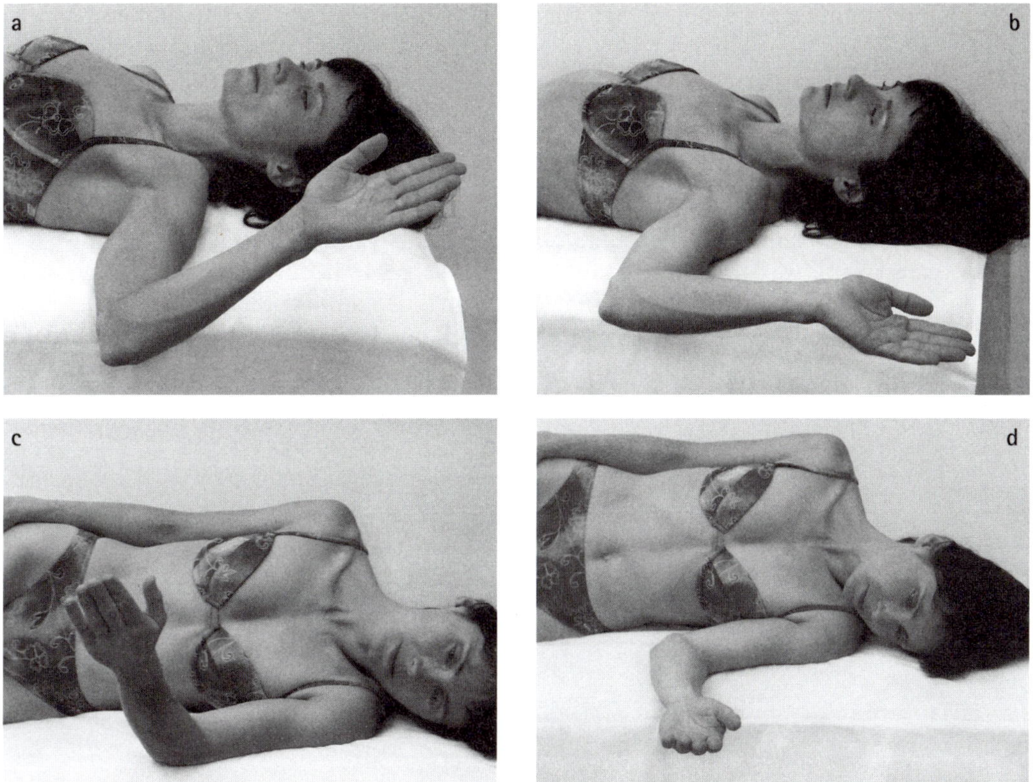

Abb. 6.105: PIR des M. subscapularis. a) Unterarm etwas angehoben. b) Während der Entspannung Absinken des Armes. PIR des M. subscapularis bei Schultersteife unter Nutzung der Schwerkraft. c) Etwas angehobener Unterarm in Seitenlage. d) Bei Entspannung.

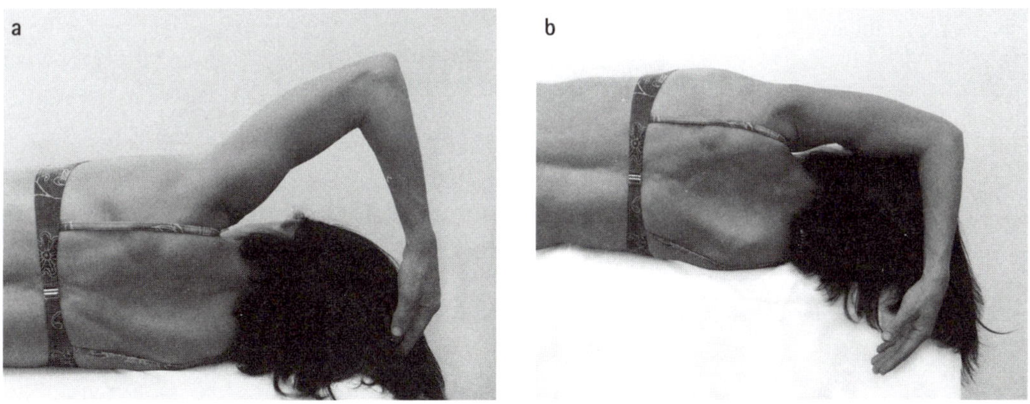

Abb. 6.106: PIR des M. latissimus dorsi. a) Anheben des Oberarms. b) Absinken des Oberarms gegen den Kopf.

Für die Behandlung nutzt man die Schwerkraft. Die Stellung ist wie bei der Untersuchung. Der Patient entspannt den über den Tischrand abduzierten Arm, bis Vorspannung erreicht ist. Dann hebt er ihn um etwa 2 cm an und atmet langsam ein, hält den Atem ab, entspannt und atmet langsam aus, wobei der Arm herabsinkt (☞ Abb. 6.107b, c). Der Vorgang wird etwa 3-mal wiederholt.

Für die RI übt der Patient einen kräftigen Druck seines Armes gegen den Boden aus.

Bei Verspannung (Triggerpunkten) des sternokostalen Anteils des M. pectoralis major ist die Elevation eingeschränkt und die Sehne in der Axilla verspannt und druckdolent. Bei der Untersuchung fixiert man in Rückenlage des Patienten mit dem Unterarm auf dem Sternum den Thorax und bringt mit der anderen Hand den Arm des Patienten in eine maximale Elevation, allerdings ohne jegliche Gewalt, und stellt die Verkürzung (Verspannung) fest (☞ Abb. 6.108a). Triggerpunkte untersucht man, indem man seitlich unterhalb der Axilla mit den Fingern zwischen die Rippen und dem flachen M. pectoralis major eindringt und mit dem Daumen von oben im Zangengriff eine Zuckungsreaktion hervorruft.

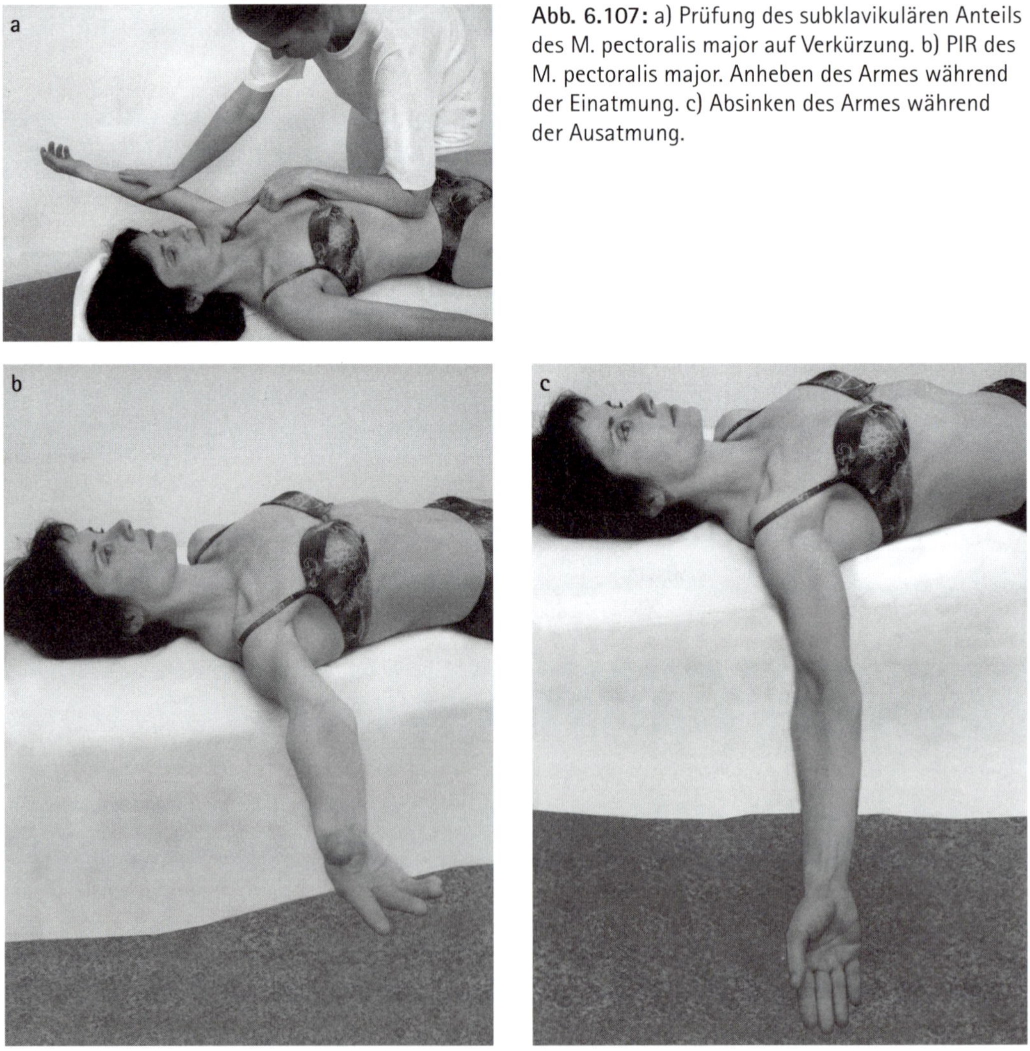

Abb. 6.107: a) Prüfung des subklavikulären Anteils des M. pectoralis major auf Verkürzung. b) PIR des M. pectoralis major. Anheben des Armes während der Einatmung. c) Absinken des Armes während der Ausatmung.

Bei der Behandlung nutzt man die Schwerkraft. Der Patient führt dieselbe Elevation des Armes am Tischrand aus wie der Untersucher, hebt dann seinen Arm nur ganz wenig an, atmet langsam ein, hält den Atem an und entspannt dann langsam während der Ausatmung (☞ Abb. 6.108b, c).

Bei der RI übt er selbst eine maximale kräftige Elevation aus.

Schmerzhafte Ansatzpunkte an den Rippen

Die Schmerzpunkte befinden sich in de Axillarlinie und oft im Bereich der Sternokostalgelenke. Sie gehen oft mit Thoraxschmerzen einher, die differenzialdiagnostisch abgeklärt werden müssen. Hier handelt es sich um Ansatzpunkte einzelner Faserbündel des M. pectoralis major (in der Axillarlinie des M. serratus anterior).

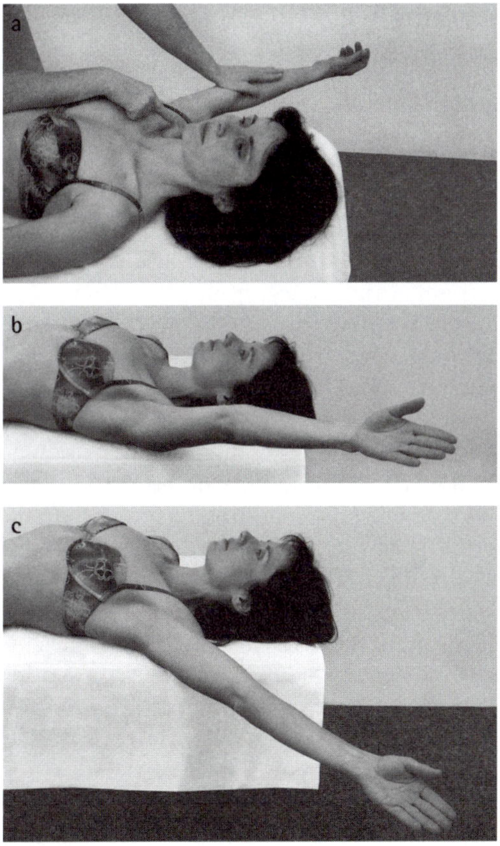

Abb. 6.108: a) Prüfung des sternokostalen Anteils des M. pectoralis. b) PIR des M. pectoralis major. Geringes Anheben des Armes. c) Absinken des Armes während der Entspannung.

Zur Therapie liegt der Patient auf dem Rücken oder auch in Seitenlage. Man führt den Arm in Abduktion, in der sich das Faserbündel anspannt, das zu dem schmerzhaften Druckpunkt führt. Diese Spannung muss man genau tasten (☞ Abb. 6.109).

M. pectoralis minor

Seine Verspannung (Triggerpunkte) äußert sich in einem Schmerzpunkt unterhalb des Schlüsselbeins, das dem Proc. coracoideus entspricht, und in schmerzhaften Ansatzpunkten an den Rippen. Sie führt ebenfalls zu vorwärts gezogenen Schultern und vermehrt die Brustkyphose; außerdem kann sie das Syndrom der oberen Thoraxapertur mit verursachen (Hong und Simons 1993).

Zur Therapie (Entspannung) nutzt man die Schwerkraft. Der Patient liegt am Tischrand mit herabhängendem Arm, zieht seine Schulter in die Höhe und atmet langsam ein (☞ Abb. 6.110a), hält den Atem an und lässt den Arm während der Ausatmung und Entspannung herabsinken (☞ Abb. 6.110b). Dies wird 3-mal wiederholt.

Für die RI übt der Patient einen Druck mit seinem Arm gegen den Boden aus.

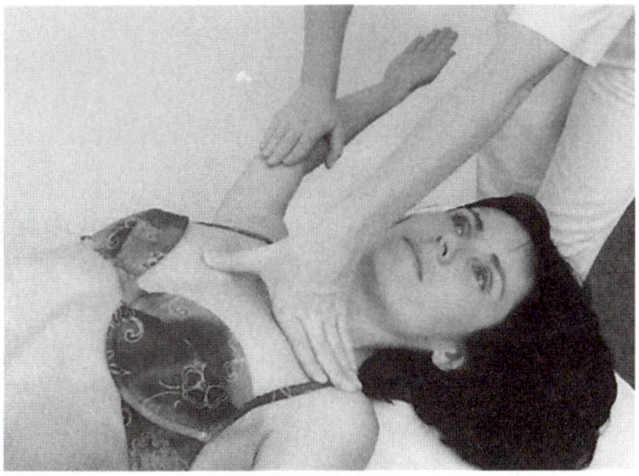

Abb. 6.109: Gezielte PIR auf die Muskelbündel des M. pectoralis major, die am schmerzhaften Periostpunkt ansetzen

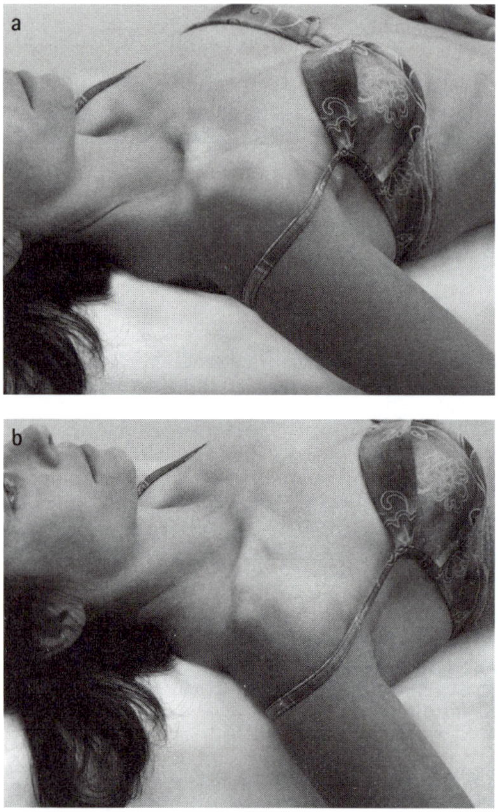

Abb. 6.110: PIR des M. pectoralis minor. a) Anheben der Schulter des über den Tischrand herabhängenden Armes. b) Absinken der Schulter bei Entspannung.

M. serratus anterior

Bei Verspannung des M. serratus anterior liegen die Triggerpunkte dicht an den Ansatzpunkten der Rippen. Bei der Behandlung liegt der Patient auf der Seite, das unten liegende Bein ist gestreckt, das oben liegende gebeugt, um die Seitenlage zu stabilisieren. Man erfasst nun den Oberarm und führt ihn nach kranial in die Abduktion und dorsal in die Vorspannung. Gleichzeitig fixiert man mit dem Daumen der anderen Hand den schmerzhaften Ansatzpunkt an der Rippe (☞ Abb. 6.111a). Man kann dabei die Richtung genau einhalten, weil sich bei richtiger Führung des Armes die Spannung genau auf den Daumen (Schmerzpunkt) überträgt. Der Patient leistet während der Einatmung Widerstand und entspannt nach Anhalten des Atems während der Ausatmung. Der Vorgang wird wiederholt.

Selbstbehandlung

Dabei nutzt man die Schwerkraft aus. Aus derselben Stellung wie bei der Behandlung hebt der Patient seinen Arm an, atmet ein, hält den Atem an und lässt den Arm während der Ausatmung in Vorspannung absinken (☞ Abb. 6.111b, c).

Bei der RI übt der Patient einen kräftigen Duck in Richtung Extension aus.

Zwerchfell

Die Untersuchung des Zwerchfells erfolgt durch Palpation. Der Patient sitzt in leichter Vorbeuge, man steht hinter ihm, stützt ihn an sich ab und palpiert mit gebeugten Fingern hinter den unteren Rippenbögen von unten nach kranial und bewegt die Finger nach laterolateral (☞ Abb. 6.112). Sind Triggerpunkte vorhanden, fühlt man deutlichen Widerstand und der Patient empfindet Schmerzen.

PIR und RI sind regelmäßig wirksam. Der Patient atmet ein wenig ein, drückt dann bei geschlossenem Mund seine Nase zu und versucht, gegen isometrischen Widerstand einzuatmen. Das hält er so 5–10 Sekunden und atmet dann langsam aus. Das kann er aushalten, weil er anfangs ein wenig eingeatmet hat. Beim Wiederholen und für die weitere Selbstbehandlung lernt der Patient, den isometrischen Widerstand nicht durch Zudrücken der Nase, sondern bei geschlossener Glottis wie beim Aussprechen des Konsonanten „K" zu leisten. Nach 2–3 Wiederholungen besteht die RI darin, dass der Patient aktiv maximal ausatmet.

Die Methode ist so wirksam, dass es sich bei weiter bestehender schmerzhafter Resistenz nicht um einen Triggerpunkt, sondern aller Wahrscheinlichkeit nach um die Gallenblase bzw. um die Milz oder den Magen handelt.

Die große klinische Bedeutung dieser Triggerpunkte liegt darin, dass das Zwerch-

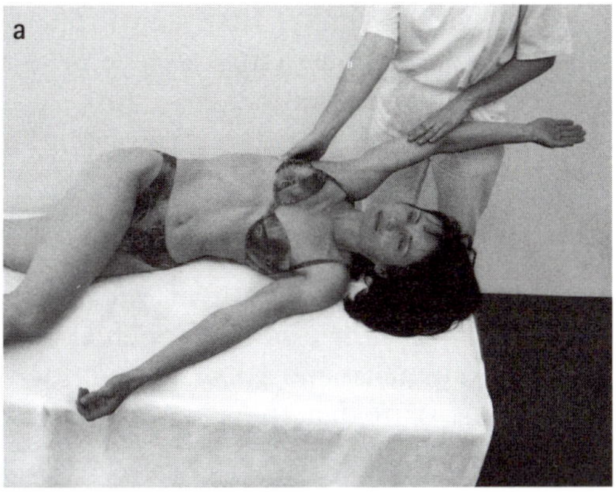

Abb. 6.111: a) Gezielte PIR des verspannten M. serratus anterior mit Aufnehmen der Vorspannung in Richtung des Triggerpunkts an der Rippe. b) Anheben des Armes bei der Selbstbehandlung. c) Absinken des Arms während der Entspannung.

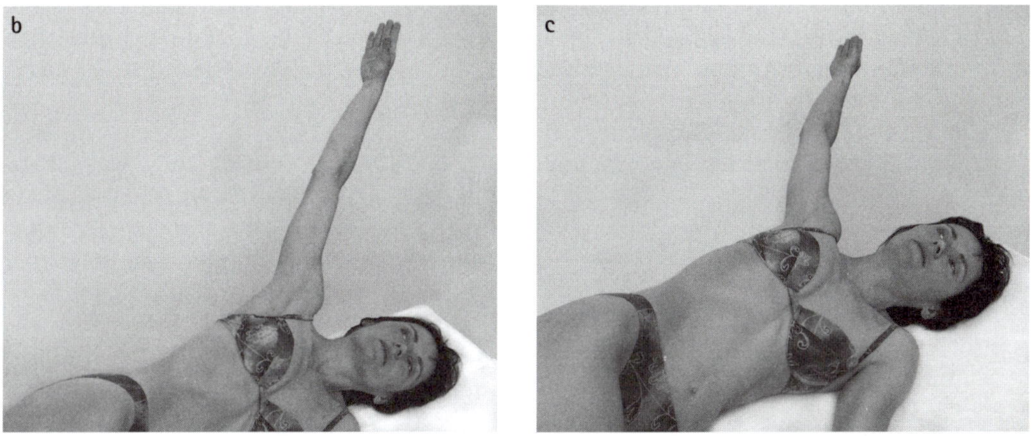

fell einer der wichtigsten Muskeln des tiefen Stabilisationssystems ist. Es ist Ausgangspunkt ausgedehnter Verkettungsreaktionen und Übertragungsschmerzen vor allem im Bereich des Thorax, zervikal und auch kranial. Die Untersuchung des Zwerchfells ist deshalb als Routineuntersuchung zu empfehlen. Die Relaxation der Triggerpunkte tritt trotz ihrer Einfachheit und Wirksamkeit gegenüber der aktiven Übung und Stärkung des Stabilisationssystems als Ganzes zurück und wird im Kapitel 6.8.7 besprochen.

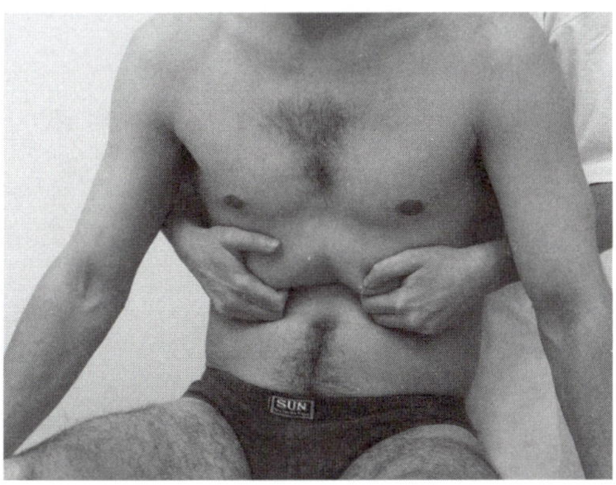

Abb. 6.112: Palpation des Zwerchfells

M. erector spinae

Verspannungen und Triggerpunkte sind im Gesamtverlauf der Rückenstrecker ungemein häufig, da diese auf Störungen in jedem Segment mitreagieren. Es gibt eine einfache, die Schwerkraft nutzende Technik, die im Gesamtverlauf dieser Muskeln beidseitig angewendet werden kann. Dabei liegt der Patient auf dem Bauch, der Kopf hängt über den Tischrand. Der Patient hebt ihn und atmet ein (☞ Abb. 6.113a), dann hält er den Atem an und entspannt in der Ausatmung in der Ausgangsstellung (☞ Abb. 6.113b). Wenn der Patient den Kopf nur ein wenig anhebt, spannt und entspannt er nur die oberen Anteile der Rückenstrecker; je höher er den Kopf hebt, desto weiter nach kaudal spannen sich die Muskeln an. Der Vorgang wird wiederholt.

Thorakaler Anteil

Meist findet man Verspannungen vorwiegend auf einer Seite. Dann ist es spezifischer, in einer Kombination aus Anteflexion, Seitneigung und Rotation zu behandeln. Im Zervikothorakal- und Thorakalbreich steht man hinter dem sitzenden Patienten und fixiert die Schulter bzw. den Rippenwinkel auf der schmerzhaften Seite mit einer Hand und mit dem Daumen den Muskel paravertebral dicht unter dem Triggerpunkt. Mit der anderen Hand führt man den Kopf in Vorbeuge, Seitneigung und Rotation zur Gegenseite in Vorspannung (☞ Abb. 6.114). Jetzt wird der Patient aufgefordert, zur schmerzhaften Seite und nach oben zu blicken, tief einzuatmen, wobei man Widerstand leistet, dann den Atem anzuhalten, zur gesunden Seite zu schauen und auszuatmen. Der Vorgang wird wiederholt.

Für die RI schaut der Patient weiterhin zur gesunden Seite, aber man rotiert den Kopf gegen seinen Widerstand zu schmerzhaften Seite.

Thorakolumbaler Anteil

Bei der Behandlung des M. erector spinae im unteren Thorakal- und oberen Lumbalbereich steht man hinter dem in leichter Kyphose sitzenden Patienten, der seine Hände im Nacken verschränkt. Man führt die Hand unter der Achsel des Patienten auf die

a

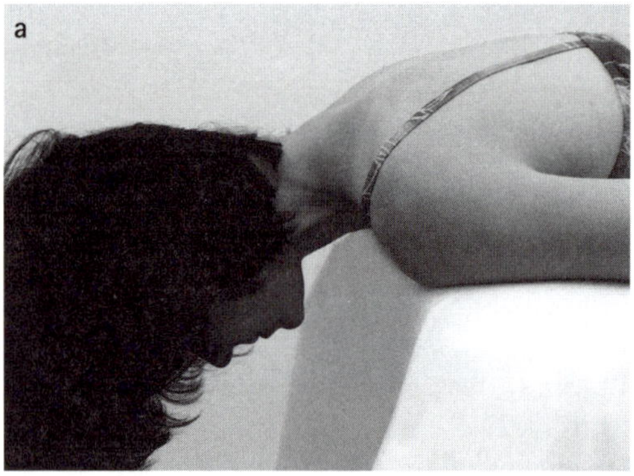

b

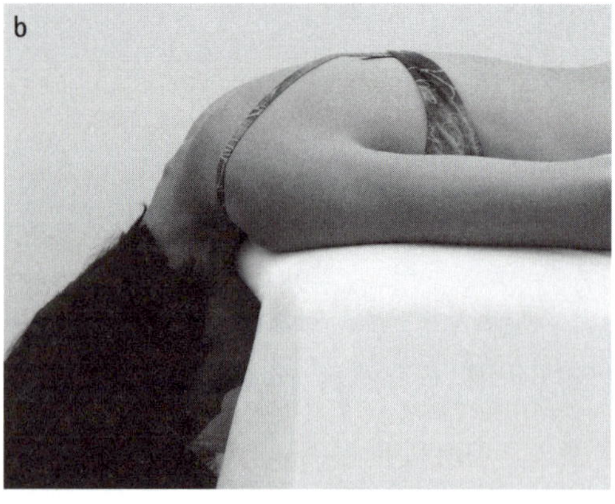

Abb. 6.113: PIR des M. erector spinae. a) Anheben des Kopfes. b) Absinken des Kopfes während der Entspannung.

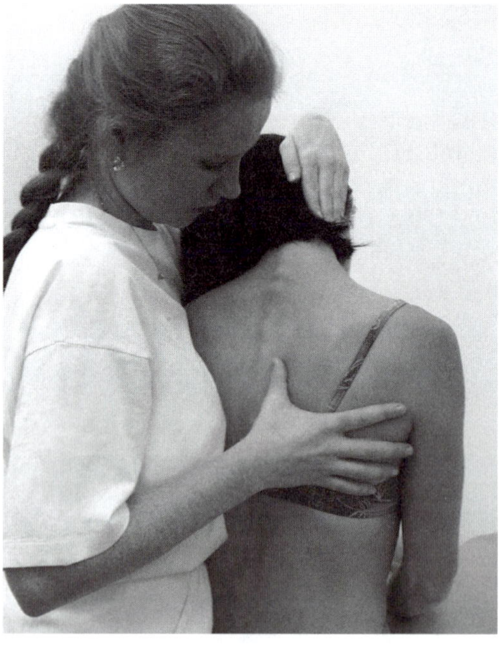

Abb. 6.114: Behandlung des zervikothorakalen und thorakalen Anteils des M. erector spinae

Schulter der behandelten Seite und fordert ihn auf, zur gesunden Seite zu schauen, bis die Vorspannung in Rotation erreicht ist (☞ Abb. 6.115). Dann bittet man ihn, in Richtung der schmerzhaften Seite zu schauen und einzuatmen, wobei man seiner Bemühung, sich in diese Richtung zu drehen, Widerstand leistet. Dann folgt die Weisung, weit in Richtung zur gesunden Seite zu schauen und auszuatmen, wobei sich die Rotation vergrößert. Der Vorgang wird wiederholt.

Bei der RI leistet man der Rotation zur gesunden Seite repetitiv Widerstand.

Lumbaler Anteil

Die Entspannung des M. erector spinae im unteren Lendenbereich erfolgt unter Nutzung der Schwerkraft sowie Ein- und Ausatmung. Da die Lagerung bei dieser Technik mit der Lagerung während der Mobilisation der Lendenwirbelsäule in Flexion identisch ist (☞ Abb. 6.35), führt diese Technik gleichzeitig auch zu einer Selbstmobilisation der Lendenwirbelsäule in Flexion.

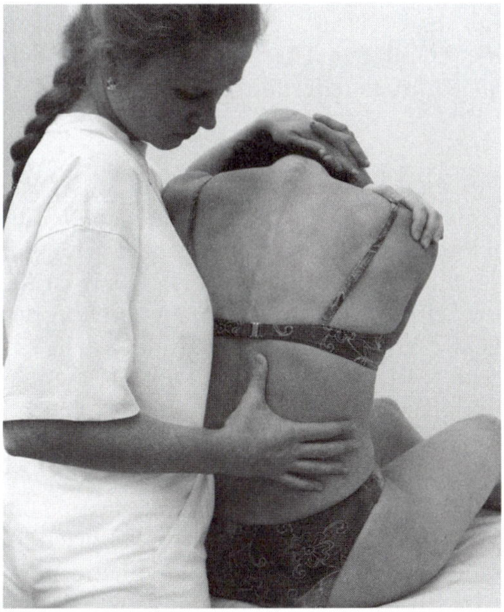

Abb. 6.115: Untersuchung und PIR des thorakolumbalen Anteils des M. erector spinae; gleichzeitig auch Rotationsmobilisation der Wirbelsäule

Der Patient befindet sich in Seitenlage in kyphotischer Haltung, das unten liegende Bein ist in Knie und Hüfte gebeugt, das obere hängt über den Tischrand und bewirkt, dass das Becken nach vorne kippt. Der Patient blickt zur Zimmerdecke (rotiert den Kopf in entgegengesetzter Richtung). In dieser Stellung entspannt der Patient und das Gewicht des herabhängenden Beins bringt den lumbalen Rückenstrecker in Vorspannung (bzw. die LWS in Vorbeuge und Rotation). Jetzt hebt der Patient das herabhängende Bein ein wenig und atmet langsam tief ein (☞ Abb. 6.116a), hält den Atem an und entspannt während der Ausatmung, wobei das Bein absinkt (☞ Abb. 6.116b). Der Vorgang wird 3-mal wiederholt. Die Tech-

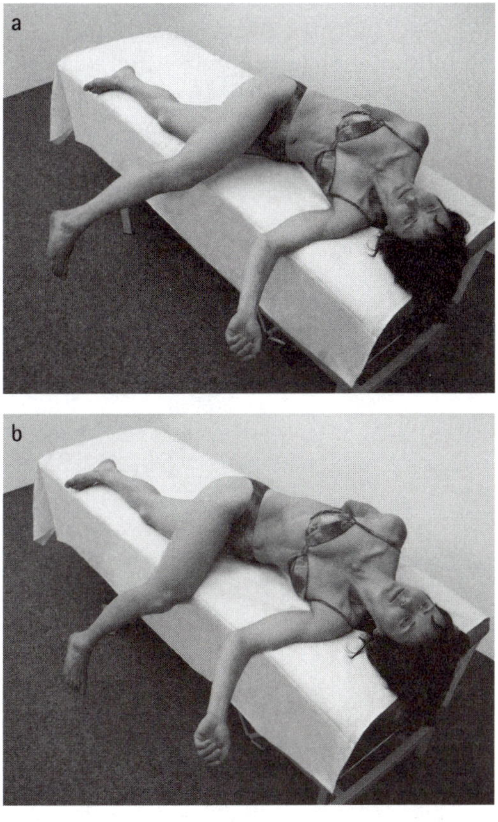

Abb. 6.116: PIR des unteren lumbalen M. erector spinae. a) Das über den Tischrand hängende Bein ist leicht angehoben während der Einatmung. b) Absinken des Beins während der Entspannung und Ausatmung.

nik ist auch beim Dornfortsatzschmerz wirksam, wobei die schmerzhaftere Seite oben liegt.

Selbstbehandlung

Zur Selbstbehandlung des gesamten M. erector spinae mit Ausnahme des untersten Abschnitts im Sitzen dient folgende Technik: Der Patient führt mit einer Hand auf dem Scheitel den Kopf und damit auch den Rumpf zuerst in Vorbeuge, dann in Seitneigung und Rotation, sodass der Gipfel der Krümmung in Höhe des schmerzhaften Triggerpunkts liegt, was er während der Vorbeuge fühlt (☞ Abb. 6.117), bis er die Vorspannung erreicht. Dann blickt er in die Gegenrichtung, atmet langsam ein und leistet mit der Hand am Kopf Widerstand gegen die automatische Rotation in Blickrichtung, hält den Atem an, schaut in die Mobilisationsrichtung und atmet aus, wobei er bis zur (neuen) Vorspannung Kopf und Rumpf in die entsprechende Rotation, Vorbeuge und Seitneigung führt.

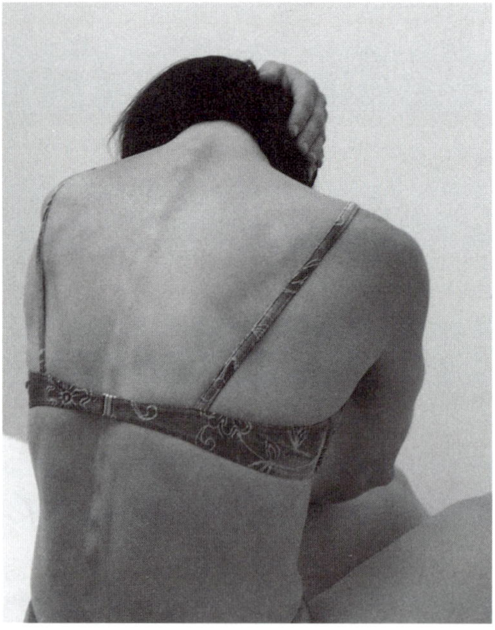

Abb. 6.117: Selbstbehandlung des M. erector spinae im Sitzen

Triggerpunkte in der Pars horizontalis des M. trapezius

Hier handelt es sich um den typischen Schmerzpunkt medial vom oberen Schulterblattwinkel bei Ausstrahlungsschmerzen, besonders bei Wurzelsyndromen und akuten zervikobrachialen Schmerzen der oberen Extremität. Der Muskel wird durch maximale Abduktion des Schulterblatts in Vorspannung gebracht, indem man den Oberarm so weit wie möglich zur gegenseitigen Schulter führt, und springt wie ein angespanntes Band hervor, das beim Zupfen schmerzt.

Zur Behandlung steht man hinter dem sitzenden Patienten und führt mit einer Hand den Ellenbogen zur gegenüberliegenden Schulter und erreicht die Vorspannung (☞ Abb. 6.118a). Der Patient drückt nun leicht mit seinem Ellenbogen gegen die Hand und atmet ein, hält den Atem an und entspannt während der Ausatmung, wobei sich der Ellenbogen weiter an die gegenüberliegende Schulter annähert. Das wird 2–3-mal wiederholt.

Bei der RI übt der Patient einen Druck mit seiner Hand in derselben Stellung gegen die Hand des Therapeuten aus, die den Gegendruck federnd repetitiv steigert.

Selbstbehandlung

Für die Selbstbehandlung benutzt der Patient seine eigene Hand auf genau dieselbe Weise, wie es der Therapeut getan hat (☞ Abb. 6.118b). Besonders günstig ist für die Selbstbehandlung auch die Nutzung der Schwerkraft. Der Patient befindet sich in Seitenlage dicht am Tischrand und lässt seinen oben liegenden Arm über den Tischrand senkrecht herunterhängen. Durch das Gewicht des herunterhängenden Armes kommt es zur Abduktion des Schulterblattes und die Vorspannung wird erreicht (☞ Abb. 6.119a). Nun hebt der Patient den herabhängenden Arm ein wenig an und atmet ein, hält den Atem an, entspannt während der Ausatmung und lässt den Arm weiter herabsinken (☞ Abb. 6.119b).

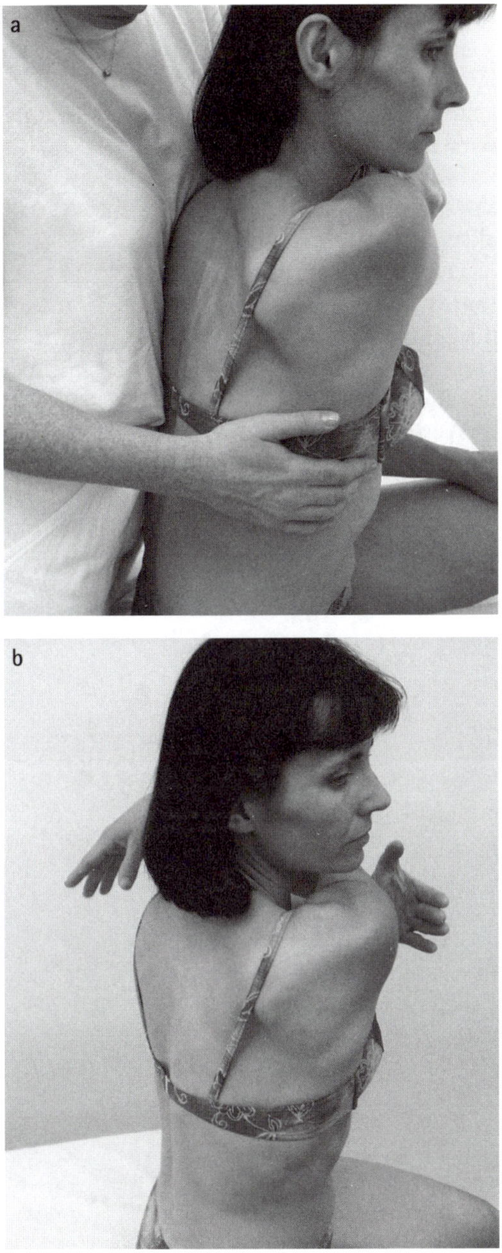

Abb. 6.118: PIR der Pars horizontalis des M. trapezius. a) Untersuchung und Behandlung. b) Selbstbehandlung.

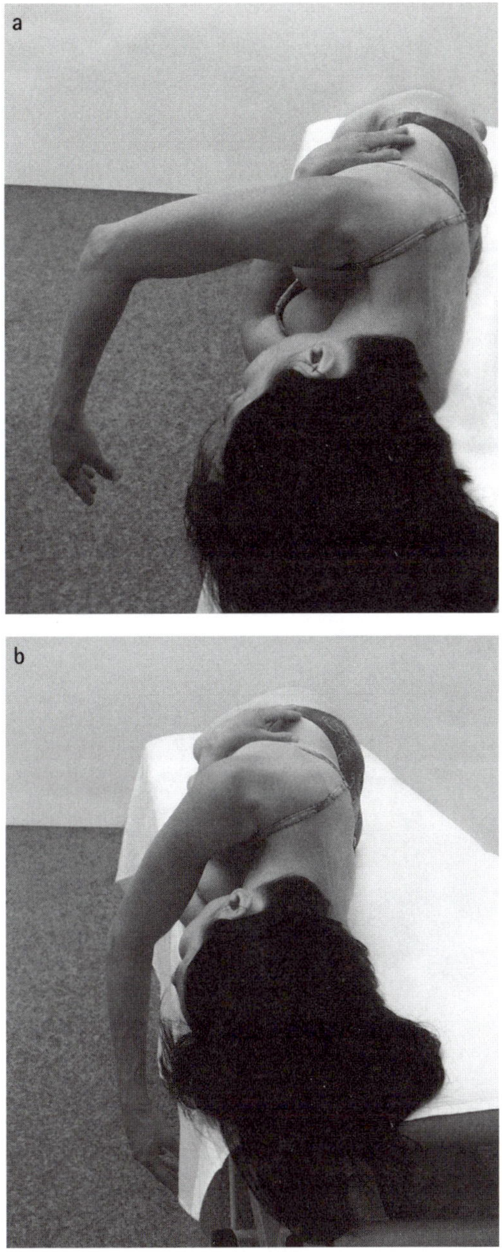

Abb. 6.119: Selbstbehandlung der Pars horizontalis des M. trapezius. a) Anheben des Oberarms. b) Herabhängen des Arms während der Entspannung.

M. quadratus lumborum

Dieser Muskel beherbergt regelmäßig Triggerpunkte bei eingeschränkter Rumpfrotation. Diese werden in der Taille palpiert. Zum Seitenvergleich eignet sich die Bauch- oder Rückenlage. Hier ist es allerdings schwierig, diesen Muskel von den schrägen Bauchmuskeln zu unterscheiden. Zur genauen Untersuchung liegt der Patient auf der Seite, er fasst mit einer Hand das obere Ende der Liege und lässt das oben liegende Bein über den hinteren Tischrand herabhängen, um möglichst viel Raum für die Palpation zwischen Beckenkamm und unterem Rippenbogen zu schaffen. Die Palpation erfolgt dann mit einem Zangengriff und durch Druck eines Zeigefingers nach kaudal unter dem Beckenkamm und nach kranial unter den Rippenbogen in Richtung seiner Ansatzpunkte.

Zur Behandlung nutzt man sowohl die Schwerkraft als auch die Atmungssynkinesie. Der Patient steht mit auseinander gespreizten Beinen und neigt sich entspannt zur Seite. Wenn er völlig entspannt ist (auch der Kopf muss zur Seite hängen), genügen der Blick nach oben und eine langsame tiefe Einatmung, um den Rumpf zu heben (☞ Abb. 6.120a). Dann hält der Patient den Atem an, blickt nach unten, entspannt, atmet langsam aus und sinkt in eine (neue) Vorspannung ab (☞ Abb. 6.120b). Der Vorgang wird 2–3-mal wiederholt.

Für die RI drückt der Patient aus der Vorspannung seinen herabhängenden Arm aktiv gegen den Boden.

Durch die **Verkettung** mit dem **M. psoas major** und den Rückenstreckern kommt es nach Relaxation des M. quadratus lumborum zur Normalisierung der eingeschränkten Rumpfrotation.

Wenn der Patient diese Übung schlecht verträgt, kann er in derselben Stellung wie bei der Untersuchung in der Seitenlage das Bein während der Einatmung anheben und während der Ausatmung hinter dem Tischrand absinken lassen (☞ Abb. 6.125).

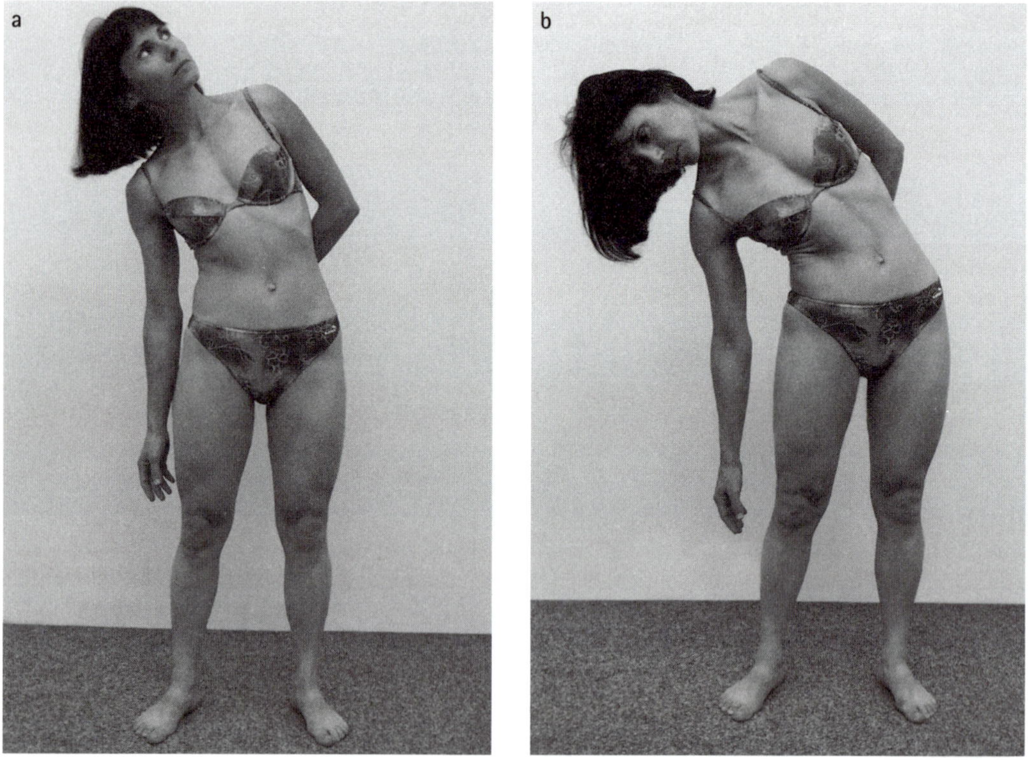

Abb. 6.120: PIR des M. quadratus lumborum. a) Blick nach oben und maximale Einatmung. b) Blick nach unten, Entspannen und Ausatmung.

M. rectus abdominis

Triggerpunkte im M. rectus abdominis können pseudoviszerale Schmerzen verursachen. Sie äußern sich auch in Schmerzen an den Ansatzpunkten an der Symphyse und am Xiphoid und den benachbarten Rippenbögen. Bei der Untersuchung findet man regelmäßig eine Druckdolenz an den Ansatzpunkten und es ist auch möglich, mit schneller „snapping“ Palpation die Triggerpunkte zu diagnostizieren. Klinisch findet man oft eine charakteristische Vorhaltung mit Verspannung der Nacken- und Rückenmuskeln sowie eine eingeschränkte Rückbeuge, die der Patient als Kreuzschmerz empfindet.

Bei der Behandlung (und Selbstbehandlung) macht man sich die Schwerkraft zunutze. Der Patient liegt auf dem Rücken mit dem Gesäß am dem Ende der Liege und mit herabhängenden Beinen. Einen Fuß stützt er auf einem niedrigen Schemel ab und unter das Gesäß der anderen Seite wird ein Polster gelegt, um den Patienten ein wenig zur Seite zu drehen. Jetzt lässt der Patient das frei herabhängende Bein entspannt in Vorspannung herabsinken. Dann hebt er das Bein ein wenig an und atmet ein (☞ Abb. 6.121a), danach lässt er das Bein während der Ausatmung und Entspannung in die (neue) Vorspannung herabsinken (☞ Abb. 6.121b). Das wird ungefähr 2-mal wiederholt.

Für die RI drückt der Patient aktiv den herabhängenden Fuß gegen den Boden. Wenn er mehr den oberen Anteil des Muskels entspannen soll, hebt er den Kopf an, hält ihn etwa 20 Sekunden und lässt ihn dann zur Unterlage absinken. Für die RI kann er dann den Kopf gegen die Unterlage drücken.

Diese Technik wird allerdings nicht häufig anwendet, weil die Triggerpunkte im M. rectus abdominis meist sekundär bei Blockierungen der Fibula und im Bereich der Füße oder sogar im Beckenboden auftreten.

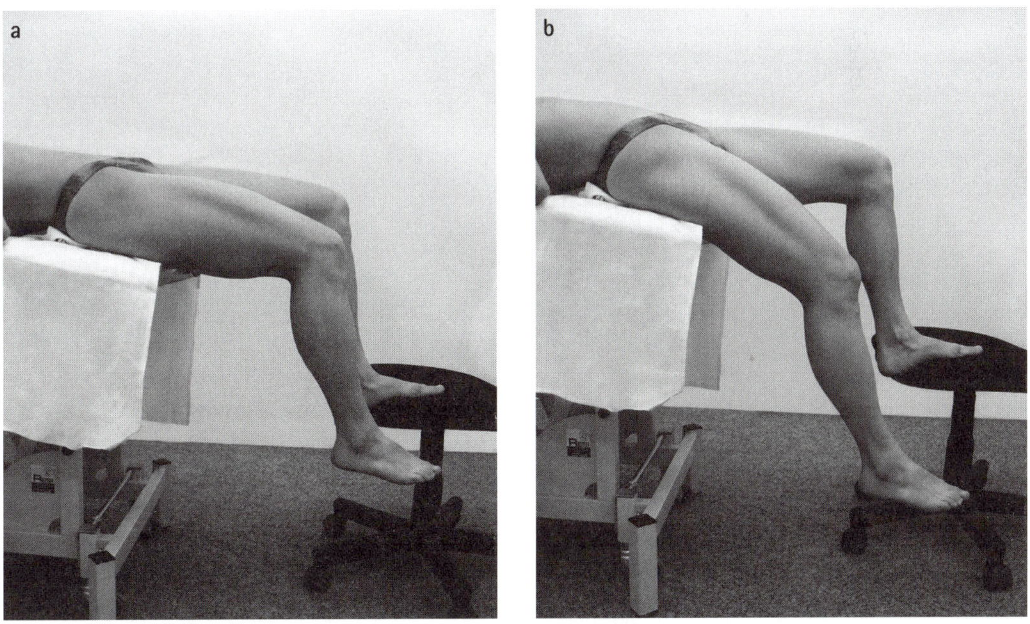

Abb. 6.121: PIR des M. rectus abdominis. a) Anheben des über den Tischrand frei herabhängenden Beins während der Einatmung. b) Absinken des Beins während der Entspannung.

6.6.5 Muskeln der Hüfte

M. iliopsoas

Man tastet die Triggerpunkte des M. psoas major parallel neben der Wirbelsäule, indem man diesen an die Wirbelsäule herandrückt, die Triggerpunkte des M. iliacus parallel zum Lig. inguinale, indem man einen Druck in Richtung gegen das Os ilium ausübt.

Zur Behandlung nutzt man die Schwerkraft. Der Patient liegt auf dem Rücken mit dem Gesäß am Ende der Liege, ein Bein wird in Knie und Hüfte gebeugt und mit den über der Tuberositas tibiae verschränkten Händen an den Körper herangezogen, um das Becken zu fixieren. Der Patient hebt das Knie des herabhängenden Beins während der Einatmung ein wenig an (☞ Abb. 6.122a) und lässt es während der Entspannung und Ausatmung absinken (☞ Abb. 6.122b). Das wird ungefähr 3-mal wiederholt.

Zur RI übt der Patient einen Druck in Richtung des herabhängenden Fußes gegen den Boden aus.

Ligamentärer Schmerz (Beckenbereich)

Wenn man die Ligamente im Beckenbereich anspannt und dabei Schmerzen hervorruft, kann man regelmäßig einen vermehrten Widerstand und bei Ausschlagsmessungen eine eingeschränkte Adduktion auf der schmerzhaften Seite feststellen. Dieser Widerstand kann natürlich nicht von den Ligamenten, sondern nur von der Muskulatur herrühren.

Bei der Behandlung beugt man das Knie und die Hüfte so weit, dass während der Adduktion der Widerstand und gleichzeitig auch die Schmerzreaktion am größten sind. Das gilt für das Lig. iliolumbale wie für die Ligg. sacroiliaca. In dieser Stellung übt der Patient einen leichten Druck gegen die prüfende Hand aus und hält diese 5–10 Sekunden (☞ Abb. 6.123a). In der Entspannungsphase führt man den Oberschenkel weiter in die Adduktion, soweit sich kein Widerstand einstellt. Dabei empfindet der Patient meist Schmerzen, der keine Bedeu-

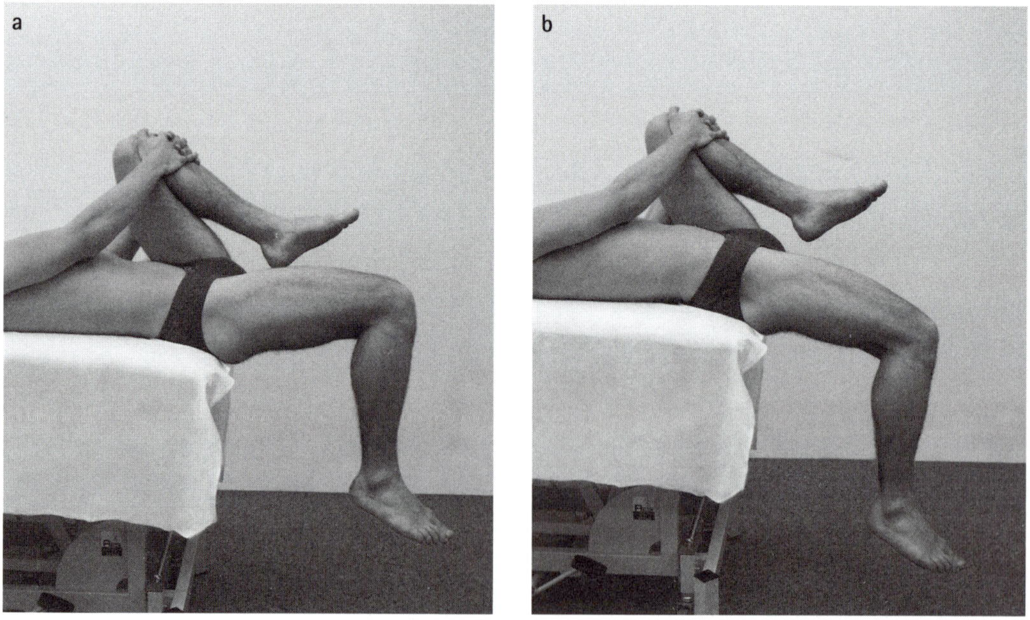

Abb. 6.122: PIR des M. iliopsoas. a) Anheben des Knies während der Einatmung. b) Absinken des Knies während der Entspannung und Ausatmung.

tung hat, solange der Patient weiter entspannen kann. Aus der so gewonnenen Stellung wird der Vorgang wiederholt.

Für die RI leistet der Patient Widerstand gegen den repetitiven Druck gegen seinen Oberschenkel in die Abduktion.

Selbstbehandlung

Bei der Selbstbehandlung sorgt die gleichnamige Hand dafür, dass der Patient die Hüft- und Kniebeuge konstant hält, während die andere Hand die PIR ausführt (☞ Abb. 6.123b). Auch er kann im Sinne der RI seiner Adduktion repetitiven Widerstand leisten.

M. gluteus maximus und M. levator ani

In der Regel handelt es sich beim **schmerzhaften Steißbein** um einen Ansatzpunktschmerz bei vermehrter Spannung im kaudalen Anteil des M. gluteus maximus und Triggerpunkte im M. levator ani.

Die Behandlung besteht in der PIR des M. gluteus maximus und des M. levator ani. Dabei befindet sich der Patient in Bauchlage und hat die Fersen nach außen gedreht, um die Gesäßmuskeln zu entspannen. Man legt von kaudal die überkreuzten Hände auf beide Gesäßhälften des Patienten, übt einen leichten Druck aus und fühlt ihren vermehrten Tonus (☞ Abb. 6.124a). Man fordert nun den Patienten auf, seine Gesäßhälften ganz leicht zusammenzukneifen, etwa 10 Sekunden so zu halten und dann locker zu lassen. Während der lang dauernden (!) Entspannung fühlt man, wie die Hände einsinken. Das wird mehrere Male wiederholt, bis man den Eindruck hat, dass die Spannung nicht mehr abnimmt. Dann wird nachgeprüft, ob das Steißbein noch schmerzt.

Selbstbehandlung

Zur Selbstbehandlung liegt der Patient auf dem Rücken, beide Hände liegen unter seinen Gesäßhälften und die Füße sind nach innen rotiert, wobei auch die Schwerkraft genutzt wird (☞ Abb. 6.124b). Der Patient spannt nun ein wenig seine Mm. glutei an und hält die Spannung 20 Sekunden, dann entspannt er wieder 20 Sekunden und wiederholt das 3–5-mal.

Das schmerzhafte Steißbein ist folglich eine Tendomyopathie des M. gluteus maximus und des M. levator ani und die postisometrische Muskelrelaxation stellt die pathogenetisch relevante Therapie dar. Nur ausnahmsweise, wenn keine vermehrte Spannung besteht, ist die (übliche) Therapie über das Rektum indiziert.

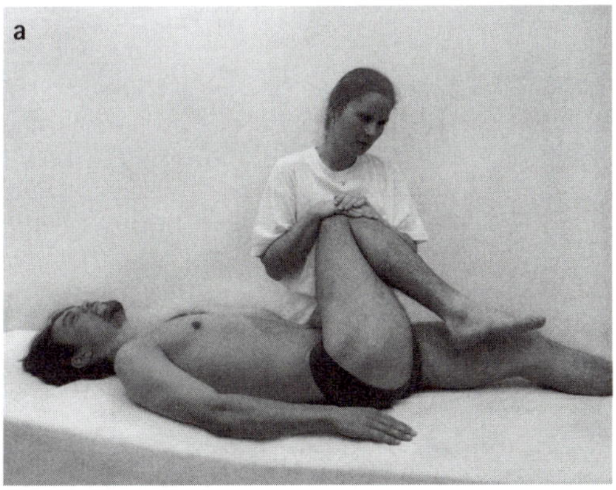

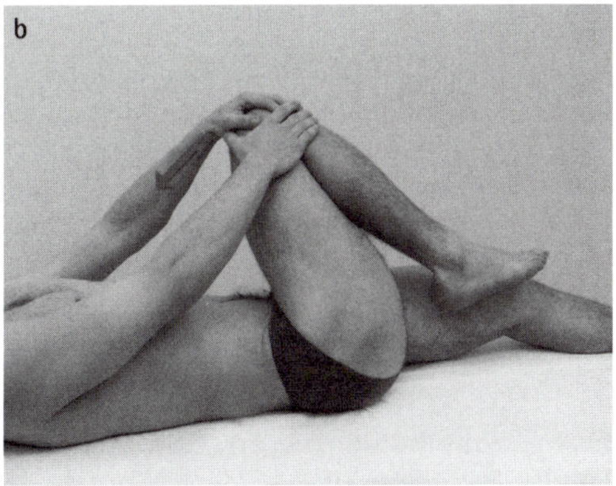

Abb. 6.123: PIR beim so genannten ligamentären Schmerz. a) Untersuchung und Behandlung. b) Selbstbehandlung.

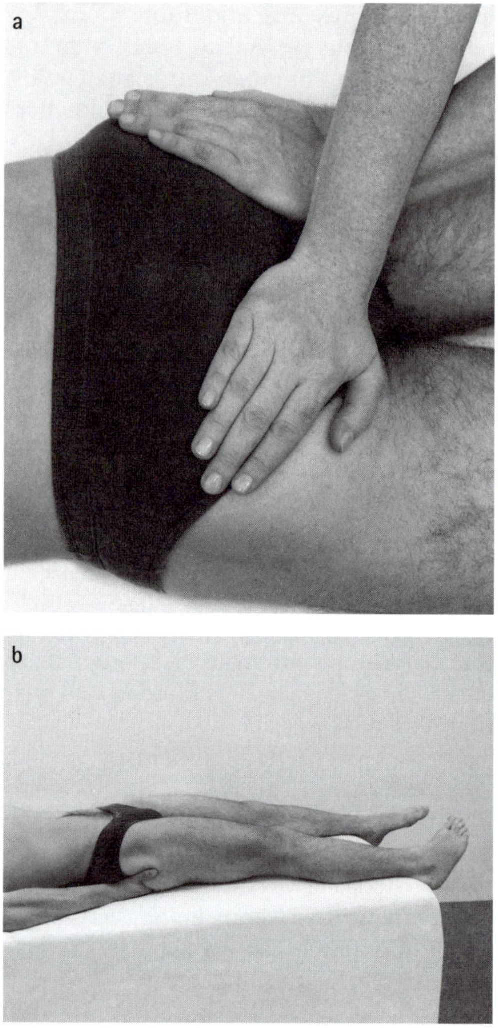

Abb. 6.124: PIR des M. gluteus maximus beim schmerzhaften Steißbein. a) Untersuchung. b) Selbstbehandlung.

6.6.6 Muskeln der unteren Extremität

Abduktoren des Hüftgelenks

Eine Druckschmerzhaftigkeit am Trochanter major ist vor allem Folge verspannter Hüftgelenksabduktoren, an erster Stelle des M. gluteus medius und des M. tensor fasciae latae. Oft ist dann auch die aktive Abduktion schmerzhaft. Dieselben Schmerzpunkte findet man allerdings auch bei der Koxarthrose. Befinden sich Triggerpunkte im M. gluteus medius, die man mit einem Zangengriff tastet, ist auch der Unterrand des Beckenkamms druckdolent. Triggerpunkte des M. tensor fasciae latae tastet man dicht oberhalb des Trochanter major und gleichzeitig findet man Schmerzpunkte im Verlauf der Fascia lata am Oberschenkel.

Zur PIR nutzt man die Schwerkraft. Der Patient liegt auf der Seite am Ende der Liege, das unten liegende Bein ist in Knie und der Hüfte gebeugt und das obere hängt über den Tischrand in Adduktion. Der Patient hebt das Bein in die Horizontale (☞ Abb. 6.125a), hält es so 20 Sekunden und entspannt dann weitere 20 Sekunden (☞ Abb. 6.125b). Der Vorgang wird 2–3-mal wiederholt. Gleichzeitig wird auch der M. quadratus lumborum entspannt.

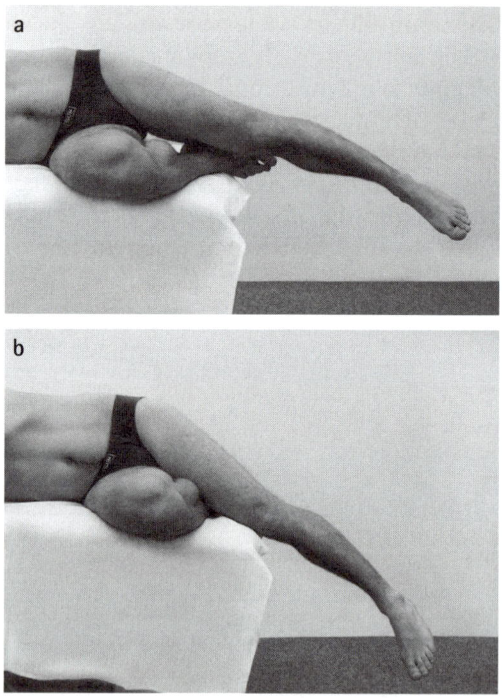

Abb. 6.125: PIR der Hüftgelenksabduktoren. (Die Technik kann auch zur PIR des M. quadratus lumborum dienen.) a) Anheben des oben liegenden Beins. b) Absinken des Beins in der Entspannung.

Bei der RI übt der Patient einen kräftigen Druck mit seinem Bein gegen die Unterlage aus und übt täglich.

Es ist günstig, hier noch präziser vorzugehen: Sind die Triggerpunkte vor allem im M. gluteus medius lokalisiert, übt das oben liegende Bein in einer Extensionsstellung. Liegen jedoch die Triggerpunkte vor allem im M. tensor fasciae latae, ist das oben liegende Bein ein wenig in der Hüfte flektiert.

Adduktoren des Hüftgelenks

Wie bei der Koxarthrose ist das Patrick-Zeichen positiv und auch die Ansatzpunkte an der Symphyse und am Pes anserinus der Tibia sind schmerzhaft, weshalb der Patient auch Schmerzen im Knie empfinden kann. Triggerpunkte können in allen Muskeln der Adduktorengruppe getastet werden. Die Adduktoren stehen in einem engen Zusammenhang mit Erkrankungen des Hüftgelenks, können Übertragungsschmerzen im Becken verursachen und sind oft mit Triggerpunkten im Beckenboden verkettet.

Zur Untersuchung und für das Aufnehmen der Vorspannung dient das Patrick-Zeichen; der Patient liegt auf dem Rücken, ein Bein ist in Knie und Hüfte gebeugt, sodass die Ferse das andere gestreckt liegende Bein medial kaudal des Kniegelenks berührt. Zur Behandlung nutzt man die Schwerkraft aus. Nach erreichter Vorspannung hebt der Patient für 20 Sekunden sein Knie ein wenig an (☞ Abb. 6.126a) und lässt es während der Entspannung absinken (☞ Abb. 6.126b). Dies wiederholt er nach weiteren 20 Sekunden aus der so gewonnenen Stellung 2–3-mal.

Für die RI dient am einfachsten eine maximale aktive Abduktion.

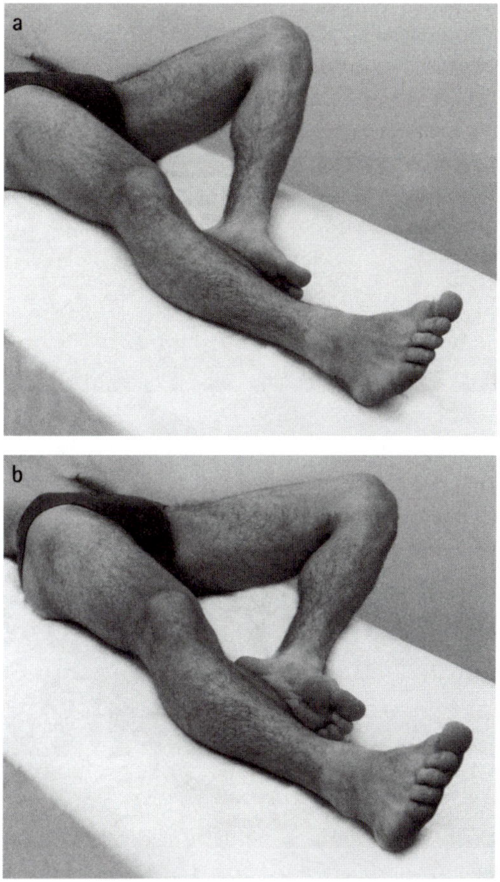

Abb. 6.126: PIR der (kurzen) Hüftgelenksadduktoren. a) Anheben des Oberschenkels. b) Entspannung.

Ischiokrurale Muskulatur

Die grundlegende Funktion der ischiokruralen Muskulatur liegt in der Fixation des Beckens in aufrechter Haltung. Sie streckt die Hüfte und beugt das Knie. Triggerpunkte können in ihrem Verlauf getastet werden und verursachen Schmerzen im Oberschenkel und an ihren Ansatzpunkten, vor allem am Tuber ossis ischii.

Bei der Behandlung (und Selbstbehandlung) befindet sich der Patient auf dem Bauch mit dem Becken am Ende der Liege, sodass beide Beine herabhängen (sie können dabei am Fußboden abgestützt sein). Zur PIR nutzt man die Schwerkraft aus. Der Patient hebt das gestreckte Bein ein wenig vom Boden (☞ Abb. 6.127a), hält so für 20 Sekunden und lässt es bei der Entspannung wieder zum Boden absinken (☞ Abb. 6.127b). Nach weiteren 20 Sekunden wird dies 2–3-mal wiederholt.

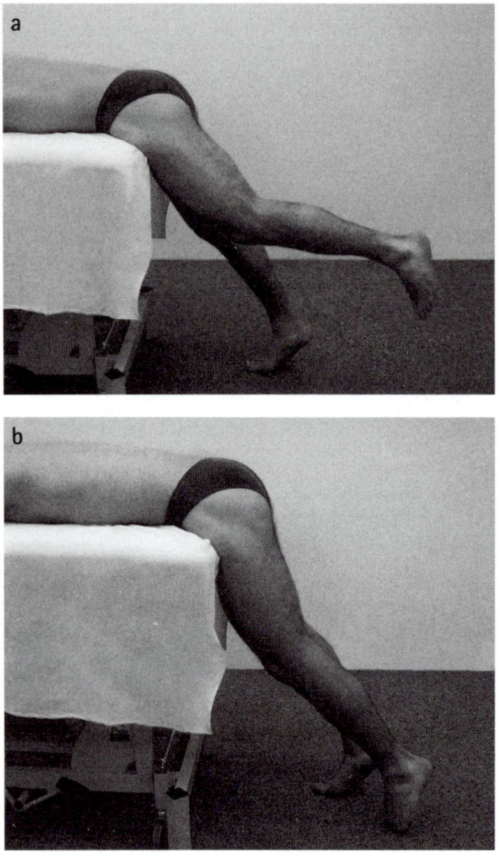

Abb. 6.127: PIR der ischiokruralen Muskulatur. a) Anheben eines Beins. b) Entspannung bei abgestütztem Fuß.

Für die RI übt der Patient einen kräftigen Druck mit seinem Fuß gegen den Boden aus.

M. rectus femoris

Zur Untersuchung kann man Triggerpunkte mit Hilfe eines Zangengriffes im Verlauf des Muskels tasten, meist diagnostiziert man mit Hilfe des umgekehrten Lasègue-Tests. Der Muskel ist also bei Störungen im Segment L4 und einem Wurzelsyndrom L4 in der Regel verspannt.

Bei der Therapie und Selbstbehandlung nutzt man die Schwerkraft. Der Patient liegt auf dem Rücken, ein Bein ist gestreckt und der Unterschenkel hängt über das Ende der Liege herab, das andere Bein ist in Knie und Hüfte gebeugt und wird mit den über der Tuberositas tibiae verschränkten Händen an den Körper gezogen. Der Patient streckt sein Knie und hält es 20 Sekunden angehoben (☞ Abb. 6.128a), dann entspannt er und lässt es 20 Sekunden herunterhängen (☞ Abb. 6.128b). Er wiederholt dies 2–3-mal.

Bei der RI beugt er aus derselben Stellung kräftig sein Knie.

M. piriformis

Der Triggerpunkt wird oberhalb und medial des Trochanter major als schmerzhafte Resistenz getastet. Angesichts dieser Lokalisation ist es nicht verwunderlich, wenn bei spontaner Schmerzhaftigkeit die Patienten

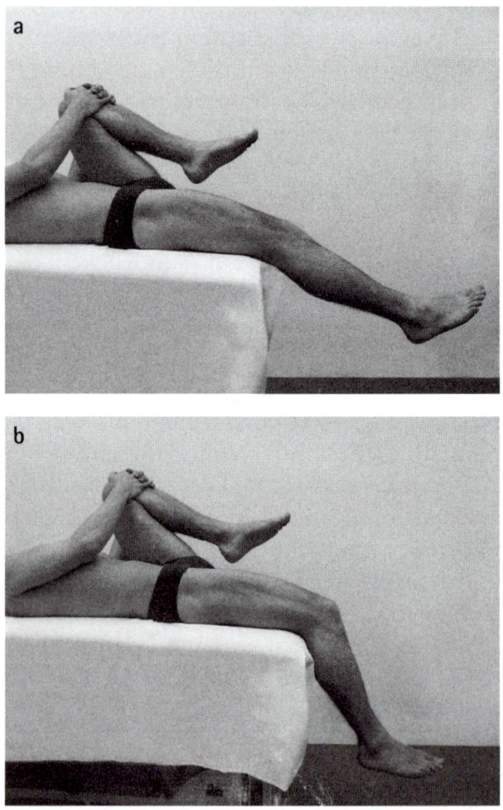

Abb. 6.128: PIR des M. rectus femoris. a) Strecken und Anheben des Knies. b) Entspannung bei gebeugtem Knie.

über „Hüftschmerzen“ klagen und nachts auf der schmerzhaften Seite nicht schlafen können. Dieser Triggerpunkt besteht in der Regel bei einer Störung im Bewegungssegment L4/L5 und auch beim Wurzelsyndrom L5.

Zur Behandlung liegt der Patient auf dem Bauch, beugt das Knie auf der zu behandelnden Seite rechtwinklig und lässt den Unterschenkel nach außen fallen. Nun dreht er sich so zur Seite, dass der Unterschenkel horizontal auf der Liege verläuft. Jetzt hebt der Patient Fuß und Unterschenkel um etwa 2 cm (☞ Abb. 6.129a), hält sie in dieser Stellung 20 Sekunden, lässt sie dann auf die Liege absinken (☞ Abb. 6.129b) und entspannt so weitere 20 Sekunden. Der Vorgang wird 3-mal wiederholt.

Für die RI übt der Patient einen kräftigen Druck mit dem Unterschenkel auf die Unterlage aus.

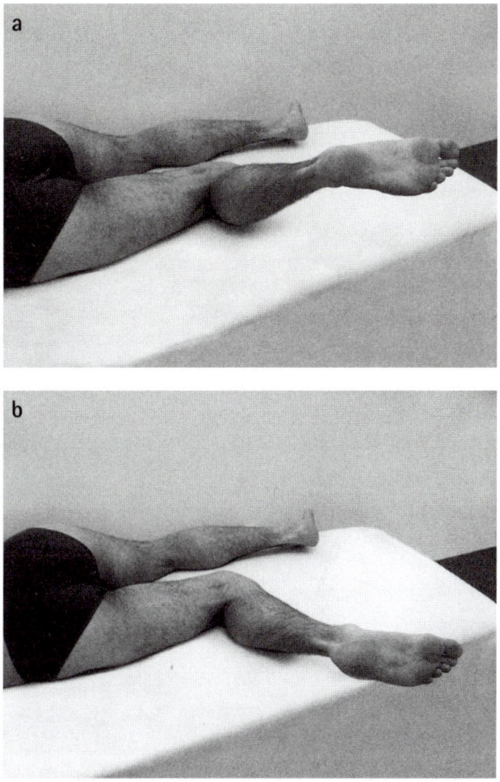

Abb. 6.129: PIR des M. piriformis. a) Anheben des Unterschenkels. b) Entspannung beim Ablegen des Unterschenkels auf der Unterlage.

M. biceps femoris

Schmerzen am Fibulaköpfchen sind Folge von Triggerpunkten im M. biceps femoris. Bei der Behandlung steht man am Fußende der Liege auf der nicht schmerzhaften Seite. Der Patient liegt auf dem Rücken. Man erfasst den Fuß des Patienten mit der gleichnamigen Hand mit dem Daumen an der Ferse und dem kleinen Finger an der kleinen Zehe, um den Fuß nach innen zu rotieren. Nun hebt man das gestreckte Bein und führt es gleichzeitig in Innenrotation und Adduktion bis zur Vorspannung (☞ Abb. 6.130a). Jetzt fordert man den Patienten auf, mit minimaler Kraft den Fuß gegen den Widerstand nach außen zu drehen und etwa 5–10 Sekunden zu halten. Während der nachfolgenden Entspannung steigert man die Rotation, Hüftflexion und Adduktion. Der Vorgang wird 2–3-mal wiederholt.

Selbstbehandlung

Zur Selbstbehandlung steht der Patient mit gespreizten Beinen, der Fuß auf der Behandlungsseite ist nach innen rotiert und mit seiner Außenkante gegen z. B. ein Tischbein abgestützt. Um die Vorspannung zu erreichen, macht er einen Schritt mit dem freien Fuß nach vorne und beugt das Knie, wodurch die Innenrotation des Fußes und die Spannung in den ischiokruralen Muskeln zunehmen (☞ Abb. 6.130b). Nun drückt er den nach innen rotierten Fuß gegen das Tischbein (isometrisch) und nach 5–10 Sekunden entspannt er. Während der Entspannung nehmen die Knieflexion und die Fußrotation zu. Der Vorgang wird 2–3-mal wiederholt. Diese Technik ist schwerfällig, weshalb in der Praxis meist die Mobilisation der Fibula Anwendung findet.

Fuß- und Zehenextensoren

Eine Verspannung (Triggerpunkte) der Extensoren an der Vorderseite des Unterschen-

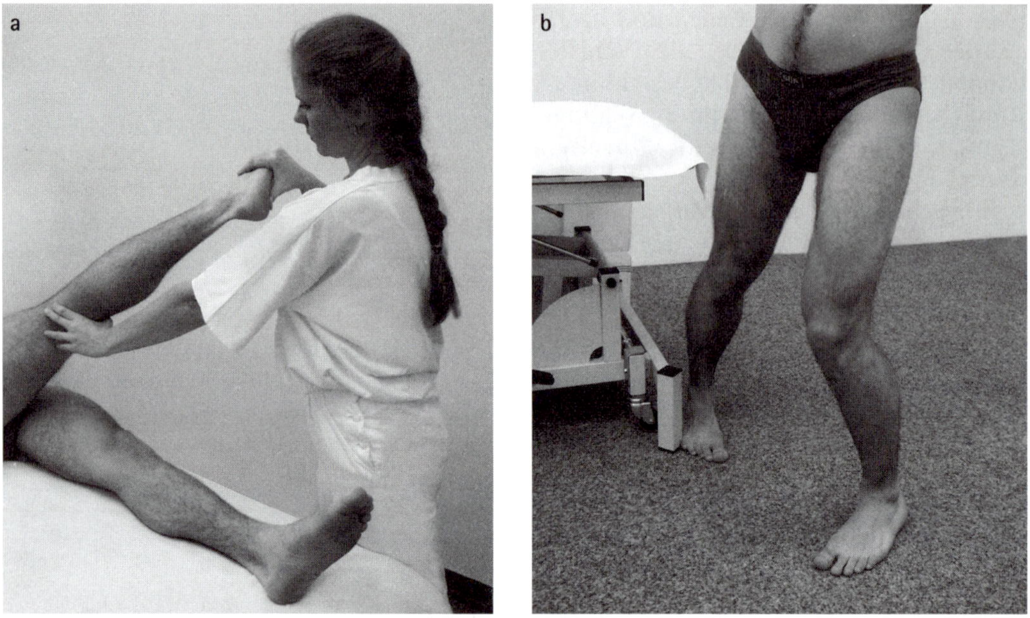

Abb. 6.130: PIR des M. biceps femoris beim schmerzhaften Fibulaköpfchen. a) Untersuchung und Behandlung. b) Selbstbehandlung.

kels äußert sich vor allem als Ermüdungsschmerz. Zur Behandlung sitzt der Patient. Man sitzt neben ihm und legt den Unterschenkel auf seinen Oberschenkel. Mit einer Hand fixiert man den Unterschenkel, mit der anderen umfasst man den Vorfuß und die Zehen von dorsal und führt gleichzeitig eine Plantarflexion der Zehen und des Fußes aus, bis die Vorspannung erreicht ist (☞ Abb. 6.131a). Nun wird der Patient aufgefordert, 5–10 Sekunden Widerstand zu leisten. Dann folgt die Weisung, locker zu lassen, und der Patient entspannt, bis wieder die Vorspannung erreicht ist. Der Vorgang wird 2–3-mal wiederholt.

Für die RI leistet der Patient Widerstand gegen die repetitive Extension der flektierten Zehen.

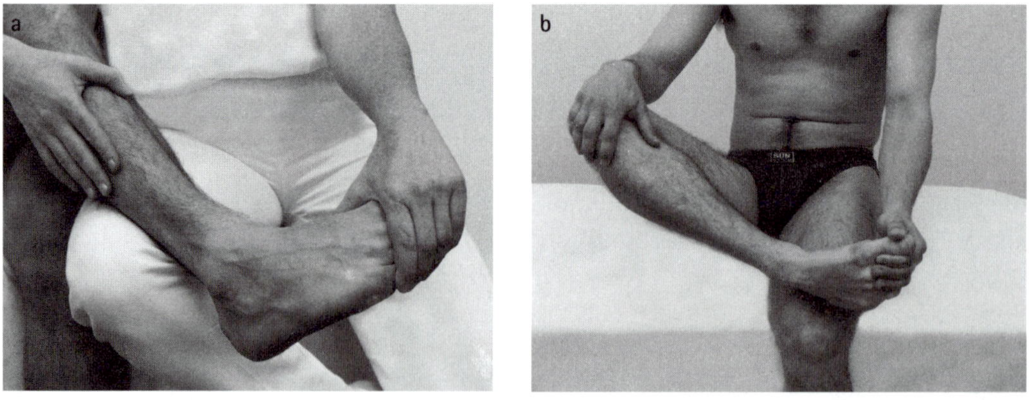

Abb. 6.131: PIR der Fuß- und Zehenextensoren. a) Untersuchung und Behandlung. b) Selbstbehandlung.

Selbstbehandlung

Bei der Selbstbehandlung sitzt der Patient und flektiert mit Hilfe der gegenseitigen Hand die Zehen und den Vorfuß (☞ Abb. 6.131b). Das weitere Vorgehen entspricht der Behandlung durch einen Therapeuten.

Schmerzhafte Achillessehne

Die Ursache der schmerzhaften Achillessehne und ihres Ansatzpunktes an der Ferse liegt in Triggerpunkten mit Verspannung des M. soleus. Zur Behandlung liegt der Patient auf dem Bauch und hat das Knie gebeugt. Man erfasst mit einer Hand den Fuß und beugt ihn in die Dorsalflexion, je nachdem, ob die Sehne auf der medialen oder der lateralen Seite druckschmerzhaft ist, entweder in eine Pronations- oder Supinationsstellung, um die Vorspannung auf der schmerzhaften Seite zu erreichen (☞ Abb. 6.132a). Man fordert nun den Patienten auf, mit minimaler Kraft entgegenzudrücken, und leistet 5–10 Sekunden Widerstand. Während der folgenden Entspannungsphase fordert man den Patienten auf, die Dorsalflexion aktiv zu steigern (= RI). Der Vorgang wird wiederholt mit dem Ziel, die Dorsalflexion zu steigern.

Selbstbehandlung

Zur Selbstbehandlung nutzt man die Schwerkraft. Der Patient steht vor einem Tisch und stützt sich auf seine Hände. Der behandelte Fuß ist nach vorne geschoben und das vordere Bein wird im Knie gebeugt, bis die Vorspannung im Talokruralgelenk erreicht ist (☞ Abb. 6.132b). Nun leistet der Patient im Sinne einer Plantarflexion für 20 Sekunden Widerstand mit dem Fuß, wonach er in der Dorsalflexion weitere 20 Sekunden entspannt. Er wiederholt den Vorgang 3-mal.

Schmerzhafter Fersensporn

Ein schmerzhafter Fersensporn ist Folge einer vermehrten Spannung (Triggerpunkte) in den tiefen kurzen Zehenbeugern. Zur Behandlung befindet sich der Patient in Bauchlage mit gebeugtem Knie. Man umfasst mit einer Hand die Ferse, mit der anderen den Vorfuß des Patienten und führt den Vorfuß und die Zehen in eine Dorsalflexion gegenüber der Ferse, um die Vorspannung zu erreichen (☞ Abb. 6.133a). Dann fordert man den Patienten auf, die Zehen und den Vorfuß gegenüber der Ferse zu beugen, den Fuß hohl zu machen, und leistet gegen diese Flexion leichten Wider-

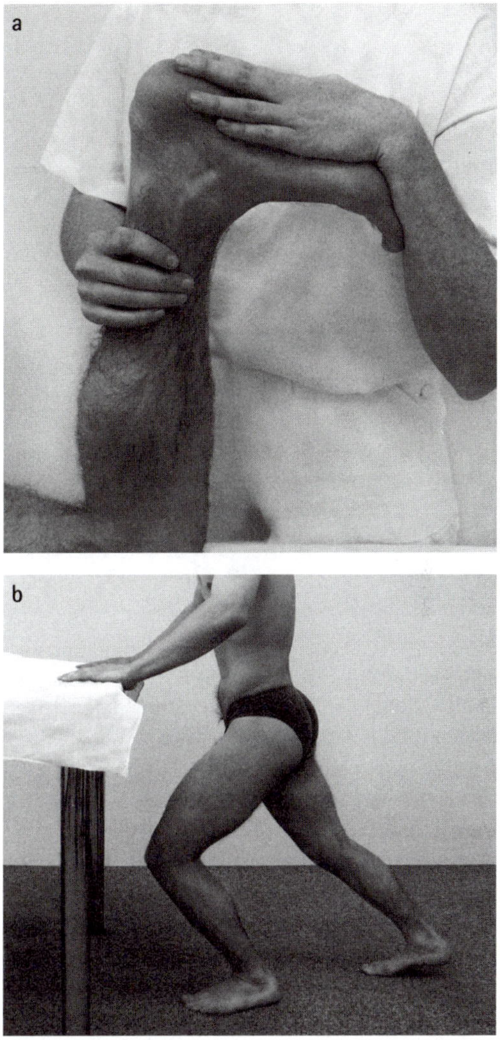

Abb. 6.132: PIR des M. soleus bei schmerzhafter Achillessehne. a) Untersuchung und Behandlung. b) Selbstbehandlung.

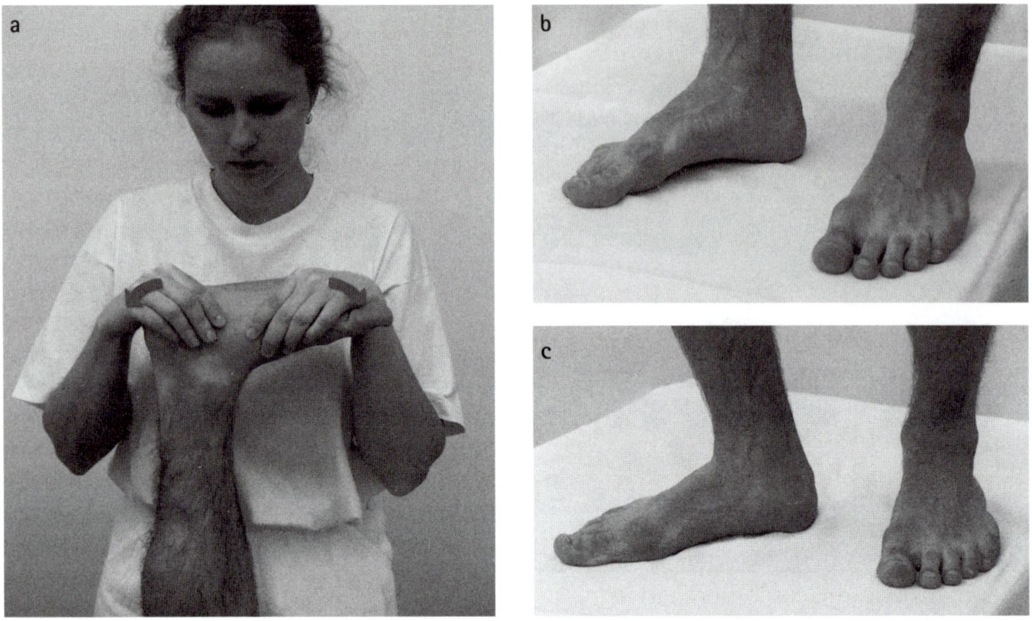

Abb. 6.133: a) Untersuchung und Behandlung einer vermehrten Spannung in der Plantaraponeurose beim schmerzhaften Fersensporn. b) PIR bei verstärkter Fußwölbung während der isometrischen Kontraktion. c) Abflachung der Fußwölbung während der Entspannung.

stand. Dabei muss jegliche Plantarflexion tunlichst vermieden werden. In der darauf folgenden Entspannungsphase verstärkt sich die Dorsalflexion der Zehen und des Vorfußes gegenüber der Ferse. Der Vorgang wird 3-mal wiederholt.

Für die RI dient die Dorsalflexion der Zehen, gegen die man repetitiv Widerstand leistet.

In chronisch verlaufenden Fällen ist die Nadelung des Triggerpunkts an der Fußsohle indiziert.

Selbstbehandlung

Zur Selbstbehandlung nutzt man die Schwerkraft. Der Patient steht oder sitzt mit den Füßen auf dem Boden. Während der isometrischen Phase vertieft er die Fußwölbung, indem er die Zehen nach rückwärts verschiebt und hält diese Stellung 20 Sekunden (☞ Abb. 6.133b). Dann entspannt er ebenfalls 20 Sekunden (☞ Abb. 6.133c) und wiederholt den Vorgang 3-mal.

6.7 Üben abgeschwächter Muskeln (Fazilitation)

Meist haben die Patienten keine echten Paresen. Die Abschwächung der Muskeln ist Folge einer Hemmung, einer „vernachlässigten" Funktion. Unsere Aufgabe ist es, dem Patienten beizubringen, die vernachlässigten Muskeln wieder richtig zu benutzen. Dazu dienen verschiedene Fazilitationsmethoden, die im Folgenden beschrieben werden. Gemeinsam ist ihnen, dass sich der Patient der Muskeln bewusst werden muss. Das bedeutet, der Patient muss vorübergehend lernen, diese Muskeln bewusst zu beherrschen, bis die **richtige Funktion** wieder automatisch abläuft.

Um zu fazilitieren, sollte man die günstigsten Bedingungen für die abgeschwächten Muskeln schaffen. Hier spielt die Haltung eine besonders wichtige Rolle. Die krumme Haltung verstärkt die Aktivität der ontogenetisch älteren, vorwiegend tonischen Muskeln, während die aufrechte Haltung mit den Extremitäten in leichter Abduktion und Außenrotation die ontogenetisch jüngeren Muskeln mit ihrer Tendenz zur Erschlaffung fazilitiert. Hier spielt auch die exterozeptive Stimulation, das gezielte Streicheln, eine Rolle, mit dessen Hilfe sich der Muskeltonus seitlich ausgleicht.

6.7.1 Muskeln des Rumpfes

Tiefe Halsbeuger

Sie gehören zum tiefen Stabilisationssystem und sind daher sehr bedeutend. Es ist sehr einfach, die Kopfvorbeuge gegen Widerstand so zu üben, dass der Patient vor einem Tisch sitzt, seine Ellenbogen aufstellt und sein Kinn mit beiden Händen von unten abstützt. Er stemmt nun kräftig gegen den Widerstand der Hände. Die Übung ist wirksam, aber nicht spezifisch für die tiefen Halsbeuger.

Spezifischer und sehr wirksam ist folgende Übung, bei der sich der Patient über eine niedrige Sessellehne nach rückwärts beugt und aus dieser Stellung eine Nickbewegung ausführt (☞ Abb. 6.134). Die Übung wird täglich wiederholt. Durch die Rückbeuge ist vor allem der M. sternocleidomastoideus gehemmt. Die Übung kann auch im Liegen mit dem Kopf in Rückbeuge am Ende der Liege ausgeführt werden, ist dann allerdings sehr anstrengend.

Mit Hilfe eines Messpolsters unter dem Nacken im Liegen stellte Jull (2000) fest, dass Patienten nach einem Trauma der Halswirbelsäule nicht in der Lage sind, Druck mit dem Hals auf das Messpolster auszuüben, ohne den M. sternocleidomastoideus zu kontrahieren. Diese Tatsache nutzt man zum Üben der tiefen Halsbeuger.

Der Patient liegt auf dem Rücken (oder steht an einer Wand) und legt zwei Finger

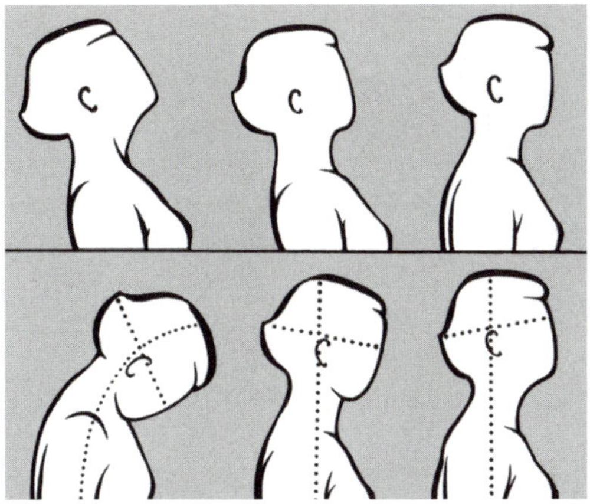

Abb. 6.134: Üben der tiefen Halsbeuger durch Vorwärtsnicken des Kopfes in den Kopfgelenken bei zurückgebeugter Brustwirbelsäule; Bewegungsablauf bis zum maximalen Nicken und zurück zur Ausgangsstellung

seitlich unter die Halswirbelsäule und tastet mit der anderen Hand den M. sternocleidomastoideus auf der gegenüberliegenden Seite (☞ Abb. 6.135). Nun drückt er mit seinen Fingern gegen die Halswirbelsäule und übt einen Gegendruck mit seiner Wirbelsäule aus, jedoch nur solange, bis sich der M. sternocleidomastoideus nicht anspannt. Er lernt dann, den Druck gegen die eigenen Finger mit Hilfe der tiefen Halsbeuger so zu steigern, dass es zu keiner Anspannung des M. sternocleidomastoideus kommt.

Pars ascendens des M. trapezius

Dieser Muskel nimmt eine Schlüsselstellung bei der Fixation des Schulterblatts ein. Er wird mit Hilfe der folgenden Übung fazilitiert. Der Patient sitzt auf den Fersen und beugt Oberkörper und Kopf soweit vor, dass er die Stirn auf der Unterlage abstützt. Er darf dabei das Gesäß von den Fersen abheben. Die Hände liegen auf dem Scheitel, die Ellenbogen gebeugt ungefähr in Höhe der Ohren locker auf der Unterlage. Sie dürfen während der gesamten Übung nicht auf die Unterlage gedrückt werden (☞ Abb. 6.136). In dieser Stellung divergiert der mediale Schulterblattrand nach unten gegenüber der

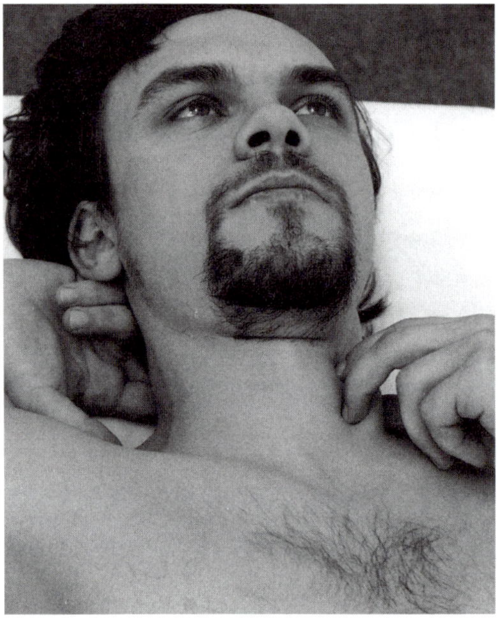

Abb. 6.135: Üben der tiefen Halsbeuger mit Hilfe von Druck der eigenen Finger gegen die Halswirbelsäule und ihren Gegendruck gegen die Finger bei gleichzeitiger Palpation des M. sternocleidomastoideus

Wirbelsäule. Man fordert nun den Patienten auf, das Schulterblatt nach kaudal zu ziehen, wobei sich der Schulterblattrand mit der Wirbelsäule parallel stellt. Dabei dürfen die Schulterblätter nicht zusammengezogen werden. Am Anfang empfiehlt es sich, dem Patienten durch Berührung anzudeuten, welchen Muskel er anspannen soll. Es ist oft vorteilhaft, wenn der Patient selbst mit dem

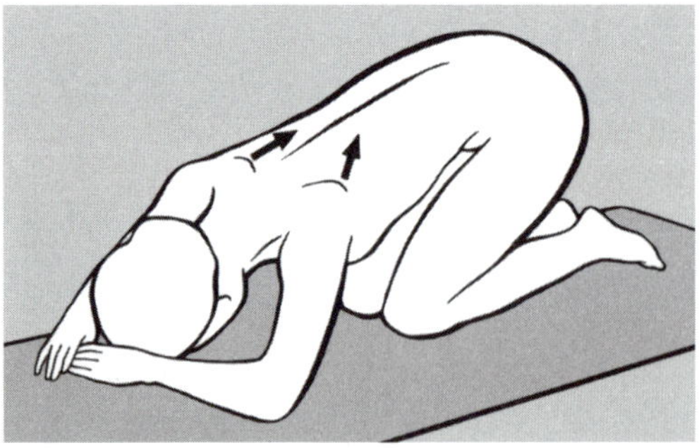

Abb. 6.136: Üben der Pars ascendens des M. trapezius

Daumen der gegenseitigen Hand die Anspannung der Pars ascendens des M. trapezius kontrolliert.

Sobald der Patient diese Übung in der Fazilitationsstellung beherrscht, übt er in Bauchlage und mit den Armen neben dem Rumpf in Innenrotation. Sobald es gelingt, den unteren Anteil des M. trapezius zu kontrahieren, entspannt sich reflektorisch sein oberer Anteil. Wenn der Patient das Anspannen des unteren Anteils des M. trapezius in Bauchlage beherrscht, gelingt ihm das auch in aufrechter Haltung, im Sitzen und Stehen. Dabei kann er immer die Kontraktion dieses Muskels mit dem Daumen der gegensinnigen Hand kontrollieren.

M. serratus anterior

Man prüft und übt diesen Muskel, der ebenfalls das Schulterblatt von unten fixiert und in Verbindung mit den schrägen Bauchmuskeln steht, mit folgender Übung. Der Patient befindet sich im Vierfüßlerstand und hält seinen Kopf horizontal. Das Gewicht verschiebt er auf die Arme, die nach innen rotiert sind, sodass sich die Finger innen gegenüberliegen (☞ Abb. 6.137a). Ein Liegestütz wird nun so durchgeführt, dass der Patient seinen Schwerpunkt kopfwärts verschiebt und während der Ausatmung die Ellenbogen nach außen beugt. Die Stirn ist dabei zum Boden gerichtet (☞ Abb. 6.137b). Während dieser Bewegung soll das „Muskelkorsett" des Rumpfes den Stamm fixieren. Die Schulterblätter werden maximal auseinander geschoben. Die Muskulatur zwischen ihnen darf sich nur exzentrisch anspannen. Sehr wichtig ist die Anspannung der oberen Quadranten der Bauchmuskulatur, denn nur dann bleibt der Rücken „gerade wie ein Brett". Bei lordotischer Haltung kann der M. serratus anterior das Schulterblatt nicht fixieren und man stellt eine Scapula alata fest (☞ Abb. 6.137c).

Eine vergleichbare Wirkung hat auch folgende Übung im Vierfüßlerstand mit einem Buch auf dem Hinterkopf, mit der ebenfalls die richtige Fixation des Schulter-

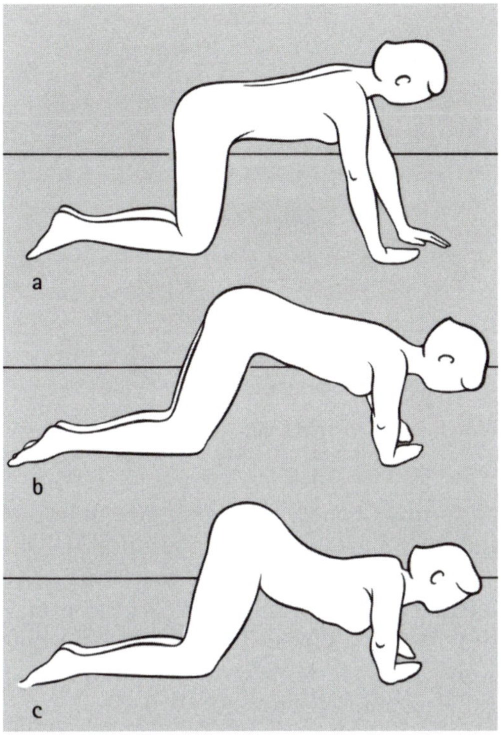

Abb. 6.137: Üben des M. serratus anterior. a) Ausgangsstellung. b) Liegestütze mit gebeugten Armen in richtiger Ausführung. c) Falsche Ausführung bei lordotischer Haltung.

gürtels mit Hilfe der Mm. serrati anteriores und der Pars ascendens des M. trapezius erreicht wird (☞ Abb. 6.138). Dabei ist es wichtig, dass sich der Übende radial auf seinem Thenar abstützt. Gleichzeitig erfolgt eine koordinierte Kontraktion der Flexoren und Extensoren der Halswirbelsäule. Der obere Anteil des M. trapezius bleibt entspannt, die Bauchmuskulatur ist dabei angespannt. Der Rücken und der Nacken sind dabei „gerade wie ein Brett".

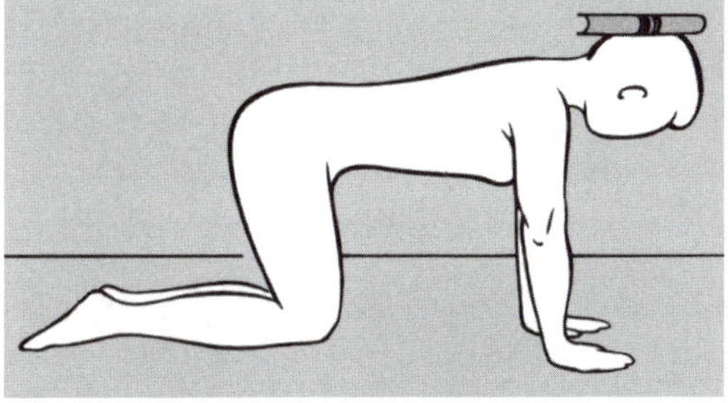

Abb. 6.138: Vierfüßlerstand mit Buch auf dem Hinterkopf zum Üben des M. serratus anterior

M. rectus abdominis

Die einfachste Prüfung dieses Muskels besteht im Aufsetzen aus der Rückenlage und dem erneuten Hinlegen. Dabei sind die Beine in Hüfte und Knie gebeugt, wobei sich die Füße nicht von der Unterlage heben dürfen. Um die Koordination noch genauer zu üben, kann der Patient mit seiner Ferse mittels aktiver Kontraktion seiner Kniebeuger gegen einen Gegenstand, der hinter seinen Fersen befestigt ist, Druck ausüben (☞ Abb. 6.139a). Es wäre ein grober Fehler, die Füße von oben her zu fixieren (☞ Abb. 6.139b). Wenn der Patient nicht fähig ist, sich so aufzusetzen, und es sich nicht um einen verkürzten lumbalen Anteil

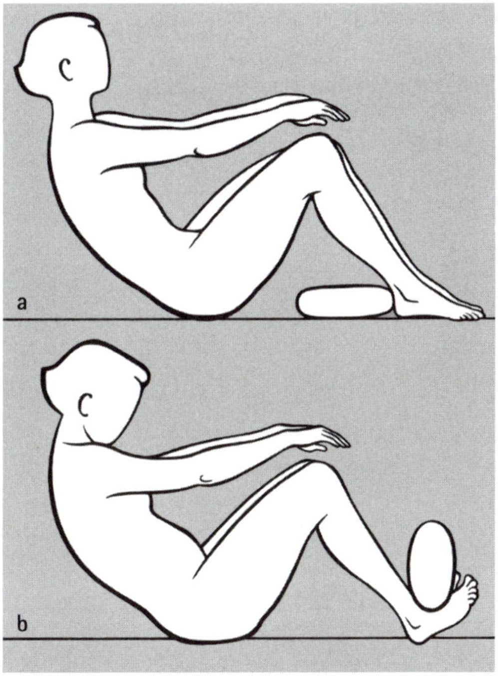

Abb. 6.139: Kräftigung des M. rectus abdominis durch Hinlegen aus dem Sitzen und Aufsetzen aus der Rückenlage. Richtige (a) und falsche Ausführung (b).

des Rückenstreckers handelt, dann übt man die Bauchmuskulatur. Der Patient sitzt mit in Hüfte und Knie gebeugten Beinen und legt sich in kyphotischer Haltung so hin, dass zuerst die unterste Lendenwirbelsäule die Unterlage berührt und dann die Wirbelsäule fortlaufend bis zu den Schultern bei exzentrischer Kontraktion abrollt. Sobald sich die Füße von der Unterlage heben oder die kyphotische Haltung unterbrochen wird, muss die Übung abgebrochen werden. Nur wenn der Patient gelernt hat, sich so aus dem Sitzen hinzulegen, darf er versuchen, sich aus der Rückenlage auf entsprechende Weise aufzusetzen.

Heutzutage übt man weniger den M. rectus abdominis als vielmehr die tiefen Stabilisatoren.

Tiefe Stabilisatoren der Lendenwirbelsäule und des Beckenbodens

Hier handelt es sich im Prinzip um den Komplex Beckenboden, tiefe Bauchmuskeln, Zwerchfell und Mm. multifidi. Sehr wichtig ist, dass die einzelnen Muskeln verkettet sind, sodass die übrigen mit reagieren, wenn es gelingt, einen zu fazilitieren. Das ist für die Praxis deshalb von großer Bedeutung, weil nicht alle dieser Muskeln der Therapie in gleicher Weise zugänglich sind; so übt Hides (2004) vorwiegend die Mm. multifidi und braucht dazu ein Feedback mit Hilfe des Ultraschalls. Unser Bestreben liegt darin, mit klinisch zugänglicheren Mitteln vorzugehen. Wir teilen jedoch die Meinung der australischen Physiotherapeuten, dass die Funktion dieses Systems von größter Bedeutung ist und noch heute Neuland darstellt.

Man kann auf einfachste Weise damit beginnen, dass der Patient den Nabel einzieht (☞ Abb. 6.140). Dabei ist es wichtig, dass sich gleichzeitig (oder selbstständig) auch die Bauchwand lateral in der Taille und der Unterbauch anspannen. Das betrifft natürlich an erster Stelle den M. transversus

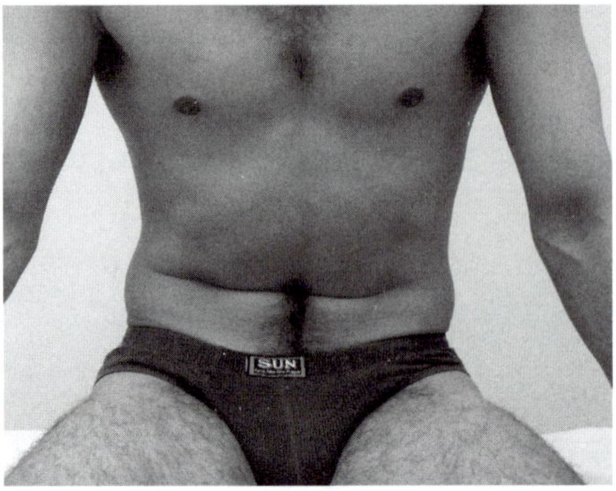

Abb. 6.140: Einziehen des Nabels

abdominis, aber auch den M. obliquus internus abdominis. Die Spannung in der Taille hat eine besondere Bewandtnis: Hier handelt es sich um die exzentrische Kontraktion der Bauchwand bei konzentrischer Kontraktion des Zwerchfells, wenn nicht isoliert geübt wird (☞ Abb. 6.141).

Die in 4.20.5 angeführten Tests nach Kolář dienen auch zum Üben: Beim Heben des Kopfes und des Thorax in Bauch- und/oder Rückenlage lernt der Patient nicht nur, die Bauch- oder Rückenmuskeln, sondern auch den lateralen Anteil der Bauchwand anzuspannen. Dies gilt auch für die Flexion der gebeugten Beine gegen Widerstand, in Rückenlage oder beim aufrechten Sitzen gegen die Schwerkraft. Dabei hat der Patient, wenn

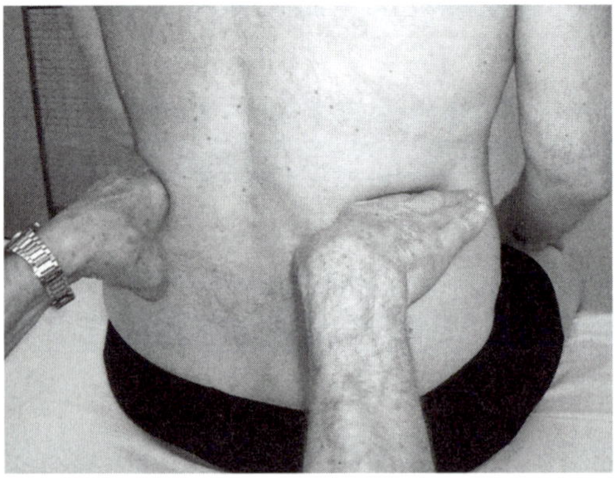

Abb. 6.141: Prüfung und Stimulation des isolierten Anspannens des lateralen Anteils der Bauchwand

er selbst übt, immer die Möglichkeit, sich mit den eigenen Händen in der Taille zu kontrollieren.

M. transversus abdominis

Wenn der Patient die vorausgehenden Übungen beherrscht, kann er folgende Übung nach Wohlfart und Jull (1993) selbst ausführen. Der Patient liegt auf dem Rücken, hebt und beugt seine Beine wie beim Radfahren und übt dabei einen Druck auf ein Messpolster unter seiner Lendenwirbelsäule aus. Statt dieses Messpolsters legt der Patient beide Hände mit der Handfläche auf die Unterlage und übt, indem er seine Finger beugt, Druck gegen seine Lendenwirbelsäule aus und gleichzeitig einen Gegendruck gegen seinen Handrücken (☞ Abb. 6.142). Um Schmerzen zu vermeiden, soll der Patient einen weichen Stoff auf seine Handrücken legen.

Diese Übung kann nur dann richtig ausgeführt werden, wenn der Patient gelernt hat, den lateralen Anteil der Bauchwand und den Unterbauch anzuspannen, weil er sonst bei dieser Übung, die insbesondere auf den M. transversus abdominis abzielt, seinen Bauch hervorwölbt.

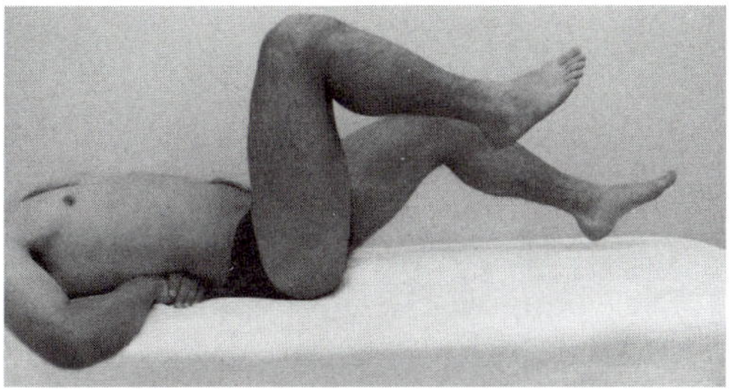

Abb. 6.142: Üben des M. transversus abdominis

M. coccygeus

Die folgende Übung dient dazu, dass der Patient lernt, seinen Beckenboden, vor allem den M. coccygeus, sowohl zu kontrahieren als auch zu entspannen. Dabei ist es notwendig, den Triggerpunkt und seine Bedeutung vom Triggerpunkt im M. levator ani mit dem Ansatzpunktschmerz am Steißbein exakt zu unterscheiden. Die Palpation des Triggerpunkts im M. coccygeus wurde im Abschnitt 4.5.8 (☞ Abb. 4.12) beschrieben.

Man beginnt die Übung damit, dass der Patient in Seitenlage den Nabel einzieht (☞ Abb. 6.140). Wenn er das begriffen hat, legt er seine Finger flach auf die Analgegend und versucht, diese auf analoge Weise einzuziehen (☞ Abb. 6.143). Man befragt ihn nun, ob er es spürt. Das Problem liegt nun darin, dass man keine Möglichkeit hat, sich direkt von der Kontraktion des Beckenbodens zu überzeugen. Deshalb fordert man den Patienten auf, mit der anderen Hand seine Nase zuzudrücken und bei geschlossenem Mund gegen Widerstand einzuatmen. Durch den so entstandenen Sog fühlt der Patient die Kontraktion seines Beckenbodens nun wesentlich besser oder überhaupt erst jetzt. In beiden Fällen weiß man dann, dass der Patient tatsächlich den Beckenboden kontrahiert. Er wiederholt diese Übung nun 2–3-mal. Dann überprüft man, ob die Palpation des Beckenbodens noch schmerzhaft ist und inwieweit die mit dem Beckenboden verketteten meist zahlreichen weiteren Triggerpunkte und Blockierungen noch bestehen. Wenn das Resultat befriedigend ist, übt der Patient mehrmals täglich

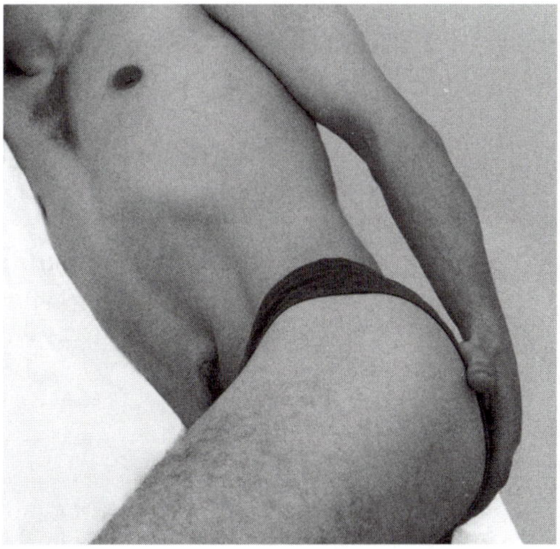

Abb. 6.143: Üben des Beckenbodens und v. a. des M. coccygeus

im Sitzen, wobei er gleichzeitig den Nabel einzieht. Das kann er auch während seiner Arbeitszeit tun, ohne dass es jemand merkt. Man muss den Patienten darauf hinweisen, die Übung immer langsam auszuführen, da es sonst nicht zur Relaxation kommt.

Die Übung zeigt auch, dass die Relaxation des M. coccygeus völlig anders als die des M. levator ani verläuft. Beim Üben des M. levator ani und des M. gluteus maximus kneift der Patient die Gesäßhälften zusammen und kontrahiert auch den Sphinkter, hier jedoch ist das Gesäß entspannt und der Patient übt mit der Vorstellung, etwas aufzusaugen. Das alles illustriert die zwei ganz unterschiedlichen Funktionen des Beckenbodens: Einmal als Teil der tiefen Stabilisatoren, das andere Mal im Zusammenhang mit der Funktion der Sphinkteren.

Die „Wiege"

Der Patient zieht in Rückenlage die Knie an die Brust und hält sie mit verschränkten Armen fest. Dann hebt er das Becken und kyphosiert die Lendenwirbelsäule bei Extension im Hüftgelenk (Kontraktion der Gesäßmuskulatur), wodurch die Arme, die die Knie halten, angespannt werden. Gleichzeitig hebt er Kopf und Brust und atmet aus. Dadurch wird die maximale Kontraktion der Bauchmuskeln ermöglicht. Durch rhythmischen Druck der Knie gegen die verschränkten Arme schaukelt sich der Patient ins Sitzen und rollt auf rundem Rücken in die Ausgangslage zurück (☞ Abb. 6.144). Später übt er dieselbe Bewegung ohne Hilfe der Arme, die er dabei vorstreckt.

Zweck der Übung ist eine Stärkung und koordinierte Arbeit der Bauch- und Gesäßmuskulatur sowie eine Entspannung der Rückenstrecker.

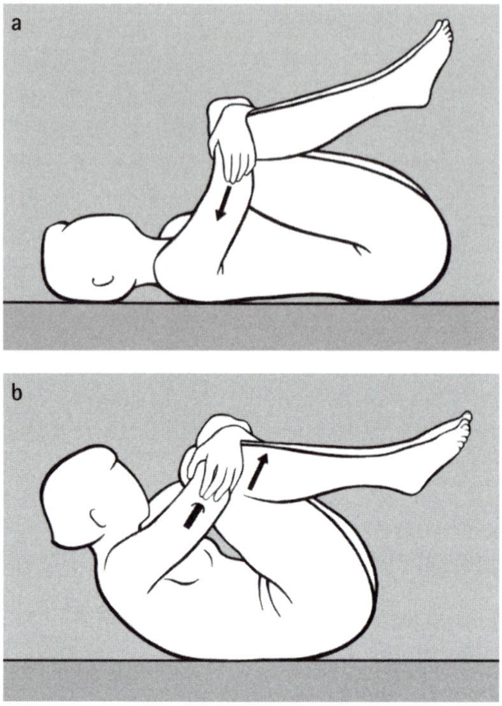

Abb. 6.144: „Wiege". a) Heranziehen der Knie an den Körper. b) Hüftstreckung gegen Widerhalt am Knie.

Die „Beckenschaukel"

Der Patient liegt mit angestellten Beinen auf dem Rücken. Unter ruhiger, nicht stockender Atmung lordosiert er durch Anspannung der Rückenstrecker die Lendenwirbelsäule (☞ Abb. 6.145a) und entspannt sie anschließend bei gleichzeitiger Anspannung der Bauch- und Gesäßmuskeln, wodurch er die Lendenwirbelsäule flach auf die Unterlage drückt.

Sobald der Patient dies beherrscht, wird die Übung erweitert. Der Patient drückt wie vorher zunächst die gesamte Lendenwirbelsäule auf die Unterlage, ohne in der ruhigen Atmung zu stocken. Dann drückt er die Knie zusammen und hebt nacheinander von kaudal nach kranial das Becken, die (kyphosierte) Lendenwirbelsäule und dann die untere Brustwirbelsäule so weit von der Unterlage ab, dass die Lendenwirbelsäule ihre Kyphose nicht vermindert. Die Knie bleiben geschlossen und das Becken wird zum Schluss durch Zusammenkneifen der Pobacken noch etwas weiter nach dorsal aufgerichtet. Anschließend legt er in umgekehrter Reihenfolge zuerst die Brustwirbelsäule, dann die Lendenwirbelsäule und zum

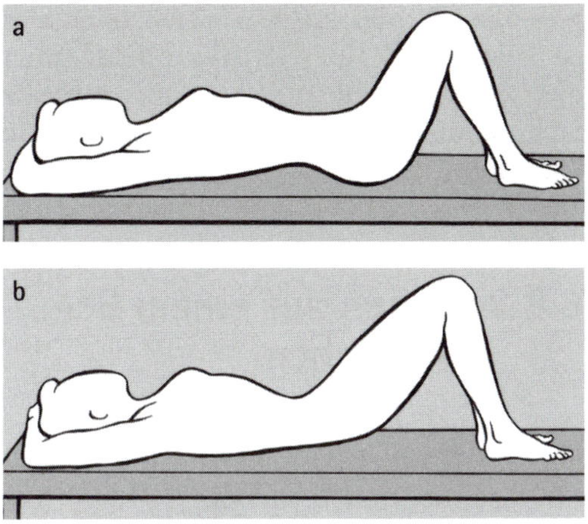

Abb. 6.145: „Beckenschaukel". a) Lordosierung der Wirbelsäule. b) Anheben des Beckens und Zurücklegen auf die Unterlage bei kyphosierter Lendenwirbelsäule.

Schluss das Becken zurück auf die Unterlage (☞ Abb. 6.145b).

Zweck der Übung ist die Beherrschung der Beckenbewegungen, die Koordination der Bauch- und Gesäßmuskulatur sowie die Stärkung insbesondere der Mm. glutei.

In leichter Abwandlung kann der Patient bei gleicher Ausgangslage die Lendenwirbelsäule auf die Unterlage drücken und gleichzeitig ein Bein bei aufliegender Ferse strecken, aber nur soviel, dass die Lendenwirbelsäule den Druck gegen die Unterlage nicht vermindert. Das Ausmaß wird durch Übung größer.

6.7.2 Muskeln der Hüfte

M. gluteus maximus

Bei Abschwächung dieses Muskels, d.h. wenn er schlaff und bei der Hyperextension der Hüfte wenig aktiv ist (☞ Abb. 4.47), besteht die wirksamste und einfachste Methode der Fazilitation darin, dass der Patient in Bauchlage die Hyperextension bei nach außen rotierter unterer Extremität ausführt. Wenn das jedoch nicht genügt, spannt der Patient sein Gesäß bewusst an und hält diese Spannung während der Hyperextension in Bauchlage.

Bei hyperaktiven Rückenstreckern mit Hyperlordose verringert man die Lordose, indem man den Bauch mit einem Kissen unterlegt. Dann spannt der Patient auch bewusst die Gesäßmuskeln an und hebt das gestreckte Bein nur so wenig, dass es nicht zur Lordosierung der Lendenwirbelsäule und Anspannung der Rückenstrecker kommt. Wenn er das beherrscht, lernt er, mit Hilfe beider Mm. glutei maximi die Beckenneigung zu verringern, worin wohl ihre wichtigste Funktion besteht. Dazu bewährt sich besonders eine Übung, die auch zur Selbstmobilisation der unteren LWS dient (☞ Abb. 6.70).

Im Alltagsleben spannt sich der M. gluteus maximus vor allem bei der vertikalen Aufrichtung aus einer Hockstellung oder dem Sitz an, das bedeutet, man darf sich dabei nicht nach vorne beugen. Man kann dies so üben, dass man sich vertikal vom Stuhl erhebt und dabei auf der Seite des abgeschwächten Gesäßmuskels diesen ertastet.

M. gluteus medius

Folgende Technik hat sich bei der Fazilitation des M. gluteus medius sehr bewährt. Der Patient liegt auf der Seite und führt bei Abschwächung des M. gluteus medius eine „falsche Abduktion" vor allem mit Hilfe des M. tensor fasciae latae und der Hüftbeuger aus (☞ Abb. 4.48). Man führt nun passiv eine ausgiebige Abduktion richtig aus und lässt aus dieser Stellung das Bein plötzlich und unerwartet los. Dadurch ruft man eine automatische Kontraktion des M. gluteus medius hervor. Bei Wiederholung dieses Manövers palpiert man zuerst und dann der Patient selbst, wie sich der M. gluteus medius kontrahiert. Dadurch wird sich der Patient seines M. gluteus medius bewusst. Sobald er es gelernt hat, die Kontraktion des M. gluteus medius zu erkennen, kontrolliert er sie mit seinen Fingern und lernt im Laufe weniger Übungen, das Bein richtig – in der

Frontalebene – zu abduzieren, wobei sich der M. tensor fasciae latae und der M. gluteus medius gleichzeitig und koordiniert kontrahieren.

6.8 Umlernen gestörter Stereotypien

6.8.1 Stehen auf zwei Beinen

Ein wichtiges Kriterium des Stehens ist seine Stabilität. Auch soll die Muskelaktivität, die zur Aufrechterhaltung des Gleichgewichts benötigt wird, so gering wie möglich sein. Immer besteht jedoch etwas Aktivität im Bereich der Füße, was auch der entscheidenden Rolle der Füße entspricht. Das ist kein Zufall: Der großen Rolle der Füße, Hände und des Mundes entsprechen ihre umfangreiche Repräsentation in der motorischen Hirnrinde und die Tatsache, dass hier auch die größte Dichte von Rezeptoren besteht. Dem entspricht auch die Bedeutung der Füße als Stabilisatoren der aufrechten Haltung. Diese Funktion ist allerdings ständig durch das Tragen von Schuhen in Frage gestellt; es kommt dadurch zu einer gewissen „sensorischen Deprivation".

Es ist deshalb an erster Stelle notwendig, die **Füße** zu aktivieren. Beim chinesischen Stand auf zwei Beinen steht der Patient mit leicht auseinander gespreizten Beinen, die Füße stehen parallel und die Knie sind leicht gebeugt. Diese Haltung aktiviert die Flexoren des Fußes, der Patient „ergreift" förmlich den Boden. Es ist klar ersichtlich, dass dies barfuss leichter geht.

Dass dies so ist, kann man leicht erkennen, indem man einen leichten Stoß gegen den stehenden Patienten von vorne oder hinten ausführen. Steht der Patient, wie er gewohnt ist, mit nach außen gedrehten Füßen, verliert er leicht sein Gleichgewicht. Mit leicht auseinander gespreizten Beinen, parallel verlaufenden Füßen und ein wenig gebeugten Knien, steht er viel stabiler. Das ist jedoch nicht der einzige Effekt: Auch das Becken erreicht so seine neutrale Stellung und ermöglicht somit eine bessere Haltung.

6.8.2 Stehen auf einem Bein und Gehen

Weil es sich hier um eine asymmetrische Funktion handelt, kommen bei der Korrektur asymmetrische Übungen zur Anwendung. Der richtige Stand auf einem Bein ist auch Vorraussetzung für den normalen Gang, weil der Gang mit abwechselndem Stand auf einem Bein einhergeht (☞ Abb. 4.77). Ein gewisser Grad von Asymmetrie ist allerdings noch physiologisch, weshalb man das Standbein vom Spielbein unterscheidet. Ersteres ist das Bein, das in der „Ruhestellung" meistens belastet wird. Die Asymmetrie darf jedoch nicht übertrieben sein. Beim Stehen wie beim Gehen muss man die Aktivität der Füße und insbesondere der Zehen beachten. Im Stehen sind die Knie ganz leicht gebeugt und die Zehen an die Unterlage angedrückt. Beim Gang berührt zuerst die Ferse den Boden, dann rollt der Fuß auf der lateralen Kante ab und die Fußwölbung darf medial nicht absinken. Erst beim Abstoßen des Fußes kommt es zur Pronation, sodass der Abstoß durch das Metakarpalköpfchen der ersten Zehe und die Flexion aller Zehen erfolgt.

Abwechselndes Vorschieben der Beine

Der Patient befindet sich in Rückenlage und soll ein Bein mit der entsprechenden Beckenseite gewissermaßen verlängernd in der Achsenrichtung „in die Ferne" verschieben (☞ Abb. 6.146). Das andere Bein macht dabei die entgegengesetzte Bewegung, sodass es durch die Kontraktion des nicht verspannten M. quadratus lumborum zu einer Beckenschiefstellung kommt. Dabei liegt die

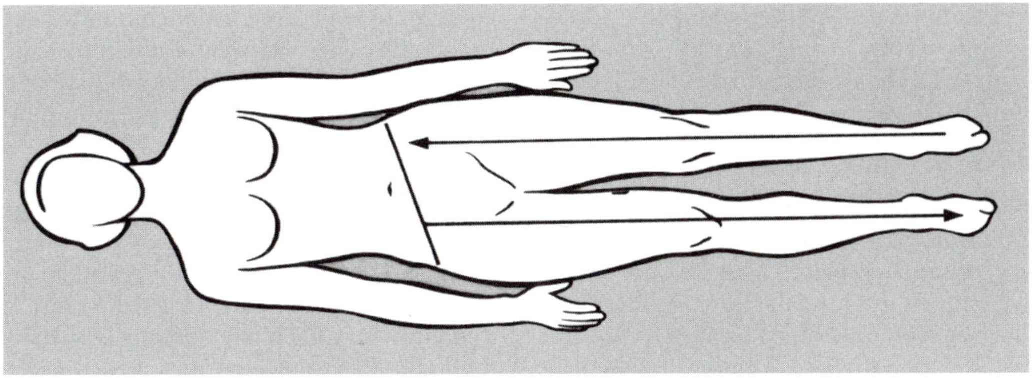

Abb. 6.146: Vorschieben und Zurückziehen eines Beines in Rückenlage

Lendenwirbelsäule durch Anspannung der Bauchmuskulatur fest auf der Unterlage fixiert. Die übrige Muskulatur ist entspannt.

Zweck der Übung ist, dass der Patient begreift, wie es zu einem Beckenschiefstand kommt und wie er ihn korrigieren kann.

Rotation des Hüftgelenks

Der Patient liegt auf der Seite, das gestreckte oben liegende Bein wird abduziert (gehoben) und wie in der vorausgehenden Übung „in die Ferne" geschoben. Dann dreht der Patient den Fuß nach außen und innen (☞ Abb. 6.147). Die Bauch- und Gesäßmuskeln fixieren dabei das Becken.

Zweck der Übung ist die Reedukation der Hüftmuskulatur bei Fixation des Beckens und der Lendenwirbelsäule.

Flexion und Extension des Beins

Wie bei der vorausgehenden Übung liegt der Patient auf der Seite, das oben liegende Bein leicht gehoben und im Knie flektiert. Dieses wird dann in der Hüfte gebeugt (☞ Abb. 6.148a) und gestreckt (☞ Abb. 6.148b).

Becken und Lendenwirbelsäule sind fixiert. Während der Beugung aller Gelenke des Beines kommt es über das Becken auch zur mäßigen Kyphosierung der Lendenwirbelsäule. An dieser Bewegung beteiligen sich die Bauchmuskeln und die Hüftgelenksbeuger. In der zweiten Phase der Übung, während der Streckung des Beines, spannen sich alle Extensoren des Beines an, die Lendenwirbelsäule nimmt an dieser Bewegung nur durch mäßige Lordosierung teil. Die Bauch-

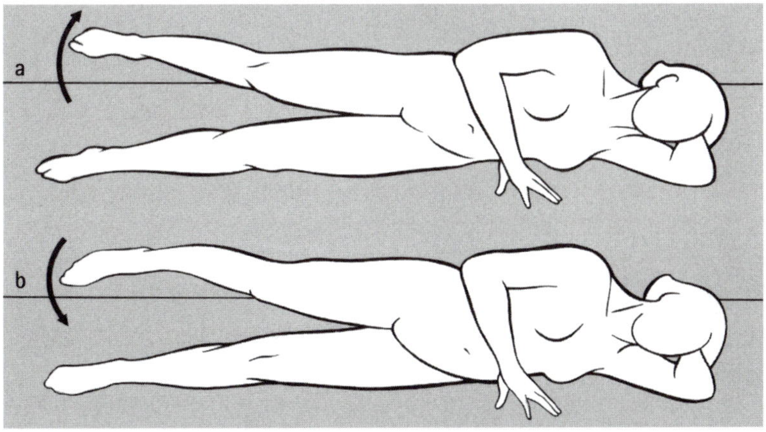

Abb. 6.147: Außenrotation (a) und Innenrotation (b) des Hüftgelenks in Seitenlage bei abduziertem Bein

muskulatur muss dabei eine Hyperlordosierung verhindern. Die Übung wird durch einen leichten Widerstand des Therapeuten am Knie gegen die Flexion und an der Ferse gegen die Extension erleichtert.

Zweck der Übung ist die Reedukation der Stabilisatoren des Hüftgelenks und der Beckenmuskulatur sowie der koordinierten Stereotypie wie beim Gehen, wobei die Bewegung nicht von der Hüfte, sondern von der Lendenwirbelsäule kontrolliert wird. Es hat sich bewährt, die Übung in Seitenlage ausführen zu lassen, d.h. in einer für den Patienten ungewohnten Übungslage.

6.8.3 Sitzen

☞ auch 4.15.1

Aufrechter Sitz mit Rumpfdrehung

Der Patient sitzt auf dem Boden auf seinen Sitzbeinhöckern. Die Knie sind parallel und leicht gebeugt, die Arme hinter dem Kopf verschränkt (☞ Abb. 6.149a). Die gleichmäßige Anspannung der Bauchmuskeln hält die Wirbelsäule in einer Mittellage. In der zweiten Phase der Übung dreht der Patient den Rumpf von den Hüften bis einschließlich zum Kopf (☞ Abb. 6.149b). Die Bewegung muss von unten bis oben und wieder zurück fließend verlaufen. Dabei muss die Wirbelsäule aufrecht gehalten werden, weder Vor-, Rückbeuge noch Seitneigung sind gestattet.

Die Übung ist anspruchsvoll, weil das Becken nicht fixiert ist. Deshalb soll anfangs im Reitsitz bei fixiertem Becken geübt werden. Der Patient kann die Bewegung fazilitieren, indem er in Richtung der Rotation und ein wenig nach oben schaut und während der Rotation einatmet und bei der Rückkehr in die Neutralstellung ausatmet. Dasselbe gilt für die Rumpfrotation im Stehen mit gespreizten Beinen.

Mit dieser Übung wird die koordinierte Funktion der Rotatoren erreicht.

Seitenverschiebung des Brustkorbs

Der Patient sitzt auf einem Stuhl, seine Beine am Boden abgestützt vor einem Spiegel, um sich selbst korrigieren zu können. Die Arme sind 90° abduziert. Er schiebt nun den Brustkorb nach einer Seite, als ob der am Arm waagrecht zu der Seite gezogen würde. Wenn der Patient dabei die Bauchwand richtig kontrahiert, weicht die Brustwirbelsäule zur Seite ab, ohne sich selbst zu krümmen (☞ Abb. 6.150). Das Körpergewicht verschiebt sich dabei auf eine Gesäßhälfte

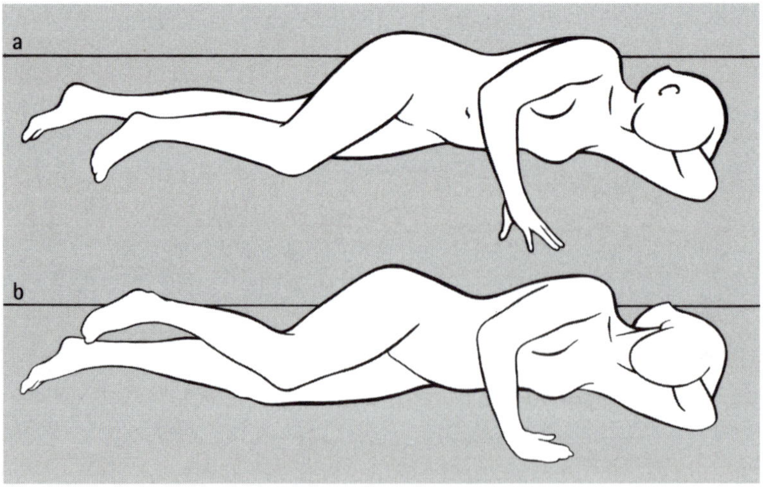

Abb. 6.148: Flexion (a) und Extension (b) des leicht abduzierten Beins in Seitenlage

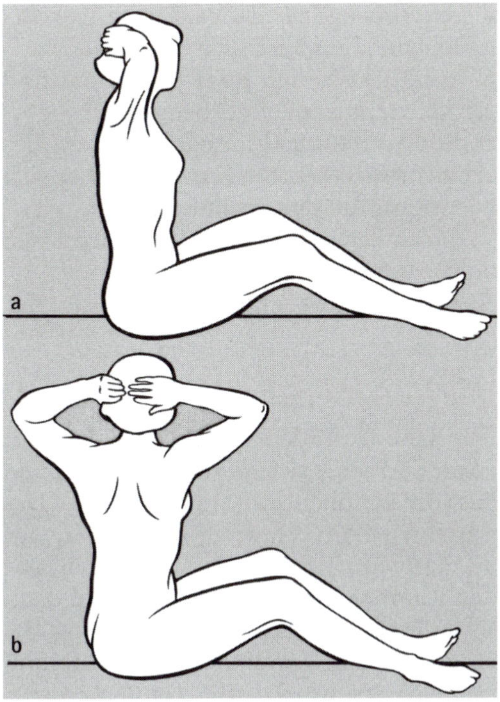

Abb. 6.149: a) Aufrechter Sitz auf dem Boden. b) Bei Rumpfrotation.

und das entsprechende Bein. Die Übung kann durch leichten Widerstand lateral gegen die Rippen fazilitiert werden.

Zweck der Übung ist, dass sich der Patient der Kompensation seiner skoliotischen Haltung bewusst wird und die schrägen und tiefen Bauchmuskeln beherrscht, die dabei eine wichtige Rolle spielen.

Korrektur der Beckenneigung im Sitzen

Der Patient sitzt auf einem Hocker oder auf seinen Fersen vor einem Spiegel. Anfangs entspannt er absichtlich seine Bauchmuskeln, wodurch er die Lendenwirbelsäule lordosiert. Dann kontrahiert er langsam die Bauch- und Gesäßmuskeln, wobei sich die Lendenwirbelsäule kyphosiert. Dabei sollen sich die Schultern möglichst wenig bewegen.

Zweck der Übung ist das Erreichen eines „dynamischen Sitzes", der besonders gut auch auf einem Ball geübt wird.

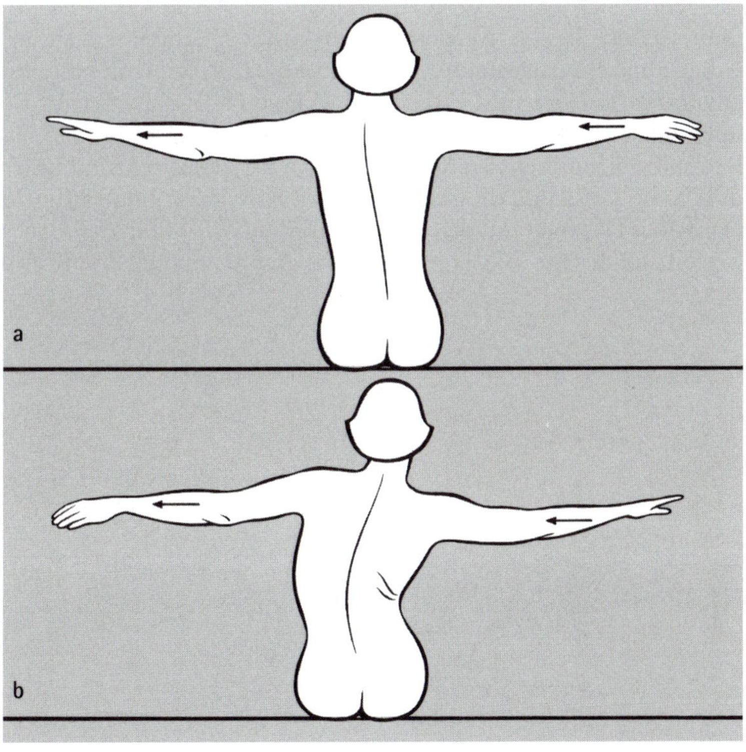

Abb. 6.150: Laterolaterale Horizontalverschiebung des Oberkörpers im Sitzen. Korrekte (a) und falsche (b) Ausführung.

6.8.4 Vorbeuge

Dass die Vorbeuge pathologisch sein kann, ist wohl bekannt. Dabei handelt es sich um eine ganz normale Funktion des Bewegungssystems, die nicht gemieden, sondern richtig ausgeführt werden sollte.

Aufrichten aus der Vorbeuge

Der Patient sitzt auf den Fersen und stützt sich auf seine Hände. Unter ruhiger Atmung ist die Lendenwirbelsäule in einer Kyphosestellung (☞ Abb. 6.151a). Bei koordinierter Kontraktion der Bauch- und Rückenmuskeln und Fixation des Beckens durch die Gesäßmuskulatur hebt der Patient seine Hände vom Boden, wobei sich die Lenden- und Brustwirbelsäule aufrichten (☞ Abb. 6.151b).

Zweck der Übung ist die Vorbereitung zu weiteren Übungen.

Rumpfvorbeuge und -rückbeuge bei aufrecht gehaltenem Becken

Beim freien Stehen werden Bauch- und Gesäßmuskeln angespannt, die Vorbeuge beginnt vom Kopf und Hals her und läuft über die Brust- und Lendenwirbelsäule. Das Becken soll aufrecht stehen bleiben, wodurch die Vorbeuge nie sehr ausgiebig ist. Der Patient erreicht mit den Fingern nie den Boden, höchstens die eigenen Knie. Aus dieser Vorbeuge richtet er sich in umgekehrter Reihenfolge über die Lenden- und Brustwirbelsäule bis zum Kopf wieder auf und geht fließend in die Rückbeuge über, wobei er die Gesäßmuskeln anspannt und das Becken vorwärts schiebt. Dann richtet er sich wieder zur Ausgangsstellung auf.

Zweck der Übung sind das Beherrschen der Beckenstellung und das fließende Aufrichten der Brust- und Lendenwirbelsäule.

Heben eines Gegenstands

Der stehende Patient schiebt ein Bein nach vorne und beugt gleichzeitig den Rumpf und das vorgeschobene Knie (☞ Abb. 4.72). Dadurch wird die Belastung gleichmäßig auf die unteren Extremitäten, das Becken und den Rumpf verteilt. Der Rumpf wird dann so aufgerichtet, dass sich gleichzeitig das vorgeschobene Bein streckt, die Gesäß- und ischiokrurale Muskulatur das Becken aufrichten und die Bauch- und Rückenmuskeln das (sukzessive) Abrollen der Wirbelsäule bewirken. Die Fazilitation der Bauchmuskeln kann man dadurch steigern, dass der Patient entweder gegen Widerstand ausatmet oder die gestreckten Finger gegen den Boden drückt. Die Spannung der Bauchmuskulatur muss er dann während der Aufrichtung und im weiteren auch bei der Vorbeuge aufrecht erhalten, wovon er sich mit seinen Fingern überzeugt. Dadurch hält er auch den Rumpf so nahe wie möglich an

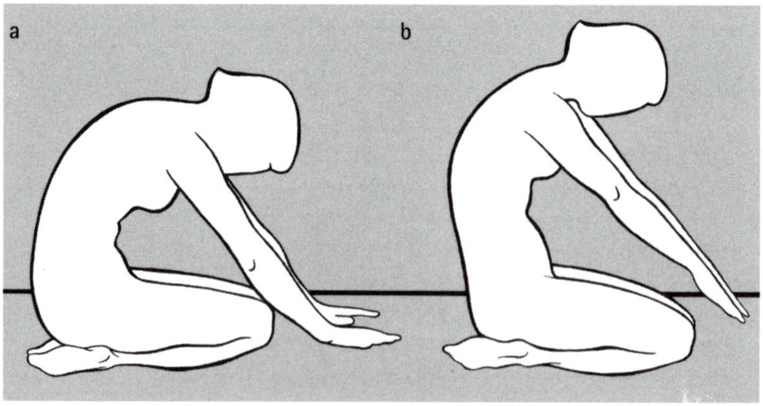

Abb. 6.151: Aufrichten aus der Vorbeuge im Fersensitz. a) Händen am Boden. b) Aufrichtung.

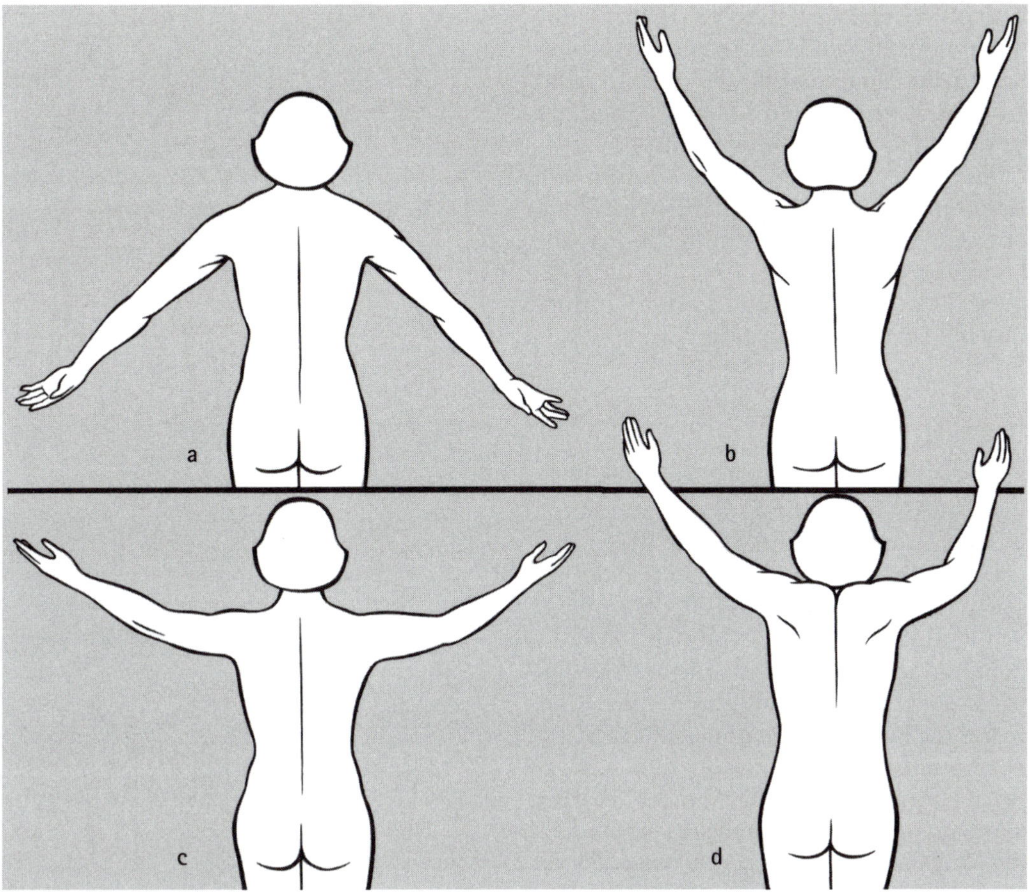

Abb. 6.152: Heben der seitwärts ausgestreckten Arme in Bauchlage: erste (a), zweite (b) und dritte Phase (c). d) Falsche Ausführung.

den Oberschenkeln, was wiederum die Hebelung verhindert. Der Körperschwerpunkt liegt oberhalb des nach vorne geschobenen Knies und ist gewissermaßen abgestützt.

6.8.5 Heben der Arme

Hier sind jedes Mal die richtige Fixation des Schultergürtels und damit die Entlastung der Halswirbelsäule entscheidend.

Heben der seitwärts ausgestreckten Arme

Der Patient liegt auf dem Bauch mit entspannten, seitwärts ausgestreckten Armen, die Stirn ist auf die Unterlage gestützt. Die Arme sind nach innen rotiert, die Handflächen zeigen nach oben. Das Becken wird durch die Bauch- und Gesäßmuskeln fixiert (☞ Abb. 6.152a). Man bringt das Schulterblatt passiv in die richtige Ausgangsstellung, indem man die Schultern anhebt und die Schulterblätter nach kaudal schiebt. Dabei werden die Arme nach außen rotiert, sodass der Handteller jetzt flach auf dem Boden liegt. In dieser Stellung fixiert nun der Patient die Schultern aktiv. Dann hebt er etwas die Stirn, führt beide Arme gestreckt zum Kopf, rotiert sie noch weiter nach außen und hebt sie dabei nur so weit an, dass der Unterarm noch in Berührung mit der Unterlage bleibt, die Schultern jedoch höher sind als die Hände (☞ Abb. 6.152b, c). Die unteren Fixatoren des Schultergürtels bleiben dabei angespannt, die oberen sind entspannt. Anfangs wird nur auf einer Seite, später jedoch beidseitig geübt.

Zweck der Übung sind die koordinierte Rotation im Schultergelenk bei entspannten oberen Fixatoren der Schulterblätter, die koordinierte Fixation des Rumpfes, die Dehnung des M. pectoralis und die Stärkung der unteren Schulterblattfixatoren.

Heben und Senken der Schultern

Der Patient sitzt aufrecht auf einem Stuhl, möglichst vor einem Spiegel, mit herabhängenden Armen. So kräftig er kann, fixiert er seine Schulterblätter mit Hilfe der unteren Schulterblattfixatoren (☞ Abb. 6.153a). Er hebt nun vorwiegend mit Hilfe des M. levator scapulae die Schultern in die Höhe, wobei die Pars descendens des M. trapezius bei Aktivierung der Pars ascendens möglichst entspannt bleibt (☞ Abb. 6.153b). Bei einseitigem Üben kann er die Pars ascendens des M. trapezius mit der gegenseitigen Hand kontrollieren.

Zweck der Übung ist, dass der Patient die Entspannung der oberen Fixatoren der Schulter fühlen lernt und die unteren bewusst anspannt.

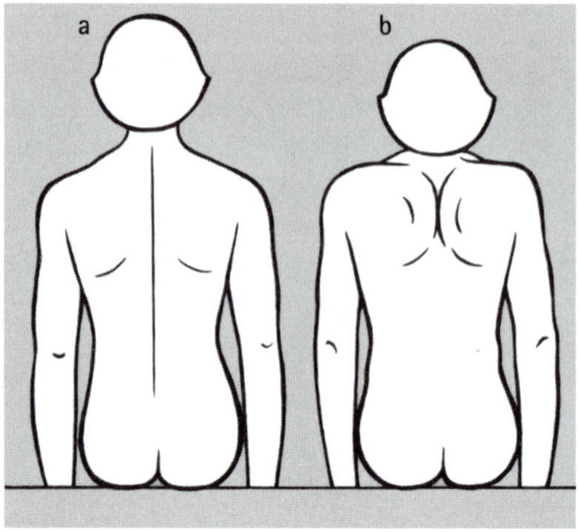

Abb. 6.153: Heben und Senken der Schultern. a) Entspannte Ausgangsstellung. b) Hochziehen der Schultern.

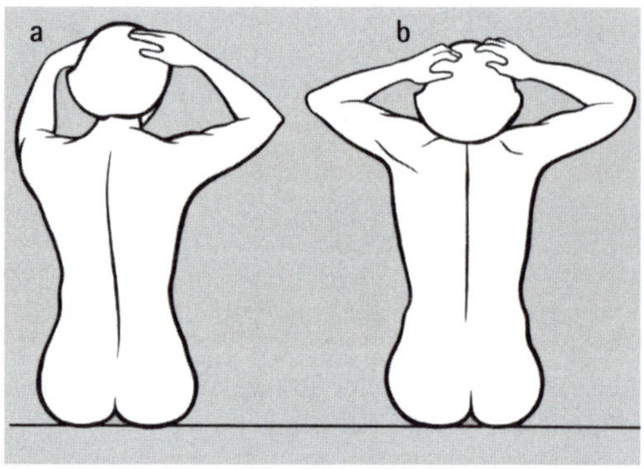

Abb. 6.154: Heben der Arme über den Kopf. Richtige (a) und falsche Ausführung (b).

Heben der Arme über den Kopf

Der Patient sitzt aufrecht auf einem Stuhl und führt eine Gewohnheitsbewegung aus, bei der er die Hand zum Kopf führt (z.B. Kämmen). Dabei achtet man auf die richtige Fixation der Schulterblätter, eine entspannte Nackenmuskulatur und richtige Kopfhaltung. Auch der M. levator scapulae und die Pars descendens des M. trapezius bleiben entspannt (☞ Abb. 6.154a). Die Übung kann einseitig ausgeführt werden und beide Hände müssen nicht gleich weit hoch gehoben werden.

Kopfrotation

Der Patient sitzt aufrecht auf einem Stuhl und wird aufgefordert, seinen Kopf zu drehen. Dabei rotieren die Hals- und obere Brustwirbelsäule, die Schulterblätter bleiben von unten fixiert bei entspannten oberen Schulterblattfixatoren (☞ 4.15.1, Abb. 4.75). Dabei darf es nicht zur Seitneigung kommen und die Rotation erfolgt um die vertikale Körperachse.

Zweck der Übung: Die richtig koordinierte Kopfrotation bei entspannten oberen Schulterblattfixatoren.

6.8.6 Das richtige Tragen von Lasten

Dabei ist die richtige Fixation der Schulterblätter eben so wichtig wie beim Heben der Arme. Besonders zu achten ist auf die Entspannung des subklavikulären Anteils des M. pectoralis major, um ein Vorziehen der Schultern zu vermeiden. Wichtig ist auch die koordinierte Anspannung der Interskapularmuskeln. Wenn der Patient gelernt hat, die Schultern hinter der Schwerlinie des Körpers zu halten, bleiben die oberen Fixatoren des Schultergürtels entspannt und die Last überträgt sich nicht auf die Halswirbelsäule (☞ Abb. 4.76). Nicht weniger wichtig ist es, den Kopf nach rückwärts zu bringen, sonst gelangen die Schultern wieder in die Vorhaltung. Auch ist es notwendig, die Hände, die etwas tragen, zu entspannen und nicht die Finger aktiv zu beugen und womöglich den Handgriff mit Hilfe der Endphalanx zu tragen. Die Endphalanx beugt sich nämlich automatisch aufgrund desselben Mechanismus, dank dessen sich der Bergsteiger am Fels festhält, ohne aktiv seine Finger zu beugen. Damit beugt er einer Epikondylopathie vor.

6.8.7 Atmung

Die wesentlichste Störung ist die thorakale **Hochatmung** (☞ Abb. 4.78). Hier übernehmen die verspannten Mm. scaleni die Aktivität des Zwerchfells, wodurch die tiefen Stabilisatoren ihre Funktion nicht mehr erfüllen können. Bei der Hochatmung wird nicht nur die Halswirbelsäule ständig überlastet, sondern der Thorax entfernt sich auch bei jedem Atemzug vom Becken, wobei sich das Zwerchfell abschrägt und jegliche Fixation des Thorax von unten durch die Bauchwand entfällt. Als erstes muss die koordinierte Tätigkeit des Zwerchfells mit den tiefen Bauchmuskeln wieder hergestellt werden. Als Vorbereitung ist es auch günstig, die Mm. scaleni zu entspannen (☞ Abb. 6.94).

Bei der **physiologischen Atmung** kommt es zur exzentrischen Kontraktion des M. transversus abdominis als Folge der konzentrischen Kontraktion des Zwerchfells während der Einatmung, was in der Taille und der lateralen Bauchwand gut zu tasten ist. Um dies dem Patienten beizubringen, legt man seine Hände mit der radialen Zeigefingerkante in die Taille und fordert den Patient auf, gegen die Finger in der Taille Druck auszuüben. Nach ein wenig Stimulation mit den Händen gelingt das in den meisten Fällen. Wenn das jedoch nicht gelingt, übt man mit Hilfe eines der unter Abb. 6.140–6.143 beschriebenen Tests, bei denen sich diese Muskelgruppe anspannt.

Wenn der Patient die laterale **Bauchwand anspannen** kann, legt er sich auf den Rücken. Man steht am Kopfende der Liege, umfasst den unteren Thorax mit beiden Händen und stimuliert die laterale Bauchwand mit den Zeigefingern (☞ Abb. 6.155). Jetzt wird der Patient aufgefordert auszuatmen. Während der Einatmung verhindert man mit den Händen, dass sich der Thorax nach kranial bewegt und stimuliert gleichzeitig die laterale Bauchwand, damit der Patient fühlt, wie er mit seinen eigenen Muskeln den Thorax selbst fixieren kann. Damit werden die koordinierte konzentrische Kontraktion des Zwerchfells und die exzentrische Kontraktion vor allem des M. transversus abdominis erreicht. Nach einigen Atemzügen lernt der Patient, mit Hilfe seiner Bauchmuskeln selbst den Thorax zu fixieren. Dann besteht man darauf, dass er auch seinen Unterbauch anspannt und so verhindert, dass sich der Nabel nach kranial verschiebt und der Bauch vorwölbt.

Wenn der Patient in Rückenlage richtig atmet, setzt er sich auf einen Stuhl: Er sitzt unangelehnt aufrecht, stützt sich auf beide leicht abduzierten Beine und seine nach auswärts rotierten Füße und kontrolliert sich im Spiegel. In dieser Stellung kann man anfangs die Hände in seine Taille legen und gleichzeitig mit den Fingern den Unterbauch kontrollieren. Sobald man merkt, dass der Patient die laterale Bauchwand und

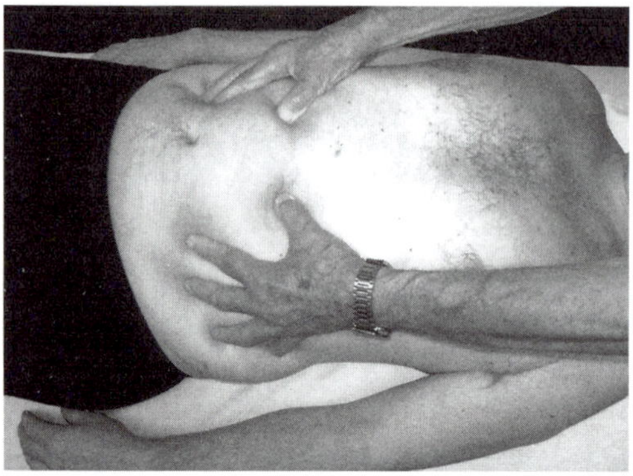

Abb. 6.155: Aktivierung der Fixation des Thorax während der Einatmung durch Kokontraktion des Zwerchfells und des M. transversus abdominis

den Unterbauch kontrahiert und sich der Thorax während der Einatmung erweitert und nicht hebt, legt der Übende seine Hände so in seine Taille, dass er mit seiner radiale Zeigefingerkante die Kontraktion der lateralen Bauchwand und mit den übrigen Fingern den Unterbauch palpiert und im Spiegel seine Schlüsselbeine überwacht, die sich während der Einatmung nicht heben dürfen (☞ Abb. 6.156). Nach einigen Wiederholungen ist der Patient so weit, zu Hause mehrmals täglich die Übung vor dem Spiegel auszuführen. Nach 10–14 Tagen kommt er zur Kontrolluntersuchung, wo vor allem festgestellt wird, ob und wie er geübt hat und was korrigiert werden muss. Auch wird geklärt, ob ihm die Übung geholfen hat. Mit der Beherrschung der Atmung ist meist die Funktion der tiefen Stabilisatoren wieder hergestellt.

Das aktive Üben der tiefen Stabilisatoren und ihrer Funktion während der Atmung hat folgende verblüffende Wirkung: Triggerpunkte und Blockierungen einschließlich ihrer Verkettungen lösen sich regelmäßig wie bei PIR, RI und Manipulation (Mobilisation). So bedeutend ist hier die Aktivität und Mitarbeit des Patienten.

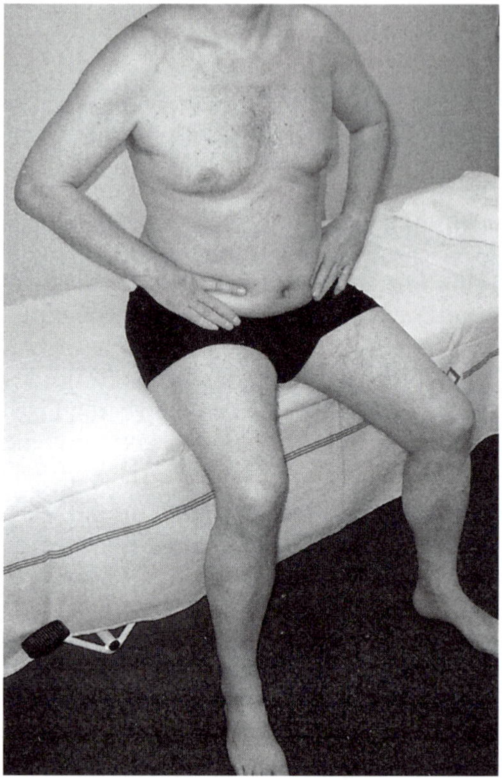

Abb. 6.156: Üben der korrekten Atmung. Der Patient kontrolliert mit den Händen die Kontraktion der lateralen Bauchwand und des Unterbauchs.

6.8.8 Füße

Als von **Schlüsselregionen** des Bewegungssystems die Rede war, wurde bereits betont, dass die Füße zu den wichtigsten Bereichen gehören. Das geht schon daraus hervor, dass hier die größte Dichte von Rezeptoren zu finden ist. Dem entspricht auch die sehr bedeutende Repräsentation in der sensomotorischen Hirnrinde. Klinisch äußert sich das u.a. in den ungemein häufigen Verkettungsreaktionen, die ihren Ursprung in den Füßen haben. Wenn bei den Verkettungsreaktionen betont wurde, dass die häufigsten Verkettungen von den tiefen Stabilisatoren ausgehen (☞ 4.20), dann gilt dasselbe auch bei den Füßen.

Neueste Erkenntnisse sprechen dafür, dass die Füße eine funktionelle **Einheit mit**

den tiefen Stabilisatoren bilden. Folgendes gibt einen Hinweis darauf: Die Füße spielen eine überragende Rolle bei der Erhaltung des Gleichgewichts, besonders in der sagittalen Ebene. Im ruhigen Stand muss bekanntlich die Muskulatur stetig die Oszillationen des Köpers in allen Richtungen ausgleichen, um das Gleichgewicht zu erhalten. Bei guter Funktion der Füße besteht die größte muskuläre Aktivität in den Muskeln des Unterschenkels und der Füße. Es wurde auch betont, dass ein Charakteristikum der tiefen Stabilisatoren darin besteht, dass man sie meist nicht bewusst bewegt und deshalb lernen muss, sie willentlich zu beherrschen – z. B. den M. transversus abdominis oder den Beckenboden. Ähnliches gilt für die autochthone Fußmuskulatur; es ist schwierig, die Fußwölbung bewusst mit Hilfe der tiefen plantaren Flexoren zu vertiefen oder die große Zehe zu abduzieren.

Was jedoch besonders charakteristisch für die Füße ist und nirgends im Bewegungssystem so klar zutage tritt, ist ihre **Sensibilität** und in diesem Zusammenhang die Möglichkeit, mit Hilfe von afferenten Impulsen klinische Effekte zu erzielen. Obwohl immer betont wird, dass das Nervensystem ein Informationen verarbeitendes Organ ist, genügen unsere Kenntnisse nicht, um eine Rehabilitation zu erreichen. Das gelingt jedoch mit verblüffender Effektivität bei den Füßen. Hier zeigt sich auch besonders deutlich, wie die Sensitivität mit Tonusveränderungen zusammenhängt (☞ 6.3). Diese Empfindlichkeit der Fußsohle auf exterozeptive Reize mag auch damit zusammenhängen, dass der Fuß durch die Schuhe von einer Unzahl von physiologischen Reizen abgeschirmt ist und quasi unter konstanter „sensorischer Deprivation“ leidet.

Daraus ergibt sich nun folgende therapeutische Behandlungsmöglichkeit: Wenn man beim **Streicheln** (leichten Kratzen) sieht, dass der Patient nicht symmetrisch auf beiden Seiten reagiert und/oder er angibt, er fühle das Streicheln auf beiden Fußsohlen unterschiedlich (und es sich nicht um eine neurologische Störung handelt), kann man sich auch vom unterschiedlichen Tonus im Bereich der Fußsohle überzeugen. Wenn dem so ist, dann ist die effektivste Therapie von Triggerpunkten und Blockierungen an den Füßen und den von den Füßen ausgehenden Verkettungsreaktionen (am typischsten bei der Vorhaltung) die exterozeptive Stimulation der Fußsohle auf der klinisch auffälligen Seite. Am besten bewährt sich hier das Schreiben von Ziffern und Buchstaben, die der Patient erkennen muss, weil dabei nicht nur die Oberflächensensibilität angesprochen wird, sondern auch die Propriozeption, und der Patient seine Aufmerksamkeit auf das „Lesen“ lenkt und es bei Kitzligkeit so besser verträgt.

Funktioneller Plattfuß

Die eigentliche Rehabilitation betrifft an erster Stelle den „funktionellen“ Plattfuß, der darin besteht, dass die Fußwölbung während des Gehens durchknickt, unabhängig davon, ob rein morphologisch der Fuß normal oder flach ist. Hier bewährt sich wieder die Ausnutzung der Afferenz. Nachdem die Ferse beim Gehen den Boden berührt hat, rollt der Fuß normalerweise zunächst auf seiner lateralen Kante ab, um dann in der Abstoßphase eine Pronation auszuführen und in der Pronation letztlich noch mit den Zehen, vor allem der großen Zehe, den Abstoß zu beenden. Wenn also die Pronation vorzeitig eintritt, d. h. der Fuß sich nicht auf der lateralen Kante hält und durchknickt, dann fordert man den Patienten auf, die **laterale Fußkante** während des Gehens **wahrzunehmen**, sie zu fühlen. Wenn es sich nicht um einen extremen Plattfuß handelt, hält die Längswölbung augenblicklich wesentlich besser. Dem Patienten wird dann erklärt, er müsse diese Wahrnehmung stetig beim Gehen pflegen, egal ob er barfuss oder mit Schuhen geht.

Oft ist ein funktioneller Plattfuß auch hypoton. Neben der exterozeptiven Stimulation bewährt sich auch ein sanfter Druck in der Längsachse der Zehen, also ein Druck, der sich auf die Interphalangeal- und Metakarpophalangealgelenke überträgt und einen propriozeptiven Reiz darstellt.

Spreizfuß

Beim Spreizfuß handelt es sich vor allem um eine **Schwäche der Fuß- und Zehenbeuger** in ihrer posturalen Funktion. Der Patient kann meist ohne Schwierigkeit kräftig die Zehen beugen, aber diese nicht **in der Abstoßphase** beim Gehen benützen. Das zeigt sich daran, dass sie beim Test nach Véle (persönliche Mitteilung) versagen. Dabei verlagert der Patient barfuss sein Gewicht nach vorne, ohne die Fersen vom Boden zu heben. Normalerweise kommt es dabei automatisch zu einer Flexion der Zehen, wahrscheinlich um einen Sturz nach vorne zu verhindern. Véle konnte zeigen, dass diese Reaktion beim Wurzelsyndrom S1 auf der betroffenen Seite ausbleibt. Viel häufiger ist jedoch dieses Zeichen bei funktionellen Stereotypiestörungen der Stabilisatoren des Fußes positiv, d. h. die Zehenflexion bleibt aus (☞ Abb. 6.157). Als Rehabilitation lernt der Patient die automatische Zehenflexion, indem er sich auf beiden Füßen von rückwärts nach vorne schaukelt und während der Vorwärtsbewegung die Zehen kräftig beugt (tägliche Übung!).

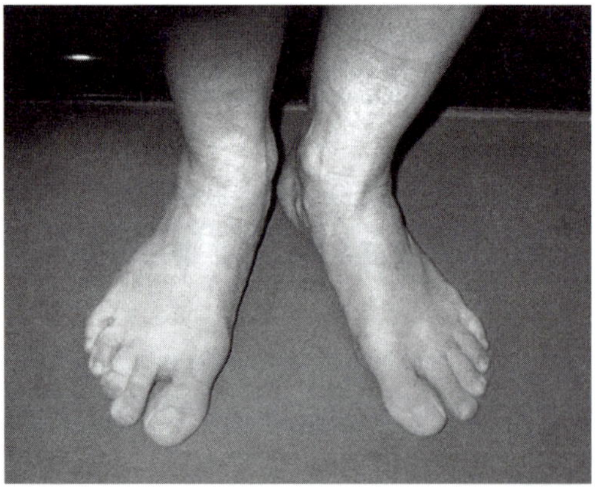

Abb. 6.157: Test nach Véle. Bei Vorwärtsverlagerung des Körpergewichtes ist beim linken Fuß die normale reflektorische Flexion der Zehen zu erkennen, beim rechten fehlt sie.

Diese Übung und das Einüben des Gehens, bei dem der Patient die laterale Fußkante wahrnimmt, bewirken, dass sich Triggerpunkte und Blockierungen wie beim Üben der tiefen Stabilisatoren des Rumpfes lösen – ein weiterer Beweis dafür, dass es sich auch hier um das tiefe Stabilisationssystem handelt.

Wenn **Schmerzen** beim Spreizfuß bestehen, ist das Metatarsophalangealgelenk der vierten Zehe oft am schlimmsten betroffen. Man findet dann, dass der Druck von plantar sehr schmerzhaft ist. In diesen Fällen ist der Counterstrain oft augenblicklich wirksam: Man übt dazu einen Druck auf die Fußquerwölbung in Höhe der Metatarsalköpfchen von dorsal aus, fixiert den ersten und fünften Metakarpalknochen und hält diesen Druck 90 Sekunden. Man kann natürlich auch Einlagen, besonders unter das vierte Metatarsophalangealgelenk, legen.

M. abductor pollicis brevis und Hallux valgus

Oft ist ein weiterer posturaler Muskel, der M. abductor pollicis brevis abgeschwächt, besonders wenn sich ein Hallux valgus bildet. Dann muss der Patient die Abduktion der großen Zehe oder die fächerförmige Abduktion der Zehen, einschließlich der kleinen Zehe, lernen. Auch hier handelt es sich um eine vorwiegend posturale Funktion, weshalb es meist einige Zeit dauert, bevor der Patient dies erlernt. Was ihn jedoch motivieren sollte, ist die Erfahrung, dass die aktive Abduktion den Schmerz beim Hallux valgus sofort löscht.

Dorsalflexion

Die häufigste Parese ist die abgeschwächte Dorsalflexion des Fußes, wobei die große Zehe in der Regel am meisten abgeschwächt ist. Unter vielen Ursachen ist die häufigste die Wurzelläsion L5. Was die Rehabilitation anbelangt, ist es besonders wirksam und einfach, die große Repräsentation der großen Zehe in der sensomotorischen Hirnrinde zu nutzen: Man rate dem Patienten nicht, die Dorsalflexion fleißig zu üben, sondern so oft wie möglich, besonders beim Gehen – auch in Schuhen – an die **große Zehe** zu **denken**.

6.8.9 Hände

Die häufigste Störung ist wahrscheinlich die Verkrampfung und der mit ihr verbundene **Hypertonus**. Hier ist wieder das **Streicheln** indiziert, und zwar in Richtung der Längsachse. Als Selbsttherapie sind besonders das Wühlen in einer Tasse mit Reiskörnern oder Erbsen oder das Spiel mit weichen Gummibällen günstig.

Beim **Hypotonus** der Hände ist ein **axialer Druck** über die Fingerspitzen, der die Finger- und Metakarpophalangealgelenke unter Druck setzt, indiziert.

6.9 Hilfsmittel

Gegenstand dieses Kapitels ist die Wiederherstellung der normalen Bewegungsfunktion. Techniken der Immobilisation können in diesem Rahmen nicht besprochen werden. Es ist jedoch nützlich, sich mit einigen Hilfsmitteln, vor allem Stützen, zu befassen, die die Bewegung nicht einschränken müssen und die sich der Patient oft selbst besorgen kann.

6.9.1 Halskrawatte

Im Zervikalbereich bewährt sich eine einfache Halskrawatte aus Schaumstoff (☞ Abb. 6.158). Sobald das weiche Material um den Hals gelegt wird und so etwas wie ein Rohr bildet, ist es genügend fest, um als Stütze zu dienen. Die Stütze verordnet man vor allem während der Fahrt in Verkehrsmitteln als Schutz gegen (unrhythmische) Erschütterungen. Man sollte allerdings das Tragen von Halskrawatten nicht zur Gewohnheit werden lassen.

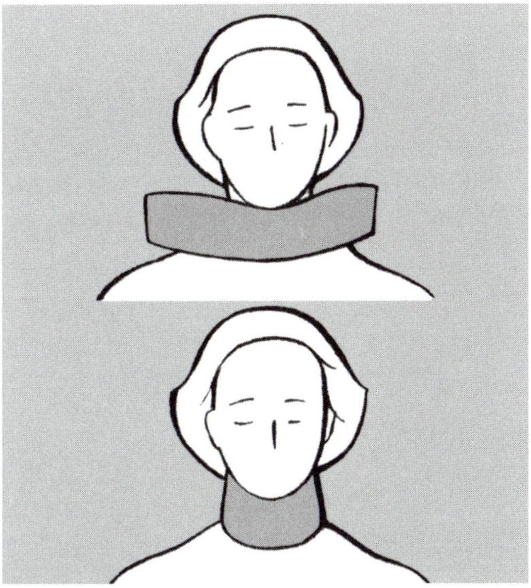

Abb. 6.158: Einfache (selbst angefertigte) Halskrawatte

6.9.2 Sitzpolster

Hypermobile Patienten, die im Sitzen in eine Kyphose absacken, brauchen, wenn sie sich anlehnen können, ein aufblasbares Luftkissen, das sie mit Hilfe von Hosenträgern oder mit einem Gürtel befestigen, insbesondere beim Autofahren (☞ Abb. 6.159). Es ist

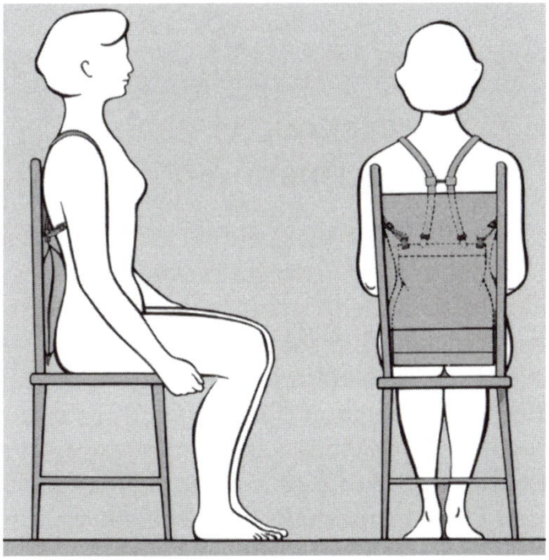

Abb. 6.159: Aufblasbares Sitzpolster als Stütze in der Lendengegend

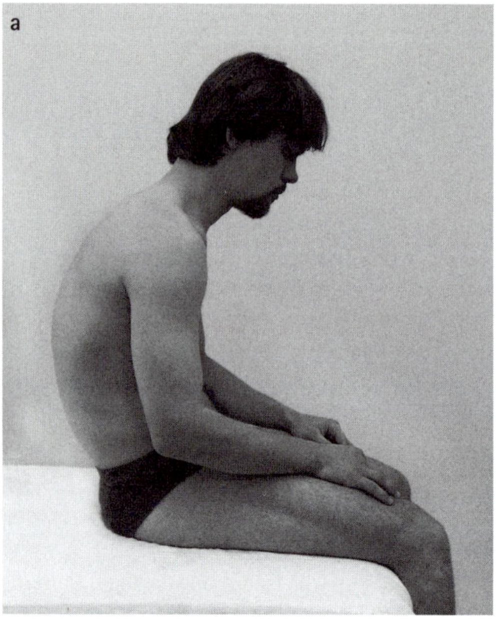

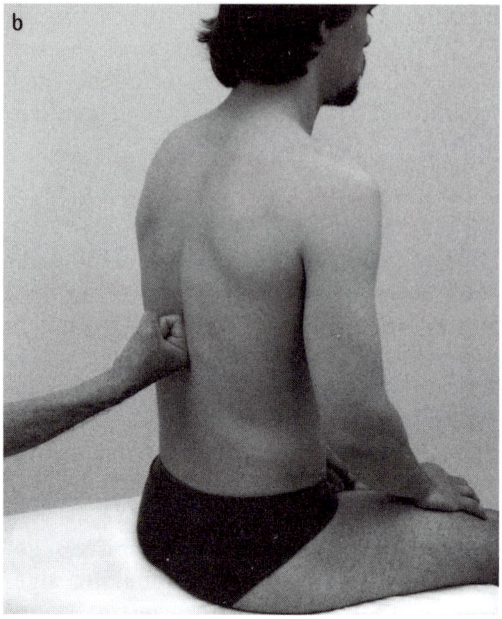

Abb. 6.160: Auffinden des richtigen Stützpunktes. a) Auffinden der maximalen Kyphose beim entspannen Sitzen. b) Überprüfung der optimalen Stützfunktion mit der Faust.

nur wenig aufgeblasen und soll dort, wo die Kyphose bei entspanntem Sitz gipfelt, angebracht werden (☞ Abb. 6.160a). In diesem Punkt überzeugt man sich von der Wirksamkeit der Stütze, indem man den Patienten im aufrechten Sitz mit der Faust abstützt und ihn entspannen lässt (☞ Abb. 6.160b).

6.9.3 Beckengürtel nach Biedermann und Cyriax

Der Beckengürtel ist beim gelockerten Becken, besonders nach Entbindungen, indiziert. Es handelt sich um einen 8–10 cm breiten Lederriemen, der auf der Innenseite gepolstert ist. Der Riemen soll unterhalb der Beckenkämme und oberhalb der Trochanter liegen (☞ Abb. 6.161). Um genügend Spannung zu erreichen, empfiehlt es sich, den Gürtel unterhalb des Beckens an den Oberschenkeln zusammenzuschnallen und dann über die Trochanter zu ziehen. Er muss vor allem in der Nacht wenigstens 6 Wochen lang angelegt werden, kann aber auch tagsüber getragen werden.

Bei Patienten mit weitgehend abgeschwächten Bauchmuskeln, bei denen eine Rehabilitation aussichtslos ist, verschreibt man einen Beckengürtel, was bei fettleibigen, oft wiederholt operierten Patienten

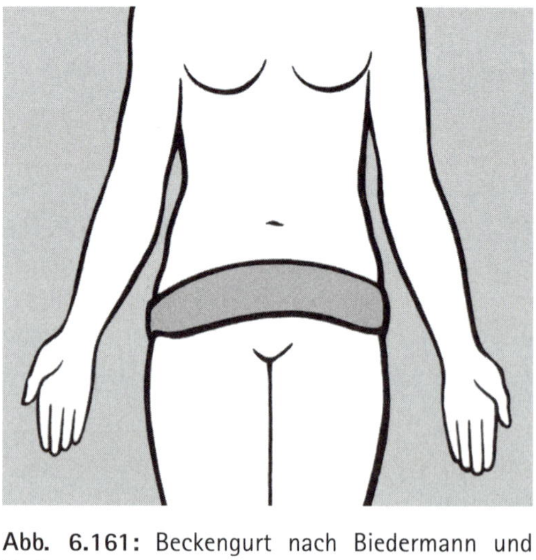

Abb. 6.161: Beckengurt nach Biedermann und Cyriax

und Patientinnen nach wiederholten Entbindungen nicht selten der Fall ist. Wesentlich ist dabei, dass der Gürtel so angelegt werden muss, dass er den (hängenden) Unterbauch von unten abstützt und nicht den Bauch zusammendrückt.

6.10 Lokalanästhesie

Es ist nicht möglich, im Rahmen dieses Buches sich mit der großen Anzahl reflextherapeutischer Methoden zu beschäftigen. Die Methode, die wohl am häufigsten angewendet wird, ist die Lokalanästhesie. Wie unter 5.3.3 betont wurde, besteht kein wesentlicher Unterschied zwischen der Wirkung der Lokalanästhesie und der bloßen Nadelung (Frost et al. 1980). Entscheidend ist dabei die **Technik**: Die Nadel muss den maximal schmerzhaften Punkt treffen. Es genügt nicht, dass der Patient Schmerzen angibt, der Schmerz muss so intensiv sein, dass der Patient unwillkürlich reagiert und womöglich der so provozierte Schmerz den Spontanschmerz des Patienten reproduziert. Nur wenn man im Schmerzbereich den schmerzhaftesten Punkt trifft, erreicht man mit Hilfe der Nadelung eine augenblickliche Linderung (oft Löschung) des Schmerzes, die der Wirkung des lokalen Anästhetikums gleichkommt, wovon sich der Patient gleich überzeugen kann.

Der **Vorteil der Nadelung** besteht darin, dass sie eine Korrektur ermöglicht, wenn sich der analgetische Effekt nicht gleich einstellt. Wenn bei der Lokalanästhesie der schmerzhafteste Punkt nicht mit der Nadel getroffen wird, ist die Wirkung wesentlich geringer, sobald die Wirkung des Anästhetikums abklingt.

Wenn es allerdings gilt, eine Leitungsanästhesie, beispielsweise einer schmerzhaften Nervenwurzel oder eines peripheren Nerven zu erzielen, oder eine Epiduralanästhesie vorzunehmen, dann ist ein lokales Anästhetikum unverzichtbar.

Bei der **Therapie von Triggerpunkten** benutzt man vor allem Methoden, die reflektorisch wirksam sind: PIR, RI, minimalen Druck, Mobilisation und/oder Manipulation von Gelenken und oft sogar Verkettungsreaktionen infolge von Therapie anderer, oft entfernter Triggerpunkte und anderer Funktionsstörungen. Es bestehen jedoch auch Triggerpunkte, die nicht (mehr) gänzlich reversibel sind, bei denen die Nadelung oder traumatisierende Massage notwendig sind. Hier ist allerdings die Nadelung nicht so sehr eine Form der Reflextherapie, sondern eine Form der Traumatisierung (Mikrochirurgie).

7 Krankheitsbilder und Symptome bei Funktionsstörungen des Bewegungssystems (vertebragene Störungen)

In diesem Kapitel soll gezeigt werden, wie die **theoretischen Prinzipien**, die diagnostischen und therapeutischen Methoden, die den Inhalt der vorausgehenden Kapitel bildeten, bei konkreten klinischen Krankheitsbildern und Symptomen des Bewegungssystems zur **Anwendung** kommen. Dabei ist zu betonen, dass so banale Krankheitszustände, wie Rücken-, Schulter- und Kopfschmerzen, kaum jemals von diesem Standpunkt aus systematisch behandelt wurden, weshalb es auch nur wenig Literatur diesbezüglich gibt (Brügger, Cyriax, Gutmann, Mennell, Simons, Travell). Es ist deshalb notwendig, die Bedeutung dessen, was in den vorausgehenden Kapiteln besprochen wurde, in der täglichen Praxis darzustellen. Dabei hat sich gezeigt, dass sich von diesem Standpunkt aus wesentliche neue Aspekte bei scheinbar wohl bekannten klinischen Zuständen ergeben. Das verdanken wir der Wirksamkeit und Spezifität der neuen therapeutischen Methoden. Diese können jedoch nur dann zur Anwendung kommen, wenn die Funktionsdiagnostik möglichst exakt und umfassend ist. So wie die Zahl von Therapeuten, die sich mit diesen Methoden vertraut machen, wächst, so wachsen auch die klinischen Kenntnisse.

Bei **Rückenschmerzen** bezweifelt niemand, dass die Wirbelsäule eine bedeutende Rolls spielt. Im Vordergrund steht jedoch der morphologische Aspekt, demzufolge die Aufgabe vor allem darin besteht, die entzündliche, degenerative, stoffwechselbedingte Störung oder mechanische Läsion zu diagnostizieren, wie z. B. einen Diskusprolaps. Mann muss sich zuerst davon überzeugen, ob es sich tatsächlich um eine derartige Störung handelt und in wie weit diese Störung vordergründig ist. Sobald die Patienten „kategorisiert" sind, bleibt die größte Patientengruppe ohne Zuordnungsmöglichkeit übrig, Patienten „ohne spezifische Diagnose", deren Beschwerden durch Funktionsstörungen des Bewegungsapparates verursacht sind.

Da die pathomorphologische Diagnostik Gegenstand der Lehrbücher der Orthopädie, Rheumatologie und Neurologie ist, soll hier nur der differenzialdiagnostische Aspekt behandelt werden. Was die Anamnese betrifft, sei auf 4.1 verwiesen.

In diesem Kapitel soll nicht nur auf die mechanische Seite des Problems eingegangen werden, sondern auch auf die Einwirkungen auf das vegetative Nervensystem, die u. a. während der Menstruation, bei Infektionen, Änderung der Witterung, hormonellen Störungen oder psychischen Belastungen auftreten. Für das klinische Verständnis ist der Begriff „Rückenschmerzen" unzulänglich und es ist notwendig, sich deshalb mit den einzelnen Abschnitten der Wirbelsäule genau zu befassen.

7.1 Schmerzen im Bereich der Lendenwirbelsäule und des Beckens

In der **„Kreuzgegend"**, die die **untere LWS** mit dem **Os sacrum** umfasst, laufen die meisten lumbalen und sakralen Dermatome zusammen (☞ Abb. 4.3). Außerdem setzen am Becken die mächtigsten Muskeln an, es besteht die größte Beweglichkeit und die Bewegungen der unteren Extremitäten werden auf den Rumpf übertragen. Das alles erklärt die große Störanfälligkeit dieser Region und die große Anzahl pathogener Faktoren, an die zu denken ist, und deren Stellenwert immer eingeschätzt werden muss. Die wesentlichsten Funktionsstörungen werden beschrieben, die verschiedene Arten von Kreuzschmerzen verursachen, sowie deren spezifische Therapie. Dazu zählen auch Schmerzen, die seitlich in die Hüften und Leiste ausstrahlen und Übertragungsschmerzen, die in den unteren Extremitäten wahrgenommen werden.

7.1.1 Kreuzschmerzen infolge von Überlastung von Muskeln und Bändern

Bei dieser Art von Kreuzschmerzen können morphologische Veränderungen fehlen, und auch die Wirbelsäule selbst muss anfangs nicht unbedingt verändert sein. Da diese Gruppe von Schmerzen aber nicht homogen ist, sollten sie genauer definiert werden.

Die **Ursache** kann exogen sein, z. B. schwere körperliche Arbeit. Häufiger jedoch treten die Schmerzen infolge einer ungünstigen Körperhaltung und „statischen Überlastung" auf, die entweder exogen aufgezwungen oder Folge einer ungünstigen Haltungsstereotypie sein können. Eine schlechte Haltung kann bedingt sein durch eine ungünstige statische Entwicklung, wie z. B. bei einer Beinlängendifferenz oder infolge einer juvenilen Osteochondrose. Meistens ist eine unphysiologische Körperhaltung jedoch Folge einer muskulären Dysbalance bei ungünstigen motorischen Stereotypien, einer Hypermobilität oder Adipositas. Bei allen genannten Umständen kommt es zu Überlastungserscheinungen der Strukturen des Bewegungsapparats.

Symptomatik

Es tritt eine Ermüdung, meist in Form von Triggerpunkten mit Ansatzpunktschmerzen, ein, die sich bis zum Schmerz während der statischen und/oder dynamischen Belastung steigert. Oft ist die Symptomatik mehr Folge der statischen als der dynamischen Belastung. Deshalb wird jede Haltung oder Lage, die der Patient über längere Zeit einnehmen muss, als unangenehm empfunden. Die Patienten bemühen sich deswegen, ihre Haltung zu ändern, auch im Bett. In diesem Zusammenhang beobachtet man oft eine Morgensteifigkeit, die der Patient zwar überwindet, die sich aber später als Ermüdungs- und Überlastungsschmerz manifestiert.

Klinischer Befund

Die typische Dysbalance in der Kreuzgegend besteht in einer Abschwächung der Bauch- und Gesäßmuskulatur und in einer Hyperaktivität der Hüftbeuger und Rückenstrecker. Am meisten betroffen sind konstitutionell hypermobile Patienten, wobei hier die so genannten „ligamentären Schmerzen" des Ligg. iliolumbalia und Ligg. sacroiliaca auftreten (☞ 6.7.1). Sehr häufig ist bei diesen Patienten das System der tiefen Stabilisatoren insuffizient und als Kompensation bilden sich vor allem in den langen Muskeln (z. B. im M. erector spinae, M. quadratus lumborum oder M. rectus abdominis) zahlreiche Triggerpunkte. Schmerzpunkte bestehen oft auch an den unteren lumbalen Dornfortsätze und an der SIPS. Bei erheblicher Haltungsasymmetrie finden sich Schmerzpunkte an den Beckenkämmen und den untersten Rippen auf derselben Seite, insbesondere bei Triggerpunkten im M. quadratus lumborum. Das Baastrup-Zeichen wird oft als Ursache von Dornfortsatzschmerzen betrachtet. In der Praxis tauchen schmerzhafte Dornfortsätze bei hypermobilen Jugendlichen auf, ohne dass man degenerative Veränderungen im Röntgenbild feststellen kann. Dort, wo das Baastrup-Zeichen wie eine Pseudoarthrose zwischen den Dornfortsätzen im Röntgenbild imponiert, empfindet der Patient meist überhaupt keine Schmerzen.

Therapie

Bei Schmerzen, die vorwiegend auf einer exogenen Überlastung beruhen, steht die **Korrektur der Haltung** und der dynamischen Überanstrengung an erster Stelle (☞ 8.3). Liegen jedoch die Ursache in einer Störung der Statik und muskulärer Dysbalance, geht man nach den unter 5.4 und 5.5 beschriebenen Richtlinien vor (**Korrektur der Statik** und der Einsatz von Krankengymnastik). Bei hypermobilen Patienten, die statisch überfordert sind, richtet man das Augenmerk auf das System der **tiefen Stabilisatoren** und empfiehlt zweckmäßige Hilfsmittel (☞ 6.9) v. a. für die Fortbewegung in Fahrzeugen. Wenn akute Schmerzen bestehen, behandelt man die **Triggerpunkte** mittels PIR und RI und die Weichteile, insbesondere die Faszien. Wenn nötig, können Nadelung oder Lokalanästhesie angewendet werden.

7.1.2 Schmerzhaftes Steißbein

Das schmerzhafte Steißbein ist Folge einer muskulären Dysfunktion, und zwar des M. gluteus maximus und des M. levator ani mit ihren Ansatzpunkten am Steißbein.

Symptomatik

In der Mehrzahl der Fälle, bei denen das Steißbein bei der Palpation schmerzhaft ist, geben die Patienten Schmerzen nicht im Steiß, sondern in der Kreuzgegend an. Bei Kreuzschmerzen anderseits kann bei ungefähr einem Fünftel der Patienten ein bei Palpation druckschmerzhaftes Steißbein festgestellt werden. Dies gilt auch umgekehrt: Gibt ein Patient Schmerzen im Steiß an, kann es sich um Schmerzen im unteren Teil des Iliosakralgelenks, um Schmerzen am Tuber ossis ischii, um einen Triggerpunkt im M. coccygeus (Beckenboden), ausnahmsweise sogar um Übertragungsschmerzen des Hüftgelenks handeln. In diesen Fällen ist allerdings die Steißbeinspitze selbst nicht druckschmerzhaft, das Steißbein ist nur auf einer Seite druckempfindlich. Ein Sturz auf das Steißbein spielt bei chronischen Steißbeinschmerzen kaum eine Rolle. Nur bei einem Fünftel unserer Fälle war überhaupt anamnestisch ein Sturz auf das Steißbein festzustellen. Die Patienten geben vor allem Kreuzschmerzen beim Sitzen an. Sie leiden mitunter an Obstipation und können Schmerzen beim Geschlechtsverkehr angeben.

Klinischer Befund

Bei Untersuchung findet man, besonders bei Adipositas, eine Hyperalgesiezone, die wie ein kleines Fettpölsterchen am Kreuzbein imponiert. Es besteht ein Hypertonus der Gesäßmuskeln, manchmal ein Triggerpunkt im M. iliacus oder im M. piriformis. Am typischsten sind allerdings Triggerpunkte im M. levator ani, die aber nur über das Rektum festgestellt werden können. Auch der Patrick- und Lasègue-Test können leicht positiv sein. Der entscheidende Befund ist jedoch die Druckschmerzhaftigkeit der Steißbeinspitze, und das schon bei geringstem Druck. Man muss allerdings das nach ventral umgebogene Ende des Kreuzbeins ertasten. Solange man an der Dorsalfläche des Steißbeins tastet, erreicht man nie den eigentlichen Schmerzpunkt. Das kann nicht nur wegen des hypertonen M. gluteus maximus schwierig sein, der Patient wehrt sich auch dagegen, indem er sein Gesäß zusammenkneift. Ein schmerzhaftes Steißbein ist immer nach ventral gekrümmt; ein Steißbein, das gerade nach kaudal weist, schmerzt nie.

Therapie

Die Therapie der Wahl ist die **PIR des M. gluteus maximus**, bei der sich gleichzeitig auch der M. levator ani anspannt und entspannt. Die übliche Behandlung über das Rektum wendet man nur ausnahmsweise an, wenn kein Hypertonus der Gesäßmuskeln besteht, sondern eher ein Hypotonus, bei dem der Patient sozusagen auf dem Steißbein ohne „Polsterung" des Gesäßes sitzt. Der Patient übt regelmäßig mehrmals täglich zu Hause (☞ Abb. 6.124).

Aus diesen klinischen Erfahrungen und Therapieerfolgen geht hervor, dass die Hauptursache des schmerzhaften Steißbeins eine Verspannung des M. gluteus maximus und des M. levator ani ist, dass es sich also um eine Tendomyose dieser Muskeln handelt. Das An- und Entspannen des M. gluteus maximus (PIR) ist mit der PIR des M. levator ani gekoppelt. Dabei geht die Verspannung dieser Muskeln mit psychischer Spannung einher. Deshalb kommt es bei Relaxation dieser Muskeln nicht nur zu einer Minderung des Steißbeinschmerzes, sondern auch zur psychischen Entspannung. Zum Schluss soll betont werden, dass einem bei Patienten mit Kreuzschmerzen nie ein schmerzhaftes Steißbein entgehen sollte, weil sonst ein therapeutischer Fehlschlag droht.

Fallbeispiel

Anamnese R. J., geb. 1922, Beamter, klagte seit 1977 über Schmerzen im Kreuz und im Gesäß, die ihn seit dem Frühjahr 1982 konstant behelligten. Die Schmerzen waren am intensivsten, wenn er morgens aufstand oder wenn er sich nach längerem Sitzen erhob. Manchmal empfand er einen stechenden Schmerz beim Husten. Anamnestisch in der Kindheit häufig Tonsillitis, Tonsillektomie im Alter von 10 Jahren. Außerdem Typhus abdominalis und Lungenentzündung. Sport: Skifahren, Schlittschuhlaufen, Tennis, Reiten. Kein Unfall in der Anamnese.

Klinischer Befund Bei der Untersuchung am 11.6.1983 war die Rückbeuge ein wenig eingeschränkt, es bestanden eine Blockierung des Okziput gegenüber dem Atlas nach beiden Seiten und ein schmerzhaftes Steißbein.

Therapie Mobilisierung C0/C1 in Richtung Anteflexion und Traktionsmanipulation. PIR der Mm. glutei maximi. Als Hausaufgabe die Selbstbehandlung Relaxation der Mm. glutei maximi.

Bei der Kontrolluntersuchung am 4.7.1983 waren die Kreuzschmerzen gebessert, sie traten seltener auf und waren weniger intensiv. Der Patient empfand sie beim längeren Stehen im Bereich des Kreuzbeins. Bei der Untersuchung war das Steißbein schmerzlos, der wesentliche Befund bestand in einer äußerst abgeschwächten Bauchmuskulatur mit Diastase des M. rectus abdominis. Dem Patienten wurde das Tragen eines Lendengurts empfohlen.

7.1.3 Schmerzhaftes Hüftgelenk (Koxalgie)

Bei einer Gruppe von 59 Patienten mit Koxalgie ohne oder mit nur geringfügiger Koxarthrose waren Kreuzschmerzen das häufigste Symptom (Lewit 1977). Umgekehrt findet man auch bei Kreuzschmerzpatienten häufig Zeichen eines schmerzhaften Hüftgelenks. Deshalb ist es berechtigt, die schmerzhafte Hüfte in diesem Abschnitt zu besprechen, weil bei Kreuzschmerzen auch das Hüftgelenk berücksichtigt werden muss.

Symptomatik

Die Patienten klagen über Schmerzen bei längerem Gehen, insbesondere beim Bergauf- und Treppensteigen, beim Gehen auf hartem Pflaster, bei langem Stehen und beim Liegen auf der schmerzhaften Seite. Längeres Liegen bringt allerdings Schmerzlinderung. Der Schmerz wird im Kreuz, in der Hüfte und in der Leiste empfunden und strahlt im Segment L4 ins Knie aus, weshalb die Patienten oft über Knieschmerzen klagen. Manchmal ist der Knieschmerz das erste und einzige Zeichen einer (beginnenden) Koxarthrose, die Schmerzen werden allerdings beim Treppensteigen und nicht beim Herabsteigen von Treppen empfunden.

Klinischer Befund

Bei der Untersuchung ist das Patrick-Zeichen stark ausgeprägt, bei der Prüfung der passiven Beweglichkeit sind die Extrembewegungen und dabei insbesondere die Innenrotation schmerzhaft, insbesondere bei Federung in der Extremstellung. Bei Koxarthrose kommt es zur Bewegungseinschränkung im Sinne des Kapselmusters nach Cyriax (am stärksten ist die Innenrotation eingeschränkt, ☞ 4.10.5). Außerdem ist die aktive Abduktion schmerzhaft. Die charakteristischen Schmerzpunkte befinden sich am Hüftgelenkskopf in der Leiste, am Ansatzpunkt der Adduktoren an der Symphyse und am Pes anserinus der Tibia, was auch als Knieschmerz empfunden wird. Weitere Schmerzpunkte sind der Trochanter major als Ansatzpunkt der Abduktoren und der Beckenkamm. Die Verspannung der Hüftbeuger bewirkt nicht nur Schmerzen an ihrem Ansatzpunkt, dem Trochanter minor und Triggerpunkte der verspannten Muskeln, sondern auch die Flexionsstellung in Knie und Hüfte bei Koxarthrose. Dadurch ergibt sich die charakteristische Haltung mit einer lumbalen Hyperlordose. Oft ist auch die SIPS schmerzhaft.

Therapie

Sie hängt weitgehend vom Stadium der Koxarthrose ab, inwieweit die anatomischen Veränderungen eine Besserung der Funktion ermöglichen. Es kann nicht Gegenstand dieser Publikation sein, alle Möglichkeiten der physikalischen Medizin und Chirurgie zu besprechen. Die wichtigste Form der konservativen Therapie ist die **Traktion**. Wo (noch) keine anatomischen Veränderungen nachweisbar sind, kann sie mit einem Impuls augenblicklich wirksam sein. Sonst ist es die Traktion mit Hilfe der PIR, die hier die Therapie der Wahl ist (☞ 6.1.2). Sie wird noch durch Schüttelung in ihrer Wirkung verstärkt. Die Wirksamkeit beruht wahrscheinlich auf der Relaxation aller Muskeln, die das Hüftgelenk unter Druck setzen. Sie ist offensichtlich die wirksamste Form der konservativen Therapie. Sie sollte möglichst täglich durchgeführt werden.

Da eine Selbstbehandlung nicht möglich ist, geht man folgendermaßen vor: Wenn der Patient gelernt hat, wie bei der Therapie zu entspannen ist, kann jeder, der mit dem Patienten in Kontakt steht, mit seinen Händen in der Leiste des Patienten Widerstand leisten; alles Übrige erledigt der Patient.

Wenn eine muskuläre Dysbalance besteht, sind meist die Abduktoren abgeschwächt und die Hüftbeuger und Adduktoren hyperaktiv. Das zeigt sich oft im Trendelenburg-Test (im Einbeinstand sinkt die Hüfte ab), häufiger wird sie jedoch angehoben (Déjérine, Babkin), wodurch sich der Schwerpunkt über das Standbein verschiebt und so die abgeschwächten Adduktoren entlastet. Dann sollen die hyperaktiven, verkürzten Muskeln entspannt, eventuell auch gedehnt und die abgeschwächten gekräftigt werden.

Besonders wichtig ist die **Lebensführung**. Die Patienten sollen langes Gehen und Stehen vermeiden, insbesondere das Gehen auf hartem Pflaster oder Asphalt. Deshalb sind weiche Absätze und Sohlen zu empfehlen, in schweren Fällen das Benutzen von Stöcken, und zwar auf der gesunden Seite. Gewichtsabnahme ist bei Adipositas unerlässlich.

Fallbeispiel

Anamnese S. Z., geb. 1922, Universitätsprofessor, gab bei der ersten Untersuchung am 7. 5. 2002 Schmerzen im rechten Oberschenkel an, die ihn nachts weckten; keine Schmerzen beim Gehen und keine Rückenschmerzen, nur eine geringe Steifheit im Nacken.

Klinischer Befund und Therapie
Bei der Untersuchungen fanden sich im Zervikalbereich eine verminderte Beweglichkeit der Faszien, ein blockiertes Fibulaköpfchen und Blockierungen im Lisfranc-Gelenk rechtsseitig, die behandelt wurden.

Bei der Kontrolluntersuchung am 22.5.2002 gab der Patient an, er hätte keine Schmerzen mehr in der Nacht, der Hals sei nicht so steif, nur manchmal habe er etwas Schmerzen im Oberschenkel.

Erneut stellte sich der Patient am 27.4.2004 vor. Er gab an, die ursprünglichen Schmerzen wären nicht mehr aufgetreten, nun aber hätte er Schmerzen dorsal am Oberschenkel und manchmal stechende Schmerzen während des Gehens.

Es fanden sich eine verminderte Vor-, Rück- und Seitneigung der Wirbelsäule ohne Schmerzen, ein Hypertonus der thorakolumbalen Rückenstrecker, der umgekehrte Lasègue-Test war rechts positiv und dem entsprach eine Blockierung zwischen L3/L4. L3/L4 wurden mobilisiert, wonach der umgekehrte Lasègue-Test negativ war, und die Selbstmobilisation nach McKenzie in Bauchlage in die Extension wurde geübt.

Bei der Kontrolluntersuchung am 18.5.2004 gab der Patient eine wesentliche Besserung an, aber das Treppensteigen sei noch schmerzhaft. Jetzt zeigte sich ein positives Patrick-Zeichen rechts, die Innenrotation im rechten Hüftgelenk war weitgehend eingeschränkt und auch links nur ca. 20° möglich. Auch die Dorsalflexion der Hüfte war eingeschränkt. Die Innenrotation besserte sich auf 20° rechts nach isometrischer Traktion mit Schüttelung. Im Röntgenbild fanden sich eine Verengung des Gelenkspaltes im rechten Hüftgelenk und eine Aufhellung im rechten Acetabulum. Der Patient und seine Frau wurden instruiert, um eine regelmäßige Selbstbehandlung durchführen zu können.

Epikrise Bei diesem Patienten bestanden anfangs recht uncharakteristische Beschwerden. 2004 zeigten sich dann zunächst wichtige Befunde an der Lendenwirbelsäule bei L3/L4, nach deren Behandlung auch eine Besserung eintrat. Erst nach Behandlung dieser Störung zeigte sich die beginnende Koxarthrose, die typischerweise auf die Traktion ansprach. Es zeigte sich hier auch die enge Beziehung des Segments L3/L4 zum Hüftgelenk.

7.1.4 Blockierungen im Bereich der Lendenwirbelsäule und der Iliosakralgelenke

Ursache, Klinik und Therapie dieser Erkrankungen sind analog. Bei Blockierungen im Bereich der lumbalen Bewegungssegmente steht an erster Stelle die mobilisierende Gelenktherapie.

Symptomatik

Im akuten Stadium ist die Beweglichkeit weitgehend eingeschränkt, wobei das Aufrichten, die Extension, mehr Schwierigkeiten macht als die Flexion. Oft bestehen Schmerzen beim Husten und Niesen. In weniger akuten Fällen bestehen eine Steifheit nach längerem Sitzen und/oder Bettruhe und eine Besserung während Bewegung. Die Rückbeuge ist in der Regel stärker eingeschränkt als die Vorbeuge; besonders charakteristisch ist der Schmerz während der Aufrichtung aus der Vorbeuge. Auch die Seitneigung ist oft schmerzhaft und als Frühzeichen fehlt die Rotationssynkinesie während der Seitneigung (normalerweise rotiert das Becken während der Seitneigung in aufrechter Haltung in der zur Seitneigung entgegengesetzten Richtung). Der Schmerz ist in der Regel asymmetrisch und kann in Hüfte, Gesäß, Unterbauch, Leisten, Beine und nach kranial ausstrahlen (Übertragungsschmerz).

Klinischer Befund und Therapie

Bei der Untersuchung finden sich typische Zeichen einer Blockierung. Ein Frühzeichen ist das Fehlen der Rotationssynkinesie des Beckens während der Seitneigung. Die spezifische Symptomatik der einzelnen Bewegungssegmente geht aus Tabelle 7.1 hervor. Das, was früher als Blockierung des thorakolumbalen Übergangs bezeichnet wurde, ist die Bewegungseinschränkung der Rumpfrotation (☞ 3.4.1). Die Blockierung von L2/L3 ist eine Seltenheit.

Anzumerken ist, dass ein positiver Lasègue-Test durch einen Spasmus (Triggerpunkt) der ischiokruralen Muskulatur und der positive umgekehrte Lasègue-Test durch einen Spasmus des M. rectus femoris verursacht ist. Das Patrick-Zeichen ist Folge von Triggerpunkten in den Adduktoren. Ferner sind charakteristische Triggerpunkte für die einzelnen Bewegungssegmente klinisch-diagnostisch bedeutend: Triggerpunkte des M. psoas major, M. quadratus lumborum und M. erector spinae für eine Rotationseinschränkung, des M. rectus femoris für das

Tab. 7.1: Klinische Zeichen bei Blockierung der Lendenwirbelsäule und des Iliosakralgelenks

Klinisches Zeichen	Rumpf-rotation	L3/L4	L4/L5	L5/S1	ISG
Fehlen der Rotationssynkinesie	–	+	+	+	++
Lasègue-Test (ischiokruraler Muskelspasmus)	–	–	+	+	+
Umgekehrter Lasègue-Test (Spasmus M. rectus femoris)	–	+	–	–	–
Patrick-Zeichen (Spasmus der Adduktoren)	–	+	+	+	+
Spasmus des thorakolumbalen Anteils des M. erector spinae	++	–	–	–	–
Spasmus des lumbalen Anteils des M. erector spinae	–	+	+	+	–
Spasmus des M. quadratus lumborum	++	–	–	–	–
Spasmus des M. psoas major	++	–	–	–	–
Spasmus des M. piriformis	–	–	+	–	–
Spasmus des M. iliacus	–	–	–	+	–
Schmerzen am Beckenkamm	+	+	–	–	–
Schmerzen am Trochanter major	+	+	+	–	–
Schmerzen an der SIPS	–	+	+	+	+
Übertragungsschmerz im Segment L4	–	+	–	–	–
Übertragungsschmerz im Segment L5	–	–	+	–	–
Übertragungsschmerz im Segment S1	–	–	–	+	+
Schmerzhafte Symphyse	+	–	–	–	+
Schmerz am ISG oben	–	–	–	+	++
Schmerz am ISG unten	–	–	–	–	++

Segment L4, der M. piriformis für L5 und des M. iliacus für S1. Dabei erklären die Triggerpunkte im M. psoas major die pseudoviszeralen Schmerzen bei eingeschränkter Rumpfrotation, Triggerpunkte im M. rectus femoris die Schmerzen im Oberschenkel und Knie, die eine schmerzhafte Hüfte vortäuschen („Pseudohüfte"). Bei Triggerpunkten im M. piriformis tritt der Schmerz seitlich am Gesäß auf, weshalb das Liegen auf der Seite schmerzt, und wird von Patienten als „Hüftschmerz" bezeichnet. Ein Triggerpunkt im M. iliacus wird als Schmerz im Unterbauch, mitunter auch in der Leiste empfunden, und imitiert eine gynäkologische Erkrankungen und, wenn er rechtsseitig auftritt, eine Appendizitis. Die typischen Schmerzen, die vom lumbosakralen und iliosakralen Gelenk ausgehen, sind nicht zu unterscheiden. Die Triggerpunkte im M. iliacus sprechen viel eher für eine Funktionsstörung von L5/S1.

Die Iliosakralblockierung ist viel häufiger sekundär, als früher angenommen wurde. Oft handelt es sich um eine muskuläre Fixation bei Blockierungen des Fibulaköpfchens mit Triggerpunkten im M. biceps femoris, bei Blockierungen von L4/L5 infolge von Triggerpunkten des M. piriformis und Beckenbodens. Bei Behandlung dieser Störungen normalisiert sich die Funktion der Iliosakralgelenke. Da jedoch keiner dieser Muskeln direkt das Os ilium mit dem Kreuzbein verbindet, ist diese Fixation nicht stark; deshalb genügt bei der Mobilisation der Iliosakralgelenke immer eine minimale Kraft und ein Impuls ist überflüssig.

Fallbeispiel

Anamnese V. M., geboren 1979, Tänzer, verhob sich beim Tanzen im März 2004 mit „Krachen" im Kreuz. Es traten intensive Schmerzen auf, die nach einigen Stunden abklangen, aber im Juni rezidivierten. Jetzt hatte er sehr starke Schmerzen, die nur in Rückenlage bei gebeugten Knien nachließen, morgens hatte er Schwierigkeiten beim Aufstehen und Ankleiden, außerdem litt er unter erheblichen Schmerzen im Sitzen. Es bestanden aber keine Schmerzen beim Husten und Niesen.

Klinischer Befund und Therapie
Bei der Untersuchung am 11. 8. 2004 im Stehen waren die Vor-, Rückbeuge und Seitneigung nur minimal möglich, auch im Sitzen war die Vorbeuge gesperrt.
In Bauchlage war jedoch die Rückbeuge im Liegestütz möglich. Deshalb wurde Counterstrain im Liegestütz in lordotischer Haltung für eine Dauer von 90 Sekunden angewendet. Danach war die Anteflexion im Sitzen einigermaßen möglich. Jetzt konnte eine Flexionsblockierung L4/L5 diagnostiziert und vorsichtig mobilisiert werden. Ferner zeigten sich noch aktive Triggerpunkte in den Rückenstreckern und dem entsprachen Triggerpunkte im M. coccygeus (Beckenboden). Die tiefen Stabilisatoren wurden durch Korrektur der Hochatmung (Zwerchfellatmung) aktiviert.
Als Hausaufgabe wurden die Selbstmobilisation der LWS nach McKenzie und die Korrektur der Hochatmung aufgegeben.

Bei der Kontrolluntersuchung am 24. 8. 2004 waren die Exkursionen im Stehen vollkommen normal, nur noch etwas unangenehm, und es konnten ohne Schwierigkeiten die Blockierung L4/L5 mobilisiert und in Flexion ein Impuls gesetzt werden, wonach der Patient schmerzfrei war und keine weitere Therapie benötigte.

Epikrise Als erster Schritt half der Counterstrain nach Jones in die schmerzfreie Richtung, dann war eine vorsichtige Mobilisation in Flexion möglich. Außerdem wurden die tiefen Stabilisatoren durch Korrektur der Atmung geübt. Etwa 14 Tage später gelang die spielende Lösung einer leichten Restblockierung. Es bestand die fragliche Rolle einer Diskusläsion.

Fallbeispiel

Anamnese M. J., geb. 1967, leidet seit 2002 an Kreuzschmerzen und Schmerzen unterhalb der Schulterblätter. Die Schmerzen sind am schlimmsten während der Nacht. Eine internistische Untersuchung war ohne Befund.

Klinischer Befund Bei der Untersuchung am 2. 8. 2005 bestanden Triggerpunkte rechtsseitig im thorakolumbalen Rückenstrecker, im M. psoas major und im M. quadratus lumborum, die Rumpfrotation war nach links eingeschränkt. Die Rückbeuge war ebenfalls schmerzhaft eingeschränkt.

Therapie PIR des M. quadratus lumborum rechts in Seitneigung nach links im Stehen: Der Patient beugt sich zur linken Seite bis zum Erreichen der Vorspannung, blickt dann nach oben und atmet tief ein, wobei er sich ein wenig aufrichtet. Dann blickt er nach unten, atmet aus und entspannt in Seitneigung. Das wiederholt er 3-mal und beugt sich dann aktiv energisch zur linken Seite. Danach waren nicht nur die Triggerpunkte im M. quadratus lumborum gelöscht, sondern auch die verketteten Triggerpunkte im M. psoas major und M. erector spinae rechts. Die Rumpfrotation war zu beiden Seiten symmetrisch. Hausaufgabe des Patienten war somit, die PIR-RI des rechtsseitigen M. quadratus lumborum täglich zu üben.

Bei der Kontrolluntersuchung am 16. 8. 2005 betonte der Patient, er wäre das erste Mal seit 2002 schmerzfrei, bei näherer Befragung gab er doch noch geringe Schmerzen in Höhe des lumbosakralen Übergangs an. Die Rumpfrotation und Rückbeuge waren in ihrem Ausmaß normal, die Rückbeuge noch etwas schmerzhaft. Es fanden sich Triggerpunkte im M. rectus abdominis links mit einem leicht druckschmerzhaften Ansatzpunkt an der Symphyse, ein blockiertes Fibulaköpfchen links mit einem Triggerpunkt im M. biceps femoris und ein Triggerpunkt tief in der Fußsohle mit Blockierung des zweiten Tarsometatarsalgelenks links. Nach Schüttelmobilisation des Fußes verschwanden alle Triggerpunkte einschließlich des Triggerpunktes im M. rectus abdominis. Jetzt war auch die Rückbeuge vollkommen schmerzfrei und wir empfahlen dem Patienten eine Fußrolle für den linken Fuß.

Epikrise Typische Lumbago bei eingeschränkter Rumpfrotation bei Triggerpunkten im M. psoas major, M. quadratus lumborum und M. erector spinae. Als Nebenbefund ein Triggerpunkt im linken M. rectus abdominis mit druckdolentem Ansatzpunkt an der Symphyse als Ursache der schmerzhaften Rückbeuge (infolge der Dehnung des M. rectus abdominis), was immer als Kreuzschmerz empfunden wird (!). Dieser Triggerpunkt ist allerdings verkettet mit den Triggerpunkten des M. biceps femoris und in der Fußsohle, wobei der Fuß der dominante Schlüsselpunkt ist.

7.1.5 Lumbago als Ausdruck eines Bandscheibenvorfalls

Gegenstand dieses Abschnitts ist der Diskusprolaps ohne Wurzelkompression. Es ist nämlich wichtig zu wissen, wann man bei bloßer Lumbago einen Bandscheibenvorfall diagnostizieren sollte. Bei den bis jetzt beschriebenen Krankheitsbildern handelte es sich um Funktionsstörungen. Hier jedoch handelt es sich um eine pathologisch definierte Erkrankung mit einer dementsprechend ernsten Prognose. Dabei ist zu bedenken, dass viele Bandscheibenvorfälle klinisch völlig irrelevant sind, weshalb in den meisten Fällen die Prognose auch bei konservativer Therapie günstig ist. Das bedeutet allerdings auch, dass hier gleichzeitig auch

Funktionsstörungen eine bedeutende Rolle spielen.

Symptomatik

Wenn man von akuten Attacken absieht, ist der Verlauf meist schwerer als bei bloßen Funktionsstörungen. Die Attacken dauern länger und es besteht auch eine größere Rezidivanfälligkeit. Husten und Niesen ist meist sehr schmerzhaft. Besonders schlecht wird eine (auch schon geringe) Vorbeuge vertragen (z.B. über das Waschbecken), da sich die Rückenstrecker in dieser Stellung maximal anspannen, weshalb der Druck auf die Bandscheibe am größten ist. In dieser Stellung manifestiert sich auch meist der „painful arc" nach Cyriax. Sehr charakteristisch sind Schmerzen bei Lagewechsel im Bett und auch beim Aufstehen.

Klinischer Befund

In Akutfällen besteht eine charakteristische Schonhaltung, die auch beim radikulären Schmerz auftritt: Am typischsten ist die lumbale Kyphose mit einem meist zur Schmerzseite ausladenden Becken (Deviation des Rumpfes zur entgegengesetzten Seite; ☞ Abb. 7.1). Meist ist die Vorbeuge im Stehen weitgehend eingeschränkt, der Lasègue-Test ist positiv. Eine Ausnahme bildet der Diskusprolaps L3/L4, bei dem der umgekehrte Lasègue-Test positiv ist. Jede Bewegung, die nicht der Schonhaltung entspricht, ist schmerzhaft. In Bauchlage ist der Federungstest äußerst schmerzhaft. Dabei muss im Segment der Diskushernie keine Blockierung bestehen. Wenn gleichzeitig eine Blockierung besteht, ist der Federungstest auch nach Lösung der Blockierung weiterhin schmerzhaft. Demgegenüber kann der Traktionstest (Probetraktion) deutlich schmerzlindernd sein.

Im mehr chronischen Stadium ist die Vorbeuge im Stehen eingeschränkt, im Sitzen (mit gebeugten Knien) jedoch normal. Sehr typisch ist auch die Schmerzsperre (painful arc) nach Cyriax (☞ 4.6.1). Auch hier ist der Lasègue-Test positiv und im Segment L3/L4 der umgekehrte Lasègue-Test; dies ist viel ausgeprägter als bei bloßen Blockierungen. Auch der schmerzhafte Federungstest ist diagnostisch sehr wertvoll, ob gleichzeitig eine Blockierung besteht oder nicht.

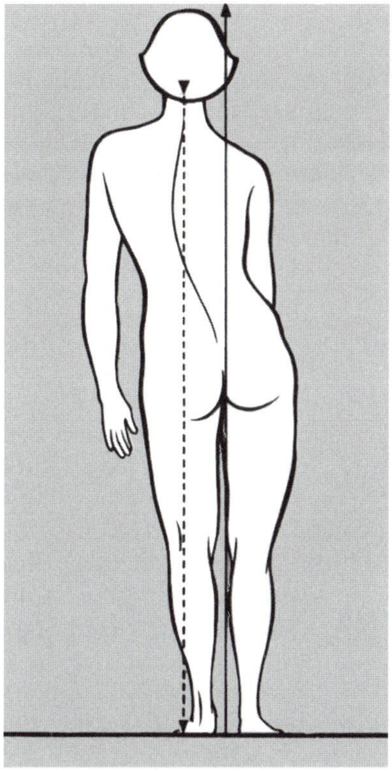

Abb. 7.1: Typische Schonhaltung bei akutem Bandscheibenvorfall

Therapie

Im **akuten Stadium** versucht man eine manuelle **Traktion** mit Rücksicht auf die Schonhaltung. D.h. wenn die Schonhaltung eine Kyphose ist, wird die Traktion in Rückenlage über dem Knie ausgeführt, wenn die Schonhaltung eine Lordose ist, in Bauchlage. Wenn die Traktion gut verträglich ist, bringt sie oft augenblicklich Schmerzlinderung. Auch Counterstrain in Richtung der Schonhaltung ist sehr effektiv. Das könnte man als „manipulative erste Hilfe" bezeichnen.

Wenn diese Techniken nicht sofort schmerzlindernd wirken, kommen eine **Periduralanästhesie** und **Bettruhe** in Entlastungshaltung in Frage, natürlich auch **Analgetika.** Bettruhe sollte jedoch nur so kurz wie möglich dauern, eine energische („aggressive“) Therapie im Akutstadium ist die wichtigste Prävention gegen eine Chronifizierung.

Auch im **chronischen Stadium** kann die **Traktion** helfen, wenn sie der Patient als angenehm empfindet und wenn man nach ihr jeweils eine Besserung feststellen kann. Das Wichtigste ist jedes Mal ein befundgemäßes Vorgehen, das bei jedem Kontrollbesuch eine Neuuntersuchung voraussetzt. Dabei sucht man nach Verkettungsmustern, um die Pathogenese aufzudecken. Unserem heutigen Wissen nach sind die häufigsten Ursachen das System der tiefen Stabilisatoren mit der Fehlatmung und die Füße, Stereotypiestörungen, aktive Narben, Blockierungen und Triggerpunkte in Schlüsselstellung sowie auch Faszien.

Nicht weniger wichtig sind **allgemeine Maßnahmen**: Das Meiden von Situationen, die regelmäßig zu Rezidiven führen, und der Schutz der Lendenregion vor Kälte beim Schwitzen.

Fallbeispiel

Anamnese B. J., geb. 1930, Professor der Inneren Medizin, stellte sich am 11.3.2004 wegen Kreuzschmerzen vor, die vor allem auf der linken Seite in die Oberschenkel ausstrahlten. Sie verstärkten sich während der Nacht, und morgens hatte der Patient Schwierigkeiten aufzustehen. Er gab auch Schmerzen beim Husten und Niesen an. Die Schmerzen begannen nach einer Bergtour. Seit zwei Jahren bestehen ferner Schmerzen im rechten Arm, dessen Beweglichkeit eingeschränkt ist. In jüngeren Jahren litt er unter keinerlei Schmerzen. Im Februar 2004 stürzte er aufs Gesäß. Eine Tonsillektomie war im Alter von 11 Jahren durchgeführt worden.

Klinischer Befund Bei der Untersuchung fanden sich ein beidseitiger Plattfuß, der auf der rechten Seite stärker ausgeprägt war. Beim Stehen flektierte der Patient ein wenig das rechte Knie. Er hatte eine kyphotische Haltung, die Rückbeuge war weitgehend eingeschränkt. Im rechten Knie war die Extension, relativ gesehen, mehr eingeschränkt als die Flexion. Das Gelenkspiel im Knie war eingeschränkt. Es bestand ein Triggerpunkt im M. iliacus links. Des Weiteren fanden sich eine harte Blockierung im Segment L5/S1 und ein äußerst schmerzhafter Federungstest. Die Beweglichkeit der tiefen lumbalen Faszien war eingeschränkt.

Therapie Zuerst Mobilisation der Faszien, dann rhythmische Traktion, dann Mobilisation L5/S1 in Rotation nach rechts gefolgt von Mobilisation in die Flexion links. Danach war kein Triggerpunkt im M. iliacus mehr zu tasten, und der Patient bekam als Hausaufgabe, die Extension nach McKenzie im Liegen zu üben. Wegen einer Rektusdiastase wurde ein Lendengürtel verschrieben.

Bei der Kontrolluntersuchung am 20.4.2004 fühlte sich der Patient gebessert. Er hatte manchmal Schmerzen, die in die Beine ausstrahlten, sich aber während des Gehens (trotz Gonarthrose) besserten. Der Federungstest war auch jetzt schmerzhaft. Diesmal wurde der Patient instruiert, die Retroflexion im Stehen zu üben.

Am 28.6.2006 war er beschwerdefrei.

Epikrise Die wiederholte Schmerzhaftigkeit des Federungstests, die Schmerzlinderung nach Traktion, die Schmerzen beim Husten und Niesen, die nur mäßigen Besserung und die Schwierigkeiten bei der Übung nach McKenzie im Liegen lassen auf einen Bandscheibenvorfall bei bloßer Lumbago mit Übertragungsschmerz schließen – ohne neurologischen Befund.

7.1.6 Beckenverwringung

Hier handelt es sich immer um ein **sekundäres Symptom** (☞ 4.5.3). Die klinische Symptomatik hängt deshalb gänzlich von der Störung ab, bei der man (auch) die Beckenverwringung feststellt und die auch der Gegenstand der Therapie ist. Wenn die Therapie erfolgreich ist, verschwindet auch die Beckenverwringung. Man findet sie wesentlich häufiger bei Kindern und Jugendlichen als im erwachsenen Alter, und sie ist dann in der Regel Folge von Kopfgelenksblockierungen. Bei jungen Mädchen besteht dann oft eine Dysmenorrhö. Die eigentliche Ursache dürfte auch hier eine Funktionsstörung im lumbosakralen Übergang mit einem Triggerpunkt im M. iliacus sein. Auch der Test nach Rosina (☞ 4.5.5) weist letzten Endes daraufhin, dass man die Beckenverwringung bei normalen Iliosakralgelenken durch Kopfrotation hervorrufen kann und dass es sich dabei um eine palpatorische Illusion handelt, was radiologisch belegt werden konnte.

7.1.7 Vorhaltung

Symptomatik

Da diese Störung die Gesamthaltung betrifft, können Symptome auf allen Etagen des Bewegungssystems auftreten, auffallend häufig finden sie sich aber im Zervikalbereich.

Für Kreuzschmerzen ist insbesondere folgender Pathomechanismus verantwortlich: Triggerpunkte im M. rectus abdominis verursachen Ansatzpunktschmerzen an der Symphyse und behindern die Rückbeuge des Rumpfes. Das wird als Kreuzschmerz empfunden, und kann direkt durch Relaxation der Bauchmuskeln oder durch Lokalanästhesie der Symphyse beseitigt werden.

Klinischer Befund

Bei dieser Funktionsstörung palpiert man eine (scheinbare) Asymmetrie an der Symphyse und an den Tubera ossis ischii. Bei der Inspektion von der Seite beobachtet man eine relative Vorwärtsverschiebung des Beckens gegenüber den Füßen, des Schultergürtels gegenüber dem Becken und des Kopfes gegenüber den Schultern (☞ Abb. 7.2). Dabei findet man typischerweise regelmäßig Triggerpunkte im M. rectus abdominis, wobei der Bauch oft eingezogen ist und nicht mitatmet. Die Ansatzpunkte dieses Muskels an der Symphyse und am unteren Rippenbogen mit dem Proc. xiphoideus sind druckdolent. Man findet einen Hypertonus im Gesäß mit verminderter Verschieblichkeit des Gesäßes nach kranial. Weitere Trigger-

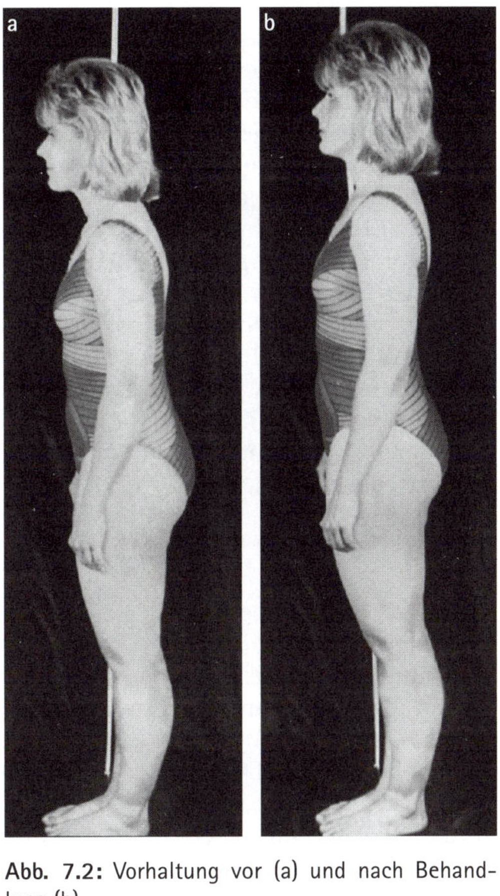

Abb. 7.2: Vorhaltung vor (a) und nach Behandlung (b)

punkte finden sich im M. biceps femoris mit Blockierung des Fibulaköpfchens, und bei kompletter Verkettung Triggerpunkte und Blockierungen an den Füßen, oft auch eine asymmetrische Sensibilität der Fußsohlen. Mit der Vorhaltung kommt es immer auch zur Verspannung der Rücken- und Nackenmuskulatur.

Der wichtigste klinische Test besteht darin, den Patienten hinzusetzen. Wenn die Spannung, insbesondere im Nacken, beseitigt ist, weiß man, dass die Störung nicht von oben, sondern von den Füßen ausgeht, wenn die Verkettung komplett ist. Der Pathomechanismus ist folgender: Bei Triggerpunkten im M. biceps femoris ist die Fixation des Beckens über das Tuber ossis ischii und das Lig. sacrotuberale gestört und wird durch die Bauch- und Gesäßmuskeln kompensiert, die dann verspannt sind.

Dabei palpiert man auf der Seite, wo der M. rectus abdominis inseriert und eine erhöhte Spannung besteht, dass die Symphyse höher liegt, und auf der Seite des verspannten M. biceps femoris, dass das Tuber ossis ischii tiefer liegt. Interessanterweise sind diese Unterschiede immer nur in Bauchlage festzustellen, nicht jedoch im Stehen. Es gibt zahlreiche osteopathische Techniken, mit denen diese Asymmetrie behoben werden kann, im Röntgenbild ändert sich jedoch nichts. Was sich ändert, ist die Stellung der palpierenden Finger („palpatorische Illusion"; ☞ Abb. 4.11). Unserer Erfahrung nach hat dieser Befund nichts mit den Iliosakralgelenken zutun.

Therapie

Wenn die Verspannung in der dorsalen Muskulatur beim Hinsetzen sistiert, ist die **Behandlung der am distalsten lokalisierten Störung** indiziert, womöglich an den Füßen (Schlüsselregion), bei negativem Befund am Fibulaköpfchen. Die Befunde am Gesäß und Bauch sind fast immer sekundär, sie können auch vom tiefen Stabilisationssystem, d. h. vor allem vom Beckenboden, herrühren.

Es soll betont werden, dass es sich um eine sehr häufige Störung handelt – wir sahen 90 Fälle innerhalb von zwei Jahren. Dabei ist die Therapie bei diesen Patienten so wirksam, dass sich beispielsweise Kopfgelenksblockierungen bei bestehender Vorhaltung lösen.

> Wenn man bei einem Patienten mit Kopfschmerzen und Blockierungen im Zervikalbereich eine Vorhaltung findet, seine Nackenmuskeln im Stehen verspannt sind und sich im Sitzen entspannen, ist eine Therapie, die sich auf den Zervikalbereich beschränkt, ergebnislos.

Fallbeispiel

Anamnese B. K., geb. 1985, stellte sich am 22. 2. 2005 wegen Kopfschmerzen vor. Im Dezember 2004 war sie von einem Auto angefahren und zu Boden geworfen worden. Sie war auf den Rücken und aufs Hinterhaupt gestürzt, kurz bewusstlos und wurde in ein Krankenhaus aufgenommen. Die Kopfschmerzen begannen erst nach einigen Tagen. Sie sind andauernd vorhanden. Die Patientin gab ferner ein Flimmern vor den Augen und Schwindel bei gewissen Bewegungen an, dabei empfindet sie ein Schwanken nach rechts. Außerdem hat sie seit 2003 manchmal am Morgen und auch bei der Menstruation Kreuzschmerzen. Mit 11 Jahren wurde sie wegen einer Nabelhernie operiert und sie leidet an Asthma bronchiale.

Klinischer Befund Bei der Untersuchung fand sich eine hypermobile Patientin, es bestanden eine typische Blockierung bei C0/C1 mit Triggerpunkten im M. sternocleidomastoideus und den kurzen Extensoren der oberen Halswirbelsäule, eine Blockierung Th1/Th2 linksseitig mit Blockierung der 1. Rippe links, Triggerpunkte am Zwerchfell und im M. pectoralis major rechts,

M. quadratus lumborum rechts, M. erector spinae, M. gluteus medius und am Beckenboden rechts, an den Oberschenkeladduktoren rechts, an der Fibula rechts mit Triggerpunkten im M. biceps femoris, Triggerpunkte im M. soleus, eine Blockierung im Lisfranc-Gelenk mit Triggerpunkten in der Fußsohle und auch dorsal am rechten Fuß.

Therapie Aktivierung der tiefen Stabilisatoren zunächst in Rückenlage, dann durch Anheben der Knie im Sitzen, wobei die Patientin das Anspannen der seitlichen Bauchwand mit eigenen Händen tastet. Dann Korrektur der Hochatmung vor dem Spiegel, bei der sie während der Einatmung die Anspannung der lateralen Bauchwand und den Unterbauch tastet und gleichzeitig im Spiegel kontrolliert, ob sich der Thorax nicht nach oben bewegt. Nach wiederholter Übung waren alle Triggerpunkte und Blockierungen behoben. Die Hausaufgabe bestand darin, die richtige Atmung vor dem Spiegel zu üben.

Bei der Kontrolluntersuchung am 15.3.2005 war die Patienten praktisch schmerzfrei. Die richtige Fixation des Thorax während der Atmung wurde kontrolliert und empfohlen, auch weiterhin die Aktivierung der tiefen Fixatoren regelmäßig zu üben.

Epikrise Diese Patientin zeigt, wie Funktionsstörungen der tiefen Stabilisatoren Verkettungsreaktionen in allen Abschnitten des Bewegungssystems hervorrufen und alle Triggerpunkte und Blockierungen durch Aktivierung (Übung) dieses Systems verschwinden. Für eine erhebliche Insuffizienz dieses Systems spricht auch die Nabelhernie, die im Alter von 11 Jahren operiert wurde.

7.1.8 Inflare und Outflare (nach Greenman)

Symptomatik

Unserer Erfahrung nach handelt es sich hier oft um Kreuz- und Wurzelschmerzen mit schwerem Verlauf, sowie um Patienten, die nach Bandscheibenoperationen weiterhin Beschwerden hatten. In der großen Mehrzahl der Fälle findet sich in der Anamnese ein Sturz aufs Gesäß (Steißbein). Diese Tatsache und der oft sehr günstige Effekt einer „Reposition“ erwecken den Verdacht, dass hier ein Trauma in der Anamnese eine Rolle spielt. Unserer Erfahrung nach ist diese Störung äußerst relevant, obwohl der eigentliche Pathomechanismus viel weniger klar ist. Immerhin weiß man heute, dass man regelmäßig eine Bewegungseinschränkung im Hüfgelenk auf der Seite des Inflare findet, die nach Therapie augenblicklich sistiert.

Klinischer Befund

Hier handelt es sich tatsächlich um eine asymmetrische Stellung im Becken (beschrieben von Greenman und Tait 1986), bei der auf einer Seite (meist der rechten) die SIAS mehr lateral und abgeflacht und auf der anderen (meist der linken) mehr medial und ventral steht. Dadurch ist das Dreieck, gebildet von der rechten und linken SIAS und dem Nabel, verzerrt (☞ Abb. 7.3). Dieser Befund macht den Eindruck, als ob eine Beckenhälfte nach außen, die andere nach innen gekippt wäre. Auf der Seite der abgeflachten SIAS palpiert man einen Hypotonus und auf der entgegengesetzten einen relativen Hypertonus im Unterbauch. Besonders wichtig erscheint uns, dass auf der Seite der promenierenden Spina die Innenrotation im Hüftgelenk im Vergleich zur anderen Seite regelmäßig deutlich eingeschränkt ist (Lewit 2004). Bei schlanken Patienten ist die beschriebene Asymmetrie gut zu sehen, bei adipösen muss man jedoch an sie denken und daraufhin palpieren. Im

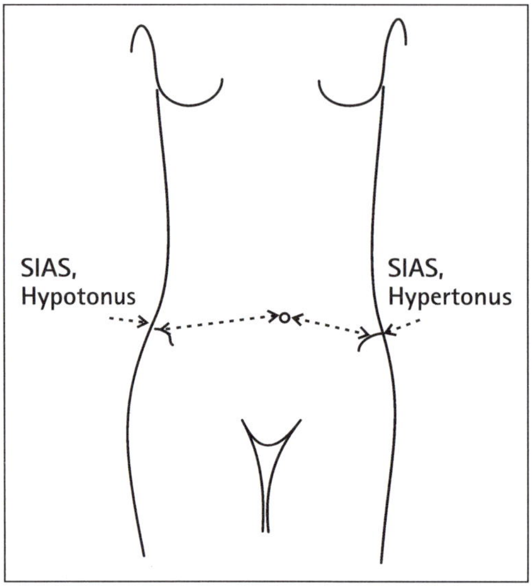

Abb. 7.3: Outflare rechts, Inflare links

Unterschied zu Greenman sind wir der Ansicht, dass meist keine Funktionsstörung im Iliosakralgelenk besteht.

Therapie

Die spezifische Therapie besteht darin, den auf der abgeflachten Seite bei rechtwinklig in Knie und Hüfte gebeugtem Oberschenkel (wie bei der Prüfung des Lig. iliolumbale, ☞ Abb. 4.130) bis zur Vorspannung zu adduzieren. Dann wird der Patient aufgefordert, gegen die Adduktion 5–10 Sekunden Widerstand zu leisten und einzuatmen, dann zu entspannen und auszuatmen. Diese PIR wird 2–3-mal wiederholt, dann adduziert der Patient den in Knie und Hüfte gebeugten Oberschenkel gegen den repetitiven Widerstand (RI).

Auf der anderen Seite wird der in Knie und Hüfte abduzierte Oberschenkel (wie bei der Prüfung des Patrick-Zeichens, ☞ Abb. 4.43) in Vorspannung gebracht. Dann leistet der Patient 5–10 Sekunden Widerstand gegen die Abduktion und atmet ein. Dann entspannt er in die Abduktion während der Ausatmung. Die PIR wird 2–3-mal wiederholt, dann abduziert der Patient gegen den repetitiven Widerstand oder abduziert selbst maximal (RI). Danach überzeugt man sich, ob die SIAS symmetrisch stehen, ob sich der Tonus im Unterbauch ausgeglichen hat und ob die Innenrotation in beiden Hüftgelenken jetzt dieselbe ist.

Fallbeispiel

Anamnese R. D., geboren 1946, stellte sich am 14. 6. 2005 vor. Er verunglückte bei einer Autofahrt im August 2004, war fast eine Woche bewusstlos, hatte auf der linken Seite einige Rippenbrüche und einen gebrochenen linken Unterschenkel. Er war Profisportler im Abfahrtsski und erinnerte sich an zahlreiche Stürze aufs Gesäß. Seit 18 Jahren bestanden Rückenschmerzen in Abhängigkeit von der sportlichen Betätigung. Seit der Adoleszenz hatte er 1–2-mal pro Woche Kopfschmerzen. Die eigentlichen Beschwerden, deretwegen er sich vorstellte, waren Schmerzen in der linken Leiste, die in den Oberschenkel ausstrahlten und deretwegen er stehen bleiben muss, um wieder in Gang zu kommen.

Klinischer Befund Bei der Untersuchung war die Beweglichkeit der Lendenwirbelsäule im Stehen normal, die Kopfrotation beidseitig eingeschränkt, es fanden sich eine Blockierung von C1/C2, eine Blockierung des Fibulaköpfchens mit einem Triggerpunkt im M. biceps femoris links, ein Outflare rechts und ein Inflare links und der umgekehrte Lasègue-Test war links positiv. Die Innenrotation im linkem Hüftgelenk betrug links 25°, rechts 45°. Außerdem bestand eine eingeschränkte Dorsalflexion im rechten Talokruralgelenk von 80° gegenüber 100° links.

Therapie Die Behandlung bestand in der „Reposition" des Beckens. Nach dieser Behandlung normalisierte sich der gesamte Befund mit Ausnahme des Talokruralgelenks, das ebenfalls mobilisiert wurde.

Bei der Kontrolluntersuchung am 12.7.2005 war das Gehen normal, beim Laufen bestanden geringe Schmerzen im linken Unterschenkel. Im Laufe des Monats hatte der Patient nur 2-mal Kopfschmerzen. Der Befund bestand in einer Blockierung von C1/C2. Man fand, dass sich die Faszien am linken Unterschenkel gegenüber dem Knochen ungenügend bewegen ließen als Zeichen einer aktiven Narbe nach dem Unfall, und es bestand ein Triggerpunkt in den Adduktoren links. Nach Behandlung der Faszien am linken Unterschenkel war kein Triggerpunkt mehr in den Adduktoren zu finden und auch die Blockierung C1/C2 war aufgelöst. Der Befund am Becken und an den Hüftgelenken war symmetrisch.

Epikrise Die wesentlichsten Beschwerden, die mit der Klaudikatio einhergingen, waren nach Behandlung des Outflare und Inflare behoben, und auch der Befund im Zervikalbereich war unmittelbar nach Behandlung gebessert, was sich in der geringeren Frequenz der Kopfschmerzen zeigte. Die Schmerzen im linken Unterschenkel waren Restbeschwerden nach Trümmerfraktur mit aktiver Narbe, nach deren Behandlung sich die Triggerpunkte in den Adduktoren und in der oberen Halswirbelsäule mit Bewegungseinschränkung normalisierten. Die Bewegungseinschränkung im rechten Talokruralgelenk war mit den übrigen Funktionsstörungen nicht verkettet; sie kann Folge der Überlastung bei Schonung des linken Unterschenkels nach Fraktur sein.

7.1.9 M. coccygeus und der Beckenboden

Der M. coccygeus gehört zum tiefen Stabilisationssystem und kann nur im Zusammenhang mit dem gesamten Bewegungssystem verstanden werden. Es sei dabei an die Rolle des M. levator ani im Zusammenhang mit den Sphinkteren und dem M. gluteus maximus erinnert. Hier handelt es sich um eine völlig andere Funktion des Beckenbodens, deren Störung sich u.a. durch einen Triggerpunkt im M. coccygeus kundtut, und die der aufrechten Haltung und der Atmung dient. Die Palpation dieses Triggerpunkts ist unter 4.5.8 beschrieben (☞ Abb. 4.12).

Klinischer Befund

Unter 4.20 sind die zahlreichen Verkettungen, die von den tiefen Stabilisatoren und insbesondere vom Beckenboden ausgehen, beschrieben. Besonders charakteristisch ist ein meist sehr deutlicher Triggerpunkt im thorakalen Rückenstrecker, bei dessen mechanischer Reizung nicht nur eine lokale Zuckung beobachtet wird, sondern auch eine Kontraktion des lumbalen Rückenstreckers mit einer brüsken Dorsalflexion des Beckens, ein Phänomen, das von Silverstolpe und Skoglund (1989) beschrieben wurde und als „S-Reflex“ bezeichnet wird.

Therapie

Die Relaxation dieses Triggerpunkts kann man durch bloßen gehaltenen Druck (wie bei der Diagnostik) durch Release erzielen. Das wird jedoch vom Patienten als schmerzhaft empfunden und, was schlimmer ist, es kommt meist rasch zu Rezidiven. Deshalb haben wir eine Relaxationstechnik erarbeitet, die der Patient selbst täglich üben kann (☞ Abb. 6.143).

Man beginnt jedoch mit der Aktivierung des gesamten Systems der tiefen Stabilisatoren, wobei das Zusammenspiel von Zwerchfell, tiefen Bauchmuskeln und Beckenboden geübt wird. Dieses wurde bei der Rehabilitation der Atmung unter 6.7.7 (☞ Abb. 6.155, 6.156) beschrieben. Interessanterweise entspannen sich die Triggerpunkte nicht nur im Beckenboden und Zwerchfell bei dieser Aktivierung, sondern in der Regel auch alle mit diesen verketteten Triggerpunkte. Dann lässt man den Patienten vor allem aktiv üben, wodurch sich die Atemstereotypie und damit die tiefen Stabilisatoren des Rumpfes in ihrer Funktion normalisieren. Wenn die Triggerpunkte am M. coccygeus dann jedoch weiter bestehen, muss der Patient auch deren Relaxation üben.

7.1.10 Kreuzschmerzen bei eingeschränkter Rumpfrotation

Symptomatik

Die Patienten klagen über Kreuzschmerzen, offenbar wegen schmerzhafter Ansatzpunkte der Rückenstrecker und des M. quadratus lumborum dorsal am Beckenkamm. Triggerpunke im M. psoas major können pseudoviszerale Schmerzen verursachen. Triggerpunkte im Rückenstrecker erklären auch die Schmerzen unterhalb der Schulterblätter. Diese Schmerzen können akut auftreten, insbesondere beim Heben eines Gegenstandes, der seitlich neben dem Patienten liegt und den der Patient mit einer rotierenden Bewegung hebt. Dieser Mechanismus ist auch entwicklungsgeschichtlich bedeutend: Nur der Mensch entwickelt mit der Rumpfrotation seine größte Kraft, wie beim Diskuswerfen. Farfan (1996) betont, dass besonders die Bandscheiben an kraftvolle Rotationsbewegungen nicht gut adaptiert sind.

Klinischer Befund

Die Rumpfrotation wird vielfach als Funktion des thorakolumbalen Übergangs angesehen, weil von anatomischer Seite her behauptet wird, dass die Gelenke der Lendenwirbelsäule keine Rotation zulassen und die Rippen die Rotation zumindest der oberen und mittleren Brustwirbelsäule behindern. Es wurde bereits unter 3.4.1 (☞ Abb. 3.19) gezeigt, dass es sich hier um einen Irrtum handelt, und dass man regelmäßig in der Lenden- und Brustwirbelsäule gekoppelte Bewegung, die mit Skoliose und Rotation einhergehen, beobachten kann: Bei Seitneigung (Skoliose) kommt es zu einer Rotation und bei Rotation zur Seitneigung. Klinisch fanden sich bei eingeschränkter Rumpfrotation Triggerpunkte im thorakolumbalen Rückenstrecker, M. psoas major und M. quadratus lumborum auf der zur Bewegungseinschränkung entgegengesetzten Seite. Dabei genügt es, einen dieser drei miteinander verketteten Muskeln zu behandeln, um die Rumpfrotation wieder herzustellen. Im Verhältnis zu diesen drei mächtigen Muskeln scheinen die Gelenke hier keine wesentliche Rolle zu spielen.

An dieser Stelle sollte nicht vergessen werden, dass sich Wirbelbrüche am häufigsten bei Th12 und L1 finden, insbesondere bei Osteoporose. Bei diesen Patienten ist dann tatsächlich die Rumpfrotation zumindest auf einer Seite erheblich eingeschränkt. Eine vorsichtige neuromuskuläre Mobilisation (nur mit Hilfe von Blickrichtung und Ein- und Ausatmung) bringt hier auf schonendste Weise augenblicklich Schmerzlinderung.

Therapie

Diese besteht in der **PIR** und **RI** eines der drei verketteten Muskeln: Des **M. erector spinae** (☞ Abb. 6.115), des **M. quadratus lumborum** (☞ Abb. 6.120) des **M. iliopsoas** (☞ Abb. 6.122).

Die eingeschränkte Rumpfrotation als eine relativ rezente Funktion ist sehr häufig gestört und oft mit vielen anderen Funktionsstörungen verkettet. Besonders wichtig erscheint die Verkettung mit der eingeschränkten Rotation der Halswirbelsäule. In diesen Fällen sollte die eingeschränkte Rumpfrotation zuerst behandelt werden. Meist ist dann die Behandlung der Halswirbelsäule nicht mehr notwendig.

Fallbeispiel

Anamnese H. K., geboren 1919, stellte sich am 1.7.2003 wegen Schmerzen im Zervikal- und Lumbosakralbereich vor. An den zervikalen Schmerzen leidet sie seit 1998, an Kreuzschmerzen schon seit der Pubertät mit 13 Jahren. Sie hatte Kreuzschmerzen sowohl bei der Menstruation als auch während drei Schwangerschaften. Die letzte Attacke von Kreuzschmerzen hatte sie im Mai 2003, zur Zeit standen jedoch die zervikalen Schmerzen im Vordergrund. Sie ist Übersetzerin und schreibt am Computer. Für das Jahr 2000 gab sie eine Hysterektomie und Ovarektomie an.

Klinischer Befund und Therapie Bei der Untersuchung fanden sich eine leichte Bewegungseinschränkung bei C4/C5 nach links, Triggerpunkte im Zwerchfell rechts, im M. psoas major, M. quadratus lumborum und M. erector spinae links. Die Rumpfrotation nach rechts betrug 30°, nach links 45°. Deshalb wurde mit Hilfe der PIR der M. quadratus lumborum unter Nutzung der Schwerkraft, Blickwendung und Ein- und Ausatmung behandelt. Danach waren nicht nur die Rumpfrotation, sondern auch die Kopfrotation vollkommen normal; auch der Triggerpunkt im Zwerchfell rechts war nicht mehr zu tasten. Die Hausaufgabe bestand in der PIR und RI des M. quadratus lumborum.

Bei der Kontrolluntersuchung am 30.7.2003 betonte die Patientin, wie gut ihr die Übung täte, sie hatte jedoch nach einer gestrigen Aufräumtätigkeit Kreuzschmerzen und Schmerzen in der rechten Schulter. Es fanden sich bei der Untersuchung vor allem ein schmerzhafter M. subscapularis rechts, der mit Hilfe der PIR und RI behandelt wurde, die weitere Untersuchung ergab keinen Befund.

Epikrise Kreuzschmerzen gehen – besonders bei älteren Patienten – oft mit einer eingeschränkten Rumpfrotation einher und sind dabei auch typisch mit einer leichten Einschränkung der Kopfrotation gekoppelt. Letztere geht dann nach der Behandlung der Rumpfrotation augenblicklich zurück. Man muss sich daher lediglich um die Korrektur Rumpfrotation kümmern. Dem entsprach die Hausaufgabe. Der M. subscapularis ruft häufig Schulter-Arm-Schmerzen, besonders nach Anstrengung, hervor.

7.1.11 Kombinierte Läsionen

Die beschriebenen einzelnen Formen von **Rückenschmerzen** kommen in reiner Form natürlich nur selten vor. Meist handelt es sich um **Mischformen**, wobei einmal dieser und ein anderes Mal jener Faktor überwiegt. Das ist kaum ein Zufall. Alle Strukturen, die sich an der Entstehung des Kreuzschmerzes beteiligen, hängen miteinander irgendwie zusammen, manche sind eng verkettet. Die Blockierung von L4/L5 fixiert über den M. piriformis oft das Iliosakralgelenk, dieses hat eine enge Beziehung zum Hüftgelenk, dieses wieder zum Segment L3/L4, der Beckenboden besonders zu den Adduktoren, auch zum M. biceps femoris und zum Fibulaköpfchen.

Fallbeispiel

Anamnese J. F., geb. 1906, befand sich seit 1962 in unserer Behandlung. Sie war adipös mit schlaffer Haltung und dementsprechender Hyperlordose und abgeschwächter Bauchmuskulatur. Sie gab Kreuzschmerzen seit 1957 an, die häufig beim Vorbeugen auftraten.

Klinischer Befund und Therapie Bei der ersten Untersuchung fanden sich eine Blockierung im Segment L5/S1 und eine Beckenverwringung, bei einer weiteren ein schmerzhaftes Steißbein, das 2-mal rezidivierte. Später standen Hüftschmerzen (ohne Koxarthrose) im Vordergrund, dann wieder eine Lumbosakralblockierung und ein schmerzhaftes Steißbein, dann wieder ein Dornfortsatzschmerz bei L5, nach 1968 eine Iliosakralblockierung. Eine langsame Besserung trat bei Krankengymnastik und Gewichtsabnahme ein, aber die Patientin war immer von Zeit zu Zeit behandlungsbedürftig.

Epikrise Es ist gewiss nicht häufig, so vielerlei Läsionen im Becken bei einer Patientin abwechselnd zu finden, die nicht gleichzeitig, sondern nacheinander abwechselnd auftreten, und über einige Jahre hindurch beobachtet werden können. Trotz der oft engen Zusammenhänge ist es wichtig, die einzelnen Störungen exakt zu unterscheiden, um diese gezielt behandeln zu können und auch die Krankengymnastik so spezifisch wie möglich zu gestalten.

7.2 Schmerzen im Bereich der Brustwirbelsäule

Die Brustwirbelsäule ist der am wenigsten bewegliche Abschnitt der Wirbelsäule. Angesichts dieser Stabilität befindet sich hier die primäre Läsion bei Funktionsstörungen nur relativ selten. Anderseits bestehen hier oft **Übertragungsschmerzen** aus inneren Organen und hier tun sich die **vertebroviszeralen Wechselbeziehungen** am meisten kund. In diesem Bereich muss auch ganz besonders vor diagnostischen Irrtümern gewarnt werden. Die Erkrankung, die sich meist primär im Bereich der Brustwirbelsäule manifestiert, ist die juvenile Osteochondrose, die häufigste Ursache des jugendlichen Rundrückens. Der steife Rundrücken muss durch eine lumbale Hyperlordose kompensiert werden und dort werden am häufigsten Schmerzen empfunden.

Die Patienten klagen meist über Schmerzen zwischen und unter den Schulterblättern. Auch hier können Schmerzen Folge von exogener Überlastung sein oder Folge einer muskulären Dysbalance und statischen Überlastung. Dies gilt besonders für eine krumme Sitzhaltung und die Arbeit am Computer. Die typische muskuläre Dysbalance besteht in einer Verkürzung des M. pectoralis major und der Abschwächung der Interskapularmuskeln und unteren Schulterblattfixatoren. Besonders dort, wo die Kyphose gipfelt, stellt man eine erhebliche Steifheit fest. Schmerzen kommen jedoch auch bei Hypermobilität vor. Dies ist meist bei Flachrücken im oberen Teil der Brustwirbelsäule der Fall.

Blockierungen kommen nicht nur zwischen den einzelnen Wirbeln vor, sondern auch zwischen Wirbeln und Rippen, die sehr ähnliche Beschwerden verursachen. In beiden Fällen kann das tiefe Atmen schmerzhaft sein. Das ist natürlich besonders bei Rippenblockierungen der Fall. Man unterscheidet dabei die schmerzhafte Ein- und Ausatmung. Voraussetzung ist, Erkrankungen des Rippenfells differenzialdiagnostisch auszuschließen.

Diagnostik und Therapie sind ausführlich in den entsprechenden Abschnitten in Kapitel 4 und 6 besprochen, sowohl was Blockierungen als auch was Triggerpunkte anbelangt. Eine wichtige Rolle spielt hier auch das tiefe Stabilisationssystem mit Triggerpunkten im Zwerchfell und am Beckenboden. Auch bei eingeschränkter Rumpfrotation leidet der Patient nicht nur an Kreuzschmerzen, sondern auch oft an Schmerzen zwischen oder unter den Schulterblättern (Ansatzpunkte des M. iliocostalis).

Als Therapie und Selbstmobilisation (☞ Abb. 6.74), die gleichzeitig zur Kräftigung des interskapulären Anteils des Rückenstreckers dient, bewährt sich bei schmerzhaften Druckpunkten an den Sternokostalgelenken die gezielte Relaxation der an diesen Punkten ansetzenden Bündel des M. pectoralis major (☞ Abb. 6.109). Die sehr wirksame Automobilisation (☞ Abb. 6.38) ist nur dann indiziert, wenn es dabei nicht zu einer Lordosierung im Thorakolumbalbereich kommt.

Seltener als im LWS- und HWS-Bereich, wo die akute Lumbago und der akute Schiefhals häufige Krankheitsbilder sind, kommt es auch im Bereich der BWS zu akuten Schmerzzuständen, besonders bei Rippenblockierungen. Diese können sogar dramatischer als die akuten Schmerzen im Lumbal- und Zervikalbereich verlaufen, weil die Patienten sich nicht nur nicht rühren, sondern auch nicht ohne Schmerzen atmen können. Manipulation oder Mobilisation sind dadurch erschwert, dass das Kontaktaufnehmen zu schmerzhaft ist, eine Lokalanästhesie am Kostotransversalgelenk hingegen ist oberflächlich und nicht schwierig. Dieselben Schmerzen können allerdings auch durch eine beginnende Pneumonie ausgelöst werden.

7.2.1 Gleitrippe

Symptomatik

An dieser Stelle soll auf ein Krankheitsbild aufmerksam gemacht werden, das durchaus keine Seltenheit ist, aber nur selten erkannt wird und mit intensiven Schmerzen im unteren Thorax und Oberbauch, manchmal auch mit Schmerzen beim Atmen und Husten (Niesen) einhergeht. Auch Bewegungen der Arme von größerem Umfang können schmerzhaft sein. In der Regel werden die verschiedensten Erkrankungen der Thorax- und oberen Bauchorgane vermutet, weshalb der Patient vielen Untersuchungen unterzogen wird.

Klinischer Befund

Diagnostisch wertvoll ist hier ein einfacher Griff: Beim sitzenden oder auch liegenden Patienten umfasst man zwischen den Fingern und der Handwurzel von innen und außen, (ähnlich wie in Abb. 6.112) den unteren Rippenbogen und übt einen Druck aus. In diesem Augenblick reagiert der Patient mit einem intensiven Schmerz. Damit ist auch die Diagnose der Gleitrippe (Heinz und Zavala 1977) gestellt. Interessanterweise sahen wir relativ häufig Gleitrippen bei Patientinnen, die nach einer Operation wegen eines Mammakarzinoms Schmerzen hatten.

Therapie

Die Therapie besteht in der **Mobilisation**, indem man mit Hilfe der Finger an der Innenseite des unteren Rippenbogens einen federnden, repetitiven Druck nach ventral und lateral ausübt. Diese Mobilisation ist immer schmerzhaft, führt aber in der Regel augenblicklich zur Schmerzlinderung. Nur ausnahmsweise kommt eine **Lokalanästhesie** an der Innenseite der 10. Rippe in Frage, und als ultima ratio die operative Entfernung der schmerzhaften Rippe. Eine Behandlung der Wirbelsäule oder im Bereich der Kostovertebralgelenke ist hier unwirksam und die eigentliche Pathogenese unbekannt.

Fallbeispiel

Anamnese C. M., geb. 1929, stellte sich am 4. 6. 2002 vor und klagte über beißende Schmerzen im Thorax, die meist in Ruhe, scheinbar ohne provozierende Umstände, auftraten. Die Schmerzen traten erst vor einem Monat auf.
Im Jahre 1992 wurde bei ihr eine Ablatio mammae links vorgenommen, nach der Operation hatte die Patientin vorübergehend Schwellungen der Füße, vor der Operation keinerlei Beschwerden.

Klinischer Befund und Therapie Es fanden sich eine Blockierung bei C3/C4 nach links, Triggerpunkte am Zwerchfell links, die Faszien am Brustkorb links waren weniger verschiebbar und das 5. Sternokostalgelenk war druckdolent.

Die Faszie wurde behandelt und der Ansatzpunkt des M. pectoralis am 5. Kostotransversalgelenk entspannt. Auch die Blockierung von C3/C4 wurde behandelt, danach war kein Triggerpunkt mehr am Zwerchfell zu tasten.

Bei der Kontrolluntersuchung am 25.6.2002 gab die Patientin keine wesentliche Besserung an. Sie klagte außerdem noch über „krampfartige Rückenschmerzen". Diesmal wurde die Diagnose einer Gleitrippe links gestellt, die behandelt wurde. Bei der Kontrolluntersuchung am 4.7.2002 war der Befund der Patientin wesentlich gebessert, sie gab nur noch ein Spannungsgefühl in der Axilla an. Es fand sich ein verkürzter M. serratus anterior, der entspannt und gedehnt wurde. Die Patientin bekam die Entspannung des M. serratus als Hausaufgabe auf.

Epikrise Es zeigte sich die entscheidende Bedeutung der Gleitrippe für die Beschwerden der Patientin. Der wesentlich typischere Befund bei der ersten Untersuchung stellte sich als wenig relevant heraus.

7.3 Schmerzen im Bereich der Halswirbelsäule

Die Klinik der eigentlichen Nackenschmerzen ist im Vergleich zum Kreuzschmerz relativ einfach. Dagegen ist die Klinik der vertebragenen Störungen in der Zervikalgegend, das so genannte Zervikalsyndrom, wesentlich komplizierter als die Lumboischialgie.

7.3.1 Muskuläre Dysbalancen

Die Schmerzen können Folge einer Überlastung exogener Natur oder durch muskuläre Dysbalancen sein. Am häufigsten spielt die statische Überlastung bei lang anhaltender Vorbeuge während der Arbeit eine wesentliche Rolle. Ähnliche Wirkung hat die Vorhaltung als Folge einer statischen Störung (☞ Abb. 3.39). Die typischen Zeichen einer muskulären Dysbalance wurden unter 4.20.3 beschrieben.

Symptomatik

Anfänglich treten Ermüdungserscheinungen, dann jedoch Schmerzen auf, am häufigsten nach Arbeiten bei Kopfvorbeuge oder einer Zwangshaltung vor dem Computer. Auch Erschütterungen in Fahrzeugen können ähnliche Schmerzen verursachen.

Therapie

Wenn möglich, eine lang dauernde Kopfvorbeuge meiden und Zwangshaltungen korrigieren. Mit Hilfe von **Krankengymnastik** wird die muskuläre Dysbalance ausgeglichen. Besonders häufig besteht eine Hochatmung auch als Ausdruck einer Störung des tiefen Stabilisationssystems, das behandlungsbedürftig ist.

Wo Triggerpunkte und Blockierungen bestehen, werden diese behandelt. Im weiteren Verlauf, im Stadium der Rehabilitation, korrigiert man die muskuläre Dysbalance, deren häufigster Ausdruck die Hochatmung ist.

Was die Lebensführung anbelangt, ist die richtige Lage während der Nachtruhe besonders wichtig (☞ 8.3.1)

7.3.2 Akuter Schiefhals

Symptomatik

Die Schmerzen beginnen oft nach Bettruhe (in ungünstiger Lage), nach einer plötzlichen Kopfbewegung oder nach einer Autofahrt bei offenem Fenster. Der Patient klagt meist über Nackenschmerzen, häufig rechtsseitig, die in die Schulter und/oder in das Hinterhaupt ausstrahlen sowie über Nackensteife. Dabei können auch vegetative Symptome wie Übelkeit oder Benommenheit auftreten.

Klinischer Befund

Der Kopf ist zur Seite rotiert, häufiger zur linken, die Rotation ist nach rechts eingeschränkt, die Inklination nach links, Vor- und Rückbeuge sind ebenfalls eingeschränkt. Am meisten ist in der Regel das Segment C2/C3 betroffen, seltener C1/C2 oder C3/C4, es kann jedoch schwierig sein, im Akutstadium genau zu lokalisieren. Es ist jedoch wichtig zu wissen, dass meist nicht nur ein Segment blockiert ist, sondern zusätzlich z.B. auch C5/C6 und außerdem noch ein Segment im zervikothorakalen Übergang. Gleichzeitig bestehen zahlreiche Triggerpunkte im Bereich der kurzen Extensoren der Kopfgelenke, am M. sternocleidomastoideus, M. levator scapulae und M. trapezius. Sehr charakteristisch ist ein Schmerzpunkt an der lateralen Kante des Dornfortsatzes des Axis (bei der Untersuchung nicht vergessen, den Kopf zur Seite zu neigen!). Prognostisch wichtig ist ein Schmerzpunkt in der Pars horizontalis des M. trapezius dicht am Schulterblatt: Besteht dieser Triggerpunkt, droht ein zervikobrachiales Syndrom oder sogar ein Wurzelsyndrom.

Therapie

Der erste Schritt ist eine **postisometrische Traktion** (☞ Abb. 6.52), die in der Richtung erfolgen muss, die dem Patienten am angenehmsten ist und in der er auch am besten entspannt. Alternative ist das **Manöver nach Jirout** (2000) in vereinfachter Form: Bei diesem Manöver liegt der Patient auf dem Rücken genau in Neutralstellung der Halswirbelsäule. Ist die Rotation, wie meist, nach rechts eingeschränkt, nimmt man mit dem Daumen Kontakt am Akromion, das nicht hochgezogen sein darf, auf, stimuliert ein wenig mit dem Daumen und fordert den Patienten auf, gegen den Druck (isometrischen) Widerstand zu leisten und wieder locker zu lassen. Dies wird 2–3-mal wiederholt. Wenn ausnahmsweise die Kopfrotation nach links eingeschränkt ist, leistet man auf der rechten Seite Widerstand. Diese Technik hat den Vorteil, dass man den schmerzhaften Nacken überhaupt nicht berührt. Meist ist nach diesem Manöver der akute Hartspann, so wie nach der postisometrischen Traktion, behoben.

Erst nach diesem Schritt kann man die übrigen Blockierungen oder Triggerpunkte gezielt behandeln, mögliche Verkettungsreaktionen aus anderen Abschnitten des Bewegungssystems diagnostizieren und dementsprechend die Behandlung weiter gestalten.

Differenzialdiagnosen

Es ist wichtig , darauf hinzuweisen, einen banalen Schiefhals nicht mit einem **Torticollis spasticus** zu verwechseln. Die Gefahr besteht darin, dass bei der ersten Attacke die Schmerzen vordergründig sind, es allerdings bald zu Rezidiven kommt, die zwar immer weniger schmerzhaft sind, sich die Zwangshaltung jedoch weiterhin verschlechtert. Dann sollte man merken, dass sich auf der einen Seite der M. sternocleidomastoideus und auf der anderen Seite der M. splenius capitis mächtig kontrahiert, ohne dass typische Zeichen einer Blockierung bestehen.

Des Weitern ist differenzialdiagnostisch an eine **Meningealblutung** zu denken. Diese kann mit akuten Nackenschmerzen, die in den Kopf ausstrahlen, beginnen. Auch hier meidet der Patient Bewegung und Erschütterung. Die Bewegung, die jedoch vor allem eingeschränkt ist, ist die Vorbeuge, allerdings als meningeales Zeichen. Seitneigung und Rotation sind nicht betroffen.

Wenn es sich nicht um einen akuten Schmerz handelt, ist der Nackenschmerz nur eines von vielen Zeichen dessen, was als **„Zervikalsyndrom“** bezeichnet wird. Nur ausnahmsweise besteht beim Nackenschmerz weder ein Kopf- noch ein Schulterschmerz, d.h. ein Schmerz im Dermatom C4. In dieses Segment übertragen sich Schmerzen, u.a. auch aus dem Zwerchfell. Außerdem besteht häufig eine HAZ hinter und unterhalb des Proc. mastoideus, die für eine Kopfgelenkblockierung spricht.

7.4 Übertragungs- und andere Schmerzen

Untere Extremitäten (☞ 7.4.1 – 7.4.5)

Wir erinnern an das, was im Kapitel 2.11 über Übertragungsschmerzen steht. Tabelle 7.1 zeigt, in welchen Segmenten die einzelnen Blockierungen ihren Übertragungsschmerz hervorrufen. So wie beim radikulären Schmerz findet man auch bei dem bei Blockierungen hervorgerufenen Reflexsyndrom den Übertragungs-(Ausstrahlungsschmerz) ausschließlich in den Segmenten L4, L5 und S1.

Beim **Reflexsyndrom L4** strahlt der Schmerz über die ventrale Fläche des Oberschenkels zum Knie, zum Teil noch unter das Knie, aus. Der Übertragungsschmerz von L5 verläuft über die Lateralfläche des Ober- und Unterschenkels („Generalstreifen") zum äußeren Knöchel und von S1 an der Dorsalfläche des Ober- und Unterschenkels zur Ferse. Beim Reflexsyndrom L4 ist der umgekehrte Lasègue-Test (Triggerpunkt im M. rectus femoris), beim Reflexsyndrom L5 und S1 der Lasègue-Test (Triggerpunkte in der ischiokruralen Muskulatur) positiv. Außer dem Übertragungsschmerz kann auch eine Parästhesie vorkommen. Die Triggerpunkte in den Kennmuskeln wurden in Tabelle 7.1 (S. 338) aufgeführt.

Welche weiteren Strukturen können auch dieselben Übertragungsschmerzen auslösen?

Der Übertragungsschmerz L4 kann nicht nur vom Bewegungssegment L3/L4, sondern auch vom Hüftgelenk herrühren, weshalb es besonders bei fehlender (geringfügiger) Koxarthrose schwierig sein kann, zwischen beiden Störungen zu unterscheiden. Sogar Knieschmerzen können durch diese beiden Läsionen verursacht werden, besonders wenn bei Triggerpunkten in den Adduktoren der Pes anserinus tibiae schmerzhaft ist.

Auch ein leicht positives Patrick-Zeichen kann bei Triggerpunkten in den Adduktoren beim Reflexsyndrom L4 bestehen. Zur Unterscheidung beider Läsionen ist der umgekehrte Lasègue-Test wohl das wertvollste Zeichen.

Beim **Reflexsyndrom L5** spielt ein Triggerpunkt im M. piriformis eine große Rolle und kann dieses auch nach Lösung der Blockierung L4/L5 weiter unterhalten. Der M. piriformis kann auch das Iliosakralgelenk fixieren, weshalb man bei Blockierungen von L4/L5 relativ häufig auch Iliosakralgelenksblockierungen findet. Bei gleichzeitigem Triggerpunkt im M. biceps femoris findet man auch ein blockiertes, mitunter schmerzhaftes Fibulaköpfchen.

Das **Reflexsyndrom S1** kann sowohl durch Störung des Bewegungssegments L5/S1 als auch des Iliosakralgelenks verursacht werden. Auch die Iliosakralbänder und der Sitzbeinhöcker können Schmerzen in diesem Segment auslösen. Der Triggerpunkt im M. iliacus entspricht meist der Blockierung von L5/S1. Auch in diesem Segment bestehen Triggerpunkte in der ischiokruralen Muskulatur und das Fibulaköpfchen ist oft blockiert.

Die Struktur, die alle angeführten Reflexsyndrome verkomplizieren kann, ist das Steißbein. Bei einem schmerzhaften Steißbein kann man ein positives Patrick-Zeichen, einen leicht positiven Lasègue-Test, Triggerpunkte im M. iliacus und sogar im M. piriformis und im M. gluteus maximus finden; ausnahmsweise kann das schmerzhafte Steißbein sogar eine Koxalgie imitieren.

Obere Extremitäten (☞ 7.4.6 – 7.4.9)

Übertragungsschmerzen kommen nicht ausschließlich an den unteren Extremitäten vor. Man findet auch Funktionsstörungen, die hier ihren Ursprung haben; sie können Komplikationen vertebragener und auch radikulärer Syndrome sein.

Auch an den oberen Extremitäten sind Übertragungsschmerzen aus den Strukturen der Halswirbelsäule häufig. Sie entsprechen jedoch nicht so genau den einzelnen Segmenten, wie an den unteren Extremitäten, aber den Übertragungsschmerzen aus den Triggerpunkten der einzelnen Muskeln im Bereich der Halswirbelsäule und des zervikothorakalen Übergangs in die Schultern, die Ellenbogen und die Hände.

7.4.1 Blockierung des Fibulaköpfchens

In engem Zusammenhang mit Störungen der Statik steht die Blockierung des Fibulaköpfchens (☞ Abb. 6.25). Lokal kann sie lateral Schmerzen am Knie verursachen, auch Wadenkrämpfe kommen vor. Oft ist sie sekundär bei Funktionsstörungen im Bereich des Fußes. Die Blockierung des Fibulaköpfchens geht regelmäßig einher mit Triggerpunkten im M. biceps femoris, der eine entscheidende Rolle bei der Fixation des Beckens spielt. Bei ungenügender Fixation durch den M. biceps femoris kommt es zur Kompensation durch den M. rectus abdominis mit der Glutealmuskulatur und man findet dann Triggerpunkte vor allem im M. rectus abdominis, die die Vorhaltung verursachen.

7.4.2 Schmerzhafte Patella

Bei Knieschmerzen (nicht bei Schmerzen, die ins Knie ausstrahlen) sollte man nie die schmerzhafte Patella übersehen. Wichtig ist dabei die freie Beweglichkeit gegenüber den Gelenkflächen des Femur und der Tibia. Man muss deshalb untersuchen, ob die Patella in alle Richtungen frei verschiebbar ist und ob ein leichter Druck auf die Patella während der Bewegung nicht zur Reibung führt und Schmerzen verursacht. Die Technik dafür ist auf S. 223 beschrieben und kann oft augenblicklich Schmerzlinderung bringen. Ein Ansatzpunktschmerz am Oberrand der Patella kann von Triggerpunkten im M. rectus femoris, aber auch durch Verspannung des M. tensor fasciae latae verursacht sein.

7.4.3 Gestörtes Kniegelenk

Bei Störungen des Kniegelenks sieht man das Kapselmuster, wobei die Flexion gradmäßig mehr eingeschränkt ist als die Extension. Auch das laterale Federn und das Gelenkspiel zur einen oder anderen Seite sind oft eingeschränkt. Im Unterschied zum Hüftgelenk schmerzt beim Knie am meisten das Hinunterlaufen von Treppen und Abhängen. Hier ist die Mobilisation durch Schüttelung am wirksamsten, was besonders auch für die Gonarthrose gilt.

7.4.4 Fußschmerzen

Klinisch wichtig sind das Sprunggelenk, die Tarsal- und vor allem die Tarsometatarsalgelenke. Am häufigsten sind wohl das Lisfranc-Gelenk blockiert, v. a. das 2. und 3. Metatarsophalangealgelenk, und das obere, weniger das untere Sprunggelenk. Die wesentlichsten Triggerpunkte findet man in den tiefen Flexoren der Fußsohle und dorsal zwischen den Metatarsalknochen.

Die häufigsten Beschwerden sind **Fußschmerzen**, die oft mit Krämpfen im Fuß und in den Waden sowie mit einer Parästhesie einhergehen, wobei es sich ausnahmsweise um Tunnelsyndrome handeln kann. Viel wichtiger ist die Tatsache, dass es sich hier um eine Schlüsselregion des Bewegungssystems handelt. Der Fuß und seine Muskeln müssen das nahezu kugelförmige Talokruralgelenk stabilisieren. Außerdem verfügt die Fußsohle mit den Zehen über die größte Dichte an propriozeptiven und exterozeptiven Rezeptoren. Man beobachtet hypersensitive oder auch sehr wenig sensitive Fußsohlen, nicht selten reagieren die Fußsohlen bei exterozeptiver Reizung aber auch asymmetrisch (☞ 6.3). All dies hat zur Folge, dass von hier, ähnlich wie vom tiefen Stabilisationssystem, die häufigsten Verkettungsreaktionen ausgehen, die das gesamte Bewegungssystem betreffen; am charakteristischsten ist die Vorhaltung.

7.4.5 Fersenschmerzen

Beim Gehen und Stehen klagen Patienten nicht selten über den so genannten **Fersenspornschmerz**. Hier handelt es sich um Schmerzen am Ansatzpunkt der Plantaraponeurose, der dann schmerzt, wenn dort vermehrte Spannung vorherrscht. Dies ist vor allem die Folge von Triggerpunkten in den tiefen Flexoren der Fußsohle. Gleichzeitig bestehen meist auch Blockierungen im Bereich des Fußes und oft Funktionsstörungen an den unteren Extremitäten, u. a. auch des Fibulaköpfchens. Manchmal findet man auch Störungen an den Weichteilen der Ferse.

Als Therapie kommt die PIR der Flexoren des Fußes (☞ Abb. 6.132) in Frage, am besten bewährt sich die Nadelung des Triggerpunkts, was viel bessere Ergebnisse bringt als lediglich die Umspritzung des Fersensporns.

Ebenfalls häufig ist nicht nur der **Achillessehnenschmerz** selbst, sondern auch der Schmerz am Ansatzpunkt an der Ferse. Auch hier besteht die Therapie vor allem in der PIR-RI des Triggerpunkts im M. soleus, die meist sehr wirksam ist, sodass die Nadelung meist nicht notwendig ist. Diesen Schmerz muss man von einem Schmerz in den Weichteilen zwischen Achillessehne und Tibia unterscheiden (☞ Abb. 6.65).

7.4.6 Schulterschmerzen

Hier handelt es sich um die häufigsten Übertragungsschmerzen im Bereich der oberen Extremität, die ein genauso großes diagnostisches Problem darstellen wie Kreuzschmerzen. Das ist wohl dem Umstand zuzuschreiben, dass die Schulterregion dem Segment C4 entspricht und dass zahlreiche Strukturen ihren Schmerz in dieses Segment übertragen, insbesondere das Zwerchfell mit dem N. phrenicus. Es entspricht der klinischen Erfahrung, dass jeder Schmerz, der seinen Ursprung im Bereich der Halswirbelsäule, des zervikothorakalen Übergangs oder der oberen Rippen hat, ja sogar von den inneren Organen des Thorax und Oberbauchs ausgeht, in der Schultergegend empfunden wird.

> An der Diagnose „Periarthritis humeroscapularis" erkennt man die Inkompetenz dessen, der sie stellt, weil es sich vielmehr um ganz spezifische Störungen handelt.

Muskuläre Schulterschmerzen

Im Bereich der Schulter kann eine muskuläre Verspannung mit Triggerpunkten insbesondere bei Überlastung Schmerzen verursachen. Die Muskeln, die besonders häufig schmerzhaft verspannt sind, sind die Pars descendens des M. trapezius, der M. levator scapulae, M. sternocleidomastoideus, M. subscapularis, M. infraspinatus, M. pectoralis major et minor, das Zwerchfell und manchmal der M. deltoideus.

Die symptomatische Therapie besteht hier vor allem in der PIR und RI, manchmal Nadelung, im Weiteren muss jedoch die Ursache der Überlastung verstanden und behandelt werden.

Übertragungsschmerzen aus der Wirbelsäule

Am häufigsten wird dieser Schmerz durch eine bestimmte Kopfbewegung oder Lagerung ausgelöst. Man findet dann in den entsprechenden Muskeln Triggerpunkte und in den entsprechenden Wirbelsäulensegmenten Blockierungen, die man behandelt.

Schmerzen, die von den oberen Rippen ausgehen, werden im Schulterblatt und auch der Schulter empfunden. Die erste Rippe kann lediglich Schulterschmerzen hervorrufen. Bei der Untersuchung findet man bei abduziertem Schulterblatt den typischen Schmerzpunkt am Rippenwinkel. Der Schmerzpunkt der 1. Rippe ist die gelenkige Verbindung mit dem Manubrium sterni. Auch bei den anderen Rippen besteht oft ein Schmerzpunkt am Sternokostalgelenk – dem Ansatzpunkt des M. pectoralis minor. Oft findet sich dabei auch eine Rippenblockierung, bei der eine Manipulation indiziert ist. Bestehen jedoch Blockierungen an mehreren Rippen, handelt es sich meist um Triggerpunkte im M. subscapularis und um eine in ihrer Bewegung eingeschränkte thorakale Faszie.

Frozen Shoulder

Das klinische Bild, das der Erkrankung des eigentlichen Skapulohumeralgelenks entspricht, wurde auf klassische Weise von Cyriax beschrieben. Es entspricht der „frozen shoulder", der Schultersteife, einem in der Arthrologie einzigartigen Phänomen: Es ist durch eine Schrumpfung der Gelenkkapsel verursacht (Cyriax, de Seze).

Symptomatik

Die Patienten, häufiger Frauen, vorwiegend im Alter von 45–65 Jahren, erkranken an intensiven Schulterschmerzen, die über die Ellbogen in die Handwurzel ausstrahlen. Die Schmerzen sind besonders intensiv in der Nacht und lassen die Patienten nicht schlafen, sie verschlimmern sich, wenn der Arm herabhängt, etwas getragen wird und bei Bewegung. Die Bewegungseinschränkung kann am Anfang noch gering sein, nimmt jedoch rasch zu. Nach Cyriax können **drei Stadien** unterschieden werden:

- Das **erste Stadium** ist äußerst schmerzhaft und die Bewegungseinschränkung verschlimmert sich schnell.
- Im **zweiten Stadium** geht der Schmerz zurück, die Bewegungseinschränkung bessert sich kaum.
- Im **dritten Stadium** „taut" die Bewegungseinschränkung weg (daher die Bezeichnung der „frozen shoulder").

Jedes Stadium dauert 3–4 Monate, sodass bei normalem Verlauf der Patient im Laufe eines Jahres beschwerdefrei ist. Das gilt jedoch nicht für sekundäre Formen, wie nach Schlaganfällen oder nach Trauma.

Klinischer Befund

Bei der Untersuchung des Bewegungsausmaßes findet man das Kapselmuster nach Cyriax korrigiert durch Sachse; dementsprechend ist bei fixiertem Schulterblatt am meisten die Abduktion eingeschränkt, gefolgt von der Außenrotation und am wenigsten die Innenrotation. Dabei kann das Gelenkspiel normal sein, solange die Abduktion nicht schon erheblich eingeschränkt ist. Auch das zeigt, dass es sich hier nicht um eine Blockierung handelt, wie man sie von den anderen Gelenken kennt. Schmerzpunkte findet man am Ansatzpunkt des M. deltoideus, am M. subscapularis und infraspinatus. In schwer verlaufenden Fällen sieht man Atrophien am M. deltoideus, M. supraspinatus und M. infraspinatus. Die Schmerzen können auch mit vegetativen Störungen einhergehen, z. B. einer Zyanose und Ödemen besonders im Bereich der Hände und Finger, auch im Sinne einer Algodystrophie.

Therapie

Im Akutstadium ist die Schmerzlinderung mit Hilfe von **Analgetika** (Gabe ggf. auch i. v.) das Wichtigste. Ebenso müssen alle zusätzlichen schmerzhaften **Funktionsstörungen** behandelt werden, wie im Bereich der Halswirbelsäule, des zervikothorakalen Übergangs und der Rippen. Besonders die Behandlung des Segments Th1/Th2 bringt oft gute Ergebnisse. Wichtig ist es, verspannte Muskeln mit **Triggerpunkten** zu entspannen. Dazu dient die isometrische Traktion (☞ Abb. 6.12). Am wichtigsten erscheint die Relaxation der Triggerpunkte im M. subscapularis mit Hilfe der PIR-RI, durch Nadelung oder mit einer Lokalanästhesie. Es lohnt sich, den Versuch zu machen, **Kortisonpräparate intraartikulär** zu applizieren. Wenn diese Besserung bringen, kann man die Gabe auch wiederholen. Im Akutstadium ist es günstig, die Extremität mit einem Tuch zu fixieren, damit sie nicht herabhängt. Aktives Üben kommt erst im zweiten, weniger schmerzhaften Stadium in Frage, man darf dabei keine Schmerzen provozieren. Zu energisches, schmerzhaftes Üben verzögert die Besserung. Vor Wärmeanwendungen ist zu warnen, besonders im akuten Stadium.

Schmerzen bei der Abduktion (Impingement-Syndrom)

Häufiger als dem Kapselmuster begegnet man Patienten, bei denen vor allem oder ausschließlich die Abduktion schmerzt, die Außen- und Innenrotation jedoch normal sind. Das mag durch den Mechanismus verursacht sein, der es dem Caput humeri ermöglicht, während der Abduktion unter dem Lig. acromioclaviculare hindurch zu schlüpfen. Hier spielt die Bursa subdeltoidea mit der Rotatorenmanschette die wesentlichste Rolle. Bei Störungen im Bereich der Bursa kann man auch Kalzifikationen beobachten. Im Bereich der Rotatorenmanschette kommt es zu degenerativen Veränderungen mit Rissen, insbesondere in der Sehne des M. supraspinatus und zu *vermeintlichen* Verklemmungen, die als „Impingement" bezeichnet werden.

Pathophysiologie

Bei der Abduktion muss der Humeruskopf in der Fossa glenoidalis nach kaudal gleiten. Diese Bewegung entspricht auch dem Gelenkspiel. Jede Störung dieser Gleitbewegung behindert die Abduktion. Deshalb ist hier die Wiederherstellung dieser Gleitfunktion die Therapie der Wahl.

Symptomatik

Schmerzen können lediglich bei Abduktion in Erscheinung treten, aber auch während Ruhe bestehen. Man unterscheidet bei der Abduktion zweierlei Störungen: Die einfache Bewegungseinschränkung in Graden und das, was als „Bewegungssperre" (painful arc nach Cyriax) bezeichnet wird. Dabei geht die Abduktion zunächst normal vor sich bis zum Augenblick, in dem der Humeruskopf das Lig. coracoacromiale erreicht. Hier verspürt der Patient einen scharfen Schmerz, sobald er diesen aber überwindet, kann er die Abduktion schmerzlos zu Ende führen.

Klinischer Befund

Es findet sich eine Bewegungseinschränkung oder schmerzhafte Sperre lediglich bei der Abduktion, die der Patient überwinden kann. Regelmäßig fehlt das Gelenkspiel (☞ Abb. 4.42).

Therapie

An erster Stelle steht die **Mobilisation**, mit deren Hilfe das Gelenkspiel wiederhergestellt wird (☞ Abb. 6.12). Diese ist in der überwiegenden Mehrzahl der Fälle augenblicklich wirksam, muss jedoch einige Male wiederholt werden. Eine Operation ist überflüssig. Es hat sich gezeigt, dass auch bei klinisch Gesunden Risse in der Rotatorenmanschette im Ultraschallbild vorkommen.

Schmerzhaftes Caput longum des M. triceps brachii

1994 beschrieb Krobot einen Schmerz bei Belastung des M. triceps brachii, der in der Schulter, in der Axilla und am Schulterblatt empfunden wird. Bei der Untersuchung gelingt es dem Patienten nicht, den Arm zum Ohr zu heben, und er hat Schmerzen beim Liegestütz. Es findet sich ein sehr schmerzhafter Triggerpunkt im Caput longum des M. triceps brachii dicht unterhalb der Axilla. Die Therapie besteht in der PIR und RI des M. triceps brachii (☞ Abb. 6.101) oder in der Nadelung.

Akromioklavikulargelenk

Die Dysfunktion des Akromioklavikulargelenks ist eine der häufigsten, jedoch selten diagnostizierten Ursache von Schulterschmerzen. Sie ist besonders häufig traumatischer Genese: Jede Gewalt, die von der Seite auf die Schulter einwirkt, wie z. B. bei einem Sturz, wird an erster Stelle von diesem Gelenk aufgefangen.

Klinischer Befund

Diagnostisch wegweisend ist die schmerzhaft eingeschränkte Adduktion des Arms in Richtung zur gegenüberliegenden Schulter. Der Gelenkspalt ist bei der Palpation druckempfindlich.

Therapie

Hier ist die **Mobilisation** die souveräne Form der Therapie (☞ Abb. 6.14, 6.15). Sie muss allerdings mit minimaler Kraft vorgenommen werden und es ist gut, sie mit Hilfe der Schüttelung in Distraktionsrichtung zu ergänzen.

Der Krankheitsverlauf ist schwerer, wenn arthrotische Veränderungen oder seltener eine Erweiterung des Gelenkspalts im Röntgenbild bestehen. In solchen Fällen bringen Lokalanästhesie (nicht in den Gelenkspalt!) und Kortisonpräparate Erleichterung.

Sternoklavikulargelenk

Die bloße Blockierung ohne Arthrose ist selten. Häufig besteht ein schmerzhaftes Sternoklavikulargelenk bei der rheumatoiden Polyarthritis.

Symptomatik

Der Patient empfindet einen Schmerz lokal unterhalb des medialen Schlüsselbeinendes, der in die Schulter, in den Hals und in den Thorax ausstrahlt und durch Bewegungen des Schulterblatts, wie beim Hochheben der Arme, ausgelöst wird. Es ist zu betonen, dass ein Schmerz, der vom medialen Ende des Schlüsselbeins ausgeht, nicht nur vom Sternoklavikulargelenk ausgehen muss. Hier liegen auch der Ansatzpunkt des M. sternocleidomastoideus am Schlüsselbein und in engster Nachbarschaft das Gelenk zwischen der ersten Rippe und dem Manubrium sterni. Die echte Arthrose dieses Gelenks ist relativ selten.

Therapie

Eine Arthrose und die einfache Blockierung sollen mit Hilfe der **Mobilisation** behandelt werden, bei der Arthrose muss die Mobilisation wiederholt über längere Dauer vorgenommen werden (☞ Abb. 6.16).

7.4.7 Ellenbogenschmerzen

Eine häufige Komplikation des Zervikobrachialsyndroms ist die Epikondylopathie. Diese tritt wesentlich häufiger im Bereich des radialen (lateralen) als des ulnaren (medialen Epikondylus auf.

Radiale Epikondylopathie

Im Bereich der Epikondylen befinden sich die Ansatzpunkte der Muskeln, die mit der Greiffunktion der Hand einhergehen. Überlastung und Verspannung (Triggerpunkte) spielen hier eine wesentliche Rolle. Obwohl man den M. brachioradialis oberhalb des Epicondylus radialis palpiert, spielt dieser hier keine Rolle. Die Muskeln, die den Ansatzpunktschmerz verursachen, sind der M. supinator, die Extensoren der Finger und des Handgelenks, der M. biceps brachii und der M. triceps brachii. Es ist kein Zufall, dass der „Tennisellbogen" und der Schreibkrampf auf derselben Pathogenese beruhen. Im ersten Fall ist der Tennisspieler unfähig, zwischen den einzelnen Schlägen zu entspannen. Im zweiten Fall ist der Schreibende verspannt und hält den Stift verkrampft. Außerdem macht der Tennisspieler noch den Fehler, dass er den Tennisschläger nicht genügend in Radialabduktion und Extension im Handgelenk hält.

Symptomatik

Schmerzen an der radialen Seite des Ellbogens, die nach distal und proximal ausstrahlen können, und die sich beim Greifen steigern. Die Schmerzen können sich dermaßen und plötzlich steigern, dass die Patienten Gegenstände fallen lassen. Deshalb ist das Zerbrechen von Geschirr ein häufiges Frühzeichen einer Epikondylopathie.

Klinischer Befund

Typisch ist ein Schmerzpunkt in der Tiefe, wo der M. supinator liegt und die Bizepssehne inseriert. Was die Diagnostik der einzelnen Muskeln anbelangt ☞ Abb. 6.97–6.100. Auch das Gelenkspiel nach radial ist beeinträchtigt. Da die normale Beweglichkeit zwischen Radius und Ulna eingeschränkt ist, ist auch die laterale Abduktion der Hand beeinträchtigt, die nämlich weitgehend vom Gelenkspiel zwischen Radius und Ulna abhängt. Deshalb bestehen oft gleichzeitig Schmerzen im Handgelenk mit Einschränkung der Radialabduktion, einem schmerzhaftem Proc. styloideus radii und/oder schmerzhaften Tendovaginitiden, vor allem auf der radialen Seite. Das ist besonders auch nach Colles-Frakturen der Fall, weil sich beim Sturz auf die Hand, ob es zur Fraktur kommt oder nicht, die Gewalt immer über den Radius zum Ellenbogen überträgt. In chronischen Fällen ist das Periost am Epikondylus hyperalgetisch und der Patient reagiert schmerzhaft auf leichteste Beklopfung.

Therapie

Diese besteht in der **Relaxation** der verspannten Muskeln mit Triggerpunkten mit Hilfe der PIR und RI sowie in Mobilisation, Schüttelung von Blockierungen am Ellenbogen und Selbsttherapie. Besteht ein Schmerzpunkt am Periost des Epikondylus, versucht man es mit **Weichteiltechniken** (☞ Abb. 6.66). Wenn diese nicht wirken, können Nadelung, Lokalanästhesie oder Kortisonpräparate versucht werden. Bei chronisch verlaufenden Fällen hat sich wiederholte Streichelung bewährt. Auf lange Sicht ist die Rehabilitation unabdingbar, bei der es darauf ankommt, die Verkrampfung des Patienten zu überwinden. Immer muss man nach Funktionsstörungen im Bereich der Halswirbelsäule fahnden und, wenn diese bestehen, auch ihre Verkettungen erkennen und dementsprechend behandeln.

Ulnare Epikondylopathie

Symptomatik

Bei der ulnaren Epikondylopathie empfindet der Patient Schmerzen im Bereich des ulnaren Epikondylus.

Klinischer Befund

Bei der Untersuchung sind vor allem die Flexoren am Unterarm verspannt (mit Triggerpunkten). Das Gelenkspiel im Ellenbogen ist meist nach ulnar eingeschränkt.

Therapie

Die Therapie besteht an erster Stelle in der **PIR und RI** der Flexoren (☞ Abb. 6.101) und in der Mobilisation (Schüttelung) nach ulnar; dem entspricht auch die Selbstbehandlung. Auch hier besteht bei schwer verlaufenden Fällen eine Hyperalgesie am Periost des ulnaren Epikondylus, deren Behandlung mit der am radialen Epikondylus identisch ist.

7.4.8 Schmerzen im Bereich der Handwurzel

Die Struktur, die bei Funktionsstörungen am häufigsten schmerzt, ist der **Proc. styloideus radii**. Wie schon unter 7.4.7 betont, steht er in enger Beziehung zum Gelenkspiel im Ellenbogen und zwischen Radius und Ulna. Dabei ist regelmäßig die Radialabduktion der Hand eingeschränkt.

Eine weitere, oft schmerzhafte Struktur ist das Sattelgelenk des Daumens, wo man besonders häufig arthrotische Veränderungen feststellt. Dabei finden sich auch Triggerpunkte im Daumenballen. Hier ist die wesentliche Therapie die Mobilisation und Selbstmobilisation durch Schüttelung (☞ Abb. 6.4).

Die Handgelenke sind bei der rheumatoiden Arthritis besonders häufig schmerzhaft verändert.

Ein schmerzhafter Proc. styloideus radii geht in der Regel mit einer eingeschränkten Radialabduktion und einer Blockierung am Ellenbogen einher.

7.5 Engpass-Syndrome

Die Engpass-Syndrome sind zu einer Mode geworden, besonders wenn es gilt, Funktionsstörungen nicht zur Kenntnis zu nehmen. Hier besteht die Möglichkeit, den Schmerz durch Einklemmung nervaler Strukturen zu erklären. Dabei wird verkannt, dass Schmerzen nicht im Nerven selbst, sondern in seinen Rezeptoren registriert werden. Grundsätzlich lehrt uns die Neurologie, dass periphere Nerven nicht nur Schmerzen, sondern noch andere Modalitäten verarbeiten. Wenn also eine Nervenkompression überhaupt Schmerzen verursacht, dann müssen neben dem Schmerz noch andere Modalitäten, einschließlich der Motorik, beeinträchtigt sein. Deshalb darf man niemals, wenn lediglich Schmerzen ohne Hypästhesie oder Parese bestehen, auf eine Nervenkompression oder ein Engpass-Syndrom schließen.

Die Engpass-Syndrome der oberen Extremität treten nicht selten in Kombination miteinander auf.

7.5.1 Karpaltunnelsyndrom

Diese Erkrankung ist durch eine Kompression des **N. medianus** in einem Engpass verursacht, der von den Karpalknöchelchen und dem Lig. carpi transversum gebildet wird. Die Kompression betrifft zuerst vor allem die Gefäße, weshalb die Ischämie eine bedeutende Rolle spielt.

Symptomatik

Die Patienten klagen vor allem über Taubheitsgefühl und Parästhesien in den Fingern, später auch über Schmerzen. Anfangs spüren sie diese nur morgens beim Aufwachen, später werden sie davon in der Nacht geweckt. Im fortgeschrittenen Stadium leiden die Patienten auch während des Tages, besonders bei gehobenen Armen. Die Schmerzen strahlen dann auch nach proximal bis zu den Schultern aus. Die Beschwerden bessern sich bei herabhängenden Armen und beim Schütteln, wodurch sich die Durchblutung bessert. Anstrengende Arbeit steigert die Beschwerden.

Klinischer Befund

Im Anfangsstadium müssen die Symptome provoziert werden. Der einfachste Test besteht darin, dass der auf dem Rücken liegende Patient seine Arme vertikal in die Höhe hebt und man wartet, ob Parästhesien auftreten. Druck auf den oder Beklopfen des N. medianus an der Handwurzel sind im fortgeschritteneren Stadium schmerzhaft (Hoffmann-Tinel-Zeichen). Im Weiteren findet sich eine andauernde Hypästhesie im Innervationsgebiet des N. medianus an der Hand und als erster abgeschwächter Muskel mit Atrophie der M. abductor pollicis brevis, den man regelmäßig untersuchen sollte. Zuletzt folgt die typische Daumenballenatrophie. Von unserem Standpunkt aus ist zu betonen, dass schon im Frühstadium ein erhöhter Widerstand bei der Prüfung des Gelenkspiels zwischen den Karpalknöchelchen besteht.

Therapie

Im Frühstadium sind die **Mobilisation**, die **Distraktion der Karpalknöchelchen** und die **Dehnung des Lig. carpi transversum** indiziert (☞ Abb. 6.98–101) und man verordnet als Selbsttherapie die Autotraktion (☞ Abb. 6.82). Besonders bewährt sich das Anlegen einer Orthese oder eines elastischen Verbands über Nacht, die das Handgelenk in leichter Dorsalflexion fixiert. In dieser Stellung ist nämlich der intraartikuläre Druck am geringsten.

Wenn kein erhöhter Widerstand bei Prüfung des Gelenkspiels besteht, können auch eine Lokalanästhesie oder Kortisonpräparate versucht werden. Im Stadium, in dem Paresen und Atrophien beginnen und ein eindeutiger elektromyographischer Befund besteht, ist meist die operative Therapie am Lig. carpi transversum indiziert.

Pathogenese

Der Karpaltunnel ist ein Kanal, der aus vielen, gegeneinander beweglichen Knöchelchen besteht. Dieser Kanal muss sich bei allen Bewegungen der Hand seinem Inhalt anpassen. Es ist leicht zu verstehen, dass es bei einem gestörten Gelenkspiel zum Konflikt zwischen den Wänden und dem Inhalt des Kanals kommen kann, und dass die Wiederherstellung dieses Gelenkspiels eine pathogenetisch begründete Form der Therapie ist.

Fallbeispiel

Anamnese K. O., geboren 1936, stellte sich am 24.6.2003 wegen Parästhesien in der rechten Hand, die sie während der Nacht weckten, vor. Um diese loszuwerden, stand sie auf und schüttelte ihren Arm. Die Beschwerden begannen nach Anstreichen eines Zaunes ungefähr am 10.6.2003.

Klinischer Befund Bei der Untersuchung fanden sich vermehrte Widerstände bei der Prüfung des Gelenkspiels der Karpalknöchelchen und die Parästhesien konnten mit Hilfe der Elevation des Armes im Liegen in Kürze hervorgerufen werden.

Therapie Die einzelnen Karpalknöchelchen wurden mobilisiert und eine Distraktionsmanipulation an der Handwurzel wurde ausgeführt. Für die Nacht wurde der Patientin eine Orthese verordnet.

Die Patientin teilte uns am 7.7.2003 telefonisch mit, sie wäre beschwerdefrei. Die Patientin stellte sich erneut 14.10.2003 wegen einer akuten Lumbago mit Lumbosakralblockierung vor. Die Parästhesien der Finger hatten sich nicht wiederholt, die Patientin klagte lediglich über Taubheitsgefühle in den Fingerspitzen. Hier fanden sich die typische „glossy skin“ (geringe Hautrötung, Verstreichung der Hautfalten), die ausgezeichnet auf Hautdehnung ansprach.

Epikrise Typisches Karpaltunnelsyndrom im funktionell-reversiblen Stadium. Als einfachsten Test nutzt man die Elevation des Armes in Rückenlage, mit dem nach kurzer Latenz die Parästhesien provoziert werden können.

7.5.2 Syndrom der oberen Thoraxapertur

Dieses Syndrom ist Folge einer Kompression des **Plexus brachialis** in der Lücke zwischen M. scalenus anterior und M. scalenus medius sowie den Muskelansätzen an der ersten Rippe und im Bereich der oberen Thoraxapertur. Es verursacht vor allem Parästhesien (Taubheitsgefühl, Ameisenkribbeln, Schmerzen) an den oberen Extremitäten, vor allem ulnar an den Fingern.

Dieses Syndrom ist eine Folge von vorwiegend funktionellen Störungen der äußerst komplexen Struktur, die als obere Thoraxapertur bezeichnet wird. Voraussetzung einer adäquaten Therapie ist es, die Störung und Relevanz jeder dieser Einzelfaktoren zu erkennen. Es handelt sich im Einzelnen um die Verspannung (Triggerpunkte) der Mm. scaleni, um Triggerpunkte im M. pectoralis minor (Hong, Simons 1993), um die Verspannung der oberen Fixatoren des Schultergürtels und um Triggerpunkte im Zwerchfell. In engem Zusammenhang mit diesen muskulären Störungen stehen Blockierungen vor allem der Kopfgelenke, des zervikothorakalen Übergangs und an den oberen Rippen, besonders der ersten Rippe. Die eigentliche Ursache dieser Verspannungen (Triggerpunkte) ist die thorakale Hochatmung, die mit einer Insuffizienz des Systems der tiefen Stabilisatoren einhergeht.

Angesichts der Komplexität dieser Verhältnisse und der mangelnden Kenntnis von Funktionsstörungen ist es nicht verwunderlich, dass Dekompressionsoperationen an den Mm. scaleni, an der ersten Rippe oder an einer Halsrippe durchgeführt werden, anstatt der eigentlichen Ursache nachzugehen, deren Therapie durchaus dankbar ist.

Symptomatik

Symptome sind vor allem Parästhesien im Bereich der oberen Extremität einschließlich der Hände, mehr ulnar, die sich typischerweise beim Tragen von Lasten verschlechtern. Wegen der Menge einzelner Funktionsstörungen ist das Beschwerdebild, vor allem die auftretenden Schmerzen, nicht einheitlich; bei Kopfgelenksblockierungen können z. B. auch Kopfschmerzen auftreten. Es soll betont werden, dass es kaum zu schwer wiegenden Paresen oder Atrophien, wie beim Karpaltunnelsyndrom, kommt.

Klinischer Befund

Folgende Untersuchungen werden durchgeführt, die die Symptome provozieren:

- Adson-Test: Der Puls an der A. radialis wird gedrosselt, wenn der Kopf retroflektiert und zur selben Seite gedreht wird.
- Hyperabduktionstest: Der im Ellenbogen gebeugte Arm wird maximal abduziert und der Puls in der A. radialis getastet.
- Zug des Arms nach unten, wie beim Lasttragen, und Tasten des Pulses der A. radialis.

Wesentlich wichtiger ist jedoch die Diagnostik der einzelnen Funktionsstörungen im Bereich der oberen Thoraxapertur. Nur ausnahmsweise finden sich neurologische Ausfallserscheinungen. Bei erheblichen Paresen mit Atrophien und natürlich auch Parästhesien handelt es sich in der Regel um eine zervikale Myelopathie.

Therapie

Der Stellenwert der einzelnen Befunde, die miteinander verkettet sind, ist für die Therapie entscheidend. Bei der unverkennbaren Rolle der Mm. scaleni liegt es auf der Hand, dass hier die thorakale Hochatmung in der Pathogenese die entscheidende Rolle spielt, wobei auch das tiefe Stabilisationssystem mit beteiligt ist.

Fallbeispiel

Anamnese B. I., geb. 1960, stellte sich am 18. 10. 2000 wegen Schmerzen in der Zervikalgegend mit Steifigkeit, Kopf-, Schulterschmerzen und Parästhesien in den Fingern vor. Die Beschwerden begannen zervikal, die Parästhesien in den Händen bestanden seit 2–3 Jahren, besonders wenn sie lange am Computer schrieb. Die sonstige Anamnese war – bis auf eine Operation eines Hallux valgus – blande.

Klinischer Befund und Therapie Bei der Untersuchung fanden sich eine thorakale Dextroskoliose, verspannte Mm. scaleni beidseitig, eine Blockierung der 1. Rippe beidseits und des zervikothorakalen Übergangs. Die Atmung war normal. Die 1. Rippe und der zervikothorakale Übergang wurden behandelt, die Mm. scaleni entspannt und als Hausaufgabe wurde die Selbstmobilisation der 1. Rippe aufgegeben.

Bei der Kontrolluntersuchung am 1. 11. 2000 fühlte sich die Patientin besser, weniger steif, nur gelegentlich hatte sie Parästhesien in den Händen. Es fanden sich nun Triggerpunkte im

M. subscapularis und M. pectoralis major links und eine ungenügend verschiebbare thorakale Faszie. Nach Behandlung der Faszie gingen die Triggerpunkte zurück und als Hausaufgabe wurde die Autotherapie der thorakalen Faszie empfohlen (☞ Abb. 6.157).

Die Patientin stellte sich wieder am 16.5.2001 vor. Sie gab an, sie wäre bis Anfang dieses Monats beschwerdefrei gewesen, nun schmerzte wieder der Hals und es träten wieder Parästhesien in den Händen auf. Sie klagte auch über Kurzatmigkeit. Es fanden sich nun Triggerpunkte am Zwerchfell und wieder verspannte Mm. scaleni mit Blockierung der 1. Rippe beidseits. Außerdem fand sich ein blockiertes Fibulaköpfchen links. Das Zwerchfell und die Mm. scaleni wurden entspannt, die 1. Rippen mit dem zervikothorakalen Übergang behandelt und die Fibula mobilisiert. Als Hausaufgabe verordneten wir die Relaxation des Zwerchfells und die Autotherapie der 1. Rippe

Am 5.6.2001 bestanden nur zeitweise Parästhesien in den Fingerspitzen. Es fand sich ein schmerzhafter Beckenboden rechtsseitig. Der Beckenboden wurde entspannt und die Fingerspitzen mit Hilfe von Hautdehnung behandelt.

Die Patientin war wieder beschwerdefrei und kam zu einer weiteren Untersuchung am 9.5.2002. Sie gab seit April Kurzatmigkeit an mit Kompressionsgefühlen in der linken Thoraxhälfte. Seit Anfang des Monats hatte sie auch Schmerzen im Hals und an den oberen Extremitäten. Wieder fanden sich Triggerpunkte am Zwerchfell, linksseitig Triggerpunkte im M. pectoralis major, M. psoas major, M. quadratus lumborum, im Beckenboden, den Hüftgelenksadduktoren, dem M. biceps femoris und eine Blockierung des Fibulaköpfchens. Nach PIR des Zwerchfells waren alle Triggerpunkte einschließlich der Blockierung der Fibula gelöscht, es wurde nur die 1. Rippen mit dem zervikothorakalen Übergang behandelt. Am 11.6.2002 bestanden nur Parästhesien in den Fingerspitzen, die mit Hautdehnung behandelt wurden; ferner wurden die Mm. scaleni entspannt.

Die Patientin war daraufhin wieder beschwerdefrei und erst am 4.8.2004 stellte sie sich erneut wegen Parästhesien in den oberen Extremitäten und den Fingerspitzen sowie Knieschmerzen vor. Jetzt bestanden nur Veränderungen der Haut an den Fingerspitzen und Parästhesien an den Fußsohlen, die mit Hilfe exterozeptiver Stimulation behandelt wurden. Das eigentliche Syndrom der oberen Thoraxapertur bestand nicht mehr.

Epikrise Typisches Syndrom der oberen Thoraxapertur mit Verspannung der Mm. scaleni, zwar ohne typische Hochatmung, aber wiederholt mit Triggerpunkten im Zwerchfell und am Beckenboden (M. coccygeus). Die Veränderungen an der Haut an den Fingerspitzen findet man nicht selten in diesem Zusammenhang: Sie bestehen in verstrichenen Hautfalten, einer geringen Rötung („glossy skin"). Dabei ist die Hautdehnung an den Fingerspitzen immer eingeschränkt und die Dehnung der Haut löscht die Parästhesien. Die Kombination von verspannten Mm. scaleni und Triggerpunkten am Zwerchfell verursacht oft Beklemmungsgefühle, die die Patientin als Kurzatmigkeit deutete.

7.5.3 Parese des N. ulnaris

Die Parese des N. ulnaris soll nur kurz erwähnt werden. Die Ursache liegt meist im Canalis nervi ulnaris und nur sehr selten in der Guyot-Loge im Bereich der Handwurzel. Diese Erkrankung ist nicht Gegenstand manipulativer Therapie, sie muss jedoch von den ersten zwei Tunnelsyndromen unterschieden werden. Was das Karpaltunnelsyndrom anbelangt, handelt es sich um die

Unterscheidung zwischen N. medianus und N. ulnaris, gegenüber der oberen Thoraxapertur vor allem im Auftreten der für den N. ulnaris charakteristischen Paresen und Atrophien und einer echten Hypästhesie, die beim Syndrom der oberen Thoraxapertur kaum in Frage kommen.

7.5.4 Meralgia paraesthetica nocturna

Es handelt sich dabei um das häufigste Engpass-Syndrom im Bereich der unteren Extremitäten.

Symptomatik

Die Patienten klagen über quälende Parästhesien und Hypästhesien im Innervationsgebiet des **N. cutaneus femoris lateralis** auf der lateralen Oberfläche des Oberschenkels in einem Bereich von der Ausdehnung einer Handfläche. Dieser Nerv durchtritt das laterale Ende des Lig. inguinale. Infolge vermehrter Spannung des M. iliopsoas und des M. tensor fasciae latae wird das Lig. inguinale gespannt und es kommt zur Einengung des Nervs.

Therapie

Die Therapie besteht in einer **Relaxation** des M. iliopsoas und des M. tensor fasciae latae.

Fallbeispiel

Anamnese V. V., geb. 1950, klagte seit Februar 1988 über Taubheitsgefühl und Schmerzen seitlich am linken Oberschenkel. Sonst war er nie krank gewesen.

Klinischer Befund Bei der Untersuchung am 13.4.1988 fanden sich Triggerpunkte im M. psoas major und M. iliacus links. Die Rumpfrotation nach rechts war eingeschränkt (40° nach rechts und 60° nach links) und die Extension bei L5/S1 blockiert. Lateral am linken Oberschenkel bestand die für den N. cutaneus femoris lateralis charakteristische Hypästhesie.

Therapie Die Behandlung bestand in der Mobilisation der Rumpfrotation nach links und der Mobilisation von L5/S1. Als Hausaufgabe wurde die Selbstbehandlung unter Nutzung der Schwerkraft des M. iliopsoas und des M. tensor fasciae latae empfohlen.

Der Patient stellte sich erneut am 5.12.1988 wegen Schmerzen zwischen den Schulterblättern vor. Auf Befragung betreffs der Schmerzen am Oberschenkel gab er an, dass diese binnen weniger Tage abgeklungen seien.

7.6 Zervikokraniales Syndrom

Dieses Syndrom schließt nicht nur Kopfschmerzen zervikaler Genese ein, sondern auch weitere klinische Symptome, wie Gleichgewichtsstörungen, oder sogar neurologische Symptome, wie einen Nystagmus. Dabei kann die Funktionsstörung dieselbe wie beim bloßen Nackenscherz sein. Es mag stimmen, dass beim zervikokranialen Syndrom die Ursache häufiger bei den Kopfgelenken liegt und bei Schmerzen in den Armen beim unteren Abschnitt der Halswirbelsäule, es bestehen allerdings viele Ausnahmen. Das ist auch leicht zu verstehen, wenn man die Muskulatur vor Augen hat. Die langen Muskeln, wie der M. sternocleidomastoideus, die Mm. scaleni, der M. trapezius und M. levator scapulae, reagieren bei allen Funktionsstörungen im Zervikalbereich mit Triggerpunkten und bewirken Übertragungsschmerzen im Bereich des Kopfes und auch der Arme. Entscheidend sind dabei die Intensität des nozizeptiven Reizes und die Reaktionslage im Einzelfall, ob der Schmerz lediglich lokal im Nacken empfunden wird oder ob sich Übertragungsschmerzen einstellen.

Der Kopfschmerz ist ein weiteres Beispiel für die Tatsache, dass sich das Bewegungssystem am Schmerzgeschehen beteiligt.

7.6.1 Kopfschmerzen

Kopfschmerzen mit einem zervikalen Faktor

Dies ist eine sehr häufige Art des Kopfschmerzes. Darin sind unserer Ansicht nach auch die Spannungskopfschmerzen inbegriffen, die sonst mitunter auch als psychogen aufgefasst werden.

Eine vermehrte Muskelspannung hat zahlreiche Ursachen. Der klassischen Beschreibung von Wolff (1948) zufolge gehört eine vermehrte muskuläre Spannung zum klinischen Bild des Spannungskopfschmerzes. Sie ist auch Folge nahezu aller Funktionsstörungen des Bewegungssystems, egal ob es sich um eine exogene Überlastung, ungünstige Kopfhaltung, muskuläre Dysbalance oder psychogene Spannung handelt oder ob die Spannung von Triggerpunkten bei Blockierungen herrührt. Es ist dabei nicht abzustreiten, dass psychische Probleme bei Kopfscherzen eine Rolle spielen (☞ 4.1), was aber nichts an der Tatsache ändert, dass eine vermehrte Muskelspannung ein muskuläres Phänomen ist, das mit physiologischen Mitteln adäquat und wirksam behandelt werden kann.

Auch ein „vasomotorischer" Kopfschmerz steht in keinem Widerspruch zu einer zervikalen Pathogenese. Schon die Tatsache, dass die Halswirbelsäule eine Rolle spielt, spricht für ihren reflektorischen Ursprung. Wenn also eine Funktionsstörung einen nozizeptiven Reiz auslöst, ist eine vasomotorische Reizbeantwortung eigentlich obligat.

Weil es sich unserer Ansicht nach um eine sehr häufige Form des Kopfschmerzes handelt, sollten man sie nicht lediglich nach Ausschluss aller anderen Möglichkeiten diagnostizieren, wie das von neurologischer Seite oft der Fall ist. Natürlich muss man schwer wiegende pathologische Zustände ausschließen, gleichzeitig ist jedoch zu betonen, dass der Schmerz infolge von Funktionsstörungen des Bewegungssystems auch seine charakteristischen Züge hat (☞ auch 4.1). Bei der Untersuchung findet man in der Regel Verkettungsreaktionen, die das gesamte Bewegungssystem mit einbeziehen. So fanden wir in einer Zusammenstellung von 38 nicht migräneartiger Kopfschmerzen durchschnittlich 6,3 Triggerpunkte, davon 34-mal im M. sternocleidomastoideus, 31-mal in den kurzen Extensoren der Kopfgelenke, 23-mal am Zwerchfell, 17-mal im Rückenstrecker, 13-mal im M. quadratus lumborum, 11-mal in den Kaumuskeln, 11-mal im M. biceps femoris und 6-mal an der Fußsohle u.a.m. Triggerpunkte im M. biceps femoris und an der Fußsohle stehen im Zusammenhang mit der Vorhaltung, die mit Verspannung der Nackenmuskulatur im Stehen einhergeht (☞ 4.20).

Symptomatik

Alles, was für vertebragene Schmerzen bezeichnend ist, trifft auch für den zervikokranialen Kopfschmerz zu (☞ 4.1). Insbesondere trifft das für die Kopfhaltung zu, wie z.B. bei lang dauernder Kopfvorbeuge (Näherinnen), Arbeiten am Computer, Kopfschmerzen bei Erwachen als Folge einer ungünstiger Lage während der Nacht und bei Vorhaltung im Stehen infolge einer unzulänglichen Fixation des Beckens.

Der Schmerz ist in der Regel asymmetrisch, oft sogar einseitig, meist paroxysmal, d.h. der Patient hat schmerzfreie Perioden oder Tage mit nur geringen Schmerzen und dann Stunden oder Tage mit intensiven Schmerzen. Wenn man dies alles zusammenfasst und mit dem ergänzt, was unter 4.1 über die Rolle des vegetativen, endokrinen und psychischen Faktors gesagt wird, kommt man zu dem überraschenden Ergebnis, dass, je ähnlicher ein Kopfschmerz der

Migräne ist, es umso wahrscheinlicher ist, dass ein vertebragener Faktor eine Rolle spielt.

Auch die Lokalisation des Schmerzes hat ihre Bedeutung. Die Diagnose des zervikokranialen Syndroms wird bestätigt, wenn der Patient angibt, dass der Schmerz vom Nacken ausgeht und in die Schläfen und Augen ausstrahlt. Man sollte allerdings nicht allein aufgrund dessen die Diagnose stellen. Bei Jugendlichen und besonders bei Kindern ist oft der Kopfschmerz das erste Zeichen, lange bevor der Patient auch über zervikale Schmerzen klagt. Oft geben die Kinder lediglich Schmerzen in der Stirn- und Schläfengegend an. Sogar Schmerzen im Gesicht können Übertragungsschmerzen zervikalen Ursprungs sein, wie Travell 1981 zeigen konnte. Sehr häufig sind allerdings Schmerzen im Gesicht auch Folge von Triggerpunkten in den Kaumuskeln (orofazialer Ursprung).

Klinischer Befund

Im Vordergrund stehen Funktionsstörungen im Zervikalbereich, die mit Störungen in weiteren Abschnitten des Bewegungssystems verkettet sind. Diese unterscheiden sich allerdings nicht von Störungen, die man bei Schmerzen findet, die sich nur auf den Zervikalbereich beschränken. Man findet also eine muskuläre Dysbalance, Triggerpunkte mit Blockierungen, insbesondere im Bereich der Kopfgelenke, eine Fehlhaltung sowie thorakale Hochatmung. Die häufigsten Schmerzpunkte sind lateral am Dornfortsatz von C2 (häufiger rechts), am hinteren Atlasbogen (in den kurzen Extensoren der Kopfgelenke), am Hinterrand des Foramen occipitale magnum, an den Atlasquerfortsätzen, in der Pars descendens des M. trapezius und im M. sternocleidomastoideus.

Die häufigen Schmerzpunkte am Hinterhaupt im Bereich der Linea nuchae sind in der Regel sekundär; man findet mitunter noch weitere Schmerzpunkte im Bereich der Kopfschwarte, deren eingeschränkte Verschiebbarkeit ein wichtiger Weichteilbefund ist, ebenso wie die der Faszien im Zervikalbereich. Wenn auch die Austrittstellen des N. trigeminus für eine Neuralgie dieses Nervs sprechen, so spricht die isolierte Druckschmerzhaftigkeit des Austrittspunktes des ersten Astes eher für einen zervikalen Kopfschmerz. Typische HAZ befinden sich hinter dem Proc. mastoideus, im Bereich der Augenbrauen (Maigne) und an den Schläfen. Die häufigen Triggerpunkte am Zwerchfell weisen auf die Beteiligung des tiefen Stabilisationssystems hin, die Vorhaltung auf die Mitbeteiligung der Füße.

Therapie

Diese richtet sich nach denselben Prinzipien wie bei anderen zervikalen Funktionsstörungen. Natürlich muss man hier dem Kopfgelenksbereich besondere Aufmerksamkeit widmen, dessen Beweglichkeit man in alle Richtungen untersucht. Auch die Schmerzpunkte sollten nicht übersehen werden. Immer sollte man alle Verkettungsreaktionen erkennen. Wenn die Schmerzen beim Aufwachen auftreten, muss man herausfinden, in welcher Lage der Patient schläft und diese korrigieren. Muskuläre Triggerpunkte werden mit Hilfe der PIR und RI behandelt. Therapieresistente Triggerpunkte werden mit Hilfe der Nadelung; Schmerzpunkte an der Kopfschwarte werden vor allem mit Hilfe der spezifischen Weichteiltechnik behandelt, was auch für HAZ im Bereich der Stirn, Schläfen und Nase gilt. Auch Streicheln kommt in Frage.

Mandibulokraniales Syndrom

Kopfschmerzen beim schmerzhaftem Temporomandibulargelenk und bei Triggerpunkten im Bereich des orofazialen Systems haben ebenfalls ihre Ursache im Bewegungssystem, nicht jedoch in der Halswirbelsäule. Sie sind viel häufiger, als früher angenommen wurde, und bei richtiger Diagnose gut zu behandeln. Zweierlei **Ursachen** müssen unterschieden werden:

- Störungen der Okklusion, wobei sich die Zähne beim Beißen in einer Fehlstellung befinden, weil das Gebiss defekt ist oder eine Prothese nicht ordentlich sitzt.

- Triggerpunkte in den Kaumuskeln infolge einer muskulären Fehlsteuerung, wie beim Zähneknirschen, bei fehlerhafter motorischer Stereotypie beim Kauen oder bei psychogener Verspannung. Bei Triggerpunkten in der Kaumuskulatur ist in der Regel das Temporomandibulargelenk ebenfalls schmerzhaft.

Symptomatik

Es besteht große Ähnlichkeit mit Schmerzen, die vom Querfortsatz des Atlas oder dem Ansatzpunkt des M. sternocleidomastoideus ausgehen, die Schmerzen können jedoch auch neuralgische Schmerzen im Bereich des N. trigeminus imitieren. Bei einer Verspannung des M. digastricus bestehen oft Dysphagien mit Globusgefühl. Oft klagen die Patienten auch über Schwindel (Costen-Syndrom).

Klinischer Befund

Das Öffnen des Mundes kann eingeschränkt sein (normalerweise können drei Fingerknöchel zwischen die Schneidezähne geschoben werden). Während des Mundöffnens und -schließens kommt es zu Seitenabweichungen des Kinns, das Kinn verschiebt sich vorzeitig nach hinten, das Temporomandibulargelenk nach vorne und man hört ein knackendes Geräusch. Das Temporomandibulargelenk ist druckdolent und es bestehen Triggerpunkte im M. temporalis, M. masseter, M. pterygoideus internus und externus. Interessanterweise ist sich der Patient oft des Schmerzes in der Schläfe bewusst, nicht jedoch der der übrigen Kaumuskeln, die jedoch wesentlich druckempfindlicher sind.

Die Palpation der Triggerpunkte im M. digastricus (hinter dem Unterkiefer und am Mundboden) ist nicht einfach; am besten erkennt man seine Verspannung, wenn man den Schildknorpel oder das Hyoid von einer Seite zur anderen verschiebt. Bei erheblicher Verspannung sieht man sogar die Deviation des Schildknorpels. Auch der Mundboden ist dann verzerrt.

Fallbeispiel

Anamnese T. L., geb. 1947, stellt sich am 26. 11. 1987 vor und berichtete über eine Schwindelattacke am 17. 8. 1987 morgens beim Aufwachen. Dabei empfand er einen Zug zur rechten Seite und erbrach über 2 Tage. Danach für einen Monat noch kurze Schwindelattacken bei Kopfvor- und -seitneigung. Seitdem Kopf- und Nackenschmerzen, vor allem bei Kopfrotation. Schon 1985 Kopfschmerzen, die vom Hinterhaupt in die Augen ausstrahlten und mit Nausea einhergingen. Sonst nie krank gewesen.

Klinischer Befund und Therapie
Bei der Untersuchung bestanden im Zweiwaagentest ein Unterschied von 5 kg (30 kg rechts, 35 kg links) und bei der Hautant-Probe eine Linksabweichung der Arme, die bei der Kopfvorbeuge und Linksrotation verschwand. Weiterhin fanden sich Triggerpunkte im M. masseter beidseits und ebenfalls im M. digastricus. Deshalb wurde der M. digastricus beidseits durch PIR behandelt. Unmittelbar nach Behandlung war die Hautant-Probe negativ. Als Hausaufgabe wurde die Selbstbehandlung des M. digastricus verordnet.

Bei der Kontrolluntersuchung am 10. 12. 1988 bestand völlige Beschwerdefreiheit. Es fand sich noch eine Differenz im Zweiwaagentest. Hier bestätigte der Verlauf, dass es sich lediglich um eine Funktionsstörung handelte.

Anteflexionskopfschmerzen

Die häufigste Stellung während der Arbeit ist heutzutage das Sitzen mit vorwärts gebeugtem Kopf. Dies führt durch Überlastung zu Anteflexionskopfschmerzen. Besonders hypermobile Patienten leiden unter diesen Schmerzen. Häufig leiden auch Patienten nach Unfällen und ganz besonders Schulkinder darunter. Deshalb teilen wir auch die Meinung von Gutmann, der behauptet, dass Kopfschmerzen bei Kindern weit weniger oft psychogen sind als viel häufiger Folge einer ungünstigen Kopfhaltung.

Symptomatik

Morgens wachen die Kinder ohne Schmerzen auf. Nicht lange nach Schulbeginn, besonders nach längerem Lesen oder Schreiben, werden sie unruhig, weil sie ihre Stellung nicht mehr vertragen. Erst nach einiger Zeit beginnen die eigentlichen Kopfschmerzen. Während der Feiertage und Ferien sind die Kinder meist schmerzfrei. Wenn der Zustand fortschreitet, beginnen die Schmerzen immer früher. Die Kinder können sich nur schwer konzentrieren und ihre Leistungen verschlechtern sich. Deshalb werden sie wiederholt ermahnt oder auch bestraft. Kein Wunder, dass sie dann die Schule nicht mögen; und deshalb wird ihr Zustand oft als psychogener Schulkopfschmerz abgetan. Die Kinder leiden auch an Schmerzen bei Erschütterungen, besonders in Verkehrsmitteln und beim Purzelbaum.

Klinischer Befund

Es besteht ein positiver Anteflexionstest: Man lässt das Kind die maximale Kopfvorbeuge ausführen und hält diese (ohne jegliche Gewalt!) wie in Vorspannung. Nach 10–15 Sekunden geben die Kinder an, dass es schmerzt. Ein augenblicklich eintretender Schmerz kann von einer Blockierung der Kopfgelenke herrühren, ausnahmsweise auch von einem Meningismus. Schmerzpunkte sind besonders im Bereich des hinteren Atlasbogens und man findet oft Zeichen der Hypermobilität im Röntgenbild (☞ Abb. 3.51, 3.52). Ferner findet man oft auch blockierte Kopfgelenke.

Therapie

Wenn Blockierungen – besonders im Bereich der Kopfgelenke – bestehen, muss man sie behandeln, weil sie den Zustand wesentlich verschlechtern. Das Wesentlichste ist natürlich, die Kopfanteflexion zu meiden. Dazu dient an erster Stelle ein Schrägpult, vor allem beim Lesen und Schreiben. Tatsächlich hat die Inzidenz dieser Kopfschmerzen zugenommen, als horizontale Schultische eingeführt wurden. Diese Kinder sollen auch eine gewaltsame Kopfvorbeuge, wie beim Purzelbaum, meiden. Dagegen ist es günstig, Lasten auf dem Kopf zu tragen.

Migräne

Bei der Besprechung des zervikalen Kopfschmerzes wurde schon betont, dass viele seiner Charakteristika auch für die Migräne zutreffen. Auch der vasomotorische Faktor steht in keinem Widerspruch dazu. Trotzdem wäre es falsch, die Migräne als eine vertebragene Erkrankung aufzufassen, schon weil die Beteiligung der Wirbelsäule oder des Bewegungssystems im Einzelfall sehr unterschiedlich ist. In der Praxis findet man bei der überwiegenden Mehrzahl der Migränepatienten (einschließlich der Kinder) zahlreiche **Befunde im Bewegungssystem**, einschließlich der thorakalen Hochatmung. So fanden Sachse und Mitarbeiter (1980) Blockierungen der Halswirbelsäule bei 19 von 22 Patienten und nur in 3 Fällen war die Atmung normal. Bakke et al. und Clifford et al. (1982) fanden während provozierter Migräneanfälle eine vermehrte elektromyographische Aktivität in den Muskeln an Kopf und Hals. In einer eigenen Zusammenstellung von 40 Migränepatienten in den Jahren 1998–2003 fanden wir im Durchschnitt 7,7 Triggerpunkte, davon bei 32 Patienten am Zwerchfell, in 31 Fällen im M. sternocleidomastoideus, bei 26 im M. erector spinae, bei 24 Patienten am Beckenboden (M. coccygeus), bei 23 in den kurzen Kopfgelenksextensoren und bei 18 an der Fußsohle. Tuchin et al. (2000) konnten in einer kontrollierten und randomisierten Studie den günstigen Effekt der manipulativen Therapie nachweisen.

Es scheint somit, dass, wie auch bei manchen inneren Erkrankungen, Schmerzen mit Funktionsstörungen und insbesondere mit Triggerpunkten im Bewegungssystem einhergehen und dass diese Veränderungen die Schmerzen mit verursachen und potenzieren. Dabei ist es interessant, dass hier die tiefen Stabilisatoren, also das Zwerchfell, der Beckenboden und auch die Füße, eine wesentliche Rolle spielen.

Differenzialdiagnosen

Es ist notwendig, die **Bedeutung** der Differenzialdiagnostik zu betonen. Begreiflicherweise werden Patienten im Anfangsstadium ernster pathomorphologischer Erkrankungen wegen ihrer Schmerzen mit Analgetika behandelt und es ist in der Regel der Misserfolg der symptomatischen Behandlung, der zur weiteren Untersuchung Anlass gibt. Ähnliches gilt auch für die manuelle Therapie. Bei Behandlung mit den modernen schonenden Techniken ist die Gefahr unerwünschter Nebenwirkungen geringer als bei der Pharmakotherapie. Die sicherste Methode, diagnostische Fehler zu vermeiden oder zu korrigieren, besteht in der möglichst lang dauernden Kontrolle: Kopfschmerzpatienten verlieren ihre Kopfschmerzen meist nicht binnen kurzer Zeit, und sobald sich im Verlauf etwas Ungewöhnliches zeigt, muss neu diagnostiziert und untersucht werden. Ein kurzer und progredienter Verlauf ist immer ein Warnzeichen.

7.6.2 Gleichgewichtsstörungen

Die Bedeutung der Kopfgelenke für das Gleichgewicht wurde schon unter 2.5.1 erläutert. Das am meisten auffallende Symptom der Gleichgewichtsstörung ist der **Schwindel**. Wenn man den Patienten jedoch routinemäßig mit dem **Zwei-Waagen-Test** und der **Hautant-Probe** untersucht (☞ Abb. 4.45), kann man feststellen, dass zahlreiche Patienten, die keinerlei Schwindel empfinden, bei der Untersuchung auf zwei Waagen oft einen Unterschied von 5 kg und mehr aufweisen. Bei diesen Patienten ist dann in der Regel auch die Hautant-Probe zumindest in einer Kopfstellung positiv – und zwar meist in Kopfrückbeuge und Kopfrotation in der der Deviation entgegengesetzten Richtung. Dagegen löschen die Kopfvorbeuge und Rotation im Sinne der Deviation eine Deviation, die schon in Neutralstellung auftritt. Man kann somit von einem „zervikalen Störungsmuster" sprechen. Beim Zweiwaagentest muss man den Patienten darauf aufmerksam machen, beide Beine gleich zu belasten, weil er sonst automatisch sein Standbein mehr belastet. Die Richtung der Blockierung im Bereich der Halswirbelsäule spielt dagegen nur eine untergeordnete Rolle, schon deshalb, weil oft mehr als eine Blockierung besteht und diese nicht immer in derselben Richtung vorhanden sind.

Bei einer Gruppe von 106 nacheinander untersuchten Patienten (Lewit 1986) ohne Schwindel fanden wir bei 55 ein Störungsmuster. Immer bestand eine **Funktionsstörung im Bewegungssystem**, nicht immer jedoch an der Halswirbelsäule, sondern auch im Bereich der Kaumuskeln und sogar der Füße. Nach Behandlung der relevanten Störung normalisierte sich jedes Mal auch das Störungsmuster. Es handelt sich dabei um dieselbe Art von Patienten, bei denen Norre und Mitarbeiter (1976) einen Nystagmus beschrieben und Blockierungen an den Kopfgelenken feststellten, ohne dass diese Schwindel empfanden.

Abschließend ist festzustellen, dass die Aufrechterhaltung des Gleichgewichts und dessen Störungen von folgenden Afferenzen abhängt: Der Propriozeption aus dem Bewegungssystem, dem Labyrinth und den Augen, die im Hirnstamm integriert wird. Kommt es zur Störung in einem dieser Systeme, wird Schwindel empfunden.

> Die Erhaltung des Gleichgewichts ist eine Funktion des Bewegungssystems, die die aufrechte Körperhaltung ermöglicht.

Formen des Schwindels

Morbus Menière

Es handelt sich hier um Anfälle von Drehschwindel, die Stunden und sogar einige

Tage anhalten können, wobei der Patient die Drehrichtung (in oder gegen Uhrzeigersinn) angeben kann und man auch einen entsprechenden Nystagmus findet. Dabei bestehen Nausea und meist auch Erbrechen, in typischen Fällen auch ein Tinnitus, oft auch Gehörstörungen. Die Anfälle müssen nicht immer schwer sein; in diesem Fall sind sie nicht von so langer Dauer, ohne Tinnitus und Gehörstörungen und statt des typischen Drehschwindels empfindet der Patient ein Schaukeln, wie bei Seekrankheit.

Lagerungsschwindel
Bei diesen Patienten handelt es sich um einen nur einige Sekunden dauernden intensiven Drehschwindel, der durch Veränderungen der Stellung des Kopfes im Raum, d. h. nicht des Kopfes gegenüber dem Rumpf, sondern gleichzeitig mit dem Rumpf, hervorgerufen werden. Die Betroffenen schließen während der Schwindelattacke krampfhaft die Augen. Wenn es gelingt, die Augen des Patienten zu öffnen, besteht ein Nystagmus.

Zervikalschwindel
Hier handelt es sich um eine polymorphe Gruppe meist kurz dauernder Schwindelattacken, die durch eine gewisse Kopfstellung oder Bewegung gegenüber dem Rumpf hervorgerufen werden. Dabei empfindet der Patient einen Zug zur Seite, nach vorne oder hinten, und kann sich dabei bedroht fühlen hinzufallen. Nausea oder Erbrechen sowie ein Tinnitus fehlen, es bestehen jedoch meist gleichzeitig Kopfschmerzen.

Zervikale synkopale Anfälle
Hier handelt es sich um sehr heftige Schwindelattacken, die durch eine pathogene Stellung des Kopfes, am typischsten in Rückbeuge und Rotation zu einer Seite provoziert werden. Der Patient empfindet dabei kurz einen intensiven Schwindel, stürzt zu Boden und verliert kurz das Bewusstsein. Diese Anfälle werden als zervikale Synkopen oder auch „drop attacks“ bezeichnet, bei denen eine Bewusstlosigkeit nicht obligat ist.

Mischfälle
Nicht selten hat man es mit Patienten zu tun, bei denen verschiedenen Schwindeltypen bestehen oder im Verlauf der Erkrankung auftreten.

Fallbeispiel

Anamnese Der Chirurg K. I., geb. 1908, erlitt 1948 bei einem Autounfall eine Gehirnerschütterung. Zwei Tage danach bestand leichter Schwindel bei Beugung des Kopfes nach rechts. Drei Jahre später erkrankte er an Tinnitus mit schweren Menière-Schwindelanfällen, die 2–3 Tage anhielten. Nach weiteren drei Jahren hörten diese Anfälle auf, der Patient empfand lediglich eine „Instabilität“ mit der Angst umzufallen. Dreimal stürzte er tatsächlich und hatte dabei das Gefühl, als ob ihm „der Boden ins Gesicht schlagen würde“. Im November 1959 lag er unter seinem Auto mit nach rechts gedrehtem Kopf. Dabei verspürte einen heftigen Schmerz mit Schwindel, der augenblicklich sistierte, sobald er den Kopf nach links drehte. Diesen „Versuch“ wiederholte er, bis er einen echten Menière-Anfall provozierte. Von diesem Augenblick an litt er konstant an Schwindelgefühlen und Unsicherheit. Deshalb stellte er sich am 15. 1. 1960 vor.

Klinischer Befund Es fand sich bei der Hautant-Probe bei nach links gedrehtem Kopf eine Deviation nach rechts. Beim Umdrehen aus der Rückenlage in die Seitenlage konnte ein Schwindel mit einem Rotationsnystagmus zweiten Grades gegen den Uhrzeigersinn provoziert werden.

Epikrise Bei diesem Patienten kam es im Verlauf der Erkrankung zu den verschiedensten Schwindelformen, von bloßen Unsicherheitsgefühlen und Lagerungsschwindel zu klassischen Menière-Schwindelattacken mit Tinnitus und zervikalen Synkopen, bei denen er umfiel. Dabei provozierte er einen echten Menière-Anfall durch Kopfdrehung gegenüber dem Rumpf, wie beim „zervikalen“ Schwindel.

Dabei wird deutlich, wie wichtig es ist, vom Patienten möglichst genaue Angaben darüber zu erhalten, was er als „Schwindel“ bezeichnet. Der erste Schritt ist es also, vom Patienten zu erfahren, was er meint, wenn er angibt, er „hätte einen Schwindel“. Ganz allgemein bezeichnen die Patienten mit dem Wort „Schwindel“ ihre Befürchtung hinzufallen, beispielsweise beim Blick in einen Abgrund. Manchmal sind es durch den Kreislauf bedingte Schwächanfälle, Trunkenheit, die vorwiegend zerebellären Ursprungs ist, oder auch eine Ataxie und andere Ursachen, bei denen die unteren Extremitäten versagen. Es ist also unsere professionelle Pflicht, einen Patienten, der das Wort „Schwindel“ ausspricht, einem „Kreuzverhör“ zu unterziehen. Sobald er sagt „mir dreht sich der Kopf“, lautet die (obligate) Frage, ob in oder gegen den Uhrzeigersinn. Er mag einen Zug zur Seite, nach vorne oder hinten oder ein Schaukelgefühl verspüren. Im Intervall zwischen den Anfällen kann der Befund auch negativ sein.

Klinischer Befund

Nur wenn man den Patienten **während des klassischen Menière-Anfalls** untersucht, findet man die typischen Zeichen einer Labyrinthstörung mit Nystagmus zu einer und Deviation (der Arme oder des Rumpfes) zur Gegenseite, d.h. zur Seite des lädierten Labyrinths, was am besten mit Hilfe der Romberg-Versuchs festgestellt wird. Dabei steht der Patient mit den Fersen eng zusammen mit geschlossenen Augen und hält seinen Kopf erst in Neutralstellung, wobei es zur Rumpfdeviation zur Seite des abgeschwächten Labyrinths kommt. Bei Kopfdrehung zur abgeschwächten Seite kommt es nun zur Rumpfdeviation (Schwankung) nach hinten und bei Kopfdrehung zur entgegengesetzten Seite nach vorne. Im Intervall zwischen den Attacken kann der Befund negativ sein, die Hautant-Probe, wie im weiteren erläutert wird, kann bei verschiedenen Kopfstellungen bei Läsionen im Bewegungssystem trotzdem positiv ausfallen.

Bei der **Routineuntersuchung** mit Hilfe der Hautant-Probe findet man bei Störungen im Bewegungssystem meist ein charakteristisches Muster, gleichgültig um welche Art des Schwindels es sich handelt, ja sogar oft bei Patienten, die keinen Schwindel empfinden. Bei 72 Untersuchungen bei 69 Patienten war die Stellung, die eine Deviation hervorruft, die Kopfrückbeuge und Drehung in einer der Deviation entgegengesetzten Richtung. Dagegen sistiert die Deviation in Kopfvorbeuge und Rotation in Richtung der Deviation. Oft besteht keine Deviation in Neutralstellung und sie tritt erst bei der Kopfrückbeuge auf. Dann verstärkt sie sich meist bei zusätzlicher Kopfdrehung in Gegenrichtung zur Deviation. (Bei rein labyrinthären Störungen ist die Deviation im angelehnten Sitzen nicht von der Kopfstellung abhängig.) In typischen Fällen war die Deviation auch von der Blockierungsrichtung abhängig, aber nur in 70 % der Fälle. Es bestanden allerdings oft Blockierungen nach beiden Seiten und in mehr als einem Segment. Die Deviation bleibt in der Regel nach Behandlung aus.

Es soll an dieser Stelle betont werden, dass bei den meisten Schwindelformen ein zervikaler Faktor beteiligt ist, was aus dieser Art der Untersuchung und auch aus den Therapieergebnissen hervorgeht.

Bei 70 Patienten mit zervikalem Schwindel und bei 33 Patienten mit Mischformen erhielten wir vergleichbare therapeutische Ergebnisse bei vorwiegend manipulativer Therapie (Lewit 1963). Am wenigsten spricht der Lagerungsschwindel auf manuelle Therapie an. Wenn gleichzeitig auch eine Hörstörung besteht, kann sich auch diese bessern; dies geschieht aber wesentlich seltener als beim Schwindel. In der überwiegenden Mehrzahl unserer Fälle bestanden Funktionsstörungen im Bereich der Kopfgelenke und auch der Kaumuskulatur (Temporomandibulargelenk). Ähnliche Ergebnisse geben Travell und Simons nach „spray und stretch" und Anästhesie des M. sternocleidomastoideus an, und findet man nach PIR der Kaumuskulatur.

Bedeutung der A. vertebralis

Die Halswirbelsäule wirkt auf die Erhaltung des Gleichgewichts mit Hilfe von Rezeptoren in Muskeln, Sehnen und Gelenkskapseln, aber auch indirekt durch die Blutversorgung des Labyrinths und des Hirnstamms durch die A. vertebralis. Der Hirnstamm integriert die propriozeptiven, labyrinthären und visuellen Afferenzen. Deshalb besteht sogar die Tendenz, die meisten Gleichgewichtsstörungen nicht als Folge von Fehlafferenzen durch Funktionsstörungen, sondern als Folge einer mechanischen zervikogenen Durchblutungsstörung im Bereich der A. vertebralis zu erklären. Es ist deshalb sehr wichtig, zu wissen, wann man bei Gleichgewichtsstörungen an eine Läsion der A. vertebralis denken sollte:

- Im höheren Alter, besonders wenn auch andere Zeichen einer Arteriosklerose bestehen.
- Wenn es sich um zervikale Synkopen handelt (drop attacks).
- Wenn die Kopfrückbeuge mit Rotation Schwindel hervorruft, besonders wenn keine Blockierung besteht, oder wenn auch nach Lösung bestehender Blockierungen die Kopfrückbeuge mit Rotation weiterhin Schwindel provoziert. Ein positiver de Kleyn-Test ist eine weitere Bestätigung. Dieser Test sollte schonend ausgeführt werden. Außerdem kann er auch einen Lagerungsschwindel auslösen, was man jedoch klinisch unterscheiden sollte: Der Lagerungsschwindel bricht plötzlich aus mit kurzer Latenz und hört ebenso jäh auf. Noch wichtiger ist es, dass der Lagerungsschmerz bei wiederholter Provokation aufhört, auslösbar zu sein. Die Insuffizienz der A. vertebralis steigert sich bei Wiederholung des Tests. Durch die Kopfdrehung wird der arterielle Blutfluss auf der Seite gedrosselt, von der der Kopf weggedreht ist. Bei positivem de Kleyn-Test ist die insuffiziente Arterie diejenige, zu der der Kopf gedreht ist.
- Bei gewissen radiologischen Befunden: Bei Retrolisthesis, bei Einengung des Intervertebralkanals auf Schrägaufnahmen der Halswirbelsäule, womöglich bei Kopfrückbeuge (☞ Abb. 3.26). Besonders soll der unterschiedliche Neigungswinkel des Gelenkspalts im selben Segment betont werden (☞ Abb. 3.58), bei dem es bei Rückbeuge zu einer Rotation kommen muss. Auch mächtige unkovertebrale Neoarthrosen können sich auf die A. vertebralis ungünstig auswirken.

Die angeführten klinischen Befunde sind nur Hinweise auf eine mögliche Insuffizienz der A. vertebralis; beweisend sind die Doppler-Sonographie und die Arteriographie.

In der neueren Literatur werden vielfach die Ergebnisse des de Kleyn-Tests aufgrund sonographischer Befunde in Frage gestellt; Nefyedov und Sitel (2005) bestätigen jedoch ebenfalls sonographisch die Wirksamkeit dieses Tests. Die klinische Erfahrung spricht allerdings eindeutig zugunsten dieses Tests; zahlreiche Patienten erleben Schwindel und manche stürzen zu Boden, wenn sie im Stehen den Kopf nach rückwärts beugen und rotieren, wie beim Wäsche aufhängen, Fensterputzen oder beim Anstreichen der Zimmerdecke. Man sollte deshalb diese Patienten vor solchen Tätigkeiten warnen.

Differenzialdiagnosen

Bei den meisten Störungen der A. vertebralis findet man gleichzeitig auch **Störungen im Bereich der Halswirbelsäule**. Das ist natürlich kein Zufall, wenn man die engen anatomischen Beziehungen vor Augen hat und bedenkt, dass bei Patienten im höheren Alter oft gleichzeitig degenerative Veränderungen sowohl an den Gefäßen als auch an der Wirbelsäule bestehen. Eine sklerotische Arterie reagiert viel empfindlicher auf mechanische Reize von Seiten der Halswirbelsäule als eine normale.

Ein erheblicher Teil von Patienten mit Gleichgewichtsstörungen hat Beschwerden von Seiten der Halswirbelsäule, was auch aus Literaturangaben hervorgeht, im Sinne des Syndroms des „hinteren Halssympathikus“ (Barré 1926) und der „zervikalen Migräne“ (Bärtschi und Rochaix 1949). Beide Autoren beschreiben eine Kombination von zervikogenen Kopfschmerzen mit Gleichgewichtsstörungen und Mitbeteiligung der A. und des N. vertebralis, manchmal auch mit leichten neurologischen Ausfallserscheinungen. Vitek (1965, 1970) betont, dass Kopfschmerzen bei Patienten mit Arteriosklerose meist durch Störungen der Halswirbelsäule verursacht sind.

Wenn die A. vertebralis betroffen ist, muss mit leichten neurologischen Herdsymptomen gerechnet werden, und dann müssen auch andere pathologische Prozesse ausgeschlossen werden. An dieser Stelle ist aus eigener Erfahrung zu betonen, dass eine Besserung des Zustands nach Manualtherapie keineswegs einen intrakranialen Raum fordernden Prozess ausschließen kann.

Therapie

Im Wesentlichen verläuft die Therapie nach denselben Prinzipien wie bei anderen Funktionsstörungen des Bewegungssystems, wenn man der Überzeigung ist, dass diese eine bedeutende Rolle spielen. Erst nach kompletter Untersuchung des Bewegungssystems analysiert man den Befund, stellt Verkettungen fest und fahndet nach dem wichtigsten Glied der Kette.

Lagerungsschwindel

Es wird angenommen, dass beim Lagerungsschwindel die freie Beweglichkeit von Otolithen eine Rolle spielt und dass man diese mit Hilfe eines raschen Lagewechsels „mobilisieren“ kann. Man kann also sich in rascher Folge aufsetzten und hinlegen, Kopf und Rumpf im Liegen von einer zur anderen Seite drehen oder sich bei gedrehtem Kopf aufsetzen und wieder hinlegen. Das Manöver, das den Schwindel hervorruft, hört nach einigen Wiederholungen auf, Schwindel auszulösen. Dem entspricht dann auch die Therapie: Der Patient übt, am besten schon am Morgen im Bett, das Manöver, das den Lagerungsschwindel hervorruft, bis dieses aufhört zu wirken. Dies kann er auch mehrere Male wiederholen; er ist dadurch weniger in Gefahr, eine Attacke auf der Straße zu erleben. Die Ergebnisse sind unvergleichlich besser als die der Pharmakotherapie, die bei diesen Fällen unerwünschte Nebenwirkungen im Sinne von Schläfrigkeit und Benommenheit haben.

Insuffizienz der A. vertebralis

Die engen pathogenetischen Wechselbeziehungen zwischen Halswirbelsäule und A. vertebralis sind von großer therapeutischer Bedeutung. Man weiß aus Erfahrungen bei der Angiographie, dass eine sklerotische Arterie auf Anstechen viel mehr mit Spasmen reagiert als eine normale. Das gilt auch für mechanische Reize von Seiten der Halswirbelsäule. Daraus ergibt sich die Notwendigkeit einer adäquaten Therapie. Deshalb besteht auch die Streitfrage, ob die manuelle Therapie hier in Betracht kommt oder die A. vertebralis beschädigen könnte.

Aus dem, was unter 5.1.2 angeführt wurde, geht hervor, dass schwere Komplikationen vor allem die Folge grober Fehler bei der Applikation der manuellen Therapie sind. Andererseits ist es nicht zu rechtfertigen, eine Funktionsstörung unbehandelt zu lassen, von der man weiß, dass sie die A. vertebralis mechanisch irritiert. Dabei bestehen die meisten gravierenden Funktionsstörungen im Bereich der Kopfgelenke, und hier kann man die günstigsten Wirkungen der manuellen Therapie beim Syndrom der A. vertebralis beobachten, weil sich bei normaler Funktion der Kopfgelenke die Schlinge der A. vertebralis bei der Kopfdrehung viel weniger anspannt. Falls die Kopfrotation in den Kopfgelenken eingeschränkt ist, muss die Kopfrotation unterhalb von C2 erfolgen, was bedeutet, dass sie im Bereich des Kanals der A. vertebralis stattfindet, also zwischen den Querfortsätzen der Halswirbel, wo sie bei der Rotation Scherungswirkungen ausgesetzt ist.

Dem entspricht auch unsere klinische Erfahrung. In einer Gruppe von 70 Patienten mit Schwindel bestanden bei 21 Zeichen einer Beteiligung der A. vertebralis. Während es bei den Patienten ohne Zeichen einer Mitbeteilung der A. vertebralis nach manueller Therapie nur 10 % Versager gab, war die Behandlung bei gestörter A. vertebralis bei 28,5 % erfolglos, bei 38 % der Fälle jedoch ausgezeichnet und bei weiteren 33,5 % günstig. Es handelte sich vor allem um die Mobilisation in den Kopfgelenken, die ausschließlich mit Hilfe der schonenden neuromuskulären Techniken erfolgt, die nicht mehr belasten als die spontanen Kopfbewegungen, die der Patient täglich ausführt.

Die Behandlung hat hier auch diagnostische Bedeutung: Wenn sich der Zustand nach Behandlung der Halswirbelsäule nicht bessert, muss man daraus schließen, dass die Beschwerden ausschließlich einer Störung der Arterie zuzuschreiben sind. Eine adäquate manipulative Therapie bringt also nicht nur gute Ergebnisse, wo eine andere konservative Therapie versagt, sondern ermöglicht es, die Patienten zu erkennen, bei denen eine Angiographie indiziert ist und ggf. ein chirurgischer Eingriff.

Es ist zu bedenken, dass die kunstgerechte Mobilisation die wirksamste konservative Therapie der Insuffizienz der A. vertebralis ist, wenn gleichzeitig eine Funktionsstörung im Bereich der (oberen) Halswirbelsäule besteht.

Abschließend soll betont werden, dass diese Erwägungen niemanden davon abhalten sollten, Schwindelpatienten zu behandeln, denn nur wenige Beschwerden können bei richtiger Indikation und Technik wirksamer konservativ behandelt werden.

Fallbeispiel

Anamnese P. E., geb. 1934, stellte sich erstmals am 21. 8. 1986 vor. Sie klagte über Schwindel, der sich beim Hinlegen verschlimmerte und mit der Sensation eines Zugs zur linken Seite und Rotation nach vorne einherging. Während eines Schwindelanfalls im Juni war sie sogar gestürzt. Derartige Anfälle erlitt sie im Laufe der letzten 11 Jahre wiederholt, u. a. fiel sie bei Kopfrückbeuge während des Turnens auf die rechte Seite. Ihr Zustand verschlechterte sich seitdem und sie litt auch an Übelkeit und Ohrensausen. Seit 1973 bestanden auch Kopfschmerzen, seit 1984 zusätzlich Kreuzschmerzen. In der Anamnese erwähnte sie außerdem wiederholte Tonsillitiden und Kreuzschmerzen während der Menstruation und zwei Schwangerschaften.

Klinischer Befund und Therapie Bei der Untersuchung bestand eine Seitenabweichung bei der Hautant-Probe nach rechts, die bei Kopfvorbeuge und Rotation nach rechts sistierte. Im Zweiwaagentest war die Belastung rechts 30 kg, links 37 kg. Es fanden sich eine Blockierung bei C0/C1 und ein schmerzhaftes Steißbein. Nach Mobilisation und Impulsmanipulation im Sinne der Traktion war die Hautant-Probe negativ und sie belastete beide Beine mit 33 bzw. 34 kg.

Bei der Kontrolluntersuchung am 11. 9. 1986 war der Schwindel weniger häufig aufgetreten, aber gleich intensiv. Das machte besonders Probleme, als sie Störche beim Fliegen beobachten wollte. Bei der Untersuchung bestand eine Seitenabweichung bei der Hautant-Probe nach links, aber nur bei Kopfrückbeuge und Kopfrotation nach rechts. Vor- und Rückbeuge des Kopfes riefen Schwindel hervor, der in Neutralstellung aufhörte. Wieder bestand eine Blockierung bei C0/C1 und auch bei C7/Th1. Die de Kleyn-Probe war deutlich positiv. Bei einer weiteren Untersuchung am 29. 9. 1986 waren die Beschwerden unverändert, die de Kleyn-Probe war schon bei der bloßen Kopfrückbeuge positiv und verschlechterte sich bei Linksrotation. Wir empfahlen eine Angiographie, die Ende Januar 1987 durchgeführt wurde und einen Gefäßverschleiß der linken A. vertebralis erkennen ließ. Die Patientin wurde am 6. 1. 1987 an der linken A. vertebralis operiert.

Bei der Untersuchung am 6. 4. 1988 wegen Schmerzen im linken Arm berichtete die Patientin, diese Schmerzen wären nach der Angiographie über die A. femoralis aufgetreten. Es fand sich eine Blockierung der 1. Rippe mit Verspannung der Mm. scaleni.
An Schwindel litt sie nicht mehr.

Epikrise Dieses Fallbeispiel illustriert besonders eindrucksvoll den diagnostischen Wert der manuellen Techniken.

Abschließend sei nochmals betont, dass die Differenzialdiagnostik des Schwindels viele Fachrichtungen betrifft und bei vielen Fällen eine interdisziplinäre diagnostische Abklärung notwendig ist.

7.7 Aktive Narben

1947 publizierte Huneke (1947), dass nach Lokalanästhesie von Narben Schmerzsymptome im Bewegungssystem, oft an entfernten Orten, augenblicklich abklingen, was er als „Sekundenphänomen" bezeichnete. Diesen Effekt schrieb er dem Novokain zu. Damals blieb seine Beobachtung nicht unbeachtet, sie leitete die Ära der Neuraltherapie ein, der Lokalanästhesie pathogener Herde (Dosch 1964, Gross 1979), die aber wieder in Vergessenheit geriet.

Man überzeugte sich von der Wirksamkeit der Behandlung von Narben und lernte im Laufe der Jahre, dass nicht das Lokalanästhetikum für die Wirkung verantwortlich ist, sondern die Nadelung (Lewit 1979). Entscheidend war jedoch, dass man die Klinik, Diagnostik und Therapie der Weichteile erkannte. Die Narbe ist für uns heute zum Modell für die Pathologie der Weichteile geworden. Dies ist auch deshalb der Fall, weil sie alle Schichten, von der Epidermis, Unterhaut, Muskeln und Faszien bis z. B. in den Bauchraum, betrifft, die jedoch einzeln diagnostiziert und auch behandelt werden müssen.

Alle diese Schichten haben eines gemeinsam: Wenn sie sich nicht normal verhalten, ist ihre Dehnbarkeit und gegenseitige Verschiebbarkeit eingeschränkt. Wie bei allen übrigen beweglichen Strukturen muss man auch hier eine normale (physiologische) Barriere von einer pathologischen unterscheiden. Wo man also **pathologische Barrieren** diagnostiziert, spricht man von **„aktiven Narben"**. Nur an der Hautoberfläche diagnostiziert man zusätzlich beim Streicheln eine vermehrte Hautreibung (skin drag), womit man sehr schnell aktive Narben erkennt.

Damit ist auch die pathogenetische Bedeutung von aktiven Narben leicht zu begreifen: Wenn sich unser Körper bewegt, beschränkt sich die Bewegung nicht auf Muskeln und Gelenke mit den Knochen, also das eigentliche Bewegungssystem, sondern alle übrigen Gewebe müssen sich harmonisch mitbewegen, sich dehnen und gegenseitig verschieben. Wenn diese, zum größten Teil nur wenig erforschten, Mitbewegungen gestört sind, wird die Funktion des Bewegungssystems auf reflektorischem Weg beeinträchtigt. Das gilt ebenfalls für die viszeralen Organe.

7.7.1 Diagnostik

Auf den ersten Blick erscheint die Diagnostik äußerst einfach: Man stellt in jeder Schicht eine **pathologische Barriere** fest, also die Hautdehnung, die Faltung der Unterhaut und die Dehnung der Falte, die typischen Widerstände von Triggerpunkten, die Verschieblichkeit der Faszien und Resistenzen, der pathologischen Barrieren im Bauchraum. Aufgrund großer klinischer

Erfahrungen soll aber auf folgende **Schwierigkeiten** hingewiesen werden: Bei chirurgischen Narben wird der Schnitt an der Haut oft so gewählt, dass er kosmetisch nicht stört, die eigentliche Operation der tiefer liegenden Strukturen findet aber in einiger Entfernung davon statt, wovon man sich überzeugen muss, um dort die pathologischen Barrieren zu erkennen. Besonders verantwortungsvoll ist die Diagnostik von Resistenzen im Bauchraum. Heute wird vielfach laparoskopisch operiert, weshalb an den oberflächlichen Schichten nichts zu ertasten ist. Man muss sich also auf seine Fähigkeiten verlassen, die Lokalisation und Richtung der Resistenzen im Bauchraum zu erkennen. Nicht weniger wichtig ist es dann, die Entspannung (release) verlässlich zu erkennen; wenn nämlich kein Entspannungsphänomen erfolgt, handelt es sich nicht um eine Narbe, sondern um einen pathologischen Prozess im Bauchraum. Man muss dann die entsprechenden diagnostischen Schritte einleiten.

Die Diagnostik allein ist allerdings nicht ausreichend; es gilt auch, die **Relevanz** festzustellen. Eine aktive Narbe muss nämlich für die Beschwerden, deretwegen man den Patienten behandelt, nicht unbedingt eine Rolle spielen. Um die Relevanz erkennen zu können, beginnt man nach kompletter Untersuchung mit der Therapie der Narbe, um feststellen zu können, in wieweit die Funktionsstörungen und ihre Verkettung durch den Eingriff an der Narbe beeinflusst werden oder nicht. Das ist nicht nur wichtig im positiven Sinne, d.h. dass bei positivem Erfolg die weitere Therapie auf die Narbe abzielt. Wenn man eine relevante aktive Narbe nicht behandelt, ist jede andere Therapie erfolglos.

7.7.2 Therapie

Sie besteht jedes Mal darin, die **Entspannung** bis zum Ende zu verfolgen. Bei Resistenzen im Bauchraum muss man oft die Richtung ändern, je nachdem, wo noch Resistenzen palpierbar sind. Dabei gibt der Patient oft an, wo er im Bewegungssystem (meist im Rücken) den Übertragungsschmerz fühlt. Es ist wichtig zu wissen, dass eine einmalige Behandlung nicht genügt und es meist günstig ist, die Oberfläche auch zu streicheln und die tieferen Schichten durch heiße Rollen auf die Behandlung vorzubereiten. Zahl und Frequenz der Behandlungen müssen sich nach dem Verlauf richten.

Was die pathogene Wirkung der Resistenzen im Bauchraum anbelangt, hängt diese nicht vom Organ oder gar seiner Stellung ab oder ob man diese oder jene Struktur im Bauchraum tastet, wie dies die viszerale Osteopathie haben will. Sie wird lediglich von den pathologischen Barrieren im Bauchraum, die eine harmonische Mitbewegung der Eingeweide während der Körperbewegungen stören, bestimmt.

Fallbeispiel

Anamnese B. W., geb. 1967, stellte sich am 3. 10. 2000 wegen Schmerzen in Armen und Schultern vor. Vor drei Jahren hatte sie eine Entbindung, das Neugeborene wog über 4 kg, sie verlor viel Blut, hatte hohes Fieber und bekam Antibiotika. Die Schulterschmerzen begannen bald nach der Geburt.

Klinischer Befund und Therapie
Bei der Patientin fand sich bei der Untersuchung eine Verkettung von Triggerpunkten bis zum linken Fuß. Die Krankengeschichte rief den Verdacht auf eine Narbe im Unterleib hervor, wo tatsächlich eine Resistenz im linken Hypogastrium palpiert werden konnte. Nachdem es gelang, das Entspannungsphänomen zu erreichen, waren die Symptome einschließlich der Triggerpunkte gelöscht.

Bei einer Kontrolluntersuchung einen Monat später war die Patientin weitgehend gebessert, die Behandlung im Unterbauch wurde wiederholt und zusätzlich wurde der zervikothorakale

Übergang mit einer Traktionsmanipulation behandelt. Danach war die Patientin beschwerdefrei.

Epikrise Dieser Fall ist aus folgenden Gründen lehrreich: Die Beschwerden begannen kurz nach der Entbindung. Die Palpation des Hypogastriums bestätigte eine schmerzhafte Resistenz, bei der es gelang, das Entspannungsphänomen und gleichzeitig ein „Sekundenphänomen" nach Huneke zu erreichen.

7.8 Strukturelle Erkrankungen mit Funktionsstörungen

7.8.1 Basiläre Impression und Spinalkanalstenose

Beide genannten Anomalien haben gemeinsam, dass sie Kompressionssyndrome verursachen können, einmal des verlängerten Marks und einmal des zervikalen Abschnitts des Rückenmarks. In beiden Fällen handelt es sich um einen angeborenen Zustand, der meist im höheren, sogar hohen Alter, Symptome hervorruft. Daraus geht hervor, dass es sich hier um eine Dekompensation infolge von degenerativen und funktionellen Prozessen handelt. Deshalb besteht die Möglichkeit, mit einer Therapie, die auf die Wiederherstellung der Funktion abzielt, zu beginnen, sofern nicht gleich eine chirurgische Therapie indiziert ist.

Bei der basilären Impression fehlen oft neurologische Kompressionserscheinungen und die Patienten klagen lediglich über Beschwerden, die dem zervikokranialen Syndrom entsprechen. Dann geht man bei der Therapie so vor, als wenn diese Anomalie gar nicht bestünde. Aber auch bei Patienten mit gewissen Zeichen einer Raumnot in der hinteren Schädelgrube kann die manipulative Therapie Besserung bringen. Dasselbe gilt auch für die zervikale Myelopathie und den engen zervikalen Spinalkanal und nicht nur für die Schmerzsymptomatik, sondern auch für leichtere Paresen.

Die angeführten Fallbeispiele illustrieren die Bedeutung der Therapie von Funktionsstörungen des Bewegungssystems bei neurologischen Erkrankungen mit organischen Ursachen.

Fallbeispiel

Anamnese K. M., geb. 1895, stellte sich erstmals am 27. 1. 1957 vor. In der Familien- und der eigenen Anamnese gab sie eine Lungentuberkulose an. Seit 1948 litt sie an Kopfschmerzen, Schmerzen im Bereich der Halswirbelsäule und auch an Kreuzschmerzen. Seit 1954 verschlechterten sich ihr Gehör und ihr Sehvermögen. Sie klagte über Schwindel mit Drall nach rückwärts und manchmal zu beiden Seiten. Sie hatte auch Schmerzen, die in die Arme ausstrahlten, und Taubheitsgefühle in den Händen.

Klinischer Befund Bei der Untersuchung fanden sich ein Nystagmus zweiten Grades vertikal nach unten und beim Blick zur Seite in diagonaler Richtung. Der Kornealreflex war links abgeschwächt und es bestand eine leichte zentrale Fazialisparese links. Die Zunge wich ein wenig nach links ab. Der Hals war auffallend kurz, die Kopfneigung und -drehung waren zu beiden Seiten eingeschränkt. An den Armen waren die Muskeleigenreflexe gesteigert und auf der linken Seite stärker auslösbar. Der Hoffmann-Knipsreflex war auf beiden Seiten positiv. Auch an den Beinen waren die Reflexe gesteigert und es bestanden Pyramidenbahnzeichen. Die Patientin stand unsicher und ihr Gang war spastisch.

Röntgenbilder von Schädel und Halswirbelsäule zeigten eine deutliche basiläre Impression. Es bestand eine

Ventralverschiebung von C6 gegen C7 mit spondylotischen Randzacken bei C6. Im Myelogramm unter Luftinsufflation fanden sich dorsal eine Vorwölbung unterhalb des Foramen magnum bis zur Höhe des Axisbogens, wobei der vordere Subarachnoidalraum normal breit war. Der Liquorbefund war unauffällig. Es bestand also eine basiläre Impression mit einer Arnold-Chiari-Malformation.

Therapie Bei der Patientin wurde Anfang März 1957 versuchsweise mit der Traktionstherapie an der Halswirbelsäule begonnen. Ende März konnte sie ohne wesentliche Beschwerden gehen, der Nystagmus war objektiv gebessert. Deshalb wurde die Behandlung mit Hilfe der Traktion ambulant bis zum Sommer 1957 fortgesetzt.

Nach Abschluss der Behandlung verschlechterte sich ihr Zustand im März 1958, sodass sie im April wieder stationär aufgenommen wurde. Bei einer späteren Kontrolluntersuchung im März 1959 klagte die Patientin über Schwindelattacken. Es zeigte sich ein Schwanken nach beiden Seiten im Stehen, das sich nach Traktion mit Kopfrotation sofort besserte. Die letzte Kontrolluntersuchung fand am 13.5.1961 statt. Die Patientin klagte über keine Gangstörungen und hatte nur zeitweise Schwindelattacken. Es fand sich ein Nystagmus ersten Grades, der Hals war frei beweglich. Die Spastik beim Gehen war minimal. Bei der Hautant-Probe bestand eine leichte Seitenabweichung nach rechts, die nach Traktion sofort nachließ.

Fallbeispiel

Anamnese H. A., geb. 1893, fühlte im Februar 1950 eine Taubheit im zweiten, vierten und fünften Finger der rechten Hand. Die Hand wurde allmählich immer schwächer und so ungeschickt, dass er sich nicht mehr rasieren konnte.

Klinischer Befund Bei der Untersuchung wurde eine Atrophie der Mm. interossei und des M. adductor pollicis rechts festgestellt. Der Patient konnte seine Finger nicht voll extendieren. Die Reflexe C5–C7 waren gesteigert. Der Palmomentalreflex war positiv.
Es bestanden keine Sensibilitätsstörungen. Im Röntgenbild der Halswirbelsäule waren nur geringfügige Zeichen einer zervikalen Spondylose nachweisbar.
Zu Beginn lautete die Verdachtsdiagnose progressive spinale Muskelatrophie (Aran-Duchenne).

1951 bis 1954 wurde der Patient erneut untersucht. Damals stellten sich auch geringe Beschwerden an der linken Hand ein. Der neurologische Befund änderte sich nur wenig. Es wurde eine Myelographie unter Luftinsufflation durchgeführt, die eine Vorwölbung der Bandscheiben C3/C4 und C5/C6 zeigte. Es bestand eine leichte Eiweißvermehrung im Liquor.

Aufgrund des myelographischen Befundes wurde der Patient im Oktober 1955 zu einer Kontrolluntersuchung bestellt. Die Muskelatrophien entsprachen bei näherer Betrachtung dem Segment C8 und es war möglich, eine leichte Hypästhesie in diesem Segment festzustellen.

Therapie Schon beim bloßen Traktionstest fühlte der Patient eine Besserung der Sensibilität in der rechten Hand und er konnte die Fingerbeeren wieder zusammenführen. Es wurde deshalb mit der manuellen Therapie begonnen, nach der eine bedeutsame Besserung eintrat, sodass sich der Patient nach Jahren wieder rasieren konnte.

Diese Fallbeispiele illustrieren, dass sowohl bei der basilären Impression als auch bei der zervikalen Myelopathie die Möglichkeit besteht, durch eine Therapie, die auf die Funktion abzielt, eine klinische Besserung zu erzielen. Etwas Ähnliches gilt auch für die Syringomyelie.

Fallbeispiel

Anamnese S. M., geb. 1905, verspürte seit 1949 Nackenschmerzen und Schmerzen in der Schulter und Armen. Später kamen noch ein brennendes Gefühl in der linken Gesichtshälfte mit Tränen des linken Auges hinzu. Nach und nach gesellten sich Ungeschicklichkeit und Schwäche der linken Hand dazu. 1953 traten die Beschwerden in der rechten Hand auf. Seit 1952 verschlechterte sich auch der Gang.

Klinischer Befund Bei der ersten Untersuchung Anfang 1953 bestanden ein Horner-Syndrom links, ein Nystagmus 1. Grades, eine Abschwächung des Kornealreflexes links, Muskelatrophien an beiden Armen, vor allem links, wo auch trophische Veränderungen an der Haut markanter waren. Die Reflexe C5 waren beidseitig erloschen, C6 und C7 waren abgeschwächt und C8 links normal, rechts gesteigert. Rechts bestanden auch Pyramidenbahnzeichen. Die Bauchdeckenreflexe waren erloschen und an den unteren Extremitäten die Muskeleigenreflexe gesteigert.

Therapie Beim ersten Klinikaufenthalt wurde bei der Patientin im Oktober 1953 eine Röntgenbestrahlung vorgenommen. Damals wurde auch die Traktion der Halswirbelsäule versuchsweise ausprobiert. Vor der Traktion konnte die Patientin die Schulterabduktion beidseitig nur bis zu 150° ausführen, nach der Traktion links um 170°, rechts um 160°. Deshalb wurde eine Traktionstherapie verordnet, die Beweglichkeit in den Schultern normalisierte sich binnen 3 Wochen.

Bei einem späteren Klinikaufenthalt im Jahr 1954 klagte die Patientin abermals über Schulterschmerzen, die wieder nach Traktion nachließen. Trotzdem zeigte die neurologische Untersuchung eine Progredienz des Grundleidens. Es bestand jetzt eine Komplette Areflexie am linken Arm und rechts war lediglich der Reflex von C8 erhalten. Trotz der Verschlechterung des objektiven Befundes fühlte sich die Patientin wohler und konnte die Arme in den Schultern besser bewegen. Dies war der Schmerzlinderung bei Besserung der vertebragenen Funktionsstörung zuzuschreiben.

7.8.2 Wurzelsyndrome

Auch bei Wurzelsyndromen handelt es sich in der Regel um **pathomorphologisch bedingte Erkrankungen** (am häufigsten durch einen Bandscheibenvorfall) vor allem an den unteren Extremitäten, bei denen Funktionsstörungen eine erhebliche Rolle spielen. An den oberen Extremitäten handelt es sich um ein komplexeres Geschehen, das zur Raumnot im Intervertebralkanal führt, seltener auch infolge von Diskushernien. Weitere morphologische Veränderungen sind ein enger Spinalkanal sowohl im Zervikal- als auch im Lumbalbereich. Ebenfalls kommen, wenn auch seltener, Raum fordernde Prozesse in Betracht.

Mit Ausnahme Raum fordernder Prozesse stellen die hier angeführten pathomorphologischen Veränderungen keine absolute Indikation zur Operation dar. Die große Mehrzahl von Wurzelsyndromen heilt auch ohne Operation durch funktionelle Kompensation und Resorption der Bandscheibe aus. Das ist auch die Erklärung für den häufigen Erfolg der konservativen Therapie durch Traktion, Manipulation, verschiedene Formen der Reflextherapie, Krankengymnastik und Stabilisationsmethoden. Hier ist besonders hervorzuheben, dass die Operation allein, wenn keine adäquate Rehabilitation folgt, d. h. ohne dass eine normale Funktion wiederhergestellt wird, meist nicht zum Erfolg führt. Deshalb wird in diesem Lehrbuch das Problem des Bandscheibenvorfalls behandelt. Das gegenseitige Verhältnis von pathomorphologischen und funktionsbedingten Störungen stellt ein komplexes diagnostisches und pathogenetisches Problem dar.

Klinisch verhalten sich Wurzelsyndrome an den oberen und unteren Extremitäten sehr unterschiedlich, weshalb sie getrennt behandeln werden sollen. Es sei auch auf Kapitel 2.12 verwiesen.

Wurzelsyndrome der unteren Extremität

Anamnese

Obwohl Wurzelsyndrome mit anderen vertebragenen Erkrankungen vieles gemeinsam haben, bestehen doch gewisse Besonderheiten, allen voran, dass den Extremitätenschmerzen in den meisten Fällen **Kreuzschmerzen** vorausgehen. Das ist auch der Grund, warum ein Bandscheibenvorfall nicht nur als Ursache von **Wurzelschmerzen**, sondern auch von Kreuzschmerzen schlechthin aufgefasst wird. Da jedoch Kreuzschmerzen wesentlich zahlreicher sind als radikuläre Syndrome, spricht das lediglich dafür, dass nur diejenigen Kreuzschmerzen den Wurzelsyndromen vorausgehen, die eben auch diskogen sind. Deswegen wurden unter 7.1.5 die charakteristischen Symptome der diskogenen Kreuzschmerzen beschrieben. Es gibt allerdings auch Wurzelsyndrome, bei denen die Schmerzen in den Beinen beginnen und denen keine Kreuzschmerzen vorausgehen. Kreuzschmerzen stellen sich dann meist später ein, manchmal auch gar nicht. Auch Schmerzen im Gesäß kommen häufig vor, wovon die Bezeichnung „Ischiasschmerzen“ zeugt. Auch der Wurzelschmerz kann plötzlich beginnen nach Verheben, aber auch morgens beim Erwachen. Er kann sich auch ganz allmählich steigern, sodass sich der Patient an den Beginn nicht genau erinnern kann. Um den Patienten gut beraten zu können, ist es wichtig, von ihm zu erfahren, unter welchen Umständen sich die Beschwerden verschlimmern und wann Schmerzlinderung eintritt.

Von den bloßen Übertragungsschmerzen unterscheiden sich die Wurzelschmerzen darin, dass die Schmerzen und Taubheitsgefühle bis in die Zehen ausstrahlen, dass neben dem Schmerz auch Parästhesien mit Ameisenlaufen und Taubheitsgefühlen bestehen und dass der Patient das Gefühl hat, er könne das Bein nicht verlässlich beherrschen. Manchmal ist er sich auch einer Schwäche bewusst. Dazu bestehen typische Schmerzen beim Husten, Niesen, Stuhlgang, manchmal auch Lachen. Außer im Akutfall bringt das Gehen eher Schmerzlinderung. Wenn jedoch der Patient über Schmerzen beim Gehen klagt, muss man fragen, ob er nach einer gewissen Gehstrecke stehen bleiben muss und welche Stellung er dabei einnimmt. Nur so erkennt man eine Klaudikatio.

Klinischer Befund

Der Patient kann oft den Verlauf der Schmerzen und Parästhesien an der kranken Extremität aufzeichnen. Bei der Untersuchung im Stehen findet man oft die typische Schonhaltung (☞ Abb. 7.1). Aber auch hier bestehen Ausnahmen: Das sind Patienten, die eine extrem aufrechte Haltung einnehmen und sich überhaupt nicht nach vorne beugen können. Die häufigere Schonhaltung in Vorbeuge und mit ausladendem Becken zur schmerzhaften Seite ist einleuchtend. In dieser Haltung erweitert sich der Intervertebralkanal. Die lordotische Haltung wurde von de Sèze durch die Lage des Bandscheibenvorfalls relativ zum Duralsack und der Nervenwurzel erläutert (de Sèze, Welfling 1957).

Wenn der Lasègue-Test positiv ist, ist auch die Vorbeuge im Stehen mit ausgestreckten Beinen eingeschränkt. Bei Patienten, die eine übertrieben aufrechte Haltung einnehmen, ist auch die Vorbeuge im Sitzen bei gebeugten Knien eingeschränkt. Bei weniger akuten Fällen kann die Haltung im neutralen Stand unauffällig sein, die Vorbeuge bei gestreckten Beinen ist oft eingeschränkt, solange der Lasègue-Test positiv ist. Dann prüft man auch die Vorbeuge im Sitzen. Nicht selten beobachtet man während der Vorbeuge, kurz nach Beginn, ein schmerzhaftes Hindernis, den „painful arc“ nach Cyriax, bei dessen Überwindung die Vorbeuge dann weiter normal verläuft. Dies spricht für eine Diskushernie.

Es ist zu betonen, dass die Schonhaltung und Bewegungseinschränkung nicht Folge einer Blockierung im Bewegungssegment sind und dass diese sogar fehlen können. Beim Wurzelsyndrom L5 und S1 ist der Lasègue-Test in der Regel deutlich positiv. Man sollte jedoch unterscheiden, ob es bei Auftreten des Schmerzes möglich ist, das gestreckte Bein noch weiter in der Hüfte zu flektieren oder nicht. Seltener besteht auch hier ein „painful arc" nach Cyriax, bei dem der Patient bei geringem Anheben des Beins Schmerzen verspürt, bei weiterer Beugung des gestreckten Beins in der Hüfte jedoch keine Schmerzen bestehen. Ein verlässliches Zeichen einer Diskushernie ist der umgekehrte Lasègue-Test: Beim Anheben des gestreckten, nicht schmerzhaften Beins verspürt der Patient Schmerzen auf der schmerzhaften Seite. Nie sollte man versäumen, auch den umgekehrten Lasègue-Test zu machen, damit man nicht das häufige Wurzelsyndrom L4 übersieht, bei dem der Lasègue-Test oft negativ ist.

Von größter Bedeutung sind die neurologischen Zeichen einer Wurzelläsion Parese und Hypästhesie, ohne die eine verlässliche Diagnose eines Wurzelsyndroms wegen des oft sehr trügerischen Übertragungsschmerzes fraglich ist. Eine auch nur geringe Abschwächung eines Muskels, eine Hypotonie oder dem Segment entsprechende Hypästhesie sind deshalb bedeutend und sollten sorgfältig untersucht werden. Im Folgenden sollen nun die Symptome der einzelnen Wurzelsyndrome der unteren Extremitäten besprochen werden. Klinisch bedeutend sind nur die radikulären Syndrome L4, L5 und S1.

Wurzelsyndrom L4

Der Schmerz strahlt ventral am Oberschenkel zum Knie und manchmal noch weiter ventromedial am Unterschenkel in Richtung zum medialen Knöchel aus. Bei diesem Wurzelsyndrom ist der Lasègue-Test oft nur wenig positiv, dagegen ist der umgekehrte Lasègue-Test immer deutlich ausgeprägt. Der M. quadriceps femoris, die Hüftbeuger im Sitzen (M. rectus femoris) und der Patellarsehnenreflex sind abgeschwächt oder nicht auslösbar. Bei erheblicher Abschwächung sind das Heruntersteigen von Treppenstufen und die Aufrichtung aus der Kniebeuge bei Belastung des erkrankten Beins beschwerlich. Der Gang kann unsicher sein. Eine Hypästhesie kann ventral am Oberschenkel bestehen.

Wurzelsyndrom L5

Die Schmerzen und Parästhesien strahlen lateral über das Gesäß, den Ober- und Unterschenkel zum Rist und zur großen Zehe aus („Generalstreifen"), wo auch eine Hypästhesie zu finden ist. Keiner der regelmäßig untersuchten Sehnenreflexe ist verändert. Die am meisten abgeschwächten Muskeln sind der M. extensor hallucis longus und der M. extensor digitorum brevis. Man findet nicht nur deren Abschwächung, sondern kann auch sehr gut ihre Hypotonie dicht neben der Tibiakante und oberhalb des äußeren Knöchels palpieren. Bei schweren Fällen sind auch der M. tibialis anterior abgeschwächt und damit auch die Dorsalflexion im Talokruralgelenk sowie die Dorsalflexion der Zehen. Das zeigt sich deutlich im Hackengang: Das Heben des Fußes ist erschwert („signe du talon"). Bei sehr akutem Verlauf kann es zu schweren Lähmungen kommen, sodass der Fuß schlaff herabhängt und es zum Steppergang kommt. Man sollte dies nicht mit einer viel seltener vorkommenden Lähmung des N. peroneus verwechseln. Auch die Innenrotation der Hüfte ist abgeschwächt (Horáček 2000).

Ein wertvolles neurologisches Zeichen ist auch der vermehrte Widerstand bei der Hautdehnung der Interdigitalfalte zwischen der 1. und 2. sowie zwischen der 2. und 3. Zehe und bei der gegenseitigen Dorsoplantarverschiebung des 1. und 2. sowie des 2. und 3. Os metatarsale, besonders bei Patienten, bei denen die Schmerzen bis in die Zehen ausstrahlen. Der schmerzhafte Kennmuskel (TrP) ist der M. piriformis, weshalb der Patient von Hüftschmerzen spricht.

Wurzelsyndrom S1

Die Schmerzen und die Parästhesien beim Wurzelsyndrom S1 strahlen dorsal über das Gesäß, dorsal über den Oberschenkel, dorsal zum lateralen Knöchel und lateral am Fuß zur kleinen Zehe aus. Dem entspricht auch die Hypästhesie. Die abgeschwächten Muskeln sind der M. fibularis, M. triceps surae, besonders der laterale Anteil, die Gesäßmuskulatur, weshalb die Glutealfalte im Stehen niedriger verläuft (Hypotonie). Ein Frühzeichen ist nach Véle die abgeschwächte Reaktion der Zehenbeuger, wenn der Patient sein Gewicht nach vorne verlagert (ohne sich auf die Zehenspitzen zu stellen). Normalerweise kommt es dabei zur reflektorischen Flexion der Zehen auf der Seite des Wurzelsyndroms. Die Abschwächung zeigt sich auch deutlich im Zehengang. Der Achillessehnenreflex ist abgeschwächt oder erloschen. Bei diesem Syndrom besteht auch oft eine deutliche Störung der Propriozeption. Man kann dann im Seitenvergleich feststellen, dass der Patient die passive Bewegung einer Zehe später erkennt als auf der gesunden Seite. Bei diesem Wurzelsyndrom besteht ein vermehrter Widerstand bei der Dehnung der Interdigitalfalte zwischen der 3. und 4. sowie der 4. und 5. Zehe und bei der Dorsoplantarverschiebung des 3. und 4. sowie 4. und 5. Os metatarsale gegeneinander.

Diagnostische Problematik

Klinisch kann man verlässlich ein radikuläres Syndrom vom Übertragungsschmerz unterscheiden, die Diagnose einer Diskushernie als dessen Ursache ist schon schwieriger. Ein Bandscheibenvorfall kann klinisch stumm sein und eine Wurzelkompression kann durch einen engen Spinalkanal, einen engen Recessus lateralis oder durch einen Raum fordernden Prozess verursacht sein. Auch die Lokalisation kann schwieriger sein, als es den Anschein hat. Es gibt Anomalien im Verlauf der Nervenwurzeln und häufig findet man im CT (oder NMR) mehr als einen Bandscheibenprolaps. Nur einer davon ist wahrscheinlich klinisch relevant. Bei länger immobilisierten Patienten kommt es nicht selten zu Thrombophlebitiden, deren Schmerzen nicht mit radikulären verwechselt werden dürfen und spezifisch behandelt werden müssen.

Wenn eine Operation indiziert ist, muss die Diagnose vorher mit Hilfe Bild gebender Methoden belegt werden. Aber auch diese sind nicht unfehlbar. Wenn mehr als ein Bandscheibenvorfall zur Darstellung kommt, können sie über deren klinische Relevanz nur wenig aussagen.

Neurogene Claudicatio intermittens (Wurzelklaudikatio)

Es ist notwendig, einiges über das Problem der neurogenen Claudicatio intermittens (Wurzelklaudikatio) anzuführen. Sie hängt aufs engste mit dem engen Spinalkanal zusammen. Bei diesem Syndrom ist der Patient in Ruhe oft beschwerdefrei. Die Beschwerden, meist einschießende Schmerzen ins Bein, zeigen sich erst beim Gehen; nach einer gewissen Strecke zwingen sie den Patienten, stehen zu bleiben, eine Hockstellung einzunehmen und – wenn möglich – sich hinzusetzen. Nach kurzer Zeit hört der Schmerz auf, der Patient kann wieder gehen, aber nach ungefähr derselben Gehstrecke wiederholt sich die Problematik. Der Patient ist in Ruhe oft beschwerdefrei und der Untersuchungsbefund kann praktisch normal sein. Meist bestehen auch Schmerzen bei längerem Stehen.

Die neurogene Claudicatio intermittens ist immer ein prognostisch schwer wiegendes Zeichen und die Therapie ist schwierig. Oft wird die Diagnose gar nicht gestellt. Bei der Untersuchung ist der Befund minimal. Entscheidend ist hier lediglich die Anamnese. Wenn man diese Patienten befragt, *wobei* sie Schmerzen verspüren, lautet die Antwort: Beim Gehen. Das ist, außer im akuten Stadium, sonst nicht der Fall. Sobald also der Patient, der in Ruhe schmerzfrei ist, einem mitteilt, er hätte Schmerzen beim Gehen, muss man fragen, ob er stehen bleiben muss und welche Stellung er dann einnimmt. Zahlreiche Patienten, die an neurogener Claudicatio intermittens leiden, entgehen der Diagnose und es hat dann den Anschein, dass es sich um ein seltenes Leiden handelt. Es gibt auch Patienten, die lediglich Kreuzschmerzen haben.

Fallbeispiel

Anamnese H. M., geb. 1926, klagte über Schmerzen im Kreuz und im linken Bein. Die Schmerzen steigerten sich nicht beim Husten oder Niesen. Kreuzschmerzen bestanden schon seit 1965, insbesondere beim Gehen. Seit 1986 muss sie sich nach ca. 200 Metern Gehstrecke hinsetzen, nach ungefähr zwei Minuten Ruhe kann sie weitergehen. Seit März 1989 leidet sie unter starken Schmerzen im linken Bein, besonders beim Stehen.

Klinischer Befund und Therapie Bei der Untersuchung am 28.8.1989 bestand eine auffallende Vorhaltung, die Rückbeuge war eingeschränkt. Bei der Hautant-Probe wurde eine Linksdeviation festgestellt und bei der Untersuchung der Halswirbelsäule eine Blockierung von C0/C1 in allen Richtungen. Es bestand auch eine Verspannung der Bauch- und Gesäßmuskulatur. Nach gehaltenem Druck in der Gesäßmuskulatur normalisierte sich nicht nur der Tonus der Glutealmuskeln, sondern auch des M. rectus abdominis und es verschwand die Vorhaltung. Auch die Blockierung von C0/C1 war nun kaum mehr wahrnehmbar. Lediglich eine Blockierung von C4/C5 wurde zusätzlich behandelt. Danach bestand auch keine Deviation bei der Hautant-Probe mehr. Im Röntgenbild der Lendenwirbelsäule fanden sich die typischen Zeichen eines engen Spinalkanals und außerdem eine Pseudospondylolisthesis von L4 gegenüber L5.

Bei der Kontrolluntersuchung am 18.10.1989 fühlte sich die Patientin zwar gebessert, aber im September hatte sie erhebliche Schmerzen und musste weiterhin nach 200 m Gehen ausruhen. Bei der Untersuchung bestanden eine eingeschränkte Anteflexion im Segment L5/S1 und eine lumbosakrale Hyperlordose mit verkürzten lumbalen Rückenstreckern. Dieses Mal wurde L3–S1 in die Flexion gedehnt und die Patientin bekam als Hausaufgabe, die „Wiege" zu üben (☞ Abb. 6.144) und die Selbstmobilisation im Stehen in die Rückbeuge auszuführen. Im November und Dezember trat eine erhebliche Besserung ein und sie hatte nur eine einzige schmerzhafte Attacke. Die Schmerzen beim Gehen nahmen deutlich ab, sodass sie nun das Gehen systematisch trainierte.

Bei einer weiteren Untersuchung am 24.1.1990 musste sie ihre Spaziergänge nicht mehr unterbrechen; es genügte, sich ein wenig nach vorne zu beugen. Bei der Untersuchung bestanden wieder eine Vorhaltung mit Verspannung der geraden Bauchmuskeln mit Druckdolenz an der Symphyse auf beiden Seiten und hypertoner Gesäßmuskulatur. Nach gehaltenem Druck in der Gegend der Tubera ischiadica normalisierte sich die Spannung in den Gesäß- und Bauchmuskeln und die Haltung war wieder normal. Die weitere Hausaufgabe bestand nun in einer Kräftigung der Bauchmuskulatur.

Epikrise Diese Kasuistik illustriert, dass sich auch Fälle einer radikulären Claudicatio intermittens mit engem Spinalkanal bei der Therapie von Funktionsstörungen kompensieren können, und zwar bei Maßnahmen, die die Flexion der Lendenwirbelsäule trainieren, wie die Wiege oder die Flexionsselbstmobilisation nach McKenzie. Sie zeigt auch die Verkettungsreaktion von den Glutealmuskeln zu den Bauchmuskeln und Kopfgelenken. (Heute würde man die Füße mit einbeziehen).

Therapie

Akutes Stadium

Auch in therapeutischer Hinsicht sind Wurzelsyndrome ein großes Problem. Im akuten Stadium ist **Ruhe in Entlastungshaltung** indiziert. Der muskuläre Hartspann sorgt in der Schonhaltung dafür und man kann diese noch mit Hilfe von Polstern unterstützen. Auch **Analgetika**, ggf. intravenös verabreicht, sind indiziert. Als erste Hilfe dienen, wenn die Traktion in Entlastungshaltung Erleichterung bringt, die **Traktion** (☞ 6.1.3) und **Counterstrain** (☞ 6.2.2), wenn eine schmerzfreie Richtung besteht. Wenn nach diesen Maßnahmen eine Besserung eintritt, versucht man vor allem, in die Flexion zu mobilisieren, ja sogar einen Impuls auszuführen.

Heute betont man bei der weiteren Therapie vor allem die Analyse der Befunde und das therapeutische Vorgehen aufgrund der gefundenen Verkettungen von Funktionsstörungen. Oft bestehen einseitige Verkettungen vom Zervikalbereich bis zu den Füßen mit „klebenden Faszien" und ein insuffizientes Stabilisationssystem im Bereich der Lendenwirbelsäule und der Füße.

Wenn es nicht gelingt, durch Traktion, Counterstrain oder Mobilisation die Schmerzen zu lindern, ist eine Wurzel- oder Epiduralanästhesie die wirksamste Methode. Auch die Nadelung der schmerzhaftesten Triggerpunkte und einer sehr hyperalgetischen Interdigitalfalte ist eine Möglichkeit (der Einstich muss dann bis zwischen die Metatarsalknochen gehen). Auch aktive Narben, wenn diese bestehen, müssen womöglich am Anfang der Therapie behandelt werden. Wenn man nadelt oder auch eine Lokalanästhesie vornimmt, muss man beim Einstich immer einen intensiven Schmerz reproduzieren. Wenn allerdings schon die manuelle Weichteiltechnik oder die PIR und RI wirksam sind, gibt man diesen nicht invasiven Techniken den Vorzug.

Natürlich unterstützt man, wenn nötig, diese Therapie mit Analgetika. Ruhe in Entlastungshaltung soll nur möglichst kurz gestattet werden. Allerdings ist es ein Fehler, bei akuten Schmerzen, bei denen schon die aufrechte Haltung Schmerzen verursacht, den Patienten wegen einer Injektion oder einer physikalischen Therapie in eine entfernte Praxis zu schicken.

Chronisches Stadium

Im subchronischen und chronischen Stadium ist es das Hauptanliegen, die normale Funktion wieder herzustellen. Dabei richtet man sich nach den bekannten Prinzipien, denen zufolge man die Funktion der Gelenke mit Hilfe **manipulativer Techniken** wieder herzustellen versucht, wobei man auf der Schmerzseite immer in die Flexion behandelt, um die Wurzel zu entlasten. Man behandelt auch immer die Faszien, wenn diese nicht frei verschieblich sind, noch bevor man Gelenke mobilisiert.

Bei Bandscheibenläsionen bewähren sich langfristig die Übungen nach McKenzie (☞ Abb. 6.73). Bei Insuffizienz des Stabilisationssystems im Bereich der Lendenwirbelsäule und der Füße steht die Aktivierung dieser Systeme an erster Stelle. Man darf auch **aktive Narben** nicht übersehen und muss sogar deren Therapie einleiten, um sich von deren Relevanz zu überzeugen.

Resistente **Triggerpunkte**, die nicht im Verlauf von Verkettungsreaktionen und auch nicht nach PIR und RI abklingen, werden genadelt. **Fehlstereotypien** werden krankengymnastisch mit Hilfe der Sensomotorik behandelt. Ganz spezifisch muss man Patienten, die bei Vorbeuge und Heben Schmerzen angeben, das richtige Heben (☞ 6.8.6) beibringen und wie sich vor dem Waschbecken abzustützen haben.

Wichtig ist es, dass es im chronischen Stadium oft zu Komplikationen von Seiten der unteren Extremitäten kommt, was sich u.a. durch Krämpfe äußert und durch Blockierungen besonders an der Fibula und im Bereich der Füße verursacht wird. Auch wichtige Befunde wie ein Outflare und Inflare dürfen nicht übersehen werden. Komplikationen von Seiten der Hüftgelenke, ob es sich um eine Koxalgie oder eine beginnende Koxarthrose handelt, sind ebenfalls keine Seltenheit. Dasselbe gilt in Bezug auf das schmerzhafte Steißbein. Auch die mögliche Komplikation einer Thrombophlebitis darf bei länger immobilisierten Patienten nicht vergessen werden.

Operationsindikation

Wenn auch die hier beschriebene konservative Therapie meist wirksam ist, gibt es Fälle, bei denen alle Bemühungen fehlschlagen und eine Operation indiziert ist. Man kann sogar sagen, dass es die Wirksamkeit dieser Therapie ist, die es ermöglicht, die Fälle, die eine Operation benötigen, früher zu erkennen. Damit stellt sich die Frage: Wann sollte man die konservative Therapie als ergebnislos betrachten? Hier bestehen Meinungsunterschiede, schon deshalb, weil der individuelle Verlauf von Fall zu Fall sehr unterschiedlich ist. Wenn beispielsweise bei einem akuten Verlauf intensive Schmerzen überhaupt nicht nachlassen, wird man mit der Operation nicht lange zögern, um dem Patienten nicht unnötig leiden zu lassen. Bei der großen Mehrzahl der Patienten erreicht man eine gewisse Besserung der Beschwerden, die jedoch vorübergehend sein kann. Bei einem meist schwankenden Verlauf ist die Entscheidung natürlich viel schwieriger. Man muss auch entscheiden, ob es sich lediglich um einen Bandscheibenvorfall oder um einen engen Spinalkanal handelt, der immer die Prognose verschlechtert.

Oft wird die Frage gestellt, inwieweit eine Muskelabschwächung die Indikation zur Operation beeinflusst. Darauf lautet die Antwort: Zeichen einer Läsion des peripheren Neurons sind grundlegende Zeichen eines radikulären Syndroms. Die Erfahrung zeigt, dass sich auch deutliche radikuläre Paresen nach Abklingen der Schmerzen gut rückbilden, mit einer Ausnahme, wenn diese plötzlich auftreten. In typischen Fällen berichtet der Patient, dass er ganz unerträgliche Scherzen hatte, die plötzlich (über Nacht) nachließen, sodass er schlafen konnte. Wenn er aufwachte, merkte er, dass er den Fuß und die Zehen nicht mehr heben konnte. Bei der Untersuchung besteht eine Extensorenlähmung. Wenn im Laufe von 24 Stunden keine Besserung eintritt, handelt es sich um ein Phänomen, das als „Wurzeltod“ bezeichnet wird und eine akute Operationsindikation darstellt.

Eine weitere akute Indikation zur Operation ist eine Sphinkterlähmung, die zu Blasen- und Mastdarmstörungen führt, das Cauda-equina-Syndrom. Es besteht die Gefahr, dass der behandelnde Arzt sie nicht erkennt. Der Grund dafür ist, dass der Patient, besonders wenn die Sphinkterläsion nicht komplett ist, nicht gern davon spricht oder weil er sich der Bedeutung nicht bewusst ist und er vor allem von seinen Schmerzen eingenommen ist. Deshalb muss man den Patienten diesbezüglich befragen, und zwar dann, wenn man bei akuten beidseitigen Wurzelschmerzen, seltener bei bloßer Lumbago, den Achillessehnenreflex nicht auslösen kann.

Viel seltener ist eine Operation wegen einer pathologischen Hypermobilität oder Instabilität indiziert. Die Indikation ist bei Spondylolisthesen, die (noch) nicht fixiert sind, meist im jugendlichen Alter, gegeben. Hier spielen Röntgenfunktionsaufnahmen eine wesentliche Rolle. An dieser Stelle ist zu betonen, dass man heute viel besser in der Lage ist, mit Hilfe des tiefen Stabilisationssystems die Stabilität mit konservativen Mitteln wieder herzustellen.

Am Ende ist zu betonen, dass eine Operation lediglich ein lokales Hindernis beseitigen kann, das die Therapie und Rehabilitation beeinträchtigt. Sie allein kann jedoch nicht die Funktionsstörung des Bewegungssystems beseitigen oder eine normale Funktion wieder herstellen. Man sollte in der Operation lediglich einen Baustein der Behandlung einer Störung, die das gesamte Bewegungssystem betrifft, sehen, die jedoch ein komplexes Vorgehen erfordert, das aus dem Einzelfall hervorgeht. Schon wenige Wochen nach einer Operation kann man mit schonenden Methoden mobilisieren, an den von der Operation entfernten Stellen schon früher, und zur aktiven Rehabilitation übergehen.

Wurzelsyndrome der oberen Extremitäten

Klinisch bedeutend sind vor allem die Wurzelsyndrome C6, C7 und C8.

Symptomatik

die Schmerzen strahlen in die Extremität bis in die Finger aus, manchmal vom Hals, aber meist vom Schulterblatt ausgehen. Sie sind am schlimmsten in Ruhe im Bett. Sie steigern sich bei der Kopfrückbeuge, weniger häufig auch bei Kopfvorbeuge. Deshalb ist ein hohes Kopfpolster meist günstig und manche Patienten schlafen im Sitzen. Die Schmerzen gehen mit Parästhesien und Schwächegefühlen einher.

Klinischer Befund

Die charakteristischen Schmerzpunkte sind der Erb-Punkt oberhalb des Schlüsselbeins seitlich am Hals in den Mm. scaleni und ein Punkt medial vom oberen medialen Schulterblattwinkel. Es handelt sich um einen Triggerpunkt in der Pars horizontalis des M. trapezius, der sich bei maximaler horizontaler Adduktion des Armes wie ein Band anspannt. Der Schmerz wird in der Regel durch Kopfrückbeuge und Rotation zur schmerzhaften Seite ausgelöst, d.h. mit einer Bewegung, die den Intervertebralkanal einengt, auch wenn keinerlei Blockierung besteht. Es gibt auch Patienten, bei denen sich der Schmerz bei der Vorbeuge steigert (Frykholm 1969). Die Nervenwurzel spannt sich nämlich an, wenn sie einen vom Halsmark deszendierenden Verlauf hat (Adams und Logue 1971). Sonst wirkt allerdings die Kopfvorbeuge günstig, weil sie den Intervertebralkanal erweitert.

Wurzelsyndrom C5

Das Wurzelsyndrom C5 ist eine Seltenheit. Hier bestehen lediglich Schulterschmerzen. Der Bizepssehnenreflex ist abgeschwächt und es bestehen eine Schwäche des M. deltoideus und möglicherweise des M. biceps brachii.

Wurzelsyndrom C6

Beim Wurzelsyndrom C6 verläuft der Schmerz radial am Ober- und Unterarm zum Daumen und Zeigefinger, wo auch eine Hypästhesie besteht. Die Pronation und der Radiuspronationsreflex sind abgeschwächt, der durch einen Schlag mit dem Reflexhammer auf den Proc. styloideus von palmar bei gebeugtem Arm ausgelöst wird (im Unterschied zum Styloradialreflex, bei dem es eher zu einer Flexion im Ellbogen kommt, die dem Segment C5 entspricht). Bei diesem Wurzelsyndrom besteht nicht selten auch eine Scapula alata, die am besten bei vorgehaltenen Armen und Abwarten untersucht wird.

Fallbeispiel

Anamnese Der Leistungssportler (Ringer) T. L., geb. 1941, befand sich seit 1971 in unserer Behandlung wegen rezidivierender Nackenschmerzen, die mit seiner sportlichen Tätigkeit im Zusammenhang standen und auf manuelle Therapie gut ansprachen.
Im Frühjahr 1973 wiederholten sich die Nackenschmerzen. Der Patient kam jedoch nicht zur Behandlung und die Schmerzen hielten an. Gegen Ende 1973 wurde ein operativer Eingriff erwogen. Nach vorübergehender Besserung kam es wieder zu Verschlechterung. Erst am 5. 2. 1974 wurde uns der Patient mit der Diagnose „zervikobrachiales Syndrom“ wieder zur Behandlung übergewiesen.

Klinischer Befund und Therapie
Bei der Untersuchung fanden sich eine hochgradige Scapula alata, der Pronationsreflex war linksseitig erloschen.
Es bestanden eine Blockierung von C2/C3 nach links und von C5/C6 nach rechts, die sich ohne Schwierigkeit lösen ließen. Wegen des Muskelbefundes erfolgte eine intensive krankengymnastische Behandlung. Im Laufe von 4 Monaten wurde eine deutliche Besserung erreicht, einschließlich der Scapula alata.

Epikrise Ein schweres Wurzelsyndrom C6 wurde verkannt, weil die hochgradige Scapula alata übersehen wurde (wahrscheinlich, weil der Patient nicht von dorsal untersucht wurde).

Wurzelsyndrom C7

Beim weitaus häufigsten Wurzelsyndrom C7 verläuft der Schmerz über die Mitte der Dorsalfläche der oberen Extremität in die mittleren drei Finger, also mit Maximum zum Mittelfinger, und dort besteht auch eine Hypästhesie. Der abgeschwächte Kennmuskel ist der M. triceps brachii, dem eine Abschwächung des Trizepssehnenreflexes entspricht.

Wurzelsyndrom C8

Der Schmerz beim Wurzelsyndrom C8 verläuft ulnar am Ober- und Unterarm zum 4. und 5. Finger. Im genannten Bereich findet sich eine Hypästhesie. Abgeschwächt sind die langen Fingerbeuger, der Händedruck ist von geminderter Kraft. Dem entspricht der abgeschwächte Fingerbeugerreflex. Der abgeschwächte Kennmuskel ist der M. abductor digiti minimi. Manchmal besteht auch eine Atrophie der kleinen Handmuskeln einschließlich des M. adductor pollicis. Das Wurzelsyndrom C8 ist selten und muss differenzialdiagnostisch vom Syndrom der oberen Thoraxapertur, einer Ulnarisparese und zervikalen Myelopathie unterschieden werden.

Therapie

Im Gegensatz zu Wurzelsyndromen der unteren Extremität stellen Wurzelsyndrome der oberen Extremität ein weniger schwieriges Problem dar, weil der Bandscheibenvorfall hier weniger vordergründig ist. Deshalb ist die übliche konservative Therapie meist wirksam und Fehlschläge sind seltener. Trotzdem ist ein Wurzelsyndrom als schwerere Erkrankung einzustufen als ein zervikobrachiales Reflexsyndrom, weil es sich hier nicht um eine bloße Funktionsstörung handelt, sondern um eine Wurzelkompression im Intervertebralkanal, wobei allerdings Funktionsstörungen auch ihre pathogenetische Rolle spielen.

Im akuten Stadium beginnt man mit der Gabe von **Analgetika** und **postisometrischer Traktion** in Entlastungshaltung, mit Weichteiltechniken am Hals und an den Extremitäten, insbesondere wenn eine schmerzhafte Interdigitalfalte besteht und die Widerstände bei der Dorsal- und Palmarverschiebung der Ossa metatarsalia gegeneinander vergrößert sind. Dann erfolgt die **Mobilisation** je nach der bestehenden Verkettungsreaktion, oft zuerst an den Kopfgelenken und im Bereich der Halswirbelsäule, wenn keine erheblichen Störungen im Bereich des Stabilisationssystems einschließlich der Fehlatmung bestehen. Wenn nach diesen Maßnahmen die Verspannungen nachlassen, folgt die äußerst schonende Traktionsmanipulation der unteren Halswirbelsäule im Sitzen (☞ Abb. 6.52). Wenn danach noch typische **Triggerpunkte** bestehen, wie in den Mm. scaleni (Erb-Punkt), in der Pars descendens und Pars horizontalis des M. trapezius oder am Zwerchfell, kommen die PIR und RI zur Anwendung. Bei Triggerpunkten, die auf diese Behandlung nicht reagieren, ist besonders die Nadelung indiziert.

Wenn auch relativ selten ist beim Fehlschlagen der konservativen Therapie eine Operation indiziert. Die präoperative Diagnostik erfolgt mit Bild gebenden Methoden.

7.9 Vertebroviszerale Wechselbeziehungen

7.9.1 Allgemeine Grundsätze

Die Möglichkeit reflektorischer Wechselbeziehungen verschiedener Strukturen und des Übertragungsschmerzes im selben Körpersegment wurden schon unter 2.11

diskutiert. Hier wollen wir uns damit praktisch befassen.

Ganz allgemein sollte man folgende **Möglichkeiten** vor Augen haben:

- Die Wirbelsäule (das Bewegungssegment) ruft Symptome hervor, die als innere Erkrankung imponieren.
- Eine viszerale Erkrankung ruft Symptome hervor, die als Läsion im Bewegungssystem aufgefasst werden.
- Eine viszerale Erkrankung ruft Veränderungen im Bewegungssystem hervor wie Triggerpunkte, Blockierungen u. a.
- Die viszerale Erkrankung, die Veränderungen im Bewegungssystem ausgelöst hat, ist abgeklungen, die durch sie verursachten Funktionsstörungen dauern jedoch an und imitieren die viszerale Symptomatik.
- Die Störung im Bewegungssegment löst eine viszerale Erkrankung aus oder (wahrscheinlicher) aktiviert eine schon latente viszerale Symptomatik (hypothetisch).

Aus den ersten zwei Punkten geht die Notwendigkeit und Problematik einer präzisen **Differenzialdiagnostik** hervor. Die Wirbelsäule mit ihren Bewegungssegmenten kann tatsächlich in den meisten Segmenten Symptome hervorrufen, die die Symptomatik viszeraler Organe imitieren und von den Patienten sowie auch Therapeuten als solche aufgefasst werden. Das ist auch ein Grund dafür, dass Patienten, wenn sie von einem Laien manipulativ mit Erfolg behandelt wurden, glauben, sie wären von ihrer internistischen Erkrankung geheilt.

Nicht weniger wichtig ist auch der Umstand, dass diese Differenzialdiagnosen nicht immer genügend bekannt sind und bei negativem Befund am inneren Organ die Beschwerden als „funktionell" bezeichnet werden, wobei bei der üblichen Unkenntnis von Funktionsstörungen das Wort „funktionell" im Sinne von psychogen oder sogar im Sinne einer Aggravation gebraucht wird. Wie schon unter 1.1 dargelegt wurde, sollte jeder Therapeut, der einen negativen internistischen Befund diagnostiziert, an erster Stelle an eine Störung im entsprechenden Segment im Bewegungssystem denken, ehe er eine psychogene Störung diagnostiziert. Die übliche Bezeichnung „funktionell" ganz allgemein und insbesondere im Zusammenhang mit dem Bewegungssystem ist ein Ausdruck der Unkenntnis und Unterschätzung der Bedeutung von Funktionsstörungen im Bewegungssystem, die es u. a. wenig qualifizierten Laien ermöglicht, „Wunderheilungen" zu erzielen.

Anderseits folgt aus Punkt 2 die Warnung, dass Schmerzen, die im Bewegungssystem empfunden werden, ein trügerisches Zeichen einer möglicherweise ernsten inneren Erkrankung sein können. Der Verdacht ist umso stärker, wenn die Symptome im Segment wiederholt auftreten und keine offensichtliche Ursache dafür besteht. Der Irrtum, wie unter Punkt 1 beschrieben, ist gewiss häufiger, der Irrtum in Punkt 2 dafür umso schwerwiegender.

Punkt 3 ist theoretisch bedeutend; er beweist, dass tatsächlich eine der Ursachen, die zu Funktionsstörungen im Bewegungssegment führen, auch innere Erkrankungen sind (☞ 1.1). Die klinische Erfahrung bestätigt, dass bestimmte innere Erkrankungen mit charakteristischen Mustern im Bewegungssystem einhergehen. Diese sind von erheblicher diagnostischer Bedeutung und sollen im Weiteren beschrieben werden. Diese Muster sind dermaßen spezifisch, dass man bei deren Rezidiv mit großer Wahrscheinlichkeit ein Rezidiv der inneren Krankheit voraussagen kann. Man hat es also buchstäblich „in seinen Händen", die Diagnose und Prognose zu stellen.

Punkt 4 geht aus Punkt 3 hervor. Wenn nämlich die innere Erkrankung abgeklungen ist und es gelingt, die reflektorisch entstandenen Funktionsstörungen zu behandeln, sind die Ergebnisse ausgezeichnet und bestätigen auch den Erfolg der internistischen Therapie. Der Patient und auch der Therapeut können allerdings leicht zu folgendem Trugschluss kommen: Weil die sekundären Störungen im Segment nun die eigentliche Ursache der Beschwerden sind, die trotz der internistischen Behandlung weiter bestehen, ist der Therapieerfolg ausschließlich dem Therapeuten zuzuschreiben, der diese beseitigt hat. Wenn jedoch die Funktionsstörung im selben Segment rezidiviert, ist es in der Regel ein Frühzeichen des Rezidivs der inneren Erkrankung.

Punkt 5 ist der Wunschtraum zahlreicher (Laien-)Therapeuten und wurde früher oft betont, ist jedoch bis heute hypothetischer Natur. Es scheint jedoch berechtigt anzunehmen, dass Funktionsstörungen im Segment zumindest die Funktion im zugehörigen inneren Organ beeinträchtigen können. Das sollte schon aus der vasomotorischen Reaktion im Segment, in dem ein Übertragungsschmerz besteht, hervorgehen. Diese Störungen gehen in der Regel nach Behandlung zurück. Solche Reaktionen können insbesondere beim zervikokranialen Syndrom, besonders im Bereich der Kopfgelenke, beobachtet werden einschließlich bei Gleichgewichtsstörungen. Ähnliches kann bei gewissen Herzrhythmusstörungen beobachtet werden. Nach Schwarz (1996) kann die Funktionsstörung im Segment eine noch latente Störung in einem inneren Organ manifest werden lassen. Auch kommt die Kumulation mehrerer pathogener Faktoren in Betracht. Neben Einflüssen auf das Bewegungssystem haben auch Faktoren, die auf den Allgemeinzustand wirken, wie Infektionen, Störungen des Metabolismus, Menstruation, Diäten u.a., ihre Bedeutung. Keiner der einzelnen Faktoren reicht alleine aus, die Erkrankung hervorzurufen, man kann jedoch von Risikofaktoren sprechen.

7.9.2 Tonsillitis

Wenn man bei der Anamnese vertebragener Störungen die Patienten systematisch nach einer Tonsillitis befragt, ist die Inzidenz sehr hoch. In einer zufällig gewählten Gruppe von 100 Personen unserer Patientenkartei konnte tatsächlich bei 56 eine chronisch rezidivierende Tonsillitis und/oder Tonsillektomie festgestellt werden. Besonders auffallend ist dies bei Patienten mit **Blockierung von Okziput gegen Atlas**. Deshalb erschien es gerechtfertigt, diesem Problem nachzugehen.

In einem Krankengut von 76 vorwiegend jugendlichen Patienten mit chronischer Tonsillitis bestand bei 70 Personen eine Kopfgelenksblockierung, vorwiegend zwischen Okziput und Atlas. Nach Tonsillektomie bestand die Blockierung in der überwiegenden Mehrzahl der Fälle weiter. Aber wenn sie vorher nicht bestand oder behandelt worden war, entstand sie nur ausnahmsweise nach der Operation. Sie war also nicht als Folge der Operation aufzufassen.

Von 40 nicht operierten Patienten, die sich langfristig in Beobachtung befanden und bei denen lediglich eine manipulative Therapie ausgeführt worden war, blieben 26 ohne Tonsillitisrezidiv und 15 ohne Rezidiv der Kopfgelenksblockierung (Lewit und Abrahamovič 1976). Drei Jahre später konnten 37 Patienten nachuntersucht werden. 18 waren ohne Tonsillitisrezidiv geblieben, aber 7 davon hatten ein Blockierungsrezidiv, die wieder behandelt wurden. Zwei Patienten hatten vereinzelt Tonsillitiden ohne Blockierung, drei litten wiederholt an einer Tonsillitis und 9 waren tonsillektomiert worden. Insgesamt waren 13 ohne Blockierungsrezidiv geblieben. Interessanterweise fanden sich bei Tonsillitispatienten kaum Hyperalgesiezonen am Hals, aber eine erhöhte Muskelspannung seitlich am Mundboden (défense musculaire) unterhalb des Tonsillenlagers.

Daraus kann der Schluss gezogen werden, dass die chronische Tonsillitis mit Kopfgelenksblockierungen am häufigsten im Segment C0/C1 einhergeht und dass diese die Tendenz haben, chronisch zu werden. Das bedeutet, dass hier die Gefahr einer Dauerschädigung in einer der Schlüsselregionen des Bewegungssystems besteht. Außerdem zeigt unsere Erfahrung, dass die Blockierung in diesem Bereich mit einer erhöhten Neigung zu rezidivierenden Tonsillitiden einhergeht.

7.9.3 Lunge und Rippenfell

Infolge der Kenntnis der engen **Wechselbeziehungen von Atmung und Bewegungssystem** besserte sich auch das Verständnis für die Beziehungen von Lunge und Thoraxfunktion. Eine ausgeprägte Hochatmung oder eine paradoxe Atmung können Ursache einer Dyspnoe ohne Störung der Atemorgane sein. Schmerzen bei einer Pleuritis oder Pneumonie müssen natürlich von Schmerzen bei einer Rippenblockierung oder bei einer Gleitrippe unterschieden werden.

Hier ist die Palpation der **Beweglichkeit der Rippen** wertvoll. Bei Erkrankungen des Rippenfells betrifft die Bewegungseinschränkung den größten Teil einer Thoraxhälfte, während Blockierungen ein oder nur wenige Bewegungssegmente betreffen.

Die Erkrankung, bei der die Störungen des Thorax am meisten studiert wurde, ist die **obstruktive Atemwegserkrankung** (Bergsmann 1974, Köberle 1975, Sachse 1970, Steglich 1972). Dabei spielen folgende Faktoren eine wesentliche Rolle: Die Rigidität des Thorax erhöht zusätzlich den Widerstand während der Atmung und die Inspirationsstellung des Brustkorbs verschlechtert sich weiter infolge der Hochatmung, die bei dieser Erkrankung charakteristisch ist. Mit der Rigidität der Lunge hängen auch Rippenblockierungen zusammen, die Köberle vor allem in den Segmenten Th7–Th10 fand. Sachse beschreibt in einer Gruppe von 23 Patienten bei 15 einen verspannten M. pectoralis major und bei 15 eine abgeschwächte Pars ascendens des M. trapezius. Die häufigste Verspannung, die mit einer Hochatmung einhergeht, ist die der Mm. scaleni. Auch Triggerpunkte im Zwerchfell sind häufig.

Die Therapie besteht in einer Lösung von Blockierungen im Bereich der Brustwirbelsäule und der Rippen sowie in der krankengymnastischen Betreuung von Asthmapatienten mit Hochatmung, um den bei dieser Erkrankung erhöhten Atemwiderstand so niedrig wie möglich zu halten.

Eine hochgradige **Hochatmung** bei gleichzeitiger Bauchatmung mit, aber auch ohne Kurzatmigkeit, besteht oft bei der ankylosierenden Spondylitis infolge der Rigidität des Brustkorbs. Das ist deshalb bedeutend, weil trotz der Ankylose mit einer gezielten Krankengymnastik eine Thoraxatmung dank der Elastizität der Rippen erzielt werden kann.

7.9.4 Herz

Bei keinem inneren Organ wurde den **vertebroviszeralen Wechselbeziehungen** mehr Aufmerksamkeit gewidmet als beim Herz. Zum einen wegen der Bedeutung des Problems, zum anderen, weil die Schmerzen bei der größten Gruppe, Patienten mit Angina pectoris, eine vergleichbare Rolle spielen wie bei den Funktionsstörungen des Thorax. Die Schmerzen, die vom Herz ausgehen, werden ebenfalls im Thorax empfunden. Übertragungsschmerzen finden sich vor allem in der Schulter und im linken Arm.

Beim charakteristischen Störungsmuster der **Angina pectoris** findet man Blockierungen an der Brustwirbelsäule vor allem in den Segmenten Th3–Th5, am häufigsten bei Th4/Th5, an der 3.–5. Rippe links, am zervikothorakalen Übergang und oft auch an den Kopfgelenken. Triggerpunkte bestehen paravertebral am häufigsten in der Höhe von Th4, im M. pectoralis major, M. subscapularis, M. serratus anterior und in der Pars descendens des M. trapezius links. Triggerpunkte in den Mm. scaleni gehen Hand in Hand mit schmerzhaften Sternokostalgelenken im Bereich von Th3–Th5 links, wo sich auch die Ansatzpunkte des M. pectoralis minor befinden. Dabei findet man oft auch eine thorakale Hochatmung, bei der der Patient Beklemmungsgefühle empfindet, wie das bei der Angina pectoris der Fall ist.

Es ist natürlich unerlässlich, so gut wie möglich zwischen einer Angina pectoris mit ihrem Störungsmuster und dem primär vom Bewegungssystem ausgehenden **pseu-**

dokardialen Syndrom zu unterscheiden. Rychlíková (1975) konnte zeigen, dass es sich, je vollkommener das eben beschriebene Störungsmuster besteht, umso eher um eine primär kardiogene Störung handelt. Wichtige klinische Kriterien sind: Die Schmerzen bei der echten Angina pectoris sind von körperlicher Anstrengung abhängig, wie z.B. Treppensteigen, und reagieren binnen Sekunden auf die Gabe von Nitroglyzerin. Auch retrosternale Schmerzen sprechen eher für einen kardialen Ursprung. Schmerzen, die in einer gewissen Lage oder Bewegung entstehen, sprechen für eine Pseudoangina. Die echten Angina-pectoris-Anfälle dauern kürzer als die pseudoanginösen. Auch der Verlauf der Erkrankung ist unterschiedlich: Wenn es nach Behandlung der Funktionsstörungen im Bewegungssystem oft zu Rezidiven kommt und sich der Zustand verschlechtert, muss man dies als Zeichen, dass es sich um eine Herzerkrankung handelt, sehen. Die Rolle, die das Bewegungssystem bei Schmerzen, die vom Herzen ausgehen, spielt, ist auch daraus ersichtlich, dass Rychlíková bei Patienten, die bei einem Myokardinfarkt keine Schmerzen verspürten, keine Funktionsstörungen im Bewegungssystem fand.

Unabhängig davon, ob das Störungsmuster im Bewegungssystem primärer oder sekundärer Natur ist, sind seine Therapie und eine Rehabilitation der Funktionsstörungen im Bewegungssystem immer berechtigt. Wenn man vermehrte Widerstände beim Verschieben der Faszien rund um den Thorax findet, ist es am schonendsten, mit der Lösung dieser zu beginnen; dann behandelt man Bewegungseinschränkungen mit neuromuskulären Techniken, die auf die Blockierungen und Triggerpunkte gleichzeitig ansprechen. Dann folgt die Rehabilitation mit Normalisierung der Atmung und Haltung. Angesichts der schwierigen Diagnostik ist eine kardiologische Überwachung immer unabdingbar. Hier ist zu betonen, dass bei Patienten, bei denen die kardiologische Behandlung erfolgreich war und während der Rehabilitation Funktionsstörungen im Bewegungssystem von neuem auftreten, diese oft das erste Zeichen eines Rezidivs ist, noch bevor sich im EKG etwas zeigen muss.

Während die Rolle der Angina pectoris bei der Entstehung von Funktionsstörungen im Bewegungssystem gesichert zu sein scheint, kann dasselbe nicht von der Rolle des Bewegungssystems in der Pathogenese von Erkrankungen des Herzens behauptet werden. Es existiert allerdings noch eine Erkrankung, bei der reflektorische Einflüsse gesichert zu sein scheinen: die **paroxysmale Tachykardie** ohne organischen Befund am Herzen. Hier gibt es Fälle, bei denen die Tachykardie regelmäßig auftritt, wenn eine gewisse Blockierung besteht, und bei denen sich der Herzrhythmus normalisiert, wenn diese gelöst ist (Vecan, Lewit 1980). Obwohl Beweise für eine Rolle des Bewegungssystems in der Pathogenese von Herzerkrankungen fehlen, könnte man hier von einem Risikofaktor sprechen.

Die größte Bedeutung hat die Therapie von Funktionsstörungen des Bewegungssystems bei Erkrankungen des Herzens für die Bekämpfung des Schmerzes, was die Rehabilitation dieser Patienten wesentlich fördert. Zur Illustration dient folgende Kasuistik.

Fallbeispiel

Anamnese K. H., geb. 1937, klagte über Schmerzen zwischen den Schulterblättern mit Ausstrahlung in den Nacken und den Brustkorb, vorwiegend auf der linken Seite. Die Schmerzen begannen akut, morgens am 5.2.1980. Die Patientin berichtet über ein Brennen hinter dem Brustbein, weshalb ein EKG angefertigt wurde, das einen Normalbefund zeigte. Die Patientin empfand erstmals Schmerzen im Thorax und Nacken im Jahr 1976. In der Jugend litt sie wiederholt an Angina. Sie war auch wegen Depressionen in psychiatrischer Behandlung. In der Jugend spielte sie Basketball.

Klinischer Befund und Therapie
Bei der Untersuchung am 9.12.1980 fanden sich eine Blockierung von C0/C1 beidseitig, eine eingeschränkte Retroflexion bei Th4/Th5 und Th6/Th7. Es bestanden Triggerpunkte im M. pectoralis major und ein Schmerzpunkt am Sternokostalgelenk Th4 links. Außerdem fanden sich eine auffallende thorakale Hochatmung ohne Verspannung der Mm. scaleni. Die Blockierungen C0/C1, Th4/Th5, Th5/Th6 und der schmerzhafte Ansatzpunkt des M. pectoralis major am 4. Sternokostalgelenk wurden behandelt. Die Patientin empfand unmittelbar danach Erleichterung und es wurde mit der Korrektur der Atmungsstereotypie begonnen.

Am 6.1.1981 erkrankte die Patientin an einer akuten zervikalen Myalgie mit der typischen Blockierung von C2/C3 und C5/C6 nach rechts. Nach isometrischer Traktion und Mobilisation von C5/C6 wurden die Traktionsmanipulation C5/C6 im Sitzen ausgeführt und ein residualer Triggerpunkt in der Pars descendens des M. trapezius mit PIR behandelt. Am 13.1.1981 war die Patientin beschwerdefrei. Hier handelte es sich offensichtlich um ein vertebrokardiales Syndrom.

7.9.5 Magen und Duodenum

So wie das Herz rufen auch Schmerzen, die vom Magen und Duodenum ausgehen, reflektorische Veränderungen im Bewegungssystem hervor. Wir hatten die Gelegenheit, das typische Muster an einer Gruppe von jugendlichen **Ulkuspatienten** im Alter von 15–22 Jahren zu studieren (Rychlíková, Lewit 1976). Das typische Störungsmuster spielte sich vor allem im Segment Th5/Th6 ab. Im Vergleich mit einer gleichaltrigen Kontrollgruppe bestanden häufiger Blockierungen an den Kopfgelenken. Am markantesten war das Auftreten einer Beckenverwringung bei 87 % gegenüber 44,4 % in der Kontrollgruppe. Außerdem fanden sich eine Verspannung in den Segmenten Th5–Th9 beidseitig im M. erector spinae mit einem Maximum bei Th6 und bei der Hälfte der Patienten eine HAZ im selben Bereich beidseitig – ebenfalls signifikant häufiger als bei der Kontrollgruppe. Die Befunde waren beinahe seitengleich, mit einem sehr geringen Überwiegen auf der rechten Seite. Es bestand jedoch kein Unterschied zwischen Magen- und Duodenalulzera.

Die Intensität der reflektorischen Symptomatik korrelierte mit der Intensität der Schmerzen. Bestanden keine Schmerzen, z. B. nach einer Operation, fanden sich auch keine Funktionsstörungen im Bewegungssystem. Es soll betont werden, dass dieses Bewegungsmuster bei Jugendlichen gefunden wurde. Bei älteren Ulkuspatienten findet man viel seltener eine Beckenverwringung.

Fallbeispiel

Anamnese V. S., geb. 1922, Röntgentechniker, litt seit 1960 an Kreuzschmerzen, die in die Oberschenkel ausstrahlten. Seit 1948 ist er in Behandlung wegen eines Magenulkus.

Klinischer Befund und Verlauf Bei der Untersuchung am 28.2.1969 fanden sich eine Blockierung von C1/C2 beidseitig, von Th5/Th6 und von L5/S1 in die Extension. Ein Jahr später, am 27.2.1970, klagte der Patient über Schmerzen im Thorax und im rechten Hypogastrium. Bei der Untersuchung bestand wieder eine leichte Blockierung von C1/C2, es fanden sich Schmerz bei Palpation im rechten Oberbauch und am M. psoas major, aber kein überzeugender Befund an der Brustwirbelsäule. Dieser Befund erklärte kaum die Beschwerden des Patienten, weshalb eine internistische Untersuchung veranlasst wurde, bei der ein Ulkus radiologisch bestätigt wurde.

7.9.6 Leber und Gallenblase

Weil auch bei Affektionen der Leber und der Gallenblase erhebliche Schmerzen bestehen, ist zu erwarten, dass hier auch reflektorische Veränderungen zu finden sind. Rychlíková (1974) fand Funktionsstörungen vor allem in den Segmenten Th6–Th8. Man findet auch oft einen Übertragungsschmerz im Bereich der rechten Schulter mit einer HAZ im Segment C4 und Triggerpunkte in der Pars descendens des M. trapezius rechts. Eine nicht entzündliche Gallenblasenfunktionsstörung gelingt es mitunter reflektorisch zu stoppen.

Fallbeispiel

Anamnese Prof. L. O., Theaterintendant, geb. 1906, wurde wegen chronischer Kreuzschmerzen mit Ausstrahlung in beide Beine zur Behandlung überwiesen. Die Beschwerden blieben seit 1956 trotz vieler Behandlungen konstant. Außerdem klagte der Patient über Schmerzen zwischen den Schulterblättern, die ihn besonders bei Kopfbewegungen störten.

Klinischer Befund und Therapie
Bei der Untersuchung am 18.1.1961 erwähnte der Patient sein Gallenleiden nicht. Es fanden sich eine Beckenverwringung und Stereotypiestörungen, die eine krankengymnastische Behandlung erforderten. Am 11.7.1961 klagte der Patient über Gallenschmerzen. Seine Kreuzschmerzen verschlechterten sich. Am 26.10.1961 erlitt er eine Gallenkolik, sodass die Krankengymnastik ausfallen musste. Es fanden sich ausgedehnte Hyperalgiezonen in der Thoraxgegend und ein schmerzhafter Dornfortsatz Th9. Dort wurde eine Rotationsmanipulation ausgeführt. Die Schmerzen hörten schlagartig auf. Der Patient kam regelmäßig zu Kontrolluntersuchungen bis 1965, die Gallenkoliken haben sich nicht wiederholt.

7.9.7 Nieren

Reflektorische Veränderungen sind am deutlichsten bei **Nierenkoliken**. Sie finden sich immer auf der Seite, die schmerzt, in den Segmenten Th10–Th12 in der Lendengegend und strahlen in die Leiste aus. Mit reflektorischen Störungen bei Nierenerkrankungen hat sich Metz (1986) eingehend befasst. Er fand bei 208 chronisch nierenkranken Patienten (**Glomerulonephritis, Pyelonephritis**) folgendes Störungsmuster: Blockierungen im thorakolumbalen Übergang Th11–L1 und Verspannungen des M. psoas major, M. quadratus lumborum, M. erector spinae im Thorakolumbalbereich und im Bereich der untersten Rippen. Er betont dabei, dass sich bei diesen „echten" Nierenerkrankungen erst dann Schmerzen manifestieren, wenn die genannten Befunde im Bewegungssystem auftreten.

Eine Beckenverwringung und auffallend häufige Störungen der Statik im Bereich der Lendenwirbelsäule und des Beckens bestanden (nach Metz) vor allem bei der **Nephroptose**, bei der die Symptomatik maßgeblich von Funktionsstörungen des Bewegungssystems mitbestimmt wird. Die Beschwerden und die Störungsmuster im Bewegungssystem waren bei einer Gruppe von 40 Patienten mit Nephroptose und 40 nephropexierten Patienten jeweils die gleichen und betrafen vor allem den thorakolumbalen Übergang mit einseitigem Psoashartspann. Es handelte sich hauptsächlich um asthenische, hypermobile Frauen mit statischen Störungen, rezidivierenden Blockierungen bei L5/S1 und ligamentären Schmerzen. (Heute würde man eine Insuffizienz des tiefen Stabilisationssystems feststellen.) Es zeigte sich, dass in dieser Patientengruppe die Ursache der Störung vor allem im Bewegungssystem lag.

7.9.8 Bedeutung des M. psoas major und M. rectus abdominis

Da der **M. psoas major** tief in der Bauchhöhle liegt, kann er Symptome hervorrufen, die mit denen von anderen Strukturen im Bauchraum vergleichbar sind. Das ist von großer differenzialdiagnostischer Bedeutung. Es wurde dargestellt, dass der M. psoas major bei Nierenerkrankungen reflektorisch verspannt ist. Am häufigsten beobachtet man Triggerpunkte im M. psoas major bei einer eingeschränkten Rumpfrotation. Bei Stereotypiestörungen ist er ein Muskel, der zur Verkürzung (Verspannung) neigt und eine Beugestellung im Hüftgelenk und gleichzeitig eine (paradoxe) Lendenlordose verursacht. Seine Verkürzung wird untersucht (☞ Abb. 4.55). Die Palpation der typischen Triggerpunkte erfolgt im Liegen bei gestreckten Beinen von der Seite, indem man den Muskel gegen die bei gestreckten Beinen lordotische Wirbelsäule herandrückt und schnappt. Seine Triggerpunkte sind mit denen des M. quadratus lumborum und des thorakolumbalen M. erector spinae verkettet und verursachen die funktionell eingeschränkte Rumpfrotation zur entgegengesetzten Seite.

Triggerpunkte im M. psoas major können auch die Ursache von Schmerzen nach Gallenblasenoperationen sein, dem Postcholezystektomie-Syndrom. Wie auch andere schmerzhafte Strukturen im Bauchraum können Triggerpunkte im M. psoas major auch einen Hartspann (défense musculaire) im M. rectus abdominis hervorrufen. Bei seiner Lage und Ausmaß können aktive Triggerpunkte des M. psoas major die Symptomatik der meisten inneren Organe des Bauchraums imitieren: von Duodenum, Gallenblase, Nieren, Pankreas und Appendix. Hier kommt es bei intensiver Schmerzhaftigkeit auch zu vegetativen Reaktionen wie Appetitlosigkeit und Verdauungsstörungen. Dabei ist die Therapie mittels PIR und RI einfach und wirksam.

Die Verspannung der Bauchmuskeln, vor allem des **M. rectus abdominis**, ist oft ein Zeichen schmerzhafter viszeraler Erkrankungen. Man sieht sie allerdings auch bei Funktionsstörungen des Bewegungssystems, vor allem bei der Vorhaltung im Stehen, die durch eine Verkettungsreaktion verursacht wird, die von den Füßen über die Fibula ausgeht und mit Triggerpunkten im M. biceps femoris einhergeht. Dadurch ist die Fixation des Beckens von unten gestört und die Folge sind Triggerpunkte im M. rectus abdominis mit schmerzhaften Ansatzpunkten an der Symphyse, am Proc. xiphoideus und den benachbarten Rippen, mit Vorhaltung, eingeschränkter Rückbeuge im Stehen und (übertragenen) Kreuzschmerzen (☞ Abb. 6.121). Es liegt auf der Hand, dass Triggerpunkte in den Bauchmuskeln auch viszerale Schmerzen vortäuschen können.

7.9.9 Gynäkologische Störungen und Kreuzschmerzen

Gynäkologische Erkrankungen wurden von Alters her mit Kreuzschmerzen in Zusammenhang gebracht. Die Rolle gynäkologischer Erkrankungen als Hauptursache von Kreuzschmerzen bei Frauen war aus heutiger Sicht eine Überschätzung. Es war der Gynäkologe Martius (1953), der kritisch die Bedeutung des Bewegungssystems hervorhob.

Aufgrund von Untersuchungen an 600 Patientinnen einer Prager gynäkologischen Universitätsklinik teilten Novotný und Dvořák ihre Patientinnen in folgende Gruppen ein: Die erste Gruppe waren 113 Frauen mit **Dysmenorrhö** bei normalem gynäkologischem Befund, die Kreuzschmerzen hatten, mit typischem Beginn schon bei der Menarche. Hier kommt es nur selten zu einer Verschlechterung und in der Regel nehmen die Schmerzen nach einer Entbindung ab. Bei einer weiteren, großen Gruppe begannen die Beschwerden während der

Schwangerschaft und nach der Entbindung, d.h. in einer Periode vermehrter Belastung und größerer Anfälligkeit der Wirbelsäule und des Beckens kommt es zu Funktionsstörungen. Eine weitere Gruppe waren 59 Patientinnen mit gynäkologischen Erkrankungen, die Kreuzschmerzen verursachten. Hier handelt es sich offensichtlich um viszerogene Störungen. Die zahlreichste Gruppe waren Patientinnen, die an banalen Funktionsstörungen der Wirbelsäule und des Beckens litten, bei denen jedoch eine gynäkologische Konsiliaruntersuchung angefordert wurde, die jedoch ohne Befund war.

In einer Gruppe von 150 schwangeren Frauen (Lewit, Knobloch, Faktorova 1970) bestand anamnestisch bei 48 eine Dysmenorrhö. Bei 38 von diesen fanden sich eine Lumbosakralblockierung oder eine Beckenverwringung. Ein Normalbefund bestand nur bei 10. Bei normalem Befund handelte es sich meist um Schmerzen, die nur im Hypogastrium, nicht jedoch im Kreuz empfunden wurden. Auch **Kreuzwehen** bei normaler Entbindung standen in enger Beziehung zu Funktionsstörungen der Wirbelsäule und des Beckens.

Bei einer Gruppe von 70 Patientinnen mit schmerzhafter Menstruation bei normalem gynäkologischen Befund waren nach manipulativer Therapie 43 wesentlich gebessert, 13 gebessert und 14 ungebessert.

Zusammenfassend erscheint es, dass Kreuzschmerzen ihren Ursprung in den weiblichen Beckenorganen haben können, die sich bei Entbindungen, während der Menstruation und auch infolge gynäkologischer Erkrankungen und Operationen manifestieren können. Die größte Anzahl von **Kreuzschmerzen** hat jedoch ihren **Ursprung im Bewegungssystem** und wird irrtümlich als primär gynäkologisch aufgefasst. Eine Ursache dafür besteht in einem Triggerpunkt im M. iliacus, der als Resistenz im kleinen Becken imponiert. Ein Menstruationsschmerz bei negativem gynäkologischen Befund, der auch im Kreuz empfunden wird, ist vertebragen und oft das erste Zeichen einer Funktionsstörung im Bewegungssystem.

Kreuzwehen bei sonst normaler Entbindung sind ebenfalls als vertebragen aufzufassen. Die heutigen Erfahrungen weisen auch auf die Bedeutung des Beckenbodens hin, dessen Triggerpunkt routinemäßig untersucht werden sollte (☞ Abb. 4.12) und dessen Therapie in der Prävention eine große Rolle spielt.

Die Arbeiten von Mojžísová (1988) und Volejníková (1992) konnten nachweisen, dass die manuelle Behandlung der (funktionellen) weiblichen Sterilität bei negativem gynäkologischen Befund Erfolg versprechend ist.

Zur Anamnese bei Frauen mit Funktionsstörungen im Bewegungssystem gehören die Fragen nach einer Dysmenorrhö, insbesondere in der Jugend, und nach Kreuzwehen bei einer Entbindung.

Fallbeispiel

Anamnese B. B., geb. 1933, berichtete über Kopfschmerzen seit dem Alter von 12 Jahren. Gleichzeitig litt sie an Metrorrhagie und schmerzhafter Menstruation. Die Patientin stellte sich auf Empfehlung ihrer Gynäkologin erstmalig am 16.10.1958 vor.

Klinischer Befund und Therapie Es fanden sich eine Beckenverwringung mit einem nach links ausladenden Becken, die linke SIPS und die Retroflexion waren lumbosakral schmerzhaft. Das Segment C1/C2 und L5/S1 wurden behandelt.

Am 15.1.1959 gab die Patientin an, die Menstruation wäre wesentlich besser, nicht jedoch die Kopfschmerzen. Wieder wurden L5/S1 und der zervikothorakale Übergang behandelt.

Daraufhin berichtete die Patientin, die Menstruation dauerte jetzt nur eine Woche anstatt der ursprünglichen 14 Tage und auch die Kopfschmerzen wären erträglicher. Die Patientin blieb auch weiterhin in Behandlung, es gelang jedoch nicht, die Kopfschmerzen zu beseitigen. Sie hatte nur zeitweise Kreuzschmerzen.

Am 20.2.1962 dauerte die Menstruation mit 8–9 Tagen wieder länger. Wieder fanden sich eine Beckenverwringung nach links und bei Temperaturmessung bestand ein Unterschied von einem halben Grad an den SIPS. Wieder wurde lumbosakral behandelt.

Das letzte Mal stellte sich die Patientin am 9.7.1967 vor, weil sich ihre Menstruationsschmerzen verstärkt hatten. Diesmal fand sich eine Beckenverwringung nach rechts.

Epikrise Bei dieser Patientin zeigte sich wiederholt die Abhängigkeit der Menstruationsbeschwerden von der Funktionsstörung im Lumbosakralsegment.

7.10 Posttraumatische Zustände

Von der Rolle eines Traumas in der Pathogenese vertebragener Störungen war schon in Kapitel 2.4.7 die Rede und in Kapitel 4.1 wurde betont, dass ein **Trauma** in der Anamnese ein **Charakteristikum vertebragener Störungen** ist. Der Mensch ist seit Kindheit Verletzungen ausgesetzt, und wenn man bei Kindern Funktionsstörungen der Wirbelsäule feststellt, gehört das Trauma zu den wesentlichsten Ursachen. Durch kompensatorische Vorgänge, u.a. von anderen Bewegungssegmenten, können diese Störungen latent und unbemerkt bleiben und führen dann zu sekundären Veränderungen.

Dadurch entsteht jedoch ein Terrain, das es einem späteren Trauma ermöglicht, eine umso verheerendere Rolle zu spielen. Trifft nämlich ein Trauma eine bereits vorgeschädigte Wirbelsäule, kommt es leicht zur Dekompensation. Dabei kann das Trauma dem Anschein nach geringfügig sein. „Dem Anschein nach" sei betont, weil die auf die Wirbelsäule einwirkenden Kräfte so groß sind, dass schon eine unausgeglichene Bewegung einer plötzlichen Belastung der Wirbelsäule von einigen hundert Kilogramm gleichkommen kann.

Oft beobachtet man nach einem Trauma, nach Abklingen der akuten Traumafolgen, eine Latenzperiode, nach der sich dann das posttraumatische Syndrom progredient entwickelt, was u.a. für das Schädeltrauma typisch ist. Es wird oft vergessen, dass die Wirbelsäule bei den meisten Verletzungen der Extremitäten, des Rumpfes und besonders des Kopfes in Mitleidenschaft gezogen wird. Allerdings steht im ersten Stadium die lokale Verletzung im Vordergrund, und da sich die Wirbelsäule noch im Latenzstadium befindet, bleibt sie oft unbeachtet.

7.10.1 Schädeltrauma

Für das eben Gesagte kann die **Commotio cerebri** als Beispiel dienen. Es ist leicht zu verstehen, dass bei Gewalteinwirkung auf den Schädel mit einer Schädigung der Halswirbelsäule gerechnet werden muss. Bei den Ausmaßen und dem Gewicht des menschlichen Schädels im Vergleich zur **Halswirbelsäule** ergibt sich von selbst, wo der Locus minoris resistentiae liegt. Deswegen ist es auch kein Zufall, dass die meisten Verletzungen der Halswirbelsäule einschließlich der Wirbelbrüche Begleiterscheinungen von Schädel-Hirn-Verletzungen sind (Lichtenberg 1961). Diese Tatsache konnte Leichsenring (1964) durch Autopsie belegen. Bei 20 Fällen, die nach einem Schädeltrauma verstorben waren, konnte er ausnahmslos auch schwere Verletzungen der Halswirbelsäule feststellen.

Man kann nur Junghanns (1952) beipflichten, wenn er schreibt, dass Beschwerden, die als „postkommotionell" bezeichnet werden, in Wirklichkeit Folge eines Halswirbelsäulentraumas sind. Das selbe behaupten auch Gutmann u.a. Es besteht nämlich eine auffallende Ähnlichkeit zwischen dem postkommotionellen und dem zervikokranialen Syndrom: Die Patienten haben Kopfschmerzen, die oft paroxysmal sind und mit Schwindel einhergehen. Sie wurden erstmals von Barré und Liéou als **Syndrom des hinteren Sympathicus** (1926) beschrieben, und später von Bärtschi-Rochaix (1949) als **Migraine cervicale** nach Schädelverletzungen bezeichnet.

Die engen Beziehungen zwischen zervikal bedingten Störungen und einem Schleudertrauma gehen auch aus der EEG-Studie von Torres und Shapiro (1961) hervor. Die Autoren verglichen die klinischen und **EEG-Befunde** nach Schleudertrauma. Die neurologischen Befunde waren praktisch identisch, mit dem Unterschied, dass beim Schleudertrauma der Halswirbelsäule Schmerzen im Nacken und den Armen häufiger waren. EEG-Veränderungen bestanden bei zervikal bedingten Störungen bei 44 % und nach Schleudertrauma bei 46 % der Patienten. In beiden Fällen waren die Herdsymptome vorwiegend temporal lokalisiert.

Bei dem stets anwachsenden Straßenverkehr kommen Schleudertraumata zunehmend häufiger vor. Sie verursachen oft unverhältnismäßig starke Beschwerden und therapeutische Probleme. Meistens kommt es dabei zu einem **unerwarteten Stoß von hinten**, bei dem der Rumpf der an den Autositz angelehnten Person eine plötzliche Beschleunigung erfährt und es zu einer Zuckung von Kopf und Hals gegenüber dem Thorax kommt. Besonders ungünstig ist es, wenn der Kopf gegenüber dem Rumpf gedreht ist. Oft ist allerdings das Befinden des Patienten unmittelbar nach dem Unfall wenig auffallend und die Beschwerden sind gering. Erst nach Stunden oder wenigen Tagen treten die oft erheblichen Beschwerden eines schweren posttraumatischen Zervikokranialsyndroms auf, die oft einen chronischen Verlauf nehmen. Bei ganz frischen Fällen lässt sich bei der Untersuchung mit schonender Untersuchungstechnik eine Hypermobilität feststellen, später kommt es infolge von muskulären Triggerpunkten auch zu Blockierungen.

Fallbeispiel

Anamnese T. M., geb. 1949, wurde am 25.5.1959 wegen Kopfschmerzen vorgestellt. Im November 1958 hatte sie mit einem Schulranzen einen Schlag in den Nacken bekommen und zunächst einen intensiven lokalen Schmerz verspürt. Noch vor dem Mittagessen erbrach sie. Seit diesem Tag klagte sie täglich über Kopfschmerzen und musste drei Wochen zu Hause bleiben. Bei Vorstellung hatte sie mehrmals in der Woche Kopfschmerzen, die sie im Hinterkopf, in der Stirn und manchmal im gesamten Kopf verspürte.

Klinischer Befund und Therapie
Der klinische Befund war unauffällig, im Röntgenbild fand sich eine Dextrorotation des Axis. Nach Manipulation stellte sich ein Repositionseffekt ein und bei einer Kontrolluntersuchung am 22.10.1959 gab die Patientin an, bis Mitte Oktober beschwerdefrei gewesen zu sein, dann hätten sich wieder Schmerzen eingestellt, weshalb die Manipulation (nach 5 Monaten) wiederholt wurde.

Epikrise Bei diesem Mädchen imitierte der Schlag auf die Halswirbelsäule ein postkommotionelles Syndrom mit Kopfschmerzen und Erbrechen.

Wie aus diesem Fall hervorgeht, ist eine Gewalt, die von hinten einwirkt, nicht der einzige Mechanismus, der ein Schleudertrauma verursacht. Es kann u. a. durch einen Sturz auf die Schulter geschehen und wir haben einen Fall erlebt, bei dem der Schlag einer Meereswelle gegen den Kopf die Ursache war. Obwohl der Mechanismus dem Wesen nach einer Distorsion entspricht, ist hier der Verlauf wesentlich schwerer. Dvořák fand bei diesen Patienten im CT Risse im Lig. alare mit Hypermobilität der Kopfgelenke, was die oft nicht günstige Reaktion auf Impulsmanipulationen erklärt.

Eine Komplikation des Schleudertraumas wurde von Berger als **„frozen neck"** bezeichnet. Aufgrund einer Analyse von 20 Fällen gibt er folgende Charakteristik: Bewegungseinschränkung mit Verlangsamung und Unregelmäßigkeiten im Zervikomotogramm. Die passive Bewegung ist weniger eingeschränkt als die aktive, die langsame weniger als die rasche. Die Rotation im Liegen (bei Fixation von Th1) ist weniger eingeschränkt als im Sitzen. Es bestehen ein ausgeprägter Hypertonus von Muskeln und Weichteilen und ausgedehnte Hyperalgesiezonen. Intensive Schmerzen strahlen in den Kopf und die Arme aus und die Patienten klagen über Schwindel mit Sehstörungen. In diesem Stadium vertragen die Patienten keine Art von physikalischer Therapie, weder Mobilisation, noch Manipulation oder Massage. Sie benötigen Ruhe, Stützkragen und manchmal Kälteapplikationen.

Bis 1965 sahen wir über 65 Fälle nach Commotio cerebri, bei denen es nach einem Unfall zur Bewusstlosigkeit kam und die wir nachkontrollieren konnten. Ein neurologischer Befund (Zeichen einer Gleichgewichtsstörung) war einmal vorhanden. Dagegen war an der Halswirbelsäule nur 6-mal ein normaler Befund zu erheben. Die Behandlungsergebnisse mit Hilfe manipulativer und Reflextherapie waren 37-mal ausgezeichnet, 8-mal gut und 10-mal unbefriedigend.

Bei einer weiteren Gruppe von 95 Schädeltraumapatienten ohne Gehirnerschütterung in den Jahren 1964–1970 fehlten nur 4-mal Blockierungen im Bereich der Halswirbelsäule. Interessanterweise überwiegen hier Blockierungen von C1/C2. Bei 10 erfolglos behandelten Patienten bestand ein schmerzhafter Anteflexionstest als Zeichen eines ligamentären Schmerzes.

Vom Standpunkt der **Prävention** ist das Akutstadium nach einem Trauma am wichtigsten. In dieser Beziehung sind Patienten nach Commotio cerebri ein Modell für das akute Wirbelsäulentrauma, weil sie regelmäßig stationär aufgenommen werden und daher der ärztlichen Untersuchung nicht entgehen. Wir konnten deshalb konsiliarärztlich eine Patientengruppe im Akutstadium untersuchen und auch behandeln. Es handelte sich um Patienten, die bei vollem Bewusstsein waren, bei denen keinerlei Verdacht auf eine intrakraniale Blutung bestand und bei denen radiologisch der Befund an Schädel und Hals negativ war. So gelang es, eine Gruppe von 32 Patienten zu gewinnen. Nur bei einem kam es zu einem chronischen Verlauf, bei dem sich auch ein erhöhter Blutdruck einstellte. Einen weiteren therapeutischen Misserfolg erlebten wir bei einem Patienten mit Schwindel, bei dem auch eine Fersenfraktur bestand. 24 Patienten (75 %) waren nach Manipulation augenblicklich beschwerdefrei.

Fallbeispiel

Anamnese K. E., geb. 1941, rutschte am 5.4.1958 aus. Nach dem Sturz verlor sie zwar nicht das Bewusstsein, erbrach sich aber und klagte über Kopfschmerzen.

Klinischer Befund und Therapie
Der neurologische Befund war normal. Der Atlasquerfortsatz war bei Druck schmerzhaft und leicht blockiert. Nach Manipulation von der linken Seite hörten die Schmerzen augenblicklich auf.

Bei der Kontrolluntersuchung am 12.8.1958 gab sie an, sie habe seit der Manipulation keinerlei Beschwerden mehr gehabt.

Fallbeispiel

Anamnese K. J., geb. 1910, Maurer, stürzte am 6.8.1958 von 2 m Höhe und war kurz bewusstlos. Bei der Vorstellung am 7.8.1958 klagte er über Schmerzen in den Schläfen.

Klinischer Befund und Therapie Der Nasopalpebral- und Labialreflex waren gesteigert, die Kopfrotation nach rechts eingeschränkt. Nach Behandlung von C1/C2 war die Kopfrotation normal.

Bei der Kontrolluntersuchung am 23.4.1959 berichtete der Patient, er habe seit der Manipulation keinerlei Beschwerden mehr empfunden.

Fallbeispiel

Anamnese V. B., geb. 1910, stieß als Motorradfahrer mit einem Auto zusammen und war kurz bewusstlos. Er klagte über Kopfschmerzen mit Schwindel.

Klinischer Befund und Therapie Bei der Untersuchung fanden sich bei der Hautant-Probe eine Seitenabweichung nach rechts und ein Nystagmus 1. Grades nach links. Eine manuelle Behandlung blieb jedoch ohne Erfolg.

Am nächsten Tag wurde der Patient wegen Schwindels in der chirurgischen Klinik aufgenommen. Es fand sich derselben Befund wie am Vortag mit einer deutlichen Rotationseinschränkung der Halswirbelsäule nach links. Ein Versuch, diese manuell zu behandeln, blieb erneut ergebnislos. Am 9.6.1958 fanden sich zusätzlich ein abgeschwächter Kornealreflex links, ein Nystagmus 1. Grades nach rechts und eine geringe Hypermetrie der linken oberen Extremität. Im Röntgenbild bestand eine Asymmetrie bei C3. Nun wurde das Segment C2/C3 behandelt. Daraufhin verschwanden der Nystagmus und die Hypermetrie und der Patient gab sofort eine Erleichterung an. Bei den Kontrolluntersuchungen am 18.6. und 12.7.1958 war der Patient beschwerdefrei, der Befund war normal.

Bartel (1980) veröffentlichte beinahe identische Ergebnisse: Bei 50 Patienten, die er unmittelbar nach einem Schädeltrauma untersuchte, stellte er mit Ausnahme von zwei Fällen regelmäßig Blockierungen fest, wobei das am häufigsten eingeschränkte Segment C1/C2 war. Bei 40 Patienten genügte eine einzige Behandlung, in der Regel mit Hilfe neuromuskulärer Techniken. Bei 6 Patienten musste die Behandlung wiederholt werden, bei zwei ohne Erfolg. (1958 waren neuromuskuläre Techniken noch unbekannt.)

Diese Erfahrungen sprechen für eine präventive Rolle der manipulativen Behandlung beim akuten Schädeltrauma, wenn Blockierungen im Frühstadium bestehen. Die Unkenntnis der manuellen Diagnostik und Therapie hat zufolge, dass diese Möglichkeit nicht nur verpasst wird, sondern dass der Patient, der über Schmerzen klagt, erfährt, dass sein Befund normal ist und dass er sich seine Beschwerden einbildet.

7.10.2 Trauma der Extremitäten

Was für den Schädel gilt, gilt im Prinzip auch für den übrigen Körper. Wer auf seine Hände stürzt, verletzt indirekt auch seine Halswirbelsäule, und wer auf seine Füße fällt, schädigt sein Becken und die Lendenwirbelsäule. Ein Sturz auf die Schulter wirkt wie ein Schleudertrauma.

Es soll auf einige typische Läsionen an den Extremitäten hingewiesen werden. Nach einem Sturz auf die **Hände** wirkt die Gewalt auf den Radius im Sinne eines Schubs nach proximal, gleichgültig, ob es dabei zu einer Radiusfaktur kommt oder nicht. Die Folge ist eine Funktionsstörung am Ellenbogen. Klinisch äußert sich das oft als Schmerz am Proc. styloideus radii, was sich meist erst nach Ablegen des Gipsverbands nach einer Colles-Fraktur klinisch manifestiert. Bei der Untersuchung ist dann regelmäßig die radiale Abduktion im Handgelenk eingeschränkt und man stellt eine Blockierung zwischen Radius und Ulna fest, deren Ursache jedoch im Ellenbogen liegt, wo Zeichen einer radialen Epikondylopathie bestehen. Jede Behandlung am Ort des Schmerzes nützt nichts, erst nach Behandlung der Blockierung am Ellenbogen lässt der Schmerz prompt nach.

Nach einem Sturz auf die **Schulter** leidet nicht nur die Halswirbelsäule, sondern auch die Struktur, auf die die Gewalt direkt einwirkt, das Akromioklavikulargelenk und die erste Rippe.

Nach Verletzungen des **Fußes** mit oder ohne Fraktur findet man in der Regel Blockierungen in den Tarsometatarsal- und Intertarsalgelenken sowie im oberen und unteren Sprunggelenk. Nach Knieverletzung besteht oft eine Blockierung des Fibulaköpfchens.

Nach Sturz auf die **Hüfte** und deren Verstauchung kommt es nicht selten zu einer funktionellen Koxalgie. Eine adäquate Mobilisation bzw. Manipulation ist die kunstgerechte erste Hilfe mit promptem Effekt. Voraussetzungen sind eine präzise Diagnose, der Ausschluss einer Fraktur und eines Blutergusses. Eine frühzeitige Behandlung beugt späteren Komplikationen und einer Chronifizierung vor.

7.11 Klinik der Dysfunktion einzelner Bewegungssegmente

Das häufigste **Symptom** von Funktionsstörungen im Bewegungssystem (und insbesondere im Bereich der Wirbelsäule) sind **Schmerzen** und die am häufigsten schmerzhafte Struktur ist der **Muskel** mit seinen Triggerpunkten und schmerzhaftem Ansatz. Der große Verdienst von Simons und Travell besteht darin, dass sie systematisch die Muskeln mit Triggerpunkten beschrieben haben. In engem Zusammenhang mit den muskulären Triggerpunkten stehen die gelenkigen Verbindungen der Wirbelsäule und deren Dysfunktionen, besonders die Blockierungen, und es erscheint sehr wichtig, hier einen kurzen Überblick über die klinische Symptomatik der Störungen in den einzelnen Bewegungssegmenten zu geben. Es ist allerdings zu betonen, dass muskuläre Triggerpunkte das klinische Bild mitbestimmen, sobald es zu Funktionsstörung im Gelenk (Bewegungssegment) kommt. Die Untersuchung dieser Funktionsstörungen wurde im Kapitel 4 eingehend beschrieben.

7.11.1 Temporomandibulargelenk

Die Patienten klagen über Kopfschmerzen, die sie auch im Ohr und im Gesicht auf der Seite des schmerzhaften Gelenks empfinden. Man sollte dabei seine Aufmerksamkeit anamnestisch auf defekte Zähne, schlecht passende Prothesen und auf ein Trauma lenken. Die Schmerzen können auch von Verspannungen der Kaumuskeln herrühren, wobei auch psychische Spannung (Zähneknirschen, Bruxismus) eine Rolle spielt. Die Kaumuskulatur ist mit der Muskulatur der Kopfgelenke verkettet und das klinische Bild kann deshalb von dem einer Funktionsstörung der Kopfgelenke schwer zu unterscheiden sein. Dazu gehört auch der Schwindel. Bei Verspannung des Mundbodens und des M. digastricus können eine Dysphagie und Dysphonie beobachtet werden.

7.11.2 Segment Okziput-Atlas

Die Patienten klagen oft über Kopfschmerzen im Hinterhaupt, die asymmetrisch auftreten. In der Anamnese finden sich oft Hinweise auf eine rezidivierende Tonsillitis oder Otitis media. Die Schmerzen treten typischerweise am Morgen auf und können den Patienten auch aus dem Schlaf wecken.

Triggerpunkte befinden sich vor allem in den kurzen Extensoren der Kopfgelenke und im oberen Teil des M. sternocleidomastoideus. Weitere Schmerzpunkte sind am hinteren Atlasbogen, an den Atlasquerfortsätzen, an der Linea nuchae und am Hinterrand des Foramen magnum gelegen. Bei der Beweglichkeitsprüfung sind als erstes die Ante- und Retroflexion eingeschränkt, dann die Seitneigung nach links und zuletzt die Seitneigung nach rechts. Das Gelenkspiel besteht in einer Dorsalverschiebung der Kondylen gegenüber dem Atlas. Wie bei allen Segmenten der Halswirbelsäule besteht oft ein wichtiger Triggerpunkte im Zwerchfell. Die Kopfschwarte ist in ihrer Verschieblichkeit eingeschränkt.

7.11.3 Segment Atlas-Axis

Die Funktionsstörung dieses Segments ist am häufigsten Folge eines Traumas, kommt ansonsten jedoch weniger häufig vor. Wenn Kopfschmerzen im Vordergrund stehen, gehören meist Nackenschmerzen dazu.

Der typische Schmerzpunkt befindet sich an der lateralen Kante des Axisdorns, häufiger rechts. Typische Triggerpunkte sind am M. sternocleidomastoideus und im M. levator scapulae. Die Kopfrotation ist eingeschränkt, meist nach rechts, die Seitneigung („Nicken") häufiger nach links. Man hat es hier mit dem einzigen zervikalen Segment zu tun, bei dem die Rotation und Seitneigung nicht in derselben Richtung eingeschränkt sind. Die Rotation verläuft in diesem Segment genau um eine vertikale Achse.

7.11.4 Segment C2/C3

Hier handelt es sich um das Segment des akuten Schiefhalses. Das bedeutet jedoch nicht, dass es das einzige Segment ist, das beim akuten Schiefhals blockiert ist.

Die wichtigsten Triggerpunkte finden sich im M. sternocleidomastoideus, M. levator scapulae und in der Pars descendens des M. trapezius. Die Schmerzen können also sowohl im Kopf, als auch in der Schulter empfunden werden. Regelmäßig besteht ein Schmerzpunkt auf der lateralen Kante des Axisdornfortsatzes (meist rechts) und die Rotation und Seitneigung sind meist nach rechts eingeschränkt.

7.11.5 Segmente C3/C4 – C5/C6

Auch wenn Kopfschmerzen vorhanden sein können, ist der Übertragungsschmerz in die Arme charakteristisch, und zwar vor allem die Epikondylopathie, häufiger auf der radialen Seite. Diese kann in Kombination mit Schmerzen am Proc. styloideus radii und den häufigen Tendovaginitiden am Unterarm einhergehen.

Die meisten Triggerpunkte befinden sich in den tiefen Schichten der paravertebralen Muskulatur, in der Pars descendens des M. trapezius, im mittleren Anteil des M. sternocleidomastoideus und in den Muskeln, die bei der Epikondylopathie verspannt sind, dem M. supinator, den Finger- und Handextensoren, dem M. biceps brachii und dem M. triceps brachii. Bei der Blockierung von C3/C4 besteht manchmal auch die Symptomatik einer Kopfgelenksblockierung. Die zervikalen Faszien „kleben".

7.11.6 Zervikothorakaler Übergang (C6/C7 – Th2/Th3)

Es kommen Kopfschmerzen vor, typisch sind jedoch zervikobrachiale und insbesondere Schulterschmerzen, die mit Parästhesien verbunden sind. Dazu gehören auch Störungen der Schultergelenke und vor allem der ersten Rippen.

Die verspannten Muskeln mit Triggerpunkten sind vor allem die Pars descendens und Pars horizontalis des M. trapezius, der M. sternocleidomastoideus, die Mm. scaleni, das Zwerchfell, der M. subscapularis, der M. infraspinatus und die dazu gehörenden Faszien. Die Mm. scaleni mit dem M. pectoralis minor verursachen mit den Blockierungen des zervikothorakalen Übergangs auch das Syndrom der oberen Thoraxapertur. Dieses Syndrom ist oft mit dem Karpaltunnelsyndrom verkettet.

7.11.7 Thorakale Segmente Th3/Th4 – Th9/Th10

Hier hat man es besonders häufig mit pseudoviszeralen Schmerzen zu tun, weshalb die Differenzialdiagnostik an erster Stelle steht; links das Herz, die Lunge, der Magen und das Pankreas, rechts die Galle, die Leber, das Duodenum und die Lunge. Wenn die Schmerzen im Brustkorb keiner viszeraler Genese sind, treten sie meist sekundär bei Störungen der Hals- und Lendenwirbelsäule auf, wenn es sich nicht um eine schwere Form der juvenilen Osteochondrose handelt. Die Ausnahme sind Schmerzen im dem Bereich, in dem die thorakale Kyphose gipfelt und die Rückenstrecker am schwächsten sind, ungefähr bei Th5. Bei Störungen der Rippen bestehen auch Schmerzen an den Sternokostalgelenken, wo sich die Ansatzpunkte vor allem des M. pectoralis major und minor befinden. Bei akuten Rippenblockierungen ist die Ein- oder Ausatmung schmerzhaft. Die Schmerzhaftigkeit im Bereich der unteren Rippenbögen ist charakteristisch für eine Gleitrippe.

Die wichtigsten Triggerpunkte bestehen im M. pectoralis major und minor, M. serratus anterior, M. erector spinae, am Zwerchfell, Beckenboden und nur selten im M. latissimus dorsi. Die Verschieblichkeit der tiefen Faszien ist am Rücken (nach kranial) und v. a. rings um den Thorax gestört.

7.11.8 Eingeschränkte Rumpfrotation (Segmente Th10/11 – L1/L2)

Schmerzen werden meist im Kreuz oder zwischen den Schulterblättern empfunden. Bei Akutfällen gibt der Patient oft als Ursache eine plötzlich Aufrichtung aus der Vorbeuge bei Rotation an. Da die eingeschränkte Rumpfrotation nicht Folge einer Gelenksblockierung, sondern von Triggerpunkten im thorakolumbalen Rückenstrecker, M. psoas major und M. quadratus lumborum ist, werden die Schmerzen vor allem an den Ansatzpunkte dieser Muskeln empfunden – am Beckenkamm (Kreuz) und an den unteren Rippen (unterhalb der Schulterblätter), kaum jedoch am thorakolumbalen Übergang. Die kyphotische Haltung ist Folge des Psoasspasmus, der auch eine pseudoviszerale Symptomatik hervorrufen kann. Wenn gleichzeitig Triggerpunkte in der Bauchmuskulatur auftreten, können die Symphyse und das Xiphoid druckschmerzhaft sein. Viszerovertebrale Beziehungen bestehen hier zu den Nieren. Die Rotation ist in der Regel zur der den muskulären Triggerpunkten entgegengesetzten Richtung eingeschränkt.

7.11.9 Segment L2/L3

Dieses Segment ist nur sehr selten funktionsgestört und verursacht dann Kreuzschmerzen. Es finden sich Triggerpunkte im M. gluteus medius unterhalb des Beckenkamms.

7.11.10 Segment L3/L4

Wie auch bei den weiteren Bewegungssegmenten bestehen charakteristische Übertragungsschmerzen an den unteren Extremitäten. Die Schmerzen sind weitgehend mit den Schmerzen, die vom Hüftgelenk ausgehen, identisch. Die Schmerzen werden in der Hüfte und Leiste empfunden und strahlen über den Oberschenkel dorsal zum Knie, mitunter noch weiter bis ins Schienbein aus.

Die charakteristische Muskelverspannung (Triggerpunkte) befindet sich im M. rectus femoris, weshalb auch der umgekehrte Lasègue-Test positiv ist. Der Lasègue-Test ist meist negativ. Weitere Triggerpunkte befinden sich in den Hüftgelenksadduktoren, weshalb das Patrick-Zeichen leicht positiv ist.

7.11.11 Segment L4/L5

Die Schmerzen werden im Dermatom L5 empfunden, das wie ein Generalstreifen lateral über die untere Extremität von der Hüfte bis zum äußeren Knöchel verläuft.

Der charakteristische Triggerpunkte liegt im M. piriformis, der vom Patienten als „Hüftschmerz" empfunden wird. Infolge der Verspannung der ischiokruralen Muskeln, insbesondere des M. biceps femoris, ist der Lasègue-Test positiv. Oft besteht auch oft ein schmerzhaftes und blockiertes Fibulaköpfchen. Die Verspannung des M. rectus femoris und damit auch des Lig. ischiocrurale und des M. piriformis verursachen oft eine sekundäre Iliosakralblockierung.

7.11.12 Segment L5/S1

Die Schmerzen verlaufen im Dermatom S1 an der Dorsalfläche des Ober- und Unterschenkels zur Ferse und zum äußeren Knöchel.

Die ischiokrurale Muskulatur ist verspannt und der Lasègue-Test ist positiv. Deshalb besteht (wie bei L5) oft eine Fibulablockierung mit sekundärer Iliosakralblockierung. Der typische Triggerpunkt befindet sich im M. iliacus mit möglichen pseudoviszeralen Symptomen im Unterbauch. Bei hypermobilen Patienten besteht oft ein Schmerzpunkt am Dornfortsatz L5.

7.11.13 Iliosakralgelenk

Da die Schmerzen ebenfalls im Dermatom S1 verlaufen, können sie von denen bei einer lumbosakralen Blockierung kaum unterschieden werden. Der Schmerzpunkt, den auch viele Patienten oberhalb und medial von der SIPS angeben, kann bei der großen Variabilität der anatomischen Verhältnisse in diesem Bereich nicht vom benachbarten Lumbosakralgelenk unterschieden werden.

Der Triggerpunkt im M. iliacus spricht für das Segment L5/S1. So kann lediglich die Beweglichkeitsprüfung entscheiden. Ist jedoch das untere Iliosakralgelenk schmerzhaft, werden die Schmerzen in der sakrokokzygealen Gegend seitlich empfunden. Angesichts der heutigen Erfahrungen mit Verkettungen von Funktionsstörungen sind die meisten Iliosakralblockierungen sekundärer Natur, mit Ausnahme bei der Koxarthrose.

7.11.14 Steißbein

Nur in einem Fünftel der Fälle, bei denen man ein auf Druck schmerzhaftes Steißbein findet, empfinden Patienten ihren Schmerz als Kokzygodynie. Sie klagten vielmehr über Kreuzschmerzen. Wenn dagegen umgekehrt Patienten Schmerzen am Steißbein angeben, können diese vom unteren Iliosakralgelenk, vom Beckenboden oder vom schmerzhaften Tuber ossis ischii stammen. Das ist besonders dann der Fall, wenn das Steißbein nicht in der Mittellinie, sondern seitlich druckdolent ist. Die Schmerzen werden am meisten beim Sitzen empfunden. Die Rolle eines Traumas wird überschätzt, wesentlich ist die psychische Spannung.

Triggerpunkte bestehen im M. levator ani, M. gluteus maximus, in den Hüftgelenksadduktoren, ischiokruralen Muskeln, manchmal auch im M. piriformis und M. iliacus, weshalb das Patrick-Zeichen und der Lasègue-Test positiv sein können.

7.11.15 Zwerchfell und Beckenboden

Hier befinden sich die am besten tastbaren Triggerpunkte des tiefen Stabilisationssystems. Von hier gehen die zahlreichsten Verkettungsreaktionen einerseits nach kranial bis zu den Kopfgelenken und Kaumuskeln, anderseits zum Becken und in die unteren Extremitäten aus. Deswegen sollte die Untersuchung dieser Triggerpunkte bei allen Patienten routinemäßig durchgeführt werden. Die Relaxation der Triggerpunkte ist besonders am Zwerchfell ungemein einfach und wirksam, aber dennoch ist der Aktivierung bei Dysfunktion der Stabilisatoren meist der Vorzug zu geben.

7.11.16 Hüftgelenk

Das Hüftgelenk verursacht bei einer Dysfunktion oder beginnender Koxarthrose am häufigsten asymmetrische Kreuzschmerzen, die in das Segment L4 ausstrahlen. Deshalb sind oft auch Knieschmerzen ein Frühzeichen einer Koxarthrose. Im Unterschied zu vertebragenen Kreuzschmerzen schmerzt hier das längere Gehen, besonders auf hartem Terrain, und im Unterschied zu Kniebeschwerden schmerzt auch das (Stufen-)Steigen.

Die bedeutendsten Triggerpunkte finden sich in den Hüftgelenksadduktoren, -beugern und -abduktoren. Typisch sind das positive Patrick-Zeichen und das charakteristische Kapselmuster.

7.11.17 Fuß und Fibulaköpfchen

Von grundlegender Bedeutung ist die Schlüsselregion Fuß. Die wesentlichsten Verkettungsreaktionen verlaufen jedoch über das Fibulaköpfchen und können sogar von letzterem ausgehen, wenn der Befund am Fuß negativ ist.

Am Fuß selbst findet man oft Blockierungen zwischen den einzelnen Fußknochen und Triggerpunkte in den tiefen plantaren Muskeln mit Ansatzpunktschmerzen am Fersensporn. Triggerpunkte befinden sich auch dorsal zwischen den Ossa metatarsalia. Triggerpunkte im M. soleus gehen mit Schmerzen in der Achillessehne und deren Ansatzpunkt einher. Die wichtigsten Stereotypiestörungen betreffen den funktionellen Plattfuß und die automatische Flexion der Zehen bei der Abstoßphase und bei Vorwärtsverschiebung des Körperschwerpunktes. Besonders wichtig sind hier Afferenzstörungen mit Hyper- und Hyposensibilität mit gleichzeitigen Tonusveränderungen, die oft asymmetrisch sind. Das typische Verkettungsmuster ist die Vorhaltung, die über das Fibulaköpfchen, den M. biceps femoris und weiter über die Bauch-, Gluteal- und Rückenmuskulatur bis zu den Kopfgelenken reicht. Der Fuß hat alle wesentlichen Charakteristika des tiefen Stabilisationssystems.

8 Prävention von Funktionsstörungen des Bewegungssystems

8.1 Bedeutung und Inzidenz von Funktionsstörungen

Im vorausgehenden Text wurde die Rolle von Funktionsstörungen der Wirbelsäule bei der Pathogenese von Schmerzen im Bewegungssystem erörtert. Daraus lässt sich ableiten, wie die Prävention zu gestalten ist. Das bezieht sich nicht nur auf die Therapie selbst, sondern auch auf die Rehabilitation, deren Ziel es ist, Rezidiven und Komplikationen vorzubeugen.

Bevor auf Einzelheiten eingegangen wird, sollte man sich die **Bedeutung** und das **Ausmaß** von Funktionsstörungen des Bewegungssystems vergegenwärtigen. Unsere Patienten stellen die große Mehrzahl aller Patienten dar, die an Rückenschmerzen und Schmerzen leiden, die irgendwie mit der Wirbelsäule im Zusammenhang stehen. Statistische Daten sind unzureichend, weil unsere Patienten unter verschiedenen Diagnosen registriert werden, wie beispielsweise Kopfschmerzen, Thoraxschmerzen, Schwindel, Rheumatismus u.a. Viele Patienten, die wiederholt an diesen Schmerzen leiden, suchen gar keine ärztliche Hilfe auf, weil sie sich von ihrer Wirkungslosigkeit überzeugt haben, sie entgehen somit jeder Registrierung. Aber auch so sind die Zahlen beeindruckend.

Es ist klar, dass sich hinter dem Begriff „Weichteilrheumatismus" zahlreiche Patienten mit Funktionsstörungen des Bewegungssystems verbergen. Es ist gewiss erstaunlich, dass lediglich die banalen Erkrankungen der oberen Atemwege häufiger als die Erkrankungen des Bewegungssystems sind. Wenn man jedoch nur mit den als „vertebragen" registrierten rechnen würde, käme man auf 15 000 000 verlorene Arbeitstage.

So bedeutend diese Zahlen an sich schon sind, die Arbeitsunfähigkeit ist nur ein Teil des Problems; es sind vor allem die Kreuzschmerzen und die Schmerzen der unteren Extremitäten, die die Arbeitsunfähigkeit verursachen. Das hängt von der Art der Arbeit ab. Deswegen ist es wichtig, Daten anzuführen, die sich mit der Inzidenz der Erkrankung direkt befassen. Schon 1957 gaben nach Säker 440 von 1000 befragten Personen im Alter von 60–80 Jahren an, zumindest einmal in ihrem Leben an Lumbago oder Ischiasschmerzen gelitten zu haben. Hult (1954) stellte in einer Studie bei 1200 Arbeitern verschiedener Berufsrichtungen in Stockholm 1951 fest, dass 51 % in ihrer Anamnese oder gegenwärtig an Symptomen einer zervikalen und 60 % einer lumbalen Diskopathie litten. In einem zufällig gewählten Landkreis bei Prag konnte Uttl (1964) in einer statistisch repräsentativen Gruppe von 100 Personen bei 61 Fällen Wirbelsäulenbeschwerden in der Anamnese feststellen.

Beim Vergleich älterer und neuerer Daten zeigt sich, dass die Inzidenz von Jahr zu Jahr steigt und dass sich die Anzahl der versäumten Arbeitstage im Laufe von 20 Jahren sogar verdoppelt hat. Dabei betrifft die Erkrankung vor allem Personen im mittleren, produktivsten Alter. Die Therapie ist oft langwierig und kostspielig und die Tendenz zur Chronifizierung erheblich. Dabei ist das führende Symptom der Schmerz, der mit viel Leid einhergeht, das zahlenmäßig gar nicht zu erfassen ist. Frymour gibt in den Jahren 1980 und 1991 die Inzidenz von Rückenschmerzen mit 80 % der Bevölkerung an.

Tab. 8.1: Zahl der Arbeitsunfähigen auf 100 000 Einwohner in der Tschechischen Republik und durchschnittliche Dauer der Arbeitsunfähigkeit.

* Nach 1989 wurden „vertebragene Erkrankungen" nicht mehr als selbstständige Gruppe in den Statistiken des Ministeriums für Gesundheitswesen in der Tschechischen Republik geführt.

	Zahl der Arbeitsunfähigen auf 100 000 Einwohner				Durchschnittliche Dauer der Arbeitsunfähigkeit in Tagen	
	1968	1979	1989	2004	1989	2004
Erkrankungen des Bewegungssystems	7898	9451	11 798	11 627	21,9	53,0
Vertebragene Erkrankungen		3763	4895	7338	19,9	*
Kreislauferkrankungen		3114	3335	2254	35,7	69,4
Psychiatrische Erkrankungen		1430	1229	1075	32,0	68,9
Neurologische Erkrankungen		1037	940	732	29,0	64,0
Atemwegserkrankungen		36 538	40 203	37 896	9,4	17,6

8.2 Grundsätze und Ziele der Prävention

Da **Funktionsstörungen** des Bewegungssystems eine grundlegende Rolle bei der Pathogenese von Rückenschmerzen spielen, ist es wichtig zu wissen, unter welchen **Bedingungen** diese entstehen. Eine wesentliche Rolle spielen dabei die muskuläre Dysbalance, die Instabilität und fehlerhafte muskuläre Stereotypien, bei denen die Fehlatmung wohl an erster Stelle steht.

Nicht weniger wichtig ist der Einfluss der Umwelt. Die moderne Zivilisation hat nicht nur unsere Ernährung beeinflusst, sondern auch die Luft und das Wasser verunreinigt und belastet uns mit Chemikalien und Strahlung. Nicht weniger radikal hat sich das Ausmaß der Bewegung verändert; wir bewegen uns immer weniger, die statische Belastung nimmt jedoch zu. Gerade dadurch kommt es zu der von Janda beschriebenen Dysbalance: Die vorwiegend posturalen, ontogenetisch älteren Muskeln werden hyperaktiv und kontrakt, die vorwiegend phasischen, ontogenetisch jüngeren Muskeln erschlaffen. Letzteres gilt auch für die tiefen Stabilisatoren. Darin liegt eine Ursache für das Überhandnehmen von Störungen des Bewegungssystems und der Wirbelsäule.

Weitere Ursachen sind Umweltfaktoren: Anstatt zu gehen oder zu reiten, sitzen oder stehen wir in Verkehrsmitteln oder fahren Auto und sind dabei noch Erschütterungen ausgesetzt. Die meiste Arbeit geht in unveränderter Stellung vor sich, oft im Sitzen oder in Vorbeuge. Besonders ungünstig ist die lang dauernde Arbeit am Computer. Das Schlimmste an dieser Entwicklung ist, dass sie schon in der frühen Kindheit beginnt: vor dem Fernsehbildschirm, beim Sitzen in der Schule oder bei Computerspielen. Der Weg zur Schule erfolgt per Straßenbahn oder Bus, auch wenn er nicht weit ist. Gesunde Kinder widersetzen sich diesen Tendenzen vorübergehend und treiben Unfug und tollen herum, aber wenn sie heranwachsen, lassen sie sich vom Fernsehen, Motorradfahren oder dem Sitzen im Bierlokal locken. Diese Umstände müssen schon deshalb hervorgehoben werden, weil die Öffentlichkeit mit der Umweltverschmutzung vertraut ist, jedoch die Veränderungen des Bewegungsausmaßes zu wenig vor Augen hat. Daraus geht hervor: Man muss die statische Überlastung verringern und Kompensationsmöglichkeiten durch Bewegung schaffen.

> In den technisch hoch entwickelten Ländern handelt es sich nicht lediglich um Bewegungsarmut, sondern gleichzeitig auch um statische Überlastung.

8.3 Lebensführung

8.3.1 Passive Prävention

Sitzen

Da man die meiste Zeit im Sitzen zubringt, liegt viel daran, wie man sitzt. Dabei spielt der **Stuhl** eine wichtige Rolle: Seine Höhe ist dann richtig eingestellt, wenn die Oberschenkel horizontal verlaufen und man mit den Füßen abgestützt ist. Wenn man sich anlehnen kann, soll die Lehne den Gipfel der kyphotischen Krümmung bei völliger Relaxation abstützen (☞ Abb. 6.159). Dieser befindet sich bei guter Relaxation eher in der Lenden- als in der Brustwirbelsäule. Unter diesen Umständen ist es sogar günstig, wenn die Sitzfläche nach hinten leicht abgeschrägt ist. Wenn man sich nicht anlehnen kann, sollte man sich auf die Ellenbogen und Unterarme abstützen können.

Wenn man nicht angelehnt ist und sich nicht auf der Arbeitsfläche abstützen kann, ist es besser, wenn der hintere Anteil der Sitzfläche nach vorne abgeschrägt ist, wie ein Sattel, weil das Becken dadurch nach vorne kippt und so eine übermäßige kyphotische Haltung verhindert. Es sind auch spezielle nach vorne abgeschrägte Stühle mit Kniestütz erhältlich, die ein aufrechtes Sitzen ermöglichen. Es ist jedoch gut, den Patienten anzuraten, die Sitzhaltung zu wechseln, sobald sie Schmerzen im Rücken empfinden. Deswegen sind Stühle zu empfehlen, die Lagewechsel ermöglichen. Auch spezielle keilförmige Sitzkissen sind empfehlenswert. Lang dauerndes Sitzen wirkt sich besonders ungünstig aus, wenn Erschütterungen hinzukommen, z. B. beim Sitzen in Lastkraftwagen oder auf Traktoren; die eine möglichst gute Federung erfordern.

Es ist wichtig, dass die Höhe des **Arbeitstisches** den Ellenbogen bei aufrechtem Sitzen und vertikalem Verlauf der Oberarme entspricht. Hat der Stuhl Lehnen für die Unterarme, sollen diese in Höhe der frei herunterhängenden Ellenbogen angebracht sein. Bei Arbeit am Computer ist es außerdem noch wichtig, dass der Bildschirm so steht, dass man weder nach oben, noch nach unten, noch zur Seite schauen muss.

Nicht nur die Rumpfvorbeuge, sondern auch die Kopfvorbeuge wird auf Dauer schlecht vertragen. Deshalb sollte darauf geachtet werden, diese **Kopfhaltung** möglichst zu vermeiden. Bei horizontaler Arbeitsfläche zwingt das Sehfeld den Kopf in die Vorbeuge. Das kann durch ein Schrägpult vermieden werden, nicht jedoch durch Erhöhung des Tisches. Noch schlimmer als die bloße Kopfvorbeuge ist die Vorbeuge bei zur Seite gedrehtem Kopf. Diese Haltung ist typisch beim Abschreiben, wenn der Text flach auf dem Schreibtisch liegt. Der Text sollte besser vor den Augen des Abschreibenden angebracht sein.

Stehen

Bei Arbeit im Stehen ist die aufrechte Haltung anzustreben, eine lang dauernde **Vorbeuge** ist immer **belastend**. Dabei ist eine geringe Vorbeuge, wie beispielsweise beim Rasieren, noch belastender als eine maximale Vorbeuge. Das ist deshalb der Fall, weil sich bei der nur geringen Vorbeuge die Rückenstrecker am stärksten kontrahieren und daher den größten Druck auf die Wirbelsäule ausüben (☞ „painful arc“ nach Cyriax, 4.6.1). Es ist deshalb empfehlenswert, während der Vorbeuge immer ein Bein vorzusetzen und gleichzeitig mit der

Rumpfvorbeuge auch das Knie zu beugen (☞ Abb. 4.72). Wenn man vor dem Waschbecken steht, sollte man sich leicht zur Seite drehen und mit einem Oberschenkel abzustützen.

Heben und Tragen von Lasten

Wenn die Beschwerden des Patienten beim Heben von Lasten entstehen oder rezidivieren, muss man dem Patienten beibringen, wie er Gegenstände heben soll. Wenn es sich um leichte Gegenstände handelt, gilt dasselbe wie bei der Vorbeuge: Das Zusammenspiel des Rumpfes mit dem vorgesetzten Bein muss harmonisch verlaufen, bei der Aufrichtung des Rumpfes kommt es zur Kokontraktion der Bauchmuskeln. Schwere Lasten hebt man mit dem Rumpf in aufrechter Haltung, beugt und streckt die Knie und hält die Last gegen den Rumpf, um eine Hebelwirkung zu vermeiden. Auch hier ist es wünschenswert bei lang dauernder Vorbeugehaltung die Haltung zu ändern oder Pausen zu machen.

Schlafhaltung

Nicht weniger wichtig als die Körperhaltung während des Tages ist die Lage während der Nacht. Wir möchten sogar behaupten, dass es wenige Umstände bei der Lebensführung gibt, die die Wirbelsäule so wirksam – gut oder schlecht – beeinflussen können, wie die Lage im Bett. Dies gilt insbesondere dann, wenn der Patient angibt, dass die Beschwerden vor allem während der Nacht oder morgens nach dem Aufwachen zu spüren sind. Der Patient wird dann meist nach seinem Bett befragt und es wird ihm ein Bett mit festem, unnachgiebigem Lattenrost, auf dem eine harte Matratze liegt, empfohlen. Wir halten dieses Vorgehen für falsch. Zuerst muss der Patient zeigen, wie er im Bett liegt, und erst dann zeigt man ihm, wie diese Position zu korrigieren ist. Dabei muss man wissen, ob der Patient beispielsweise an Schmerzen in der zervikalen oder lumbosakralen Gegend leidet.

Wenn der Patient an **Kreuzschmerzen** leidet, muss man erfragen, ob er auf dem Rücken, auf der Seite oder auf dem Bauch liegend schläft. Hat er bei Rücken- oder Bauchlage Schmerzen während der Nacht oder beim Aufwachen, dann liegt die Ursache in der lordotischen Haltung. Man rät ihm dann, entweder auf der Seite zu liegen oder, wenn er auf dem Rücken liegt, ein hohes Kissen unter seine Beine zu legen oder unter seine Taille ein zusammengerolltes Handtuch oder eine Decke zu legen. Liegt er auf dem Bauch, wird man ihm raten, diese Lage aufzugeben. Wenn das nicht möglich ist, hilft ein Kissen unter dem Becken. Bestehen Schmerzen bei Seitenlage, dann liegt die Ursache in der skoliotischen Haltung, die dadurch zustande kommt, dass das Becken und die Schultern breiter sind als die Taille. Dann unterlegt man die Taille mit einem zusammengerollten Handtuch.

Viel häufiger ist es notwendig, die Haltung bei Beschwerden der **Halswirbelsäule** zu korrigieren. Dafür sprechen auch, dass der akute Schiefhals und die zervikogenen Kopfschmerzen besonders häufig nach der Nachtruhe auftreten und sich der radikuläre Schmerz im Liegen oft verschlechtert. In diesen Fällen wird dem Patienten oft geraten, flach zu liegen. Dieser Ratschlag kann zutreffen, wenn es sich um eine junge Person handelt, die auf dem Rücken liegt. Wenn der Patient jedoch auf der Seite liegt, sollte man bedenken, dass seine Schultern breiter sind als sein Kopf. Wenn er also kein oder nur ein dünnes Kissen unter dem Kopf hat, verläuft seine Halswirbelsäule schräg nach unten. Der Kopf muss aber so abgestützt sein, dass die Halswirbelsäule gerade verläuft, was nicht nur von der Breite der Schultern, sondern auch von der Lage, die der Patient einnimmt, abhängt. Manche Patienten demonstrieren ihre Seitenlage, indem sie den Arm unter ihren Kopf legen. Diese Lage können sie nicht lange aushalten, beweisen aber damit die Notwendigkeit eines entsprechend hohen Polsters. Das **Kissen** sollte ungefähr quadratisch und groß genug sein, dass der Kopf nicht abrutscht, und fest genug sein, um den Kopf abstützen zu können. Es darf nicht unter den Schultern liegen und deshalb nicht keilförmig sein.

Wenn der Patient die Gewohnheit hat, in **Bauchlage** zu schlafen, ist das Bestreben zunächst, ihm dies abzugewöhnen, weil diese Lage mit einer maximalen Rotation der Halswirbelsäule einhergeht. Ein festes Polster, das ihm eine bequeme Seitenlage sichert, genügt oft, ihm die Bauchlage abzugewöhnen, weil es gleichzeitig bei der Bauchlage stört. Es gibt auch spezielle Polster mit einer Öffnung für die Nase, die eine Bauchlage in Neutralstellung des Kopfes ermöglichen. Diese Lage verursacht allerdings eine zervikale Hyperlordose. Günstiger ist es, Patienten, die sich die Bauchlage im Schlaf nicht abgewöhnen können, zu empfehlen, auf der Seite, zu der sie den Kopf drehen, ein großes Kissen unter die Brust zu legen und mit dem Arm an sich zu drücken, um so die Rotation des Halses zu verringern. Die Bauchlage ist eine Gewohnheit, die aus der frühen Kindheit stammt und während dieser gut vertragen wird, aber im höheren Alter pathogen wird.

Auch bei der **Rückenlage** brauchen ältere Personen mit rundem Rücken ein mehr oder minder hohes festes Polster unter dem Kopf, weil sich ihr Kopf sonst nach rückwärts beugt. Diese Rückbeuge ist nicht nur für die Halswirbelsäule ungünstig, sondern bedroht auch die Blutversorgung im vertebrobasialen Stromgebiet, besonders wenn bereits Zeichen einer Arteriosklerose bestehen.

Zusammenfassung

Abschließend ist zu betonen, dass man bei jedem Einzelnen herausfinden sollte, unter welchen Bedingungen bei ihm Symptome auftreten, um weiteren Störungen oder Rezidiven vorzubeugen. Am meisten hilft man den Patienten mit wohl durchdachten Ratschlägen zur Gestaltung des Arbeitsplatzes, der Freizeitaktivitäten und der Lage während des Schlafens.

Die Ursache eines therapeutischen Fehlschlages besteht oft darin, dass man nicht herausgefunden hat, dass und warum der Patient bei der Arbeit am Computer eine ungünstige Haltung einnimmt, er im Auto nicht richtig sitzt oder er sich beim Stehen nicht richtig abstützt. Es ist deshalb ein Kunstfehler, wenn man erfährt, dass die Schmerzen des Patienten am Morgen auftreten und man ihn nicht bittet zu zeigen, wie er im Bett liegt. Wenn Schmerzen beim Heben von Gegenständen oder beim Tragen von Lasten auftreten, muss der Patient zeigen, wie er das tut. An dieser Stelle sei nochmals betont, dass die Anamnese vor allem dazu dient, diese Umstände herauszufinden. Man hilft dem Patienten nicht dauerhaft, wenn man bei wiederholter Vorstellung bei ihm keinen Fehler in der Lebensführung feststellt und es verabsäumt, ihm zu raten, wie diese zu korrigieren sind. Daraus folgt auch, dass die Prävention von Erkrankungen oder Rezidiven und Fragen der Lebensführung sowohl für Patienten als auch für die gesunde Bevölkerung gelten.

8.3.2 Aktive Prävention

Es gibt Aktivitäten, mit Hilfe derer man den schädlichen Einflüssen der technischen Zivilisation begegnen kann, vor allem in der Freizeit.

Sport

Das Ausmaß der Bewegung kann bereits durch kleine **Änderungen der Gewohnheiten** leicht gesteigert werden: Man kann z. B. zu Fuß zur Arbeit gehen oder anstatt Aufzug zu fahren Treppen steigen.

Man wird oft von den Patienten gefragt, welche Aktivitäten oder welchen Sport sie betreiben sollten, um ihren Beschwerden vorzubeugen. So klar die Frage auch erscheint, ist die Antwort keineswegs einfach. Die verschiedenen **Sportarten** und körperlichen Betätigungen wirken sich nicht nur sehr unterschiedlich aus, sondern können auch schädlich sein. Es ist deshalb notwendig, die Wirkung jeder sportlichen Disziplin zu analysieren und in Hinblick auf die Konstitution und mögliche frühere Erkrankungen zu beurteilen. Man wird natürlich auch zum Leistungssport befragt. Angesichts der extremen und sich immer noch steigenden Leistungen sollte man hier vom Standpunkt der Prävention aus lediglich warnen. Gerade Leistungssportler gehören zu den am stärksten bedrohten und zu den zukünftigen Patienten.

Es ist natürlich nicht möglich, im Rahmen dieses Buches auf die Wirkung der einzelnen Sportdisziplinen auf das Bewegungssystem näher einzugehen. Es soll jedoch an Beispiel des **Schwimmens** gezeigt werden, wie hier vorzugehen ist. Das Schwimmen wird meist als besonders gesunder Sport angesehen: Dabei betätigt sich die gesamte Muskulatur, die Wirbelsäule ist entlastet und das Unfallsrisiko ist gering. Bei genauer Beurteilung sollte man jedoch nicht übersehen, dass sich beim Brustschwimmen oder Kraulen die Mm. pectorales verkürzen, sodass die meisten Schwimmer einen kleinen Rundrücken bekommen. Ferner kommt es bei den meisten Brust- oder Schmetterlingsschwimmern zur Hypermobilität der unteren Lendenwirbelsäule. Schwimmer im fortgeschrittenen Alter halten ihren Kopf hoch über dem Wasser, was mit einer Hyperlordose der Halswirbelsäule einhergeht. Damit soll nicht gesagt sein, Schwimmen wäre schädlich. Wenn man allerdings einen Patienten mit einem kleinen Rundrücken und Hohlkreuz beraten soll, sollte man ihm raten, auf dem Rücken zu schwimmen, wenn er an Kreuzschmerzen leidet. Auch was Adipositas anbelangt, sollte man bedenken, dass Schwimmen in kaltem Wasser ein Signal darstellt, eine gute Isolationsschicht zu bilden.

Eine der populärsten und gleichzeitig gefährlichsten Sportarten ist **Volleyball**. Wenn sich Volleyballspieler vor dem Netz befindet, muss er in lordotischer Haltung auf- und abspringen und in Lordose am Boden landen, um nicht mit Fingern und Händen das Netz zu berühren. In dieser Haltung auf dem Boden zu springen ist unphysiologisch und für die lumbosakralen Bandscheiben sehr ungünstig („Nussknackermechanismus"). Aus diesem Grund sind auch Kopfsprünge ins Wasser gefährlich. Groher (1975) konnte zeigen, dass bei Kopfspringern die Zahl der Spondylolisthesen signifikant höher ist als bei der übrigen Bevölkerung.

Gymnastik, wie sie üblich unterrichtet wird, verschlechtert die muskuläre Dysbalance, besonders durch Übungen, bei denen die unteren Extremitäten im rechten Winkel zum Rumpf gehalten werden. Dazu muss nämlich der Übende die normale Funktion der Bauchmuskeln unterdrücken, die darin besteht, das Xiphoid der Symphyse anzunähern und so die Lendenwirbelsäule zu kyphosieren. Der M. iliopsoas mit den Rückenstreckern ermöglicht es dem Übenden, das gestreckte Bein im rechten Winkel zum Rumpf zu halten, womit er eigentlich das „untere gekreuzte Syndrom" nach Janda einübt (☞ 4.16). Damit wird auch ein wichtiger Schutzmechanismus, nämlich das runde Abrollen der Lendenwirbelsäule, unterdrückt und es kommt zur unphysiologischen Hebelwirkung im besonders anfälligen Lumbosakralbereich. Deshalb sind vom Standpunkt der Prävention Übungen, wie man sie aus dem **Yoga** oder dem chinesischen **Tai-Chi** kennt, immer vorzuziehen. Bei diesen traditionellen Schulen sind die Bewegungen fließend, nie abrupt, gleichzeitig abgerundet und abgestuft. Muskuläre Spannung und Entspannung wechseln gleichmäßig ab und es wird außerdem auf die richtige Atmung geachtet; all das fehlt bei der europäischen Gymnastik.

Beim **Geräteturnen** kommt es regelmäßig zur Überlastung der oberen Fixatoren des Schultergürtels und zum „oberen gekreuzten Syndrom". Die sehr raschen, schleudernden Bewegungen sind schwer kontrollierbar und führen zu (Mikro-)Traumen.

Als Betätigung für die Freizeit ist das **Gehen**, wenn möglich auf weichem Boden oder auf weichen Sohlen mit geeigneten Sportschuhen, immer empfehlenswert; es handelt sich dabei um die natürlichste Form der Lokomotion. Ähnliches gilt für das **Lang-**

laufen. Dabei betätigen sich außerdem auch die Arme, was heute auch für das **Nordic Walking** gilt. An dieser Stelle sollte man nicht vergessen, dass die älteste Form der Freizeitbetätigung, die zur Erholung diente und auch Freude machte, der **Tanz** ist. Weil es ohne weiteres möglich ist, stundenlang mit Tanzen zu verbringen, ist seine Wirkung beträchtlich, aber schädliche Wirkungen sind eine seltene Ausnahme. Deshalb ist der Tanz auch bei der Bekämpfung der Adipositas sehr günstig. Wegen des großen Lärms der modernen Verstärkungsanlagen muss allerdings vor Gehörschäden gewarnt werden.

Kleidung

Wenn auch Körperhaltung und Bewegung bei der Prävention die führende Rolle spielen, sollte man auch den Einfluss anderer Faktoren, wie der Ernährung und der Kleidung, nicht unterschätzen.

Von alters her ist bekannt, dass man die Areale, wo Schmerzen am häufigsten auftreten, wie die Nacken- und Kreuzgegend, vor dem Einfluss von **Kälte** schützen soll, insbesondere, wenn man schwitzt. (In diesem Sinn ist die heutige Frauenmode besonders schädlich.) Es ist allerdings ebenfalls notwendig, dass ein gewisser Grad an Abhärtung herrscht. Es ist also vernünftig, die Stellen, an denen früher Beschwerden auftraten, zu schützen, sich jedoch gleichzeitig auch abzuhärten. Die Störanfälligkeit gewisser Körperregionen ist oft Folge von dort lokalisierten, klinisch latenten Funktionsstörungen, nach deren Behandlung eine vorsichtige Abhärtung günstig wirken kann. Trotzdem ist es die wichtigste Aufgabe der Kleidung, den Körper vor Kälte zu schützen, jedoch nur so viel, dass auch die Thermoregulation, die Widerstandsfähigkeit gegen Temperaturschwankung, erhalten bleibt. Das ist allerdings nicht nur ein Problem der Kleidung, es handelt sich vielmehr um die Frage, inwieweit man den Körper den Wirkungen von Luft, Wasser und Sonne aussetzen soll.

Noch ein weiterer Umstand sollte berücksichtigt werden, den man als **mechanische Wirkung** der Kleidung bezeichnen kann; das eindrucksvollste Beispiel ist wohl die mitunter verheerende Wirkung von zu engen Büstenhaltern. Enge Büstenhalter mit dünnen Trägern schneiden tief in die Haut und die Muskulatur der Schultern ein und führen dauerhaft zur Überlastung und Vorhaltung des Schultergürtels und der Halswirbelsäule. Wenn man dies bei Patientinnen übersieht, kann dies die Ursache eines therapeutischen Fehlschlags sein. Ungünstig wirken sich auch Einkaufstaschen anstatt von Rucksäcken aus. Bei Männern stören oft zu enge Gürtel, besonders dann, wenn am Bauch oder Rücken Hyperalgesiezonen bestehen. Bei Adipositas sind Hosenträger empfehlenswert. Strumpfhosen wirken sich bei Frauen mit schlaffen Bauchmuskeln ungünstig aus und elastische Strumpfhalter sind wesentlich günstiger, wenn nicht eine Bauchbinde notwendig ist.

Das größte Problem sind gewiss die **Schuhe**. Hohe Absätze ändern nicht lediglich die Stellung der Füße, sie kippen auch das Becken nach vorne und verändern somit die Stellung des Körperschwerpunkts und vergrößern die Lendenlordose mit ungünstiger Wirkung auf die Bauchmuskulatur und die Atmung. Außerdem werden die Zehen in die Dorsalflexion und die große Zehe in eine Valgisierung gezwängt, wodurch es leichter zum Spreizfuß und zum Hallux valgus kommt. Da vom rein physiologischen Standpunkt aus nur das barfuß Gehen als normal bezeichnet werden kann, sollten Schuhe aus nachgiebigem Material hergestellt werden, sodass sich der Fuß gut dem Boden anpassen kann. Harte Sohlen und Absätze sind deshalb abzulehnen. Sie sind natürlich dort besonders schädlich, wo schon Arthrosen an den Gelenken der unteren Extremitäten bestehen.

Adipositas

Die Adipositas kann sich ebenfalls bei Erkrankungen des Bewegungssystems ungünstig auswirken, weshalb der Kampf damit ein

Problem ist, das man mit anderen ärztlichen Disziplinen teilt. Oft besteht ein **Teufelskreis**, bei dem die Schmerzen zum Vermeiden von Bewegung führen und der Mangel an Bewegung die Adipositas fördert.

Es ist natürlich im Rahmen dieses Buches nicht möglich, sich mit dem Problem der Adipositas im Detail zu befassen. Es ist jedoch wichtig, sich bei jedem Einzelfall zu überzeugen, ob die Adipositas tatsächlich eine wichtige Rolle spielt. Man sollte bedenken, dass Adipositas ganz besonders die Gelenke der **unteren Extremitäten** schädigt, wesentlich weniger die lumbosakrale Wirbelsäule und kaum oder nur indirekt die Halswirbelsäule. Man sieht oft Patienten mit schlankem Rumpf und mächtigem Gesäß und Oberschenkeln, was für die Wirbelsäule vollkommen belanglos sein kann.

Man sollte auch den somatischen **Typ** des Patienten vor Augen haben. Ein Pykniker verträgt eine geringe Adipositas wesentlich besser als ein Astheniker. Ein kräftig gebauter Mann, der mit 20 Jahren 80 kg und mit 50 Jahren 90 kg oder sogar 100 kg wiegt, mag sein Gewicht sehr gut verkraften, während eine Person, die mit 20 Jahren 50 oder 60 kg wog und mit 50 Jahren 80 oder gar 90 kg wiegt, leicht dekompensiert. Bevor man also zum Abnehmen rät, muss man überlegen, inwieweit bei dem betreffenden Patienten die Adipositas tatsächlich eine Rolle spielt.

8.4 Therapeutische Maßnahmen

Im diesem Kapitel soll gezeigt werden, wie man sich mit der Korrektur einiger Störungen befasst, ob oder inwieweit man therapeutische Maßnahmen im Sinne der Prävention zur Anwendung bringen kann.

Die Therapie zielt nicht nur auf den Ort des Schmerzes ab. Man versucht eher, die Therapie auf die Strukturen zu richten, die bei der **Funktionsstörung** die wichtigste Rolle zu spielen scheinen, wie z.B. **Schlüsselregionen**, auch wenn der Patient dort keinerlei Schmerzen empfindet, aber dort ein Befund erhoben wird. Das ist deshalb der Fall, weil der Schmerz, wegen dessen der Patient Hilfe aufsucht, in Kürze rezidivieren würde, wenn man das nicht macht. Daraus ist ersichtlich, dass man schon in die Therapieindikationen die Prävention mit einbeziehen muss. Deshalb muss man sich auch die Frage stellen, wann und ob man latente Störungen bei Patienten ohne (empfundene) Funktionsstörungen aus Gründen der Prävention behandeln sollte. Das ist insbesondere bei einer nicht schmerzhaften Blockierung in einem Bewegungssegment oder bei latenten Triggerpunkten, die man leicht beseitigen kann, zu bedenken.

Wie steht es also mit den Möglichkeiten, Patienten mit nicht schmerzhaften Funktionsstörungen nur im Hinblick auf die Prävention zu behandeln? Bei der enormen Inzidenz latenter Funktionsstörungen ist eine derartige Prävention illusorisch. Es wäre jedoch in Zukunft durchaus möglich, eine derartige Prävention in **Schulen** zu verwirklichen. Nach unseren Erfahrungen wären **Kontrolluntersuchungen** des Bewegungssystems einmal im Jahr ausreichend. Voraussetzung wären lediglich qualifizierte Ärzte und/oder Physiotherapeuten. Dabei würde es sich um Prävention im entscheidenden Wachstumsalter handeln.

Es gibt auch manche **bedrohte Personen**, bei denen eine Behandlung vom Gesichtspunkt der Prävention aus wünschenswert erscheint. An erster Stelle stehen Patienten nach Unfällen, aber auch Patienten nach schmerzhaften viszeralen Erkrankungen sind zu nennen, bei denen man mit einer Beteiligung der Wirbelsäule rechnen sollte. Auch soll auf Patienten, die intubiert wurden, aufmerksam gemacht werden, weil hier infolge der Kopfhaltung mit Funktionsstörungen im Bereich der Halswirbelsäule zu rechnen ist. Ähnliches gilt für den Zustand nach Tonsillektomie. Es ist auch zu erwägen, ob man nicht eine präventive Behandlungen bei gewissen, dem Anschein nach besonders bedrohten Berufsgruppen, befürworten sollte, wobei die meisten Berufe in den technisch entwickelten Ländern eigentlich dazu zählen. An erster Stelle sollen Leistungssportler angeführt werden, was schon an und für sich die Wirkung des Leistungsportes charakterisiert. Ein weiterer Gesichtspunkt sollte im Hinblick auf die Prävention erwähnt werden: Die Berufswahl sollte auch mit Rücksicht auf die körperliche Konstitution getroffen werden. Hier spielt die Hypermobilität eine große Rolle, weil bei dieser Konstitution eine statische Überlastung und Erschütterungen besonders schlecht vertragen werden.

Es wäre sicherlich falsch, den Eindruck zu erwecken, in der **Manipulation** die wesentliche Methode für die Prävention zu sehen. Sie ist Gegenstand dieses Buches und dient als Beispiel dafür, dass eine therapeutische Methode auch bei der Prävention nützlich sein kann. Eine für die Prävention besonders geeignete Methode ist die **Krankengymnastik**, auch diese wurde in Kapitel 4 und 6 behandelt. Auch für diese gilt, dass sie nur dann wirksam ist, wenn sie aufgrund einer präzisen Diagnose spezifisch eingesetzt wird. Es muss allerdings betont werden, dass die Krankengymnastik wesentlich aufwändiger ist, was Zeit und Mühe anbelangt, als die Manipulation oder Triggerpunktbehandlung. Vor allem darin liegt ihre nur begrenzte Anwendbarkeit für die Prävention begründet.

Krankengymnastik wurde immer bei Kindern mit Haltungsfehlern verordnet, wird jedoch nur bei einem Bruchteil derer, die sie benötigen, konsequent durchgeführt. Es wäre wohl zweckmäßiger, **Prinzipien der Krankengymnastik** im **Schulunterricht** zu verwirklichen: Kindern beizubringen, wie sie richtig atmen, sich bücken, Gegenstände und Lasten vom Boden aufheben, Taschen tragen und sitzen. Auf die ungünstigen Wirkungen der europäischen Gymnastik wurde bereits hingewiesen, aber es wäre gewiss auch möglich, manche Elemente aus dem **Yoga** im **Schulturnen** einzuführen. Das größte Hindernis, dies zu erreichen, ist wohl die Haltung vieler, wenn nicht der meisten Turnlehrer. Wie die Sporttrainer widmen sie vor allem den Kindern ihr Interesse, die begabt sind und die Chance haben (zu ihrem eigenen Schaden), einmal Leistungssportler zu werden. Die ungeschickten Kinder sind gerade die, um die sich ein Lehrer kümmern sollte. Dies gilt in noch höherem Maße für **Sportvereine**. Im öffentlichen Interesse scheiden alle Zöglinge, die keine Höchstleistungen versprechen, erbarmungslos aus.

Obligat sollte **Krankengymnastik** verordnet werden für Frauen nach Entbindungen und Patienten nach Bauchoperation mit abgeschwächter Bauchmuskulatur. Dies nicht zu tun, ist Vernachlässigung medizinischen Handelns.

9 Begutachtung bei Funktionsstörungen des Bewegungssystems

Unter Begutachtung versteht man jede ärztliche Beurteilung im Hinblick auf die Arbeitsfähigkeit und Arbeitseinsatzmöglichkeiten eines Patienten und die versicherungsrechtlichen Fragen, die damit zusammenhängen.

9.1 Beurteilung der Arbeits(un)-fähigkeit

Die größte Gruppe sind Patienten mit Rückenschmerzen. Diese Beschwerden sind zwar nicht lebensbedrohlich, führen jedoch oft zur Arbeitsunfähigkeit eines Patienten. Manchmal nur vorübergehend, manchmal jedoch auch andauernd. Dabei kommt die Möglichkeit eines Schadens infolge der Arbeit oder eines Unfalls mit Anspruch auf Entschädigung in Frage. All das erfordert eine fachliche Beurteilung.

Soll die Begutachtung der Patienten **wissenschaftlich fundiert** sein, muss sie die Aspekte der Pathogenese, der Entwicklung und der Prognose der Erkrankung widerspiegeln. Aufgrund unserer Erfahrungen mit der Reflex- und besonders mit der manuellen Therapie haben sich unsere Ansichten über die Pathogenese geändert, wobei sich gezeigt hat, dass die Funktion von Ausschlag gebender Bedeutung ist. Gerade dies muss bei einem Gutachten zum Ausdruck kommen, was oft erhebliche Schwierigkeiten bereitet.

Ein Problem besteht darin, dass der Patient oft keine adäquate Therapie oder Rehabilitation erhalten hat. Das wird so lange der Fall sein, wie es nur vereinzelt Ärzte gibt, die Funktionsstörungen des Bewegungssystems mit adäquaten Mitteln zu erfassen und zu behandeln verstehen. Dies ist allerdings sehr bedenklich, weil so wesentliche Befunde nicht erkannt werden. Dabei ist das Leitsymptom der Schmerz. Ein Arzt, der nicht mit der Diagnostik von schmerzhaften Triggerpunkten, Spannung und Resistenz in den Geweben vertraut ist, muss sich auf das verlassen, was ihm der Patient schildert. Er hat nur die Wahl, ihm zu glauben oder nicht. Soll er dann ein Urteil fällen, fühlt er sich gezwungen, nach objektiven Kriterien zu suchen und glaubt, diese in den Röntgenbildern zu finden. Es handelt sich dabei allerdings vor allem um morphologische Veränderungen. Das entspricht auch der „öffentlichen Meinung" und ist deshalb psychologisch vorteilhaft. Der Patient ist nämlich in der Regel über seine Veränderungen im Röntgenbild wohl informiert und zwar in dem Sinn, dass diese die wahre Ursache seines Leidens sind, womit seine Vorstellungen von der Bedeutung und auch der Dauer seiner Krankheit erhärtet werden. Es ist dann sehr schwer, den Patienten vom Nutzen einer mühsamen Rehabilitation zu überzeugen.

Im Unterschied zu diesen Patienten sieht man auch junge Patienten mit großen Schmerzen, die oft radikulären Charakter haben, denen jedoch nicht geglaubt wird, weil das Röntgenbild keinen Befund zeigt, d.h. keine degenerativen Veränderungen. Hier hat sich auch in der letzten Zeit trotz der Fortschritte von CT, MRI und Ultraschall nur wenig verändert, sondern hat sich eher noch verkompliziert. Alle Bild gebenden Methoden können nämlich nicht die Relevanz der Befunde im Einzelfall nachweisen, ob es sich z. B. schon um eine Diskushernie oder „nur“ um einen engen Spinalkanal handelt. Wenn kein Wurzelsyndrom besteht, kann nämlich auch ein Bandscheibenvorfall irrelevant sein. Diese Befunde, die wir den modernsten und auch teuersten Techniken verdanken, lenken die Aufmerksamkeit von groben und hoch relevanten Funktionsstörungen ab.

Es soll deshalb gezeigt werden, wie eine fachmännische Beurteilung nach funktionellen Gesichtspunkten zu verwirklichen ist. Da wir uns nicht mit allen Schmerzen, die im Bewegungssystem auftreten, befassen können, wollen wir vor allem die betrachten, deretwegen es am häufigsten zur Arbeitsunfähigkeit kommt und die ein Gutachten erfordern, wie z. B. Rückenschmerzen oder Wurzelsyndrome. Weil eine Begutachtung vor allem bei chronischen und chronisch rezidivierenden Erkrankungen in Frage kommt, wollen wir uns nicht mit Akutfällen befassen. Auch sollen Krankheiten wie die ankylosierende Spondylitis, Tuberkulose, Osteoporose u. a. ausgeklammert werden.

Bei chronisch verlaufenden Fällen ohne pathomorphologische Veränderungen handelt es sich um eine Dekompensation infolge von Funktionsstörungen von Muskeln, Gelenken oder Weichteilen, um Störungen der Statik oder um eine muskuläre Dysbalance. Man sollte sich also bemühen, einen solchen Zustand zu kompensieren. Die Aufgabe ist dann zu beurteilen, inwieweit die Arbeit des Patienten diese Dekompensation verursacht. Das kann nur mit Rücksicht auf das Bewegungssystem jedes einzelnen Patienten ganz individuell erfolgen.

Wenn beispielsweise ein Patient bei lang dauerndem Sitzen immer unter **Rückenschmerzen** leidet, muss man (vorübergehend) eine Arbeit im Sitzen vermeiden, wird aber Spaziergänge empfehlen, wenn er sich beim Gehen wohl fühlt. Zuerst überzeigt man sich allerdings, ob die Beschwerden nicht durch schlechte Stühle, den Arbeitstisch u. a. verursacht sind. Sind die Beschwerden Folge von Bücken, Heben oder Tragen von Gegenständen, muss man herausfinden, ob die Ursache nicht eine ungünstige motorische Stereotypie beim Bücken, Heben oder Tragen von Gegenständen ist, die es zu korrigieren gilt. Man sollte dann dafür sorgen, dass er die Arbeit wieder aufnimmt, sobald er gelernt hat, diese Tätigkeiten richtig auszuführen.

Wenn die Ursache der Beschwerden in einem Mangel an Bewegung liegt, wäre es falsch, Bewegung zu verbieten, auch wenn sie als unangenehm empfunden wird. Es sollte dann kein Aufsehen erregen, wenn sich ein Patient, der krank geschrieben ist, im Freien bewegt oder gar Ski läuft, um zu trainieren.

Manchmal liegt die Ursache der Arbeitsunfähigkeit allerdings nicht an der Arbeit selbst, sondern am Weg zur Arbeit, besonders dann, wenn die Fahrt zur Arbeit mit Erschütterungen verbunden ist.

Man muss auch zwischen Schmerzen im Rücken (Kreuz) mit oder ohne Übertragungsschmerzen in die Beine und einem echten radikulären Schmerz unterscheiden. Im ersten Fall wird Bewegung, insbesondere das Gehen, sehr gut vertragen, beim Wurzelsyndrom im Akutstadium ist das jedoch nicht der Fall. Patienten mit Arthrosen im Bereich der unteren Extremitäten vertragen langes Gehen (und auch Stehen) schlecht, besonders auf hartem Pflaster oder Beton.

Ein besonderes Problem sind Patienten, die längere Zeit wegen eines **Wurzelsyndroms** krank geschrieben waren oder sogar operiert wurden. Hier besteht das Problem des Trainings. Wenn ein junger Sportler einige Wochen oder Monate bettlägerig war, wird niemand von ihm erwarten, dass er in Kürze an einem Wettkampf teilnehmen wird. Bei physisch anstrengenden Berufen wird darauf oft keine Rücksicht genommen, obwohl auch hier eine Adaptation im Sinne eines Trainings notwendig wäre, um die notwendige Funktionalität zu erreichen. Wenn man also Rezidiven vorbeugen will, wäre es wünschenswert, wenn der Patient vorübergehend mit gewissen Erleichterungen rechnen könnte, wie geringerer Arbeitsdauer oder Befreiung von gewissen, für ihn besonders ungünstigen Leistungen, bis zu dem Zeitpunkt, zu dem er wieder voll einsatzfähig ist.

Schmerzen im Kreuz und in den unteren Extremitäten gehen viel häufiger mit einer Arbeitsunfähigkeit einher als Schmerzen im Nacken, Kopf oder den oberen Extremitäten, auch wenn sie gleich intensiv sind, weil der Patient bei intensiven Schmerzen weder stehen noch gehen kann. Schmerzen, die zervikalen Ursprungs sind, führen dann zu einer Arbeitsunfähigkeit, wenn es sich um eine Arbeit handelt, bei der die Hände voll einsatzfähig sein müssen, oder wenn die betreffende Arbeit die Schmerzen wesentlich verschlimmert. Schmerzen an sich sind oft erträglicher, wenn der Patient nicht alleine und in Ruhe ist.

Aus den hier angeführten Gründen ist es ersichtlich, dass es vom Standpunkt der Funktion aus möglich ist, auf konkrete Weise die Belastung des Patienten im Hinblick auf seine Beschwerden und Belastbarkeit zu beurteilen. Dadurch kann man es dem Patienten viel besser ermöglichen, seine Beschwerden von Seiten seines Bewegungssystems oder infolge ungünstiger Verhältnisse am Arbeitsplatz zu bewältigen.

Auch der Aspekt der schädlichen **Auswirkungen der Arbeit** selbst soll kurz dargestellt werden. Es wurde bereits im vorausgehenden Kapitel über die ungünstige Wirkung der meisten Formen von Arbeit in den technisch entwickelten Ländern gesprochen. Trotzdem gibt es Berufe, die besonders ungünstig erscheinen. Das gilt für Autofahrer, besonders wenn sie Erschütterungen ausgesetzt sind wie Traktorfahrer, für Berufe, die mit erheblicher statischer Belastung einhergehen, wie bei lang dauernder Arbeit am Computer in ungünstiger Haltung, und für Arbeiter am Fließband, die rasche Handbewegungen stundenlang wiederholen müssen (repetitive strain) und das meist noch in ungünstiger Haltung. Trotzdem erscheint es voreilig, von Rückenschmerzen als einer Berufserkrankung zu sprechen.

Oft kommt es zu Beschwerden, wenn der Patient eine Arbeit hat, zu der er nicht taugt. Dem sollten Untersuchungen beim Antritt am Arbeitsplatz vorbeugen. Am schlimmsten sind ältere Personen betroffen, die sich nur schwer adaptieren können und ihren Arbeitsplatz wechseln müssen: Sie machen dann die für sie neue Arbeit dafür verantwortlich. Die Schuld liegt jedoch in ungenügender Prävention.

9.2 Beurteilung von Traumaschäden

Da Unfälle, insbesondere am Arbeitsplatz, entschädigt werden, kommt es zu Verfahren, die eine fachliche Beurteilung benötigen. Die zwei Fragen, mit denen sich der Fachkundige befassen muss, lauten: Hat es sich tatsächlich um einen Unfall gehandelt? Ob und in wieweit hat der vermeintliche Unfall die Beschwerden des Patienten verursacht? Die Antwort auf beide Fragen kann strittig sein. Deshalb sollen beide beantwortet werden.

9.2.1 War es ein Unfall?

Wenn jemandem ein schwerer Gegenstand auf den Fuß fällt und er sich dabei einen Zeh bricht, dann wird dies jeder als Trauma anerkennen. Wenn man in Vorbeuge eine Last hebt, wird bei der Aufrichtung im Rumpf eine Kraft von einigen hundert Kilogramm entwickelt. Kommt es nun dabei zu einer plötzlichen, unausgeglichenen Bewegung, z. B. beim Ausgleiten oder durch ein unerwartetes Loslassen der Ladung, können die auf den lumbosakralen Übergang einwirkenden dynamischen Kräfte noch größere Werte erreichen.

Es wäre unlogisch, eine derartige plötzliche und unerwartete Krafteinwirkung nicht als Trauma anzuerkennen. Man weiß dabei aus Erfahrung, dass es manchmal nicht leicht sein wird, mit Sicherheit festzustellen, welcher Mechanismus tatsächlich das vermeintliche Trauma verursacht hat, da die meisten Traumata die Wirbelsäule indirekt treffen. Wenn also Beschwerden nach einem Sturz auf das Gesäß, die Schultern oder den Kopf auftreten, sollte man diese als Folge des Unfalls ansehen, sogar wenn der Patient selbst sich dieses Zusammenhangs nicht bewusst ist. Je schwerer das Trauma die Struktur beschädigt, auf die es direkt einwirkt, desto leichter wird das indirekte Wirbelsäulentrauma übersehen. So wird der lokale Schmerz nach einer Oberarm- oder Beckenfraktur alle Aufmerksamkeit auf sich ziehen, sodass die gleichzeitige Stauchung der Wirbelsäule unbeachtet bleibt. Im Bereich der Halswirbelsäule handelt es sich dabei um den Mechanismus des Schleudertraumas. Auch wenn die Frakturen schon abgeheilt sind, verschlimmern sich die vertebragenen Beschwerden mit oft chronischem Verlauf. Es ist auch nicht zur Genüge bekannt, dass das Fallen auf die Schulter oder ein Stoß gegen den Kopf (auch beim Boxen) eine ähnliche Wirkung haben kann wie der klassische Stoß im Auto gegen den Rumpf von hinten.

Man sollte bedenken, dass die Beschwerden nach Traumata vor allem funktioneller Natur sind, aber nur wenige Therapeuten die Funktionsstörungen des Bewegungssystems exakt diagnostizieren können. Besonders schwierig kann es sein, die traumatische Hypermobilität zu erkennen. So passiert es leicht, dass Patienten nach einem Trauma nur Funktionsstörungen haben. Wenn sie dann über Beschwerden klagen, werden sie als „Patienten ohne Befund“ abgetan, die Schmerzen werden als „psychogen“ abgestempelt und im schlimmsten Fall die Patienten als Übertreiber. Der Betroffene merkt das natürlich und empfindet es als Unrecht. Folglich entsteht eine Konfliktsituation, bei der der Patient den Kürzeren zieht und nun neurotisch, meist inadäquat reagiert und somit sein Schicksal besiegelt. Die Diagnose lautet dann „Pain behaviour“ und ist oft das iatrogene Resultat der Unkenntnis behandelbarer Funktionsstörungen.

9.2.2 Verursacht der Unfall die Beschwerden?

Wenn das Trauma als solches anerkannt wird, bedeutet das jedoch nicht, dass die Beschwerden, die der Patient angibt, Folgen dieses Unfalls sein müssen. Im Einzelfall kann die Entscheidung schwierig sein, wenn nämlich unmittelbar nach dem Unfall keine Beschwerden bestanden und diese erst nach längerer Zeit auftreten. Dabei verursacht ein Unfall unmittelbar oft nur eine Funktionsstörung, die sich erst nach einer gewissen Latenz klinisch manifestiert, beispielsweise nach einer plötzlichen Bewegung oder nach Überlastung.

Die weitere Streitfrage lautet meist, ob die Struktur, die vom Trauma betroffen wurde, schon vorher geschädigt war. Diese Frage wird besonders bei älteren Patienten gestellt, bei denen in der Regel schon degenerative Veränderungen bestehen. Auf den ersten Blick sollte man meinen, dass ein Trauma, das eine intakte Struktur trifft, weniger Schaden verursacht als wenn hier schon ein Schaden vorliegt. Im ersten Fall kommt es dabei lediglich zu einer (reversiblen) Funktionsstörung, die bei adäquater Therapie problemlos abheilen sollte. Im Falle einer schon bestehenden Schädigung, bei der der Patient keine Beschwerden hat, handelt es sich um eine gut funktionierende Kompensation, deren Dekompensation durch das Trauma viel schwerwiegender ist.

In Wirklichkeit kommen die meisten Begutachter zu dem umgekehrten Ergebnis. Das wird, wie folgt begründet: Angesichts der nachweisbaren morphologischen (degenerativen) Veränderungen würde der Patient sowieso früher oder später erkranken, weshalb das Trauma die Beschwerden nicht verursacht hat, sondern lediglich eine klinisch latente Störung manifest werden ließ. Dieselbe Argumentation wird auch für die klinische Manifestation von Bandscheibenvorfällen angeführt. Es wird dabei betont, dass ein Trauma eher einen Wirbelbruch als eine Diskushernie bei einer intakten Bandscheibe verursacht. Wenn jedoch schon Zeichen einer Degeneration bestehen, kommt es früher oder später auch zum Bandscheibenvorfall. Somit spielt auch hier das Trauma nur die Rolle eines provozierenden Faktors.

Zu diesem Problem ist, kritisch gesehen, Folgendes zu sagen:

- Unter gewissen Bedingungen kann es auch bei einer intakten Bandscheibe zu einem Bandscheibenvorfall kommen, wenn die Gewalt die Bandscheibe in einer lordotischen oder gar hyperlordotischen Haltung trifft, wie das bei tragischen Unfällen Jugendlicher beim Kopfsprung geschieht, wenn der Kopf gegen den Boden stößt und die akute Diskushernie das Rückenmark komprimiert, was eine Quadriplegie zu Folge hat. Dabei bleiben die Wirbel intakt und das Röntgenbild erscheint normal.
- Degenerative Veränderungen sind ungemein häufig und nach dem 50. Lebensjahr findet man solche bei der Mehrzahl der untersuchten Personen im Röntgenbild. Trotzdem müssen sie keinerlei klinische Beschwerden haben und überhaupt keine radikulären Schmerzen.
- Sogar ein Bandscheibenvorfall kann klinisch stumm sein; er ist oft ein Zufallsbefund bei der Sektion von Personen, die nie an radikulären Schmerzen litten (McRae 1956). Eine Diskushernie besteht oft im CT oder NMR, auch wenn der Patient seine klinischen Beschwerden verliert, und ist, so wie es McRae zeigen konnte, ein häufiger Zufallsbefund.

Daraus folgt, dass die Behauptung unhaltbar ist, man könne aufgrund morphologischer und vor allem degenerativer Veränderungen mit klinischen Erkrankungen rechnen oder diese voraussagen. Das gilt nicht nur für die als degenerativ bezeichneten Veränderungen, sondern auch für die mit ihnen im Zusammenhang stehenden Bandscheibenläsionen.

Noch aus einem anderen Grund ist es prinzipiell notwendig, hier Klarheit zu schaffen: Wenn degenerative Veränderungen ein Grund wären, die Traumafolgen als weniger schwerwiegend zu beurteilen, müsste man eine junge Person mit intaktem Bewegungssystem, die die Folgen eines Traumas wesentlich leichter überwindet, viel großzügiger entschädigen als eine ältere, auch wenn diese bis zur Zeit des Unfalls beschwerdefrei war, obwohl sie durch den Unfall und die darauf folgende Dekompensation wesentlich schlechter dran ist.

Welche **Kriterien** sollte man also als maßgebend ansehen? Grundlage für diese schafft die klinische Untersuchung, aus der hervorgeht, wie bedeutend die Funktionsstörungen sind und wie stark die reflektorischen Veränderungen, die ein direkter Ausdruck des Schmerzes (des nozizeptiven Reizes) sind.

Die tatsächliche Bedeutung des Traumas geht jedoch vor allem aus der Anamnese hervor: Dass es sich nach den in diesem Kapitel angeführten Kriterien tatsächlich um ein Trauma gehandelt hat und dass der Patient tatsächlich bis zum Zeitpunkt des Unfalls beschwerdefrei war. Wenn dem so ist, muss das Trauma als Ursache der Beschwerden des Patienten anerkannt werden. Zwischen dem Trauma und dem Anfang der Beschwerden darf allerdings kein allzu großes schmerzfreies Intervall bestehen (nicht mehr als einige Wochen). Wenn der Patient jedoch schon vor dem Unfall Beschwerden hatte, die in typischen Attacken und Remissionen verliefen, spielte das Trauma lediglich die Rolle eines provozierenden Faktors, und das nur dann, wenn die Schmerzen kurz nach dem Trauma auftraten – unabhängig davon, ob im Röntgenbild degenerative Veränderungen bestehen oder nicht. Da in der Regel bei den Patienten Krankenkarten bestehen, sollte es nicht schwierig sein festzustellen, wie oft der Patient schon vor dem Unfall wegen seiner Schmerzen ärztliche Hilfe beansprucht hat und ob er schon früher wegen seiner Beschwerden krank geschrieben war.

Ein Trauma, das eine schon vorgeschädigte, jedoch kompensierte Wirbelsäule trifft, wirkt sich schwerwiegender aus, als wenn eine intakte Wirbelsäule geschädigt wird. Die Tatsache, dass bei einem Patienten degenerative Veränderungen bestehen, berechtigt keineswegs dazu zu behaupten, es wäre sowieso zu Beschwerden und/oder einem Bandscheibenvorfall gekommen. Ein brauchbares Kriterium dagegen sind ähnliche Beschwerden vor dem Unfall.

10 Stellung der manipulativen Therapie und Perspektiven

Die manipulative Therapie hat zwei Seiten: Sie ist eine äußerst wirksame Form der Reflextherapie bei schmerzhaften Zuständen. Diese Wirkung hat sie gemeinsam mit anderen Methoden der physikalischen Medizin, wie Massage, Elektrotherapie und Lokalanästhesie. Die andere Seite ist eine spezifische Therapie wichtiger Funktionsstörungen des Bewegungssystems, und zwar der funktionell reversiblen Bewegungseinschränkungen von Gelenken und Bewegungssegmenten der Wirbelsäule, die als Blockierung bezeichnet werden. Sie stellt ein Modell einer Funktionsstörung im Bewegungssystem dar.

Bald zeigte sich, dass die Therapie von Blockierungen ihre Grenzen hat und dass die passive **Bewegungseinschränkung** nicht nur gelenkigen, sondern auch muskulären Ursprungs ist. Die entscheidende Rolle spielte dabei die Erkenntnis der Bedeutung des Triggerpunktes und seiner Rolle bei der Gelenksblockierung und bei der Pathogenese von Schmerzen im Bewegungssystem. Die engen Beziehungen von Gelenken und Muskeln wurden zum Ausgangspunkt des Fortschritts: Sie führten zum besseren Verständnis der aktiven Bewegung und ihren Funktionsstörungen, zum Erkennen der muskulären Dysbalance, der muskulären Fehlsteuerungen oder Stereotypien.

Nicht weniger bedeutend als die Bewegung sind **Haltung** und **Statik**, weil die statische Überlastung in der modernen technischen Zivilisation eine immer größere praktische Bedeutung gewinnt. Den größten Fortschritt der letzten Jahre verdanken wir diesbezüglich den Erkenntnissen der Entwicklungskinesiologie nach Vojta und Kolář, die die Grundlage des Verständnisses für die menschliche aufrechte Haltung gebracht haben. Es handelt sich dabei um das Koaktivationsmuster von Flexoren und Extensoren des Rumpfes und von Adduktoren und Abduktoren sowie Außen- und Innenrotatoren an den Extremitäten. Hinzu kommt noch das System der tiefen Stabilisatoren, um das sonst labile Gleichgewicht des menschlichen Körpers in der sagittalen Ebene aufrecht zu erhalten. Auch die Bedeutung der harmonischen Mitbewegung aller Weichteile einschließlich der inneren Organe darf nicht übersehen werden, wovon die pathogene Rolle aktiver Narben zeugt.

Alle hier aufgezählten Aspekte sind unerlässlich, wenn man das Niemandsland der Funktionsstörungen ohne grob pathologische Veränderungen, das zwischen den traditionellen Fachgebieten der Neurologie, Orthopädie, Rheumatologie und Physikalischen Medizin liegt, erschließen will. Wir haben dafür die Bezeichnung „funktionelle Pathologie des Bewegungssystems" geprägt. Die häufigste klinische Manifestation dieser Pathologie sind Schmerzen. Ihre Symptome sind Triggerpunkte, HAZ, Gelenkblockierungen und Veränderungen der Gewebsspannung.

Die manipulative oder manuelle Behandlung spielte bei dieser Entwicklung nicht nur eine große Rolle als erster Schritt in die funktionelle Pathologie, sondern weil sie als **„unblutige Chirurgie"** eine präzise manuelle Diagnostik erforderte. Diese diagnostische Seite gilt nicht nur für die Gelenkblockierung, sondern förderte auch die Kenntnis von muskulären Triggerpunkten, von Beweglichkeit und Verschiebbarkeit von Weichteilen sowie letzten Endes von pathologischen Resistenzen im Bauchraum bei aktiven Narben. Bei allen diesen Veränderungen kommt das Prinzip der Barriere, das eine gewisse Objektivierung des palpatorischen Befundes ermöglicht, zur Geltung. Nur die Diagnostik, die sich auf alle Gewebe bezieht, ermöglicht eine umfassende pathogenetische Therapie von Funktionsstörungen des Bewegungssystems.

Bei aller Bedeutung, die somit die manipulative Behandlung von Gelenken hat, ist sie nicht mehr als eine von vielen anderen Methoden. Wer sie anwendet, sollte sich nie nur auf eine einzige, wenn auch noch so wirksame Methode beschränken. Gegenstand ist nicht eine Methode, sondern das **Bewegungssystem** und an erster Stelle dessen **Funktion**, für die kein Facharzt zuständig ist. Deswegen sprechen wir heute von muskuloskelettaler Medizin, die diesem Fachgebiet entsprechen sollte.

Dabei ist zu bedenken, dass die Funktion des Bewegungssystems die komplizierteste von allen Funktionen im Organismus ist, wofür auch die Tatsache spricht, dass mit ihr der größte Teil des Gehirns in Verbindung steht und dieses steuert. Ausdruck dieser Steuerung sind die Programme, die die Funktion realisieren. Diese betreffen den Bewegungsapparat als Ganzes, weshalb Funktionsstörungen nur ausnahmsweise einen beschränkten Abschnitt des Bewegungssystems und meist das System als Ganzes betreffen. Klinischer Ausdruck dieser Tatsache sind die Verkettungsreaktionen, die man zunächst empirisch, heute jedoch schon zum Teil auch theoretisch zu verstehen beginnt.

Eine wesentliche Schwierigkeit besteht darin, dass experimentell die **Reflexe** auf spinaler Ebene bis einschließlich zum Hirnstamm in ihren Grundzügen neurophysiologisch bekannt sind, nicht jedoch diejenigen, die das Koaktivationsmuster der menschlichen aufrechten Haltung und ihrer Stabilität ermöglichen. Es handelt sich dabei um reflektorische Vorgänge, die man täglich beobachtet, wenn man an den unteren Extremitäten oder am Rumpf behandelt und dabei Reaktionen im Zervikalbereich hervorruft, oder umgekehrt von den Kopfgelenken aus die Funktion im Bereich des Beckens beeinflusst. Einen Einblick in diese Verhältnisse bringt die Entwicklungskinesiologie nach Vojta. Seine Stimulationstechniken demonstrieren diese reflektorischen Zusammenhänge am Menschen wie in einem Experiment.

Der Fortschritt auf dem theoretischen Gebiet ist die Voraussetzung, um der heutigen Entwicklung der muskuloskelettalen Medizin folgen zu können. Aus den Verkettungsreaktionen geht praktisch hervor, dass man bei Kenntnis des relevanten Gliedes der Kette nicht nur höchst ökonomisch therapeutisch vorgehen kann, sondern auch weiß, in welche Richtung man die weitere Therapie und Rehabilitation zu gestalten hat. Hier zeigt sich, dass die meisten Verkettungsreaktionen von den tiefen Stabilisatoren des Rumpfes, die aufs engste mit der Atmung zusammenhängen, und auch von den Füßen ausgehen können.

Für die Stabilität spielen eingelenkige Muskeln die wesentliche Rolle, die nur wenig unserem Willen unterliegen. Bei deren Störung kommt es besonders häufig und intensiv zu Verkettungsreaktionen, die sich schmerzhaft in Form von Triggerpunkten und Blockierungen äußern. Diese führen zu Bewegungseinschränkungen, die eine gewisse Ersatzstabilität schaffen, wo das eigentliche Stabilitätssystem versagt. Man beobachtet nämlich mit größter Regelmäßigkeit nach erfolgreicher Aktivierung der Stabilisatoren, dass Triggerpunkte und Blockierungen im gesamten System verschwinden.

Zusammenfassend zeigt sich folgende Entwicklung: Vom Gelenk zum Muskel, vom Akzent zur Mobilisation und zur Stabilisation, die automatisch zur Lösung pathologischer Bewegungseinschränkungen führt, wenn diese nicht beispielsweise durch viszerovertebrale Reflexe oder aktive Narben verursacht sind.

Die Kenntnis der Bedeutung von **Muskeln** und **Triggerpunkten** blieb nicht ohne Konsequenzen für die Technik der manuellen Methoden und vor allem der Mobilisationen: Man lernte mit Hilfe neuromuskulärer Techniken, vor allem die Muskeln des Patienten zur Mobilisation zu nutzen. Die Relaxation von Triggerpunkten und die Mobilisation gehen Hand in Hand und gleichzeitig wird auch der schmerzhafte Ansatzpunkt des verspannten Muskels gelöscht. Von diesen Techniken, bei denen der Patient aktiv mitmacht, ist es nur ein kleiner Schritt zur Selbsttherapie: Jeder Patient muss eine spezifische, auf seinen Befund abgestimmte Hausaufgabe erhalten, die er täglich übt. So geht die Therapie fließend in die Rehabilitation über, die man dann nur kontrolliert und korrigiert.

Damit ändert sich auch das **Verhältnis zwischen Therapeut und Patient**. Meist erwartet der Patient Heilung von seinem Leid ohne Fragen zu stellen, egal ob mittels Arznei, Operation oder Wunder. Der Patient muss sich um nichts kümmern, keine (dummen) Fragen stellen, denn er ist das Objekt und der Therapeut die Autorität. Bei der manuellen Medizin ist der Patient jedoch ein Subjekt, das schon während der Therapie, wo es möglich ist, intelligent mitarbeitet, sich in steigendem Maße selbst behandelt und auch auf den Rat hin Fehler in seiner Lebensführung korrigiert. Das ist für den Patienten weniger bequem, aber auch für den Therapeuten, der psychologisch motivieren muss. Es ist jedoch illusorisch zu glauben, man könne die Funktion des Bewegungssystem, des Organs der Willkürbewegung, ohne die aktive Teilnahme des Patienten erfolgreich behandeln. Der Faktor Mensch spielt hier von Anfang an eine große Rolle, der auch im engen manuellen Kontakt mit dem Patienten zum Ausdruck kommt.

In einer Zeit, in der apparative Techniken immer mehr überhand nehmen, muss man sich auch weiterhin auf seine Hände und Augen verlassen und Fertigkeiten anstreben, die die moderne Medizin weitgehend vernachlässigt, weil sie sich auf komplizierte (und teuere) Techniken verlässt. Aber nur die geübte menschliche Hand kann die Reaktionen des Patenten fühlen und sich den Bedürfnissen des Patienten anpassen. Die Funktion des Bewegungssystems ist Ausdruck der Persönlichkeit und deshalb ist auch der persönliche Kontakt mit dem Therapeuten unerlässlich. Daher bleibt die manuelle Therapie im Fachgebiet der physikalischen Medizin und Rehabilitation, dessen Ziel es ist, gestörte Funktionen mit Hilfe von physiologischen Methoden wiederherzustellen.

Diese Ziele können nur in einem **Team** verwirklicht werden, das aus **Arzt**, **Physiotherapeut** und **Patienten** besteht. Der Arzt muss die Diagnose stellen und, was besonders wichtig ist, die Analyse der Funktionsstörung liefern. Dazu gehört das funktionelle Denken, das so schwierig ist wie eine ausgefeilte manuelle Technik. Da die universitäre Ausbildung von Ärzten diesbezüglich wenig taugt, muss die Ausbildung von Ärzten, die sich der muskuloskelettalen Medizin widmen wollen, in diesem Sinn vorangetrieben werden. Die eigentliche Behandlung soll dann in Vereinbarung mit dem Physiotherapeuten vor sich gehen.

Das Problem der Physiotherapeuten besteht heute zu einem nicht geringen Teil darin, dass ihre Ausbildung uneinheitlich ist. Man muss jedoch damit rechnen, dass die Zukunft den universitär ausgebildeten Physiotherapeuten gehört. Dies ist in Tschechien bereits weitgehend der Fall; der universitär ausgebildete Physiotherapeut hat mehr Kenntnisse vom Bewegungssystem als der Arzt nach vollendetem Studium. Er hat es ferner gelernt, Patienten anzuschauen und anzufassen und er kennt vielfach die Grundlagen der Manipulationstherapie. Auch das funktionelle Denken steht ihm nahe, weil es bei der Rehabilitation unerlässlich ist.

Die **Arbeitsteilung** zwischen Arzt und Physiotherapeut wird sich also recht unterschiedlich gestalten, je nach manueller Fertigkeit des Arztes und des mit ihm zusammen arbeitenden Physiotherapeuten. Der Arzt kann die Therapie einleiten, um sich von der Richtigkeit seiner Diagnose und Analyse zu überzeugen, er kann aber die Therapie auch dem Physiotherapeuten überlassen, sollte sich dann jedoch von deren

Ergebnis überzeugen und danach die weiteren Schritte im Einvernehmen mit dem Physiotherapeuten und dem Patienten bestimmen.

Im Durchschnitt muss damit gerechnet werden, dass Physiotherapeuten für die manuelle Arbeit durch ihre Ausbildung besser vorbereitet sind als Ärzte. Da die manipulative Therapie in die Rehabilitation übergeht, in der die Aktivität des Patienten entscheidend ist, spielt hier der Physiotherapeut eine wichtige Rolle. Auch in der Applikation von anderen Modalitäten der physikalischen Therapie ist der Physiotherapeut, im Einvernehmen mit dem Arzt, zuständig.

Wie in der Vergangenheit spielt auch in Zukunft die **Ausbildung** von Ärzten und Physiotherapeuten eine entscheidende Rolle, wobei das funktionelle Denken wichtiger ist als das Wissen von bloßen Fakten, die oft nur eine Wiederholung dessen sind, was in der Ausbildung unterrichtet und später wieder vergessen wird. Auch in dieser Hinsicht hat es der Physiotherapeut leichter: Für die Ärzte bedeutet funktionelles Denken ein Umdenken, was immer schwierig ist. Für die praktische Ausbildung ist eine ausreichende Anzahl von Ausbildern unerlässlich, um eine gute Qualität der Kurse zu garantieren. Um den Kursteilnehmern die notwendigen Fertigkeiten beizubringen, darf ihre Zahl pro Instruktor nur so groß sein, dass er sich jedem Teilnehmer widmen kann. Die Grundlage für eine gute technische Ausbildung ist „Hands on!".

Aus den hier angeführten Gründen wäre es sehr wünschenswert, wenn die Grundlagen der muskuloskelettalen Medizin und Rehabilitation den Medizinstudenten an den Universitäten beigebracht würden, was auch ihr Interesse für dieses Fachgebiet wecken würde. Bei der enormen Inzidenz von schmerzhaften Funktionsstörungen wird jeder praktische Arzt mit solchen Patienten konfrontiert, kann jedoch meist nur Schmerz stillende Pharmaka verordnen. Er sollte aber zumindest imstande sein, einfache Fälle selbst adäquat behandeln zu können. Mit den heutigen einfachen und schonenden Mobilisations- und Weichteiltechniken kann er auch keinen Schaden anrichten.

Damit gelangen wir zur eigentlichen **Zielsetzung** unserer Tätigkeit. Die größte Anzahl von Störungen, die als funktionell bezeichnet werden und vom Patienten als Organerkrankung empfunden werden, haben ihren Ursprung im Bewegungssystem und zwar in seiner gestörten Funktion, die gleichzeitig auch die Ursache der zahlreichen, banalen Schmerzzustände ist. Die in diesem Buch beschriebenen Techniken sind geeignet, diese Beschwerden mit physiologischen Methoden zu behandeln. Es wäre ein großer Gewinn für die gesamte Medizin, wenn diese Methoden, die frei von Nebenwirkungen sind, bei diesen Patienten zur Anwendung gebracht würden und Pharmakotherapie, Injektionen, Anästhesie usw. mit ihren Nebenwirkungen bei den schweren Fällen, bei denen meist auch strukturelle Veränderungen bestehen, im richtigen Augenblick zur Anwendung kämen.

Man sollte letzten Endes lernen, die Funktion des Bewegungssystems, das Gegenstand dieses Buches ist und das größte und komplizierteste System in unserem Organismus darstellt, nicht nur besser zu verstehen, sondern auch zu lernen, dieses kostbare und vollendete Instrument, das uns zur Verfügung steht, besser zu handhaben. In einer Zeit, in der man lernt, immer kompliziertere Instrumente zu beherrschen, geht man immer schlechter mit seinem eigenen Körper um. Das gilt besonders für uns, die wir behandeln wollen: Wir lernen, immer feinere Apparate zu benutzen, und gleichzeitig vernachlässigen wir unsere Augen und ganz besonders unsere Hände und die Kommunikation mit den Patienten. Kein Apparat ist jedoch fähig, so reichliche und vielseitige Informationen zu liefern, wie die Kommunikation mit dem Patienten, die beobachtenden Augen und die fühlenden Hände, mit der Fähigkeit einer Rückkoppelung zwischen Therapeut und Patient, die auch als Einfühlungsvermögen bezeichnet werden kann.

Glossar

Agonist: Muskel, der eine Bewegung hervorruft

Antagonist: Muskel, der eine entgegengesetzte Bewegung hervorruft oder eine Bewegung bremst

Barriere: Grenze des Bewegungsausmaßes, bezieht sich auch auf die Weichteile; bei der physiologischen wird Widerstand unter normalen Verhältnissen erkennbar, bei der pathologischen oder auch restriktiven ist eine Bewegungseinschränkung erkennbar

Basion: Vorderrand des Foramen occipitale magnum

Blockierung: funktionell reversible Bewegungseinschränkung bei pathologischer Barriere

Costen-Syndrom: Erkrankung des Temporomandibulargelenks mit Kopfschmerzen und Schwindel

de Kleyn-Test: in Rückenlage wird der zurückgebeugte Kopf zu beiden Seiten gedreht, um eine Insuffizienz einer A. vertebralis festzustellen

Dezeleration: Verlangsamung; bei rascher Bremsung oder Beschleunigung kann es infolge der Trägheit des Kopfes zum Schleudertrauma der Halswirbelsäule kommen

Distraktion: Auseinanderziehen; Gelenkflächen zum Klaffen bringen

exzentrische Bewegung gegen Widerstand: eine Bewegung gegen Widerstand, bei dem der Untersucher den Widerstand des Untersuchten überwindet

Fazilitation: Förderung der Muskelaktivität

Friktion: Reibung

Gelenkspiel (joint play): Bewegung, die im Gelenk nur passiv möglich ist, wie Distraktion, Translation, gelegentlich auch Rotation

γ-System: efferentes motorische System das aus dünnen myelinisierten motorischen Fasern besteht, die vor allem die Muskelspindeln innerviert und so vor allem den muskulären Tonus reguliert

Inhibition (neuromuskuläre): reflektorische Hemmung der muskulären Aktivität

isokinetischer Widerstand: eine Bewegung von konstanter Geschwindigkeit gegen Widerstand, der instrumentell gesteuert wird

isometrisch: ohne Stellungsveränderung, ohne Bewegung

isometrische Muskelkontraktion: Muskelkontraktion gegen Widerstand, der keine Bewegung ermöglicht

isometrische Phase: der Zeitabschnitt, während dessen es zu keiner Bewegung kommt, weil die Kräfte ausgeglichen sind

isometrischer Widerstand: ein Widerstand, der keine Bewegung zuläßt, bei dem die Kräfte im Gleichgewicht sind

isotonischer Widerstand: Widerstand von konstanter Kraft

Kapselmuster: Bewegungseinschränkungsmuster bei intraartikulärer Läsion der Gelenkkapsel

Kinematik: Bewegungswissenschaft

Kinesiologie: Wissenschaft, die sich mit dem Bewegungssystem befasst

Koaktivierung, Kokontraktion: gleichzeitige Kontraktion von Antagonisten mit stabilisierender Wirkung

konzentrische Bewegung gegen Widerstand: Bewegung des Untersuchten gegen Widerstand, den der Untersuchte überwindet

Locus minoris resistentiae: die schwache Stelle (Punkt)

Manipulation mit Impuls: Manipulation mit schnellem, kurzem Stoß von geringem Ausmaß

Mobilisation: weiche Manipulation, bei der durch Abwarten oder durch Wiederholung Entspannung erreicht wird

motorisches Programm: die Summe von Bewegungen, die komplexe Leistungen ermöglicht: es beinhaltet Gedächtnis, Auslösbarkeit, Kombinationsgabe und betrifft meist das gesamte Bewegungssystem

motorische Stereotypie: Summe unbedingter und bedingter Reflexe, die ein Bewegungsmuster oder eine Gewohnheit bedingen

Neoarthrose: Gelenkneubildung, „falsches" Gelenk

neutrale Zone nach Panjabi: Bewegungsausmaß im Bewegungssegment der Wirbelsäule in Mittelstellung, das nur durch Muskeln abgesichert ist und nicht durch passive Strukturen

Nickhaut: dünnes Häutchen unterhalb der Augenlieder, das „dritte Lid"

Nozizeption: Wahrnehmung schädlicher, meist Schmerz verursachender Reize

Nutation: Bewegung geringen Ausmaßes, meist im Sinne von Vor- und Rückbeugung

Offset: gegenseitige Verschiebung von Gelenkflächen von geringem Ausmaß

Okklusion: Sperrung, Stellung, in der keine weitere Bewegung im Gelenk möglich ist

Opisthion: Hinterrand des Foramen occipitale magnum

Osteopenie: Mangel an Knochensubstanz; Terminus, der sowohl die Osteoporose als auch die Osteomalazie einschließt

phasischer Muskel: Muskel, der zu Abschwächung neigt; meist Extensor; aus entwicklungskinesiologischer Sicht ontogenetisch jüngerer Muskel

Propriozeption: Wahrnehmung von Stellung und Bewegung

reziproke Inhibition: Hemmung durch Stimulation des Antagonisten

Reflextherapie: Therapie durch Reizung von Rezeptoren, die eine efferente Reizbeantwortung automatisch hervorrufen

Relationsdiagnose: Beurteilung der gegenseitigen Stellung, insbesondere von Wirbeln im Bewegungssegment

Relaxation: Entspannung

rhythmische Stabilisation: Methode, bei der der Patient eine rhythmische Bewegung in entgegengesetzer Richtung gegen abwechselnden Widerstand ausübt, wobei er rhythmisch Antagonisten anspannt

Segment: Abschnitt/Körperregion, die von einer Nervenwurzel oder einem (hypothetischen) Rückenmarksegment versorgt ist

somatische Dysfunktion: Summe reflektorischer Veränderungen, die sich in einem funkionsgestörten Bewegungssegment abspielen

somatische Reaktion: reflektorische Reaktion im Bewegungssystem, vor allem im Muskel

Stabilisationssystem, tiefes: System eingelenkiger Muskeln, die die Stabilität der Bewegungssegmente der Wirbelsäule, Schulterblätter und Fußknochen absichern

Statovektographie: Methode, die bei einer stehenden Person Schwankungen registriert

Stereotypie: wiederkehrende gleichförmige Aufeinanderfolge motorischer Leistungen (Haltung, Bewegung)

tonischer Muskel: Muskel, der zu Hyperaktivität und Verkürzung neigt; meist Flexor; aus entwicklungskinesiologischer Sicht ontogenetisch älterer Muskel

Triggerpunkt (TrP): Verhärtung im Muskel, von der Übertragungsschmerzen ausgehen, besonders bei deren Reizung

vegetative Reaktion: Reaktion des autonomen Nervensystems, die vor allem innere Organe und Gefäße betrifft

Vorspannung: Ausschöpfung des widerstandslosen Bewegungsausmaßes, Erreichen der physiologischen Barriere

Zervikomotographie: graphische Darstellung der Bewegungen von Kopf und Hals mit Hilfe des Zervikomotographs nach Berger (1990)

Literaturverzeichnis

Eine Liste mit weiterführender Literatur finden Sie im Internet unter der Adresse www.elsevier.de/lewit

Adams CBT, Logue V (1971): Studies in cervical myelopathy. I. Movement of the cervical roots, dura on cord and their relation on the course of the extrathecal roots. Brain 94: 557–568. II. The movement and contour of the spine in relation to the neural complications of cervical spondylosis. Brain 94: 569–586. III. Some functional effects of operation for cervical myelopathy. Brain 94: 587–594

Anderson JAD (1980): Back pain and occupation. In: Jayson MIV: The Lumbar Spine and Back pain. 2. Auflage, Pitman Medical, London: 57

Arkuszewski Z (1986): The effectivity of manual treatment in low back pain: a clinical trial. J Manual Med 2: 68

Aure O et al. (2003): Manual therapy and exercise therapy in patients with chronic low back pain: a randomized controled trial one year follow up. Spine 28: 252–256

Bakke M, Tvelft-Hanse P, Olesen J, Moller H (1982): Action of some pericranial muscles during provoked attacks of comon migraine. Pain 14: 121

Barré JA (1926): Sur un syndrome sympathique cervical postérieur et sa cause frequente, l'artrite cervicale. Rev neurol 33: 1246–1248

Bartel W (1980): Die Häufigkeit und Behandlung von Blockierungen im Bereich der Kopfgelenke nach Schädel-Hirntrauma. In: Metz EG, Badtke G (Hrsg.): Manuelle Medizin. Tagungsbericht Potsdam 28.–31.1.1980, Wissenschaftl.-Techn. Zentrum der Pädagogischen Hochschule „K. Liebknecht" Potsdam: 92–110

Bartel W (1980): Die Wirksamkeit der Manuellen Therapie bei der Nachbehandlung von Sprunggelenksverletzungen. In: Metz EG, Badtke G (Hrsg.): Manuelle Medizin. Tagungsbericht Potsdam 28.–31.1.1980, Wissenschaftl.-Techn. Zentrum der Pädagogischen Hochschule „K. Liebknecht" Potsdam: 118–121

Bärtschi-Rochaix W (1949): Migraine cervicale. Huber, Bern

Basmajian JV (1967): Muscles alive, their function revealed by electromyography. Williams & Wilkins, Baltimore, USA

Beal MC (1982): The sacroiliac problem: review of anatomy, mechanics and diagnosis. J AOA 81: 667/73–679/85

Bendsten L et al. (1999): Muscle hardness in patients with chronic tension type headache: relation to actual headache state. Pain 79: 201–205

Berger M (1983): Cervokomotographie: Eine neue Methode zur Beurteilung der HWS-Funktion. Enke Copythek, Enke, Stuttgart

Biedermann H (1993): Das KISS-Syndrom bei Neugeborenen und Kleinkindern. Manuelle Med 31: 97–107

Bischko J (1984): Akupunkturtherapie beim Bewegungssystem. In: Berger M, Gerstenbrand F, Lewit K (Hrsg.): Schmerzstudien 6, Schmerz und Bewegungssystem. Gustav Fischer, Stuttgart: 261

Blomberg S et al. (1994): A controlled multicentre trial of of manual therapy in low back pain. J Orthop Med 16: 2–8

Bogduk N, Twomey LT (1987): Clinical Anatomy of the Lumbar Spine. Churchill Livingstone, Edinburgh

Brügger A (2001): Lehrbuch der funktionellen Störungen des Bewegungssystems. Brügger Verlag, Zollingen und Benglen

Brügger A (1960, 1962): Über vertebrale, radikuläre und pseudoradikuläre Syndrome. Acta Rheumatol Documenta Geigy 18, 19

Brügger A (1971): Das sternale Syndrom. Huber, Bern

Buchmann J, Bülow B (1989): Asymmetrische frühkindliche Kopfgelenksbeweglichkeit. Springer, Berlin

Bullock-Saxton JE et al. (1993): Reflex activation of gluteal muscles in walking. An approach to restore muscle function from patients with low back pain. Spine 18: 704–708

Buran I, Novak J (1984): Der psychische Faktor bei schmerzhaften vertebagenen Syndromen, seine klinische und elektromyographische Erscheinungsformen. Manuelle Med 22: 5

Campbell JP et al. (1970): The Respiratory Muscles Mechanics and Neural Control. Lloyd-Luke, London

Černý R (1948): Autodermografie bolesti a čití. (Die Autodermographie des Schmerzes und der Sensibilitätsstörungen.) Sborník Lék 50: 315

Cholewicki J et al. (1997): Stabilizing function of the trunk flexor-extensor muscles around neutral posture. Spine 22: 2207–2212

Čihák R (1981): Die Morphlogie und Entwicklung der Wirbelbogengelenke. In: Biedermann F: Wirbelsäule in Forschung und Praxis, Band 87. Hippokrates, Stuttgart: 13

Clifford T et al. (1982): Electromyography of pericranial muscles during treatment of spontaneous common migraine. Pain 14: 137

Colachis SC et al. (1963): Movement of the sacroiliac joint in the adult male: a preliminary report. Arch Phys Med Rehabil 44: 490

Coupé C et al. (2001): Spontaneous needle electromyographic activity in myofascial trigger points in the infraspinatus muscle: a blinded assessment. J Musculoskeletal Pain 9: 7–16

Cramer A (1958): Funktionelle Merkmale der Wirbelsäulenstatik. In: Biedermann F: Wirbelsäule in Forschung und Praxis, Band 5. Hippokrates, Stuttgart: 84–93

Cramer A (1965): Iliosakralmechnik. Asklepios 6: 261–262

Cyriax J (1977): Textbook of Orthopaedic Medicine, Vol. 1. Cassel, London

Cyriax J (1978): Textbook of Orthopaedic Medicine, Vol 2. Bailliere, London

Dejung B (2003): Triggerpunkttherapie. Huber, Bern

Deursen van ILJM et al. (2002): Influence of dayly life activities on pain in patients with low back pain. J Orthop Med 24: 74–78

Drechsler B (1970): Spinale Muskelsteuerung und Wurzelkompression. In: Wolff HD (Hrsg.): Manuelle Medizin und ihre wissenschaftlichen Grundlagen. Physikalische Medizin, Heidelberg

Duckworth JWA (1970): The anatomy and movements of the sacroiliac joint. In: Wolff HD (Hrsg.): Manuelle Medizin und ihre wissenschaftlichen Grundlagen. Physikalische Medizin, Heidelberg: 56–60

Dvořák J (1989): Soft tissue injury to the cervical spine. New possibilities for diagnosis with computed tomography. J Manual mwd 4:17

Dvořák J, Orelli F (1982): Wie gefährlich ist die Manipulation der Halswirbelsäule? Manuelle Med 20: 44

Edinger A, Biedermann F (1957): Kurzes Bein, schiefes Becken. RöFo 86: 754

Emminger E (1967): Die Anatomie und Pathologie des Wirbelgelenks. In: Chirotherapie – Manuelle Therapie. Therapie über das Nervensystem, Band 7. Hippokrates, Stuttgart: 117–140

Erdmann H (1967): Grundzüge einer funktionellen Wirbelsäulenbetrachtung. Manuelle Med 5: 55–63; 6: 32–37, 78–90

Farfan HF (1996): The Sciatic Syndrome. NJ:SLACK Incorporated, Thorofare

Feinstein B, Longton JNK, Jameson RM, Schiller F (1954): Experiments on pain referred from deep somatic strutures. J Bone and Joiont Surg 36 A: 981

Figar Š, Krausová L (1975): Measurements of degree of resistance in vertebral segments. In: Lewit K, Gutmann G (Hrsg.): Functional Pathology of the Motor System. Rehabilitacia Suppl 10-11: 60–62

Finemann SF et al. (1963): The cervical spine. Transformation of the normal lordotic pattern into a linear pattern in neutral posture. J Bone & Joint Surg 45A: 1179

Fischer AA (1998): Algometry of musculoskeletal pain. An evaluation of treatment outcome: an update. J Musculoskeletal Pain 6: 5–32

Frost FA et al. (1980): A controlled double blind comparison of Mevipacain injection versus saline injection in myofascial pain. Lancet 8167: 499–500

Frymoyer JW et al. (1980): Epidemiologic studies of low back pain. Spine 5: 419

Gaizler G (1973): Die Aufrichtung- und Erschlaffungsprobe. Radiologe 13: 247– 249

Gay JR, Abbott KH (1953): Common whiplash injuries of the neck. J Amer Med Assoc 152: 1698–1704

Gaymans F (1973): Neue Mobilisationsprinzipien und Techniken an der Wirbelsäule. Manuelle Med 11: 35–39

Gaymans F (1980): Die Bedeutung der Atemtypen für die Mobilisation der Wirbelsäule. Manuelle Med 18: 96–101

Gelb H (Hrsg.) (1977): Clinical Management of Head, Neck and TMJ Pain and Dysfunction. Saunders, Philadelphia

Gerwin RD, Shannon S, Hong CZ (1997): Interrater reliability in myofascial trigger point examination. Pain 69: 65–73

Giles LGF (1989): Anatomical Basis of Low Back Pain. Williams and Wilkins, Baltimore

Gracovetsky S (1988): The Spinal Engine. Springer, Wien

Greenman PE (1979): Verkürzungsausgleich – Nutzen und Unsinn. In: Neumann HD, Wolff HD (Hrsg.): Theoretische Fortschritte und praktische Erfahrungen der Manuellen Medizin. Bühl, Konkordia: 333–341

Greenman PE (1979): Manuelle Therapie am Brustkorb. Manuelle Med 17: 17–23

Greenman PE (1984): Wirbelbewegung. Manuelle Med 22: 13–15

Greenman PE (1984): Schichtweise Palpation. Manuelle Med 22: 46–48

Greenman PE (Hrsg.) (1984): Concept and Mechanisms of Neuromuscular Functions. Springer, Berlin

Greenman PE (1968): Innominate shear dysfunction. J Manual Med 2: 114

Greiner CF, Conraux C, Thiébaut MD (1967): Le nystagmus d' origine cervical. Revue Neurologique 117: 677

Groh H (1972): Wirbelsäule und Leistungssport. Selecta 14: 324

Gross D (1979): Therapeutische Lokalanästhesie. 2. Auflage, Hippokrates, Stuttgart

Grossiord A (1966): Les accidents neurologiques des manipulations cervicales. Ann Med Phys 9: 283–284

Gunn CC el al. (1976): Acupuncture loci: a proposal for their classification according to known neural structures. Amer Chin Med 4: 183–194

Gutmann G (1968): Schulkopfschmerz und Kopfhaltung. Ein Beitrag zur Pathogenese des Anteflexionskopfschmerzes und zur Mechanik der Kopfgelenke. Z Orthop 105: 497–515

Gutmann G (1978): Statische Aspekte bei der Coxarthrose. Manuelle Med 8: 111–120

Gutmann G (1975): Die pathogenetische Aktualitätsdiagnostik. In: Functional Pathology of the motor system. Rehabilitácia Suppl 10–11: 15–25

Gutmann G, Biederman H (1981): Allgemeine funktionelle Pathologie und klinische Syndrome. In: Gutmann G (Hrsg.): Funktionelle Pathologie und Klinik der Wirbelsäule, Band 1 „Die Halswirbelsäule" Teil 2. Fischer, Stuttgart/New York

Gutmann G, Véle F (1987): Das aufrechte Stehen. Westdeutscher Verlag, Forschungsberichte des Landes Nordrhein-Westfahlen No 2796, Fachgruppe Medizin

Gutzeit K (1951): Wirbelsäule als Krankheitsfaktor. Dt Med Wochenschr 76: 1/2

Gutzeit K (1953): Wirbelsäule und innere Krankheiten. Münch Med Wochenschr 100: 49

Hack A (2002): Wirbelsäulenschonendes Heben. Teil 1–5. Manuelle Med 40: 276–278, 279–281, 282–285, 286–288, 289–290

Hackett GS (1956): Joint Ligament Relaxation Treated by Fibroosseous Prolifereation. Charles C. Thomas, Springfield

Haldemann S (1990): Presidential adress, North American Spine Society: Failure of pathological model to predict back pain. Spine 15: 718–724

Hanák L, Morávek V, Schröder R (1970): Elektromyografie v předoperační diagnostice u bederních diskopatií. (Die Elektromyographie in der präoperativen Diagnostik lumbaler Bandscheibenläsionen.) Čs Neurol 33: 6–10

Hanraets PRMG (1959): The Degenerative Back and its Differential Diagnosis. Elsevier, London/New York/Amsterdam

Hansen K, Schliack H (1962): Segmentale Innervation. Ihre Bedeutung für Klinik und Praxis. Thieme, Stuttgart

Hautant H (1927): L' étude clinique de l' examen fonctionel de l' appareil vestibulaire. Rev Neurol 34: 909–997

Head H (1893): On disturbed sensation with special reference to the pain of visceral disease. Brain 16/17: 339

Heinz GJ, Zavala DC (1977): Slipping rib syndrome. JAMA 237: 794

Hermachová H (2006): Exteroceptive Therapy. In: Leibenson C: Rehabilitation of the Spine. 2. Auflage, William & Wilkins, Lippincott: 403–406

Hides JA, Richardson CA, Jull G (1996): Multifidus muscle recovrey is not automatic after resolution of acute first episodes low back pain. Spine 21: 2763–2769

Hockaday JM, Whitty CWM (1967): Patterns in referred pain in the normal subject. Brain 90: 481

Hodges PW, Richardson CA (1996): Inefficient stabilisation of the lumbar spine associated with low back pain. A motor control evaluation of the transversus abdominis. Spine 21: 2640–2650

Hong CZ, Yu Y (1998): Spontaneous electrical activity of rabbit trigger spots after transsection of spinal cord and peripheral nerve. J Musculoskeletal Pain 6: 45–58

Hong CZ, Simons DG (1993): Responses to treatment for pectoralis minor myofascial pain syndrome after whiplash. J of Musculoskeletal Pain 1: 89–131

Horáček O (2000): Přízpěvek k rehabilitaci radikulárích syndromů. (Beitrag zur Rehabilitation von Wurzelsyndromen.) Rehab Fyz Lék 7: 21–22

Hsieh CYJ et al. (1997): Interexaminer reliability of palpation of trigger points in the trunk and lower limb muscles. Arch Phys Med Rehab 78: 1042

Hubbard DR, Berkoff GM (1993): Myofascial trigger points show spontaneous needle activity. Spine 18: 1803–1806

Huguenin F, Hopf A (1993): Die dynamische Untersuchung der Subokzipitalregion (Kopfgelenke) mit der Methode der Magnetresonanz. Manuelle Med 31: 82–84

Hülse M (1983): Die zervikalen Gleichgewichtsstörungen. Springer, Berlin

Hult J (1954): The Munkfors Investigation. Acta Orthop Scand Suppl. 16

Huneke F (1947): Krankheiten und Heilung anders gesehen. Staufen, Köln

Huneke W (1953): Impletoltherapie und andere neuraltherapeutische Verfahren. Hippokrates, Stuttgart

Illi F (1954): Wirbelsäule, Becken und Chiropraxis. Haug, Ulm

Ivanitschev GA (1997): Manualnaja terapia. (Manuelle Therapie.) Tipografia Tatarskovo Gazetno-Žurnalnovo Izdatelstva, Kazan

Janda V (1959): Das Zervikalsyndrom bei Kindern. (Tschechisch) Čs Pediat 14: 1018–1022

Janda V (1978): Muscles, central nervous regulation and back problems. In: Neurobiologic Mechanism in Manipulative Therapy. Plenum Press, New York/London: 27–41

Janda V (2002): The cervicocervical junction. J Orthop Med 24: 77–78

Jayson MIV (1981): The lumbar spine and back pain. 2. Auflage, Pitman Medical, London

Jayson MIV (1970): The problem of backache. Practitioner. Symposium on the Rheumatic Diseases 205: 615

Jensen R, Bentsen L, Olesen J (1998): Muscular factors are of importance in tension-type headache. Headache 38: 10–17

Jirout J (1990): Das Gelenkspiel der Halswirbelsäule. In: Gutmann G, Biedermann H: Funktionelle Pathologie und Klinik der Wirbelsäule. Band 1 „Die Halswirbelsäule", Teil 3. Fischer, Stuttgart/New York

Jirout J (1956): Studies on the dynamics of the spine. Acta Radiol 46: 55–60

Jirout J (1968): Die Rolle des Axis bei Seitneigung der Halswirbelsäule und die „latente Skoliose". Fortschr Röntgenstr 109: 74–81

Jirout J (1972): Patterns of changes in the cervical spine on lateroflexion. Neuroradiology 2: 164–166

Jirout J (1972): Mobility of the cervical vertebrae in lateral flexion of the head and neck. Acta Radiol 13: 919–927

Jirout J (1973): Changes in the atlas-axis relation on lateral flexion of the head and neck. Neuroradiology 6: 215–218

Jirout J (1978): Veränderung der Beweglichkeit der Halswirbel in der frontalen und sagittalen Ebene nach manueller Beseitigung der Segmentblockierung. Manuelle Med 16: 2–5

Jirout J (1979): Persistence of synkinetic patterns of the cervical spine. Neuroradiology 18: 167–171

Jirout J (1979): The rotational component in the dynamics of the C2–3 spinal segment. Neuroradiology 17: 177–181

Jirout J (1981): Die Beziehung zwischen dem klinischen und dem röntgenologischen Befund der synkinetischen Rotation des Axis bei Seitneigung. Manuelle Med 19: 58–65

Jirout J (2000): Die hemmende und fazilitierende Wirkung von Triggerzonen bei der Behandlung von Blockierungen im Kopfgelenksbereich. (Tschechisch) Rehab Fyz Lék 7: 3–5

Johnston WL (1993): Functional technique. In: Basmajian JV, Nyberg: Rational Manual Therapies. Williams & Wilkins, Baltimore: 335–346

Jones LH (1981): Strain and counterstrain. The Academy of Osteopathy, Newark, Ohio

Jones LH (1963): Spontaneous release by positioning. Clinical Osteopathy, Manipulative Therapy, September, 128

Jull GA (2000): Deep cervical flexor muscle dysfunction in whiplash. J Musculoskeletal Pain 8: 143–154

Jull G, Trott P et al. (2002): A randomized controlled trial of exercise and spinal manipulation for cervicogenic headache. Spine 27: 1835–1843

Junghanns J (1954): Das Bewegungssegment der Wirbelsäule und seine praktische Bedeutung. Arch Orthop Putti: 104

Kabat H (1965): Proprioceptive facilitation in therapeutic exercise. In: Licht S, Licht E: Therapeutic Exercise. 2. Auflage, New Haven: 301–318

Kaltenborn FM (1976): Manuelle Therapie der Extremitätengelenke. Olaf Norlis Bokhandel, Oslo

Kapandji IA (1970): The Physiology of Joints. Churchill Livingstone, Edinburgh

Keegan J (1947): Relations of nerve roots to abnormalities of lumbar and cervical portions of the spine. Arch Surg 55: 246

Kellgren JH (1939): On the distribution of pain arising from deep somatic structures with charts of segmental pain areas. Clinical Science 4: 35

Kelly M (1956): Is pain due to

pressure on nerves? Neurology 6: 32
Kibler M (1958): Das Störungsfeld bei Gelenkerkrankungen und inneren Krankheiten. Hippokrates, Stuttgart
Köberle G (1975): Arthrologische Störmuster bei chronisch-obstruktiven Atemwegserkrankungen. In: Funkční patologie hybné soustavy. Rehabilitácia Suppl 10–11: 96–97
Kolař P (2006): Facilitation of Agonist-Antagonist Co-activation by Reflex Stimulation Methods. In: Leibenson C: Rehabilitation of the Spine. 2. Auflage, Williams and Wilkins, Lippincott: 531–565
Kolař P (1999): The sensomotor nature of postural functions. Its fundamental role in rehabilitation of the motor system. J Orthop Med 21: 40–45
Koes BW, Toulderman MR et al. (2001): Clinical guidelines for the management of low back pain in primary care outcome. Spine 27: 2504–2512
Komendantov GL (1945): Propriozeptive Reflexe von Augen und Kopf bei Kaninchen. Fisiol žurn 31: 62
Komendantov GL (1948): Propriozeptive Reflexe mit kompensatorischen Bewegungen der Nickhaut. (Russisch) Fisiol žurn 34: 449
Korr IM (1975): Proprioceptors and somatic dysfunction. J Amer Osteop Assoc 74: 638–650
Kos J, Wolf J (1972): Die „Menisci" der Zwischenwirbelgelenke und ihre mögliche Rolle bei Wirbelblockierung. Manuelle Med 10: 105–114
Krobot A (1994): Musculus triceps brachii und sein proximaler Ansatzpunkt und seine klinisch-funktionelle Bedeutung. (Tschechisch) Rehab Fyz Lék 1: 22–27
Kubis E (1970): Manualtherapeutische Erfahrungen am Becken. Manuelle Med 8: 63–64
Kuchera WA (1997): Glossary of osteopathic terminology. In: Ward RC: Foundations of Osteopathic Medicine. Williams & Wilkins, Baltimore
Kunc Z, Starý O, Šetlík L (1955): Die Operationsergebnisse beim Bandscheibenvorfall im Hinblick auf die Arbeitsfähigkeit. (Tschechisch) Cǎs Lék cěs 94: 1186
Kunert W (1975): Wirbelsäule und innere Medizin. Enke, Stuttgart
Leichsenring F (1964): Pathologisch-anatomische Befunde in der Halswirbelsäulenregion bei verstorbenen Patienten mit Schädeltrauma. Dt Med Wochenschr 89: 1469–1474
Leube J, Dicke E (1951): Massage reflektorischer Zonen im Bindegewebe. Fischer, Jena
Lewit K (1959): Traktionstest. (Tschechisch) C˘as Lék čes 94: 60–66
Lewit K (1967): Steißbein und Kreuzschmerz. Manuelle Med 5: 29–33
Lewit K (1969): Differentialdiagnose des Schwindels. Manuelle Med 7: 41–43
Lewit K (1971): Ligament pain and anteflexion headache. Europ Neurol 5: 365–378
Lewit K (1979): 2 Fälle von Rotations-Dislokation zwischen Atlas und Axis. Ihre Behandlung in Narkose. Manuelle Med 17: 84–89
Lewit K (1979): The needle effect in the relief of myofascial pain. Pain 6: 83–90
Lewit K (1986): Kopfgelenke und Gleichgewichtsstörung. Manuelle Med 24: 26–29
Lewit K, Abrahamovič M (1967): Kopfgelenksblockierungen und chronische Tonsillitis. Manuelle Med 14: 106–109
Lewit K, Horáček O (2003): A case of selective paresis of the deep stabilization system due to boreliosis. Manual Therapy 9: 173–175
Lewit K et al. (1998): Respiratory synkinesis – polymyoelectrographic investigation. J Orthop Med 20: 2–6
Lewit K, Knobloch V, Faktorová Z (1970): Vertebragene Störungen und Entbindungsschmerz. Manuelle Med 8: 79–85
Lewit K, Krausova L (1967): Mechanismus und Bewegungsausmaß in den Kopfgelenken bei passiven Bewegungen. Z. Orthop 103: 323–333
Lewit K, Olšanská Š (2004): Clinical importance of active scars: abnormal scars as a cause of myofascial pain. J Manipul Physiol Ther 27: 399–402
Lewit K, Olšanská Š (2005): „Outlare – inflare" – eine Fehlstellung des Beckens. (Tschechisch) Rehab Fyz Lék 12: 3–5
Lewit K, Rosina A (1999): Why yet another sign of sacroiliac movement restriction. J Manipul Physiol Ther 22: 154–160
Lewit K, Simons DG (1974): Myofascial pain: relief by post-isometric relaxation. Arch Phys Med Rehabil 65: 452–456
Lewit K (1982): Röntgenologische Kriterien statischer Störungen der Wirbelsäule. Manuelle Med 20: 26–35
Lewit K (1993): The functional approach. J Orthop Med 16: 73–74
Lewit K (2001): Editorial: Relationship of structure and function in the motor system. J Orthop Med 23: 45–46
Lewit K (2003): Verkettungen in der muskuloskelettalen Me-

dizin. Funktionskrankheiten des Bewegungssystems 11: 159–168

Lewit K (2005): Creteria for the most physiological manipulative techniques. J Orthop Med 27: 53–60

Lewit K, Liebenson C (1993): Palpation: problems and implications. J Manipul Physiol Ther 16: 586–590

Lewit K, Kobesova A (2006): Soft tissue manipulation. In: Liebenson C: Rehabilitation of the Spine. 2. Auflage, Lippincott, Williams & Wilkins, Philadelphia

Liebenson C (Hrsg.) (2006): Rehabilitation of the Spine. A Manual of Active Care Procedures. 2. Auflage, William & Wilkins, Baltimore

Lisý L (1983): Propriozeptive und exterozeptive Reflexe in den Nackenmuskeln. Manuelle Med 21: 23

Lorenz R, Vogelsang HG (1972): Thrombose der Arteria basilaris nach chiropraktischen Manipulationen an der Halswirbelsäule. Dt Med Wochenschr 97: 36–43

Lovett RW (1907): Lateral Curvature of the Spine and Round Shoulders. Philadelphia, Blakiston

Maigne R (1996): Diagnosis and Treatment of Pain of Vertebral origin. A Manual Medicine Approach. William & Wilkins, Baltimore

Martius H (1953): Die Kreuzschmerzen der Frau. Thieme, Stuttgart

McKenzie RA (1981): The Lumbar Spine-Mechanical Diagnosis and Therapy. Spinal Publication, Upper Hut, New Zeeland

McRae DL (1956): Asymptomatic intervertebral disc protrusion. Acta Radiol 46: 9

Med M (1975): Variability of interververtebral articulations with regard to movement of the spine. In: Lewit K, Gutmann G (Hrsg.): Functional Pathology of the Motor System. Rehabilitácia Suppl 10–11: 36–40

Melzack R et al. (1977): Trigger points and acupuncture point for pain: correlations and implications. Pain 3: 3–23

Melzack R, Wall PD (1965): Pain mechanisms. Science 150: 971–979

Mennell J (1952): The Science and Art of Joint Manipulation, Band II, The Spinal Column. Churchill Livingstone, London

Mennell J McM (1964): Joint Pain. Churchill, London

Mense S, Simons DG (2001): Muscle Pain. Williams & Wilkins, Lippincott, Philadelphia

Metz EG (1986): Rücken und Kreuzschmerzen. Bewegungssystem oder Nieren. Springer, Berlin/Heidelberg

Mierau D, Cassidy JD, Bowem V, Dupuys B, Noftal F (1988): Manipulation and mobolization of the third metacarpophalangeal joint. A quantitative radiograpic range motion study. J Manual Med 3: 135

Milne RJ et al. (1981): Convergence of cutaneous and pelvic visceral nociceptive imputs onto primate spinothalamic neurons. Pain 11: 163

Mitchell F Jr, Moran PS, Pruzzo NA (1979): An Evaluation of Osteopathic Muscle Energy Procedures. Valey Park, Pruzzo

Mojžíšová L (1988): Rehabilitationsbehandlung bei manchen Formen der weiblichen Sterilität. (Tschechisch) Praktický lék 68: 925

Morris CE (1993): Spinal manipulation under anaesthesia. An overview. California Worker's Compenstion Enquirer, August 1993: 9

Moser M, Conraux C, Greiner GF (1974): Der Nystagmus zervikalen Ursprungs und seine statische Bewertung. Ohrenheilk und Laryngo-Rhinol 106: 259–273

Müller D (1960): Zur Frage der kompensatorischen Hypermobilität bei anatomischen und funktionellem Block der Wirbelsäule. Radiol Diagn 1: 345

Nachemson A (1959): Measurements of intradiscal pressure. Acta Orthop Scand 28: 269

Nefyedov AY, Sitel AB (2005): Diagnostics of vertebrobasilar insufficiency (etiology, pathophysiology and manual therapy). Manual Mdicine: 14–21

Neumann HD, Wolf HD (1979): Theoretische Fortschritte und praktische Erfahrungen der Manuellen Medizin 6. Internationaler Kongress der FIMM, Konkordia, Bühl

Norré M, Stevens A, Degeyter R (1976): Der Zervikalnystagmus und die Gelenksblockierung. Manuelle Med 14: 45–51

Novotný A, Dvořák V (1984): Schmerzen im Bewegungssystem bei gynäkologischen Erkrankungen. In: Schmerzstudien 6, Schmerz und Bewegungssystem. Fischer, Stuttgart: 147–152

Palmer SG (1933): The Subluxation Specific, The Adjustment Specific. Iowa, Davenport

Panjabi MM (1992): The stabilizing system of the spine, Part I. Function, dysfunction, adaptaion and enhancement. J Spinal Disorders 5: 383–390

Panjabi MM (1992): The stabilizings system of the spine, Part II. Neutral zone and instability hypothesis. J Spinal Disorders 5: 390–397

Parow GW (1954): Funktionelle

Atemtherapie. Thieme Stuttgart
Patijn J (2002): Studien zur Reproduzierbarkeit und Validität diagnostischer Verfahren in der Manuellen Medizin. Manuelle Med 40: 339–351
Penning L (1968): Functional Pathology of the Cervical Spine. Excerpta Medica Foundation. Amsterdam
Pťha V, Drobný M (1972): Gelenks- und Periost-Reflexzonen der Halswirbelsäule. (Tschechisch) Čs Neurol 35: 113–118
Popeljanskij JJ (1983): Vertebragene Erkrankungen des Nervensystems.(Russisch)Oakschka Ola, Marijskoje Isdatestwo Band 1–3
Popeljanskij JJ, Popeljanskij AJ: (1984): Therapie neurodystrophischer Affektionen des Stütz- und Bewegungsapparates. (Russisch) Revmatologija 84: 66–70
Popeljanskij JJ, Podolskaja MA (1990): Über zerebrale Faktoren vertebragener Erkrankungen. Die Rolle der Propriozeption und der Wahrscheinlichkeitsprognose. Manuelle Med 28: 48
Radebold AR et al. (2000): Muscle response pattern to sudden trunk loading in healthy individuals and patients with chronic low back pain. Spine 25: 947–954
Rash PJ, Burke RK (1971): Kinesiology and Applied Anatomy. Lea and Febiger, Philadelphia
Richardsonn CA, Hodges P, Hines J (2004): Therapeutic Exercise for Spinal Stabilisation in Low Back Pain. 2. Auflage, Churchill Livingstone, Edinburgh
Rohde J (2003): Die Gelenkschule. Manuelle Med 41: 189–198
Roston JB, Wheeler-Heines R (1947): Cracking the metacarpophalangeal joints. J Anat 81: 165–173
Rychlíková E (1974): Schmerzen im Gallenblasenbereich auf Grund vertebragener Störungen. Dt Gesundh-Wesen 29: 2092–2094
Rychlíková E (1975): Das vertebrokardiale Syndrom. (Tschechisch) Avicenum, Praha
Rychlíková E, Lewit K (1976): Vertbragene funktionelle reflektorische Veränderungen bei der Ulkuskrankheit Jugendlicher. (Tschechisch) Vnitř Lék 22: 326–335
Sachse J (1979): Hypermobilität, diagnostische Kriterien. In: Theoretische Fortschritte und praktische Erfahrungen der Manuellen Medizin. Bühl, Konkordia: 154–158
Sachse J (1984): Konstitutionelle Hypermobilität als Zeichen einer zentralen motorischen Koordinationsstörung. Manuelle Med 22: 116–121
Sachse J et al. (2004): Assessment of normal mobility in young adults. J Orthop Med 26: 87–97
Sachse J, Eckardt E, Liess A, Sachse T (1982): Reflextherapie bei Migränekranken. Manuelle Med 20: 59–64
Sachse J (1995): Zum Kapselmuster des Schultergelenkes. Manuelle Med 33: 84–87
Sachse J, Berger M (1986): Mobilisationswirkung von Blickrichtungen im Zervikomotogramm. Z Physiother 38: 61–68
Sachse T, Sachse J (1975): Muskelbefunde bei chronischen obstruktiven Atemwegserkrankungen. In: Lewit K, Gutmann G (Hrsg.): Funktionelle Pathologie des Bewegungssystems. Rehabilitácia Suppl 10–11: 98–196
Sandberg LB (1955): Atlas und Axis. Hippokrates, Stuttgart
Schwarz E (1996): Der Thoraxschmerz aus Sicht des Internisten. Manuelle Med 34: 18–22
Sèze S de, Welfling J (1957): Interpretation etêint ret du signe de Lasègue dans les sciatiques par hernie discale avec attitude antalgique latérale. Sem Hôp Paris 33: 1013
Sèze S de, Pialoux P et al. (1969): Le syndrome cervico-céphalique post traumatique II. Le syndrome céphalique. Rev Rhum 36: 365–372
Silverstolpe L (1989): A pathological erector spinae reflex – a new sign of mechanical pelvis dysfunction. J Manual Med 4: 28
Simon H, Moser H (1976): Der Zervikalnystagmus aus manual-medizinischer Sicht. Manuelle Med 15: 47–52
Simons DG (2003): Review of enigmatic MTrPs as a common cause of enigmatic musculoskeletal pain and dysfunction. J Electromyography and Kinesiology 20: 95–107
Singer KP, Giles LGF (1990): Manual therapy considerations at the thoracolumbar junction: an anatomical and functional perspective. J Manipu Physiol Ther 13: 83–88
Skaggs C (2000): Diagnosis and treatment of temporomadibular disturbances. In: Murphy D (Hrsg.): Conservative Management of Cervical Spine syndromes. Mc Grave-Hill, New York: 579–592
Skládal J et al. (1970): Posturální funkce bránice. (Die posturale Funktion des Zwerchfells.) Čs fysiol 19: 279–280
Sobotka P (1956): Der Einfluss der Kompression der hinteren Rückenmarkswurzeln auf die Bandscheibe beim Kaninchen. (Tschechisch) Acta Univ Carol Med 2: 603–620
Sollmann AH, Breitenbach H

(1961): Röntgenalyse und Klinik von 1000 seitlichen Röntgenganzaufnahmen. RöFo 94: 704
Šráček J, Škrabal J (1975): Neurasthenie und Funktionsstörungen der Wirbelsäule. Manuelle Med 13: 106–110
Starý O (1959): Fragen der Pathogenese bei der diskogenen Erkrankung. (Tschechisch) SZDN, Praha
Stoddard A (1961): Manual of Osteopathic Technique. Hutchinson, London
Terrier JC (1958): Manipulationsmassage. Hippokrates, Stuttgart
Tesařová A (1969): Diagnostik von Beweglichkeitstörungen der Wirbelsäule durch Inspektion der Wirbelsäule während der Atmung. Manuelle Med 7: 29–34
Tilscher H, Bogner G, Schmiedl R (1979): Konservative Möglichkeiten bei funktionsbedingten Knieschmerzen. Orthop Praxis 15: 500–503
Tilscher H, Oblak O (1974): Untersuchungen von ehemaligen Jugendleistungssportlern. Orthop Praxis 10: 339–342
Torres F, Shapiro SE (1961): EEG in whiplash injury. Archives of Neurology 5: 28–35
Travell JG (1952): Ethyl chloride spray for painful muscle spasm. Arch Phys Med 33: 291–298
Travell JG, Rinzler SH (1952): Myofascial genesisi of pain in the neck and shoulder girdle. Postgrad Med 11: 425–434
Travell JG, Simons DG (1993, 1999): Myofascial Pain and Dysfunction. The Trigger Point Manual. Wiliams and Wilkins, Baltimore
Tuchin PJ, Pollard H, Bonello R (2000): A randomized controlled trial of chiropractic spinal manipulation therapy for migraine. J Manipul Ther 23: 91–95
Ushio N, Hinoki M, Hine S, Okada S, Ishada Y, Koike S, Shizuku S (1973): Studies in ataxia of lumbar origin in cases of vertigo due to whiplash injury. Aggressoligie 6/14 D: 73–78
Vecan T, Lewit K (1980): Plurisegmentale Funktionsstörung der Wirbelsäule als pathogenetischer Faktor bei einem Fall von Überleitungsstörung mit stenokardischen Beschwerden. Manuelle Med 18:79–82
Verbiest H (1984): Stenose des knöchernen lumbalen Wirbelkanals. In: Hohmann D, Kügelgen B, Liebig K (Hrsg.): Neuroorthopädie 2. Lendenwirbelsäulenerkrankungen mit Beteiligung des Nevensystems. Springer, Berlin/Heidelberg: 231–270
Volejníková H (1992): Studie zur Objektivierung der Erfolgsraten nach der Behandlungsmethode von L. Mojžíšová bei weiblicher Sterilität infolge von Funktionsstörungen im Beckenbereich. Manuelle Med 30: 96–98
Wackenheim A (1978): Roentgendiagnosis of the craniovertebral region. Springer, Berlin/Heidelberg
Weisl H (1954): The movements of the sacroiliac joint. Acta Anat 23: 80
Windisch A et al. (2001): Morphology and histochemistry of myogelosis. Clin Anat 12: 266–271
Wohlfahrt J, Jull G, Richardson C (1993): The relationship between the dynamic and static functions of abdominal muscles. Austr J Physiother 39: 9–13
Wolff HD (1987): Anmerkungen zu den Begriffen „degenerativ“ und „funktionell“. Manuelle Med 25: 52
Wolff HG (1948): Headache and other Head Pain. University Press, New York
Wyke BD (1980): The neurology of low back pain. In: Jaysin IV (Hrsg.): The Lumbar spine and Back Pain. 2. Auflage, Pitman Medical, London: 265–339
Zbojan L (1984): Zum Einsatz der Antigravitätsmethode in der Behandlung muskulärer Fehlsteuerungen und Enthesopathien bei Sportlern. In: Buchmann J, Badtke G, Sachse J (Hrsg.): Manuelle Therapie. Tagungsbericht. 2. gemeinsame Arbeitstagung der Sektion Manuelle Therapie in der Gesellschaft für Physiotherapie der DDR mit dem Wissenschaftsbereich Sportmedizin der Pädagogischen Hochschule „Karl Liebknecht“, Potsdam: 51–67

Register

A

B

E

F

G

H

Q

R

S

W

Y

Z